REINHOLD ROTH

TAPING

DER GROSSE BILDATLAS
KINESIOLOGISCHES TAPEN

KVM – DER MEDIZINVERLAG

Vorwort zur Neuauflage

Es findet zusammen, was zusammen gehört. Das vorliegende Werk vereint die beiden Bildatlanten „Senso-Taping®" zu einem großen, allumfassenden Taping-Werk. Ein vielfältiges Echo und viele anerkennende Stimmen sind den beiden Vorgängerwerken zuteil geworden, wofür ich mich bei allen Leserinnen und Lesern herzlich bedanke. Es war immer unser Ziel, die Sensotape®-Methode so gut wie möglich in Wort und Bild zu vermitteln, um somit nachhaltige Therapieergebnisse zu erzielen und zu unterstützen. Wir haben ein paar wenige Korrekturen sowie einige textliche und bildliche Verbesserungen vorgenommen. Das Darstellungskonzept der ersten beiden Bücher hat sich aber bewährt und wurde deshalb beibehalten.

Auch diesmal ist es mir besonders wichtig, all denen zu danken, die mich bei der Fertigstellung der neuen Auflage unterstützt haben. Ich wünsche allen Therapeuten und Anwendern der Sensotape®-Techniken einen wertvollen Nutzen und maximalen Erfolg bei der Behandlung.

Dieses Buch widme ich meinen Kindern.

Gießen, im Oktober 2017
Reinhold Roth

Vorwort zur Erstauflage

Cyan, Magenta, Beige und Schwarz – das Sensotape® ist eine leuchtend bunte, innovative Neuheit der japanischen Medizin und hat in den vergangenen Jahren weltweit an Bedeutung gewonnen. Speziell in der Sportmedizin nimmt es einen immer größeren Stellenwert ein und ist mittlerweile auch in den Blickpunkt des allgemeinen ärztlichen bzw. therapeutischen Interesses gerückt.

Dass ganzheitlich-medizinische alternative Behandlungsmethoden, zu denen auch das eng mit dem Kinesio-Taping verwandte Senso-Taping® zählt, in den letzten Jahren immer wichtiger werden, hat vielfältige Gründe: Teilweise wird die Schul- und Gerätemedizin nicht mehr allen Bedürfnissen des Patienten gerecht, andererseits reagiert die Öffentlichkeit heute zunehmend sensibel auf potenzielle Nebenwirkungen medikamentöser Therapien.

Darüber hinaus setzt sich immer mehr die Erkenntnis durch, dass wir Menschen viele Kräfte besitzen, die uns schützen und uns heilen können – wir müssen sie nur wecken. Das Senso-Taping® ist eine Möglichkeit, das zu tun.

Das Sensotape® arbeitet medikamentenfrei und besitzt ein breites Wirkspektrum, das sich auf die Muskulatur, die Sehnen, Bänder, Gelenke und auf das lymphatische System erstreckt. Es aktiviert die körpereigenen Selbstheilungskräfte über verschiedene Wirkmechanismen (mechanisch, funktionell, analgetisch und psychologisch), ohne die physische Beweglichkeit einzuschränken.

Dieses Buch ist aus dem Wunsch heraus entstanden, ein umfassendes Nachschlagewerk zu schaffen, das in die wichtigsten Prinzipien der Sensotape®-Methode einführt und die Möglichkeiten der Tapeanwendung mittels zahlreicher Abbildungen nachvollziehbar darstellt – klar strukturiert und mit Fokus auf der Behandlung und den klinischen Indikationen. Es wendet sich vor allem an Sportmediziner, Orthopäden, Neurologen, Allgemeinmediziner, Osteopathen, Physiotherapeuten, Masseure und Heilpraktiker, aber auch an medizinisch vorgebildete Trainer und Sportlehrer. Ihnen allen möchte ich einen zuverlässigen Leitfaden an die Hand geben, der ihnen hilft, das Wirkungspotenzial der Sensotape®-Methode voll und ganz zu nutzen.

Die Behandlungsweisen und Anregungen in diesem Buch sind allesamt in der Praxis erprobt. Den Praxisschwerpunkt halte ich für wichtig, weil ich der Meinung bin, dass echte Hilfen von der Praxis für die Praxis in den meisten Veröffentlichungen zu kurz kommen. Dabei ist neben der effektiven Behandlung durch einen erfahrenen Therapeuten ein systematischer Befund die grundlegende Voraussetzung für den Erfolg. Entsprechend partnerschaftlich sollte die Betreuung durch das Arzt-Therapeuten-Team ablaufen. Idealerweise wird das Sensotape® in Kombination mit anderen bewährten physiotherapeutischen bzw. osteopathischen Therapiemethoden und integriert in ein geeignetes Trainingsprogramm eingesetzt.

In meiner eigenen, langjährigen Laufbahn als selbstständiger Physiotherapeut und im Rahmen meiner Tätigkeit als Physiotherapeut der deutschen Handball-Nationalmannschaft der Männer ist das Sensotape® ein ständiger und wertvoller Begleiter meiner therapeutischen Maßnahmen geworden, der mein Behandlungsspektrum enorm erweitert. Die dabei in Hinblick auf die sportmedizinische Betreuung gewonnenen Erfahrungen, ergänzt durch meine Spezialisierungen als Manual-, Sport-, Brügger-, TCM-Therapeut und Osteopath, möchte ich in diesem Tape-Atlas weitergeben.

Eines möchte ich Ihnen für die Lektüre noch ans Herz legen: Es reicht nicht aus, die folgende Einführung nur flüchtig zu lesen; die Aneignung und Überprüfung der Inhalte kann nur durch die achtsame praktische Umsetzung und viel Übung geschehen. Denn letztlich gilt: Erst volles Erleben ist ganzes Erkennen.

An dieser Stelle möchte ich mich bei allen Personen bedanken, die an der Entstehung dieses Buches beteiligt waren. Herzlicher Dank gilt meiner Frau Erna-Elisabeth, die mit ihrer Geduld und ihrem Computerwissen einen großen Anteil am Gelingen dieses Projekts hat. Zu besonderem Dank bin ich verpflichtet: Roland Kreutzer, der mit seinen wertvollen Anregungen einen entscheidenden Beitrag dazu geleistet hat, dieses Projekt zu vollenden; Sabine Poppe für ihre zielführende Arbeitsweise und die Leitung der umfangreichen Fotoshootings; Lydia Kühn, die es geschafft hat, alles in ein perfektes Layout zu bringen; David Kühn, der die Anatomie hervorragend grafisch dargestellt hat; dem tollen OMT-Praxisteam; Peter Martin, dem Fotografen, sowie den beiden Modellen Bianca Tran und Malte Schäfer. Darüber hinaus möchte ich einen großen Dank an Carmen Dollhäubl richten, die dieses Werk hervorragend lektoriert hat. Ferner danke ich Benjamin Bareiss dafür, dass nunmehr jeder Interessierte die Möglichkeit hat, sich unter www.sensotape.de mit dem Sensotape®-Konzept zu befassen.

Zu guter Letzt gilt mein ganz besonderer Dank dem KVM-Verlag und insbesondere dem Verleger, Dr. Bernard Kolster, für die wertvolle Unterstützung während der Entstehung dieses Buches. Nun bleibt mir nur zu wünschen: Möge dieses Buch nicht nur Zustimmung ernten, sondern vor allem Nutzen bringen.

Gießen, im Januar 2015
Reinhold Roth

Inhaltsübersicht

TEIL 1
GRUNDLAGEN
KOPF, HWS, BWS, OBERER RUMPF

TEIL 2
UNTERER RUMPF, BECKEN,
OBER- UND UNTERSCHENKEL, FUSS

Abkürzungen

A = Ansatz
ACG = Akromioklavikulargelenk
Art. = Articulatio
Artt. = Articulationes
ASTE = Ausgangsstellung
BS = Bandscheibe
BSV = Bandscheibenvorfall
BW = Brustwirbel
BWK = Brustwirbelkörper
BWS = Brustwirbelsäule
C = Halswirbel
CM = Art. carpometacarpalis pollicis (Karpometakarpalgelenk)
CMD = kraniomandibuläre Dysfunktion
CTÜ = zervikothorakaler Übergang
DF = Dornfortsatz
DIP = distale Interphalangealgelenke
ESTE = Endstellung
F = Funktion
HWS = Halswirbelsäule
I = Innervation
IP = Interphalagealgelenk
L = Lendenwirbel
LBH = Lenden-Becken-Hüfte
Lig. = Ligamentum
Ligg. = Ligamenta
Ln. = Lymphknoten (Sing.)
Lln. = Lymphknoten (Pl.)
LSÜ = lumbosakraler Übergang
LWS = Lendenwirbelsäule
M. = Musculus
MC = Metakarpalknochen
MCP = Metakarpophalangealgelenk
MCP I = Metakarpophalangealgelenk d. Daumens (Grundgelenk)
Mm. = Musculi
N. = Nervus
Nn. = Nervi
OEX = obere Extremität
PHS = Periarthritis humeroscapularis
PIP = proximales Interphalangealgelenk (Fingermittelgelenk)
Proc. = Processus (Sing.)
Procc. = Processus (Pl.)
QF = Querfortsatz
SCG = Sternoklavikulargelenk
TCM = Traditionelle Chinesische Medizin
TCÜ = thorakumbaler Übergang
TFCC = triangulärer fibrokartilaginärer Komplex
Th = Brustwirbel
TMG = Art. temporomandibularis (Temporomandibulargelenk)
TOS = Thoracic Outlet Syndrome
U = Ursprung
UEX = untere Extremität
WS = Wirbelsäule

TEIL 1

SENSOTAPE® GRUNDLAGEN

SENSOTAPE® IN DER PRAXIS
KOPF, HWS, BWS, OBERER RUMPF

Inhalt Teil 1

Sensotape® – Grundlagen

Sensotape® in der Praxis – Kopf, HWS, BWS, oberer Rumpf

Sensotape®-Techniken für die obere Extremität

II. Gelenke und Ligamente der oberen Extremität 104

III. Bursen und Faszien der oberen Extremität 146

IV. Lymphbahnen der oberen Extremität 166

V. Nerven der oberen Extremität 188

Sensotape®-Techniken für Kopf, HWS, BWS und Rumpf

VI. Muskulatur des Kopfes, der HWS und BWS und des Thorax 198

VII. Gelenke und Ligamente des Kopfes, der HWS, der BWS und des Rumpfs 228

VIII. Faszien des Kopfes, des Halses und des oberen Rumpfs 248

IX. Lymphbahnen im Bereich des Kopfes, des Halses und des oberen Rückens 260

Sensotape®-Techniken bei spezifischen Krankheitsbildern

X. Spezifische Krankheitsbilder der oberen Extremität 270

XI. Spezifische Krankheitsbilder von Kopf, HWS und BWS 288

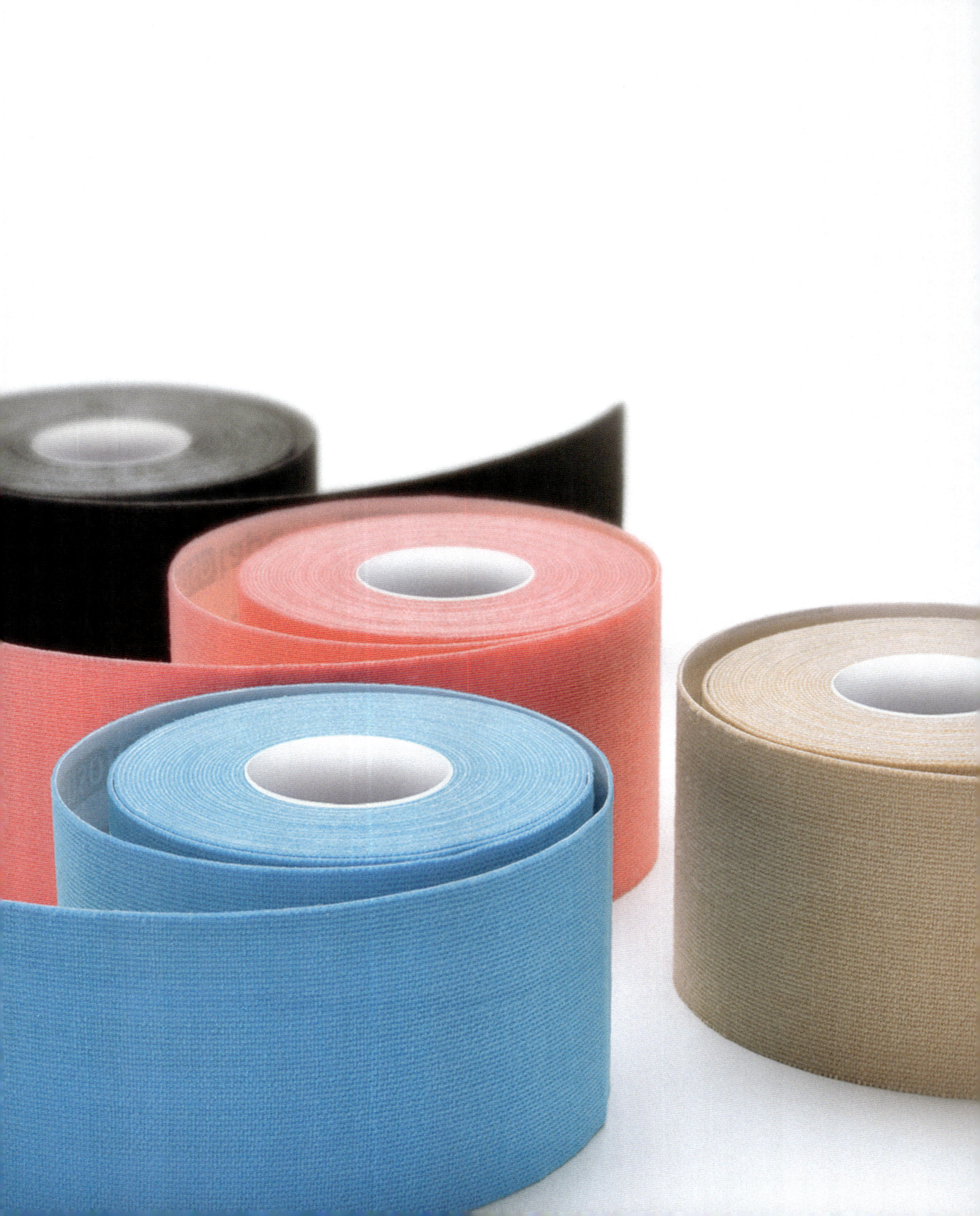

SENSOTAPE® GRUNDLAGEN

Geschichte des Tapens

In der Bezeichnung »kinesiologisches Taping« steckt das Wort Kinesis; dieses kommt aus dem Griechischen und bedeutet ›Bewegung‹. Leben ist Bewegung. Bewegung und Beweglichkeit sind grundlegende Qualitäten für alle Menschen. In dieser Hinsicht ist jeder – ob Profisportler oder Laie – zum verantwortlichen Umgang mit dem eigenen Körper aufgerufen, und es ist die Aufgabe des Therapeuten, den Einzelnen dabei zu unterstützen und seine Beweglichkeit zu fördern.

Diese Einsicht liegt auch den Erkenntnissen des japanische Arztes und Chiropraktikers Dr. Kenzo Kase zugrunde. Er war überzeugt, dass über die Haut, das größte Reflexorgan des Körpers, die gesamte Muskulatur und weitere Strukturen beeinflusst werden können und dass durch Bewegung und Anregung der Mikrozirkulation und des Lymphflusses sowie über Temperaturregulation und die neuromuskuläre Verschaltung eine natürliche Reparatur und Regeneration des Körpergewebes zu erreichen ist. Aus umfangreichen Versuchen nach den Prinzipien der Kinesiologie mit einem von ihm entwickelten, elastischen und selbstklebenden Band (Tape), das von außen auf die menschliche Haut appliziert wurde, entstand in den 70er-Jahren das Behandlungskonzept des Kinesio-Tapings.

Mit dem Taping schuf Dr. Kenzo Kase einen völlig neuen Ansatz zur Behandlung von Muskeln, Nerven, Gelenken etc. direkt über die Haut, eine Therapieform, die die Selbstheilungsmechanismen des Körpers aktiviert, den Patienten jedoch während des Prozesses nicht in seiner Beweglichkeit einschränkt.

Das Kinesio-Tape wurde neben dem klassischen Tape zunächst hauptsächlich im Sport eingesetzt und fand in Japan weite Verbreitung; bei den Olympischen Spielen 1988 in Seoul erregte es durch die japanische Nationalmannschaft der Volleyballer erstmals international Aufmerksamkeit. In der Folge wurde es in den USA, in Kanada und weiten Teilen Asiens eingeführt; seit Ende der 90er-Jahre wird Dr. Kenzo Kases Methode auch in Deutschland angewendet.

Zunächst wurden überwiegend Anlagen erprobt, die die Muskelfunktion beeinflussen. Erst im Laufe der Zeit hat man die speziellen Anlagetechniken entdeckt, mit denen es möglich ist, durch längerandauernde Reizung der Hautrezeptoren Gelenke zu stabilisieren, den Lymphfluss zu verbessern und über segmentale Verbindungen und Faszien direkten Einfluss auf die Aktivität der inneren Organe und des Nervensystems zu nehmen.

Das Sensotape® ist dank seiner hervorragenden Materialeigenschaften optimal geeignet, um diese therapeutischen Anforderungen zu erfüllen. Heute kommt das Senso-Taping® nicht nur in der Physio- und Sportphysiotherapie zum Einsatz, sondern auch bei Heilpraktikern, Ergotherapeuten, Schmerztherapeuten und in der Lymphtherapie sowie als unterstützende Therapie zur Akupunktur.

Wie wirkt Senso-Taping®?

Das Senso-Taping® ist nicht mit dem klassischen Tapen zu verwechseln. Beim klassischen Tape werden Gelenke mit unelastischen Verbänden ruhiggestellt und stabilisiert. Das elastische Sensotape® hat nicht nur andere Materialeigenschaften, sondern auch ein davon abweichendes, weitaus größeres Wirkungsspektrum. Man kann die Anlagetechniken der Sensotherapie nicht mit einem klassischen Tape durchführen und umgekehrt; jedoch lassen sich beide Behandlungsformen unter anderem im Sportbereich sinnvoll kombinieren, um die Leistungsfähigkeit der Betroffenen zu optimieren.

Die Eigenschaften des Sensotapes®

Das Sensotape® ist ein adhäsives, elastisches Band. Es besteht aus einem 100%igen Baumwollstoff mit geringem Elastananteil und einer haftenden Acrylbeschichtung auf der Rückseite, die in einer sinuswellenförmigen Struktur aufgetragen ist. Über die Körperwärme, durch Reibung oder Bewegung wird die Klebeeigenschaft des Acrylats aktiviert. Die Klebefläche des Sensotapes® wird direkt über der betroffenen Region auf der Haut angebracht. Durch die Wellenstruktur entstehen entsprechend geformte Hautfalten; das Sensotape® hebt die Haut bei jeder Bewegung an und verschiebt sie gegen das subkutane Gewebe.

Das Tape ist in Längsrichtung um bis zu 130 bis 140 %, quer nur geringfügig dehnbar. In der Dicke und im Gewicht ist es der Haut angeglichen, damit der Körper keine Immobilisierung in seinen physiologischen Bewegungsabläufen erfährt; das heißt, der Patient bleibt voll beweglich und ist im Alltag nicht eingeschränkt. Behandelte empfinden das Sensotape® im Allgemeinen bei der Arbeit, beim Sport und bei sonstigen Aktivitäten nicht als störend, sondern nehmen vor allem die gelenk- und muskelstützende Wirkung wahr. Die Behandlung mit dem Sensotape® folgt dem Prinzip »Maximale Mobilität bei maximaler Stabilität«.

Das Sensotape® ist latexfrei, hypoallergen und atmungsaktiv, sodass Hautirritationen oder -reizungen verhindert werden. Die guten Wärmeeigenschaften der Acrylbeschichtung tragen zur Hautfreundlichkeit des Produkts bei. Darüber hinaus ist es wasserresistent, bei gleichzeitiger Durchlässigkeit für Flüssigkeiten; aufgrund dieser Beschaffenheit muss das Tape auch beim Duschen oder Baden nicht abgenommen werden.
Die durchschnittliche Tragedauer eines Tapes beträgt drei bis sieben Tage.

Zum Effekt der verschiedenen Farben, in denen das Sensotape® erhältlich ist, siehe Seite 22 »Die Bedeutung der Tapefarben«.

Effekte des Sensotapes®

- Ausübung eines sensomotorischen Inputs auf der Haut
- Liftingeffekt: Aus der Anhebung der Haut resultiert ein vergrößerter Zirkulationsraum im subkutanen Gewebe, im Bereich der oberflächlichen Lymphgefäße.
- Reizung der Mechanorezeptoren, somit Aktivierung des körpereigenen analgetischen Systems (Schmerzreduktion).
- entzündungshemmende bzw. schwellungsreduzierende Wirkung
- Verbesserung der Durchblutung von Haut, Muskeln, Faszien und inneren Organen; Förderung der Regeneration
- Die Regulation des Muskeltonus bewirkt eine Verbesserung der Muskelfunktion.
- Verbesserung der Propriozeption (Reizaufnahme) und damit der Steuerung der Stütz- und Zielmotorik; Optimierung der sportlichen Leistungen.
- Aktivierung und Verbesserung der Lymphzirkulation durch Druckreduktion im Gewebe
- Unterstützung der Gelenkfunktion, Förderung der Beweglichkeit und Verbesserung der Gelenkstabilität durch die Stimulation der Propriozeptoren
- Verbesserung der Körperhaltung und Koordination, Förderung physiologischer Bewegungsmuster
- allgemeine Prophylaxe im Sport und bei Belastungen im Alltag
- psychische Entspannung
- im Rahmen der Traditionellen Chinesischen Medizin (TCM): Beseitigung von Energieblockaden im Meridiansystem und Gewährleistung eines harmonischen Energie-Fließgleichgewichtes

Das Wirkspektrum des Sensotapes®

Das Sensotape® stimuliert die Rezeptoren der Haut, der Muskeln, Faszien, Gelenkkapseln und Sehnen. Dies führt zu einer Veränderung des Muskeltonus; die Gelenkstrukturen werden stabilisiert, der Gelenkstoffwechsel und die Knorpelernährung verbessert und verletzte Strukturen von weiteren Schäden durch Fehlbelastungen (Schonhaltung) geschützt. Die durch das Sensotape® angeregte Muskelpumpe fördert den Transport des venösen Blutes und der Lymphflüssigkeit; der anhebende Hauteffekt (Liftingeffekt) und die daraus resultierende Druckminderung vergrößern den subkutanen Zirkulationsraum – auf diese Weise aktiviert das Sensotape® die Entstauung und Entschlackung des lädierten Gewebes, Entzündungsmediatoren werden beschleunigt abgebaut und Schwellungen klingen rasch ab. Darüber hinaus werden durch die Anlage des Tapes und die Bewegung des Patienten die Mechanorezeptoren der Haut aktiviert und die Schmerzrezeptoren (Nozizeptoren) gedämpft; eine reflektorische Schmerzlinderung ist die Folge.

Letztendlich werden auf diese Weise die körpereigenen Heilungsmechanismen mobilisiert, um die volle Funktionsfähigkeit des Bewegungsapparats wiederherzustellen bzw. zu erhalten und einen störungsfreien Energiefluss zu gewährleisten.

Spezifische Wirkungsweisen

Verbesserung der Sensomotorik durch die Beeinflussung des somatoviszeralen sensorischen Systems

Durch starke einseitige Beanspruchungen des Bewegungsapparats kann es zu lokalen Überbelastungsreaktionen kommen. Eine Überbelastung zieht komplexe Vorgänge nach sich, aus denen Funktionsstörungen der Muskeln und Gelenke resultieren. Schmerz- und Entzündungsmediatoren werden freigesetzt. Schmerzen verursachen Gewebeänderungen in der Haut, in den Muskeln und Sehnen, in den Faszien und in den Ligamenten. Schmerzen lösen eine Sympathikusreizung aus; es kommt zu einer Vasokonstriktion, zu einer lokalen Hypoxie und zu einem Matrixverlust.

Die Sensotape®-Techniken nehmen Einfluss auf das sensomotorische System, um derartige Überbelastungen und Dysbalancen auszugleichen und zu korrigieren. Das somatoviszerale sensorische System umfasst die Wahrnehmungsfunktionen der Haut, des Bewegungsapparats und der inneren Organe. Jede Bewegung und Haltung des Körpers ist eine Anpassung an äußere oder innere Reize (Stimuli), die auf der Grundlage der sensorischen Wahrnehmung dieser Reize erfolgt.

Die Rezeptoren können nach Sherrington in drei große Gruppen unterteilt werden:

1. Die Exterorezeptoren nehmen Reize auf, die von außen auf die Körperoberfläche wirken. Zu ihnen gehören die Mechanorezeptoren und Thermorezeptoren.

2. Die Propriozeptoren geben uns Informationen über Muskellänge, Sehnendehnung, Gelenkstellung, sowie die Lage und die Bewegung unseres Körpers im Raum und dienen der Kontrolle von Bewegungsabläufen.

3. Die Enterozeptoren (auch: Viszerozeptoren oder Interozeptoren) liefern Informationen aus dem Inneren des Körpers. Zu Ihnen gehören Schmerz-, Dehnungs-, Presso- und Chemorezeptoren.

Das Sensotape® setzt zwar an der Körperoberfläche an, beeinflusst jedoch über die zahlreichen Rezeptoren der Haut auch die tiefer liegenden Strukturen. Vereinfacht können die Rezeptoren der Haut, des größten und vielseitigsten Reflexorgans des menschlichen Organismus, als eine Art biologische Sensoren verstanden werden. Auf der gesamten Hautoberfläche befinden sich Mechanorezeptoren (Vater-Pacini-Körperchen, Meissner-Tastkörperchen, Ruffini-Körperchen etc.), die darauf spezialisiert sind, alle Arten von mechanischen Stimuli wahrzunehmen und als Informationen zum zentralen Nervensystem (ZNS) weiterzuleiten. Bei jeder Sensotape®-Anlage wird eine

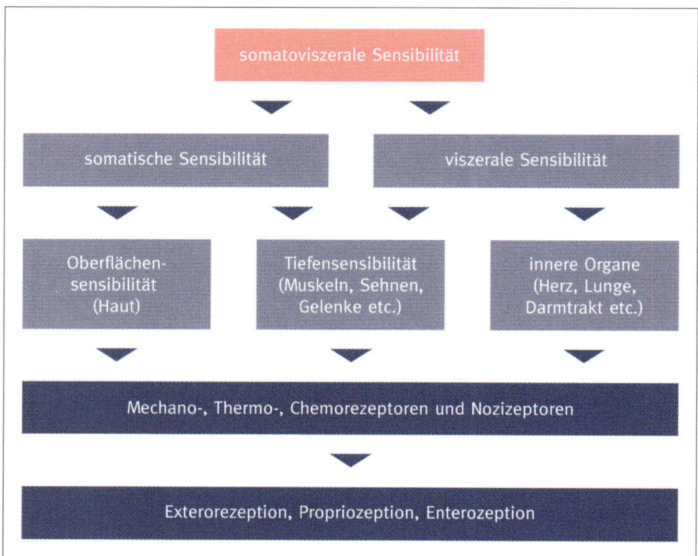

Somatoviszerale Sensibilität

mechanische Stimulierung eines Hautareals vorgenommen, bei der die Mechanorezeptoren involviert sind. Bei energetischen Korrekturen werden darüber hinaus die Golgi-Sehnen-Muskel-Propriozeptoren involviert. Die Reize werden über afferent somatosensorische Bahnen über die Medulla zum Gehirn geleitet. Hier werden die Informationen interpretiert, und die motorische Antwort (Efferenz) wird eingeleitet.

Bei Schmerzen aktiviert das Sensotape® das endogene Schmerzblockadesystem. Primär über die Aktivierung der Mechanorezeptoren wird die Weiterleitung der Schmerzsignale gehemmt, und der Schmerz wird gelindert (s. a. Schmerzhemmung, Seite 18). Die Sensomotorik wird durch das Zusammenspiel einer verbesserten Durchblutung, einer Tonusregulation und Aktivierung des Lymphsystems gefördert. Auf diese Weise unterstützt die Sensotape®-Anlage eine optimale Regeneration.

Regulation des Muskeltonus

Die Muskulatur ist mehr als ein Bewegungsorgan – nicht umsonst bezeichnet man die Muskeln als eines der größten sensorischen Organe.

Die Muskulatur des Bewegungsapparats ist im Idealfall gut dehnfähig, kräftig und ausdauernd. Entsprechend ihrer Faserzusammensetzung wird die Muskulatur in zwei Gruppen eingeteilt:

- Die **tonische Muskulatur** besitzt eine höhere Grundspannung und neigt bei Überbelastungen zu Verkürzungen.
- Die **phasischen Muskeln** neigen bei Unterbelastung zur Abschwächung.

Dysbalancen zwischen verkürzter und abgeschwächter Muskulatur sind häufig Ursachen von Überlastungen und Schmerzzuständen des Bewegungsapparats. Mikro- und Makrotraumatisierungen der Muskulatur und lokale Entzündungsreaktionen im Muskel ziehen Ödembildung, eine Abnahme der kapillären Durchblutung und lokalen Azidose, erhöhten Gewebedruck mit Reizung der Nozizeptoren und eine Lockerung der Kollagenfasern nach sich. In der betroffenen Muskulatur führt dies zu Schwellungen, Schmerzen, Funktionsbeeinträchtigungen und reflektorischen Tonusveränderungen. Verkürzte oder abgeschwächte Muskeln können das Gelenk nicht mehr optimal bewegen und stabilisieren.

Ist die Muskulatur überlastet oder verletzt, kommt es zu einer erhöhten Sympathikusaktivität und somit zu einer erhöhten Reizbarkeit der Rezeptoren des Muskels (Muskelspindel) sowie des intramuskulären Bindegewebes, zur vermehrten Freisetzung von Acethylcholin im Bereich der motorischen Endplatte und zur Fazilitation der Vorderhornzellen. Dies alles führt zur Tonuserhöhung und Verspannung der Muskulatur.

Entsprechend ist das Ziel einer Sensotape®-Anlage eine Regulation des Muskeltonus. Das Sensotape® beeinflusst die Muskulatur folgendermaßen: Durch die Tapeanlage werden die Mechanorezeptoren der Haut gereizt. Der Zug an der Hautfaszie aktiviert die Propriozeptoren und die darunter liegenden Muskelschichten. Je nach Wirkrichtung des Sensotapes® wird eine detonisierende oder tonisierende Wirkung erzielt. Die nervale Wirkung einer detonisierenden Tapeanlage (von Ansatz zum Ursprung des Muskels) ermöglicht die Herabsetzung eines überhöhten Ruhetonus (Hypertonus). Ein zu geringer Ruhetonus (Hypotonus) wird durch eine tonisierende Tapeanlage (vom Ursprung zum Ansatz des Muskels) gesteigert. Neben der Normalisierung des Muskeltonus lindert das Sensotape® durch die Aktivierung der Mechanorezeptoren Schmerzen und verbessert die Mikrozirkulation (s. a. Schmerzhemmung, Seite 18).

Aktivierung der Propriosensorik zur Wiederherstellung eines normalen Gelenkspiels

Die Tiefensensibilität ist für die Haltung, Bewegung und Steuerung sowie die Stabilisation der Gelenke mitverantwortlich. Die Propriozeptoren liefern umfassende Informationen über die Körperhaltung und -bewegung im Raum:

- die Längen- und Spannungsänderungen der Muskulatur und Sehnen
- das Ausmaß und die Geschwindigkeit von Gelenkbewegungen
- die Gelenkstellung und den Gelenkdruck
- die Koordination von Bewegung

Dauerhafte einseitige Belastungen führen zu muskulären Dysbalancen, zu Hypo- oder Hypermobilitäten mit kapsulären Einschränkungen und Inkongruenzen im Gelenk. Es kommt zu schmerzbedingten Funktionsstörungen mit Tonusänderungen der Muskulatur.

Das Ziel einer Sensotape®-Anlage im Bereich der Gelenke ist eine Verbesserung der Stabilität, der Biomechanik und der Gelenkfunktion insgesamt. Durch das Sensotape® erfolgt eine propriozeptive Stimulation der Tiefensensibilität, der Gelenkrezeptoren sowie der Kapseln und Bänder. Die Stimulation erfolgt über Druck und Zug auf die Strukturen, wodurch ein besseres Bewegungs- und Haltungsgefühl erzeugt wird. Daneben werden die Mechanorezeptoren der Haut aktiviert, was zur Schmerzlinderung und Verbesserung des Muskeltonus führt.

Die behandelten Gelenke sollen durch das Sensotape® keineswegs ruhiggestellt werden. Bei Instabilitäten, z. B. im Schultergelenk, kann das Sensotape® allerdings auch zur temporären Bewegungseinschränkung eingesetzt werden. Durch die Aktivierung der Propriozeption erfolgt eine funktionelle Gelenkkorrektur, das Gelenk wird aktiv stabilisiert.

Wirkung auf die Ligamente

Die Bänder sind feste bindegewebige Verbindungen zwischen zwei Knochen, die sich an allen Gelenken und Wirbelsäulensegmenten unseres Körpers finden. Zusammen mit der Gelenkkapsel stabilisieren die Bänder das jeweilige Gelenk; man spricht deshalb auch vom Kapsel-Band-Apparat. In Zusammenarbeit mit der Gelenkkapsel verstärken, steuern, begrenzen und regulieren Bänder die Gelenkbewegungen.

Die Bänder besitzen wie die Gelenkkapseln Rezeptoren (Propriozeptoren und Nozizeptoren).

Das Sensotape®

- unterstützt die Limitierung einer schmerzhaften Bewegung,
- dient der Stimulierung und Stabilisierung der Bänder
- und fördert die Elastizität der Bänder.

Durch diese Unterstützungsfunktion, in Kombination mit der Durchblutungsförderung, Ödemreduktion und Entlastung des Gewebes kommt es zur Schmerzreduktion.

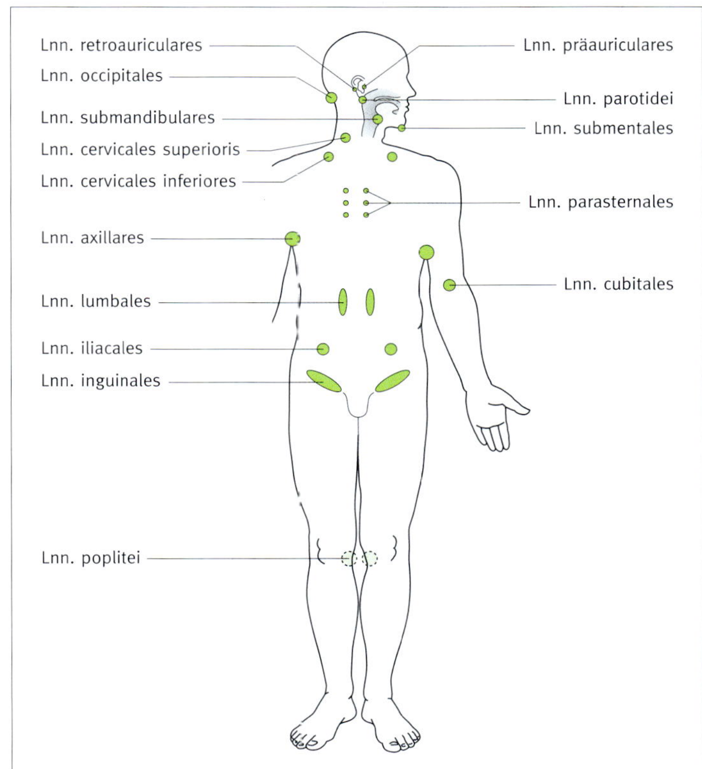

Lokalisation der wichtigsten Lymphknotengruppen

Aktivierung der Durchblutung und der Lymphzirkulation

Das Lymphgefäßsystem ist neben dem Blutgefäßsystem zuständig für die Befreiung des Gewebes von Lasten und überschüssigen Gewebeflüssigkeiten. Es transportiert z. B. Bluteiweiße, Wasser und Zellreste, die beim Stoffwechsel im Körper anfallen. Darüber hinaus sorgt das Lymphsystem für die Reinigung der Lymphe beim Durchfließen der Lymphknotenketten und dient dem Transport von Nahrungsfetten aus dem Darm.

Die Transportrichtung der Gewebeflüssigkeit verläuft immer von der Peripherie zum Körperstamm; die Flüssigkeit gelangt über den linken und rechten Terminus (Venenwinkel) zu den Venen im Halsgebiet, und so wieder in den Blutkreislauf. Physiologisch erfolgt der Antrieb der Lymphe durch die Muskeltätigkeit der Extremitäten und des Zwerchfells, durch die Kontraktion der Gefäße selbst (Arterienpulsation) und durch die Peristaltik im Darmtrakt.

Das Lymphsystem besitzt drei Hauptstämme (Ductus lymphaticus dexter, Ductus lymphaticus sinister und Ductus thoracicus) und ist in vier Rumpf-Quadranten und zwei Territorien im Hals- und Kopfbereich aufgeteilt. Die Quadranten sind durch anatomische Wasserscheiden (lymphgefäßarme Trennlinien der Körperregionen) voneinander getrennt.

Die Lymphe des oberen rechten Quadranten fließt über den rechtsseitigen Lymphstamm hinter dem rechten Schlüsselbein in den Blutkreislauf. Die Lymphe der anderen drei Quadranten (beide Beine, linker Arm, linke Brust, linke Gesichtshälfte und Nacken) läuft zusammen und gelangt hinter dem linken Schlüsselbein in die Vene.

Aufgrund pathologischer Veränderungen kann es zu einer mechanischen Insuffizienz des Lymphsystems kommen, sodass sich ein lymphatisches Ödem ausbildet. Primäre Lymphödeme entstehen ohne offenkundige Ursache, eventuell durch genetische Abnormalität des lymphatischen Gefäßsystems oder genetisch bedingte Entwicklungsstörung der Lymphgefäße oder/und der Lymphknoten. Beim primären Lymphödem breitet sich die Schwellung aufsteigend von der Peripherie zum Zentrum aus und kann durch ein positives Stemmer-Zeichen nachgewiesen werden.

Das sekundäre Lymphödem ist das Ergebnis einer Blockade oder Unterbrechung des lymphatischen Systems. Es wird durch Verletzungen, Narbenbildungen (Fibrose), Exzision der Lymphknoten (chirurgisch, operativ) oder durch Bestrahlung verursacht. Bei Verletzungen des Bewegungsapparats kommt es durch einen erhöhten Flüssigkeitsaustritt ins Interstitium zu einer Reihe von Veränderungen im betroffenen Gewebe: Die Druckerhöhung führt zu einer verminderten Durchblutung (Vasokonstriktion); das Sauerstoffangebot wird gesenkt (lokale Hypoxie); die lokale Schwellung verringert die Synthesearbeit (Regeneration) im Gewebe und hemmt die Blut- und Lymphzirkulation, es kommt zu Abflussstörungen von Gewebeflüssigkeiten.

Bei sekundären Lymphödemen sind zunächst körpernahe Extremitätenabschnitte von Schwellungen betroffen. Die Ausbreitungsrichtung des Ödems schreitet nach peripher fort, z. B. von der Achsel oder Leiste nach distal.

Die Anwendung des Sensotapes® direkt auf die Haut erzeugt einen Liftingeffekt und hebt die Haut über der ödembelasteten Region an. Der vergrößerte Zwischenraum (Zirkulationsraum) bewirkt, dass die Strukturen und Schichten unter der Haut weniger Druck erfahren und sich besser gegeneinander bewegen können. Die Interstitialflüssigkeiten können abfließen, und die Lymph- und Blutzirkulation wird reguliert. Es kommt zu einem Mikromassageeffekt, einer Permeabilitäts- und Stoffwechselverbesserung, und die Durchblutung nimmt zu (Vasodilatation). Im Ergebnis führt das zu einer beschleunigten Geweberegeneration, zum Rückgang der Schwellung und damit zur Schmerzreduktion.

Schmerzhemmung

Schmerz zu empfinden ist eine lebenserhaltende Funktion unseres Organismus. Der Schmerzsinn gibt uns Informationen über den Zustand des Körpers und warnt vor Bedrohung von außen, aus der Umwelt, und von innen (z. B. durch Fehl- und Überbelastungen des Bewegungsapparats). Sekundär können Schmerzen zu zahlreichen weiteren Problemen von Befindlichkeitsstörungen bis zu Fehlbelastungen durch das Einnehmen von Schonhaltungen führen und somit chronisch werden.

Schmerzen entstehen, wenn eine Gewebezerstörung droht oder eintritt. Eine Gewebeverletzung und deren Regeneration ist immer mit einer Entzündungsreaktion verbunden. Im Rahmen eines Entzündungsprozesses werden zwei unterschiedliche Mediatoren freigesetzt, hyperalgische (schmerzverstärkende) und analgetische (schmerzlidernde).

In der frühen Entzündungsphase überwiegen meist die hyperalgischen Mediatoren (Zytokine, Bradikinin und Prostaglandine). Die analgetischen Mediatoren (Opioidpeptide, Endorphine etc.) gelangen erst nach und nach ins Gewebe. Folglich entsteht ein Entzündungsschmerz, der auf dem Wechselspiel der Mediatoren beruht.

Durch die Gewebeschädigung werden Noxen freigesetzt, die die Nozizeptoren aktivieren. Die nozizeptiven Impulse werden über A-δ-Fasern und C-Fasern zum Rückenmark und ZNS geleitet.

Eine Sensotape®-Anlage versetzt Haut und Faszien in permanente Mikrobewegungen. Hierdurch werden die Mechanorezeptoren aktiviert, die auf der Rückenmarkebene eine Weiterleitung der nozizepiven Impulse bremsen und somit den Schmerz reduzieren. Eine Spaceanlage (siehe Seite 27 f.) mindert den Druck im Gewebe, verstärkt die Durchblutung und aktiviert die Mikrozirkulation (verbesserter Abtransport von Gewebeflüssigkeiten), was zu einer optimalen Regeneration und weiteren Schmerzregulation führt. Durch die Linderung der Schmerzen kommt es sekundär zu einer Tonusregulation der Muskulatur, da auf Schonhaltungen verzichtet werden kann.

Verbesserung der Gewebeverschieblichkeit

Zwischen den verschiedenen Körperschichten (Haut, Subcutis, Faszien, Muskulatur, Bänder etc.) bestehen permanente Wechselwirkungen. Bei allen Bewegungen müssen sich diese Schichten frei gegeneinander bewegen können. Eine gute Gewebeverschieblichkeit ist die unabdingbare Voraussetzung für harmonische Bewegungsabläufe. Im Umkehrschluss fördert eine freie Gelenkbeweglichkeit die Gewebeverschieblichkeit.

Als Folge von Verletzungen, Bewegungseinschränkungen, Entzündungen etc. kann es zu Verklebungen der Schichten untereinander kommen (besonders im Bereich der Faszien), was dazu führt, dass die Körperflüssigkeiten (Blut, Lymphe) nicht mehr ungehindert zirkulieren können.

Durch die Anwendung des Sensotapes® kommt es zur Druckentlastung des Gewebes (Liftingeffekt), die Fläche für den Austausch zwischen Blut und Gewebe wird vergrößert, die Permeabilität verbessert und der Stoffwechsel auf diese Weise gesteigert. Adhäsionen und Verklebungen werden gelöst. Im Zusammenspiel mit der Bewegung des Patienten wird die Verschieblichkeit der einzelnen Gewebestrukturen in Muskeln, Faszien, Gefäßen etc. optimiert, Schmerzen werden gelindert.

Wirkung auf das Nervensystem

Die optimale Funktionsfähigkeit des nervalen Systems ist eine Grundvoraussetzung für die Durchführung und Kontrolle von Bewegungen und für die Körperhaltung. Die peripheren Nerven übertragen die sensiblen Reize der Rezeptoren zum ZNS (Afferenzen). Die Efferenzen werden vom ZNS über die Nervenbahnen in die Peripherie gesendet. Die Nerven bilden eine Vernetzung verschiedener Körperstrukturen, wie der Haut, der Muskeln, der Faszien, der Meridiane. Sie reagieren sehr empfindlich auf Druckbelastungen, die funktionell (durch die Muskulatur) oder strukturell (durch einen Bandscheibenvorfall o. Ä.) verursacht sein können. Diese Kompressionen führen zu einer Verminderung der Nervengleit- und -leitfähigkeit, die sich sensibel oder motorisch (Schmerzen oder Paresen) äußern kann.

Das Sensotape® wirkt auf Muskulatur, Faszien, Lymphsystem etc. Hierdurch kommt es zur Druckentlastung der Nerven. Durch die Sensotape®-Anlage wird die Gleitfähigkeit (Mobilität) der Nerven gegenüber dem umgebenden Gewebe gefördert. Die peripheren Nerven und die Nervenwurzeln werden druckentlastet und mobilisiert. Somit werden ihre mechanischen und physiologischen Funktionen verbessert und Parästhesien oder Schmerzen gelindert.

Wirkungen auf die Psyche

Der Einfluss der Psyche bzw. psychosomatischer Störungen auf den Bewegungsapparat und die Körperhaltung ist unbestritten. Umgekehrt führen anhaltende Schmerzen zu einer psychischen Belastung, die wiederum in Inaktivität und Schonhaltungen münden kann.

Insbesondere die durch das Senso-Taping® herbeigeführte Schmerzreduktion und die Regulierung des Muskeltonus haben auch auf psychischer Ebene eine Entspannung des Behandelten zur Folge. Häufig sind beim Patienten nach der Behandlung mit dem Sensotape® eine positivere Grundeinstellung, eine Steigerung der Motivation und ein stärkerer Wille zur Veränderung feststellbar.

Tapeformen

Der Therapeut bestimmt die Wirkung des Tapes über die Auswahl der Farbe, den Zuschnitt, die Lage des Ankers, die Zugintensität und -richtung sowie über den Verlauf. Dabei ist die Ausgangshaltung des Patienten wichtig, um die zu behandelnden Strukturen in den gewünschten Dehnungszustand zu bringen. Neben Einzelanlagen sind auch Kombinationen mehrerer Tapes oder Anlageformen möglich: Durch die sternförmige Anlage mehrerer Tapestreifen erzielt man z. B. eine sehr punktuelle Wirkung zur Lösung von Verklebungen.
Jedes Sensotape® untergliedert sich bei allen Anlageformen in drei Anteile: Anker, Zügel und Tapeende(n).

I-Tape

Das I-Tape wird am häufigsten angewandt und bildet das Ausgangsmaterial für alle anderen Tapeformen. In der Regel wird das I-Tape in seiner Originalbreite (5 cm) und in passender Länge angelegt. Beim Zuschneiden werden an beiden Enden die Ecken abgerundet. Dadurch wird eine bessere Haftung auf der Haut erzielt und schnellem Ablösen vorgebeugt. Bei dem I-Tape bildet meist ein Tapeende den sogenannten »Anker« und das freie Ende den »Zügel«. Je nach Anwendung kann auch das mittlere Drittel des Tapes als Anker verwendet werden, und die beiden Enden werden als Zügel eingesetzt.

Das I-Tape wird bei Muskel- und Ligamenttechniken sowie bei Space-, funktionellen Korrektur- und Lymphtechniken eingesetzt.
I-Tapes dienen vor allem der Reduktion von Schmerzen und Schwellungen und sind sowohl in der akuten als auch in der chronischen Phase anwendbar. Auch bei Narbenentstörungen haben sich I-Tapes als hilfreich erwiesen.

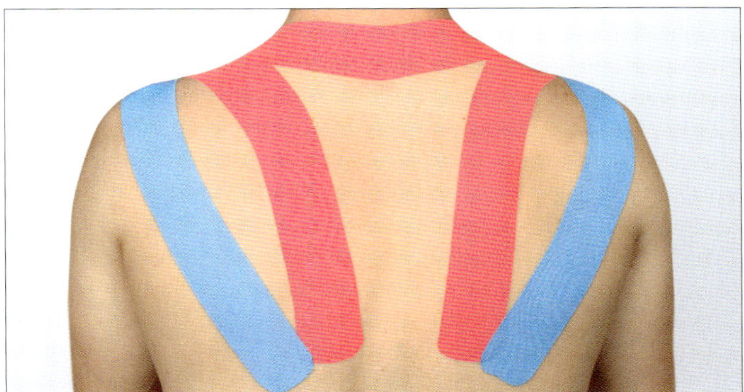

Y-Tape

Das Y-Tape wird am zweithäufigsten angewendet. Der geschlossene Teil des Y-Tapes bildet den Anker, der offene Teil die beiden Zügel. Hierzu wird das Tape in seiner Breite mittig bis zur erforderlichen Länge eingeschnitten. Die Breite und Länge der Y-Zügel richten sich nach der Größe und Art der Beeinträchtigung der betroffenen Struktur.

Y-Tapes werden bei Muskel-, Gelenk- und Faszientechniken angewandt. Durch die Divergenz der Zügel ist diese Tapeform sehr breitflächig und daher auch für große Muskeln/Faszien einsetzbar.

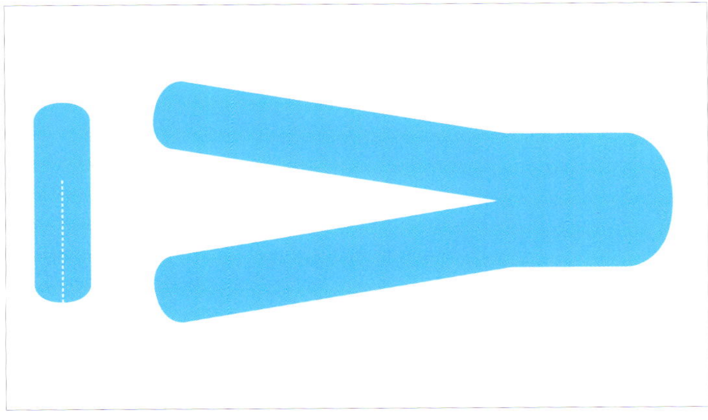

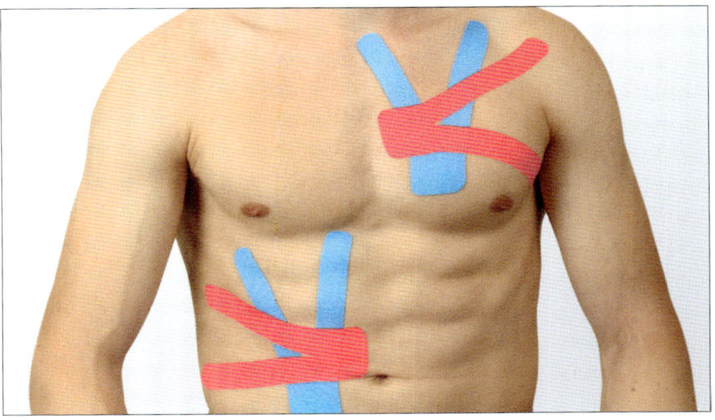

X-Tape

Zur Erstellung eines X-Tapes wird ein I-Tape in seiner Originalbreite an beiden Enden mittig eingeschnitten und dadurch mit insgesamt vier Zügeln versehen. Die im Zentrum liegende Tapebasis wird als Anker auf der betroffenen Gewebestruktur angelegt, die vier Zügelstreifen werden dehnungsfrei auf den umgebenden Hautarealen angebracht. Diese Tapeform wird in der Regel bei Muskelanlagen verwendet, ist aber auch bei Dysfunktionen Innerer Organe indiziert.

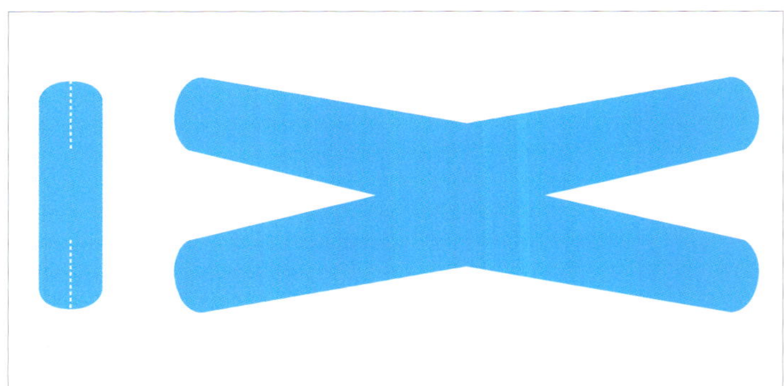

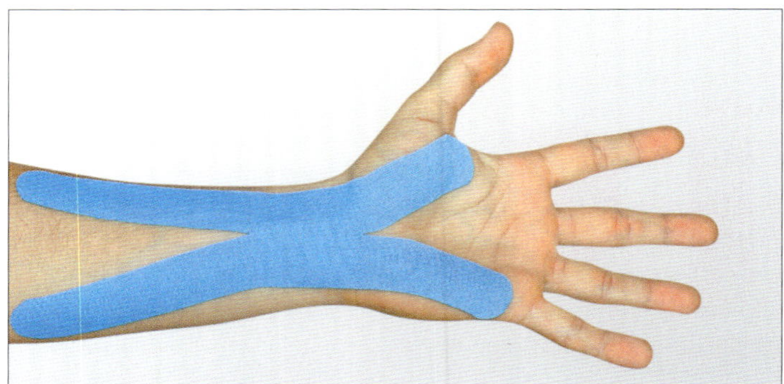

Fächer- und Spiraltape

Das Fächertape wird aus einem I-Tape hergestellt. Ein Ende – der Anker – bleibt geschlossen. Je nach Breite wird das andere Ende des I-Tapes in Längsrichtung in vier bis sechs Streifen gleicher Länge geschnitten, in die sogenannten Fächerzügel. Alle Tapeenden werden abgerundet. Die Fächerstreifen werden wellenförmig auf die Haut gelegt. Für ein Spiraltape werden mehrere schmal zugeschnittene I-Tapes verwendet, die spiralförmig um den zu behandelnden Körperabschnitt aufgebracht werden. Fächer- und Spiraltapes werden ausschließlich zur Drainage durch Lymphanlagen verwendet.

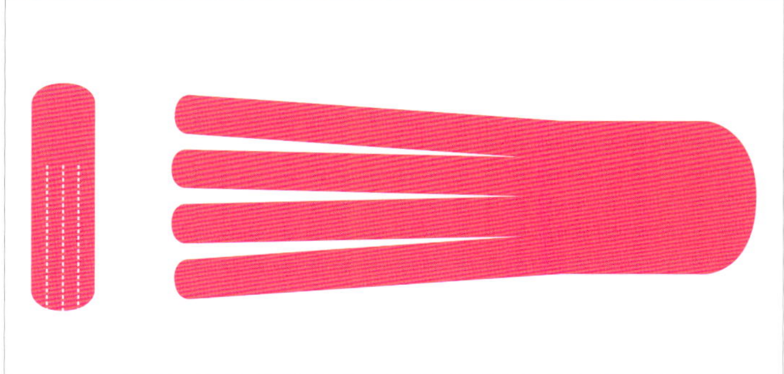

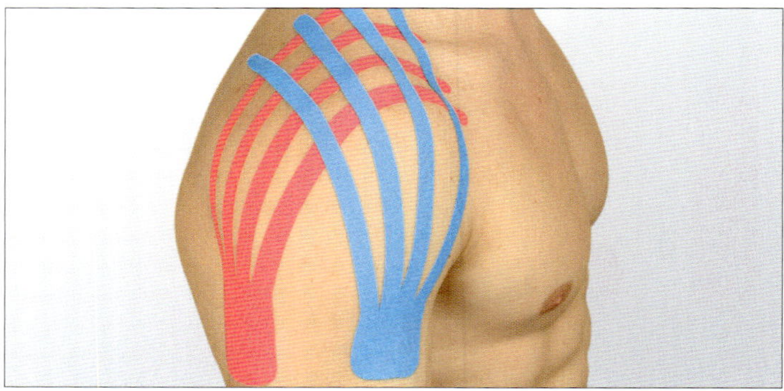

Sterntape

Ein Sterntape wird aus mehreren I-Tapes zusammengefügt, die in Lagen direkt auf der schmerzhaften Region angelegt werden. Diese Tapeform wird bei Spaceanlagen an schmerzenden, entzündeten, geschwollenen Körperregionen angewandt – beispielsweise bei Schmerzen im unteren Rücken –, um einen vergrößerten Zirkulationsraum zu schaffen und den Stoffwechsel des betroffenen Gewebes zu verbessern.

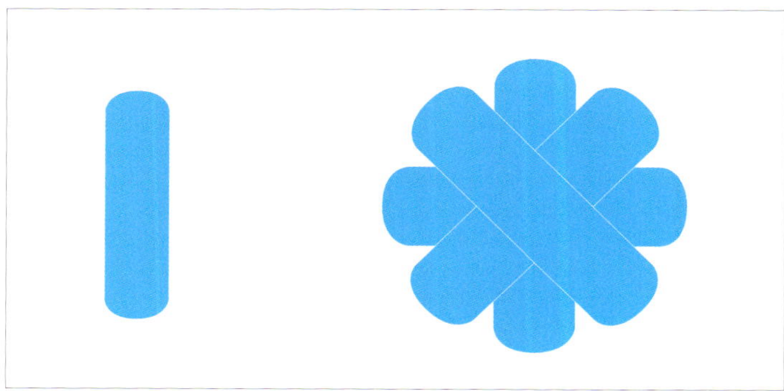

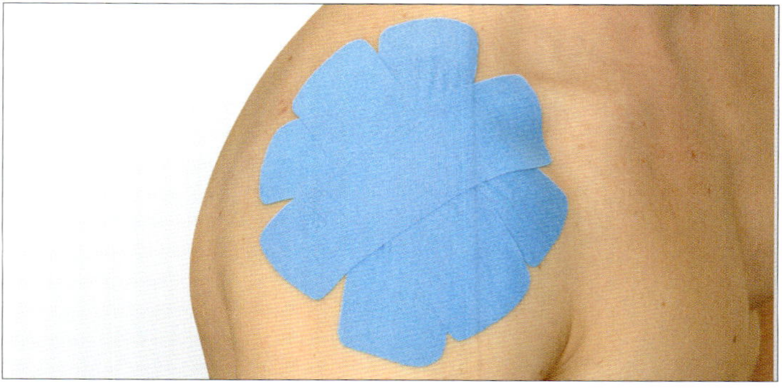

Netztape

Um ein Netztape herzustellen, wird ein I-Tape in der Mitte gefaltet. Das gefaltete Tape wird mit vier Längs-Einschnitten in fünf gleichmäßige Streifen geschnitten, wobei die Tapeenden geschlossen bleiben. Netztapes werden bei Schwellungen, Ödemen und als Spezialapplikation, z. B. bei Bursitiden, angewendet.

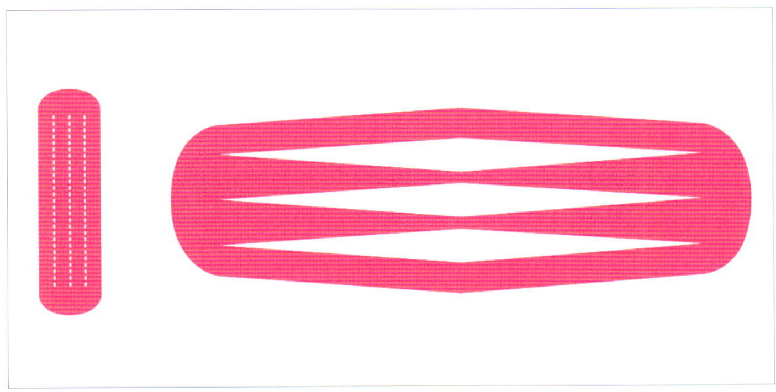

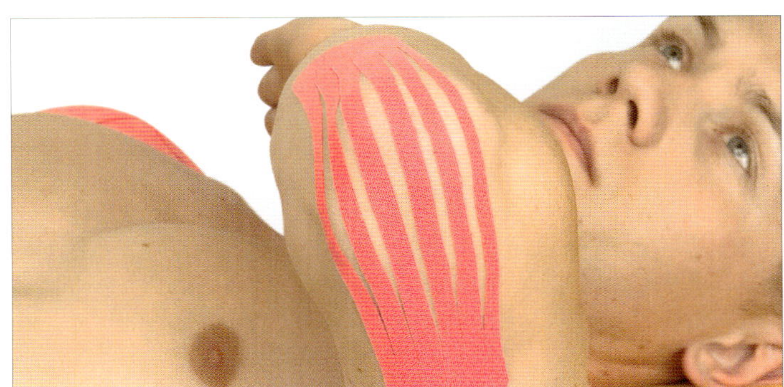

Lochtape

Das Lochtape ist eine Variante des I-Tapes oder X-Tapes. In die Mitte des Tapes wird eine Art rautenförmiges »Knopfloch« geschnitten. Diese Öffnung wird direkt über die schmerzende oder geschwollene Region angebracht, um die Haut anzuheben und auf diese Weise einen größeren Zirkulationsraum unter der Haut zu schaffen (Liftingeffekt). Es entsteht ein Zug zwischen der Subcutis und der Cutis, die Subcutis wird in Richtung Epidermis auf Zug gebracht. Es können auch mehrere X-Loch-Tapes dergestalt überlappend angebracht werden, dass alle »Knopflöcher« direkt über der zu behandelnden Region platziert sind. Lochtapes werden bei Weichteilschwellungen in Verbindung mit Spaceanlagen oder an den Fingern oder Zehen angewendet.

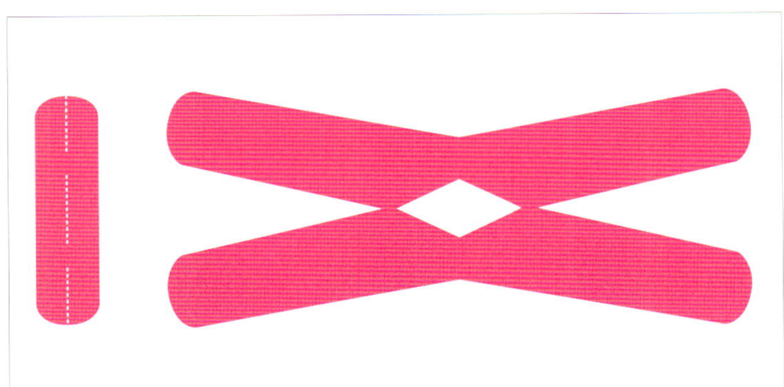

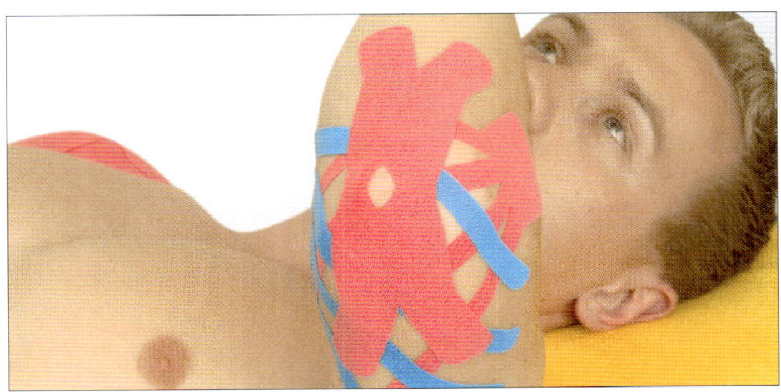

Gittertape

Gittertapes bestehen aus mehreren schmalen I-Tapes. Behandelt werden damit Erkrankungen und Befindlichkeitsstörungen, die nach der Lehre der Traditionellen Chinesischen Medizin (TCM) auf Staus im Energiefluss des Körpers zurückgeführt werden. Die Gittertapes werden auf Schmerzpunkte, Triggerpunkte, Akupunkturpunkte usw. angelegt, um Energieblockaden aufzulösen und den Transport von Stoffwechsel- und Abfallprodukten in die und aus der betroffenen Region anzukurbeln.

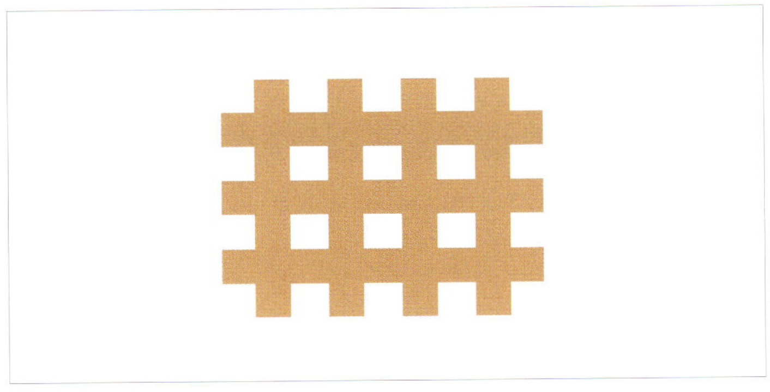

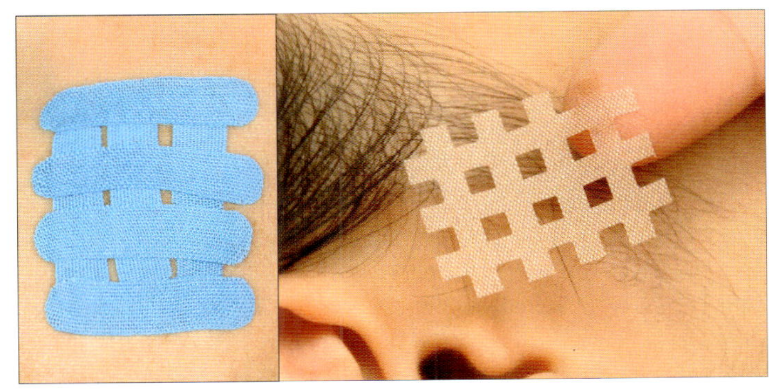

Die Bedeutung der Tapefarben

Die Wirkung von Farben wird häufig nicht bewusst wahrgenommen. Farben üben durch ihre Wellenlänge und Schwingungen einen spezifischen Einfluss auf den Menschen aus. Farben stimulieren die Psyche und die Körperfunktionen des Menschen zu höherer Leistung und können auf beide, je nach Anwendung, beruhigend oder anregend wirken. Farben des warmen Spektrums (z. B. Rot) wirken anregend, Farben des kalten Spektrums (z. B. Blau) wirken beruhigend. Der Anblick von Rottönen lässt z. B. den Blutdruck und die Herzfrequenz steigen, während die Wahrnehmung von Blau beides sinken lässt. Die Kraft der Farben lässt sich therapeutisch nutzen: Aus der Traditionellen Chinesischen Medizin (TCM) ist bekannt, dass entzündliche fieberhafte Erkrankungen in einem in Blau gehaltenen Zimmer schneller heilen, während der Heilungsprozess in einem Raum mit roten Wänden langsamer abläuft. Im Zusammenhang mit der asiatischen Farbenlehre sind auch die unterschiedlichen Varianten des Sensotapes® zu sehen – hinsichtlich ihrer Dehnungseigenschaften, ihrer Materialstärke etc. weisen sie keine Unterschiede auf.

Therapeutisch wird das Sensotape® meist in den Farben Blau (Cyan) und Rot (Magenta) eingesetzt, gelegentlich auch in Beige oder Schwarz.

Die Farben in der Traditionellen Chinesischen Medizin

Nach der TCM trägt alles Leben zwei polare Formen von Lebensenergie in sich, die sich ergänzen und anziehen und ohne einander nicht existieren können: die Yin- und die Yang-Kräfte. Die beiden Polaritäten befinden sich in beständigem Fluss und sind unablässig in Wandlung begriffen. Ihr harmonisches Zusammenspiel ist nach der TCM die Voraussetzung für das reibungslose Funktionieren aller körperlichen Abläufe. Sind Yin und Yang im Ungleichgewicht, dann entstehen Krankheiten. Überwiegt der Yang-Aspekt (Energie-Fülle), zeigt sich dies in oberflächlichen Schmerzen, Akutzuständen mit Fieber, Schwellungen, Ödemen und Entzündungen. Überwiegt der Yin-Aspekt (Zustand der Energie-Leere), neigt der Patient zu Erschöpfung, dumpf-ziehenden, tiefliegenden Schmerzen, chronischen Zuständen, Erkältungskrankheiten, Durchblutungsstörungen und Muskelschwäche.

Eine Grundannahme der Farbtherapie im Rahmen der chinesischen Heilkunde ist die Existenz reflektorischer Zonen im Bindegewebe, die mit den Meridianen und Meridianschaltern korrelieren und sich über Farben beeinflussen lassen. Man geht davon aus, dass jede Farbe festgelegte Anteile von Helligkeit und Dunkelheit hat, die im therapeutischen Einsatz einen energetischen Ausgleich im Körper herstellen können.

Ziel der Farbtherapie ist es, Yin und Yang im Körper zu harmonisieren und auf diese Weise letztendlich eine Heilung herbeizuführen. Entsprechend können die einzelnen Sensotape®-Farben eingesetzt werden, um den Therapieerfolg zu unterstützen. Allerdings ist dabei zu beachten, dass Patienten durchaus individuell unterschiedlich auf die verschiedenen Tapefarben reagieren können.

Rot

Die Farbe Rot entspricht nach der TCM Yang, symbolisiert das Element Feuer und steht für Wärme.

Das rote Sensotape® hat demzufolge eine
- generell anregende, tonisierende,
- die Muskelspannung stimulierende,
- durchblutungsfördernde,
- den Stoffwechsel aktivierende,
- energiesteigernde
- und den Sympathikus anregende Wirkung.

Es wird bei chronischen Schmerzzuständen und Muskelschwäche verwendet.

Blau

Blau entspricht nach der TCM Yin, symbolisiert das Element Wasser und steht für Ruhe.

Auf dieser Grundlage geht man davon aus, dass das blaue Sensotape®
- generell einen beruhigenden, dämpfenden, detonisierenden, inhibierenden Effekt hat,
- entspannend, schmerzlindernd und energiesenkend auf verspannte Muskulatur wirkt,
- den Parasympathikus stärkt,
- Schwellungen und Ergüsse lindert
- und eine entzündungshemmende Wirkung hat.

Es wird bei akuten Schmerzzuständen und zur Reduktion von Schwellungen verwendet.

Beige

Beige gilt als energetisch neutrale Farbe, die nach der TCM das Element Erde symbolisiert und für Unabhängigkeit steht. Ihr wird generell eine positive Wirkung zugeschrieben.

Das beige Tape wird häufig bei Schmerzen im Gesicht oder an anderen sichtbaren Körperbereichen sowie bei psychischen Problemen eingesetzt.

Schwarz

Schwarz ist nach der Farbenlehre eigentlich keine Farbe. Die Farbe schwarz wird ebenso wie die Farbe Beige als energetisch neutral eingestuft.

Da jedoch ein schwarzes Tape sehr viel auffälliger als ein beigefarbenes ist, wird es in der Praxis seltener angewendet.

Grundregeln für die Sensotape®-Anlage

Um bei der Anlage des Sensotapes® Fehler zu vermeiden und eine optimale Wirkung zu erzielen, sollten – in dieser Reihenfolge – einige Grundregeln beachtet werden:

- Der Auswahl des geeigneten Tapes (Farbe, Form, Anlagetechnik) müssen immer die Erstellung einer exakten Diagnose und das Festlegen des Behandlungsziels vorausgehen.
- Aufklärung des Patienten über den Zweck der Tapeanlage und der voraussichtlichen Tragedauer
- Wahl der Ausgangsstellung zur optimalen Anlage des Sensotapes®
- Bestimmung der potenziellen Beweglichkeit, um bei der Tapeanlage eine schmerzfreie Bewegungsamplitude zu gewährleisten
- Korrektes, funktionelles Anlegen des Sensotapes®: Das Tape darf nicht über offene Wunden angelegt werden. Zirkuläre Anlagen sind zu vermeiden, da sie zu Störungen der Durchblutung und der Lymphzirkulation führen.

Vorgehensweise bei der Anlage

Es ist sinnvoll, bei der Anlage eines Sensotapes® stets nach einem festen Schema vorzugehen:

1. **Palpieren:** Eine palpatorische Untersuchung gibt einen Eindruck vom Zustand der Haut und den zu behandelnden Strukturen.
2. **Testen:** Die betroffenen Strukturen sollten vorab hinsichtlich ihrer Funktionalität (Muskeltonus, Gelenkstabilität etc.) getestet werden.
3. **Markieren:** Zur Orientierung und um die korrekte Positionierung der Tapeanlage sicherzustellen, sollten die zu behandelnden Strukturen markiert werden.
4. **Festlegen der Anwendungstechnik:** Es wird festgelegt, welche Technik angewandt wird, um das Therapieziel zu erreichen.
5. **Auswählen der Tapeform und -farbe** entsprechend der Indikation bzw. des Therapieziels (Y-Tape, I-Tape, X-Tape etc.)
6. **Abmessen und Zuschneiden:** Das Sensotape® wird entsprechend der geplanten Anlage und der anatomischen Gegebenheiten abgemessen und zugeschnitten. Beim Muskel kann die Abmessung in Dehnung geschehen. Um ein Y-Tape zu erhalten, wird ein I-Tape auf einer Seite so weit mittig eingeschnitten, dass am anderen Ende ein Anker in der Länge von drei Fingerbreiten bleibt. Auf der geteilten Seite ergeben sich zwei Y-Zügel. Alle Ecken des Sensotapes® werden stets abgerundet, um die Haftung auf der Haut zu verbessern.
7. **Anlage:** Die rückwärtige Folie des Sensotapes® wird mittig oder an den Enden eingerissen und während der Anlage schrittweise abgelöst. Bei einer Längsapplikation ist darauf zu achten, dass der Tapeanker ohne Zug angelegt wird. Er wird mit einem Haut-Gleitschub manuell fixiert, während das übrige Tape mit der gewünschten Zugstärke angelegt wird. Bei einer zentralen Applikationsform wird der Anker unter Zug angelegt. Die Tapeenden laufen ohne Zug aus.
8. **Anmodellieren und Aktivieren:** Eine gute Anhaftung auf der Haut wird durch leichtes Anreiben erreicht; die Klebeeigenschaft des Sensotapes® wird über die Körperwärme aktiviert.

Der Aufbau eines Sensotapes®

Jedes Sensotape® besteht aus drei grundlegenden Teilen: Anker, Tapezügel und Tapeende(n).

Der **Anker** ist die Basis des Sensotapes® und befindet sich entweder am Tapeanfang oder in der Mitte des Tapes. Bei der Anlage selbst wird zunächst diese Basis auf die Haut aufgelegt, i. d. R. ohne Zug. Die Verlaufsrichtung des Sensotapes® richtet sich nach der zu behandelnden Struktur. In den meisten Fällen wird der Anker durch einen Haut-Gleitschub fixiert und entgegen der Tapeverlaufsrichtung verschoben. Im Anschluss wird das restliche Tape angelegt (obere Abb). Es gibt Varianten, bei denen der Anker an den Tapeenden liegt (mittlere Abb.) oder das mittlere Drittel des Tapes den Anker bildet (untere Abb.). Liegt der Anker am Anfang und am Ende des Tapes, wird er ohne Zug angelegt, liegt er im mittlerem Drittel des Tapes, wird er mit starkem Zug angelegt.

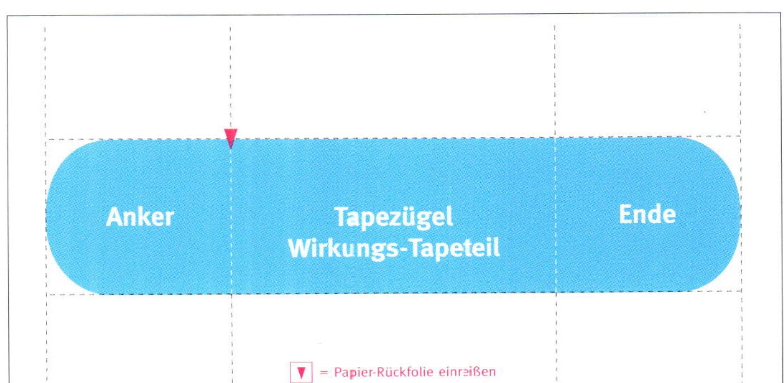

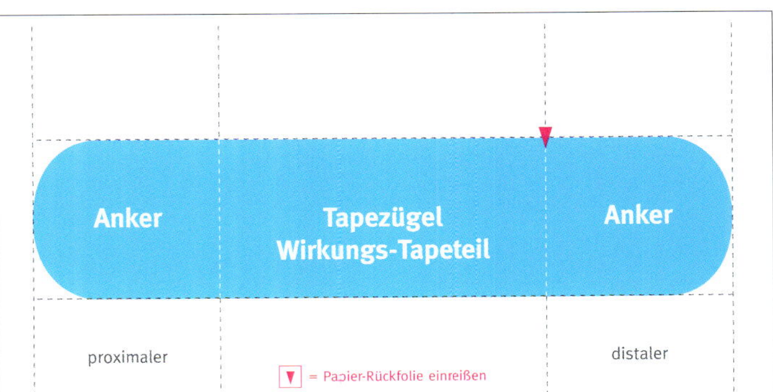

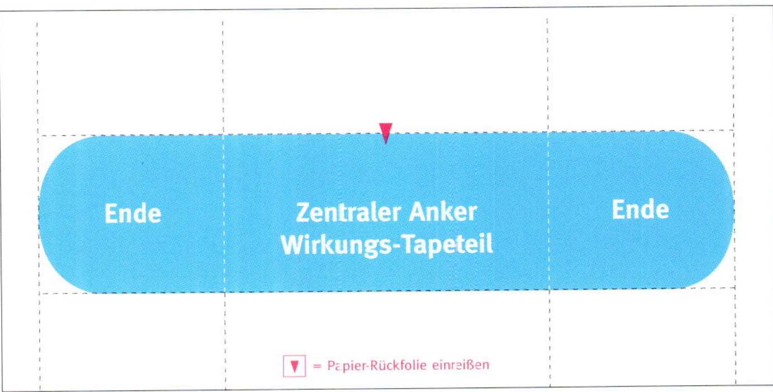

Verschiedene Tapeaufbauten

Durch die **Tapezügel** werden die Funktion und der Wirkungsbereich des Sensotapes® bestimmt; hier wirken die Zugkraft (Actio) des Therapeuren und die Rückstellkraft (Reactio) des Tapes. Je nach Effekt, der erzielt werden soll, werden die Tapezügel mit leichtem bis maximalem Zug angelegt.

Die **Tapeenden** werden zuletzt angelegt und laufen stets ohne Zug spannungsfrei auf der Haut aus.

Der Spannungsgrad des Sensotapes®

Der Spannungsgrad des Sensotapes® ist ein wichtiger Aspekt bei der Applikation. Der Therapeut dehnt das Sensotape® in Verlaufsrichtung (Zugkraft) und legt es unter einer bestimmten mechanischen Spannung an (Actio). Grundsätzlich gilt für die elastische Eigenschaft des Tapes das Hooke'sche Gesetz: einwirkende Kraft und Verformung des Tapes sind proportional zu einander.

Das Tape zieht sich bei einer Dehnung von 10 bis 99 % immer in Richtung des fixierten Ankers zurück. Diese Rückstellkräfte wirken auf die zu behandelnde Struktur (Reactio). Bei einer Dehnung von 100 % verliert das Tape sein elastisches Verhalten, es zieht sich nicht mehr zusammen, und damit bleibt auch der Rückstelleffekt in Richtung des Ankers aus. Die Wirkung eines zu 100 % gedehnten Tapes ist rein mechanisch, das Gelenk wird korrigiert, indem es in die gewünschte Position gezogen und hier fixiert wird.
Welcher konkrete Spannungsgrad für eine Anlage gewählt wird, ist von der Tapetechnik und der Indikation abhängig; der Spannungsgrad wird entsprechend der Zugstärke, die zur Unterstützung oder Entlastung der behandelten Körperstrukturen erforderlich ist, variiert.

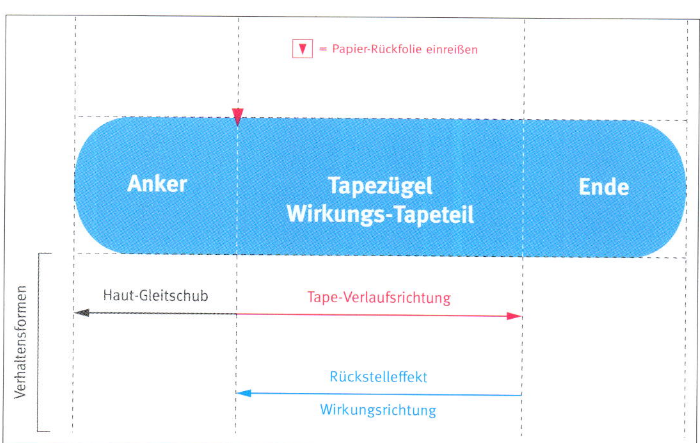

Normales Längstape

Im Einzelnen stellt sich der Zusammenhang zwischen Zugstärke und Wirkung folgendermaßen dar:
Beim **normalen Längstape** (I-Tape oder Y-Tape) wird der Anker fixiert und der (bzw. die) Zügel zwischen 10 und 99 % gedehnt. Entsprechend groß ist der Rückstelleffekt des Zügels und damit die Korrekturwirkung zum Anker hin; in diese Richtung wird die zu behandelnde Struktur verschoben. Die Wirkungsrichtung ist also der Zugkraft entgegengesetzt. Ein Beispiel: Wird ein Muskeltape auf dem M. deltoideus mit seinem Anker am Akromion fixiert (Ursprung) und der Zügel in Verlaufsrichtung der Muskulatur zum Ansatz hin unter Zug angelegt, so wird der Muskelansatz durch die Rückstellkraft zum Ursprung hin gezogen; der Muskel wird somit aktiviert (in seiner Funktion unterstützt).

Beim **Tape mit zentralem Anker** (bei der Space- oder Ligamenttechnik) dient der mittlere Bereich als Anker. Der Zug auf das Mittelstück erfolgt in beide Richtungen; es wird unter starkem Zug angelegt, während die Enden dehnungsfrei auslaufen. Die Wirkung beschränkt sich auf diesen mittleren Bereich des Tapes, wo ein zusammenziehender Rückstelleffekt entsteht. Er sorgt dafür, dass die Haut in diesem Areal leicht angehoben wird und ein größerer Zirkulationsraum entsteht.

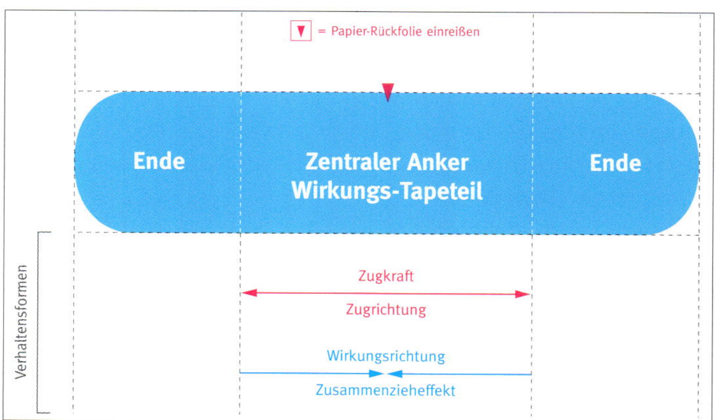

Tape mit zentralem Anker

Beim **mechanischen Längstape** (Tape ohne elastisches Verhalten) ist das Tape maximal (100 %) gedehnt. Das Tape verursacht eine Positionsänderung der getapten Struktur im Anlageverlauf des Tapes, weg vom Anker. Auf diese Weise wird das Gelenk korrigiert und mechanisch in der Korrekturposition fixiert, ohne dass ein Rückstelleffekt wirkt. Die Korrekturrichtung geht vom Anker weg.

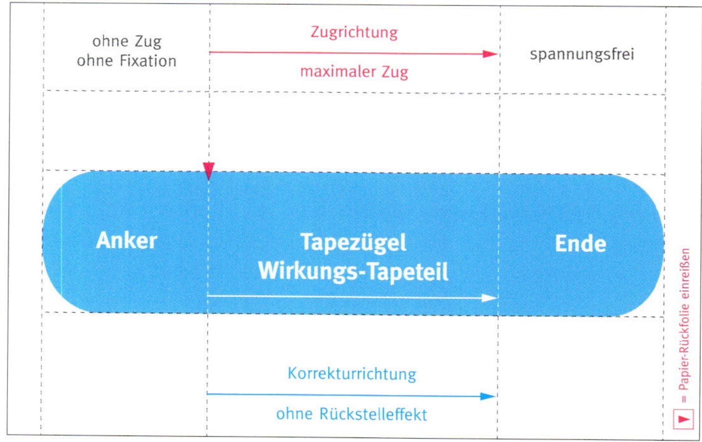

Mechanisches Längstape

Die Angaben zur Zugstärke in den Schritt-für-Schritt-Anleitungen (ab S. 38) orientieren sich an folgenden Durchschnittswerten:

- leichter Zug: Spannung von 10 bis 25 %
- mittlerer Zug: Spannung von 25 bis 50 %
- starker Zug: Spannung von 50 bis 99 %
- maximaler Zug: Spannung von 100 %

Anlagetechniken

Die klassischen Anlageformen des Sensotapes® sind:

- Muskel- und Sehnenanlagen
- Ligamentanlagen
- Spaceanlagen
- Faszienanlagen
- Gelenkanlagen
- Lymphanlagen
- Nervenanlagen
- Kombinationsanlagen

Muskel- und Sehnenanlagen

Um bei Schmerzen und Verletzungen das physiologische Gleichgewicht in der Muskulatur und im umliegenden Gewebe wiederherzustellen, ist es notwendig, dass Muskulatur und Sehnen ihrer Halte- und Bewegungsfunktion optimal nachkommen können. Voraussetzung hierfür ist eine normotone gelenkumgebende Muskulatur. Ein muskuläres Ungleichgewicht belastet im Weiteren auch das Venen- und Lymphsystem und verändert die Körpertemperatur.

Bei der Therapie mit Muskel- und Sehnenanlagen wird ein propriozeptiver Reiz auf die Haut gesetzt, der folgende Auswirkungen hat:

- Tonusveränderung im Muskel: Herabsetzung eines überhöhten Ruhetonus (Hypertonus) oder Steigerung eines zu niedrigen Ruhetonus (Hypotonus)
- rasche Schmerzreduktion durch Beeinflussung der Schmerzrezeptoren
- gesteigerte Durchblutung
- beschleunigte Ausscheidung von Ödemflüssigkeit und Entzündungssekreten. Dadurch wird die verletzte Struktur entlastet und die Regeneration der verletzten Muskelfasern gefördert.
- Optimierung der Muskelbelastbarkeit

Je nachdem, welcher Effekt erzielt werden soll, können verschiedene Techniken der Tapes durchgeführt werden: **tonisierendes Muskeltape** oder **detonisierendes Muskeltape**.

Tonisierendes Muskeltape

Das Muskeltape zur Erhöhung der Muskelspannung ist bei einer Schwäche der Muskulatur (Hypotonie) indiziert. Das Sensotape® wird dabei vom Muskelursprung zum Muskelansatz (vom Punctum fixum zum Punctum mobile) angelegt. Die Zugrichtung bei Anlage des Tapes verläuft somit in Gegenrichtung der Muskelfunktion. Durch die elastische Rückstellkraft des Sensotapes® erreicht man einen Rückzug zum Ursprung, zum proximalen Anker (Punctum fixum) hin. Auf diese Weise wirkt der Hautreiz des Tapes in Richtung der Muskelfunktion auf die Muskelfasern und die Faszie und sorgt für eine Steigerung des Ruhetonus.

Das Sensotape® kann auch bei neurologisch bedingten Dysfunktionen, wenn der innervierende Nerv betroffen ist, oder bei einer Ruptur bzw. Teilruptur des Muskels angebracht werden, dann allerdings nur in angenäherter Muskelstellung.

Um eine tonisierende Wirkung zu erreichen, wird für Muskelanlagen ein rotes Tape verwendet.

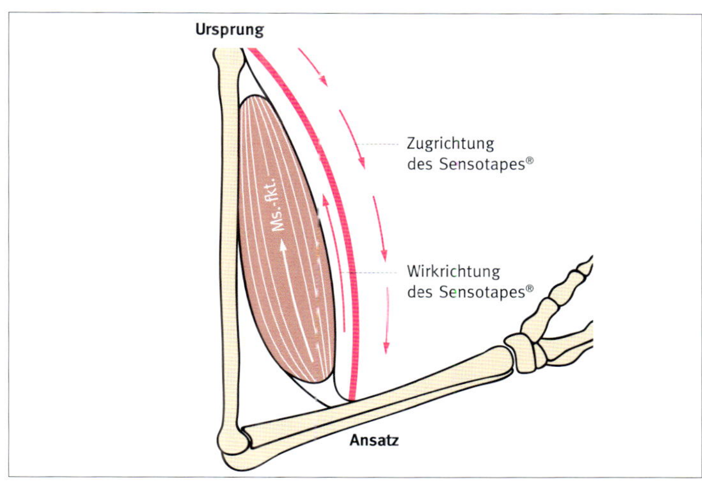

Tonisierendes Muskeltape

Detonisierendes Muskeltape

Das Muskeltape zur Senkung der Muskelspannung ist bei einer Hypertonie (Schmerzen durch Überlastung, Verspannungen oder bei Muskelkrämpfen) des Muskels indiziert. Das Sensotape® wird in diesem Fall vom Muskelansatz zum Muskelursprung angelegt (vom Punctum mobile zum Punctum fixum). Die Zugrichtung bei Anlage des Tapes verläuft somit in Richtung der Muskelfunktion. Durch die elastische Rückstellkraft des Sensotapes® erreicht man einen Rückzug zum Muskelansatz, zum distalen Anker (Punctum mobile) hin. Auf diese Weise wirkt der Hautreiz des Tapes in Gegenrichtung der Muskelfunktion auf die Muskelfasern und die Faszie und sorgt für eine Senkung des Ruhetonus.

Um eine detonisierende, schmerzlindernde Wirkung zu erreichen, wird für Muskelanlagen ein blaues Tape verwendet.

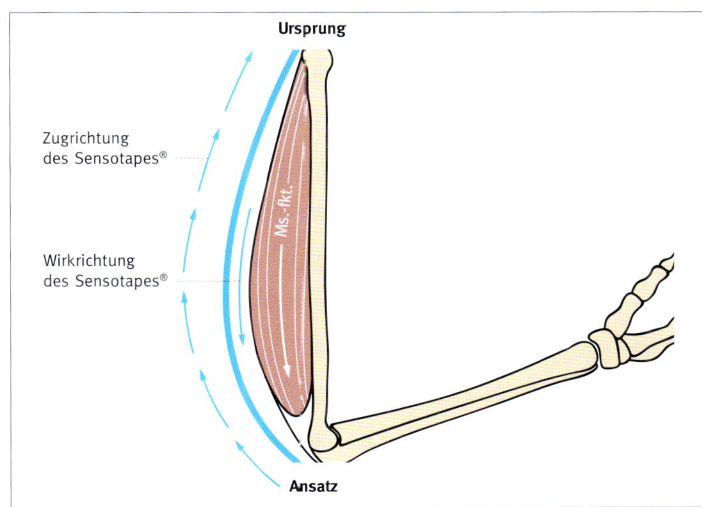

Detonisierendes Muskeltape

Ausführung einer Muskeltapeanlage

Muskeltapeanlagen können sowohl in statischer (Vordehnung/Annäherung) als auch in dynamischer Stellung (unter Bewegung) angelegt werden. Grundsätzlich wird ein Muskel immer in seiner Verlaufsrichtung getapt. Die Verlaufsrichtung des Sensotapes® ist ausschlaggebend für die Wirkung.

Bei der Ausführung einer Muskeltapeanlage wird folgendermaßen vorgegangen:

1. Feststellen der Muskelproblematik (hyperton oder hypoton) und Analyse der Schmerzen durch Anamnese, Funktionsprüfung und Palpation. Anhand dieser Diagnose wird die Richtung der Tapeanlage festgelegt.
2. Markieren des Muskelverlaufes (Ursprung und Ansatz)
3. Die notwendige Länge der Sensotapes® wird bei schmerzfrei gedehnter Muskulatur abgemessen. Auswählen der Anwendungsform des Sensotapes® (I-Tape, Y-Tape usw.) und der Farbe. Für tonisierende Anlagen wird rotes, für detonisierende blaues Sensotape® verwendet.
4. Zuschneiden des Sensotapes®. Die Tapeenden sollten immer abgerundet werden, um eine längere Klebedauer zu bewirken, da sich die Enden andernfalls leichter lösen.
5. Der Anker des Sensotapes® wird ohne Zug in Neutralstellung der Muskulatur aufgeklebt. Bei der weiteren Applikation wird er fixiert und translatorisch mit der Haut verschoben (Haut-Gleitschub). Dieser Haut-Gleitschub richtet sich bei einer tonisierenden Anlage zum Ursprung hin (Punctum fixum), bei einer detonisierenden Anlage zum Ansatz (Punctum mobile). Durch den Zug befindet sich die Haut in maximaler Vordehnung.
6. Der zu behandelnde Muskel wird durch eine entsprechende Bewegung des Patienten gedehnt. Die Papierfolie auf der Rückseite des Tapes wird stufenweise entfernt und das Sensotape® unter leichtem Zug im Muskelverlauf angelegt.
7. Die Muskulatur wird wieder in Neutralstellung gebracht, und das Tapeende läuft dehnungsfrei aus.
8. In Muskelvordehnung wird das Sensotape® angerieben und auf diese Weise aktiviert. Das Anreiben ist wichtig, um die Klebeschicht zu erwärmen, und so eine optimale Haftung zu bekommen.

Ligamentanlage

Bänder und Gelenkkapseln besitzen sehr viele Rezeptoren, die für die passive und aktive Stabilisierung des Gelenks verantwortlich sind. Durch eine Ligamentanlage wird die betroffene Bandstruktur in ihrer Stabilisierungs-, Steuerungs- und Limitierungsfunktion unterstützt und die Elastizität der Bänder gefördert.

Je nachdem, ob eine reine Bandverletzung vorliegt oder die Muskulatur mitbetroffen ist, wird die **Ligament-Insertions-Technik** oder die **Ligament-Muskel-Technik** eingesetzt. In akuten Phasen wird ein blaues, bei chronischen Prozessen ein rotes Tape verwendet.

Ligament-Insertions-Technik mit zentraler Applikationsform

Bei dieser zentralen Ligamenttechnik wird über die gesamte Länge der Bandstruktur ein I-Tape angelegt. Das mittlere Drittel des I-Tapes dient als Anker. Er wird mit starkem Zug (75 bis 99 %) über der Bandläsion aufgebracht. Die beiden Tapeenden laufen dehnungsfrei auf der Haut aus. In der Akutphase wird das Tape in angenäherter Position des Bandes angelegt, in der Subakutphase in leichter Dehnung des Bandes und in der chronischen Phase in Dehnung des Bandes.

Der mit maximalem Zug angelegte I-Tape-Anker sorgt für die mechanische Unterstützung und für die Limitierung der Strukturspannung des Kapsel-Band-Apparats. Je nach Gelenkstellung (siehe oben) erzeugt man durch den Effekt der Hautverschiebung eine sensorische Information zur besseren Stabilisierung des verletzten Ligaments. Die zentrale Ligamenttechnik kann auch bei Triggerpunkten oder segmental an der Wirbelsäule angewendet werden.

Ausführung einer Ligament-Insertions-Technik mit zentraler Applikationsform

1. Palpation des betroffenen Bandes. Auswahl der Gelenkstellung, in der das Ligament entspannt ist oder unter Spannung kommt, Untersuchung, wie weit das Band schmerzfrei gedehnt werden kann.
2. Abmessen des I-Tapes von Bandansatz zu Bandansatz
3. Zuschneiden des I-Tapes; die Tapeenden werden immer abgerundet, um eine längere Klebedauer zu bewirken. Die Trägerfolie des I-Tapes wird mittig eingerissen und beidseitig zu den Tapeenden hin ein Stückweit abgelöst. Das I-Tape wird zwischen beiden Handballen gehalten, während die Papierfolie weiter abgelöst wird.
4. Anlegen des zentralen Ankers: Der Patient nimmt die Gelenkstellung ein, in der schmerzfrei eine bestmögliche Bandvordehnung erzielt wird. Das I-Tape wird im mittleren Drittel stark gedehnt, mit seinem zentralen Anker auf das lädierte Ligament platziert und bis zu den ossären Ansatzstellen angelegt.
5. Das Gelenk/Band wird entspannt, und die beiden Enden des I-Tapes laufen dehnungsfrei auf der Haut aus.
6. Das Anmodellieren, Anreiben und Aktivieren des I-Tapes erfolgt wiederum in Vordehnung des Bandes.

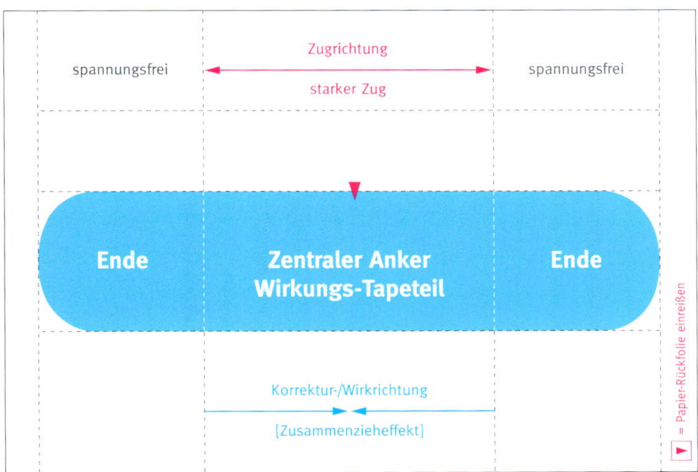

Ligamenttape

Ligament-Muskel-Technik

Anlagen in Ligament-Muskel-Technik werden mit einer longitudinalen Applikationsform vom knöchernen Ansatz der Bandstruktur über den Muskelübergang zum Muskel hin angelegt. Es wird ein I-Tape verwendet, das in Vordehnung des Gelenks abgemessen wurde.

In Ruhestellung wird der Anker des I-Tapes ohne Zug über der knöchernen Insertionsstelle des Bandes angebracht. Im Anschluss bringt man das Gelenk in eine schmerzfreie maximale Vordehnung. Der Anker wird durch einen Haut-Gleitschub entgegen der Verlaufsrichtung des Tapes fixiert. Das I-Tape wird unter starken Zug über der Bandstruktur angelegt; das Tapeende läuft dehnungsfrei über die Muskulatur aus.

Diese Ligamenttechnik bewirkt eine Kraftübertragung von den Muskeln über die Bandstruktur auf den Knochen und ermöglicht damit die Entlastung der verletzten Bandstrukturen und mehr Stabilität. Darüber hinaus stimuliert das Sensotape® die Rezeptoren der Bänder, Faszien und Muskeln, was ebenfalls zur Verbesserung der Stabilität beiträgt. Die Stimulation der Mechanorezeptoren der Haut dämpft den Schmerz.

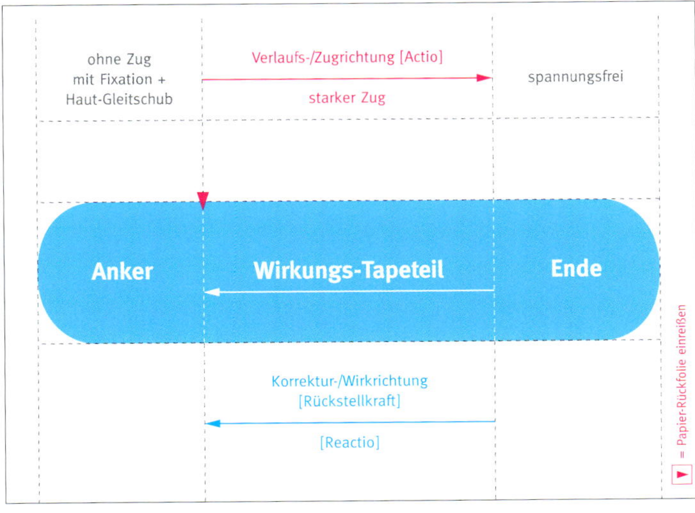

Ligament-Muskel-Tape

Spaceanlage mit zentraler Liftingtechnik

Die Spaceanlage kann aufgrund ihrer entlastenden Wirkung als erste therapeutische Hilfe in einer akuten oder subakuten Verletzungsphase gewählt werden. Meist wird sie lokal zur Entlastung von Schmerzpunkten, von Reflexpunkten, von Wirbelsäulensegmenten und BGM-Zonen eingesetzt, oder das Tape wird auf Triggerpunkte appliziert. Nach der ersten Schmerz- und/oder Schwellungsreduktion können weitere Techniken (Gelenk- oder Faszientechniken etc.) angewendet werden.

Die Spaceanlage verstärkt den Liftingeffekt des Sensotapes® auf die Haut noch. Durch den Liftingeffekt werden die Faszien und das Weichteilgewebe angehoben; es entsteht ein größerer Zirkulationsraum direkt über einer schmerzenden Region oder einer Schwellung, und es kommt zu einer sofortigen Entlastung und Druckminderung. Die Druckminderung hilft, das Ausmaß der Irritation auf die chemischen Rezeptoren und auf die Schmerzrezeptoren zu reduzieren. Sowohl der Stoffwechsel, als auch die subkutane Durchblutung und der Lymphabfluss werden verbessert. Insgesamt lassen dadurch der Schmerz und die Schwellung rascher nach, und die Entzündungsmediatoren im lädierten Gewebe werden schneller abgebaut. Auf diese Weise wird die Heilung des umliegenden Gewebes unterstützt.

Ausführung einer Spaceanlage

Die Spaceanlage ist eine zusammengesetzte Anlage aus zwei (Kreuztape) oder vier (Sterntape) gleichlangen I-Tapes, die mit einer zentralen Liftingtechnik appliziert werden. Die Tapespannung im mittleren Drittel ist mittel bis stark (50 bis 99 %).

Bei der Ausführung wird folgendermaßen vorgegangen:

1. Lokalisation, Palpation und Markierung der betroffenen Region
2. Die I-Tapes werden in leichter Vordehnung der zu behandelnden Gewebestruktur abgemessen. Um einen ausreichend großen Zirkulationsraum zu schaffen, ist für die einzelnen Tapestreifen eine Länge von mindestens 15 bis 20 Zentimetern zu empfehlen.
3. Zuschneiden der benötigten I-Tapes. Die Tapeenden sollten immer abgerundet werden, um eine längere Klebedauer zu bewirken, da sich die Enden andernfalls leichter lösen.
4. Anlegen des ersten I-Tapes. Hierbei wird das mittlere Drittel unter mäßigen Zug gebracht und mit seinem zentralen Anker direkt über dem Schmerzpunkt angelegt. Die beiden I-Tapeenden laufen ohne Zug auf der Haut aus.
5. Anreiben und Aktivieren des I-Tapes in Vordehnung der Muskulatur
6. Anlegen des zweiten I-Tapes in gleicher Weise im 90°-Winkel zum ersten. Es entsteht ein Kreuztape.
7. Drittes und viertes I-Tape diagonal anlegen. Alle I-Tapes überkreuzen einander über dem Schmerzareal (Sterntape).
8. Anreiben und Aktivieren des Sterntapes in Vordehnung der Muskulatur.

Richtig angelegt ist ein Spacetape, wenn sich infolge des Liftingeffekts Mikrofalten auf der Haut bilden. Sind keine sichtbar, wurde das Tape mit zu großer Spannung aufgebracht.

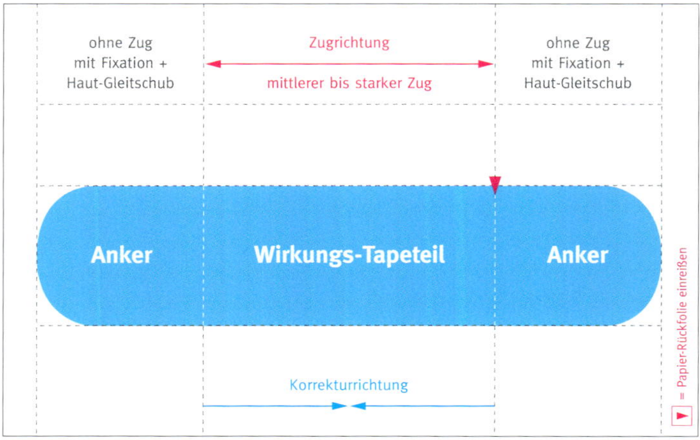

Spacetape

Faszienanlage

Eine Faszienanlage mit Sensotape® fördert

- das Lösen von Adhäsionen,
- die Auflockerung von faszialen Verhärtungen,
- die Elastizität der Faszien
- und sorgt für die Wiederherstellung der normalen Gewebefunktionen und eine Schmerzreduktion.

Bisherige Behandlungsmethoden (z. B. Bindegewebezonenmassage, Fasziendistorsionstherapie) zur Lösung von Faszienverklebungen sind sehr schmerzhaft, eine Tapeanlage ist dagegen vollkommen schmerzfrei. Durch das Tape wird die Faszie mechanisch verschoben, und über die Bewegungen des Patienten arbeiten die Muskelfasern gegen die Faszie, und es kommt zu einer Lösung der Verklebungen.

Eine Faszienanlage erfolgt mit einem roten Sensotape®.

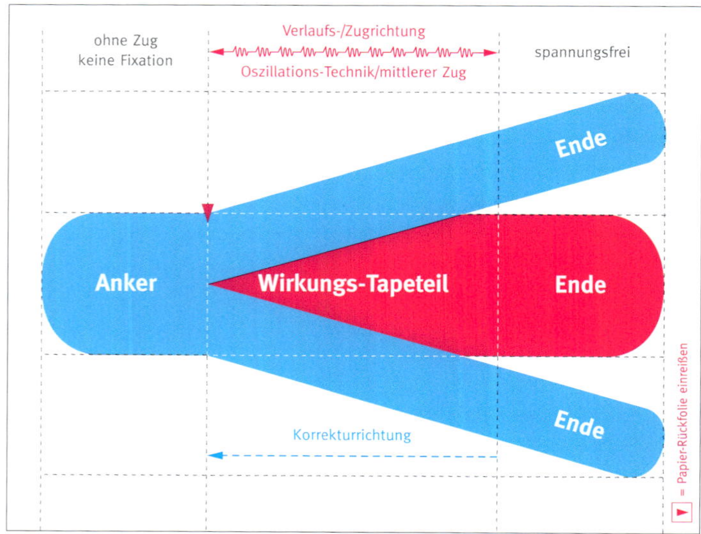

Faszientape

Ausführung einer Faszienanlage mit einer Oszillationstechnik in Längsrichtung

Bei der Ausführung der Faszienanlage wird folgendermaßen vorgegangen:

1. Palpation der faszialen Verklebungen und Verspannungen; Testen der Verschieblichkeit der Faszie und Bestimmung der Richtung, in der sich die Faszie schmerzfrei verschieben lässt (Zugrichtung).
2. Abmessen und Zuschneiden eine I- oder Y-Tapes in Ruhestellung. Die Tapeenden sollten immer abgerundet werden, um eine längere Klebedauer zu bewirken, da sich die Enden andernfalls leichter lösen.
3. Mittelstellung der Gelenke. Der Anker wird ohne Zug so vor der lädierten Struktur oder vor dem Schmerzpunkt angelegt, dass das Schmerzareal im Spalt zwischen den beiden Y-Zügeln liegt und die beiden Zügel in Richtung der besseren Verschieblichkeit der Faszie weisen.
4. Die beiden Zügel werden gleichzeitig unter mittlerem Zug oszillierend in Richtung der leichteren faszialen Verschiebeseite auf die Haut angelegt (Jingeling-Technik). Dadurch wird der Anker des Y-Tapes (nicht fixiert) in die schmerzfreie Richtung nachgezogen. Die Rückstellkraft des Sensotapes® zieht die Haut und die Faszie leicht mit zurück und löst somit Verklebungen.
5. Die Y-Zügelenden laufen dehnungsfrei auf der Haut aus.
6. Anreiben und Aktivieren der fertigen Tapeanlage.

Gelenkanlage

Gelenkanlagen werden sowohl bei Gelenkdysfunktionen (Hypo- und Hypermobilität) wie auch bei schmerzhaften Gewebeveränderungen im Kapsel-Band-Apparat angewendet. Die Beschwerden resultieren oft aus einer Überlastung der Strukturen oder einer schlechten Haltung. Das Sensotape® bewirkt eine Verbesserung der Gelenkfunktion, eine Stabilisierung des Kapsel-Band-Apparats sowie eine Schmerzreduktion und verkürzt somit den Heilungsprozess.

Die Gelenkanlage dient der Korrektur von Fehlstellungen und -haltungen; dennoch ist während der Tragedauer der Anlage die volle Bewegungsfreiheit gewährleistet.

Bei Gelenkanlagen kommen die **funktionelle Korrekturtechnik** und die Varianten der **mechanischen Korrekturtechnik** zum Einsatz.

Gelenkanlage mit funktioneller Korrekturtechnik

Die funktionelle Korrekturtechnik ermöglicht über eine Aktivierung der Propriozeption eine Stimulierung des Kapsel-Band-Apparats, eine Korrektur und Optimierung der normalen Bewegungsrichtung und dadurch eine verbesserte physiologische Gelenkfunktion. Die funktionelle Korrekturtechnik wird angewandt, um eine Bewegung zu unterstützen oder zu begrenzen.

Durch die Stimulation der Mechanorezeptoren signalisiert das Sensotape® das Erreichen der endgradigen Bewegungsposition, wodurch eine Gelenkbewegung in die schmerzhafte Endstellung verhindert wird. Die propriozeptiven Reize unterstützen die Gegenbewegung des Gelenks und eine Repositionierung.
Die Korrekturanlage kann sowohl in Ruhe als auch in aktiver Bewegung angebracht werden.

Bei der funktionellen Korrekturtechnik mit aktiver Bewegung wird ein I-Tape verwendet, das die Muskelaktivität fazilitiert und das Gelenk in der gewünschten Richtung unterstützt. Dazu werden die beiden End-Drittel des Tapes als distaler und proximaler Anker dehnungsfrei aufgelegt und mit einem Haut-Gleitschub fixiert; es entsteht ein Spalt zwischen dem mittleren Drittel des I-Tapes und der Haut über dem Gelenk. Durch die Bewegung des Patienten kommt es zur Anhaftung dieses zentralen, wirksamen Tapeteils. Die doppelt gerichtete Zugtechnik des Sensotapes® (zu den Ankern hin) ergibt ein Zusammenzieheffekt dieses wirkenden Tapeteils; das Gelenk erfährt eine mechanische Stabilisierung und funktionelle Unterstützung.

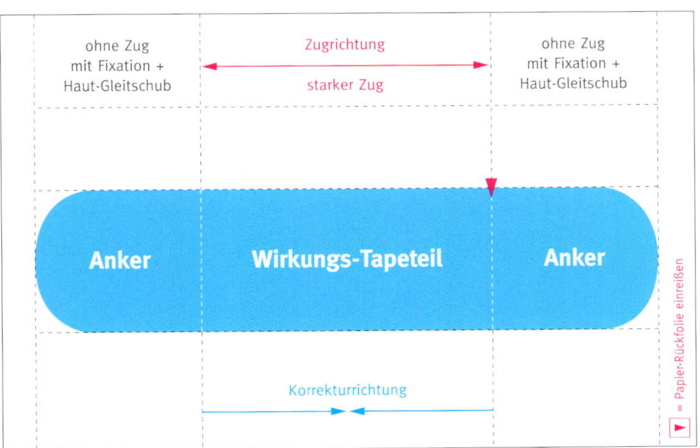

Funktionelles Gelenktape

Ausführung einer Gelenkanlage in funktioneller Korrekturtechnik mit aktiver Bewegung

1. Feststellen der Gelenkproblematik, Funktionsprüfung (aktive und passive Tests, Stabilitätstests etc.)
2. Abmessen des I-Tapes über dem betroffenen Gelenk; beim Zuschneiden Tapeenden abrunden, um eine längere Klebedauer zu bewirken.
3. Bei angenäherter Gelenkstellung wird der distale I-Anker ohne Zug unterhalb des zu korrigierenden Gelenks angelegt und fixiert.
4. Das zentrale Drittel des Tapes wird mit mittlerem bis starkem Zug über das lädierte Gelenk geführt.
5. Anlage und Fixation des proximalen I-Ankers; es entsteht über dem Gelenk ein Spalt zwischen der Haut und dem I-Tape.
6. Während der Therapeut die beiden Anker mit einem Haut-Gleitschub ohne Zug fixiert, bewegt der Patient das Gelenk in die jeweilige Dehnstellung. Dadurch kommt es zu einer Anhaftung des restlichen I-Tapes auf der Haut.
7. Anreiben und Aktivieren des I-Tapes zur Mitte hin; Anmodellieren der gesamten Anlage in schmerzfrei maximal möglicher Gelenkdehnung

Gelenkanlage in mechanischer Korrekturtechnik

Die mechanische Korrekturtechnik wird angewandt, um knöcherne Strukturen wieder in eine optimale Gelenkposition zu bringen (z. B. bei Veränderungen der Patella im Gleitlager) oder um die Positionierung eine Gelenks zu limitieren (z. B. bei anteriorer Instabilität im Schultergelenk). Ziel ist jeweils die Wiederherstellung der normalen Gelenkstellung und Bewegungsrichtung und damit eine verbesserte Stabilität und Biomechanik der Gelenke.

Primär zielt die Anlage auf eine Stimulation der Propriozeptoren ab. Durch die propriozeptive Wirkung (Stimulation der Mechano- und Druckrezeptoren) wird die muskuläre Gelenksicherung verbessert. Um einen tieferen Gewebeeffekt zu bekommen, wird Tape mit Innendruck auf das Gelenk appliziert. Das Sensotape® bewirkt eine mechanische Entlastung, Führung und Stabilisierung des Gelenks. Über die Kompression wird zudem ein beschleunigter Abbau von Ödemen und Hämatomen erreicht, und die Durchblutung der Haut und der Gewebeschichten verbessert. Die Kombination von Spannung und Druck ist die Hauptkomponente der mechanischen Korrekturtechnik.

Bei der mechanischen Korrekturtechnik kommen drei unterschiedliche Applikationsformen zum Einsatz: a) die **zentrale mechanische Korrekturtechnik**, b) die **mechanische Korrekturtechnik mit Rückstelleffekt** sowie c) diejenige **ohne Rückstelleffekt**.

Vor der Tapeanlage kann die Gelenkstellung durch eine manuelle Korrektur verbessert werden.

a) Gelenkanlage in zentraler mechanischer Korrekturtechnik
Die zentrale mechanische Korrekturtechnik wird direkt über dem Gelenk angewandt, um eine Limitierung der Beweglichkeit zu erreichen.

Das mittlere Drittel eines I-Tapes dient als Anker. Hier wird die rückseitige Folie eingerissen und in beide Richtungen ein Stückweit abgelöst. Entscheidend für die Wirkung des Tapes ist der Zusammenzieheffekt, also die starke Spannung im Anker bei gleichzeitigem Innendruck, der mit den Daumen auf das lädierte Gelenk ausgeübt wird. Die beiden I-Tapeenden werden dehnungsfrei angebracht.

b) Gelenkanlage in longitudinaler mechanischer Korrekturtechnik mit Rückstelleffekt
Die longitudinale mechanische Korrekturtechnik mit Rückstelleffekt hilft, knöcherne Strukturen wieder in eine symptomverbessernde Position zu bringen (z. B. bei habitueller Patellaluxation oder Hallux valgus) oder WS-Fehlhaltungen zu korrigieren.

Die Zugrichtung des I- oder Y- Tapes ist längsgerichtet; das Tape wird mit starker Spannung und gleichzeitigem Innendruck bei Anlage der Zügel angelegt. Nach der Anlage zieht sich das Tape in Richtung des Ankers zurück. Die Zügel erzeugen einen Rückstelleffekt auf das Gelenk.

Ausführung einer Gelenkanlage in longitudinaler mechanischer Korrekturtechnik mit Rückstelleffekt

Bei der Ausführung wird folgendermaßen vorgegangen:

1. Feststellen der Gelenkproblematik, Funktionsprüfung
2. Abmessen eines I- oder Y-Tapes in Ruheposition des Gelenks. Beim Zuschneiden die Tapeenden abrunden, um eine längere Klebedauer zu bewirken, da sich die Enden andernfalls leichter lösen.
3. Bestimmung der Korrekturrichtung der Tapeanlage
4. Der Anker wird ohne Zug angelegt und fixiert, es wird ein Haut-Gleitschub in Korrekturrichtung ausgeführt.
5. Passive Korrektur der Gelenkstellung. Beide Y-Zügel werden mit starkem Zug über die zu korrigierenden knöchernen Strukturen, kombiniert mit Innendruck, angelegt, zuerst der superiore, dann der inferiore Tapezügel. Die getapten ossären Strukturen werden durch die Y-Zügel auf den Anker zu und damit in die normale Gelenkposition gezogen.
6. Die Y-Zügelenden laufen dehnungsfrei auf der Haut aus.
7. Anreiben und Aktivieren der gesamten Korrekturanlage in maximaler Vordehnung der Strukturen

c) Gelenkanlage in longitudinaler mechanischer Korrekturtechnik ohne Rückstelleffekt
Diese longitudinale mechanische Korrekturtechnik ohne Rückstelleffekt wird eingesetzt, um die Gelenkbewegung zu limitieren, um Gelenkfehlstellungen mechanisch zu korrigieren und Haltungskorrekturen zu unterstützen.

Ein I-Tape wird dabei longitudinal angelegt. Der Anker wird ohne Zug aufgebracht und mit einem Haut-Gleitschub fixiert. Das restliche Tape wird als Zügel mit maximaler Spannung in die gewünschte Korrekturrichtung angelegt, während gleichzeitig Innendruck auf das Gelenk ausgeübt wird. Durch den maximalen Zug werden die elastischen Kräfte des mechanischen Tapes aufgehoben. Die Korrekturwirkung geht vom Anker weg.

Ausführung einer Gelenkanlage in longitudinaler mechanischer Korrekturtechnik in Kombination mit einer manuellen Korrektur

Bei der Ausführung einer longitudinalen mechanischen Korrekturtechnik – hier am Beispiel der Korrektur des Humeruskopfes nach dorsal – wird folgendermaßen vorgegangen:

1. Funktionsprüfung durch manuelle Techniken
2. Aufrechte WS-Haltung mit leichter Außenrotation des Arms. Abmessen des I-Tapes; beim Zuschneiden Tapeenden abrunden, um eine längere Klebedauer zu bewirken, da sich die Enden andernfalls leichter lösen.
3. Anlegen des Ankers korakoidnah unterhalb des Akromions. Der Anker wird mit einem Haut-Gleitschub fixiert, und man führt eine manuelle Korrektur des Humeruskopfes nach dorsal aus.
4. Durch das Anlegen des restlichen I-Tapes mit maximalem Zug bei gleichzeitig auf das Gelenk ausgeübtem Innendruck wird der Humeruskopf zusätzlich nach dorsal korrigiert.
5. In einer Vordehnung des Arms (Anteversion) läuft das I-Tapeende dehnungsfrei auf der Haut aus.

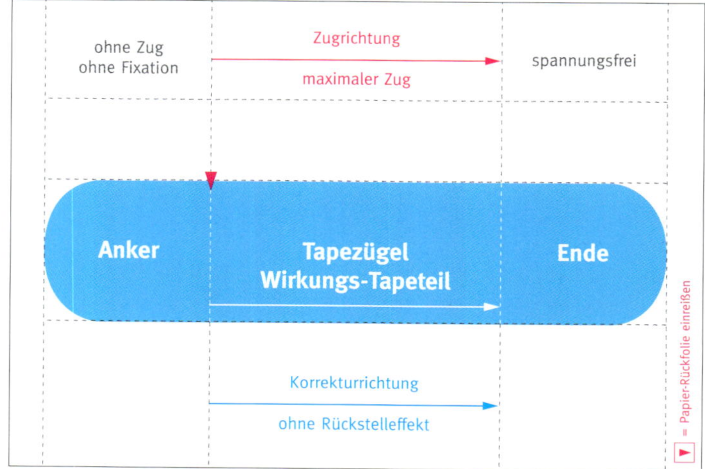

Mechanisches Gelenktape

Lymphanlage

Lymphtapes werden immer nur in Verbindung mit Lymphdrainage eingesetzt.

Durch eine lymphatische Korrekturanlage erreicht man

- eine Aktivierung des Lymphsystems durch den Liftingeffekt des Sensotapes® und die daraus resultierende Druckreduzierung
- eine Verbesserung der Strömungsgeschwindigkeit des Lymphflusses in den Lymphleitbahnen
- eine Drainage durch den schnelleren Abtransport von Lymphe in den venösen Blutkreislauf
- eine Umleitung und den Abtransport der Lymphe über ein anderes Körperareal in Richtung einer gut funktionierenden Lymphknotenstation

Für ein Lymphtape wird aufgrund der beabsichtigten beruhigenden Wirkung hauptsächlich blaues Sensotape® verwendet; nur bei insuffizienten Lymphknoten setzt man rotes Sensotape® ein, um eine aktivierende Wirkung zu erzielen.

Die Lymphkorrektur erfolgt je nach Funktion bzw. zu tapender Region mittels Fächer-, Spiral- oder Lochtapes (indiziert bei einem positiven Stemmer-Zeichen). Bei intakten Lymphknoten werden Fächertapes, bei insuffizienten Spiraltapes eingesetzt. Lochtapes verwendet man an der Peripherie des Körpers, z. B. an Fingern und Zehen.

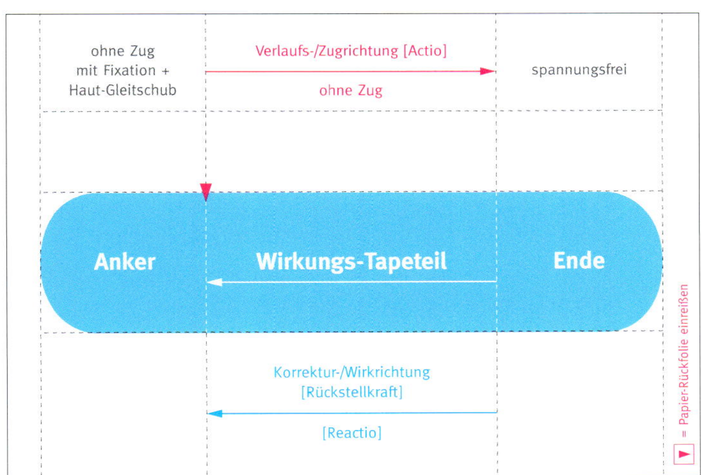

Lymphtape

Lymphanlage bei intakten Lymphknoten

Bei folgender Tapeanlage sorgen die Fächerzügel dafür, dass die Lymphe in Richtung des Ankers, also zu den intakten regionären Lymphknoten hin, abgeleitet wird. Man beginnt mit dem Anker, immer in der Nähe der regionalen Lymphknoten.

Ausführung einer Lymphanlage bei intakten Lymphknoten

1. Erkennen der Funktionsstörung, Bestimmung der Lymphabflussrichtung. Ausmessen der benötigten Tapelänge in Körpervordehnung
2. Zuschneiden des I-Tapes zu einem Fächertape mit vier Zügeln. Alle Tapeenden werden abgerundet, um eine längere Klebedauer zu bewirken, da sich die Enden andernfalls leichter lösen.
3. Beim Anlegen des Ankers befindet sich der Patient in Ruhestellung. Der Anker wird ohne Zug in die Nähe der oder auf den Lymphknoten angelegt.
4. Ablösen der Trägerfolie an allen Zügeln; die Zügel werden vorläufig in Längsrichtung auf der Haut abgelegt.
5. Zum Anlegen der Zügel werden die zu behandelnden Strukturen in Vordehnung gebracht. Der Anker wird durch einen Haut-Gleitschub fixiert; anschließend wird der erste der vier Zügel ohne Zug in Leitbahnrichtung neu auf der Haut angelegt. Mit den anderen Zügeln verfährt man ebenso. Die Fächerzügel werden in gleichmäßigen Abständen einzeln auf der Haut angelegt
6. Anreiben und Aktivieren des Fächertapes in Vordehnung der behandelten Struktur

Lymphanlage bei insuffizienten Lymphknoten

Bei insuffizienten Lymphknoten wird die Lymphe durch ein Spiraltape zur nächsten funktionierenden Lymphknotenstation umgeleitet. Die Richtung der Umleitung ist abhängig von der Lokalisation des Ankers.

Ausführung einer Lymphanlage bei insuffizienten Lymphknoten

1. Erstellung der Diagnose und Bestimmung der Lymphabflussrichtung. Ausmessen der benötigten Tapelänge in Körpervordehnung über den Lymphknotenbereich hinaus
2. Zuschneiden der vier bis fünf schmalen I-Tapes (ca. 1 cm breit) für die Spiraltapeanlage. Alle Tapeenden werden abgerundet, um eine längere Klebedauer zu bewirken, da sich die Enden andernfalls leichter lösen.
3. Beim Anlegen des Ankers befindet sich der Patient in Ruhestellung. Der Anker wird ohne Zug im nächstliegenden gesunden Quadranten aufgeklebt; der Lymphabfluss erfolgt entlang des Tapes in Richtung Anker zur nächsten funktionierenden Lymphknotenstation, d. h., die Lymphe wird um dem insuffizienten Lymphknoten umgeleitet.
4. Zum Anlegen der Zügel werden die zu behandelnden Strukturen in Vordehnung gebracht. Die I-Zügel werden ohne Zug einzeln nacheinander spiralförmig um die betroffene Extremität herum angelegt (vier bis fünf Umwicklungen). Durch die spiralförmigen Umwicklungen um die gestauten Gebiete wird die für die Drainierung nutzbare Körperfläche vergrößert.
5. Anreiben und Aktivieren der Tapeanlage in beibehaltener Vordehnung der behandelten Struktur

Nervenanlage

Die Anwendungsbereiche einer Nervenanlage sind Irritationen und Läsionen peripherer Nerven, die zu einer Funktionsstörung des Nervs führen. Eine solche Funktionsstörung kann sich in Taubheits- und Einschlafgefühlen, Kribbelparästhesien, ausstrahlenden Schmerzen, Paresen, Kopfschmerzen oder Nervenwurzelproblemen an der HWS oder LWS äußern.

Ausführung einer Nervenanlage

1. Untersuchung des Nervensystems durch neurale Palpation und neurodynamische Tests (Nervendehntests z.B. ULTT), um mögliche Kompressionsstellen zu lokalisieren. Zentrale Läsionen sollten ausgeschlossen sein.
2. Abmessen eines I-Tapes in Vordehnung des peripheren Nervs bzw. Plexusanteils
3. In Ruhestellung wird der Anker distal ohne Zug angelegt.
4. In Vordehnung des Nervs wird der Anker mit einem Haut-Gleitschub fixiert und der Zügel des I-Tapes ohne Zug von distal nach proximal entlang des Nervenverlaufs angelegt.
5. Das gesamte I-Tape wird in beibehaltener Vordehnung durch leichtes Reiben anmodelliert, aktiviert und fixiert.

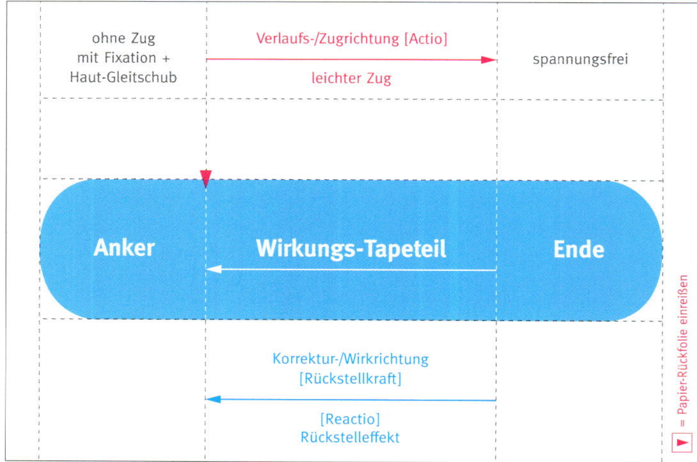

Nerventape

Bei einer Irritation des Nervs ist er an seinen Durchtrittstellen (Muskulatur, Faszien) schmerzempfindlicher als üblich. Beim Anlegen der Tapezügel sollte auf die schrittweise durchgeführte Vordehnung geachtet werden. Alle Gelenke, die bei den Tensionstests bewegt werden, sollten vorher auf ihre Beweglichkeit und Schmerzfreiheit untersucht werden.

Bei Ödemen oder Entzündungen werden diese zuerst mit einer Lymph- oder Spaceanlage therapiert. Liegen Muskelverkürzungen vor, die die Nervenmobilität beeinträchtigen oder schmerzhaft sind, so sollte zusätzlich eine Muskelanlage durchgeführt werden.

Kombination verschiedener Tapetechniken

Je nach Befund können auch verschiedene Sensotape®-Anlagen kombiniert werden. Das erste therapeutische Ziel sollte dabei immer die Schmerzreduktion sein. Sofern eine Schwellung vorhanden ist, wird hier mit der Behandlung begonnen, um zunächst das Gewebe zu entlasten. Hierzu werden Lymph- (akut) und Spaceanlagen (chronisch) eingesetzt.

Im Anschluss werden Muskel-, Gelenk- oder Ligamentanlagen eingesetzt, um die Regeneration der betroffenen Strukturen bestmöglich zu unterstützen, ihre Funktionalität aufrechtzuerhalten bzw. wiederherzustellen und sie wieder in die Bewegungsmuster bzw. die aufrechte Körperhaltung zu integrieren.

Folgende Kombinationen haben sich bewährt:

- Lymphanlage und Muskelanlage
- Muskelanlage und Faszienanlage
- Nervenanlage und Muskelanlage

Bei mehreren Problematiken, die gleichzeitig behandelt werden, sollte bei der Anlage von Tapes Folgendes beachtet werden:

- Detonisierende Muskelanlagen sollten immer vor tonisierenden Muskelanlagen angelegt werden.
- Muskeltechniken sollten vor Ligamenttechniken angewandt werden.
- Nervenanlagen sollten vor Muskel- oder Gelenkanlagen angelegt werden.

Hinweise für Therapeuten und Patienten

Senso-Taping® ist eine Therapiemethode im Rahmen der Physiotherapie, der Sporttherapie und Rehabilitation, die rasche Erfolge ermöglicht. Zum Anwenderkreis gehören Physiotherapeuten, Ärzte unterschiedlicher Fachrichtungen, Osteopathen, Chirotherapeuten und Masseure. Das Tapen hat eine hohe Akzeptanz bei Sportlern und Patienten und ist, da es sich um eine medikamentenfreie Therapie handelt, bei einem breiten Problemspektrum bedenkenlos einsetzbar.

Das Sensotape® kann im Bereich der Prophylaxe oder nach einer Verletzung zur schnelleren Regeneration eingesetzt werden. Es ist bei vielen Arten von Schmerzsyndromen nützlich; dazu gehören Zerrungen, Dehnungen oder Schmerzen im Bereich der Muskulatur, der Bänder, der Sehnen oder der Gelenke. Auch bei Überlastungen oder statischen Problemen kann das Sensotape® eingesetzt werden, ebenso bei degenerativen Vorgängen oder postoperativ.

Insofern stellt die Sensotape®-Methode eine so vielseitige wie effektive Ergänzung zu anderen Therapiemethoden dar. Allerdings ist die Behandlung mit dem Sensotape® noch keine Kassenleistung, und da jede Sensotape®-Anlage unterschiedlich komplex ist, variieren auch die für den Patienten anfallenden Kosten. Bei anfänglich skeptischen Patienten kann es daher sinnvoll sein, zunächst probehalber eine kleinere Tapeanlage vorzunehmen und eine intensivere Therapie erst nach positiver Rückmeldung zu beginnen.

Indikationen

Grundsätzlich sollte vor jeder Tapeanlage ein ausführlicher Befund angefertigt werden. Dem Therapeuten muss klar sein, welche Strukturen für die Beschwerden des Patienten verantwortlich sind und ob evtl. Kontraindikationen (s. u.) vorliegen. Folgende Indikationen stehen nur beispielhaft für die vielfältigen Anwendungsbereiche des Senso-Tapings®:

- Verletzungsprophylaxe in Sport und Beruf
- Verletzungen und Erkrankungen des Bewegungsapparats
- Hypertone und hypotone Muskulatur, Zerrungen, Muskelfaserrisse etc.
- Überlastung und Reizungen von Sehnen und Bändern, Distorsionen, Kontusionen
- Schleimbeutelentzündungen
- Gelenkdysfunktionen oder Blockaden
- degenerative Prozesse, wie Arthrosen, statische Fehlbelastungen und Fehlhaltungen der WS
- Faszienverklebungen
- funktionelle Korrektur knöcherner Fehlstellungen
- Lymphödeme
- jegliche Schmerzen wie Kopf-, Nacken- oder Rückenschmerzen, Bandscheibenprobleme, Schulter- und Armschmerzen, Tennis- und Golfer-Arm, Karpaltunnelsyndrom, Fingerdistorsion, Hüft- und Knieprobleme, Achillessehnenprobleme oder Verletzungen des Sprunggelenks etc. sowie aus Schmerzen resultierende Beschwerden wie z. B. Atemprobleme

Kontraindikationen

Bei Vorliegen folgender Krankheitsbilder und Einschränkungen sollte das Sensotape® nicht angewendet werden:

- großflächige Hautverletzungen
- Hautallergien (v. a. Acrylunverträglichkeit) und Neurodermitis
- Psoriasis
- offene Wunden
- frische Narben
- frische Frakturen
- unklare Neuralgien
- Entzündungen unklarer Ursache, chronisch rezidivierende Entzündungen

Vorsicht ist geboten bei gestörter Sensibilität und bei Gefäßerkrankungen (z. B. Thrombosen, Polyneuropathie, Diabetes mellitus). In der frühen Schwangerschaft sollte unbedingt auf den Einsatz des Sensotapes® verzichtet werden. Generell sollte in Zweifelsfällen nicht getapt, sondern Rücksprache mit dem behandelnden Arzt gehalten werden.

Anwendungshinweise

- Das Sensotape® darf ohne ärztliche Verordnung angewendet werden. Dennoch ist es empfehlenswert, vor einer Behandlung die Ursachen der Schmerzen bzw. Dysfunktionen abklären zu lassen. Bei kleineren Problemen kann sich der Patient unter Anleitung eines Arztes oder Physiotherapeuten auch selbst tapen.
- Das Sensotape® enthält keine Wirkstoffe und kann daher neben medikamentösen (auch homöopathischen) Therapien und in Kombination mit diesen verwendet werden. In der Regel ist es gut verträglich, sofern die Anwendungshinweise berücksichtigt werden.
- Bei Leistungssportarten sollte das Sensotape® zwei bis drei Stunden vor der sportlichen Belastung angelegt werden, um eine optimale Belastbarkeit zu erzielen.
- Reinigen und trocknen Sie die Haut vor der Tapeanlage sorgfältig. Die Haut sollte fettfrei sein. Das Sensotape® darf nicht auf verletzten, gereizten oder offenen Hautarealen angebracht werden; auch bei Hautausschlag oder Pickeln ist von einer Anlage abzuraten.
- Körperbehaarung beeinträchtigt die Klebedauer des Tapes massiv. Die Haut sollte daher gegebenenfalls rasiert werden.
- Die Tapeenden werden immer abgerundet, um ein vorzeitiges Ablösen des Tapes zu vermeiden.
- Achten Sie auf eine ordnungsgemäße Anlage: Zirkuläres und zu straffes Tapen ist zu vermeiden. Bei der Anlage sollten weder Druckstellen noch unerwünschte Hautfalten entstehen, und das Tape sollte gut aufliegen, da sonst die Gefahr der Blasenbildung besteht.
- Ästhetische Aspekte sollten bei der Tapeanlage ebenfalls berücksichtigt werden. Das gilt sowohl für die Wahl der Farben – an markanten Stellen wie z. B. im Gesicht empfiehlt sich neutrales Beige – als auch für die sorgfältige Ausführung der Anlage. Jede Sensotape®-Anlage ist für den Patienten wie ein Kleidungsstück und ein Aushängeschild für den Therapeuten.
- Da die Klebeeigenschaft des Sensotapes® über die Körperwärme aktiviert wird, ist das abschließende Anreiben entscheidend für eine optimale Haftung. Faktoren, die die Klebeeigenschaften beeinträchtigen, schwächen auch die Effektivität und die Dauerhaftigkeit des Sensotapes®. Daher sollte jeglicher Kontakt mit der Klebefläche vermieden werden. Bei der Anlage sollte jeweils nur soviel Tape vom Trägerpapier gelöst werden, wie für den direkt folgenden Anlageschritt benötigt wird.
- Bei Juckreiz oder Hautirritationen sollte das Sensotape® unverzüglich entfernt werden. Ggf. kann die Hautempfindlichkeit mit einem kleinen Stück Sensotape® vorab getestet werden. Hautirritationen können auch durch eine fehlerhafte Versorgung verursacht sein, durch eine zu lange Tragedauer oder durch zu rasches Abziehen des Tapes entstehen.

Tragedauer

Das Sensotape® ist langlebig und atmungsaktiv. Eine Sensotape®-Anlage kann bis zu einer Woche und länger getragen werden, ohne dass es zu Qualitätseinbußen oder Wirkungseinschränkungen kommt. Auch beim Duschen, Baden oder in der Sauna muss das Tape nicht abgenommen werden, ebensowenig beim Schwimmen und bei allen anderen sportlichen Aktivitäten. Es sollte jedoch nach Wasserkontakt mit einem Handtuch abgetupft oder mit einem Föhn getrocknet werden.

Entfernen der Tapeanlage

Das Sensotape® ist nur für eine einmalige Anwendung konzipiert. In der Regel lässt es sich gut entfernen; es sollte immer langsam und in Verlaufsrichtung des Haarwuchses abgezogen werden, um Hautirritationen oder schmerzhafte Hautveränderungen zu vermeiden. Mit einer Hand wird die Haut fixiert, während das Tape mit der anderen vorsichtig abgezogen wird. Die Verwendung von Seife oder Wasser kann das Entfernen erleichtern.

Lagerung

Das Sensotape® sollte trocken und in einem Temperaturbereich von 5 bis 35 °C gelagert werden.

Kombination mit anderen Materialien

Wenn das Tape während des Sports getragen werden soll, kann es nötig sein, Polstermaterialien, z. B. als Träger für Medikamente (Salben, Gels, ätherische Öle etc.) zu verwenden. Derartige Kombinationen sind problemlos möglich. Wird beim Einsatz im Sport vor der Tapeanlage ein Klebespray aufgetragen, führt das zu einer besseren Stabilität des Tapes und kann darüber hinaus hypoallergen wirken.

Wird das Sensotape® bei außerordentlich langen und intensiven sportlichen Belastungen getragen, sollte es nach dem Sport entfernt werden, da es durch die Hitze und die starke Schweißbildung zu einer allergischen Reaktion kommen kann.

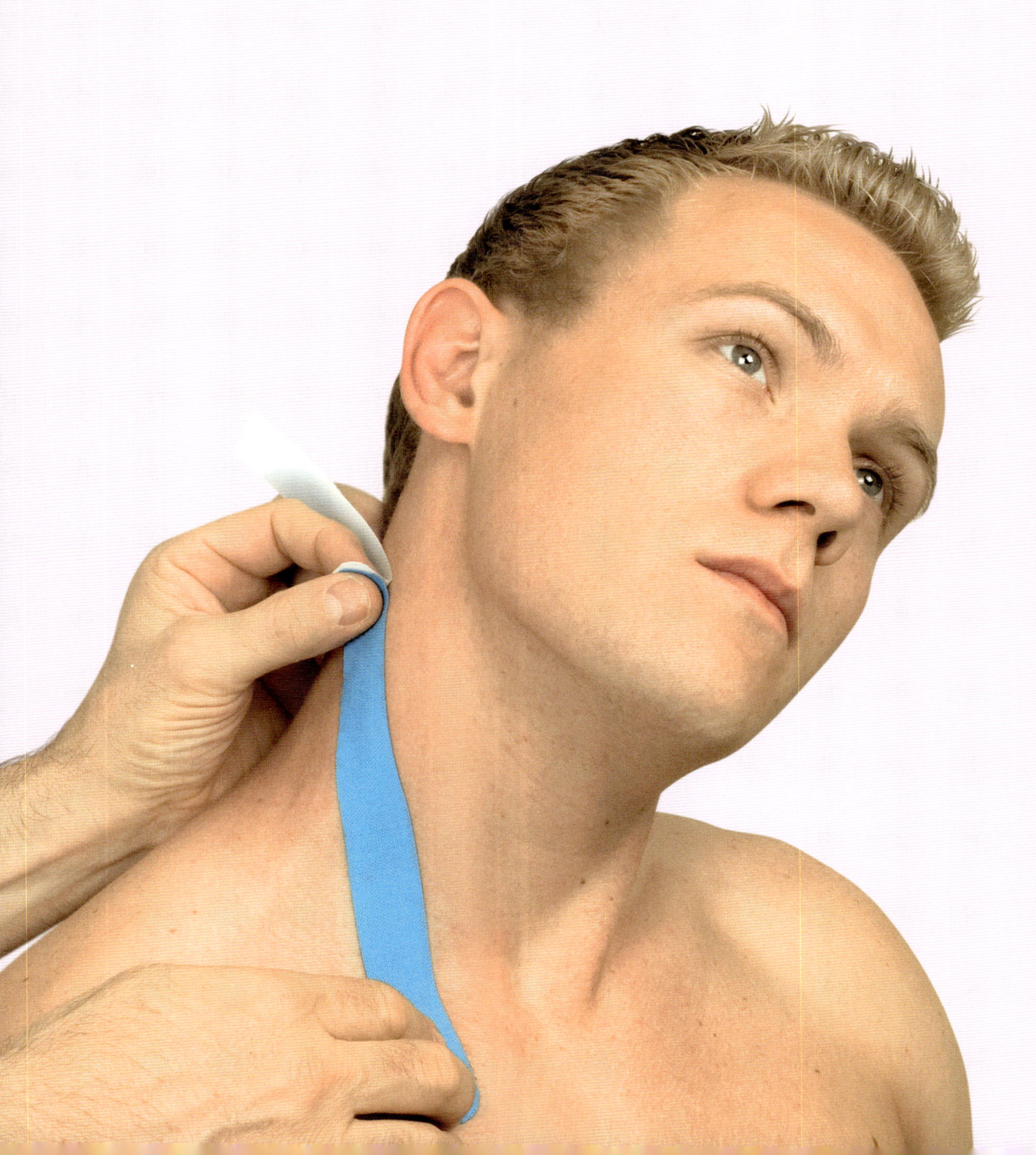

SENSOTAPE® IN DER PRAXIS

KOPF, HWS, BWS, OBERER RUMPF

Sensotape®-Techniken für die obere Extremität

I. Muskulatur der oberen Extremität

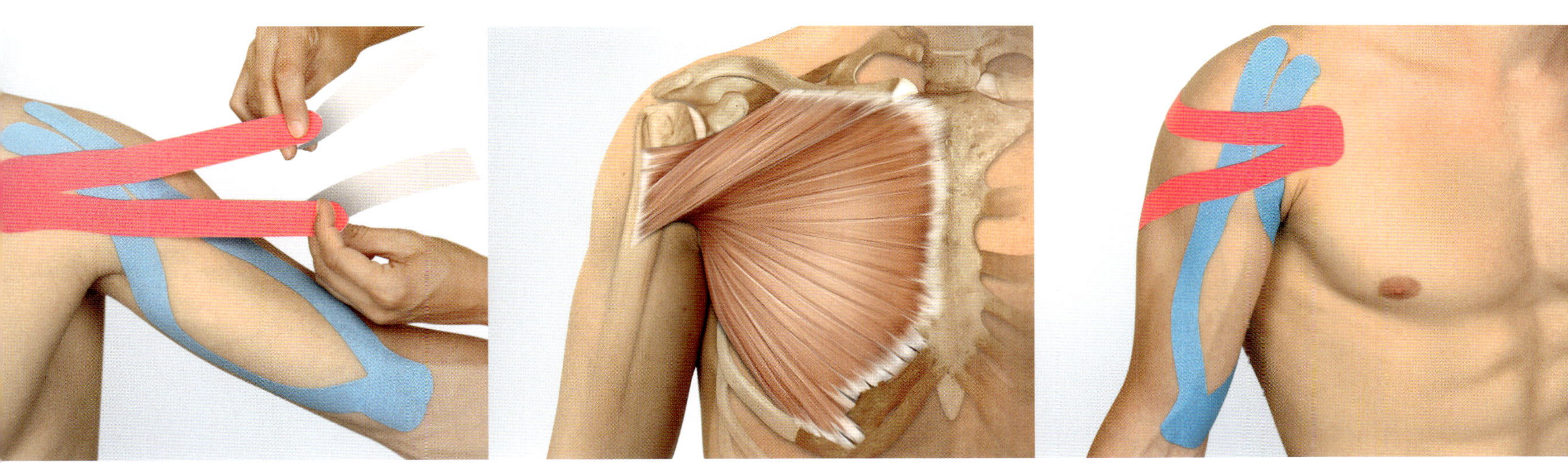

M. deltoideus I

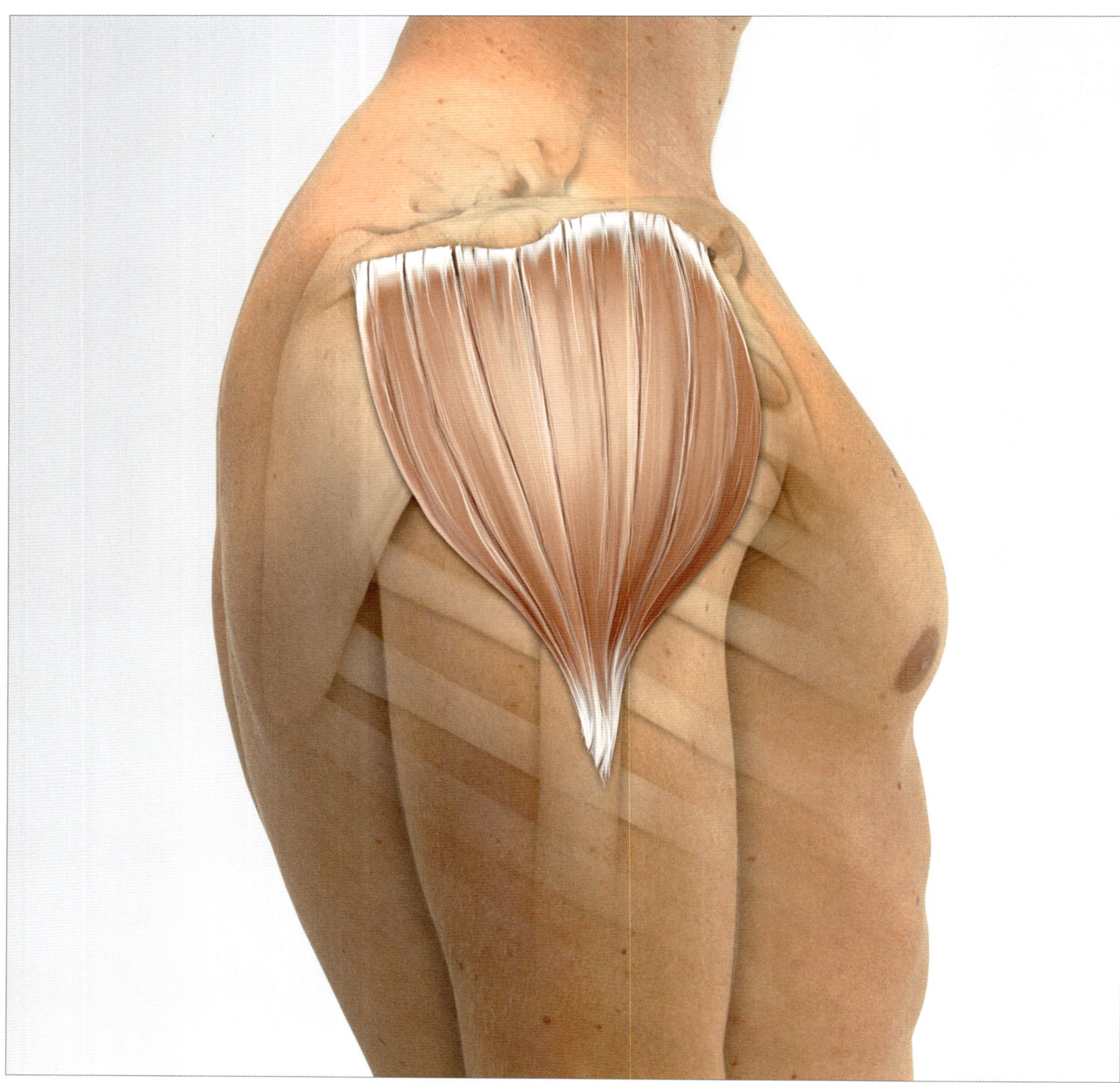

M. deltoideus, Pars clavicularis
U: laterales Drittel der Klavikula
F: Adduktion, Innenrotation und Anteversion im Schultergelenk

M. deltoideus, Pars acromialis
U: Akromion
F: Abduktion im Schultergelenk

M. deltoideus, Pars spinalis
U: Spina scapulae
F: Adduktion, Außenrotation und Retroversion im Schultergelenk

Alle Anteile
A: Tuberositas deltoidea am Humerus
I: N. axillaris (C5–C6)

M. deltoideus I – Muskelanlage

Wirkung: tonisierend. Die Anlage erfolgt vom Ursprung zum Ansatz.

Indikationen für die Sensotape-Anlage
- chronische Schulterdysfunktion
- chronische akromioklavikuläre Dislokation
- Schwäche des M. deltoideus (Verletzung der spinalen Nervenwurzel von C5–C6 oder des N. axillaris)
- Impingementsyndrom
- Bursitis

Material
rotes Y-Tape

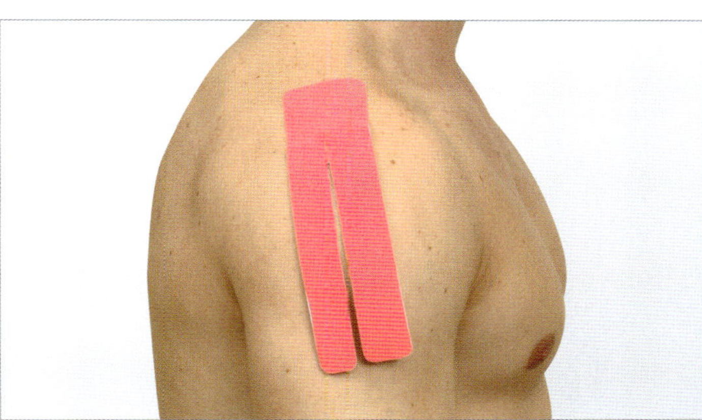

Anlage des Ankers
ASTE: Aufrecht sitzende Position, der Arm befindet sich in Neutralstellung neben dem Körper.
Schritt 1: Der Anker des Y-Tapes wird ohne Zug am Akromion angelegt.

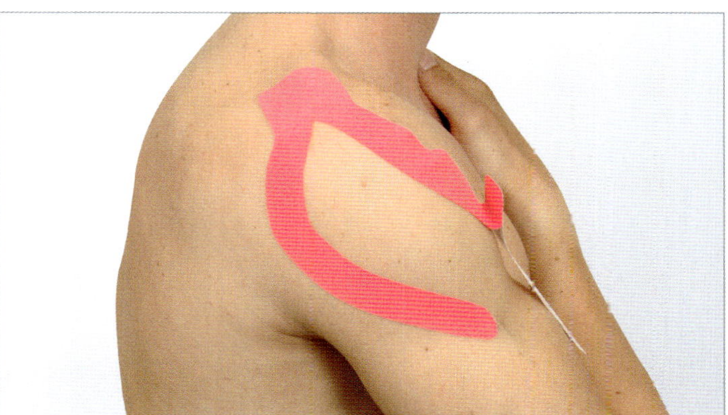

Anlage des posterioren Zügels
ASTE: Der Arm befindet sich im Schultergelenk in leichter Anteversion und Innenrotation. Die Pars spinalis des M. deltoideus ist somit in Vordehnung.
Schritt 2: Der Anker wird durch einen kranialen Haut-Gleitschub mit den Fingern fixiert, während der posteriore Zügel unter leichtem Zug posterior der Pars spinalis bis zur Tuberositas deltoidea angelegt wird. Das Tapeende läuft dehnungsfrei aus.

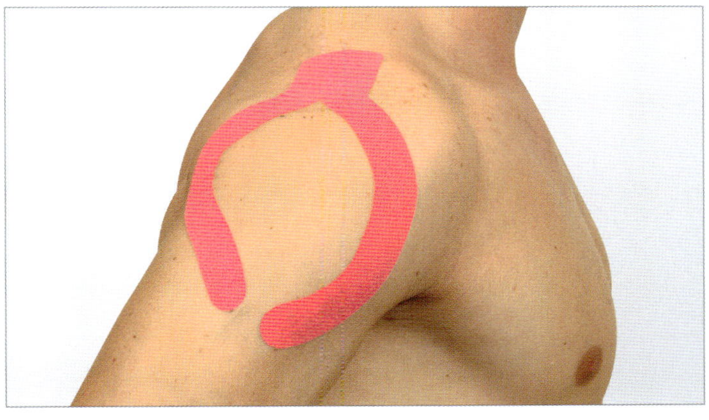

Anlage des anterioren Zügels
ASTE: Der Arm befindet sich im Schultergelenk in leichter Retroversion und Außenrotation. Die Pars clavicularis des M. deltoideus ist somit in Vordehnung.
Schritt 3: Der anteriore Zügel wird – ebenfalls bei fixiertem Anker – unter leichtem Zug anterior der Pars clavicularis bis zur Tuberositas deltoidea angelegt. Das Tapeende läuft dehnungsfrei aus.

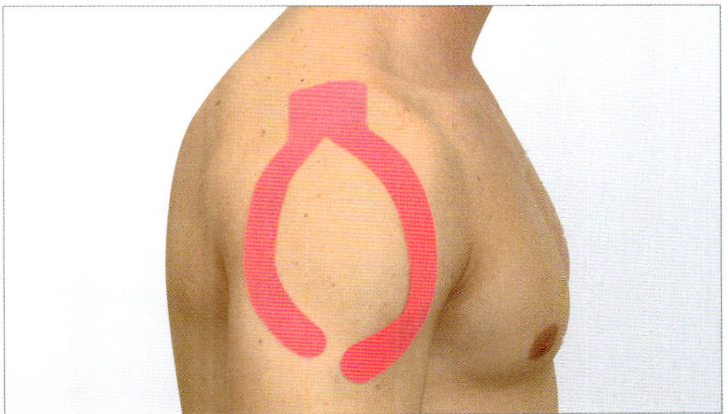

Komplette Y-Anlage
ESTE: Der Arm befindet sich in Neutralstellung neben dem Körper.
Schritt 4: Das gesamte Y-Tape wird durch leichtes Reiben in Vordehnung anmodelliert, fixiert und aktiviert.

▸ **Die Abmessung des Tapes erfolgt vom Akromion bis unterhalb der Tuberositas deltoidea.**

M. deltoideus II

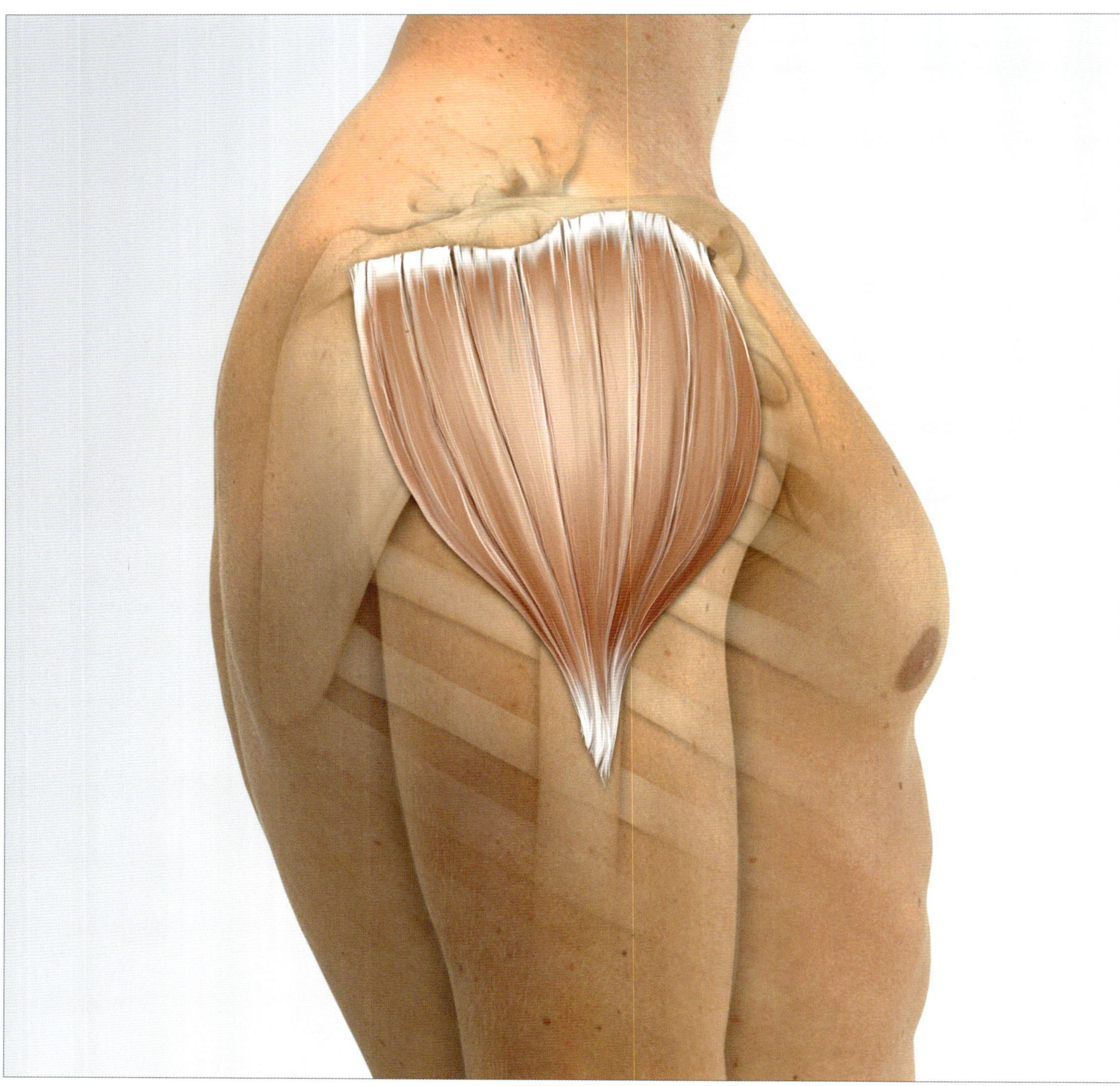

M. deltoideus, Pars clavicularis
U: laterales Drittel der Klavikula
F: Adduktion, Innenrotation und Anteversion im Schultergelenk

M. deltoideus, Pars acromialis
U: Akromion
F: Abduktion im Schultergelenk

M. deltoideus, Pars spinalis
U: Spina scapulae
F: Adduktion, Außenrotation und Retroversion im Schultergelenk

Alle Anteile
A: Tuberositas deltoidea am Humerus
I: N. axillaris (C5–C6)

M. deltoideus II – Muskelanlage

Wirkung: detonisierend. Die Anlage erfolgt vom Ansatz zum Ursprung.

Indikationen für die Sensotape-Anlage
- akute Schulterdysfunktion
- akute ACG-Dislokation
- Bursitis subacromialis
- Schwellungen

Material
blaues Y-Tape

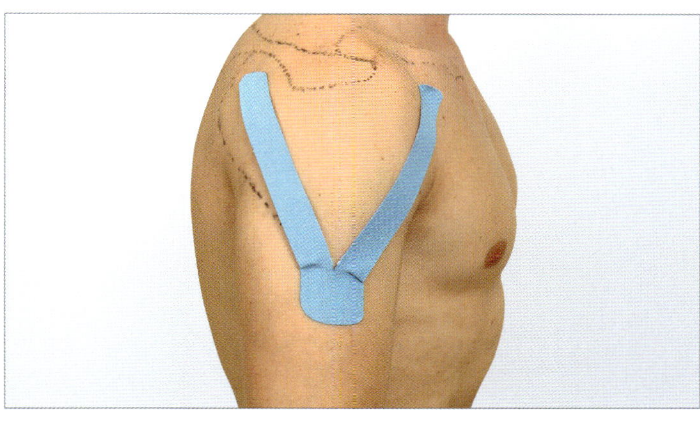

Anlage des Ankers
ASTE: Aufrecht sitzende Position, der Arm befindet sich in Neutralstellung neben dem Körper.
Schritt 1: Der Anker des Y-Tapes wird ohne Zug unterhalb der Tuberositas deltoidea angelegt.

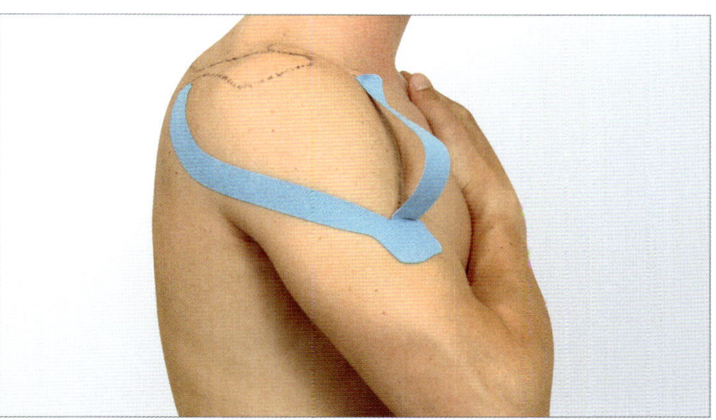

Anlage des posterioren Zügels
ASTE: Der Arm befindet sich im Schultergelenk in leichter Anteversion und Innenrotation. Die Pars spinalis des M. deltoideus ist somit in Vordehnung.
Schritt 2: Der Anker wird durch einen kaudalen Haut-Gleitschub fixiert, während der posteriore Zügel unter leichtem Zug hinter der Pars spinalis bis zur Spina scapulae angelegt wird. Das Tapeende läuft dehnungsfrei aus.

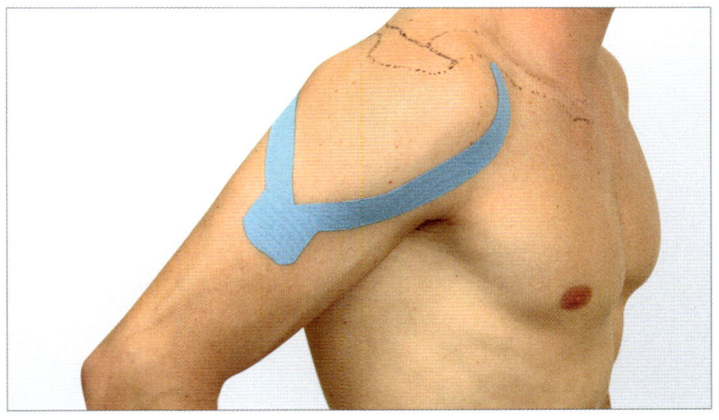

Anlage des anterioren Zügels
ASTE: Der Arm befindet sich im Schultergelenk in leichter Retroversion und Außenrotation. Die Pars clavicularis des M. deltoideus ist somit in Vordehnung.
Schritt 3: Der Anker wird durch einen Haut-Gleitschub fixiert, während der anteriore Zügel mit leichtem Zug vorderseitig der Pars clavicularis bis zum lateralen Drittel der Klavikula angelegt wird. Das Tapeende läuft dehnungsfrei aus.

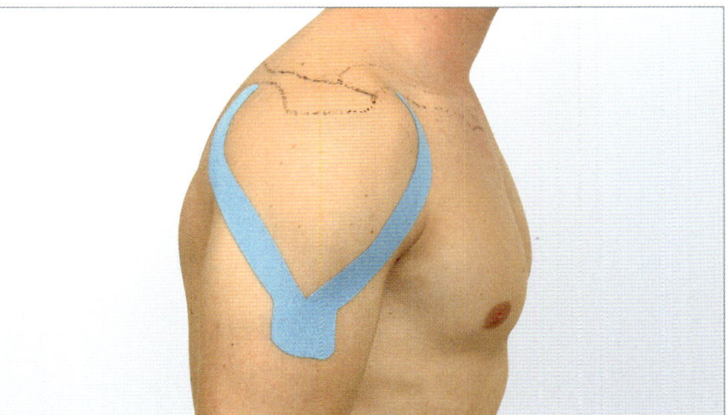

Komplette Y-Anlage
ESTE: Der Arm befindet sich in Neutralstellung neben dem Körper.
Schritt 4: Das gesamte Y-Tape wird durch leichtes Reiben in Vordehnung anmodelliert, fixiert und aktiviert.

▸ **Die Länge des ventralen und dorsalen Zügels wird in Vordehnung der Muskulatur abgemessen. Bei der Anlage der Zügel muss auf die vollständige Umrundung beider Muskelbäuche geachtet werden.**

M. deltoideus III, Pars acromialis

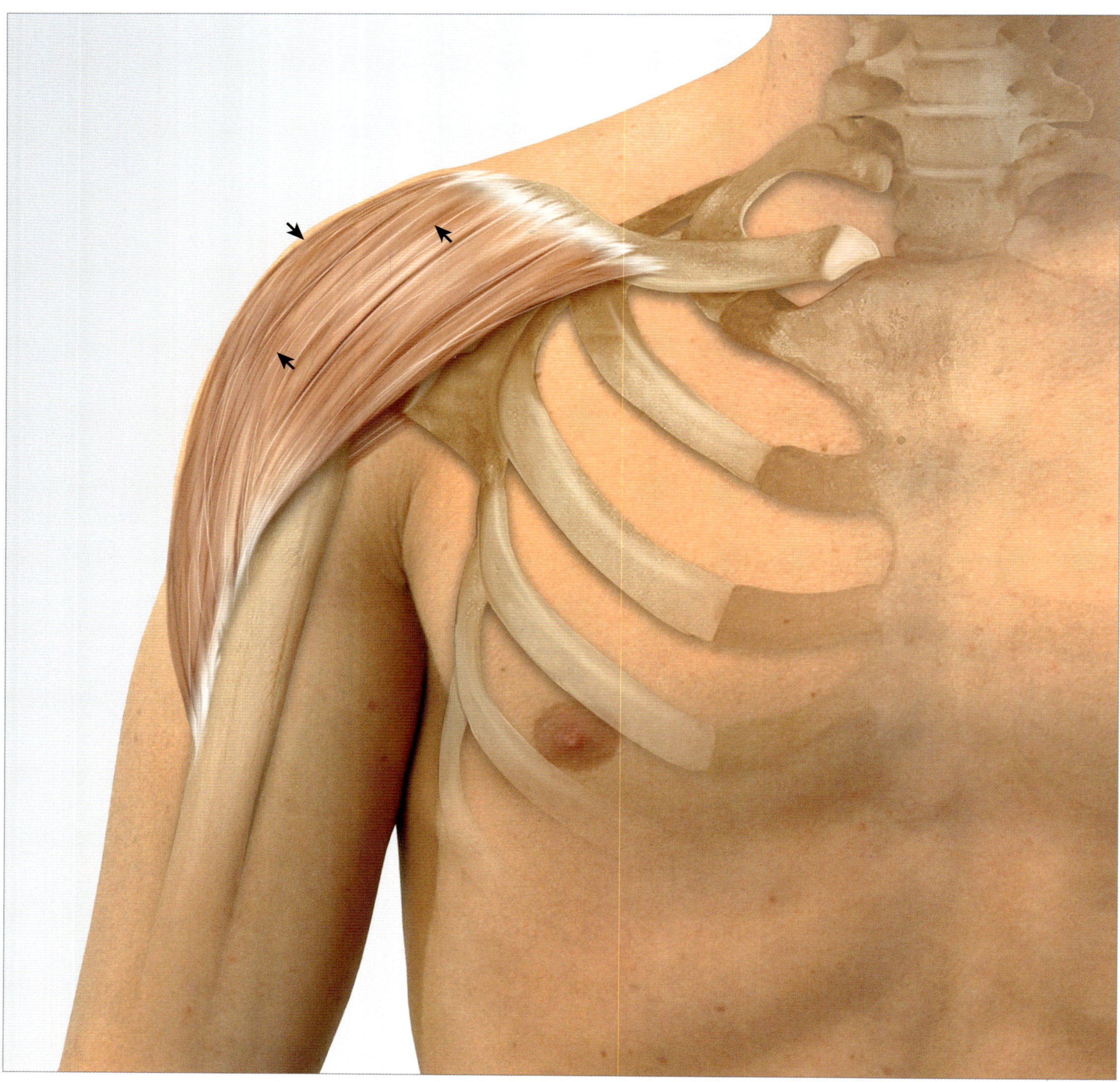

U: Akromion
A: Tuberositas deltoidea am Humerus
I: N. axillaris (C5–C6)
F: Abduktion im Schultergelenk

M. deltoideus III, Pars acromialis – Muskelanlage

Wirkung: Abb. 1 und 2: tonisierend. Die Anlage erfolgt vom Ursprung zum Ansatz.
Abb. 3 und 4: detonisierend. Die Anlage erfolgt vom Ansatz zum Ursprung.

Indikationen für die Sensotape-Anlage
- Subluxation des Glenohumeralgelenks
- Impingementsyndrom
- Triggerpunktbehandlung

Material
Abb. 1 und 2: rotes I-Tape
Abb. 3 und 4: blaues I-Tape

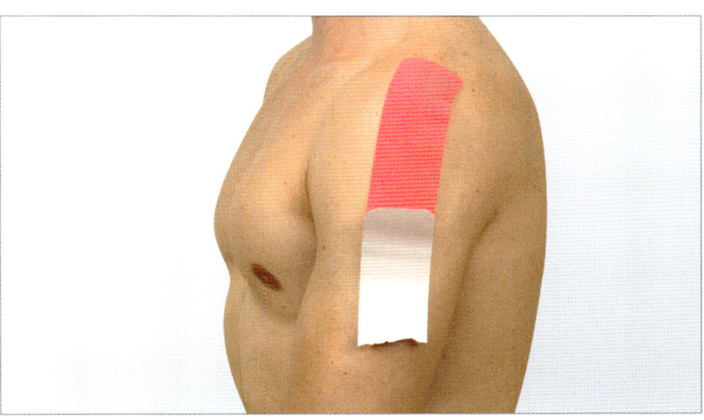

Tonisierendes I-Tape: Anlage des Ankers
ASTE: Aufrecht sitzende Position, der Arm befindet sich im Schultergelenk in leichter Adduktion.
Schritt 1: Der Anker des I-Tapes wird ohne Zug am Akromion angelegt.

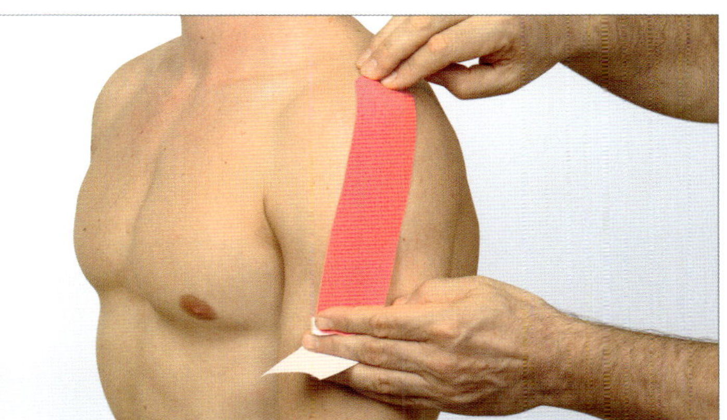

Anlage des I-Tapes nach distal
ASTE: Die Armstellung wird beibehalten.
Schritt 2: Der Anker des I-Tapes wird durch einen kranialen Haut-Gleitschub fixiert, das Tape unter leichtem Zug nach distal bis zur Tuberositas deltoidea angelegt. Das Tapeende läuft dehnungsfrei aus.

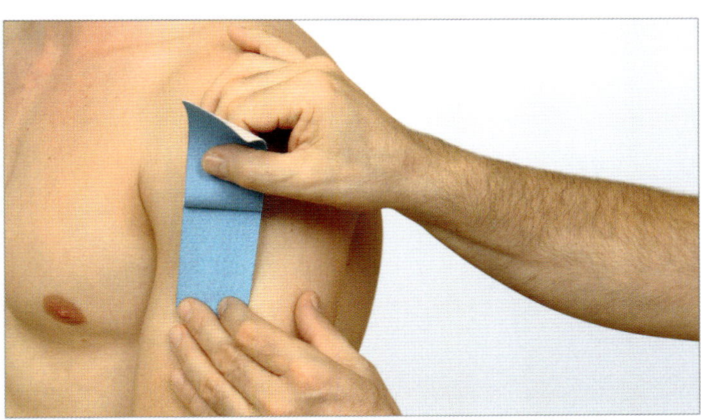

Detonisierende I-Tapeanlage
ASTE: Aufrecht sitzende Position, der Arm befindet sich im Schultergelenk in leichter Adduktion.
Schritt 1: Der Anker des I-Tapes wird ohne Zug unterhalb der Tuberositas deltoidea positioniert. Der Anker wird durch einen kaudalen Haut-Gleitschub fixiert, das Tape unter leichtem Zug nach proximal bis zum Akromion angelegt.

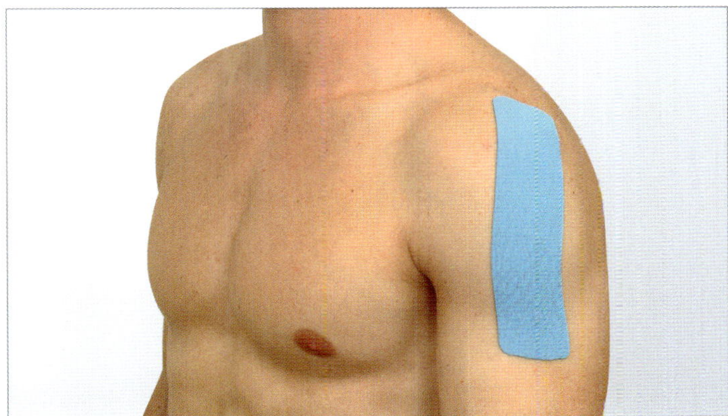

Komplettanlage des detonisierenden I-Tapes
ASTE: Die Armstellung wird beibehalten.
Schritt 2: Das Tapeende läuft dehnungsfrei über dem Akromion aus. Die gesamte Anlage wird durch leichtes Reiben in Vordehnung anmodelliert, fixiert und aktiviert.

M. supraspinatus

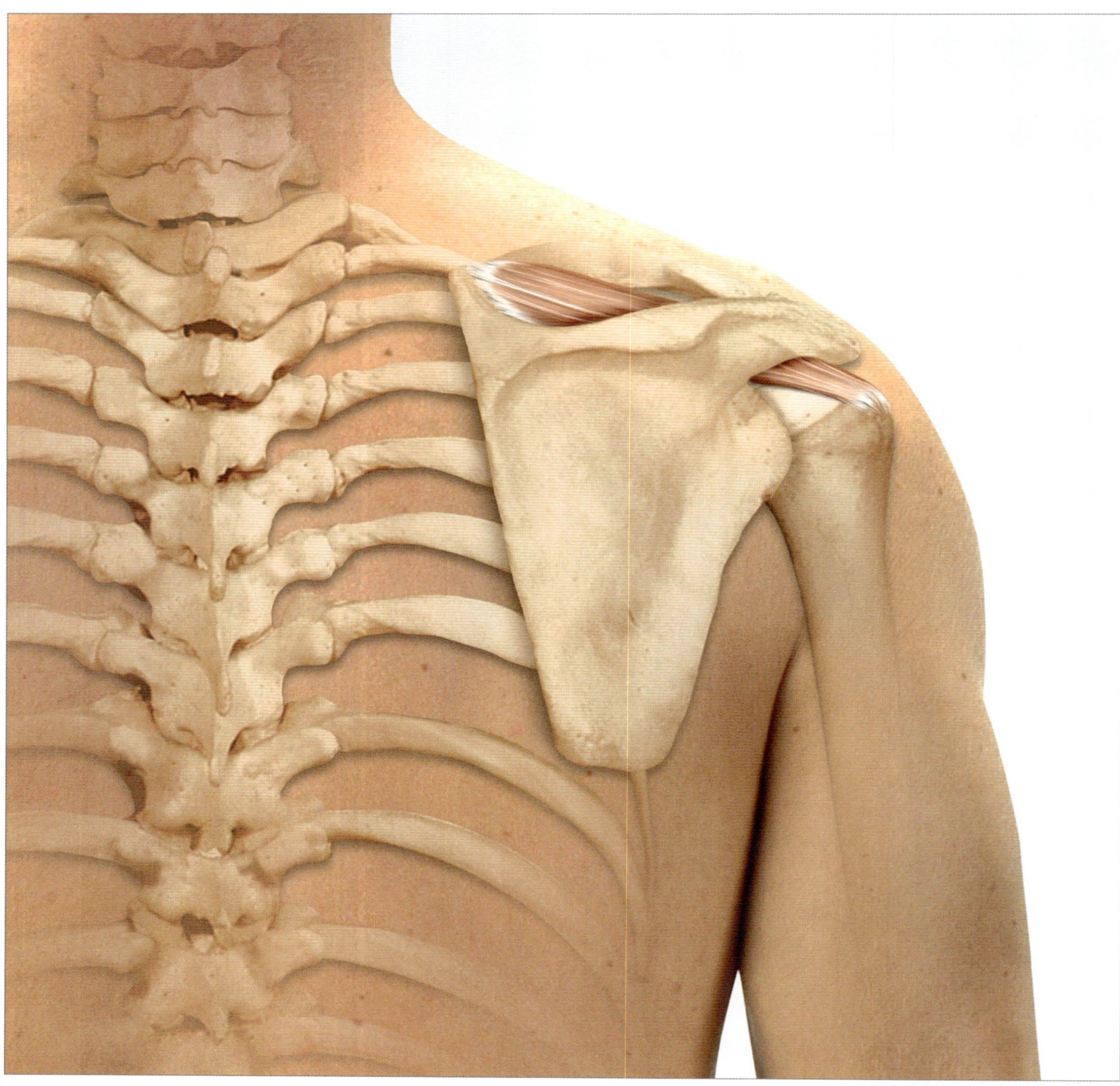

U: Fossa supraspinata der Skapula
A: obere Facette des Tuberculum majus am Humerus
I: N. suprascapularis (C4–C6)
F: Abduktion des Schultergelenks

Der M. supraspinatus ist ein Kennmuskel des WS-Segments C5.

M. supraspinatus – Muskelanlage

Wirkung: Abb. 1 und 2: tonisierend. Die Anlage erfolgt vom Ursprung zum Ansatz.
Abb. 3 und 4: detonisierend. Die Anlage erfolgt vom Ansatz zum Ursprung.

Indikationen für die Sensotape-Anlage
- Frozen Shoulder
- Impingementsyndrom
- Instabilität des Glenohumeralgelenks
- Bursitis subacromialis
- Insertionstendopathie, Tendinitis
- Hypotonie oder Hypertonie des Muskels

Material
Abb. 1 und 2: rotes I-Tape (Breite: 2,5 cm)
Abb. 3 und 4: blaues Y-Tape

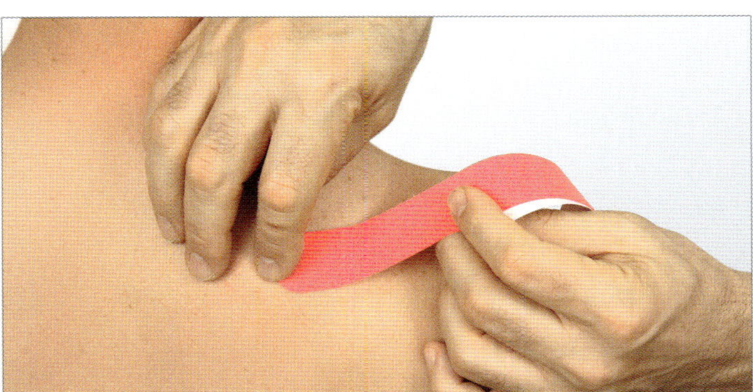

Anlage des Ankers
ASTE: Aufrecht sitzende Position, der Arm befindet sich in Neutralstellung neben dem Körper.
Schritt 1: Der Anker des I-Tapes wird ohne Zug am kaudal-medialen Rand des Muskels im Bereich der Fossa supraspinata angelegt.

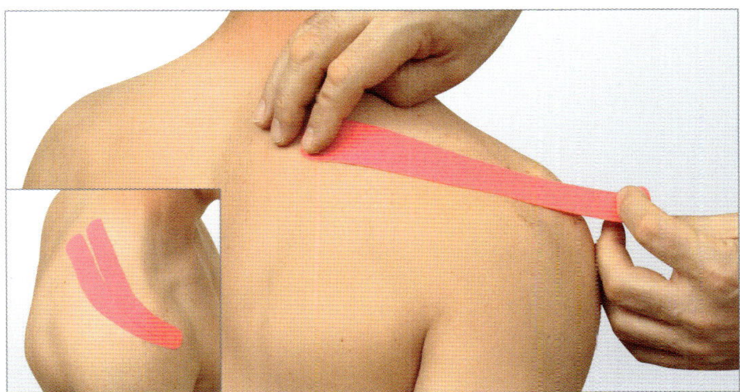

Anlage des I-Tapes nach anterior
ASTE: Der Arm befindet sich im Schultergelenk in leichter Extension, Adduktion und Innenrotation. Der M. supraspinatus ist somit in Vordehnung.
Schritt 2: Der Anker wird durch einen Haut-Gleitschub fixiert, das Tape unter leichtem Zug nach lateral-anterior bis zum Tuberculum majus angelegt. Das Tapeende läuft dehnungsfrei aus.
Alternative: Ein zweites I-Tape beginnt am superior-medialen Rand des M. supraspinatus und wird nach lateral zum Tuberculum majus angelegt, wobei es sich mit dem ersten I-Tape halb überlappt.

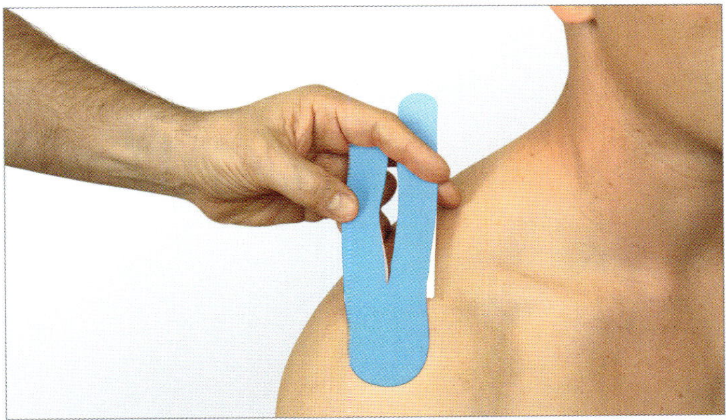

Anlage des Ankers
ASTE: Aufrecht sitzende Position, der Arm befindet sich im Schultergelenk in leichter Extension, Adduktion und Innenrotation. Der M. supraspinatus ist somit in Vordehnung.
Schritt 1: Der Anker des Y-Tapes wird ohne Zug am Tuberculum majus angelegt.

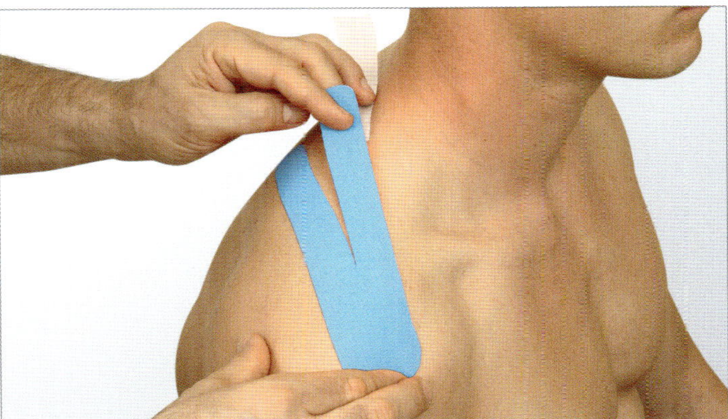

Schritt 2: Der Anker wird durch einen Haut-Gleitschub fixiert, die beiden Y-Zügel werden unter leichtem Zug nach medial-dorsal, die Fossa supraspinata begrenzend, angelegt. Beide Zügelenden laufen dehnungsfrei aus.

▸ **Bei einer Teilruptur mit Muskelschwäche kann die Tapeanlage auch bei Annäherung von Muskelursprung und -ansatz stattfinden.**

M. infraspinatus I

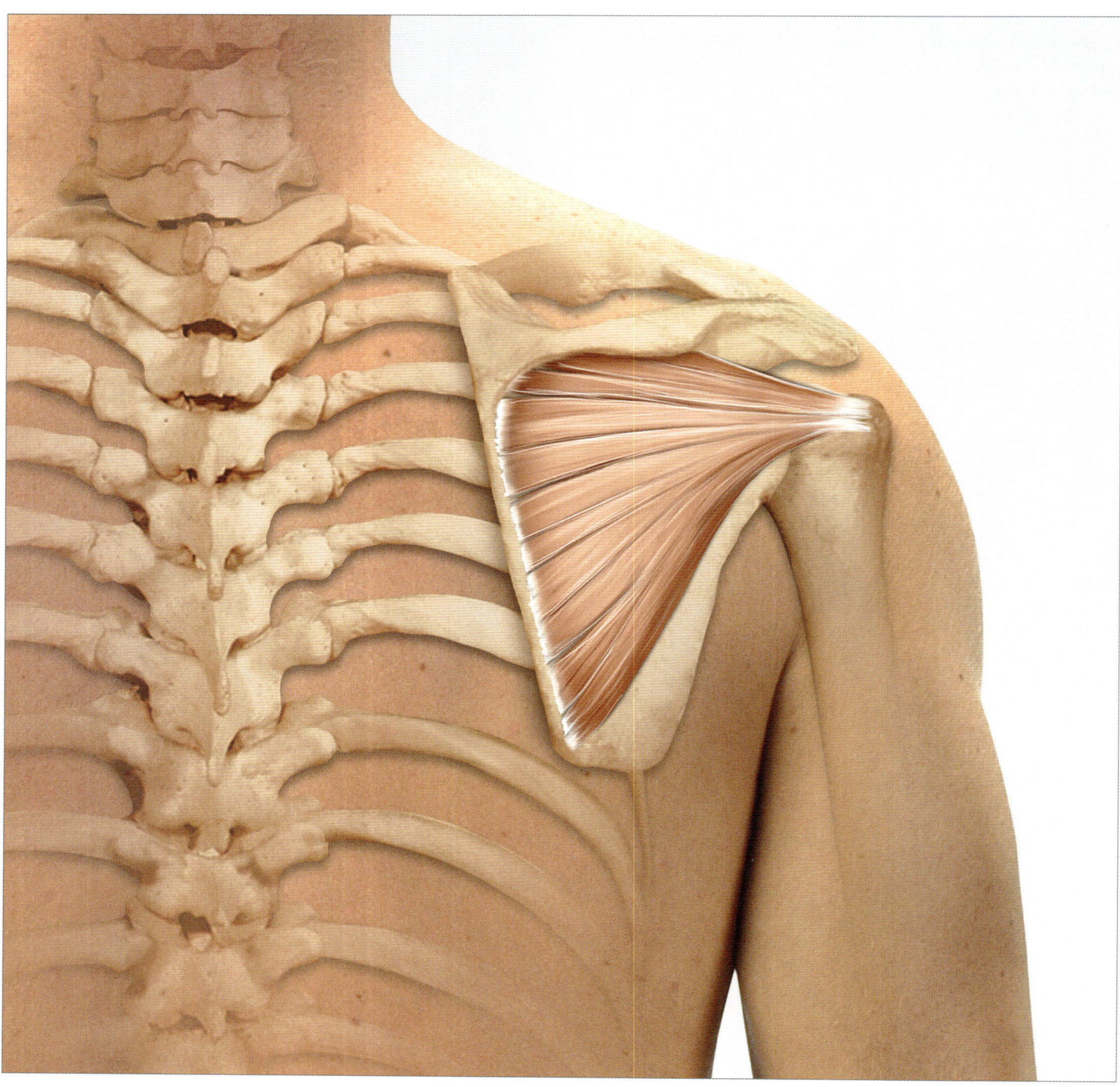

U: Fossa infraspinata der Skapula
A: von dorsal an der mittleren Facette des Tuberculum majus am Humerus
I: N. subscapularis (C4–C6)
F: Außenrotation des Schultergelenks

M. infraspinatus I – Muskelanlage

Wirkung: detonisierend. Die Anlage erfolgt vom Ansatz zum Ursprung.

Indikationen für die Sensotape-Anlage
- Insertionstendopathie, Tendinitis
- Hypertonie des Muskels

Material
blaues Y-Tape

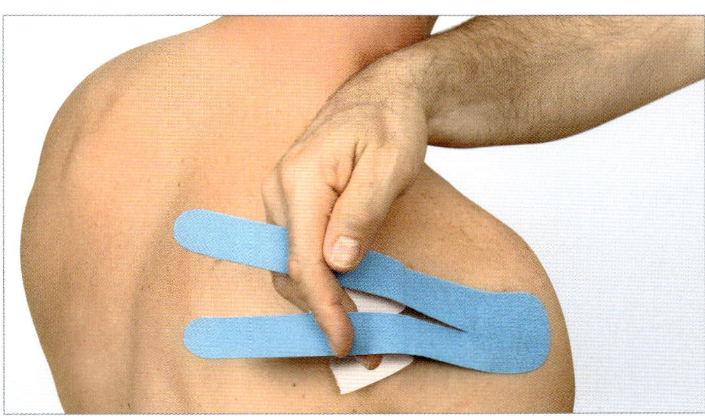

Anlage des Ankers
ASTE: Aufrecht sitzende Position, der Arm befindet sich in Neutralstellung neben dem Körper.
Schritt 1: Der Anker des Y-Tapes wird ohne Zug auf die Ansatzstelle des M. infraspinatus am Tuberculum majus angelegt (auf der Mittellinie des M. deltoideus kaudal des Akromions).

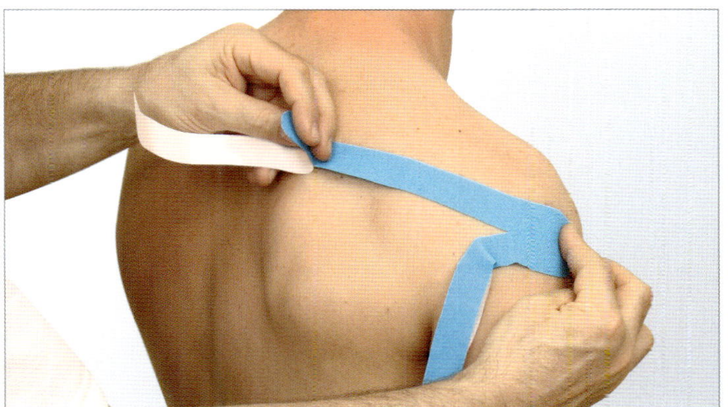

Anlage des superioren Zügels
ASTE: Der Arm befindet sich im Schultergelenk in Innenrotation, der Schultergürtel in Protraktion.
Schritt 2: Der Anker wird durch einen Haut-Gleitschub fixiert, der superiore Zügel des Tapes unter leichtem Zug unterhalb der Spina scapulae angelegt (am kranialen Rand der Fossa infraspinata).

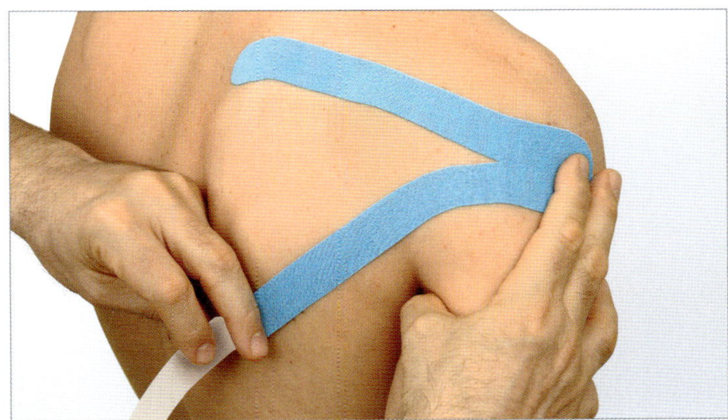

Anlage des inferioren Zügels
ASTE: Die Schultergürtel- und Schultergelenksstellung wird beibehalten.
Schritt 3: Der Anker wird durch einen Haut-Gleitschub fixiert, der inferiore Zügel unter leichtem Zug nach dorsal-medial am kaudalen Rand der Fossa infraspinata angelegt.

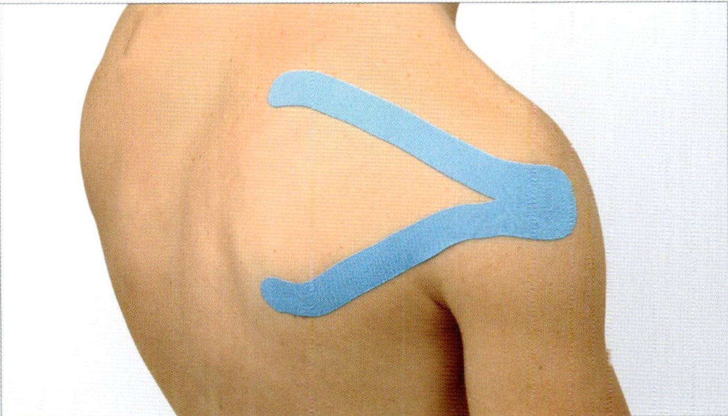

Komplette detonisierende Y-Tape Anlage
ASTE: Der Arm befindet sich in Neutralstellung neben dem Körper.
Schritt 4: Die beiden Zügelenden des Y-Tapes laufen dehnungsfrei aus. Die gesamte Anlage wird durch leichtes Reiben in Vordehnung anmodelliert, fixiert und aktiviert.

► **Das Markieren der Fossa infraspinata bzw. des Muskelansatzes auf der Mittellinie des M. deltoideus erleichtert es, die Tapelänge in Vordehnung der Struktur (im Schürzengriff) abzumessen.**

M. infraspinatus II

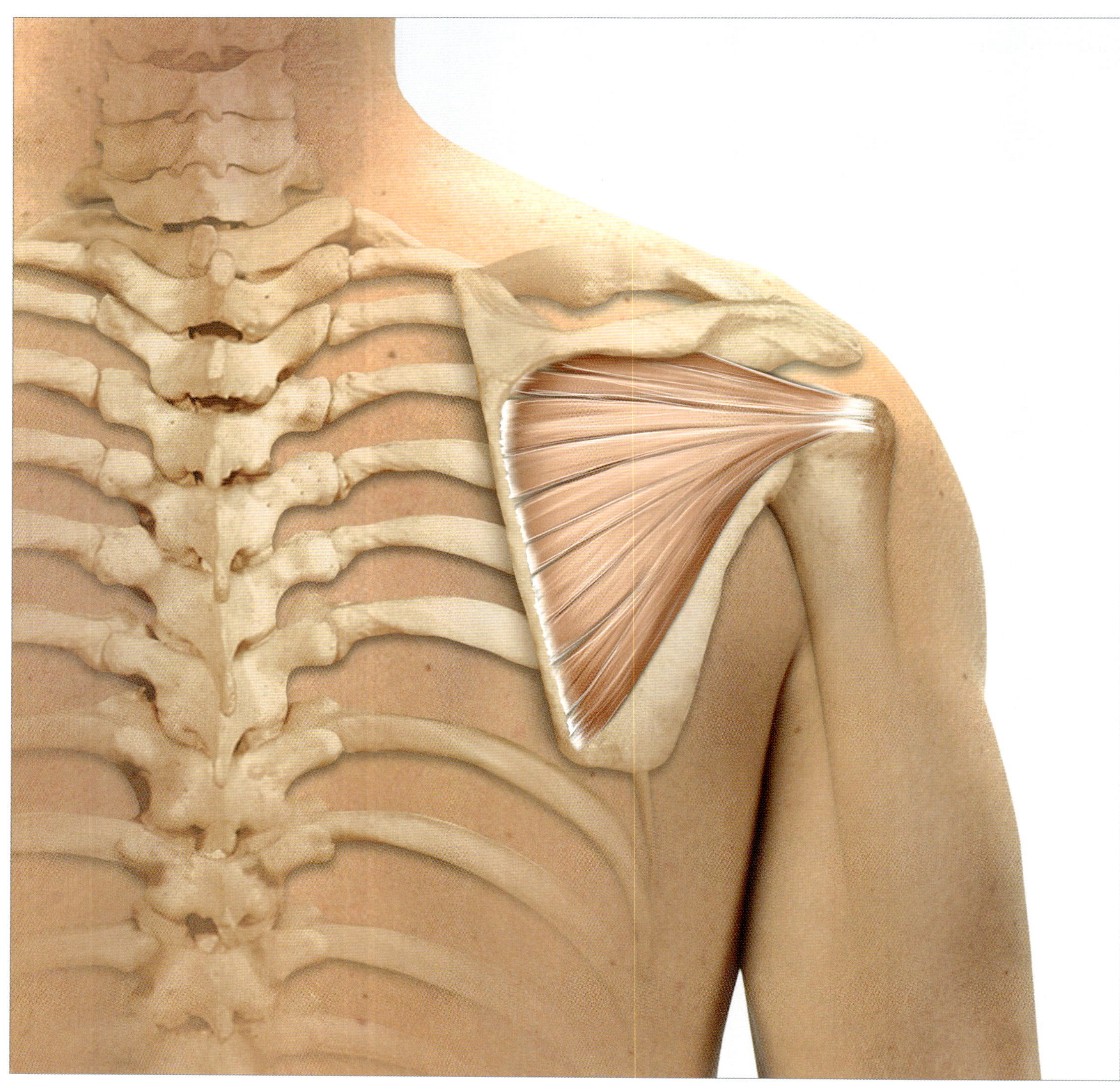

U: Fossa infraspinata der Skapula
A: von dorsal an der mittleren Facette des Tuberculum majus am Humerus
I: N. subscapularis (C4–C6)
F: Außenrotation des Schultergelenks

M. infraspinatus II – Muskelanlage

Wirkung: tonisierend. Die Anlage erfolgt vom Ursprung zum Ansatz.

Indikationen für die Sensotape-Anlage
- Insertionstendopathie, Tendinitis
- Hypertonie des Muskels

Material
Abb. 1 und 2: rotes Y-Tape
Abb. 3 und 4: rotes I-Tape

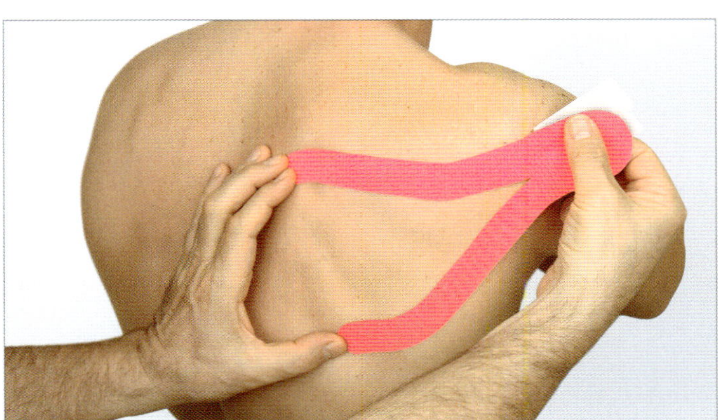

Anlage beider Y-Zügel
ASTE: Aufrecht sitzende Position, der Arm befindet sich im Schultergelenk in Anteversion und Innenrotation, die Hand auf der heterolateralen Schulter, der Ellenbogen wird leicht angehoben.
Schritt 1: Die beiden Zügel des Y-Tapes werden ohne Zug im Ursprungsgebiet, medial auf der Fossa infraspinata angelegt und mit einem Haut-Gleitschub fixiert. Sie werden hier zum Punctum fixum. Der Anker als Punctum mobile wird mit leichtem Zug nach lateral zum Tuberculum majus und zur Gelenkkapsel gehalten.

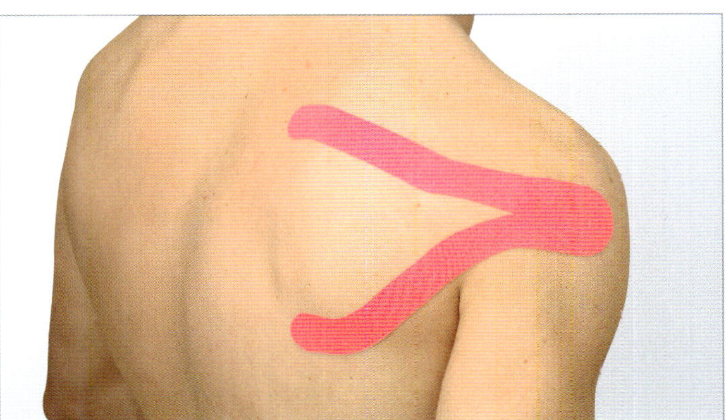

Komplette Y-Anlage
ESTE: Der Arm befindet sich in Neutralstellung neben dem Körper.
Schritt 2: Der Anker des Y-Tapes wird unter leichtem Zug am Tuberculum majus angelegt. Das gesamte Tape wird in Vordehnung durch leichtes Reiben anmodelliert, fixiert und aktiviert.

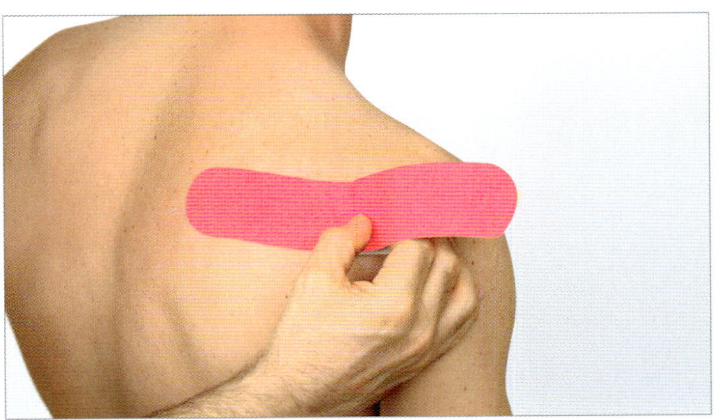

Alternative I-Tapeanlage
ASTE: Aufrecht sitzende Position, der Arm befindet sich in Neutralstellung neben dem Körper.
Schritt 1: Der Anker der I-Tapes wird ohne Zug an der Margo medialis scapulae unterhalb der und parallel zur Spina scapulae angelegt.

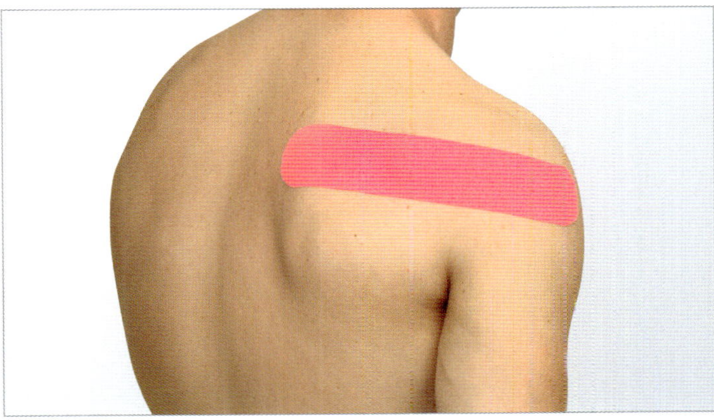

Anlage des I-Tapes in Muskelvordehnung
ESTE: Der Arm befindet sich während Schritt 2 im Schultergelenk in Innenrotation, der Schultergürtel in Protraktion.
Schritt 2: Der Anker wird mit einem Haut-Gleitschub fixiert. Das I-Tape wird unter leichtem Zug am Tuberculum majus unterhalb des Akromions angelegt. Das Tapeende läuft dehnungsfrei aus. Das gesamte Tape wird durch leichtes Reiben in Vordehnung anmodelliert, fixiert und aktiviert.

M. teres minor

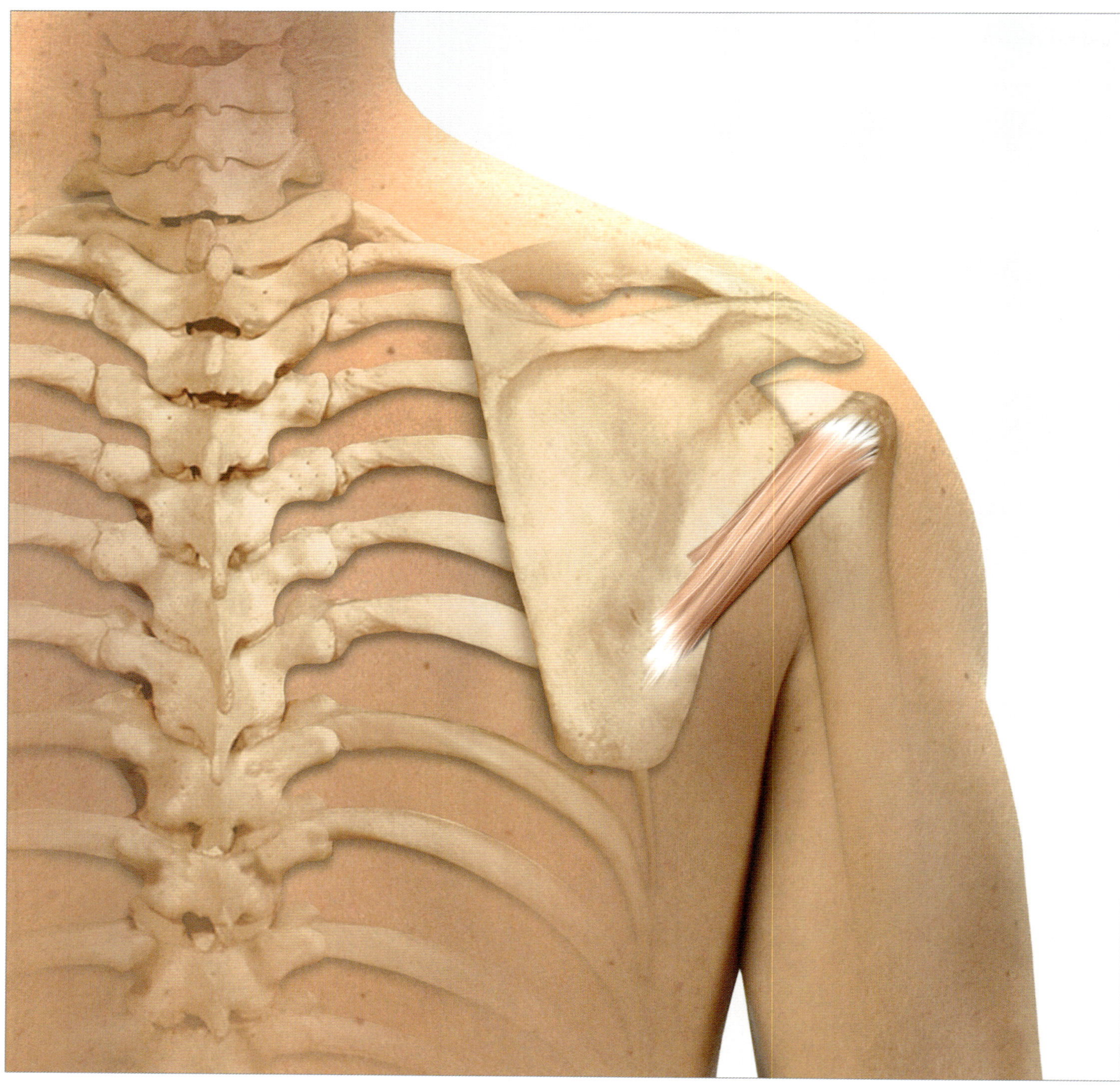

U: mittleres Drittel der Margo lateralis der Skapula
A: von dorsal an der unteren Facette des Tuberculum majus am Humerus
I: N. axillaris (C5–C6)
F: Außenrotation und Adduktion des Schultergelenks

M. teres minor – Muskelanlage

Wirkung: tonisierend. Die Anlage erfolgt vom Ursprung zum Ansatz.

Indikationen für die Sensotape-Anlage
- Frozen Shoulder
- Arthritis und Arthrose des Schultergelenks
- brachiale Neuralgien
- Subluxation des Schultergelenks bei Muskelschwäche
- Atrophie des Muskels in Verbindung mit Verletzung des N. axillaris
- Thoracic Outlet Syndrom (TOS)

Material
rotes I-Tape

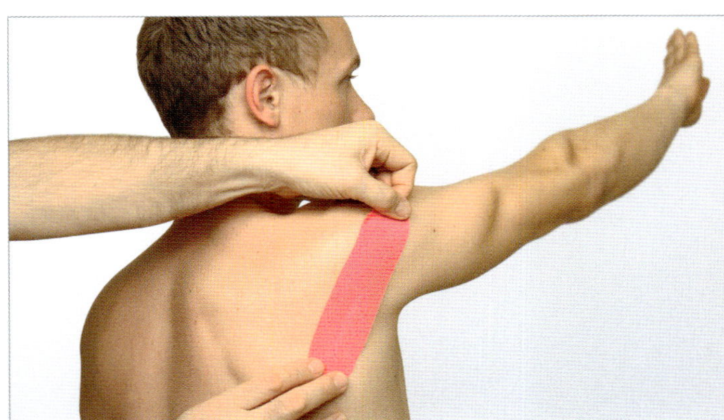

Abmessung des I-Tapes
ASTE: Aufrecht sitzende Position, der Arm befindet sich im Schultergelenk in Anteversion, Innenrotation und leichter horizontaler Adduktion.
Schritt 1: Die Abmessung des I-Tapes erfolgt in Vordehnung des M. teres minor zwischen dem Angulus inferior scapulae und der anterioren Facette des Tuberculum majus.

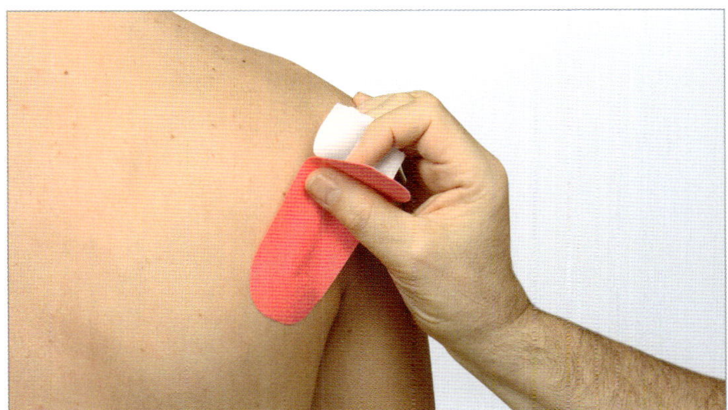

Anlage des Ankers
ASTE: Der Arm befindet sich in Neutralstellung neben dem Körper.
Schritt 2: Der Anker des I-Tapes wird ohne Zug an die Margo lateralis scapulae angelegt (oberhalb des distalen Randes des Angulus inferior).

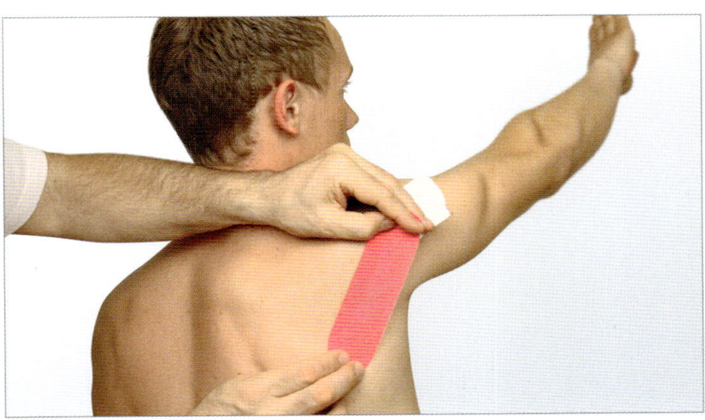

Anlage des I-Tapes
ASTE: Der Arm befindet sich im Schultergelenk in Anteversion und Innenrotation.
Schritt 3: Der Anker wird durch einen Haut-Gleitschub zum Ursprung hin fixiert. Das I-Tape wird mit leichtem Zug nach kranial-lateral bis zum Tuberculum majus humeri angelegt.

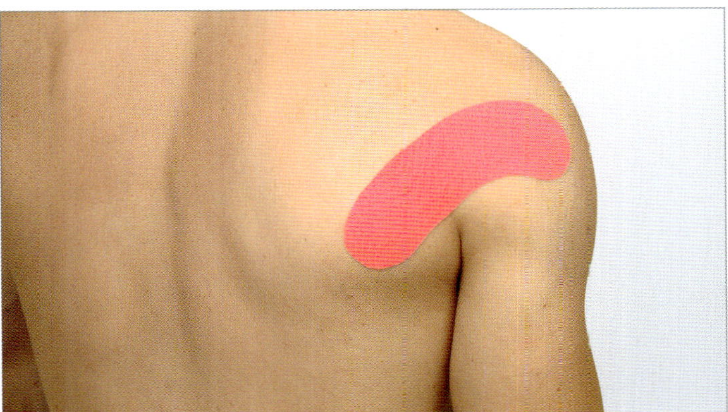

Komplette I-Tapeanlage
ESTE: Der Arm befindet sich in Neutralstellung neben dem Körper.
Schritt 4: Das Tapeende läuft dehnungsfrei über den Ansatz aus. Die gesamte Anlage wird durch leichtes Reiben in Vordehnung anmodelliert, fixiert und aktiviert.

▸ **Das I-Tape dient der unmittelbaren Stabilisation des Humeruskopfes in der Cavitas glenoidalis scapulae und wirkt somit als Kapselspanner.**

M. subscapularis

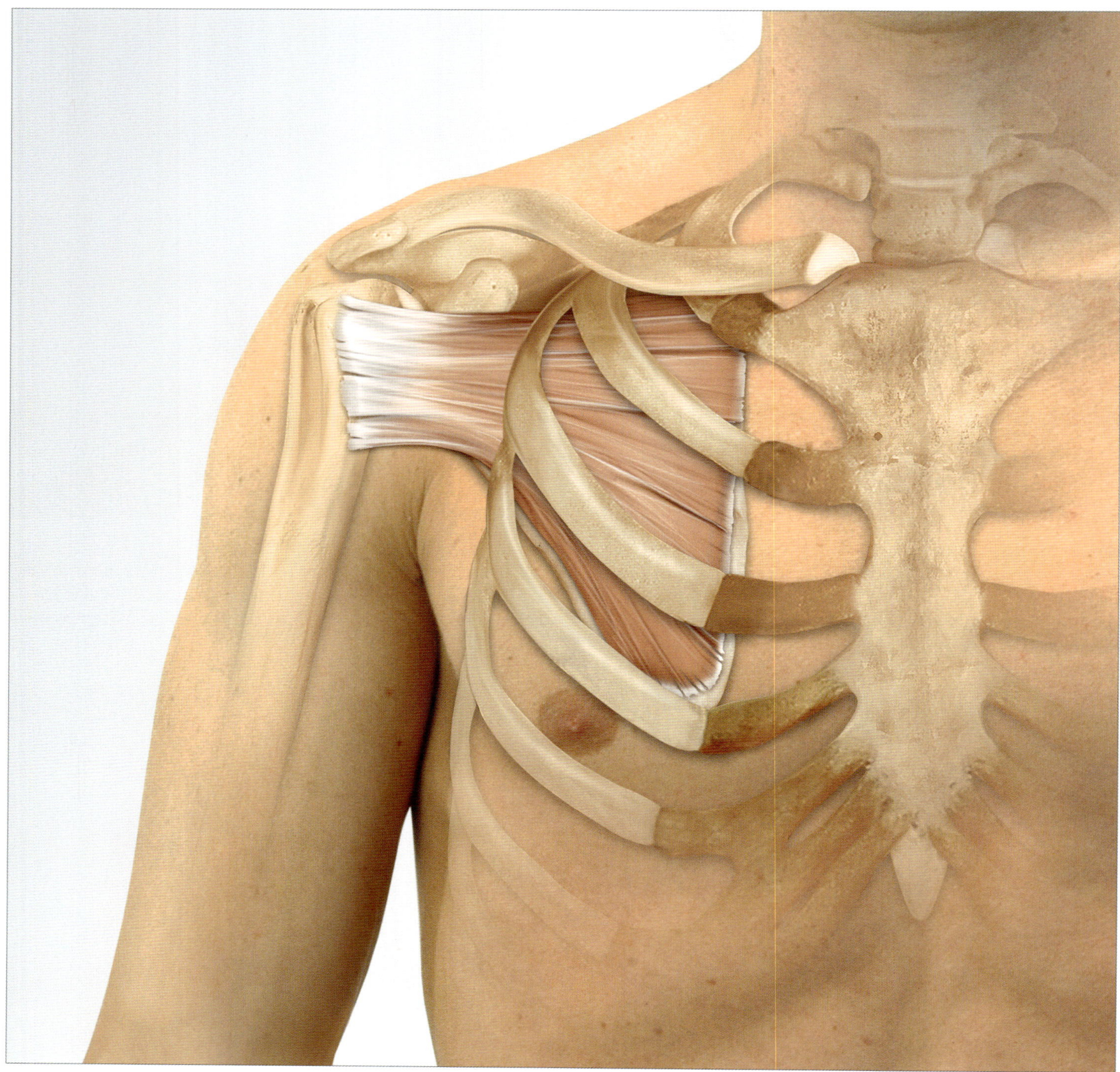

U: Fossa subscapularis
A: Tuberculum minus am Humerus, vordere Gelenkkapsel
I: N. subscapularis (C5–C6)
F: Innenrotation und Adduktion des Schultergelenks

M. subscapularis – Muskelanlage

Wirkung: Abb. 1 bis 3: detonisierend. Die Anlage erfolgt vom Ansatz zum Ursprung.
Abb. 4: tonisierend. Die Anlage erfolgt vom Ursprung zum Ansatz.

Indikationen für die Sensotape-Anlage
- akute Schulterdysfunktion
- akute ACG-Dislokation
- Bursitis

Material
Abb. 1 bis 3: blaues Y-Tape
Abb. 4: rotes Y-Tape

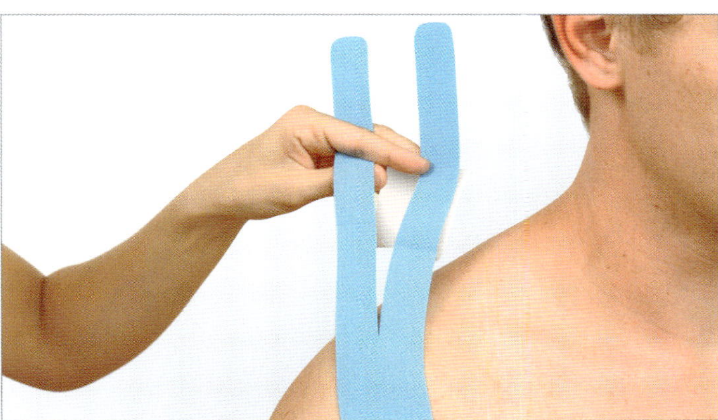

Anlage des Y-Ankers
ASTE: Aufrecht sitzende Position, der Arm befindet sich in Neutralstellung neben dem Körper (das Tuberculum minus zeigt nach vorn).
Schritt 1: Der Anker des Y-Tapes wird ohne Zug distal vom vorderen Akromioneck und lateral des Proc. coracoideus über dem Tuberculum minus humeri angelegt. Um die korrekte Ausrichtung der Y-Zügel bei der Schulterblattumrandung zu gewährleisten, muss auf die schräge Lage des Ankers geachtet werden.

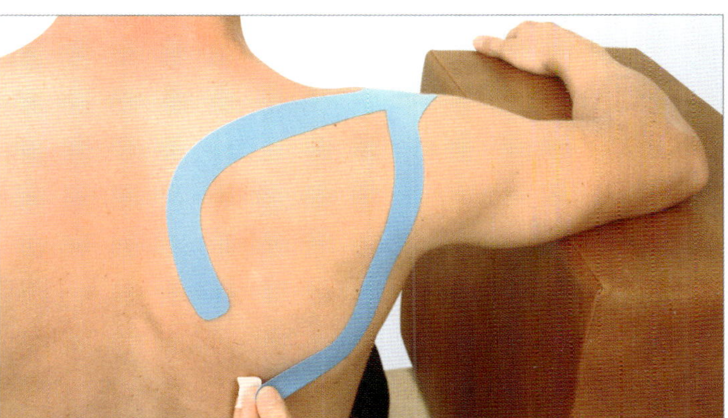

Anlage der beiden Y-Zügel
ASTE: Der Arm befindet sich im Schultergelenk in Abduktion und horizontaler Flexion, der Schultergürtel in Protraktion.
Schritt 2: Der Anker wird mit einem Haut-Gleitschub fixiert und die beiden Y-Zügel nach dorsal um die Skapula herum in der Regio scapularis angelegt. Der superiore Y-Zügel verläuft horizontal oberhalb der Spina scapulae und dem Angulus superior und endet nach kaudal ziehend am medialen Skapularand. Der inferiore Y-Zügel zieht schräg nach kaudal am lateralen Skapularand zum Angulus inferior und zum medialen Skapularand.

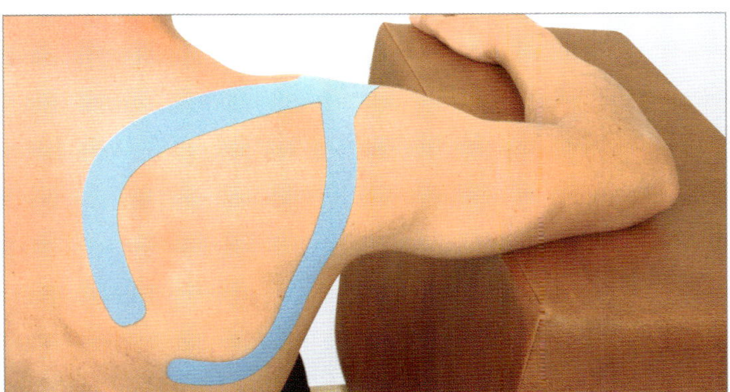

Komplette Y-Tapeanlage
ESTE: Der Arm befindet sich in entspannter Stellung.
Schritt 4: Die beiden Y-Zügelenden überlappen sich nicht am medialen Skapularand; sie laufen dehnungsfrei aus. Die gesamte Anlage wird in Vordehnung anmodelliert, fixiert und aktiviert.

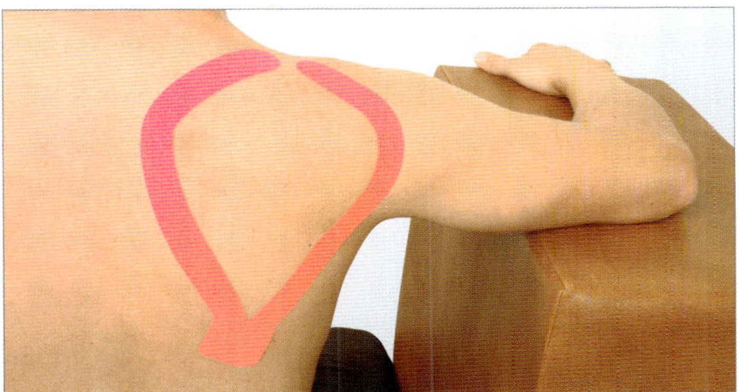

Alternativanlage: tonisierendes Y-Tape (bei Schwäche der Muskulatur)
ASTE: Aufrecht sitzende Position, der Arm befindet sich im Schultergelenk in Abduktion und horizontaler Flexion, der Schultergürtel in Protraktion.
Anlage: Der Anker liegt am Angulus inferior scapulae. Die Y-Zügel umrunden die Skapula nach kranial zur Fossa supraspinata.

▸ **Der M. subscapularis ist ein Schlüsselmuskel bei Schulterschmerzen (Frozen Shoulder). Die dorsale Y-Tapeanlage wird durchgeführt, weil das Hauptareal von Übertragungsschmerzen der Triggerpunkte in dieser Region liegt. Das Abmessen des Y-Tapes erfolgt vom Angulus inferior bis zur Vorderfläche des Akromions.**

M. teres major

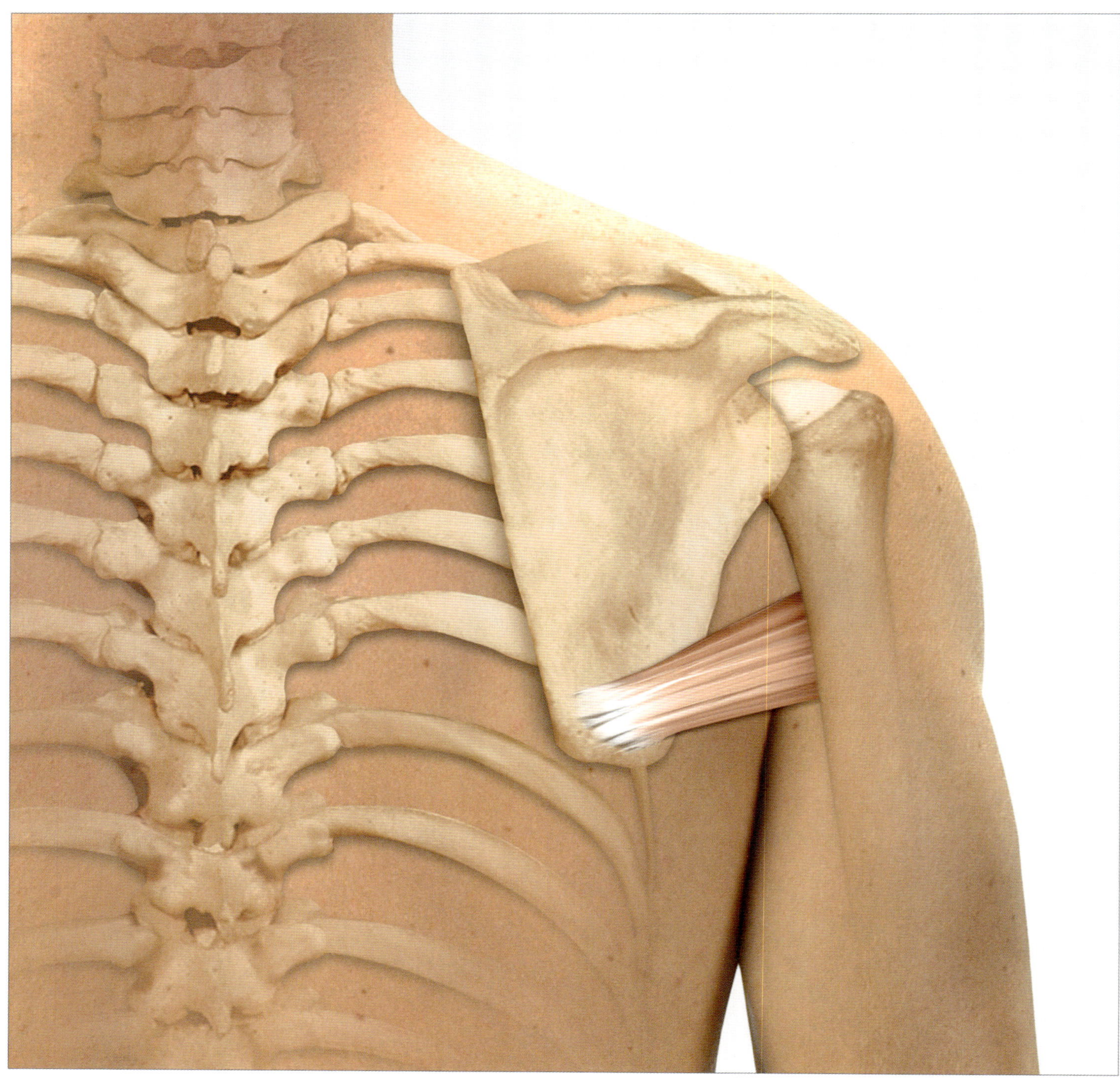

U: Angulus inferior und unteres Drittel der Margo lateralis der Skapula
A: Crista tuberculi minoris am Humerus
I: N. thoracodorsalis (C6–C8)
F: Retroversion, Adduktion und Innenrotation des Schultergelenks

M. teres major – Muskelanlage

Wirkung: detonisierend. Die Anlage erfolgt vom Ansatz zum Ursprung.

Indikationen für die Sensotape-Anlage
- Schulterschmerzen (v. a. bei Golfern, Tennis-, Handball- und Baseballspielern)
- Arthritis und Arthrose des Schultergelenks
- Subluxation des Schultergelenks
- Skapulaschmerzen
- Dysfunktion im skapulohumeralen Rhythmus
- Frozen Shoulder

Material
blaues I-Tape

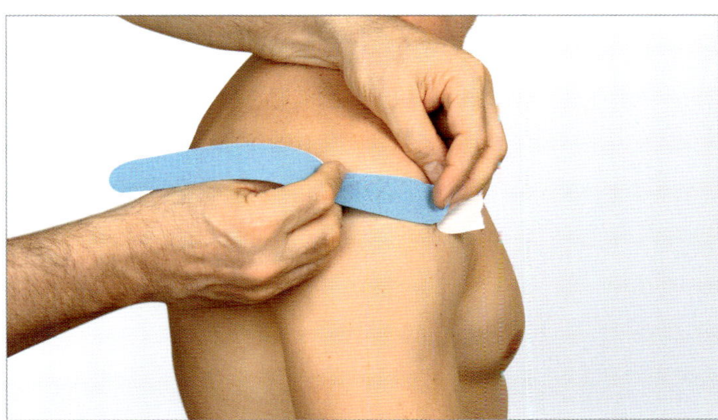

Anlage des Ankers
ASTE: Aufrecht sitzende Position, der Arm befindet sich in Neutralstellung neben dem Körper.
Schritt 1: Der Anker des I-Tapes wird ohne Zug an den medialen Rand des Sulcus bicipitalis angelegt.

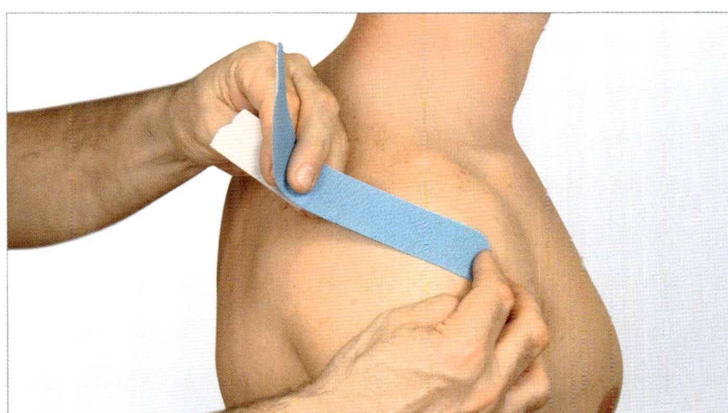

Anlage des I-Tapes
ASTE: Die Schultergelenkstellung wird beibehalten
Schritt 2: Der Anker des I-Tapes wird mit einem Haut-Gleitschub zum Ansatz hin fixiert. Das I-Tape wird ohne Zug nach lateral um den Humerus, parallel zu seinem anatomischen Verlauf nach dorsal hin angelegt. Zum Schutz der Achselstrukturen erfolgt die Anlage ventral.

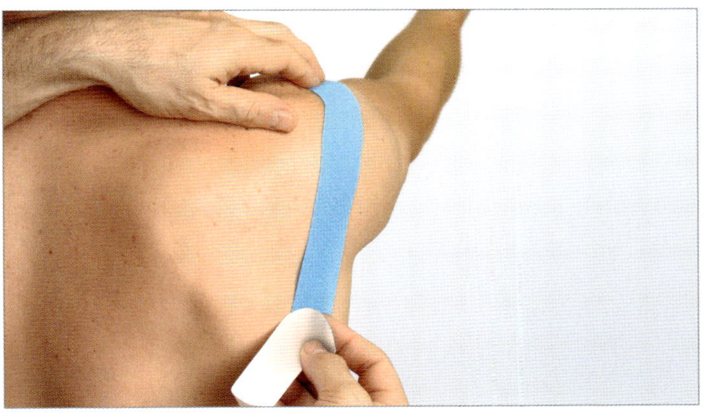

Anlage des I-Tapes unter aktiver Bewegung
ASTE: Der Arm befindet sich im Schultergelenk in Anteversion und Außenrotation.
Schritt 3: Während der Patient den Arm in Muskelvordehnung aktiv bewegt, wird das I-Tape unter leichtem Zug nach dorsal-kaudal zum Ursprung hin angelegt.

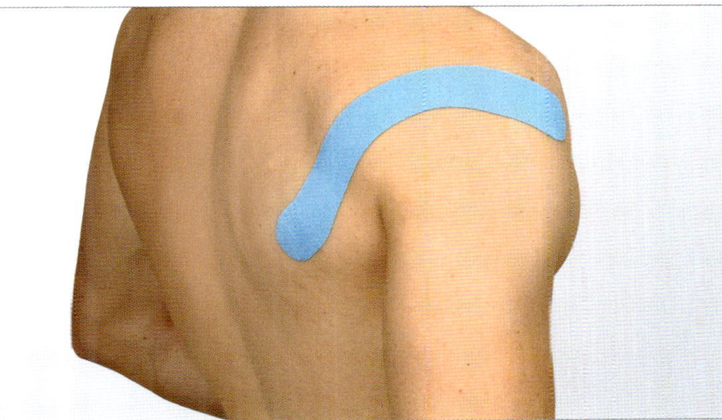

Komplette I-Tapeanlage
ESTE: Der Arm befindet sich in Neutralstellung neben dem Körper.
Schritt 4: Das Tapeende läuft dehnungsfrei aus. Das Tape wird in Vordehnung der Struktur durch leichtes Reiben anmodelliert, fixiert und aktiviert.

▸ **Über die Rotationsbewegung erfolgt die Differenzierung zwischen dem M. teres minor (Innenrotation) und M. teres major (Außenrotation).**

M. pectoralis major, Pars sternocostalis und Pars clavicularis

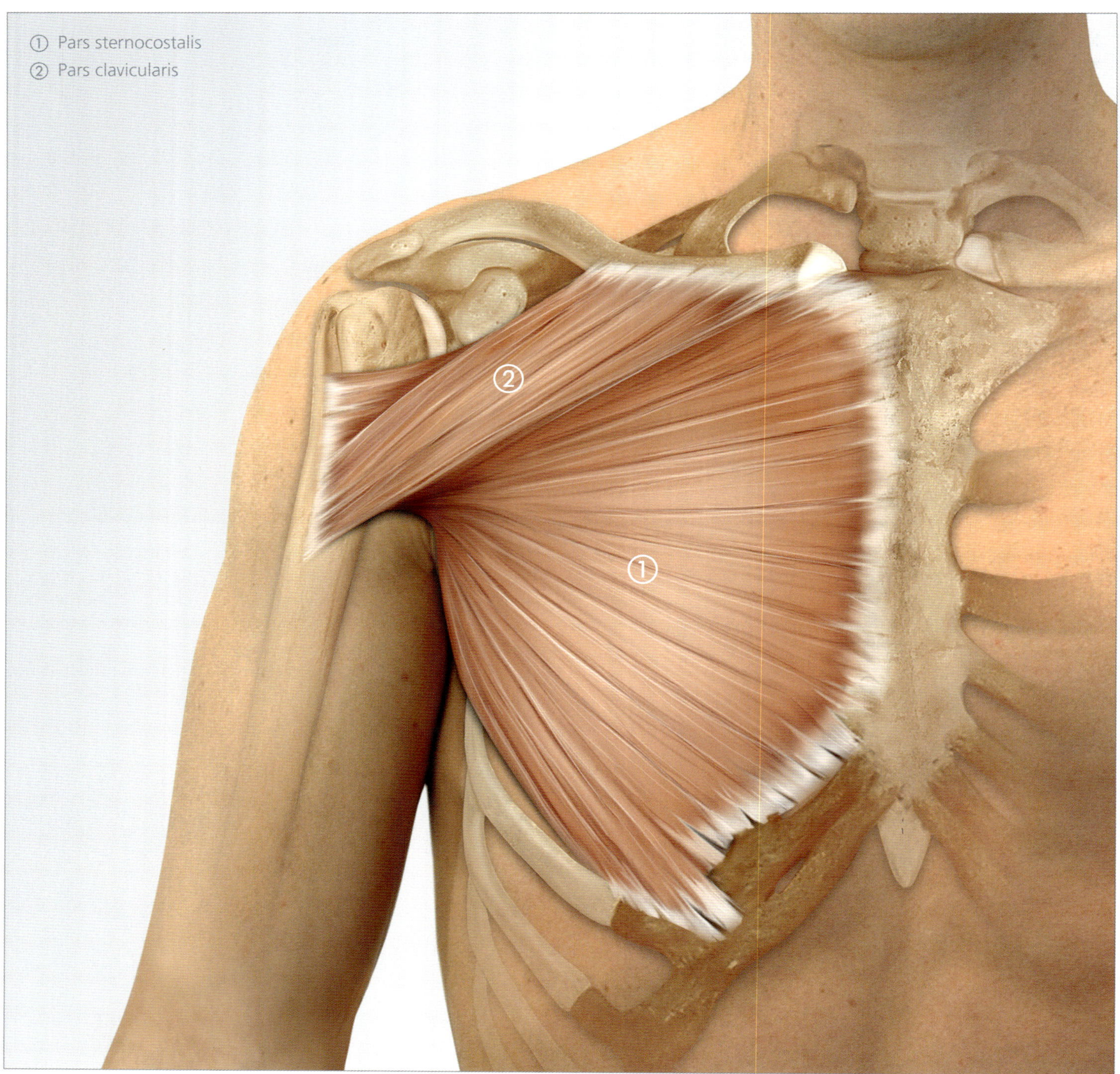

Pars clavicularis
U: mediale Hälfte der Klavikula (Ventralseite)
F: Protraktion des Schultergürtels; Adduktion und Innenrotation des Schultergelenks; Unterstützung der Flexion im Schultergelenk

Pars sternocostalis
U: ventrale Fläche des Sternums und 2. bis 7. Rippenknorpel; tiefe Ursprünge vom 3. bis 5. Rippenknorpel
F: Protraktion des Schultergürtels; Adduktion und Innenrotation des Schultergelenks; Senkung des flektierten Arms; bei Punctum fixum am Arm: Heben des Thorax (Einatemhilfsmuskel)

Beide Anteile
A: Crista tuberculi majoris humeri
I: Nn. pectorales lateralis und medialis (C5–T1)

M. pectoralis major, Pars sternocostalis und Pars clavicularis – Muskelanlage

Wirkung: detonisierend. Die Anlage erfolgt vom Ansatz zum Ursprung.

Indikationen für die Sensotape-Anlage
- Läsion der Rotatorenmanschette
- Insertionstendopathie, Tendinitis
- Schmerzen und Parästhesien des Arms
- Angina-pectoris-Symptomatik (hypertoner M. pectoralis major)
- Thoracic Outlet Syndrom (TOS), Brustkorbschmerzen

Material
blaues Y-Tape

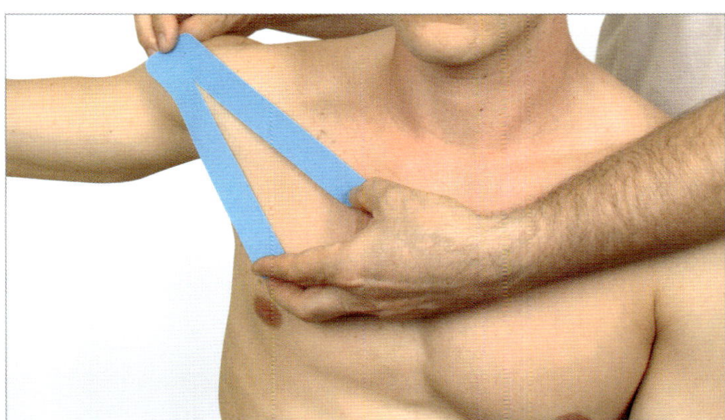

Markieren und Abmessen des Y-Tapes
ASTE: Aufrecht sitzende Position, der Schultergürtel befindet sich in Retraktion, der Arm im Schultergelenk in Außenrotation und Abduktion. Der M. pectoralis major ist somit in Vordehnung.
Schritt 1: Zur Orientierung werden die Crista tuberculi majoris (Mittelpunkt des M. deltoideus, Pars clavicularis) und der Unterrand der Klavikula markiert (klavikuläre Rotationsbewegung beachten!). Nachfolgend wird das Tape in Muskelvordehnung von der Crista tuberculum majoris bis zur Knorpel-Knochen-Grenze des Sternums abgemessen.

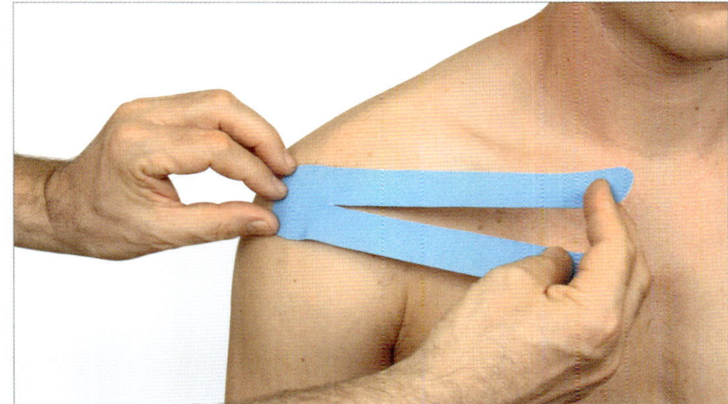

Anlage des Y-Ankers
ASTE: Der Arm befindet sich in Neutralstellung neben dem Körper.
Schritt 2: Der Anker des Y-Tapes wird ohne Zug auf dem Mittelpunkt des M. deltoideus angelegt. Der Anker ist quer zum Muskelfaserverlauf ausgerichtet.
Das Sensotape® wird im Bereich des M. pectoralis nur bei der Pars clavicularis und der Pars sternocostalis angewendet.

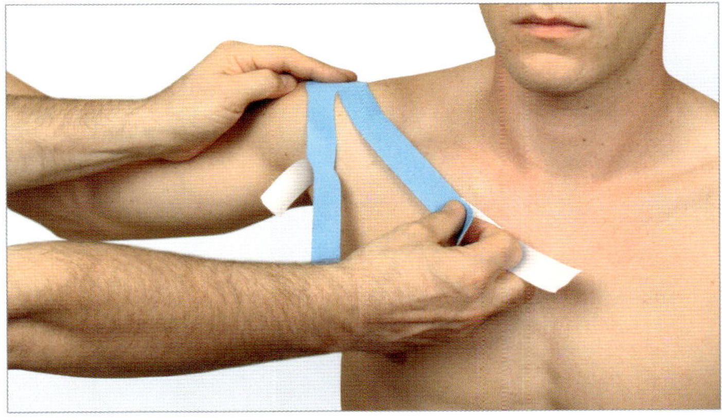

Anlage des klavikulären Y-Zügels
ASTE: Der Schultergürtel befindet sich in Retraktion, der Arm im Schultergelenk in Außenrotation und Abduktion. Der M. pectoralis major ist somit in Vordehnung.
Schritt 3: Der Anker des Y-Tapes wird durch einen Haut-Gleitschub fixiert, während der klavikuläre Y-Zügel mit leichtem Zug entlang des unteren Klavikularandes angelegt wird.
Bei der Anlage des Tapes sollte darauf geachtet werden, dass die Achselhöhle freigehalten und nicht über die Brustwarze geklebt wird.

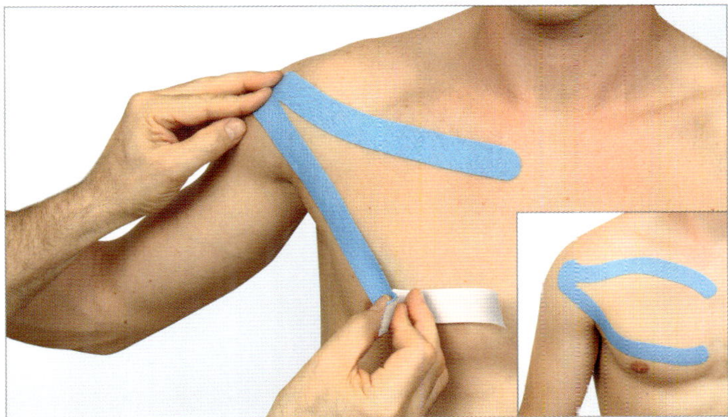

Anlage des sternalen Y-Zügels
ASTE: Der Schultergürtel befindet sich in Retraktion, der Arm im Schultergelenk in Außenrotation und Abduktion. Der M. pectoralis major ist somit in Vordehnung.
Schritt 4: Der Anker des Y-Tapes wird durch einen Haut-Gleitschub fixiert, während der inferiore, sternale Y-Zügel unter leichtem Zug, der sechsten Rippe folgend, zum Sternum hin angelegt wird. Beide Zügelenden laufen dehnungsfrei aus. Das gesamte Tape wird durch leichtes Reiben in Vordehnung anmodelliert, fixiert und aktiviert. Die kleine Abb. zeigt die komplette Y-Tapeanlage.

M. coracobrachialis

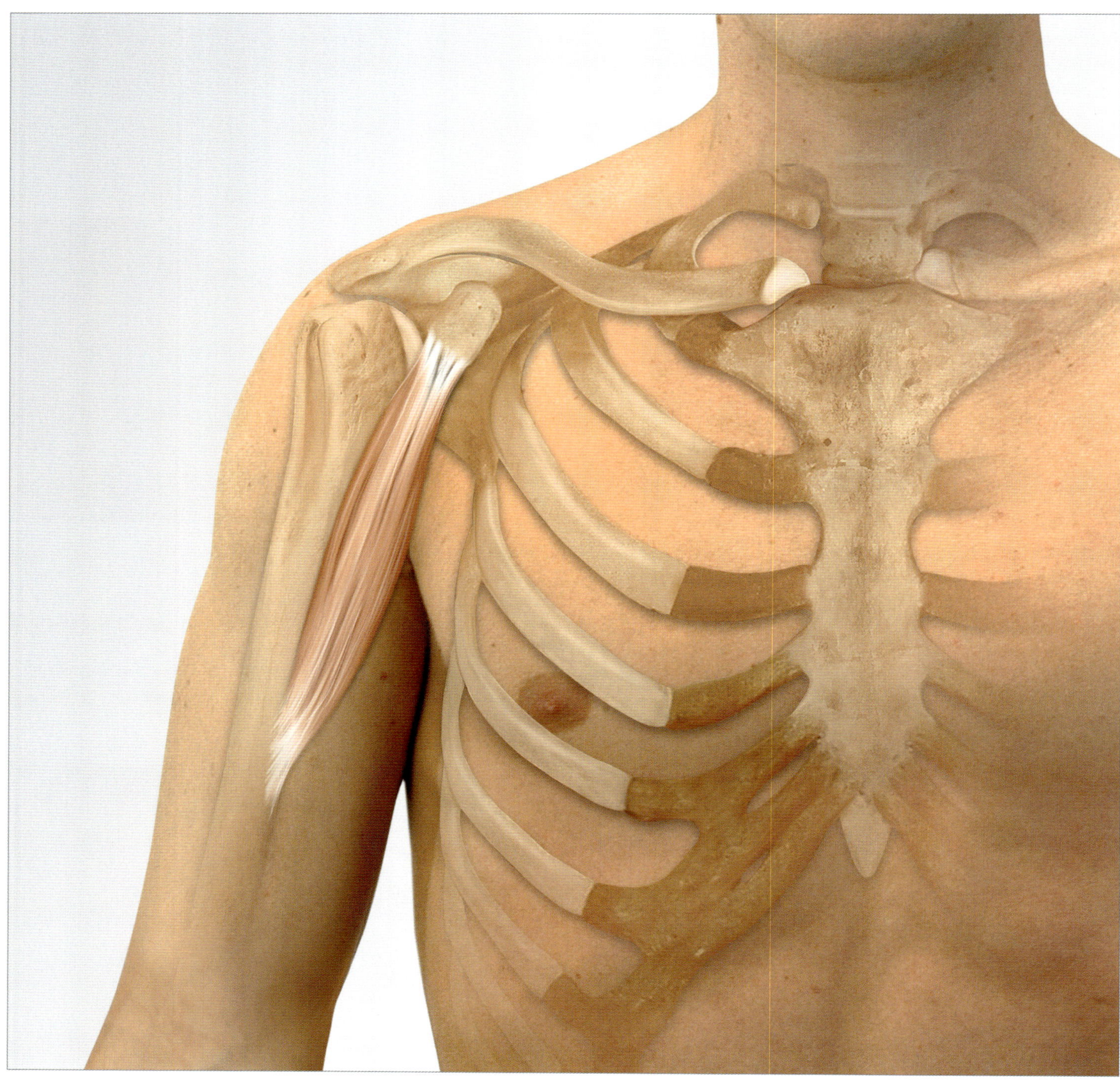

U: Proc. coracoideus scapulae
A: Mediale Fläche des mittleren Humerus
I: N. musculocutaneus (C5–C7)
F: Adduktion und Flexion des Schultergelenks

M. coracobrachialis – Muskelanlage

Wirkung: detonisierend. Die Anlage erfolgt vom Ansatz zum Ursprung.

Indikationen für die Sensotape-Anlage
- akute Schulterdysfunktion
- akute ACG-Dislokation
- Bursitis subacromialis

Material
Abb. 1 bis 3: blaues I-Tape
Abb. 4: blaues Y-Tape

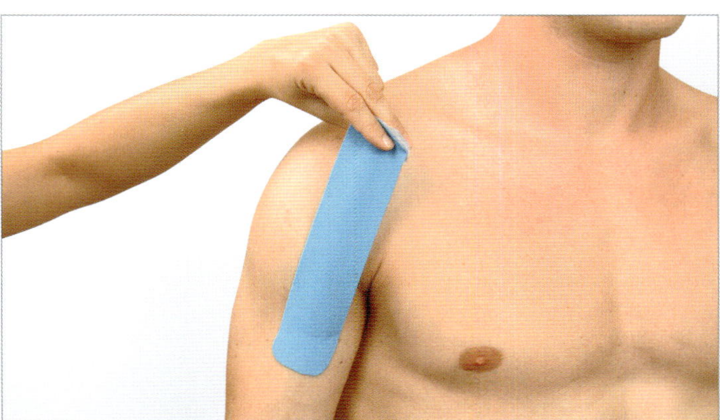

Anlage des Ankers
ASTE: Aufrecht sitzende Position, der Arm befindet sich im Schultergelenk in leichter Extension und Außenrotation.
Schritt 1: Der Anker des I-Tapes wird ohne Zug von anterior in Höhe der Tuberositas deltoidea auf dem Oberarm angelegt.

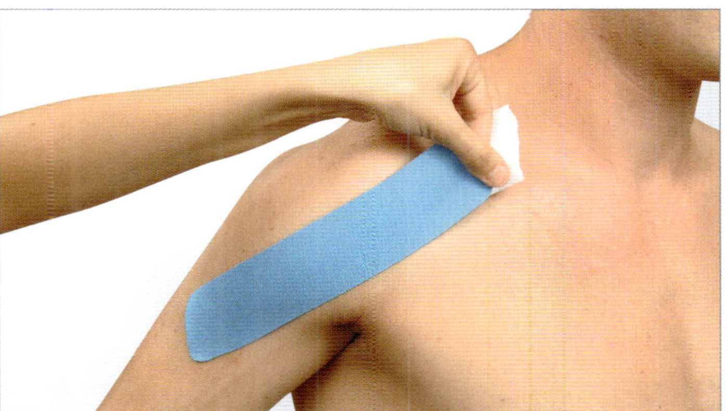

Anlage des I-Tapes
ASTE: Der Arm befindet sich im Schultergelenk in Retroversion, Abduktion und Außenrotation (Muskelvordehnung).
Schritt 2: Der Anker wird fixiert und das I-Tape unter leichtem Zug entlang des Humerus nach kranial-medial bis zur Spitze des Proc. coracoideus angelegt.

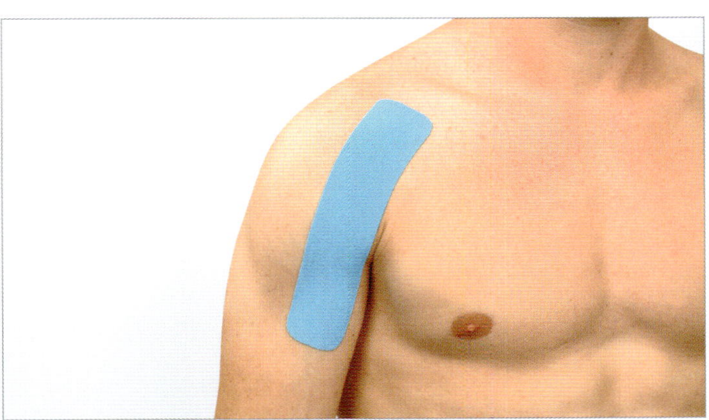

Komplette I-Tapeanlage
ESTE: Der Arm befindet sich in entspannter Stellung.
Schritt 3: Das I-Tapeende läuft dehnungsfrei über den Proc. coracoideus aus. Das gesamte Tape wird in Vordehnung der Struktur durch leichtes Reiben anmodelliert, fixiert und aktiviert.

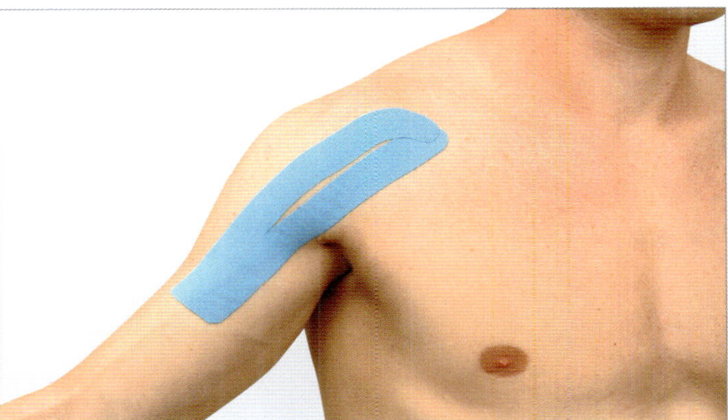

Alternativanlage: Y-Tape
ASTE: Der Arm befindet sich im Schultergelenk in leichter Abduktion und Außenrotation.
Anlage: Der Anker des Y-Tapes wird durch einen Haut-Gleitschub während der Anlage beider Zügel fixiert. Lateraler und medialer Y-Zügel werden mit leichtem Zug nach kranial-medial zum Ursprung hin angelegt. Die Y-Zügelenden laufen dehnungsfrei aus. Das gesamte Tape wird in Vordehnung der Struktur durch leichtes Reiben anmodelliert, fixiert und aktiviert.

▸ **Direkt unter der Spitze des Proc. coracoideus sind die Sehnen des M. coracobrachialis und die des M. biceps brachii caput breve zu ertasten, die sich miteinander verbinden und eine fasziale Brücke zum Lig. coracoacromiale bilden.**

M. pectoralis minor

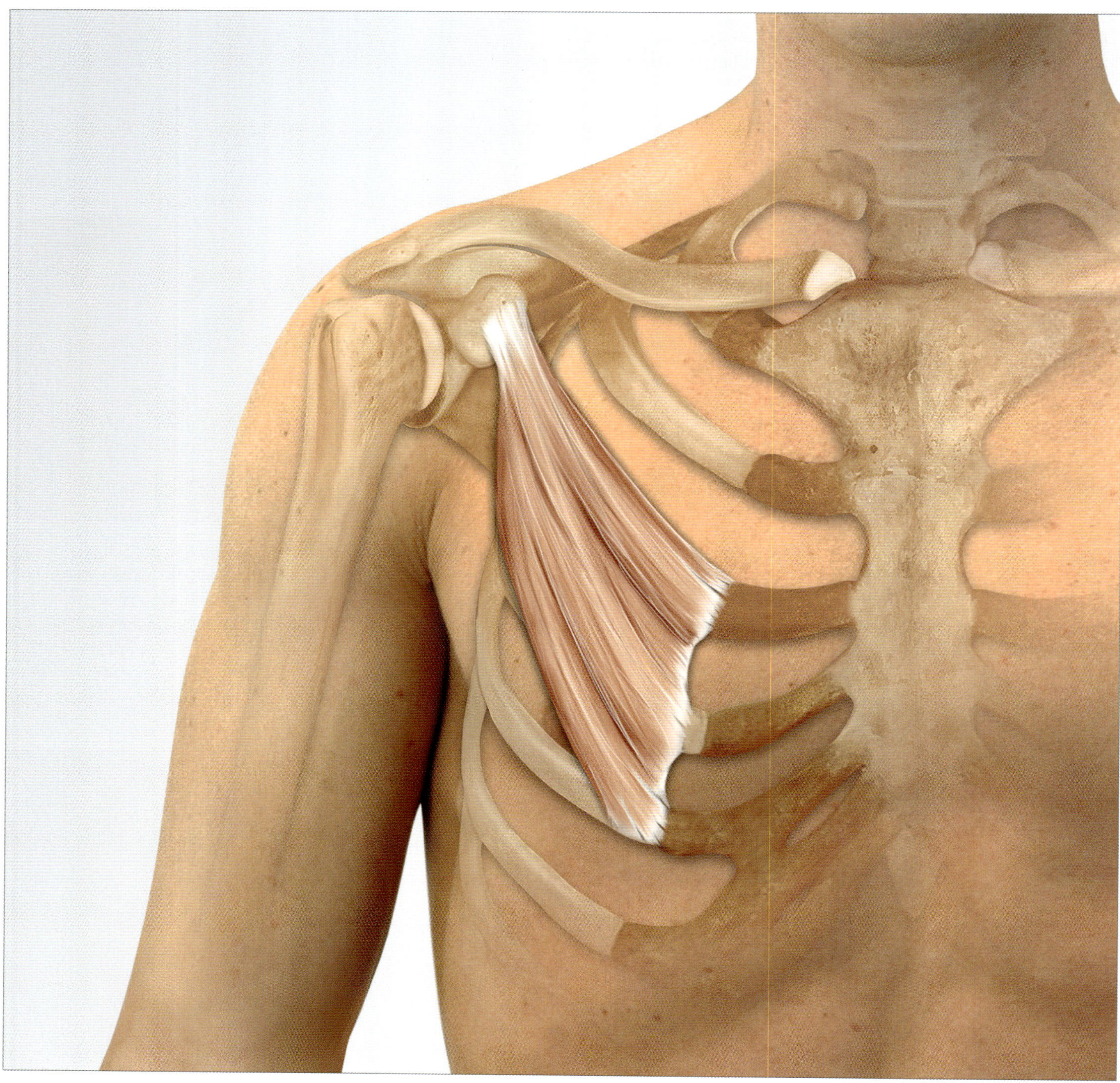

U: 3. bis 5. Rippe
A: Proc. coracoideus der Skapula
I: Nn. pectorales medialis und lateralis (C6–C8)
F: senkt die Skapula und zieht sie nach medial; hebt den Thorax (Atemhilfsmuskel)

M. pectoralis minor – Muskelanlage

Wirkung: detonisierend. Die Anlage erfolgt vom Ansatz zum Ursprung.

Indikationen für die Sensotape-Anlage
- Frozen Shoulder
- Thoracic Outlet Syndrom (TOS)
- Angina pectoris
- Atmungsprobleme, thorakale Stauungen

Material
blaues Y-Tape
(Breite 3 cm, Zügel je 1,5 cm)

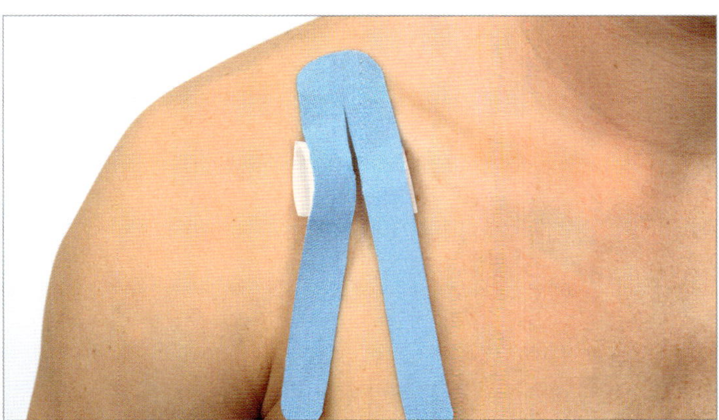

Anlage des Ankers
ASTE: Aufrecht sitzende Position, der Arm befindet sich in Neutralstellung neben dem Körper.
Schritt 1: Der Anker des Y-Tapes wird ohne Zug so oberhalb des Proc. coracoideus angelegt, dass der Y-Spalt direkt auf dem Proc. liegt.

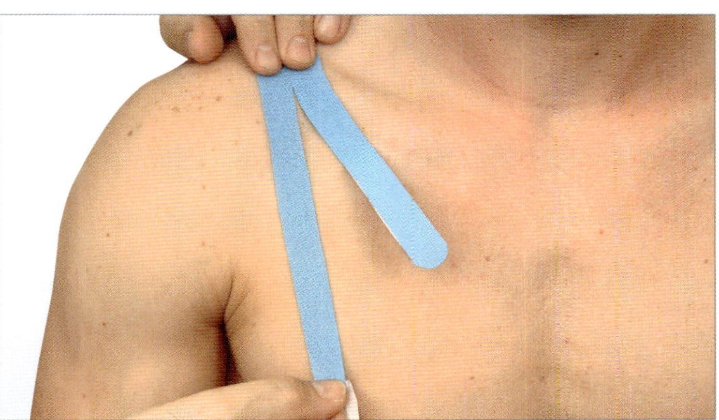

Anlage des lateralen Y-Zügels
ASTE: Der Schultergürtel befindet sich Retraktion, der Arm im Schultergelenk in Retroversion. Der M. pectoralis minor ist somit in Vordehnung.
Schritt 2: Der Anker wird durch einen Haut-Gleitschub fixiert, während der laterale Zügel des Y-Tapes mit leichtem Zug zur Brustwarze hin (im Bereich der 5. Rippe) angelegt wird.

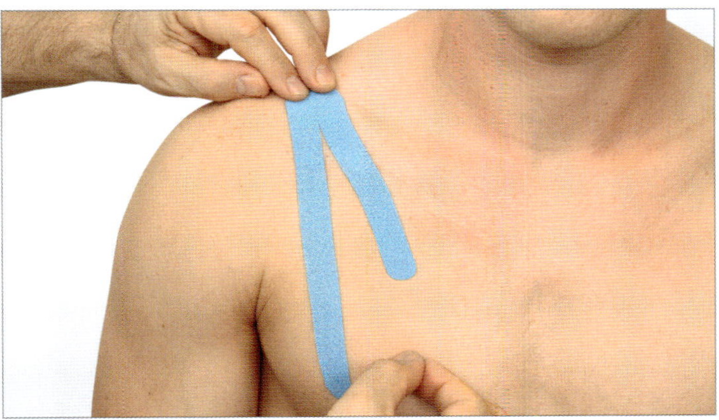

Anlage des medialen Y-Zügels
ASTE: Die Armstellung wird beibehalten.
Schritt 3: Der Anker wird weiterhin fixiert, während der mediale Zügel des Y-Tapes mit leichtem Zug zur 3. Rippe hin nahe der Knorpel-Knochen-Grenze angelegt wird.

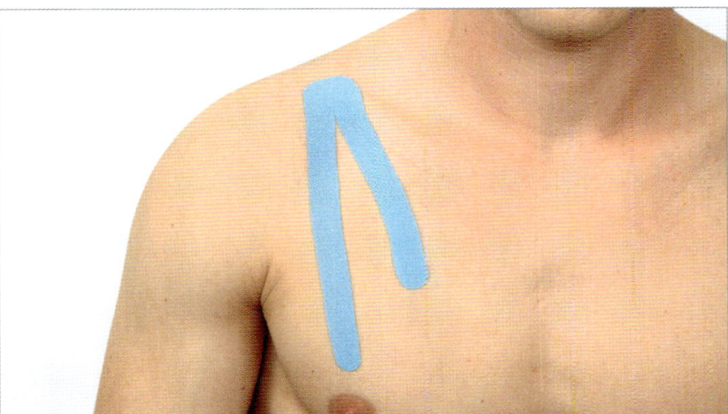

Komplette Y-Tapeanlage
ESTE: Der Arm befindet sich in Neutralstellung neben dem Körper.
Schritt 4: Beide Zügelenden laufen dehnungsfrei aus. Das gesamte Tape wird durch leichtes Reiben in Vordehnung anmodelliert, fixiert und aktiviert.

▸ **Es sollte ein schmaleres Tape verwendet werden (ca. 1/3 abtrennen)! Während der Anlage des Tapes sollte der Patient ausatmen.**

M. subclavius

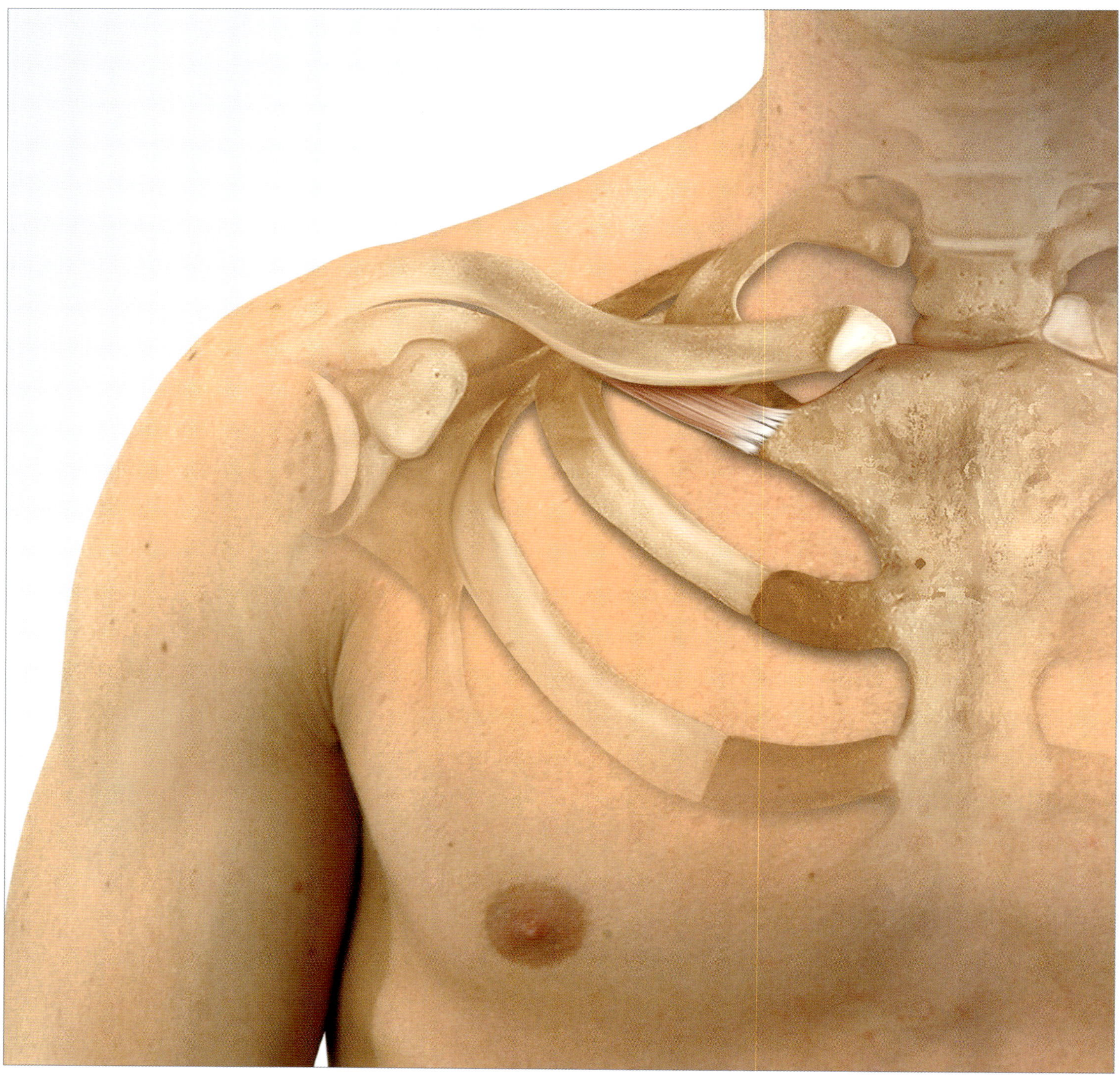

U: Knorpel-Knochen-Grenze der 1. Rippe
A: Unterseite der Klavikula (laterales Drittel)
I: N. subclavius (Plexus brachialis, C5–C6)
F: Fixierung der Klavikula im SCG;
Schutz des SCG gegen Zugkräfte; Polsterung der V. subclavia

M. subclavius – Muskelanlage

Wirkung: detonisierend. Die Anlage erfolgt vom Ansatz zum Ursprung.

Indikationen für die Sensotape-Anlage
- Subluxation bzw. Luxation der Klavikula
- Einfluss auf den N. phrenicus
- Unwohlsein, Übelkeit, Brechreiz
- Diaphragmabeschwerden

Material
blaues I-Tape (Breite: 2,5 cm)

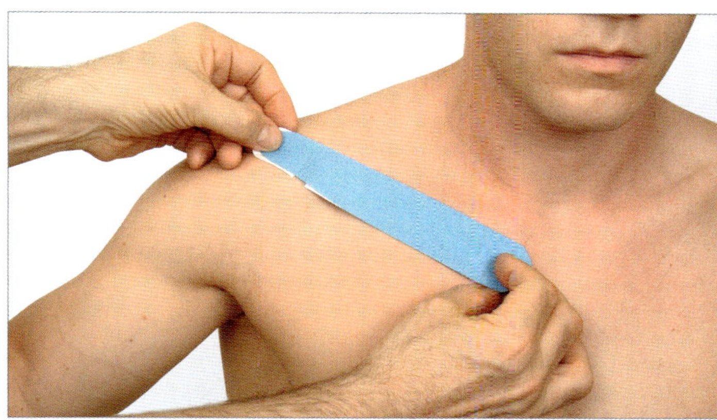

Markieren und Abmessen des I-Tapes
ASTE: Aufrecht sitzende Position, der Arm befindet sich im Schultergelenk in leichter Abduktion und Außenrotation.
Schritt 1: Das I-Tape wird zwischen dem ACG und dem SCG unterhalb der Klavikula ausgemessen.

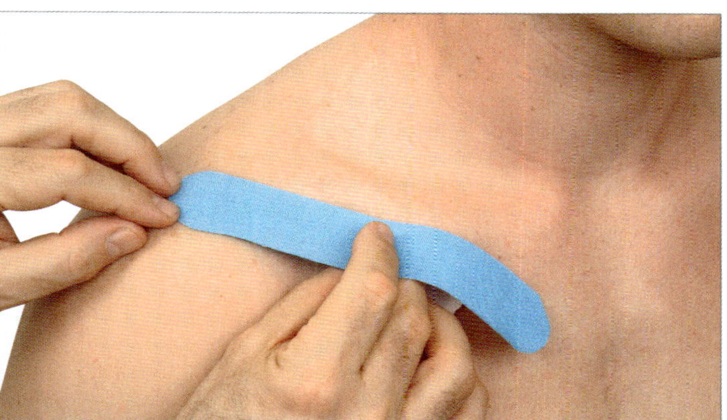

Anlage des I-Ankers
ASTE: Der Arm befindet sich in Neutralstellung neben dem Körper.
Schritt 2: Der Anker des I-Tapes wird ohne Zug direkt inferior der Klavikula am ACG angelegt.

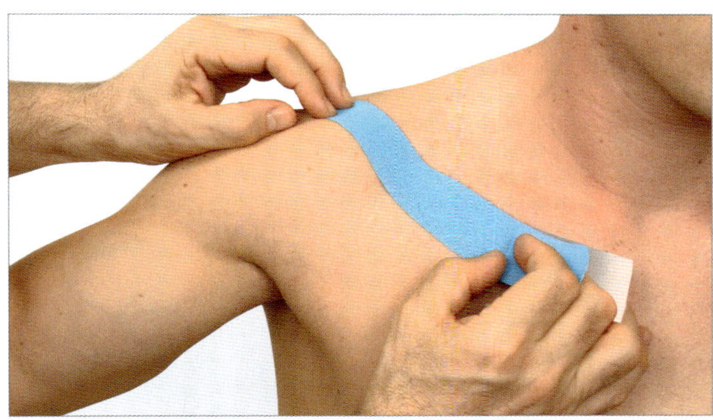

Anlage des I-Tapes
ASTE: Der Arm befindet sich im Schultergelenk in leichter Abduktion und Außenrotation.
Schritt 3: Der Anker wird durch einen Haut-Gleitschub in Korrekturrichtung fixiert, während das I-Tape mit leichtem Zug unterhalb der Klavikula Richtung SCG angelegt wird.

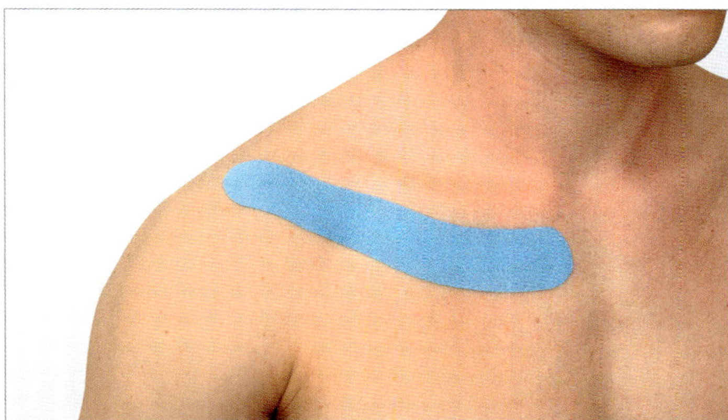

Komplette I-Tapeanlage
ESTE: Der Arm befindet sich in Neutralstellung neben dem Körper.
Schritt 4: Beide I-Zügelenden laufen dehnungsfrei aus. Das Tape wird in Vordehnung der Struktur durch leichtes Reiben anmodelliert, fixiert und aktiviert.

M. trapezius I, Pars descendens

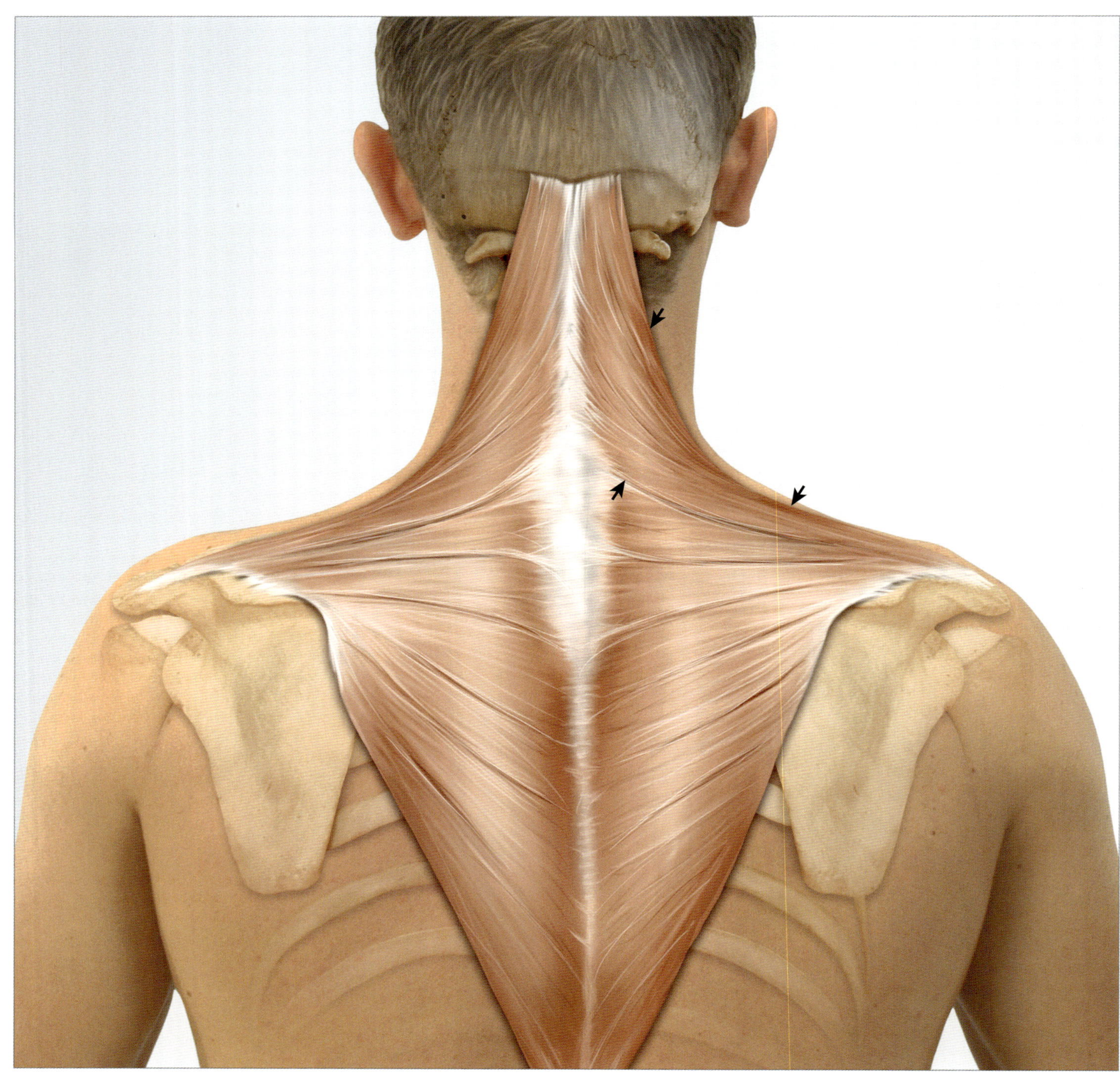

U: mediales Drittel der Linea nuchalis superior, Protuberantia occipitalis externa und Lig. nuchae
A: laterales Drittel der Klavikula
I: N. accessorius, Plexus cervicalis (C2–C4)
F: Punctum fixum Schultergürtel: Lateralflexion der HWS zur gleichen und Rotation zur Gegenseite; Extension der HWS; Punctum fixum HWS: Elevation des Schultergürtels; Außenrotation der Skapula; gesamter Muskel: Positionierung und Stabilisierung der Skapula auf dem Thorax

M. trapezius I, Pars descendens – Muskelanlage

Wirkung: detonisierend. Die Anlage erfolgt vom Ansatz zum Ursprung.

Indikationen für die Sensotape-Anlage
- Spannungskopfschmerz, Hypertonie des Muskels
- zervikaler Bandscheibenvorfall
- zervikale Brachialgie
- HWS-Schleudertrauma
- Frozen Shoulder
- PHS

Material
blaues Y-Tape

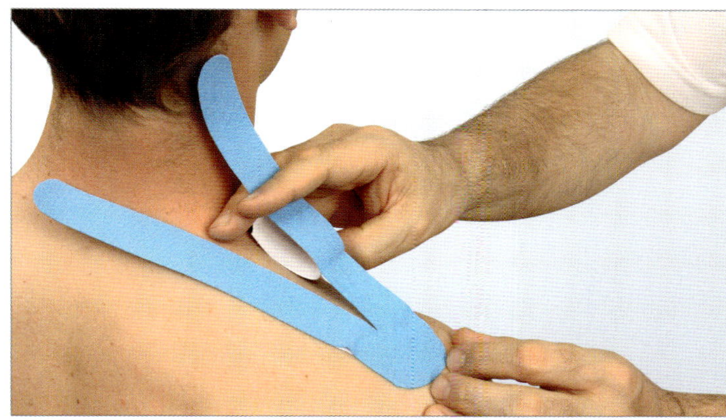

Anlage des Ankers
ASTE: Aufrecht sitzende Position, die HWS und der Schultergürtel befinden sich in Neutralstellung.
Schritt 1: Der Anker des Y-Tapes wird ohne Zug wird auf dem Akromion angelegt.

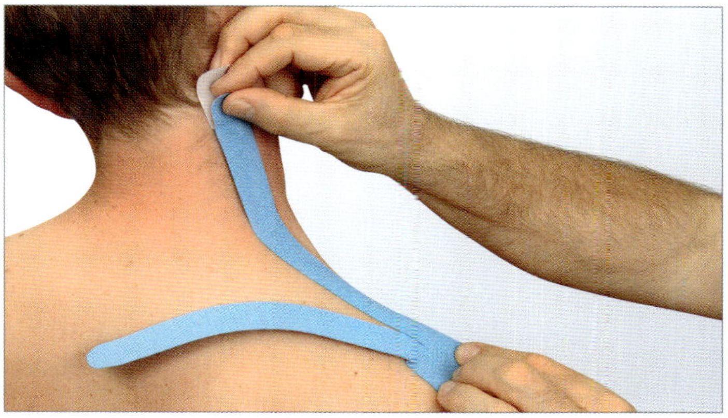

Anlage des superioren Y-Zügels
ASTE: Der Schultergürtel befindet sich in Depression, die HWS in einer Lateralflexion nach links.
Schritt 2: Den Anker wird durch einen Haut-Gleitschub fixiert, während der superiore Y-Zügel mit leichtem Zug nach kranial zur Protuberantia occipitalis externa angelegt wird. Dabei sollte der Haaransatz nicht überklebt werden.

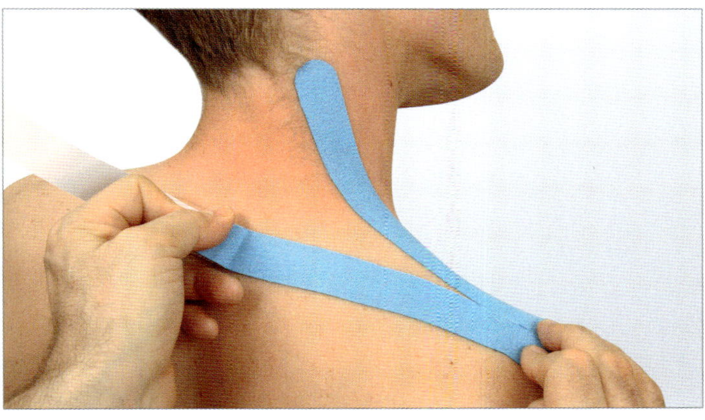

Anlage des inferioren Y-Zügels
ASTE: Der Schultergürtel befindet sich in Protraktion, der Arm im Schultergelenk in horizontaler Adduktion und die HWS in Rotation nach rechts.
Schritt 3: Der Anker des Y-Tapes wird durch einen Haut-Gleitschub fixiert, während der inferiore Y-Zügel mit leichtem Zug nach medial und dorsal zum DF von C7 angelegt wird.

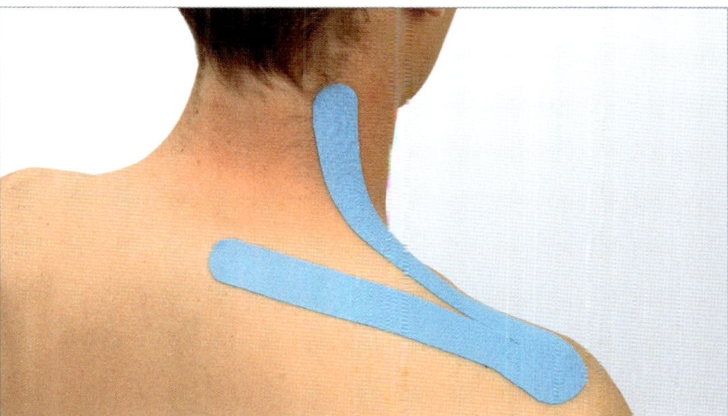

Komplette Tapeanlage
ESTE: HWS und Schultergürtel befinden sich in Neutralstellung.
Schritt 4: Beide Zügelenden laufen dehnungsfrei aus. Das gesamte Tape wird durch leichtes Reiben in Vordehnung anmodelliert, fixiert und aktiviert.

▸ **Die Abmessung des Y-Tapes erfolgt in Vordehnung des M. trapezius (Lateralflexion und Gegenrotation mit Skapuladepression) vom Akromion bis C0.**

M. trapezius II, Pars transversa

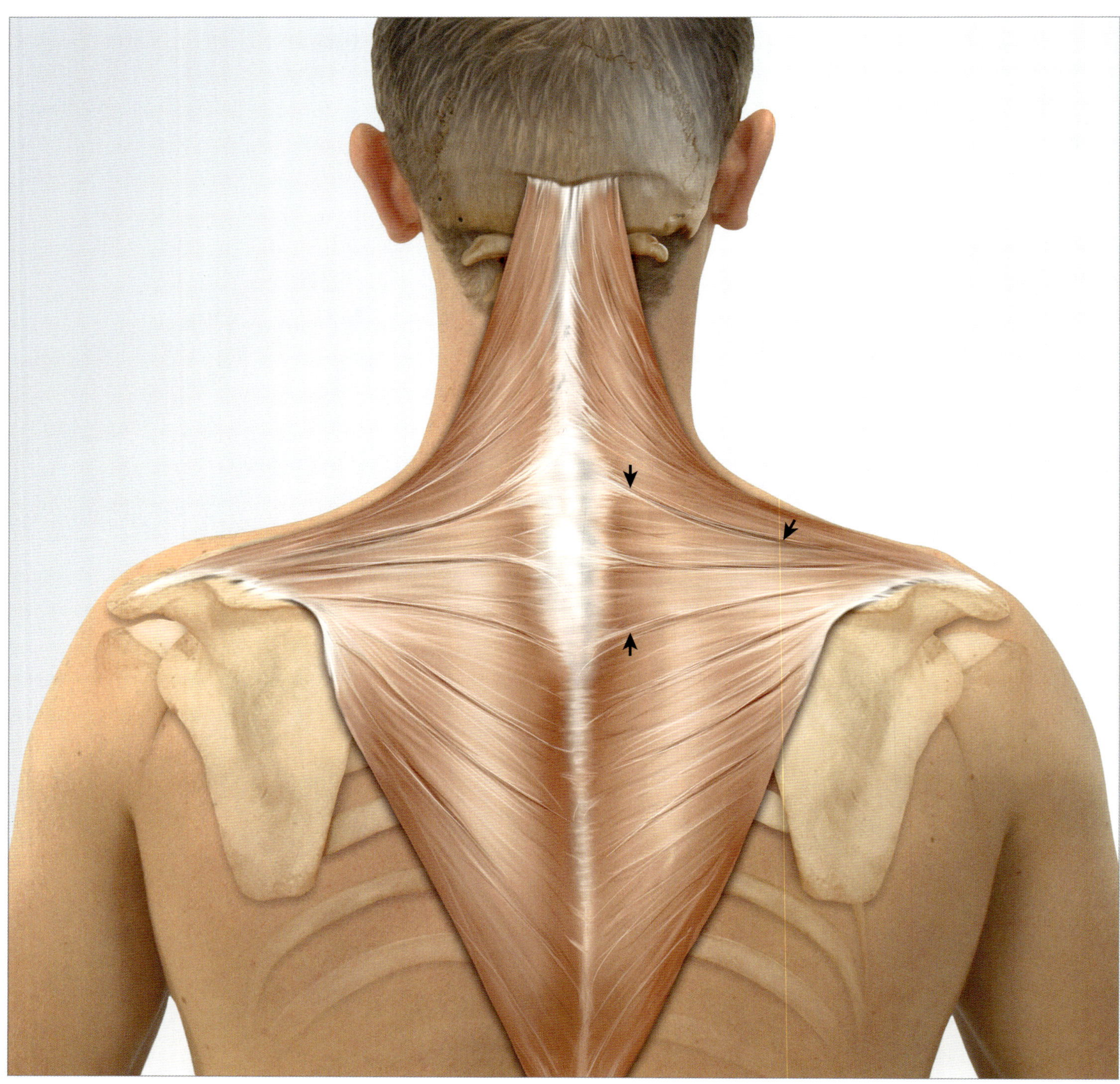

U: über dem Sehnenspiegel von den Procc. spinosi und den Ligg. supraspinalia zwischen dem 7. Hals- und dem 4. Brustwirbel
A: Akromion mit angrenzenden lateralen Anteilen der Klavikula und der Spina scapulae
I: N. accessorius, Plexus cervicalis (C2–C4)
F: zieht die Skapula nach medial zur WS; gesamter Muskel: Positionierung und Stabilisierung der Skapula auf dem Thorax

M. trapezius II, Pars transversa – Muskelanlage

Wirkung: tonisierend. Die Anlage erfolgt vom Ursprung zum Ansatz.

Indikationen für die Sensotape-Anlage
- Spannungskopfschmerz durch eine Hypertonie des Muskels
- zervikaler Bandscheibenvorfall
- zervikale Brachialgie
- HWS-Schleudertrauma
- Schultersteife

Material
2 rote I-Tapes

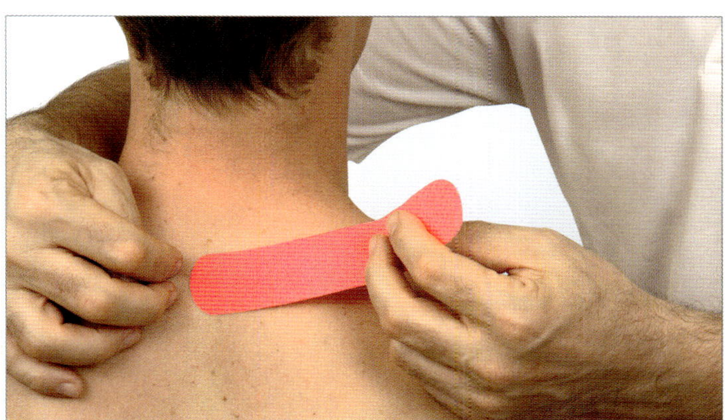

Anlage des Ankers des superioren I-Tapes
ASTE: Aufrecht sitzende Position, HWS und Schultergürtel befinden sich in Neutralstellung.
Schritt 1: Der Anker des superioren I-Tapes wird ohne Zug medial auf dem DF des BWK 1 angelegt.

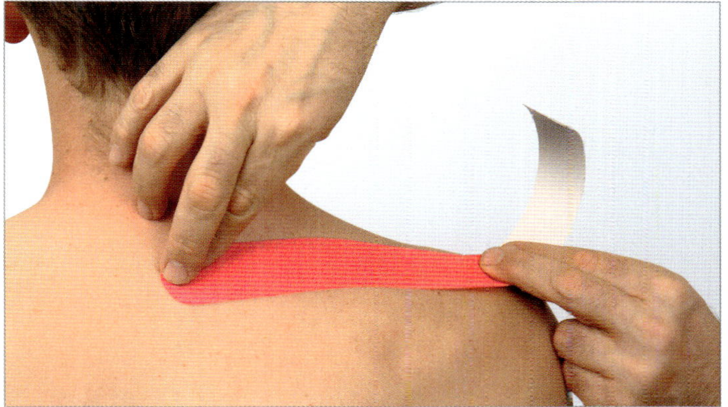

Anlage des superioren I-Tapes
ASTE: Der Schultergürtel befindet sich in Protraktion.
Schritt 2: Der Anker des superioren I-Tapes wird durch einen Haut-Gleitschub fixiert, während das I-Tape mit leichtem Zug horizontal zum Akromion hin angelegt wird. Das Tapeende läuft dehnungsfrei aus.

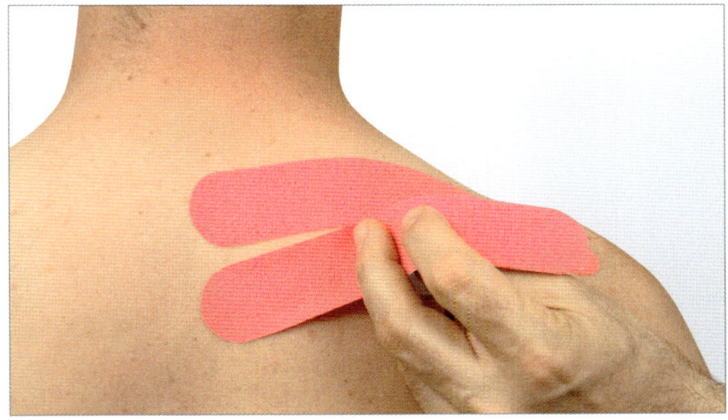

Anlage des Ankers des inferioren I-Tapes
ASTE: HWS und Schultergürtel befinden sich in Neutralstellung.
Schritt 3: Der Anker des inferioren I-Tapes wird ohne Zug medial auf den DF des BWK 3 angelegt. Das Tapeende läuft dehnungsfrei aus.

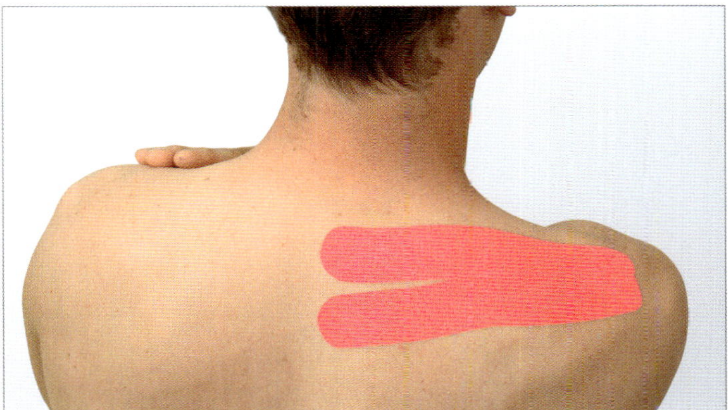

Anlage des inferioren I-Tapes
ASTE: Der Schultergürtel befindet sich in Protraktion, der Arm im Schultergelenk in horizontaler Adduktion.
Schritt 4: Der Anker wird durch einen Haut-Gleitschub fixiert, das I-Tape mit leichtem Zug am Ansatz angelegt. Es überlappet das superiore Tape zur Hälfte.

M. trapezius III, Pars ascendens

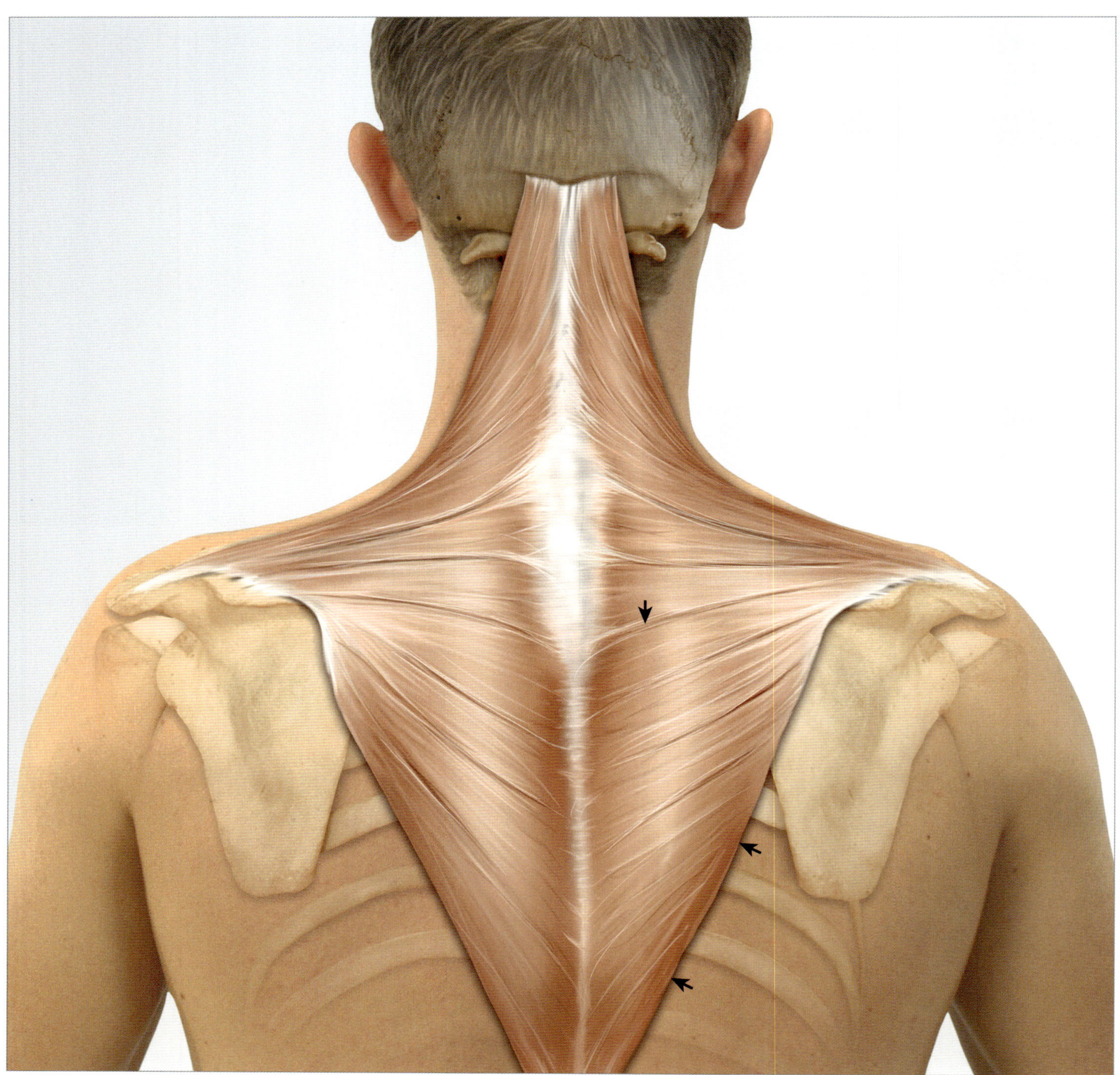

Pars ascendens
U: Procc. spinosi und Ligg. supraspinalia des 5. bis 12. Brustwirbels
A: Spina scapulae
I: N. accessorius, Plexus cervicalis (C2–C4)
F: zieht die Skapula nach kaudal-medial zur WS

Gesamter Muskel
F: Positionierung und Stabilisierung der Skapula auf dem Thorax

M. trapezius III, Pars ascendens – Muskelanlage

Wirkung: tonisierend. Die Anlage erfolgt vom Ursprung zum Ansatz.

Indikationen für die Sensotape-Anlage
- zervikaler Bandscheibenvorfall
- zervikale und brachiale Schmerzsymptome
- Spannungskopfschmerzen
- Hypotonie des Muskels

Material
2 rote I-Tapes

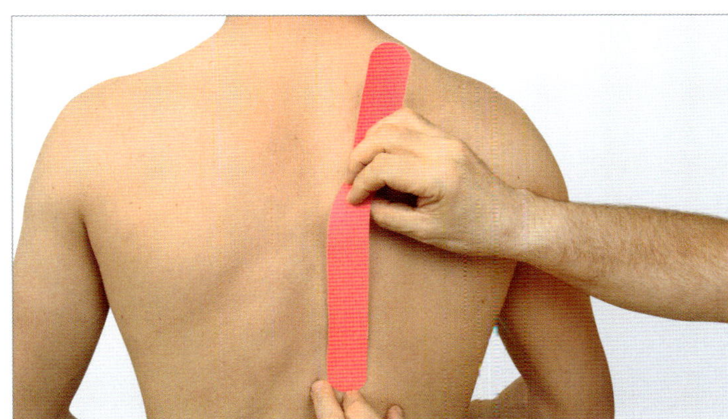

Anlage des Ankers des medialen I-Tapes
ASTE: Aufrecht sitzende Position, der Schultergürtel befindet sich in Neutralstellung.
Schritt 1: Der Anker des I-Tapes wird ohne Zug am DF von BWK 12 angelegt.

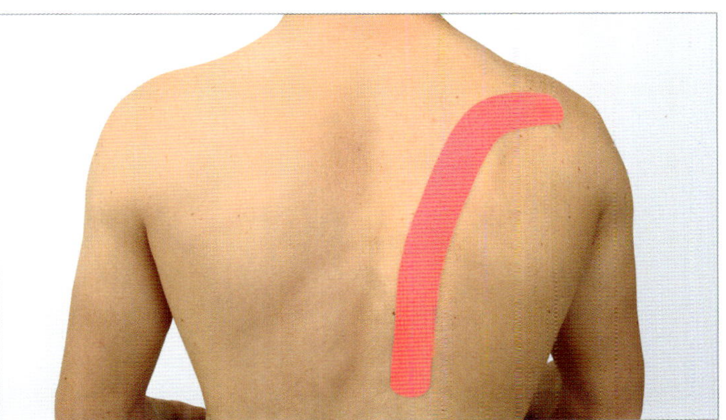

Anlage des medialen I-Tapes
ASTE: Der Schultergürtel befindet sich in Elevation und Protraktion.
Schritt 2: Der Anker wird durch einen Haut-Gleitschub fixiert, während das I-Tape paravertebral mit leichtem Zug nach kranial bis BWK 6 und weiter nach lateral zur medialen Spina scapulae angelegt wird. Das Tapeende läuft dehnungsfrei aus.

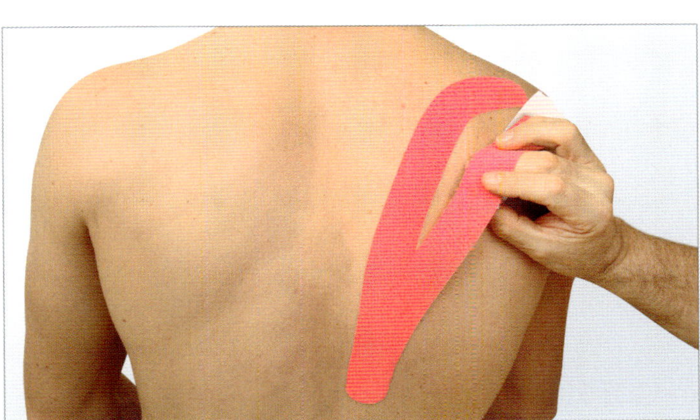

Anlage des Ankers des lateralen I-Tapes
ASTE: BWS und Schultergürtel befinden sich in Neutralstellung.
Schritt 3: Der Anker des lateralen I-Tapes wird ohne Zug halb überlappend mit dem Anker des medialen I-Tapes an BWK 12 angelegt.

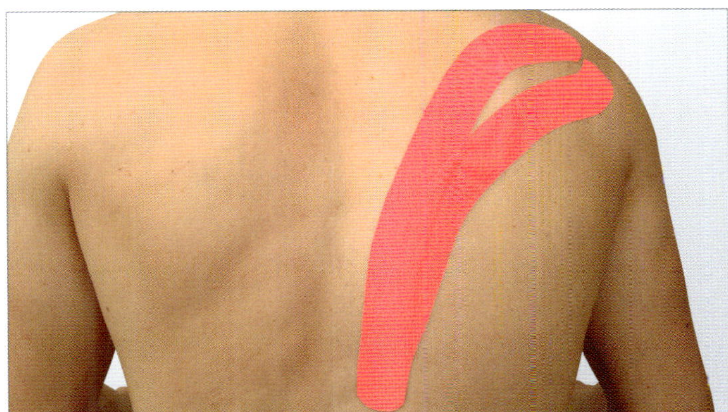

Anlage des lateralen I-Tapes
ASTE: Der Schultergürtel befindet sich in Elevation und Protraktion.
Schritt 4: Der Anker wird durch einen Haut-Gleitschub fixiert, während das I-Tape paravertebral mit leichtem Zug nach kranial bis BWK 6 und weiter nach lateral zur inferioren Spina scapulae angelegt wird. Das Tapeende läuft dehnungsfrei aus.

▸ **Durch eine Lateralflexion der WS zur Gegenseite der Tapeanlage wird eine etwas größere Muskelvordehnung erzeugt.**

M. levator scapulae

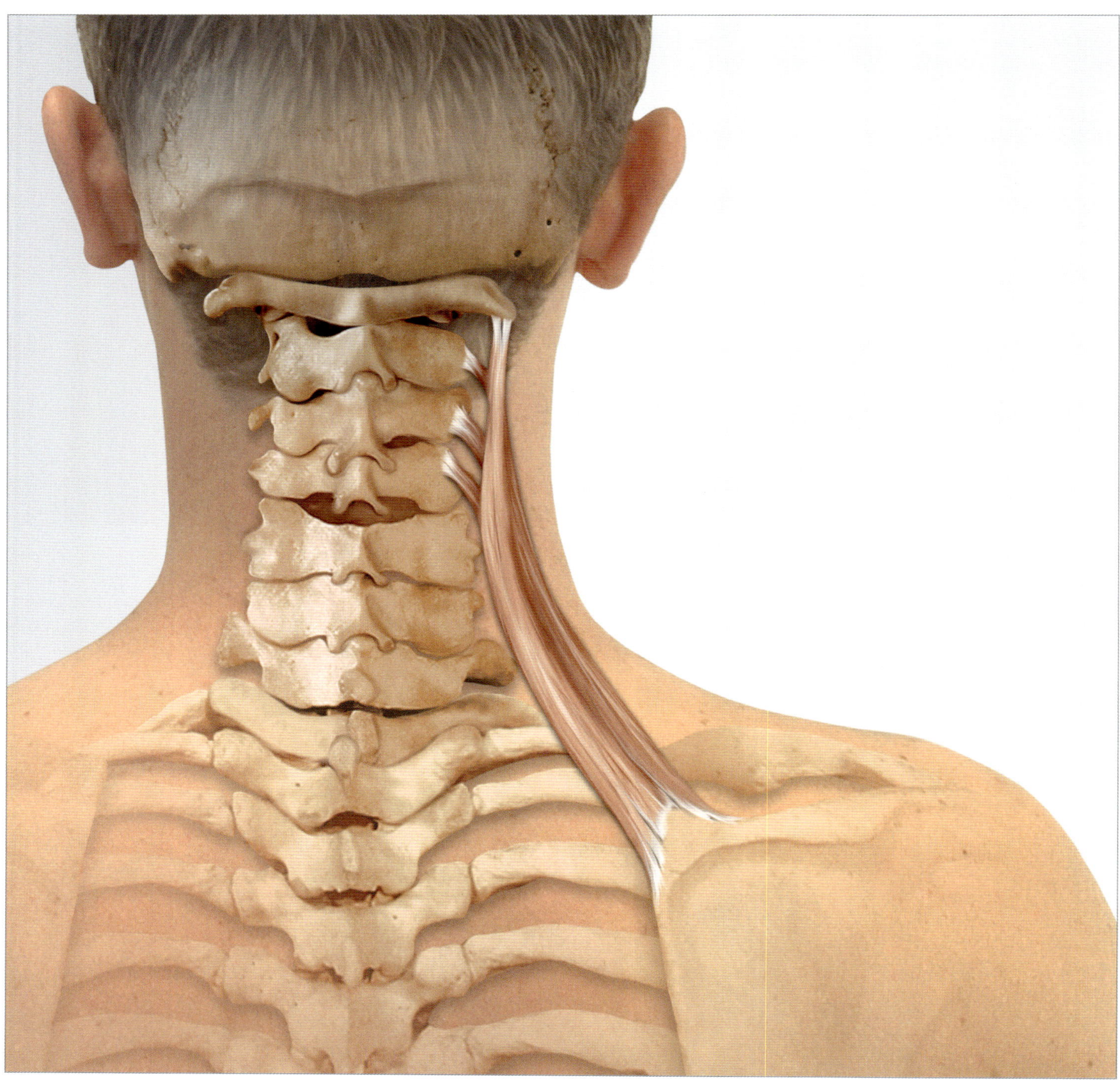

U: Procc. transversi (C1–C4)
A: Angulus superior scapulae, kranialer Teil der Margo medialis
I: N. dorsalis scapulae (C3–C5), Rr. ventrales der Spinalnerven (C3–C5)
F: Punctum fixum HWS: Protraktion, Elevation, Innenrotation und Adduktion der Skapula; Punctum fixum Skapula: Lateralflexion und Rotation der HWS zur gleichen Seite; beidseitig: Extension der HWS

Der M. levator scapulae ist ein Kennmuskel für das Segment C3.

M. levator scapulae – Muskelanlage

Wirkung: detonisierend. Die Anlage erfolgt vom Ansatz zum Ursprung.

Indikationen für die Sensotape-Anlage
- Spannungskopfschmerz, Hypertonie des Muskels
- Schulterhochstand
- zervikaler Bandscheibenvorfall
- Brachialgie
- HWS-Schleudertrauma
- PHS
- Frozen Shoulder
- Haltungsschwäche/schmerzhafte Triggerpunkte durch Belastungshaltung

Material
blaues I-Tape (Breite: 2,5 cm)

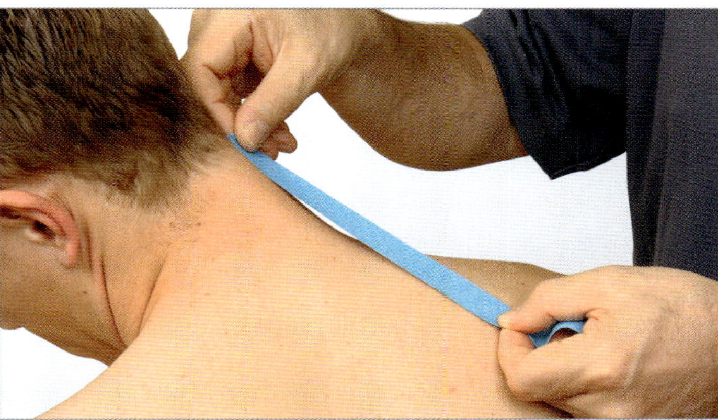

Markieren und Abmessen der I-Tape-Länge
ASTE: Aufrecht sitzende Position, die oberen Kopfgelenke befinden sich in Flexion, die HWS ist in Lateralflexion und Rotation zur Gegenseite, der Schultergürtel in Depression.
Schritt 1: Der Angulus superior scapulae und der QF von C2 werden markiert. Die Tapeabmessung erfolgt in Muskelvordehnung.

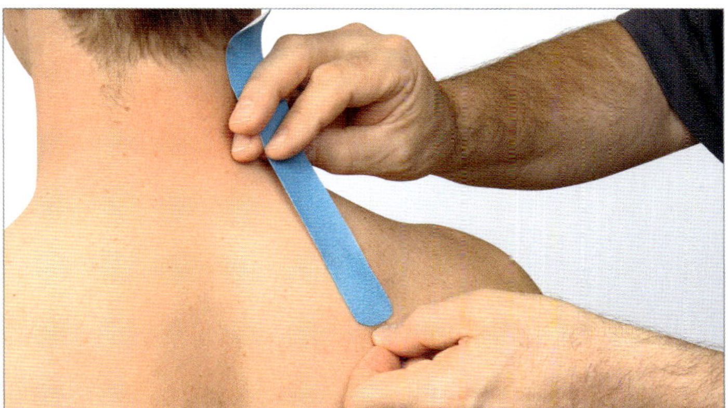

Anlage des Ankers
ASTE: Kopf und HWS befinden sich in Neutralstellung.
Schritt 2: Der Anker des I-Tapes wird ohne Zug auf den Angulus superior scapulae angelegt.

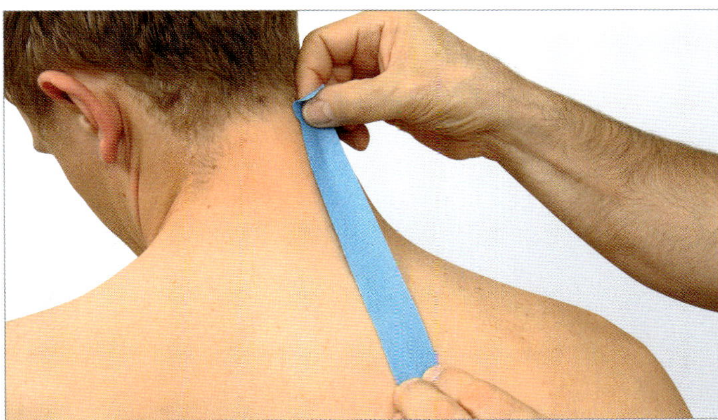

Anlage des I-Tapes
ASTE: Die oberen Kopfgelenke befinden sich in Flexion, die HWS ist in Lateralflexion und Rotation zur Gegenseite, der Schultergürtel in Depression. Der M. levator scapulae ist somit vorgedehnt.
Schritt 3: Der Anker des I-Tapes wird durch einen Haut-Gleitschub fixiert, während das Tape mit leichtem Zug nach kranial Richtung QF von C2 angelegt wird.

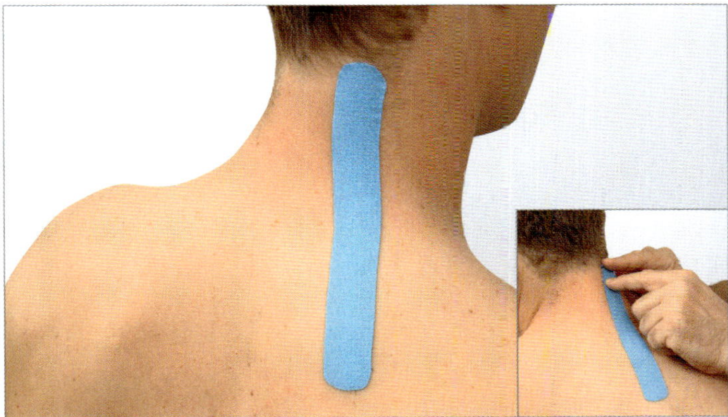

Komplette I-Tapeanlage
ESTE: Kopf und HWS befinden sich in Neutralstellung.
Schritt 4: Das Tapeende läuft dehnungsfrei zum Haaransatz aus (kl. Abb.). Das gesamte I-Tape wird durch leichtes Reiben in Vordehnung anmodelliert, aktiviert und fixiert.

► **Um die Hafteigenschaften des Sensotapes® nicht zu beeinträchtigen, sollte darauf geachtet werden, dass der Haaransatz nicht überklebt wird.**

Mm. rhomboideus minor und major

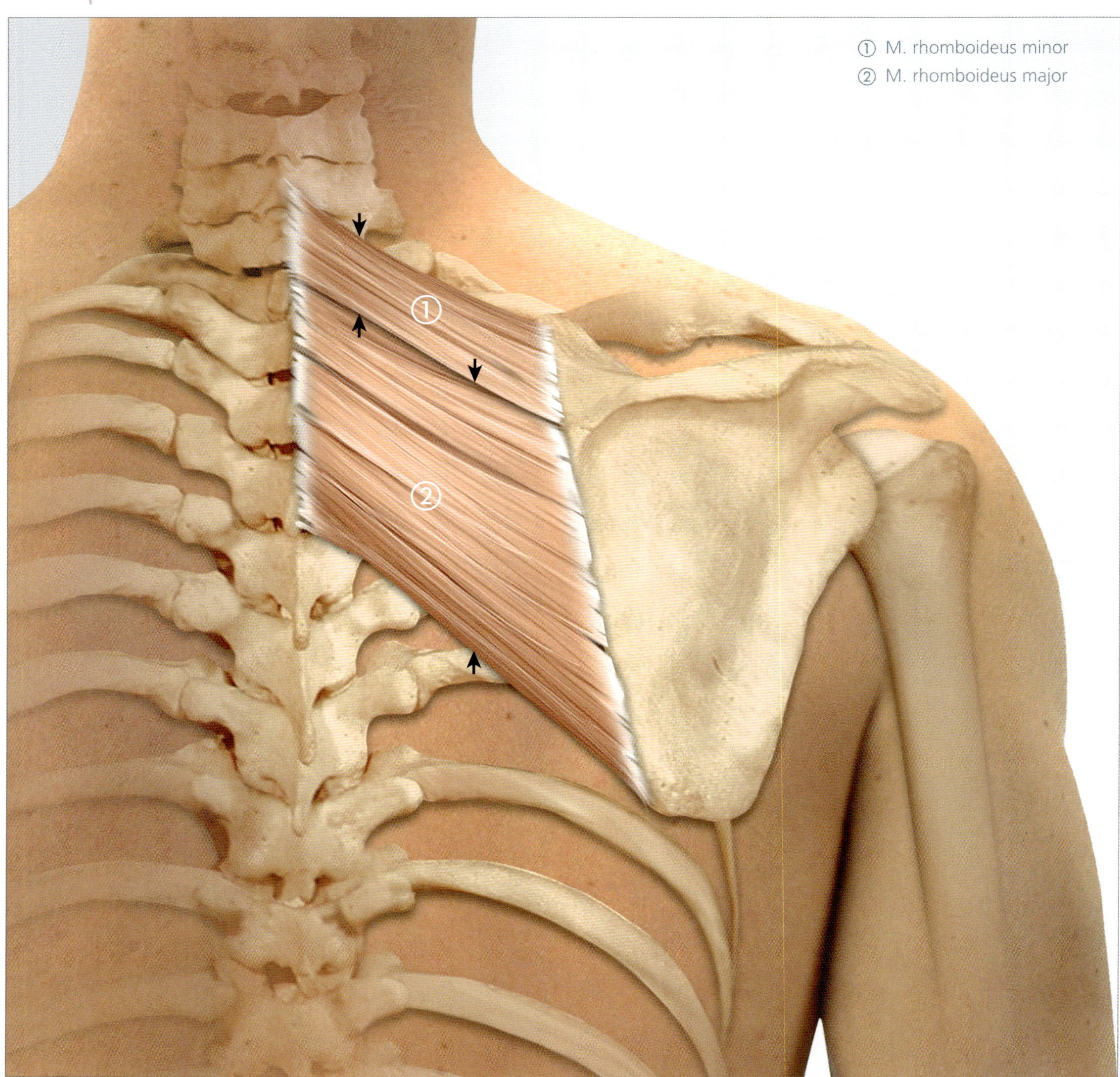

M. rhomboideus minor
U: Procc. spinosi des 6. und 7. Halswirbels
A: Margo medialis kranial der Spina scapulae
I: N. dorsalis scapulae (C4–C5)
F: zieht die Skapula nach medial-kranial

M. rhomboideus major
U: Procc. spinosi des 1. bis 4. Brustwirbels
A: Margo medialis, kaudal der Spina scapulae
I: N. dorsalis scapulae (C4–C5)
F: zieht die Skapula nach medial-kranial

Mm. rhomboideus minor (Abb. 1 und 2) und major (Abb. 3 und 4) – Muskelanlage

Wirkung: detonisierend. Die Anlage erfolgt vom Ansatz zum Ursprung.

Indikationen für die Sensotape-Anlage
- thorakale und interskapuläre Schmerzen
- Frozen Shoulder
- Rippensubluxationen
- Aufrichtungs- und Haltungskorrektur

Material
2 blaue X-Tapes

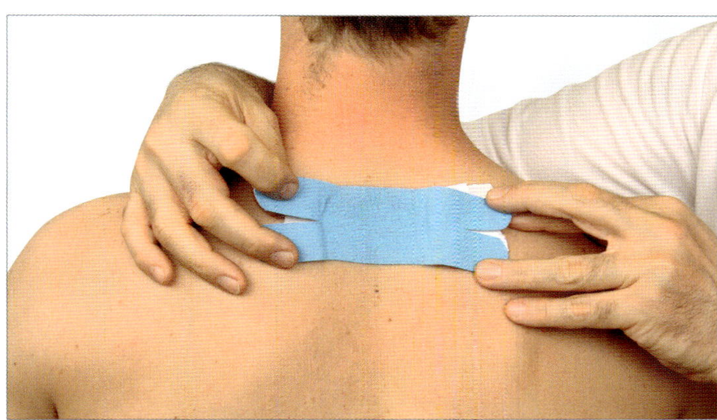

Anlage des Ankers
ASTE: Aufrecht sitzende Position, BWS und Schultergürtel befinden sich in Neutralstellung.
Schritt 1: Als Anker dient das mittlere Drittel des X-Tapes. Der Anker wird kaudal des DF von C7 unter leichtem Zug angelegt. Das X-Tape verläuft nahezu gerade, ist aber leicht zur Skapula hin gebogen.

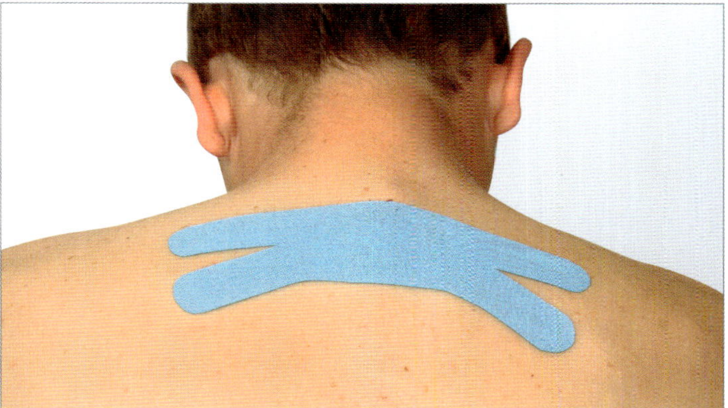

Anlage der vier X-Zügel
ASTE: Die BWS befindet sich in Flexion, der Schultergürtel ist protrahiert, die Skapula abduziert und nach außen rotiert. Der M. rhomboideus minor ist somit in Vordehnung.
Schritt 2: Der Anker des X-Tapes wird medial fixiert, während alle vier X-Zügel einzeln nach lateral in Richtung Skapula dehnungsfrei auslaufend angelegt werden.

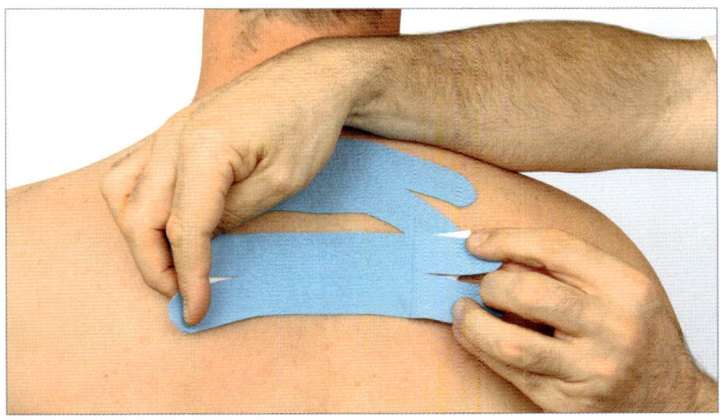

Anlage des Ankers
ASTE: Aufrecht sitzende Position, BWS und Schultergürtel befinden sich in Neutralstellung.
Schritt 1: Als Anker dient das Zentrum des X-Tapes. Die Mitte des Tapes wird unter leichtem Zug intraskapulär auf die DF der Wirbel Th2 und Th5 angelegt.

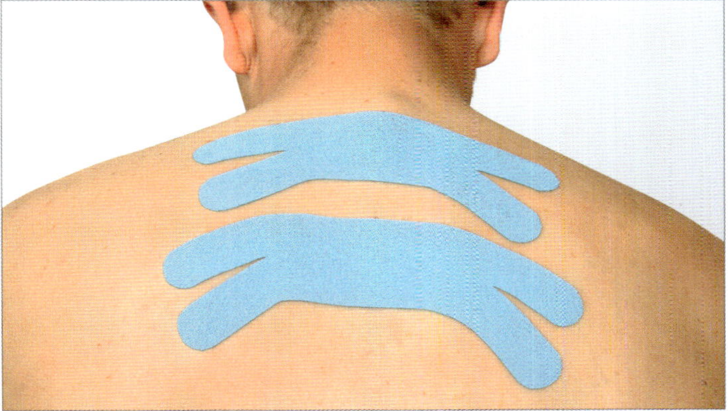

Anlage der vier X-Zügel
ASTE: Die BWS befindet sich in Flexion, der Schultergürtel ist protrahiert, die Skapula abduziert und nach außen rotiert. Der M. rhomboideus major ist somit in Vordehnung.
Schritt 2: Der Anker des X-Tapes wird medial fixiert, während alle vier X-Zügel ohne Zug einzeln nach lateral zur Margo medialis scapulae bzw. zum Angulus inferior scapulae angelegt werden. Das gesamte I-Tape wird durch leichtes Reiben in Vordehnung anmodelliert, fixiert und aktiviert.

▸ **Die Abmessung des Sensotapes® erfolgt in Muskelvordehnung von der Margo medialis zur Margo medialis der Gegenseite. Vor der Applikation der Tapeanlage werden die DF von C7 und von Th5 markiert.**

M. latissimus dorsi

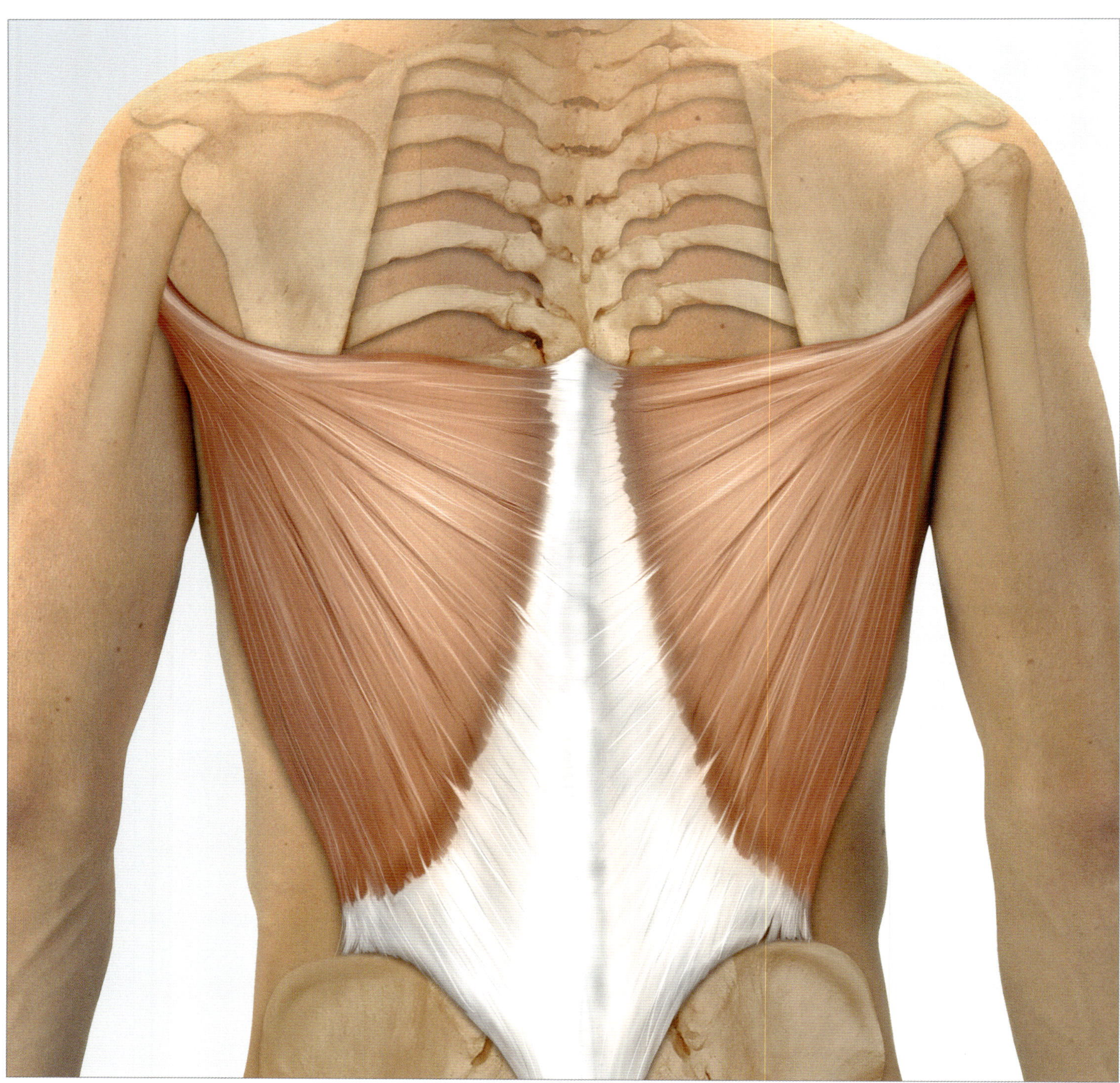

Pars vertebralis
U: Proc. spinosus des 7. bis 12. Brustwirbels; über die Fascia thoracolumbalis von den Procc. spinosi aller Lendenwirbel und vom Os sacrum

Pars iliaca
U: dorsales Drittel der Crista iliaca

Pars costalis
U: 9. bis 12. Rippe

Pars scapularis
U: Angulus inferior der Skapula

Alle Anteile
A: Crista tuberculi minoris am Humerus
I: N. thoracodorsalis (C6–C8)
F: Innenrotation, Adduktion und Retroversion des Arms; bei fixiertem Arm Adduktion des Rumpfs an den Arm, Retraktion des Schultergürtels; Atemhilfsmuskel (Expiration) und »Hustenmuskel«

M. latissimus dorsi – Muskelanlage

Wirkung: tonisierend. Die Anlage erfolgt vom Ursprung zum Ansatz.

Indikationen für die Sensotape-Anlage
- thorakale Schmerzen
- idiopathische Skoliose
- Behandlung von Triggerpunkten
- Frozen Shoulder

Material
rotes I-Tape

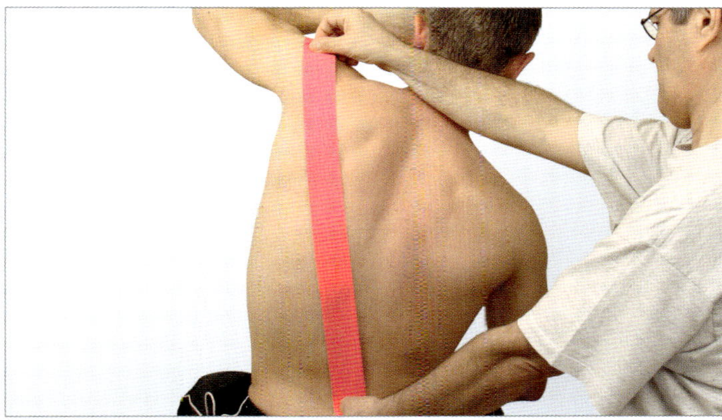

Markierung und Abmessung des I-Tapes
ASTE: Aufrecht sitzende Position, der Rumpf befindet sich in Lateralflexion zur Gegenseite, der Schultergürtel ist in Protraktion und der Arm im Schultergelenk in Anteversion und Abduktion und wird zur Entlastung aufgestützt.
Schritt 1: Der Rand der DF von L3 und L4 wird auf der betroffenen Seite markiert, ebenso der mediale Rand der Bizepssehne (entspricht dem Ursprung an den Crista tuberculi minoris humeri). Das I-Tape wird zwischen den markierten Punkten in Muskelvordehnung abgemessen.

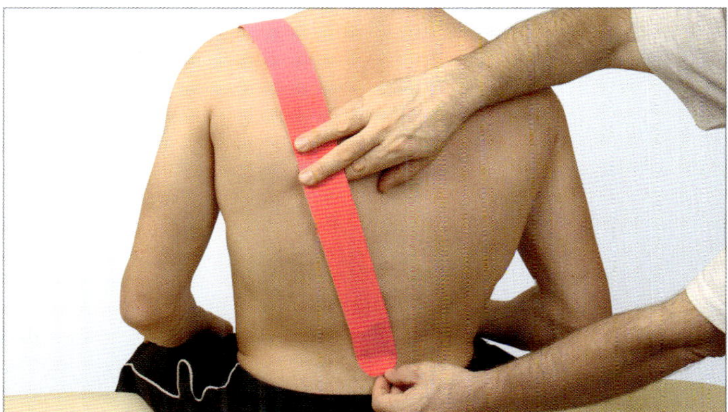

Anlage des Ankers
ASTE: Der Rumpf und der Schultergürtel befinden sich in Neutralstellung
Schritt 2: Der Anker wird ohne Zug auf den DF von L3 und L4 angelegt. Das I-Tape verläuft kranial.

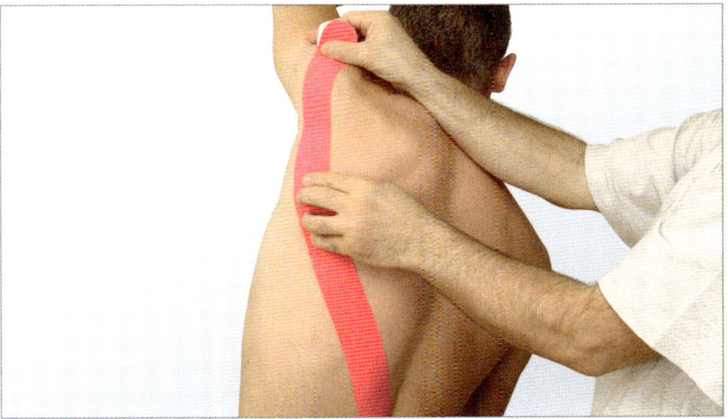

Anlage des I-Tapes
ASTE: Lateralflexion des Rumpfs zur Gegenseite, der Arm ist in leichter Anteflexion.
Schritt 3: Der Anker des I-Tapes wird durch einen Haut-Gleitschub fixiert, während das I-Tape mit leichtem Zug den prominenten Muskelbauch entlang über den Rumpf angelegt wird. Wegen des langen Muskelverlaufs ist bei der Applikation des letzten Drittels eine erneute nachrückende Fixierung sinnvoll.

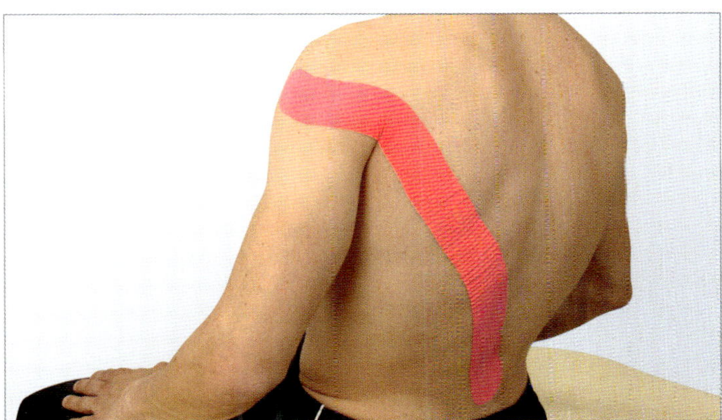

Komplette I-Tapeanlage
ESTE: Rumpf und Schultergürtel befinden sich in Neutralstellung.
Schritt 4: Das I-Tapeende läuft dehnungsfrei über den Ursprung aus. Das gesamte Tape wird durch leichtes Reiben in Vordehnung anmodelliert, fixiert und aktiviert.

▸ **Um die Retroversion zu unterstützen und die Achselhöhle freizuhalten, wird das letzte I-Tape-Drittel lateral, den Humeruskopf umlaufend, angelegt.**

M. triceps brachii I

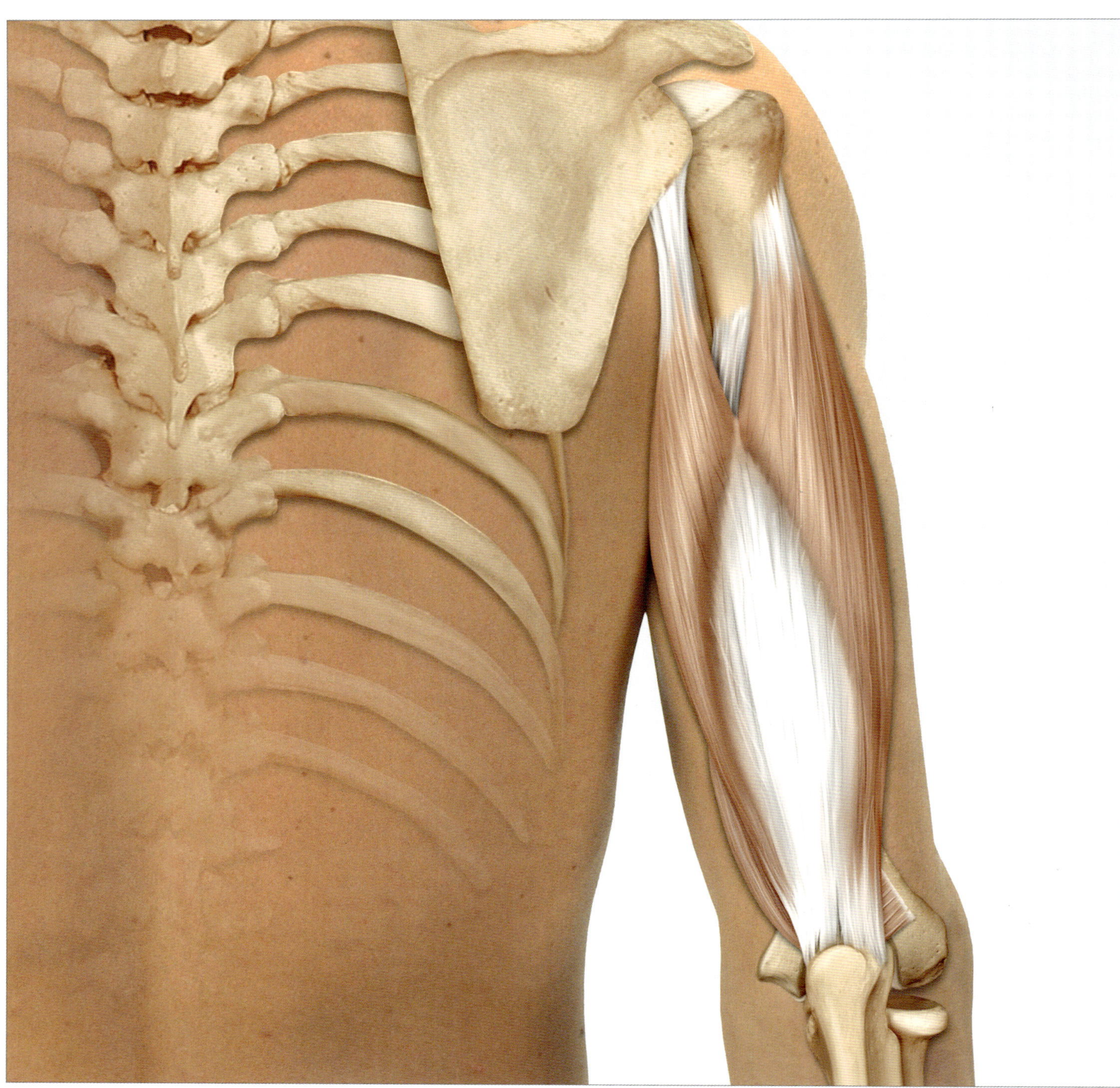

Caput longum
U: Tuberculum infraglenoidale der Skapula
F: Adduktion des Schultergelenks

Caput mediale
U: dorsale Seite des Humerus, distal des Sulcus nervi radialis

Caput laterale
U: dorsale Seite des Humerus, proximal des Sulcus nervi radialis

Alle Anteile
A: Olecranon ulnae
I: N. radialis (C6–C8)
F: Extension des Ellenbogengelenks; Retroversion des Schultergelenks (Caput longum)

Der M. triceps bracii ist ein Kennmuskel des Segmentes C7.

M. triceps brachii I – Muskelanlage

Wirkung: tonisierend. Die Anlage erfolgt vom Ursprung zum Ansatz.

Indikationen für die Sensotape-Anlage
- Schulter- und Oberarmschmerzen
- Tendinitiden
- Epicondylitis lateralis humeri
- Schmerz bei Ellenbogenextension

Material
rotes Y-Tape

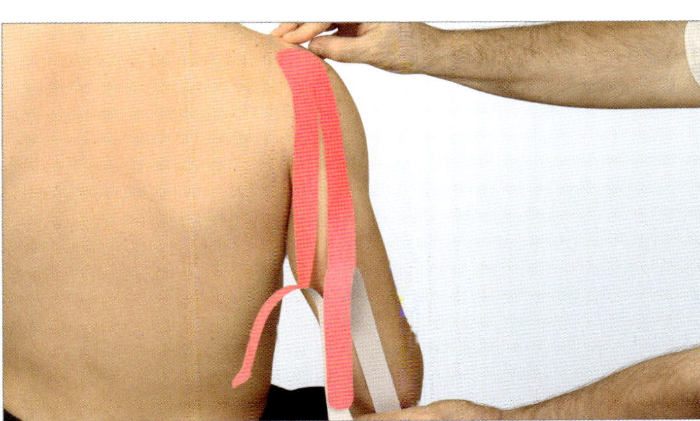

Anlage des Ankers
ASTE: Der Patient nimmt Seitenlage ein, der Arm befindet sich in Neutralstellung neben dem Körper.
Schritt 1: Der Anker des Y-Tapes wird ohne Zug auf den Muskelursprung von posterior an das Akromion angelegt.

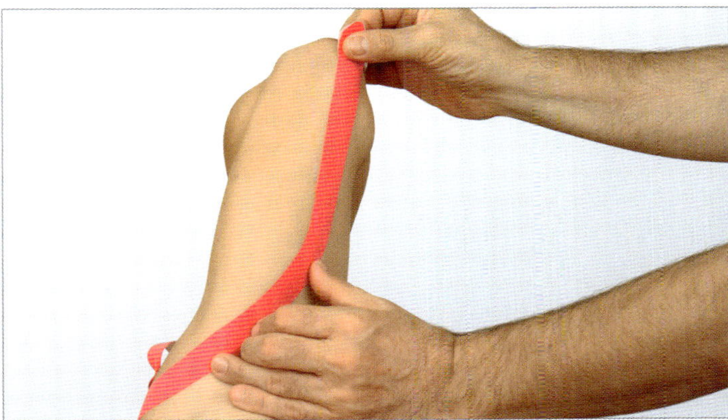

Anlage des medialen Y-Zügels
ASTE: Der zu behandelnde Arm befindet sich im Schultergelenk in maximaler schmerzfreier Anteflexion und in maximaler Ellenbogenflexion.
Schritt 2: Der Anker wird durch einen Haut-Gleitschub fixiert, während der kraniale Anteil des medialen Y-Zügels unter leichtem Zug angelegt wird. Das bereits angelegte Tape wird nachrückend fixiert, der kaudale Anteil des medialen Zügels mit leichtem Zug entlang des medialen Muskelbauches zum Olekranon hin angelegt.

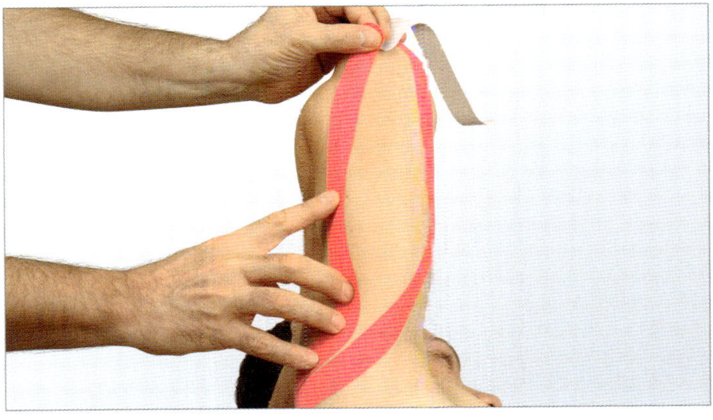

Anlage des lateralen Y-Zügels
ASTE: Die Ausgangsstellung wird beibehalten.
Schritt 3: Den Anker wird durch einen Haut-Gleitschub mit den Fingern fixiert, während der laterale Y-Zügel mit leichtem Zug stufenweise an den lateralen Muskelbauch zum Olekranon hin angelegt wird.

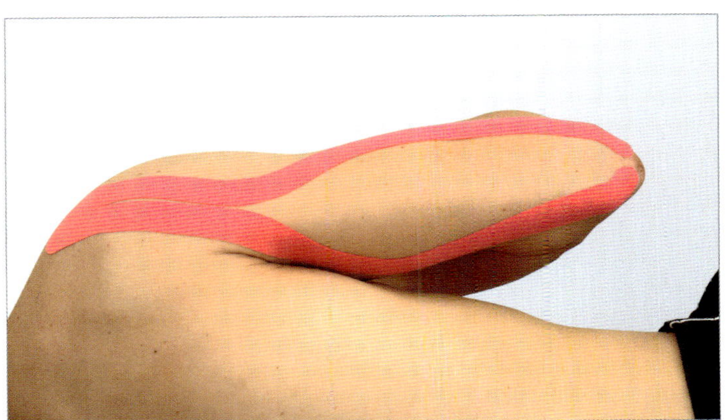

Komplette Y-Tapeanlage
ESTE: Der Arm ist in entspannter Stellung.
Schritt 4: Die beiden Y-Tapeenden laufen dehnungsfrei zum Ansatz hin aus.
Das gesamte Tape wird durch leichtes Reiben in Vordehnung anmodelliert, fixiert und aktiviert.

► **Das Abmessen des Tapes erfolgt in Muskelvordehnung (vom hinteren Akromion bis zum Olekranon).**

M. triceps brachii II

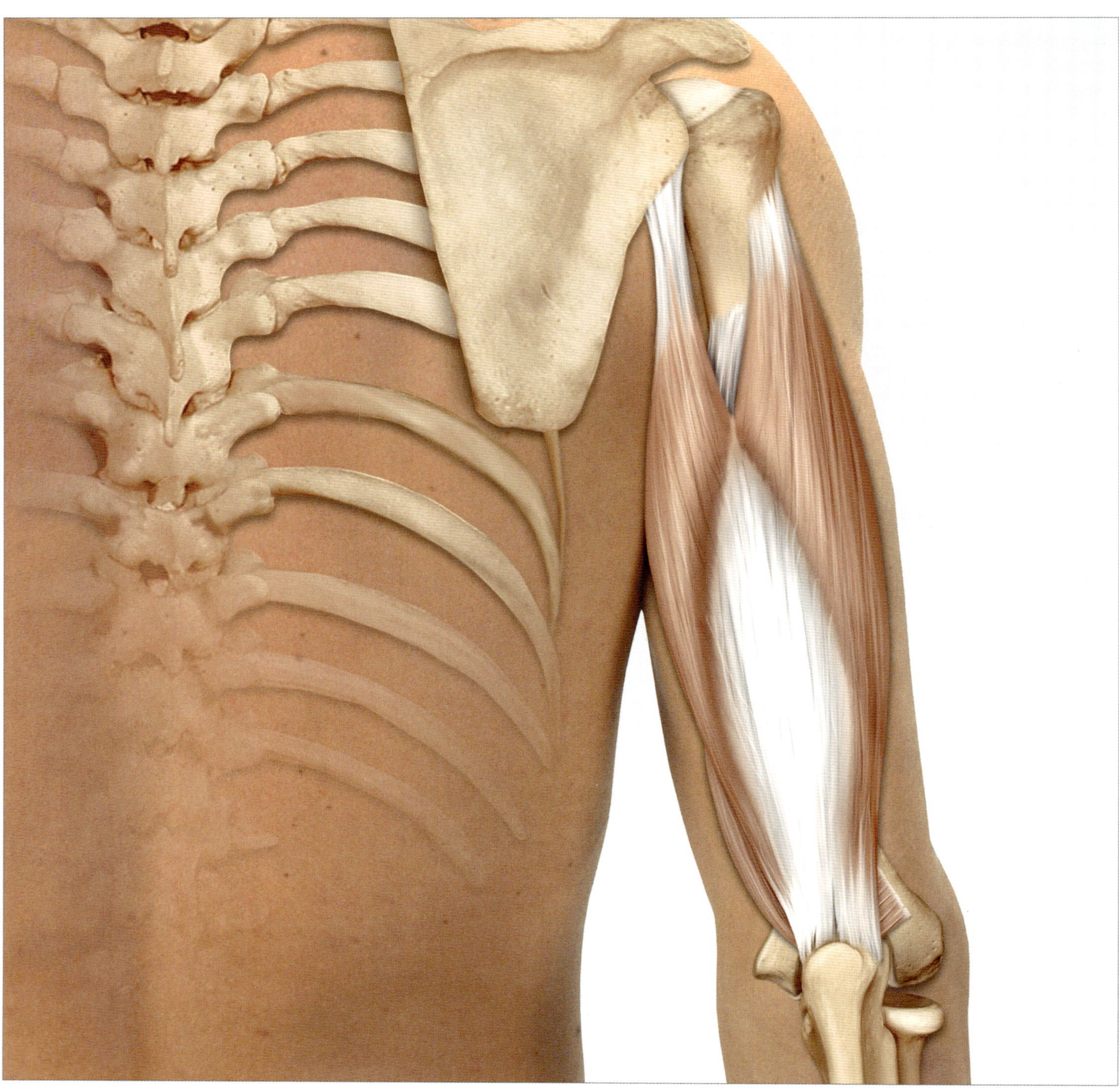

Caput longum
U: Tuberculum infraglenoidale der Skapula
F: Adduktion des Schultergelenks

Caput mediale
U: dorsale Seite des Humerus, distal des Sulcus nervi radialis

Caput laterale
U: dorsale Seite des Humerus, proximal des Sulcus nervi radialis

Alle Anteile
A: Olecranon ulnae
I: N. radialis (C6–C8)
F: Extension des Ellenbogengelenks; Retroversion des Schultergelenks (Caput longum)

M. triceps brachii II – Muskelanlage

Wirkung: detonisierend. Die Anlage erfolgt vom Ansatz zum Ursprung.

Indikationen für die Sensotape-Anlage
- Schulter- und Oberarmschmerzen
- Tendinitiden
- Epicondylitis lateralis humeri
- Schmerz bei Ellenbogenflexion
- Behandlung von Triggerpunkten

Material
blaues I-Tape (Lochtape)

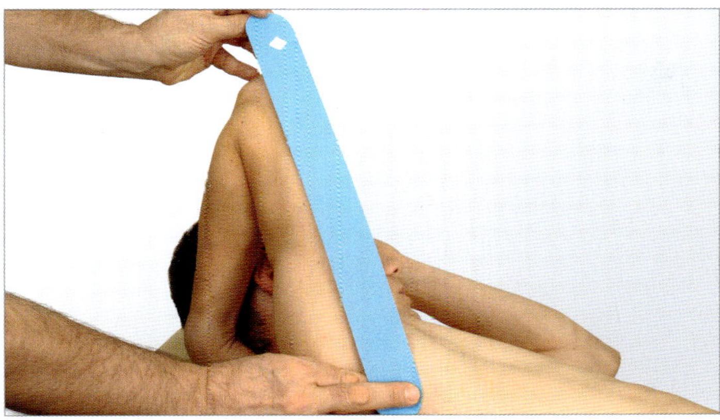

Abmessen und Zuschneiden des Lochtapes
ASTE: Seitenlage, der zu behandelnde Arm befindet sich im Schultergelenk in maximaler schmerzfreier Anteflexion und in maximaler Ellenbogenflexion, die Hand ruht hinter dem Kopf. Der M. triceps brachii ist somit in Vordehnung.
Schritt 1: In das distale Ende des I-Tapes wird ein »Knopfloch« geschnitten. Das I-Tape wird zwischen dem medialen Rand der Skapula bis zum Olekranon ausgemessen.

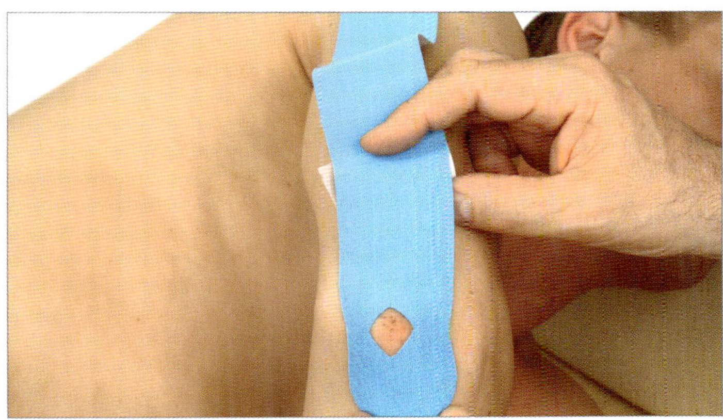

Anlage des Ankers
ASTE: Seitenlage, der zu behandelnde Arm ist im Ellenbogen flektiert und wird vor dem Körper aufgestützt.
Schritt 2: Das distale Ende des Tapes wird mit dem Knopfloch als Anker ohne Zug direkt über dem Olekranon angelegt.

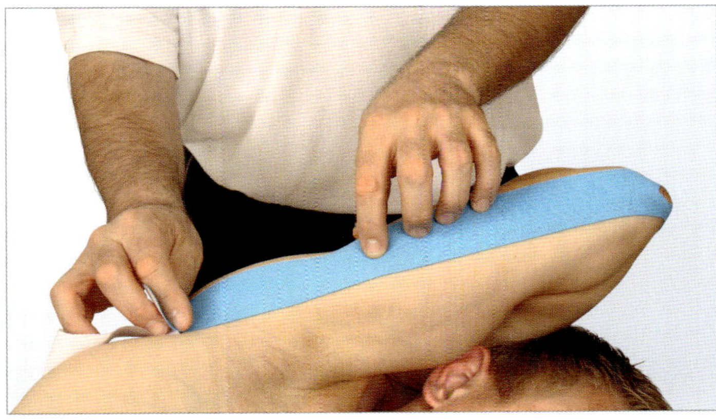

Anlage des Tapes
ASTE: Seitenlage, der zu behandelnde Arm befindet sich im Schultergelenk in maximal möglicher Anteflexion und maximaler Ellenbogenflexion, die Hand ruht hinter dem Kopf. Der M. triceps brachii ist somit in Vordehnung.
Schritt 3: Der distale Anker wird durch einen Haut-Gleitschub fixiert, während das I-Tape mit leichtem Zug dem prominenten Muskelbauch folgend nach proximal bis zum Skapularand angelegt wird. Die Achselfalte bleibt frei.

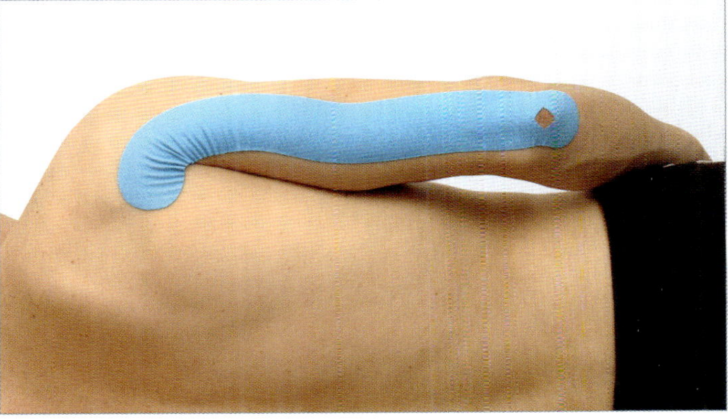

Komplette Lochtapeanlage
ESTE: Seitenlage, der zu behandelnde Arm liegt auf dem Körper.
Schritt 4: Das proximale I-Tapeende läuft dehnungsfrei aus. Das gesamte Tape wird durch leichtes Reiben in Vordehnung anmodelliert, fixiert und aktiviert. Durch die vorhergegangene Muskelannäherung kommt es zum Hautfalteneffekt.

M. biceps brachii

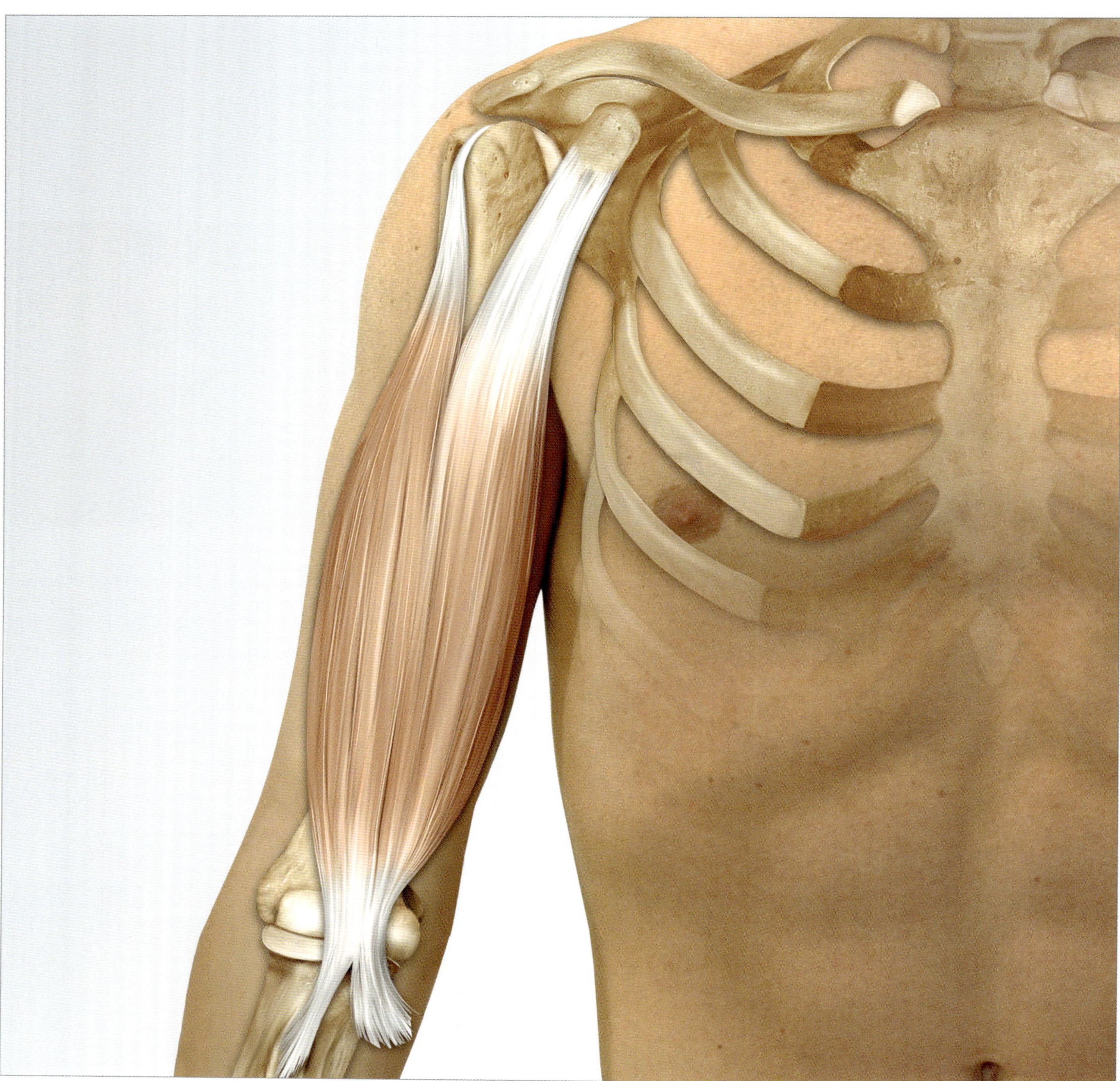

Caput longum
U: Tub. Supragleonidale scapulae

Caput breve
U: Proc. coracoideus scapulae

Alle Anteile
A: Tuberosias radii
I: N. musculocuaneus (C5–C6)
F: Anteversion des Schultergelenks, Flexion des Ellenbogens und Supination des Unterarms

M. biceps brachii – Muskelanlage

Wirkung: detonisierend. Die Anlage erfolgt vom Ansatz zum Ursprung.

Indikationen für die Sensotape-Anlage
- Epicondylitis lateralis humeri
- Extensionsschmerz am Ellenbogen
- Mikrotraumen des M. biceps brachii caput longum
- Tendinitis des M. biceps brachii caput longum
- Bei einer Tendinitis der langen Bizepssehne sollte festgestellt werden, ob die Faszien des M. pectoralis major und des M. subscapularis mit betroffen sind. Ist dies der Fall, kann zusätzlich eine Faszientechnik angewendet werden (s. S. 159).

Material
blaues X-Tape

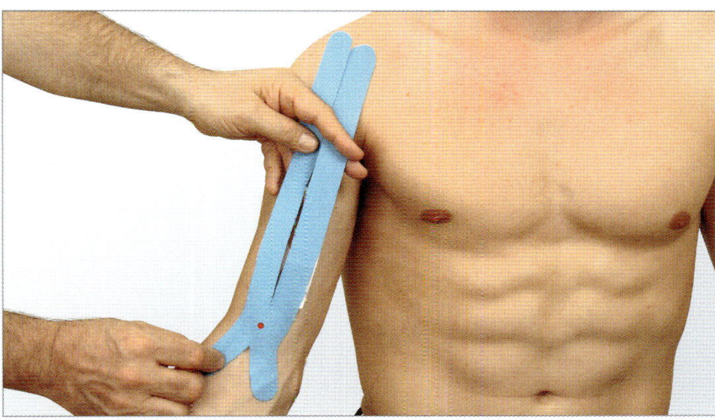

X-Tapeanlage für den M. biceps brachii, Caput breve
ASTE: Aufrecht sitzende Position, der Arm ist im Schultergelenk in leichter Außenrotation, im Ellenbogengelenk in Extension.
Schritt 1: Als Anker wird die Mitte des X-Tapes verwendet. Der Anker wird ohne Zug unterhalb der Ellenbogenbeuge auf die Tuberositas bicipitalis angelegt. Die zwei kurzen distalen X-Zügel werden dehnungsfrei im Bereich der Fossa cubiti angelegt.

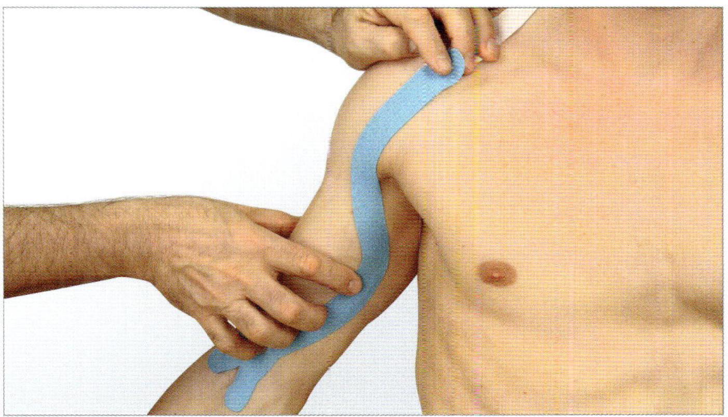

Anlage des medialen Zügels
ASTE: Der Arm befindet sich im Schultergelenk in leichter Außenrotation und im Ellenbogengelenk in Extension. Der M. biceps brachii ist somit in Vordehnung.
Schritt 2: Der Anker des X-Tapes wird durch einen Haut-Gleitschub fixiert, während der mediale Zügel unter leichtem Zug medialseitig des Caput breve bis zum Proc. coracoideus angelegt wird.

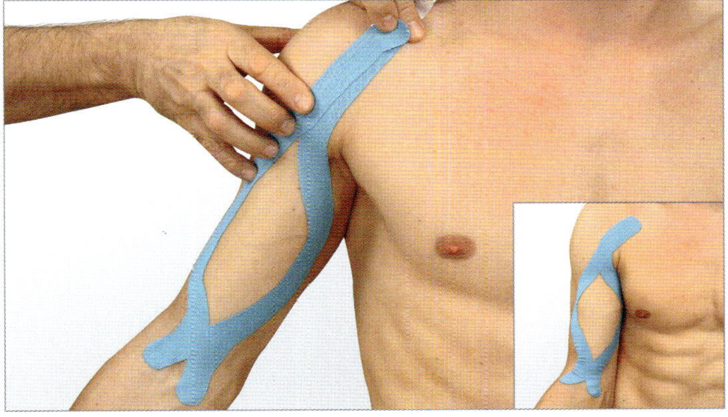

Anlage des lateralen Zügels
ASTE: Die Schulter- und Ellenbogengelenksstellung wird beibehalten.
Schritt 3: Der Anker wird weiterhin durch einen Haut-Gleitschub fixiert. Der laterale Zügel wird unter leichtem Zug mit der gleichen Technik wie der mediale lateralseitig des Muskelbauches bis zum Proc. coracoideus angelegt. Die kl. Abb. zeigt die komplette X-Anlage. Die beiden langen X-Tapeenden laufen proximal über den Proc. coracoideus aus. Das gesamte Tape wird durch leichtes Reiben in Vordehnung anmodelliert, fixiert und aktiviert.

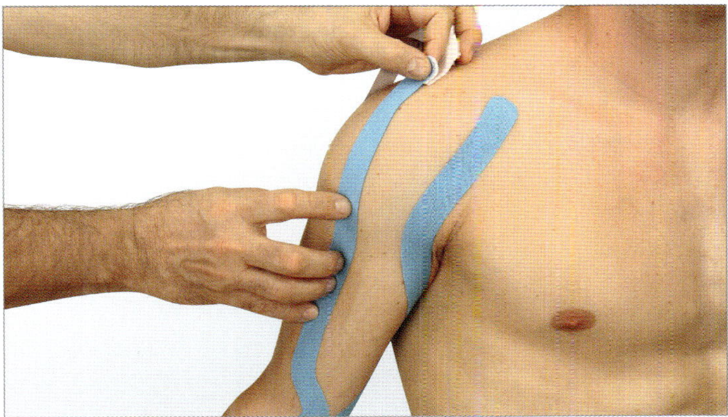

Alternative X-Tapeanlage für den M. biceps brachii, Caput breve und Caput longum
ESTE: Der Arm befindet sich in Neutralstellung neben dem Körper.
Anlage: Bis auf die Anlage des lateralen Zügels wird vorgegangen wie in Abb. 1 bis 3. Der laterale Zügel wird unter leichtem Zug über dem Caput longum bis zum Tuberculum supraglenoidale angelegt.

▸ **Die X-Tapeanlage beginnt immer mit dem medialen X-Zügel. Achten Sie auf die komplette Umrundung des Muskelbauchs. Die Ellenbeuge sollte freibleiben, um Hautirritationen zu verhindern. Bei einer Teilruptur bzw. Ruptur des M. biceps brachii (Caput longum) wird tonisierend (vom Ursprung zum Ansatz) in einer angenäherten Muskelposition getapt.**

M. brachioradialis

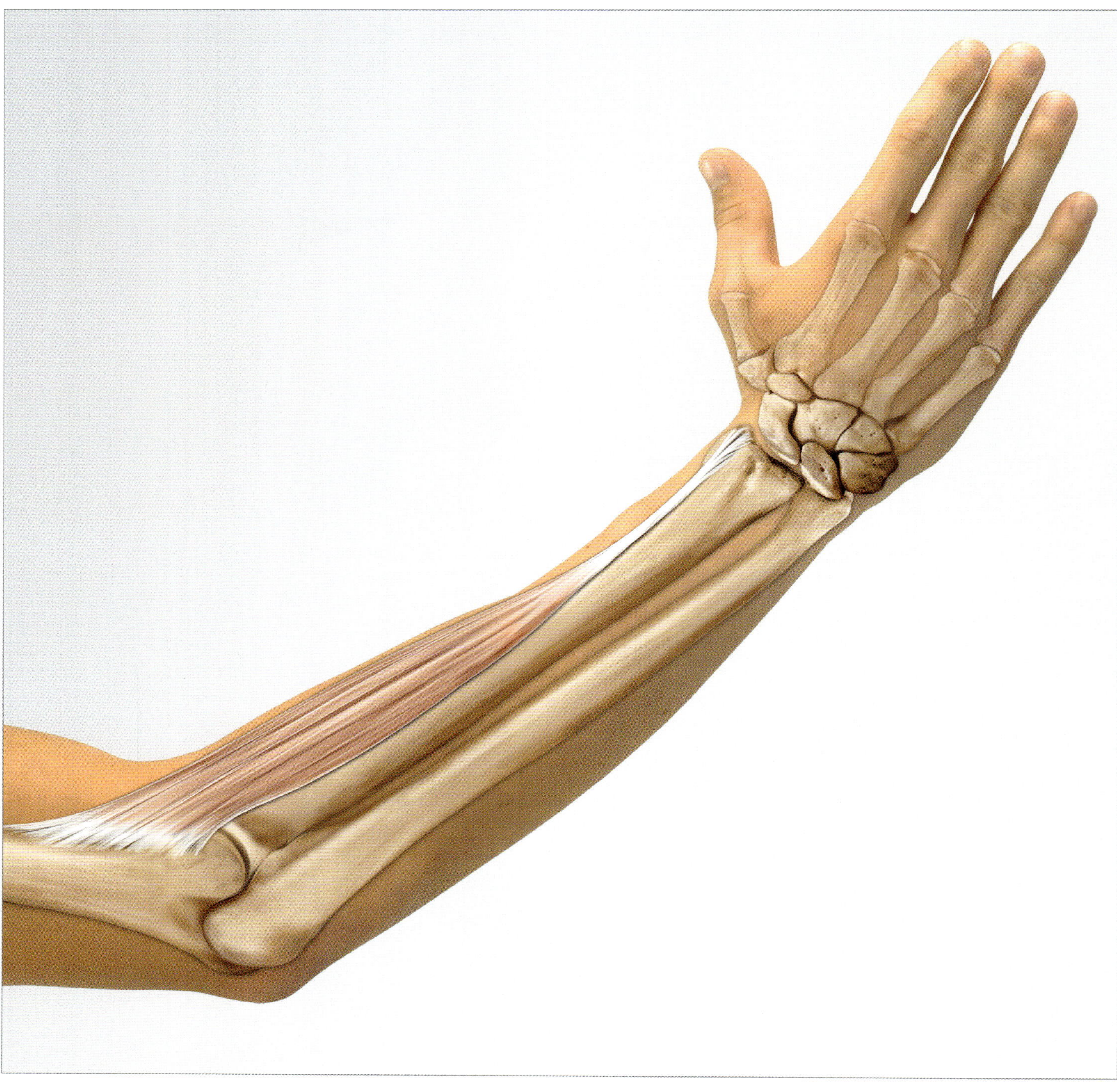

U: Crista supracondylaris lateralis des Humerus und Septum intermusculare lateralis
A: radiale Seite des Proc. styloideus radii
I: N. radialis (C5–C7)
F: Ellenbogenflexion, Pronation und Supination zur Mittelstellung

M. brachioradialis – Muskelanlage

Wirkung: Abb. 1 und 2: tonisierend. Die Anlage erfolgt vom Ursprung zum Ansatz.
Abb. 3 und 4: detonisierend. Die Anlage erfolgt vom Ansatz zum Ursprung.

Indikationen für die Sensotape-Anlage
- Epicondylitis lateralis humeri
- schmerzhafte Hypertonie oder Hypotonie des Muskels
- Schreibkrampf

Material
Abb. 1 und 2: rotes I-Tape
Abb. 3 und 4: blaues I-Tape

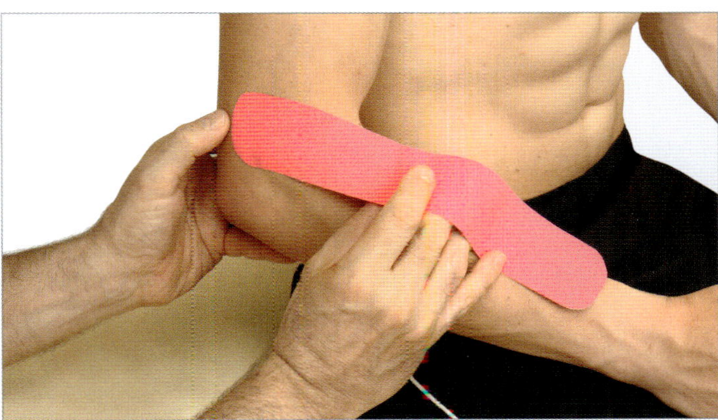

Anlage des proximalen Ankers
ASTE: Aufrecht sitzende Position, der Arm befindet sich in Neutralstellung neben dem Körper, der Ellenbogen in 45°-Flexion.
Schritt 1: Der Anker des I-Tapes wird ohne Zug am Muskelursprung an der Margo lateralis humeri angelegt.

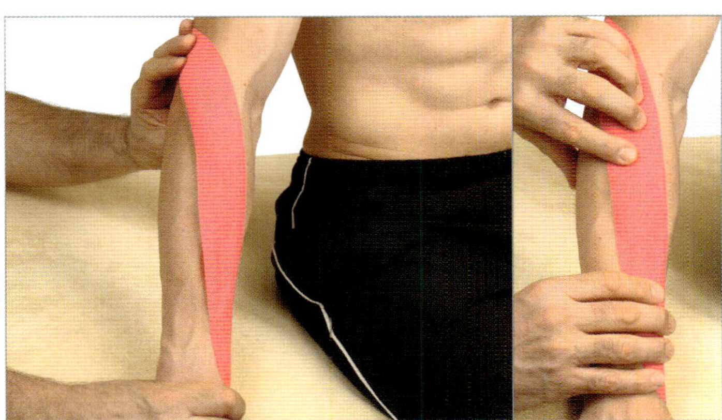

Distale Anlage des I-Tapes
ASTE: Der Ellenbogen befindet sich zunächst in leicher Flexion.
Schritt 2: Der Anker des I-Tapes wird durch einen Haut-Gleitschub fixiert, während der Ellenbogen stufenweise gestreckt wird. Das I-Tape wird mit leichtem Zug nach distal zum Muskelansatz am Proc. styloideus radii angelegt.
Komplette I-Tapeanlage (kleine Abb.)
ESTE: Maximale Extension und Pronation des Ellenbogens.
Schritt 3: Das gesamte I-Tape wird in Vordehnung (maximale Ellenbogenextension) durch leichtes Reiben anmodelliert, fixiert und aktiviert.

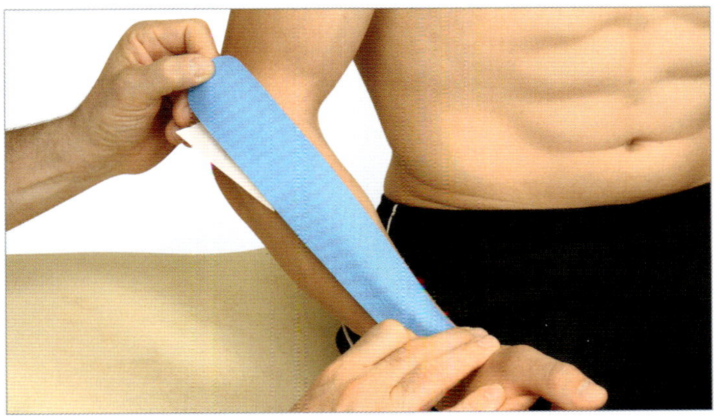

Anlage des Ankers
ASTE: Aufrecht sitzende Position, der Arm befindet sich in Neutralstellung neben dem Körper, der Ellenbogen in 45°-Flexion.
Schritt 1: Der distale Anker des I-Tapes wird ohne Zug am Muskelansatz angelegt. Das Tape wird zum lateralen Ellenbogen ausgerichtet.

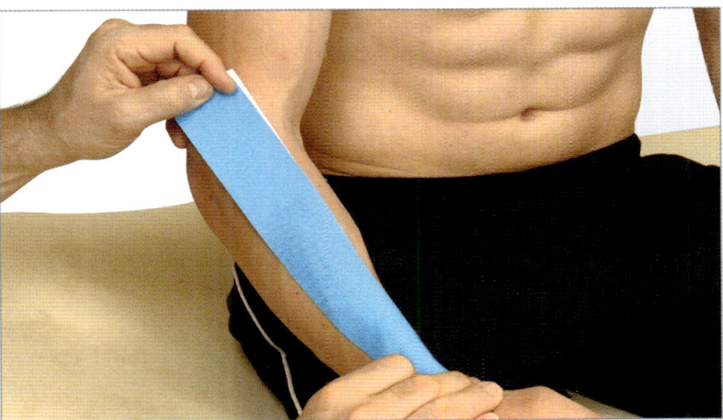

Anlage des I-Tapes
ASTE: Der Arm befindet sich in Neutralstellung neben dem Körper.
Schritt 2: Der distale Anker wird durch einen Haut-Gleitschub fixiert, das I-Tape mit leichtem Zug nach proximal zum Ursprung hin angelegt. Während der Anlage wird der Ellenbogen stufenweise gestreckt. Das gesamte I-Tape wird in Vordehnung durch leichtes Reiben anmodelliert, fixiert und aktiviert.

▸ **Muskelursprung und -ansatz werden vorab markiert. Die Abmessung des I-Tapes erfolgt in Muskelvordehnung (Ellenbogenextension).**

M. supinator

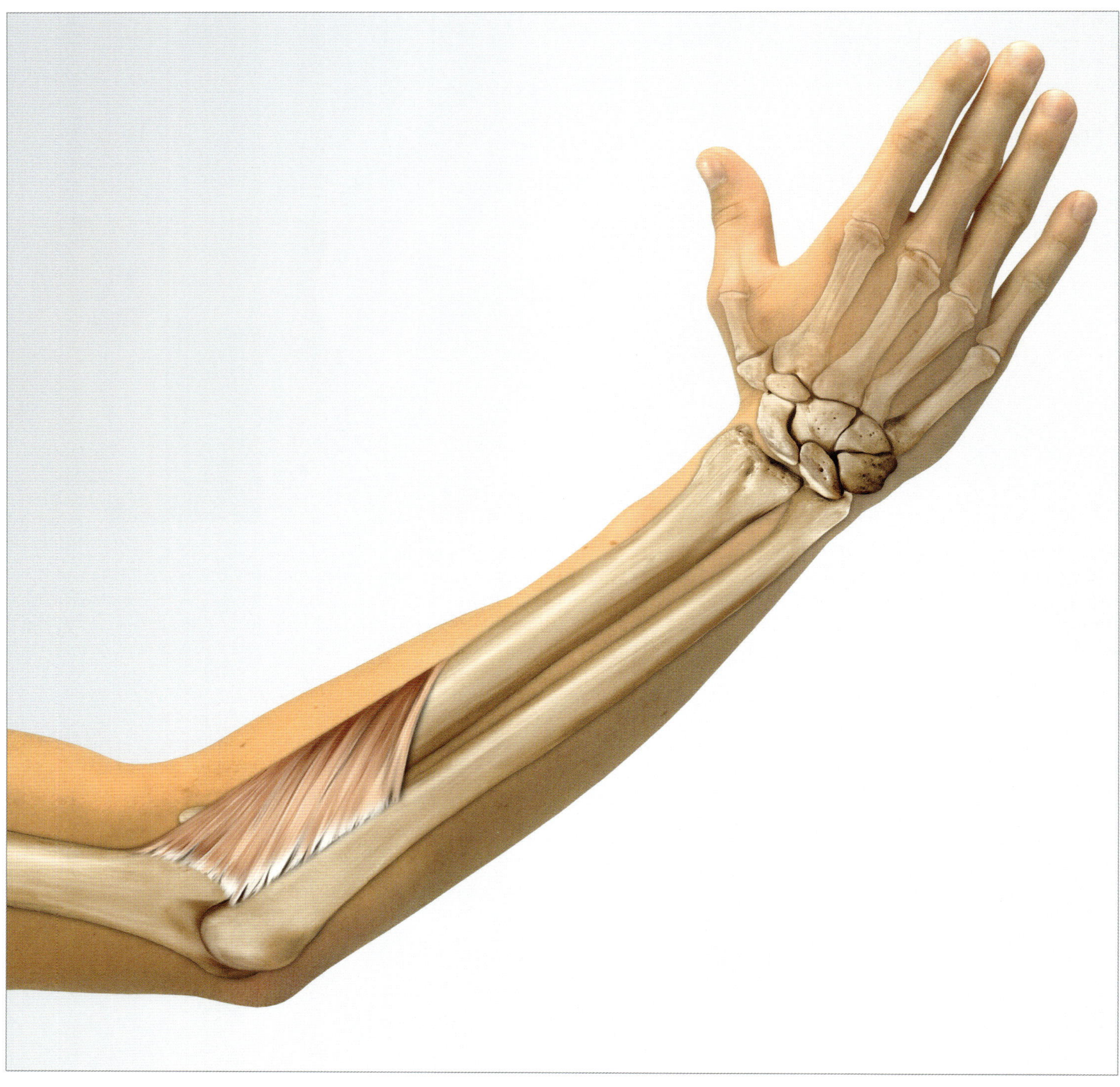

U: Olekanon, Epicondylus lateralis des Humerus, Lig. collaterale radiale, Lig. anulare radii
A: Radius zwischen der Tuberositas radii und dem Ansatz des M. pronator teres
I: N. radialis (C5–C7)
F: Supination des Unterarms

M. supinator – Muskelanlage

Wirkung: Abb. 1 bis 3: tonisierend. Die Anlage erfolgt vom Ursprung zum Ansatz.
Abb. 4: detonisierend. Die Anlage erfolgt vom Ansatz zum Ursprung.

Indikationen für die Sensotape-Anlage
- Epicondylitis lateralis humeri
- Mausarm durch langes Arbeiten am Computer
- Hypotonie des Muskels
- Schmerz bei Supination und Ellenbogen-Extension

Material
rotes I-Tape
blaues I-Tape

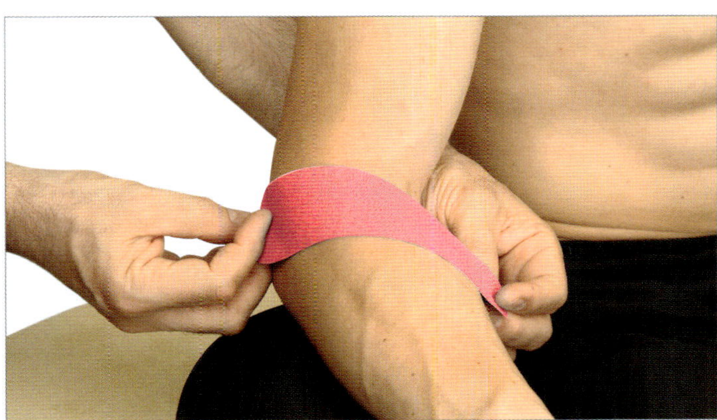

Markieren und Abmessen des I-Tapes
ASTE: Aufrecht sitzende Position, der Arm befindet sich in Neutralstellung neben dem Körper, der Ellenbogen in 45°-Flexion und in Pronation.
Schritt 1: Die Länge des I-Tapes wird in schrägem Verlauf zwischen dem Epicondylus lateralis humeri und dem proximalen Drittel des Radius abgemessen.

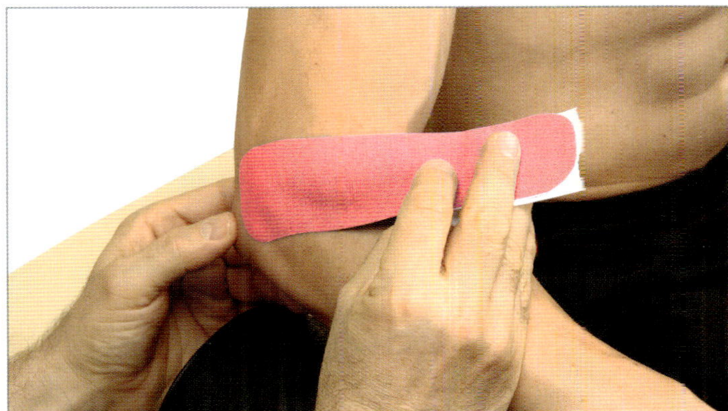

Anlage des Ankers
ASTE: Der Ellenbogen befindet sich in 45°-Flexion.
Schritt 2: Der Anker des I-Tapes wird ohne Zug auf dem Epicondylus lateralis humeri angelegt.

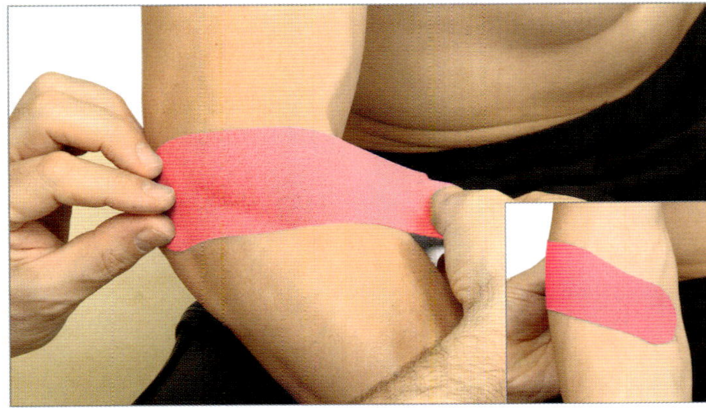

Anlage des I-Tapes
ASTE: Der Ellenbogen befindet sich in Pronation und leichter Flexion.
Schritt 3: Der Anker wird durch einen Haut-Gleitschub fixiert. Der Patient proniert den Unterarm maximal. Das I-Tape wird mit leichtem Zug zum Ansatz hin angelegt, dabei führt der Patient stufenweise eine Supination und Extension des Ellenbogens durch (kl. Abb.).

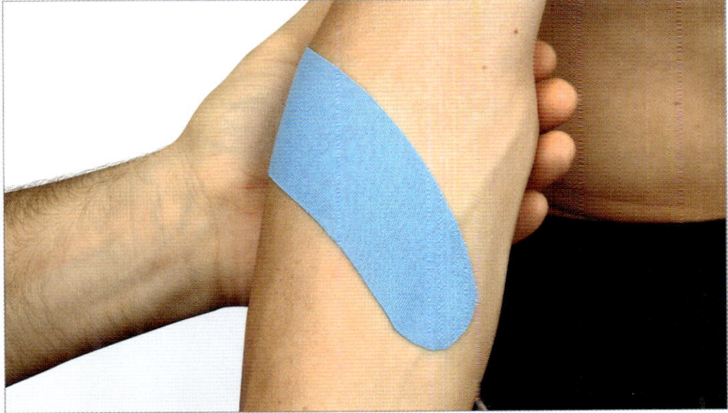

Alternative Anlage bei einer Verspannung des Muskels
ESTE: Der Ellenbogen befindet sich in Extension, der Unterarm ist supiniert.
Anlage: Die gesamte I-Tapeanlage wird in gleicher Weise und mit der gleichen Muskeltechnik wie unter Abb. 1 bis 3 beschrieben angelegt – nur in umgekehrter Richtung, d. h. vom Ansatz zum Ursprung.

M. pronator teres

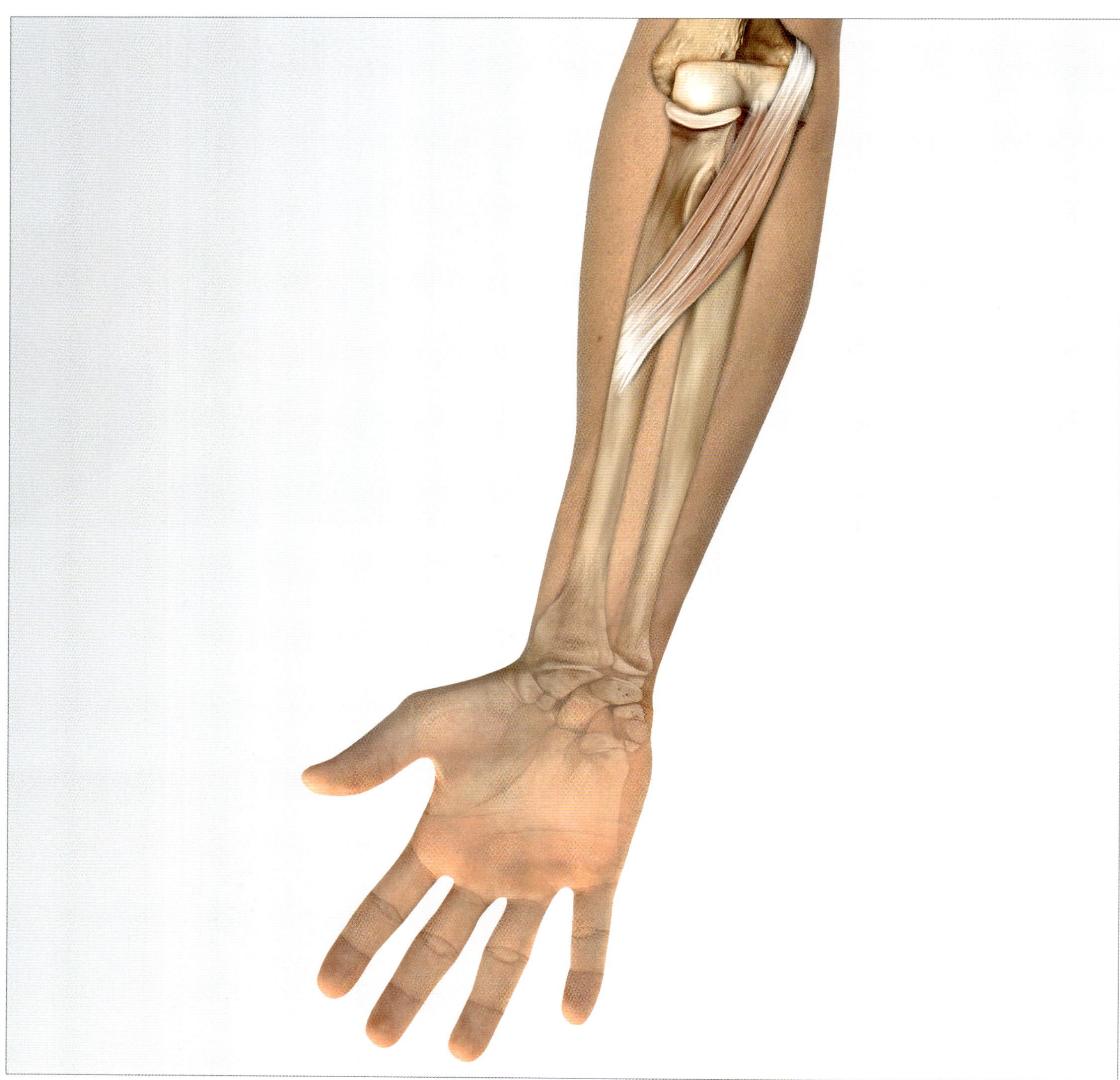

Caput humerale
U: Epicondylus medialis humeri und Septum intermusculare medialis

Caput ulnare
U: Proc. coronoideus

Alle Anteile
A: Tuberositas pronatoria des Radius
I: N. medianus (C6–C7)
F: schwache Flexion des Ellenbogengelenks; Pronation des Unterarms

M. pronator teres – Muskelanlage

Wirkung: tonisierend. Die Anlage erfolgt vom Ursprung zum Ansatz.

Indikationen für die Sensotape-Anlage
- Epicondylitis medialis humeri
- Schmerzen bei der Pronation des Unterarms

Material
rotes I-Tape

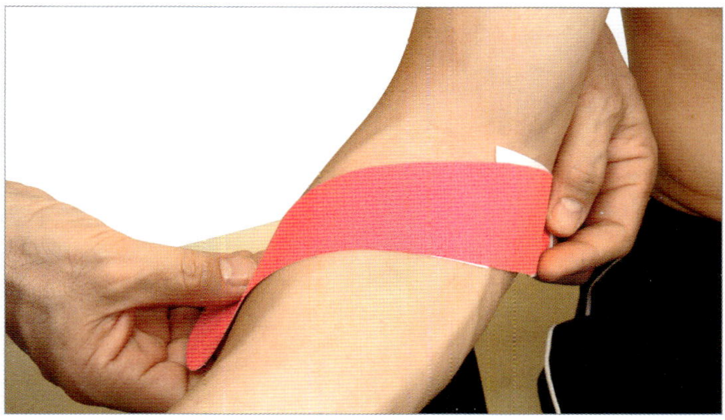

Abmessen des I-Tapes
ASTE: Aufrecht sitzende Position, der Ellenbogen befindet sich in Extension, der Unterarm in Supination.
Schritt 1: Das I-Tape wird in Muskelvordehnung vom Ursprung (Epicondylus medialis humeri) zum Ansatz (Mitte des Radius) hin abgemessen.

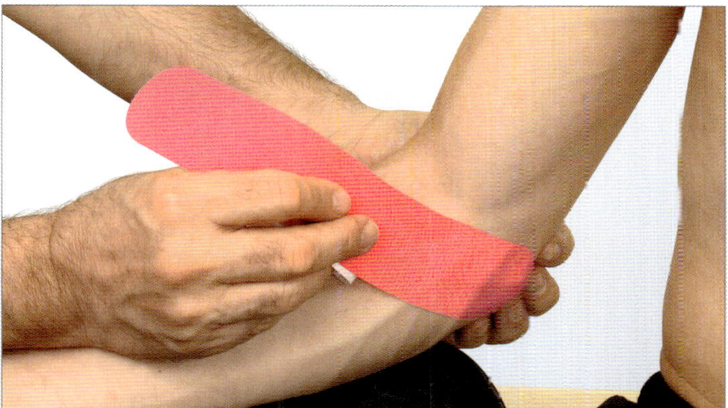

Anlage des Ankers
ASTE: Der Arm befindet sich in Neutralstellung neben dem Körper, der Ellenbogen in leichter Flexion.
Schritt 2: Der Anker des I-Tapes wird ohne Zug am Epicondylus medialis humeri angelegt.

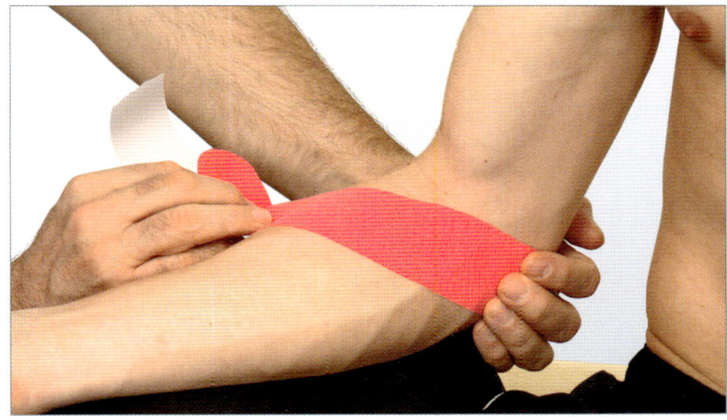

Anlage des I-Tapes
ASTE: Der Ellenbogen befindet sich in leichter Flexion, der Unterarm in Supination.
Schritt 3: Der Anker wird durch einen Haut-Gleitschub fixiert, während das I-Tape mit leichtem Zug diagonal zum proximalen Drittel des Radius hin angelegt wird.

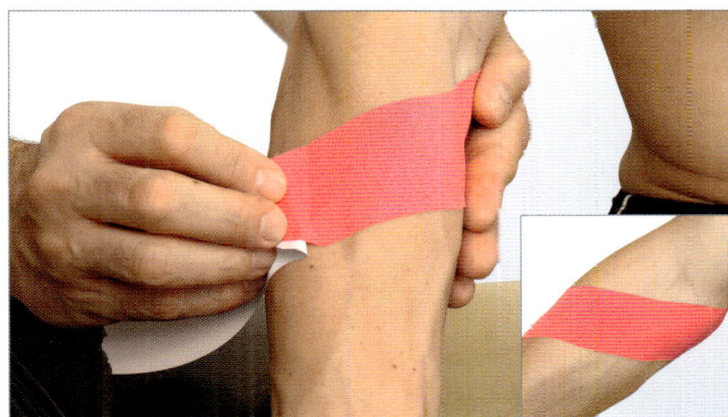

Anlage des I-Tapes
ASTE: Der Ellenbogen befindet sich in Extension, der Unterarm in Pronation.
Schritt 4: Während der Patient stufenweise eine Pronation und Ellenbogen-Extension ausführt, kommt es zu einer Anhaftung des I-Tapes auf der Haut. Das I-Tapeende läuft dehnungsfrei zur Ulna hin aus. Das gesamte Tape wird durch leichtes Reiben in Vordehnung anmodelliert, fixiert und aktiviert. Die kl. Abb. zeigt die komplette Tapeanlage.

M. palmaris longus

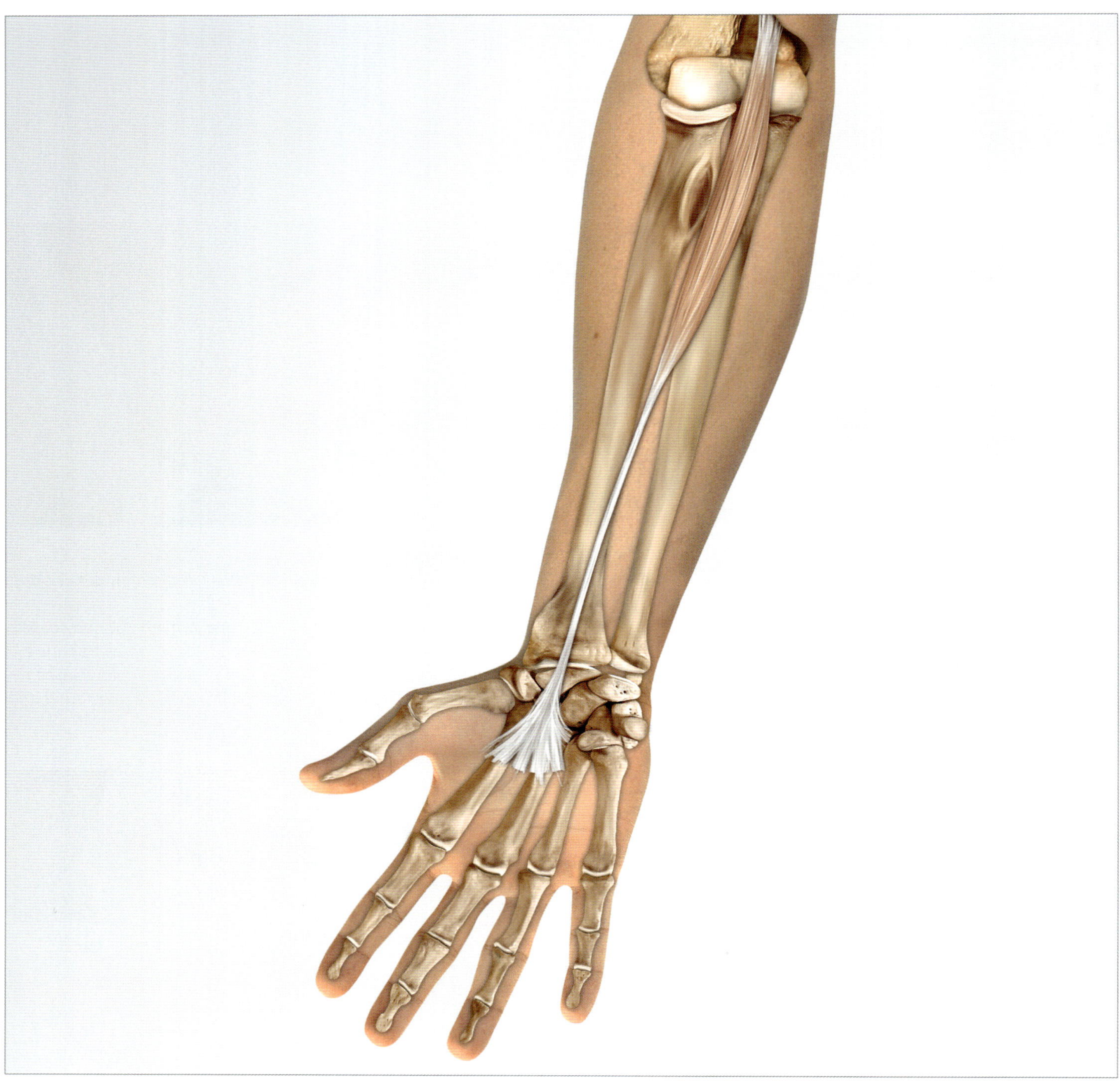

U: Epicondylus medialis humeri
A: Palmaraponeurose der Hand
I: N. medianus (C8–T1)
F: Palmarflexion des Handgelenks; Spannen der Palmaraponeurose

M. palmaris longus – Muskelanlage

Wirkung: Abb. 1 und 2: tonisierend. Die Anlage erfolgt vom Ursprung zum Ansatz.
Abb. 3 und 4: detonisierend. Die Anlage erfolgt vom Ansatz zum Ursprung.

Indikationen für die Sensotape-Anlage
- Karpaltunnelsyndrom
- Dupuytrensche Kontraktur
- Fibromyalgie

Material
rotes und blaues Y-Tape

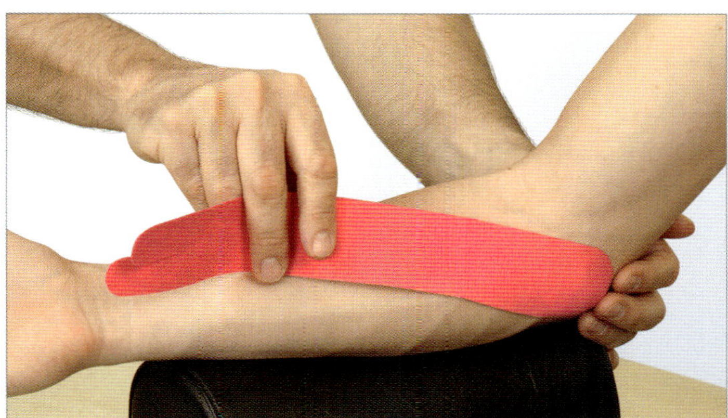

Anlage des Ankers
ASTE: Aufrecht sitzende Position, der Ellenbogen befindet sich in 45°-Flexion.
Schritt 1: Der Anker des roten Y-Tapes wird ohne Zug am Epicondylus medialis humeri angelegt und über den Muskelbauch nach distal ausgerichtet.

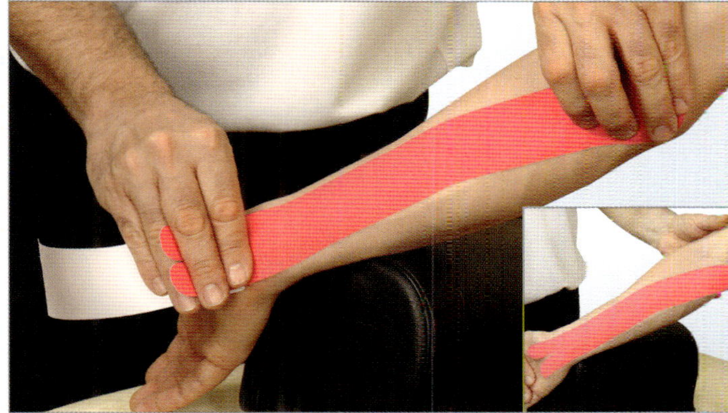

Anlage des Y-Tapes
ASTE: Der Ellenbogen befindet sich in leichter Flexion, das Handgelenk in Dorsalextension.
Schritt 2: Der Anker wird durch einen Haut-Gleitschub fixiert, während das Y-Tape mit leichtem Zug nach distal über das Handgelenk angelegt wird. Die beiden Zügel laufen dehnungsfrei aus. Das gesamte Tape wird durch leichtes Reiben anmodelliert, fixiert und aktiviert. Die kl. Abb. zeigt die komplette Y-Tapeanlage.

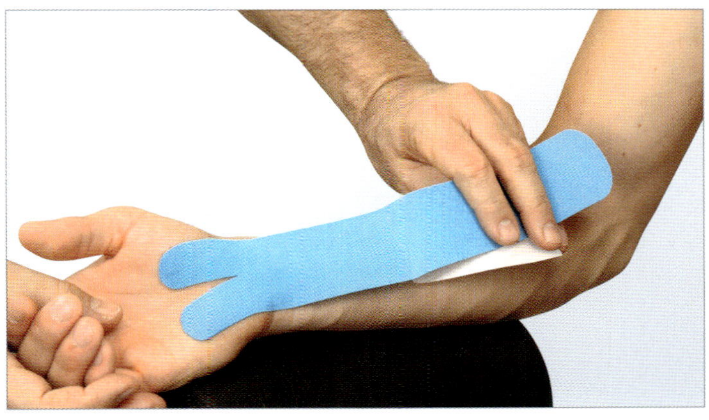

Anlage des Ankers
ASTE: Der Ellenbogen befindet sich in Flexion, das Handgelenk in Neutralstellung.
Schritt 1: Der Anker (proximal vom Spalt des Y-Tapes) wird ohne Zug in der Mitte des Handgelenks angebracht. Die beiden Y-Zügel werden ohne Zug nach distal auf die Handinnenfläche medial auf die Thenarmuskulatur bzw. lateral auf die Hypothenarmuskulatur angelegt.

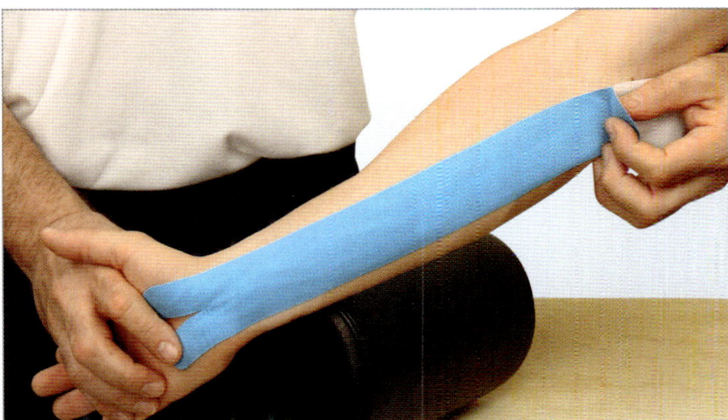

Anlage der Zügel
ASTE: Der Ellenbogen befindet sich in Extension, das Handgelenk in Dorsalextension.
Schritt 2: Durch die Dorsalextension des Handgelenks wird der Anker durch einen Haut-Gleitschub fixiert, während das Tape mit leichtem Zug nach proximal zum Ursprung hin angelegt wird. Das gesamte Tape wird durch leichtes Reiben anmodelliert, fixiert und aktiviert.

► **Die Abmessung des Tapes erfolgt von der Thenar- und Hypothenarmuskulatur zum Epicondylus medialis humeri.**

M. pronator quadratus

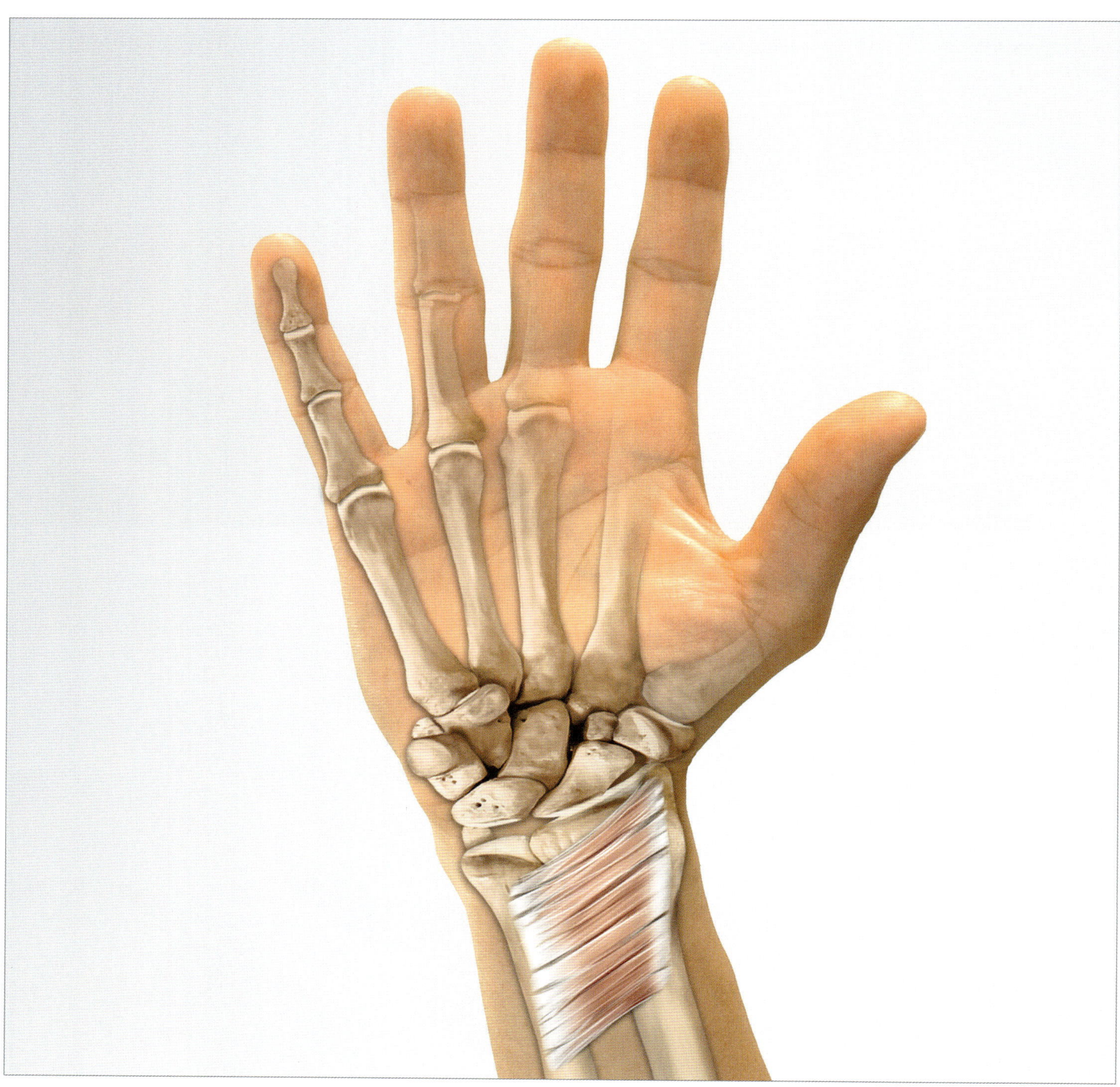

U: distales Viertel der Palmarseite der Ulna
A: distales Viertel der Palmarseite des Radius
I: N. medianus (C8–T1)
F: Unterarmpronation; Sicherung des distalen Radioulnargelenks

M. pronator quadratus – Muskelanlage

Wirkung: tonisierend. Die Anlage erfolgt vom Ursprung zum Ansatz.

Indikationen für die Sensotape-Anlage
- Morbus de Quervain
- Karpaltunnelsyndrom
- Epicondylitis lateralis humeri
- Schmerzen bei Pronation des Unterarms

Material
rotes I-Tape (Breite: 2,5 cm)

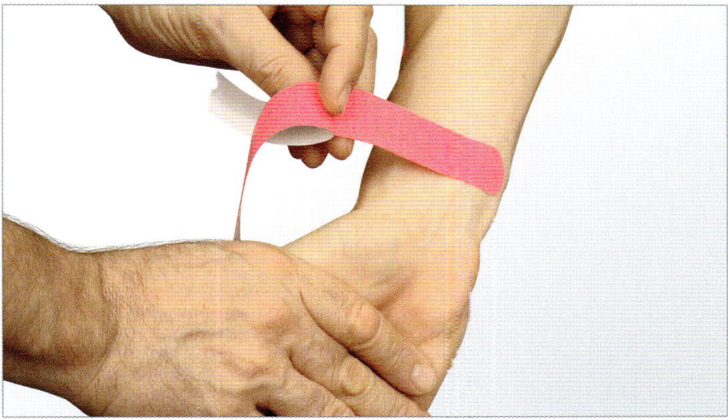

Anlage des Ankers
ASTE: Aufrecht sitzende Position, der Ellenbogen befindet sich in Extension, der Unterarm in Supination.
Schritt 1: Der Anker des I-Tapes wird ohne Zug anterior am distalen Viertel der Margo ulnae angelegt.

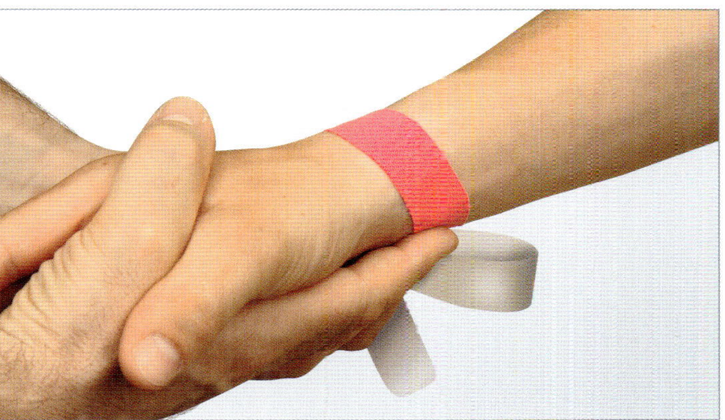

Anlage des I-Tapes
ASTE: Der Unterarm befindet zunächst sich in Supination.
Schritt 2: Der Anker wird durch einen Haut-Gleitschub fixiert, während der Patient den Unterarm stufenweise proniert. Das I-Tape wird zunächst nach distal-posterior, dann spiralförmig nach proximal über den Unterarm angelegt.

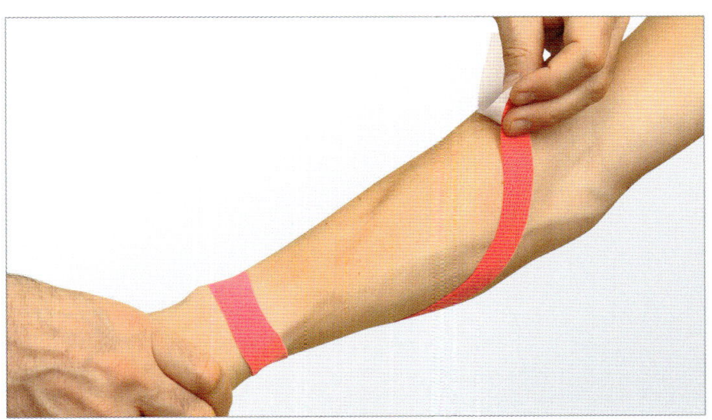

Fortsetzung der Tapeanlage
ASTE: Der Ellenbogen befindet sich in Extension, der Unterarm in Pronation.
Schritt 3: Der proximale Anteil des I-Tapes wird spiralförmig bis zum Epicondylus lateralis humeri angelegt. Das -Tapeende läuft dehnungsfrei aus.

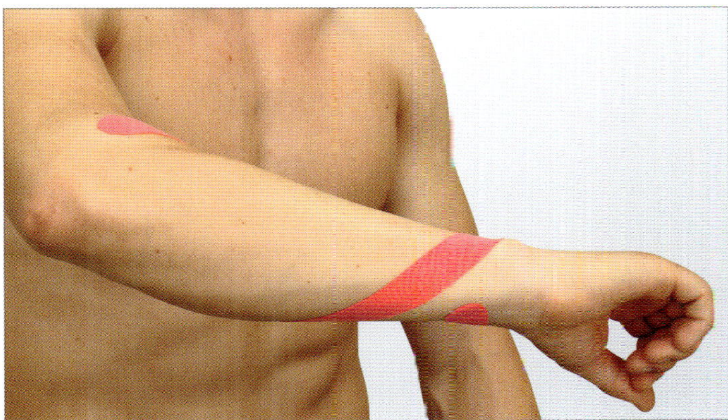

Komplette I-Tapeanlage
ASTE: Der Ellenbogen befindet sich in Flexion, der Unterarm in Pronation.
Schritt 4: Laterale Ansicht der I-Tapeanlage mit Ursprung und Ansatz. Die gesamte Tapeanlage wird durch leichtes Reiben anmodelliert, fixiert und aktiviert.

▸ **Aufgrund der engen Verbindung des M. pronator quadratus und des M. pronator teres können auch beide Muskeln zusammen behandelt werden.**

M. extensor digitorum

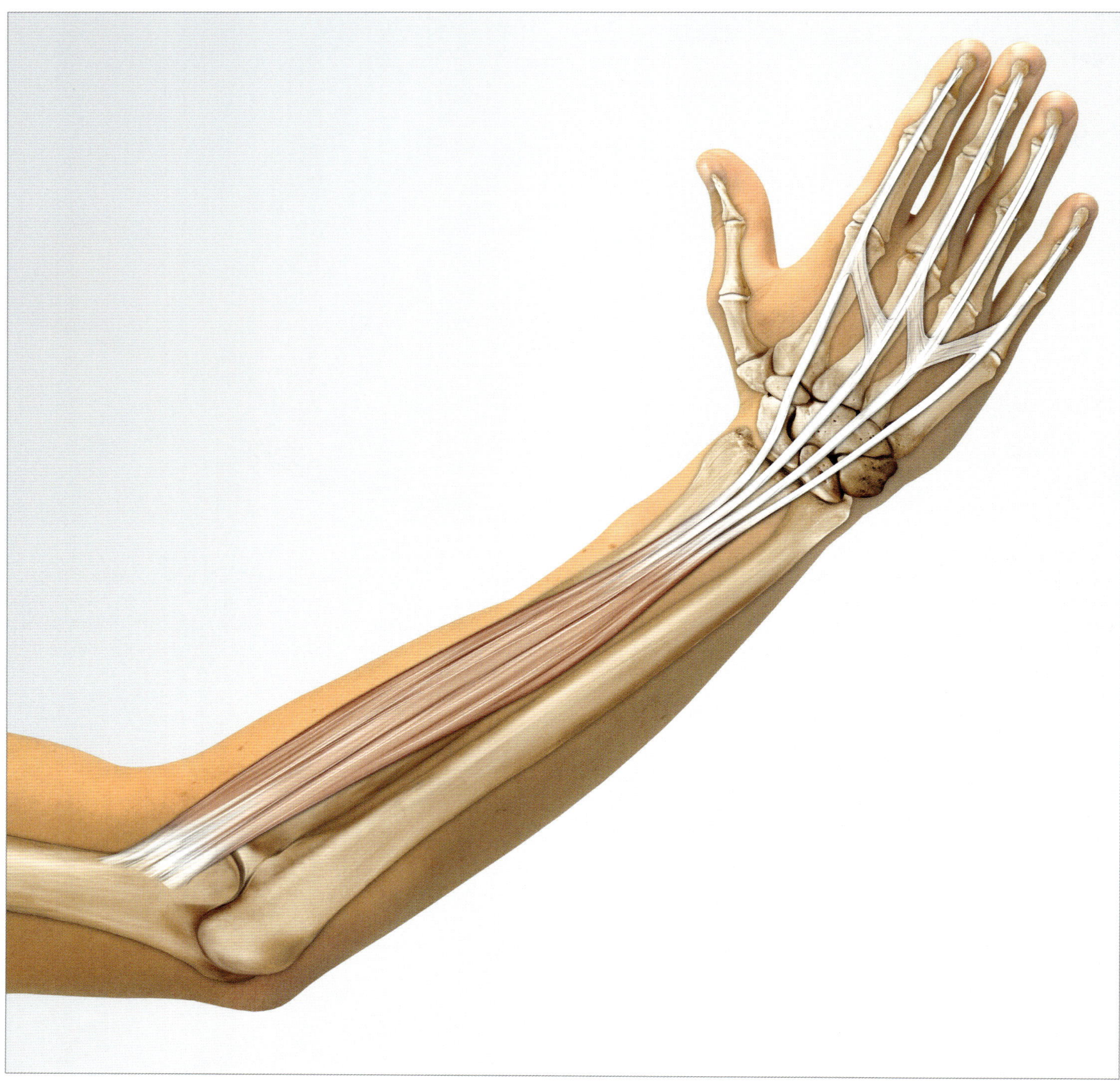

U: Epicondylus lateralis humeri, Lig. collaterale radiale, Lig. anulare (Caput commune mit dem M. extensor digiti minimi)
A: Dorsalaponeurose der Finger II–V
I: N. radialis (C6–C8)
F: Dorsalextension des Handgelenks; Extension der Grund-, Mittel- und Endgelenke der Finger II–V; Abduktion der Finger

M. extensor digitorum – Muskelanlage

Wirkung: tonisierend. Die Anlage erfolgt vom Ursprung zum Ansatz.

Indikationen für die Sensotape-Anlage
- Hypotonie der Muskulatur
- Epicondylitis lateralis humeri

Material
rotes Fächertape (Breite proximal: 2,5 cm, 4 Zügel distal mit je 1,25 cm)

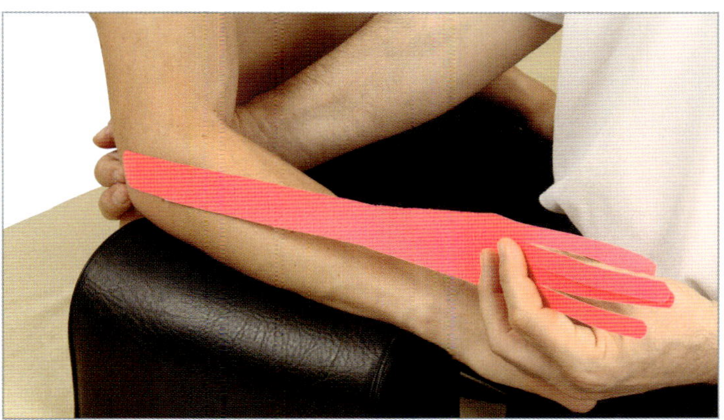

Anlage des proximalen Ankers
ASTE: Aufrecht sitzende Position, der Ellenbogen befindet sich in 45°-Flexion, der Unterarm in Neutralstellung.
Schritt 1: Ein langes rotes I-Tape wird distal zu einem Fächertape zugeschnitten. Der Anker des Fächertapes wird ohne Zug an den Epicondylus lateralis humeri angelegt.

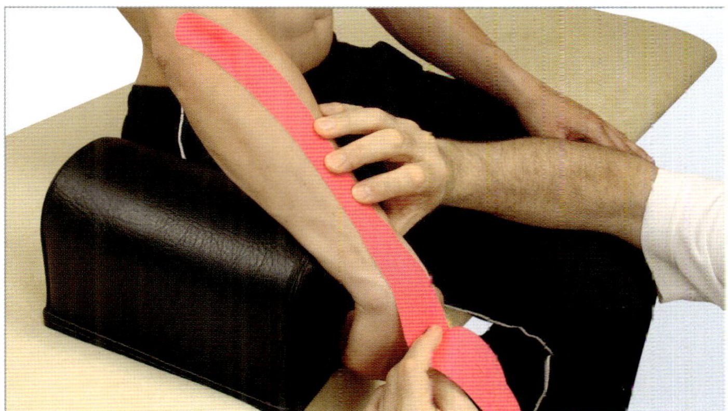

Anlage des I-Anteils
ASTE: Der Ellenbogen befindet sich in Extension, das Handgelenk in Volarflexion.
Schritt 2: Der Anker wird durch einen Haut-Gleitschub fixiert, während das Tape mit leichtem Zug nach distal über den Handrücken angelegt wird.

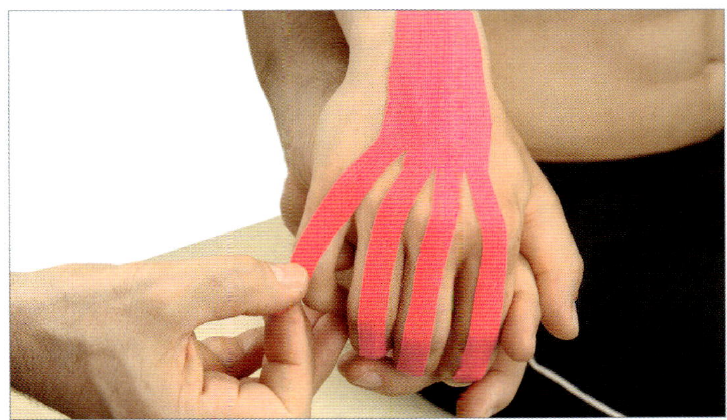

Anlage des distalen Fächertapes
ASTE: Das Handgelenk befindet sich in Volarflexion, der Muskel ist somit in Vordehnung.
Schritt 3: Die vier distalen Fächerzügel werden einzeln mit wenig Zug über die Ossa carpalia und metacarpalia zu den Fingern II–V hin angelegt (bis zum Nagelbett).

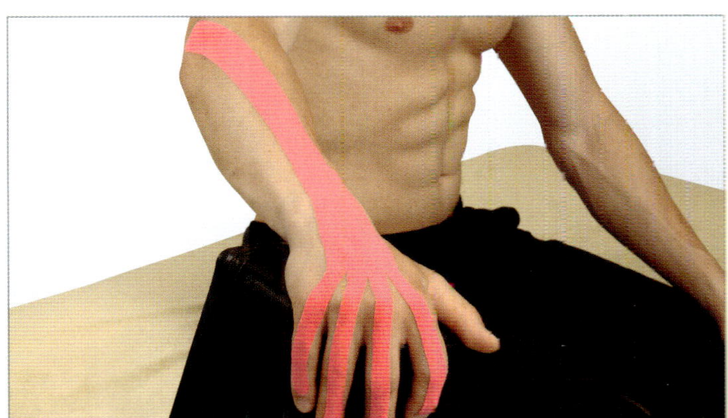

Komplette Fächertapeanlage
ESTE: Unterarm und Hand befinden sich in entspannter Stellung.
Schritt 4: Alle vier Fächertapeenden laufen dehnungsfrei aus. Das gesamte Tape wird durch leichtes Reiben in Vordehnung anmodelliert, fixiert und aktiviert.

Mm. extensores carpi radialis longus und brevis

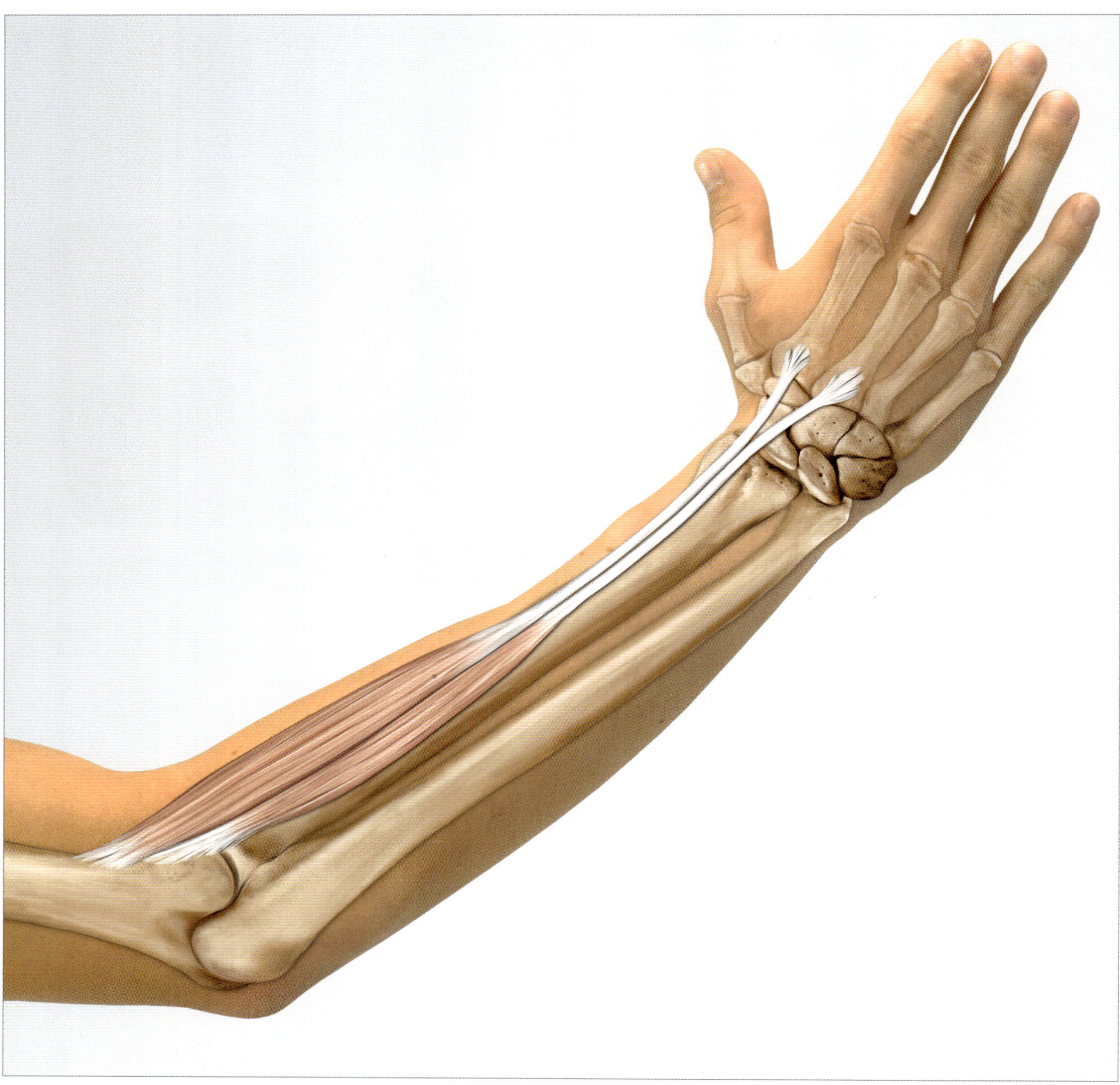

M. extensor carpi radialis longus
U: Crista supracondylaris lateralis humeri und Septum intermusculare laterale
A: dorsale Seite der Basis des Os metacarpi II

M. extensor carpi radialis brevis
U: Epicondylus lateralis humeri
A: dorsale Seite der Basis des Os metacarpi III

Beide Anteile
I: N. radialis (C5–C7)
F: geringe Flexion des Ellenbogens; Dorsalextension und Radialabduktion des Handgelenks

Mm. extensores carpi radialis longus und brevis

– Muskelanlage

Wirkung: detonisierend. Die Anlage erfolgt vom Ansatz zum Ursprung.

Indikationen für die Sensotape-Anlage

- Epicondylitis lateralis humeri
- Überlastung des Muskulatur
- Instabilität des Handgelenks
- Trauma durch eine Sportverletzung
- HWS- und BWS-Syndrome

Material

blaues Y-Tape

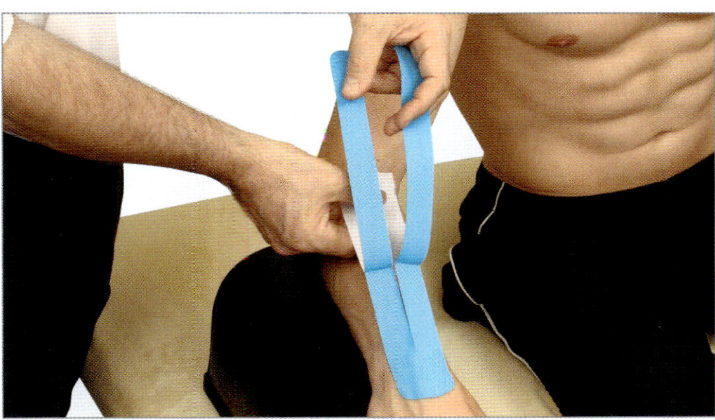

Anlage des Ankers
ASTE: Aufrecht sitzende Position, der Unterarm ist proniert. Die Hand befindet sich in Neutralstellung.
Schritt 1: Der Anker des Y-Tapes wird ohne Zug dorsalseitig an den Ossa metacarpalia II und III angelegt und mit einem Haut-Gleitschub fixiert.

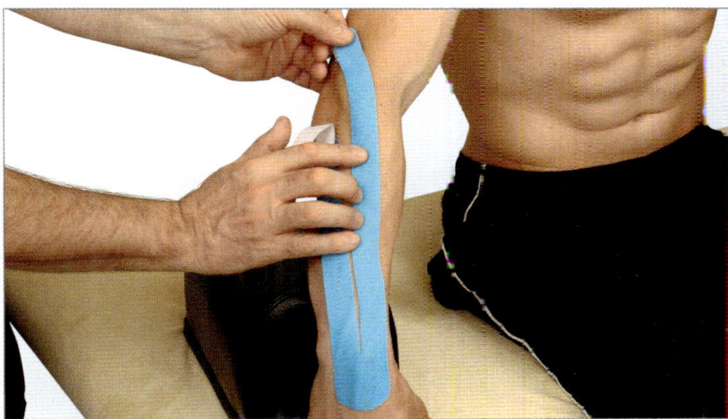

Anlage des radialen Y-Zügels
ASTE: Die Hand befindet sich in Volarflexion, der Ellenbogen in Extension. Die Muskulatur ist somit vorgedehnt.
Schritt 2: Der radiale Y-Zügel wird mit leichtem Zug nach kranial radialseitig um den Muskelbauch angelegt.

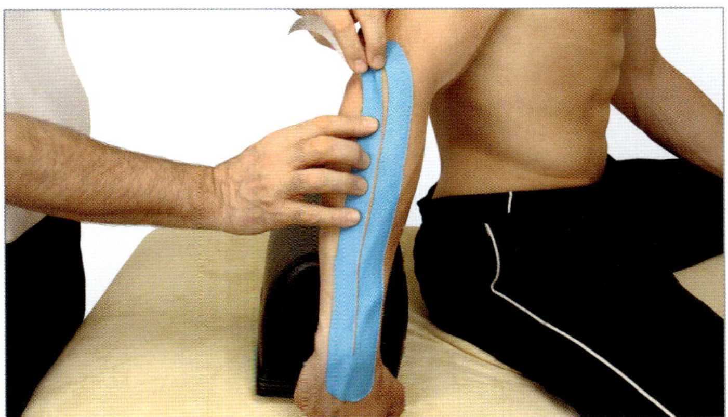

Anlage des ulnaren Y-Zügels
ASTE: Die Ellenbogen- und Handstellung wird beibehalten.
Schritt 3: Der ulnare Y-Zügel wird mit leichtem Zug nach kranial ulnarseitig um den Muskelbauch angelegt.

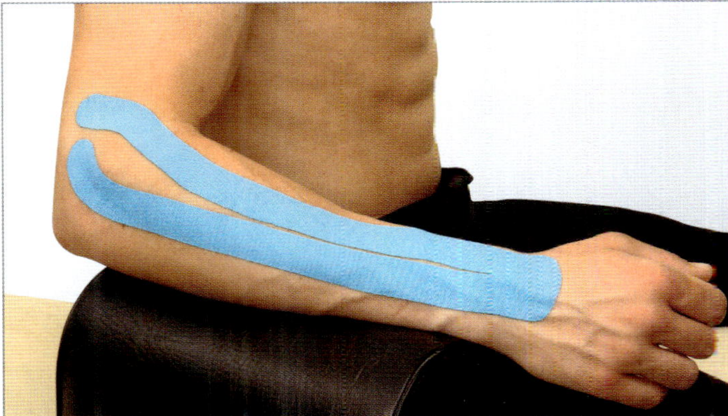

Komplette Y-Anlage
ESTE: Der Ellenbogen befindet sich in Flexion, Unterarm und Hand befinden sich in Neutralstellung.
Schritt 4: Die beiden Y-Zügelenden laufen dehnungsfrei aus. Das gesamte Tape wird durch leichtes Reiben in Vordehnung anmodelliert, fixiert und aktiviert.

► **Schmerzen am Ellenbogen, die auch in den Unterarm und die Hand ausstrahlen können, resultieren aus hypertonen Handgelenksmuskeln (Extensor carpi radialis longus und brevis). Sind diese nach dem Tapen nicht beschwerdefrei, wird mit einer Kombination mit einem tonisierenden Muskeltape für den M. supinator weiter behandelt (s. S. 87).**

Mm. flexores digitorum superficialis und profundus, Mm. flexores carpi radialis und ulnaris

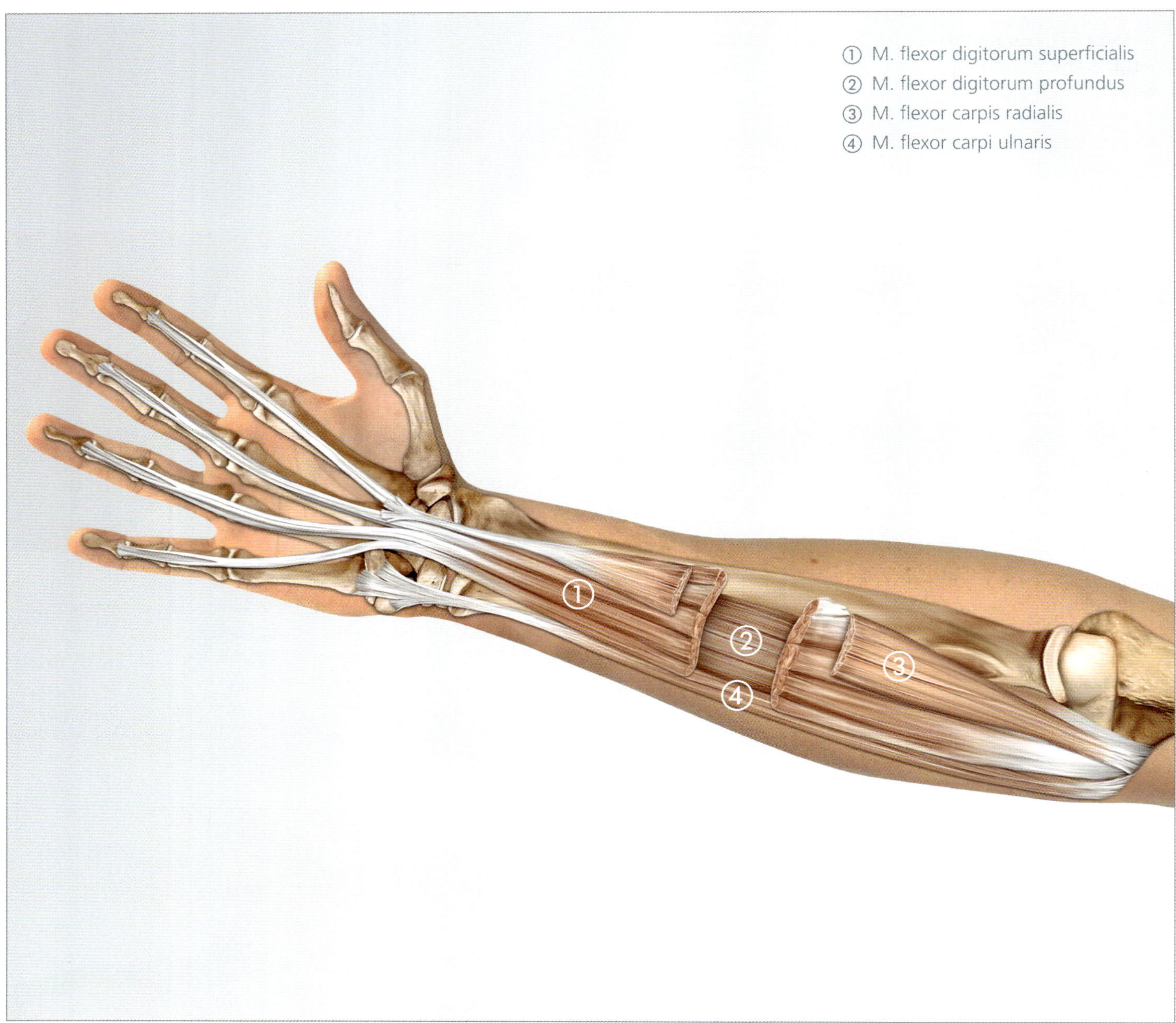

M. flexor carpi radialis
U: Epicondylus medialis humeri
A: Palmarfläche der Basis des Os metacarpi II
I: N. medianus (C6–C8)
F: Palmarflexion und Radialabduktion des Handgelenks

M. flexor carpi ulnaris
U: Caput humerale: Epicondylus medialis humeri; Caput ulnare: Olekranon
A: Hamulus ossis hamati, Basis des Os metacarpi V
I: N. ulnaris (C7–T1)
F: Palmarflexion und Ulnarabduktion des Handgelenks

M. flexor digitorum superficialis
U: Caput humerale: Epicondylus medialis des Humerus; Caput ulnare: Proc. coronoideus; Caput radiale: distal der Tuberositas radii
A: an den Seiten der Mittelphalangen der Finger II–V
I: N. medianus (C7–T1)
F: geringe Ellenbogenflexion; Flexion des Handgelenks; Flexion der Grund- und Mittelgelenke der Finger II–V

M. flexor digitorum profundus
U: proximale zwei Drittel der Palmarseite der Ulna, Membrana interossea antebrachii
A: Palmarseite der Endphalangen der Finger II–V
I: N. medianus (Finger II und III, C7–T1),
N. ulnaris (Finger IV und V, C7–T1)
F: Flexion des Handgelenks; Flexion der Grund-, Mittel- und Endgelenke der Finger II–V

Mm. flexores digitorum superficialis und profundus, Mm. flexores carpi radialis und ulnaris – Muskelanlage

Wirkung: detonisierend. Die Anlage erfolgt vom Ansatz zum Ursprung.

Indikationen für die Sensotape-Anlage
- Hypertonie der Flexorengruppe
- Epicondylitis medialis humeri

Material
blaues X-Tape

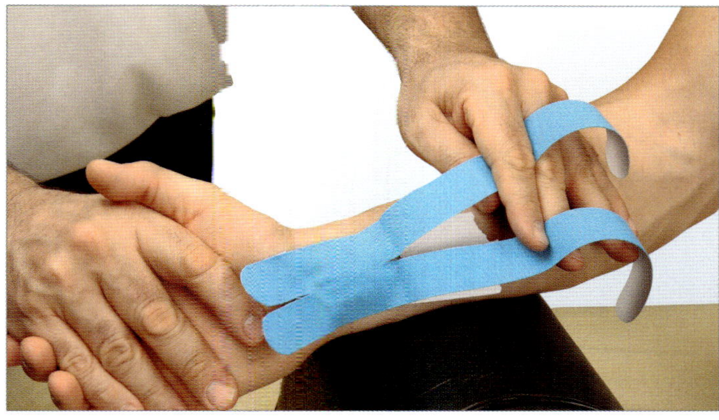

Anlage des Ankers
ASTE: Aufrecht sitzende Position, der Ellenbogen befindet sich in leichter Flexion; Unterarm und Handgelenk nehmen Neutralstellung ein.
Schritt 1: Der Anker des X-Tapes wird ohne Zug volar mittig über das Handgelenk angelegt.

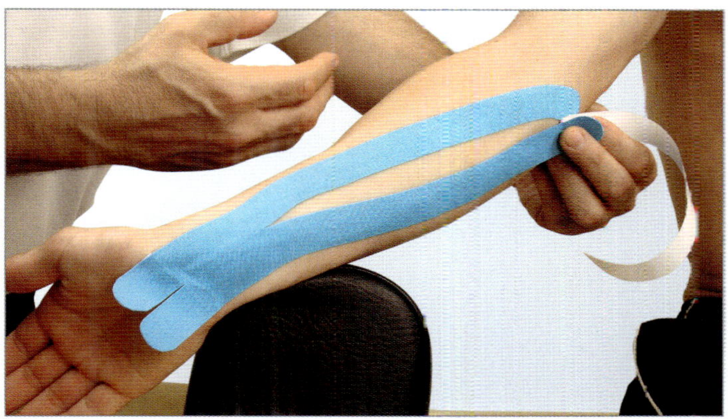

Anlage der proximalen X-Zügel
ASTE: Der Ellenbogen befindet sich in leichter Flexion, der Unterarm in Neutralstellung, das Handgelenk in Dorsalextension.
Schritt 2: Der Anker des X-Tapes wird durch einen Haut-Gleitschub fixiert, während der radiale und ulnare X-Zügel unter leichtem Zug nach proximal zum Ursprung hin angelegt werden. Beide X-Zügel umrunden die Muskelbäuche. Die Zügelenden laufen dehnungsfrei auf der Haut aus.

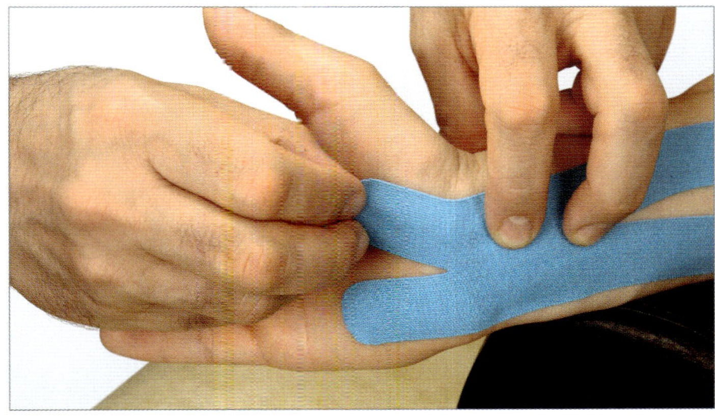

Anlage der distalen X-Zügel
ASTE: Die Armstellung wird beibehalten, das Handgelenk befindet sich in maximaler Dorsalextension.
Schritt 3: Der Anker des X-Tapes wird durch einen Haut-Gleitschub fixiert, während die distalen X-Zügel mit leichtem Zug an den Handinnenflächen angelegt werden.

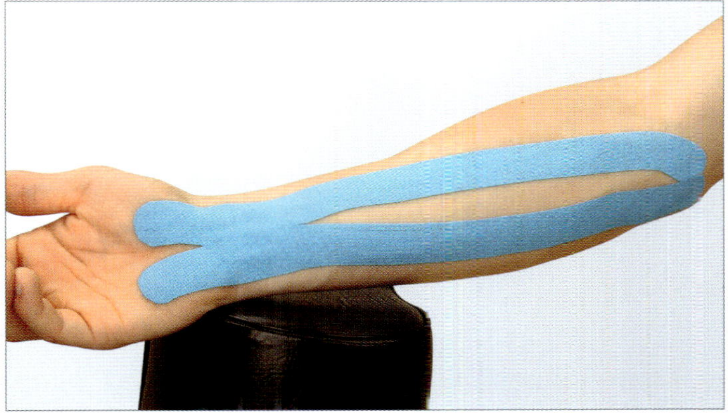

Komplette X-Tapeanlage
ESTE: Der Arm und die Hand befinden sich in entspannter Position.
Schritt 4: Das gesamte Tape wird durch leichtes Reiben in Vordehnung anmodelliert, fixiert und aktiviert.

M. extensor digiti minimi

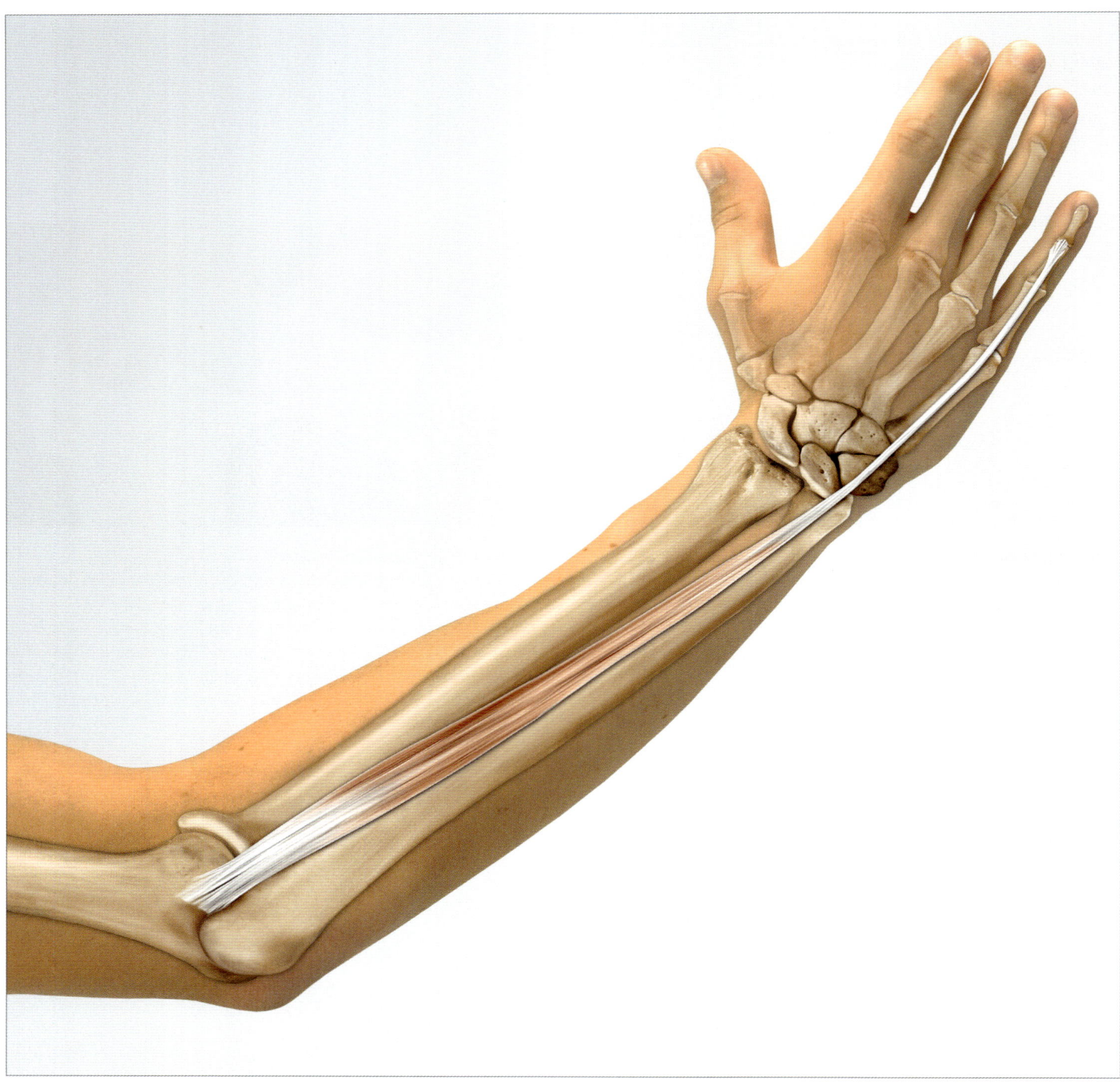

U: Caput commune am Epicondylus lateralis humeri
A: Dorsalaponeurose des V. Fingers
I: N. radialis (C6–C8)
F: Dorsalextension und Ulnarabduktion des Handgelenks; Extension der Grund-, Mittel- und Endgelenke des V. Fingers; Abduktion des V. Fingers

M. extensor digiti minimi – Muskelanlage

Wirkung: detonisierend. Die Anlage erfolgt vom Ansatz zum Ursprung.

Indikationen für die Sensotape-Anlage
- ulnare Schmerzzustände
- Tenosynovitis des kleinen Fingers

Material
blaues Y-Tape
(Breite: 2,5 cm, Zügel je 1,25 cm)

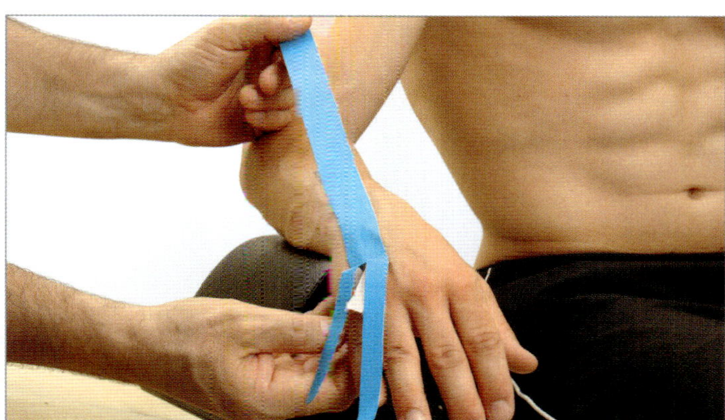

Anlage des Ankers
ASTE: Aufrecht sitzende Position, der Ellenbogen befindet sich in Flexion, Hand- und Fingergelenke sind in Neutralstellung.
Schritt 1: Der Anker (proximal des Y-Spaltes) wird ohne Zug auf dem Handrücken angelegt.

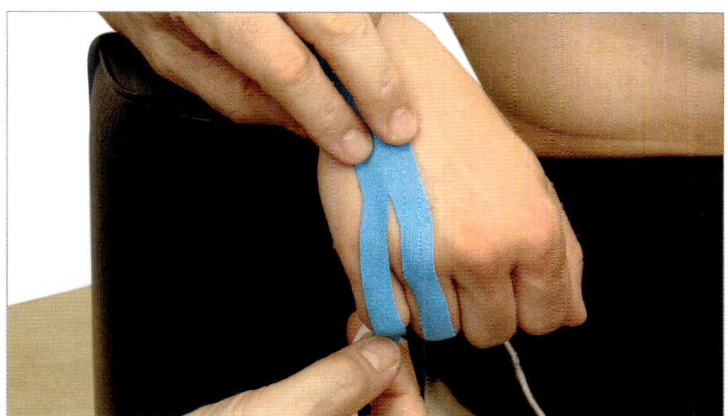

Anlage der distalen Y-Zügel
ASTE: Die Stellung des Arms wird beibehalten, maximal mögliche Volarflexion des Handgelenks, die Finger befinden sich in maximal möglicher Flexion.
Schritt 2: Der Anker des Y-Tapes wird mit den Fingern fixiert, während beide Y-Zügel mit leichtem Zug nach distal zu den Fingern IV und V angelegt werden. Die Tapeenden laufen dehnungsfrei bis zum Nagelbett aus.

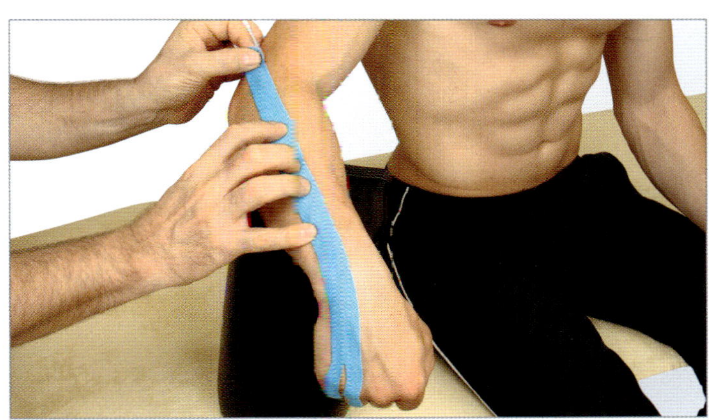

Anlage des proximalen Tapeanteils
ASTE: Die Stellung von Arm, Handgelenk und Fingern wird beibehalten.
Schritt 3: Der Anker des Y-Tapes wird durch einen Haut-Gleitschub fixiert, während das proximale Tape mit leichtem Zug zum Epicondylus lateralis humeri angelegt wird.

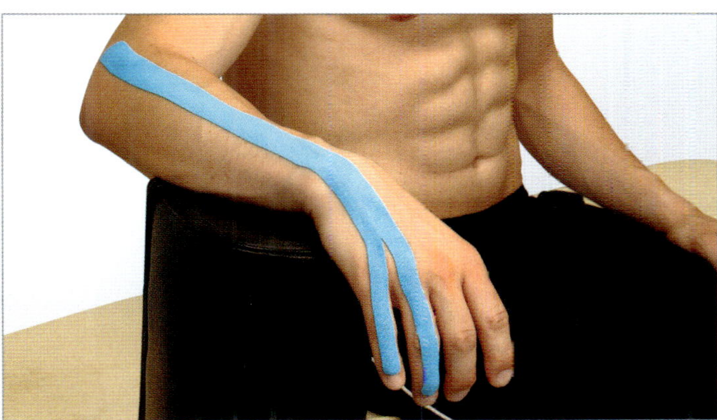

Komplette Y-Tapeanlage
ESTE: Der Arm und die Hand befinden sich in entspannter Position neben dem Körper.
Schritt 4: Die proximalen und distalen Tapeenden laufen dehnungsfrei aus. Das gesamte Tape wird durch leichtes Reiben in Vordehnung anmodelliert, fixiert und aktiviert.

M. extensor pollicis longus

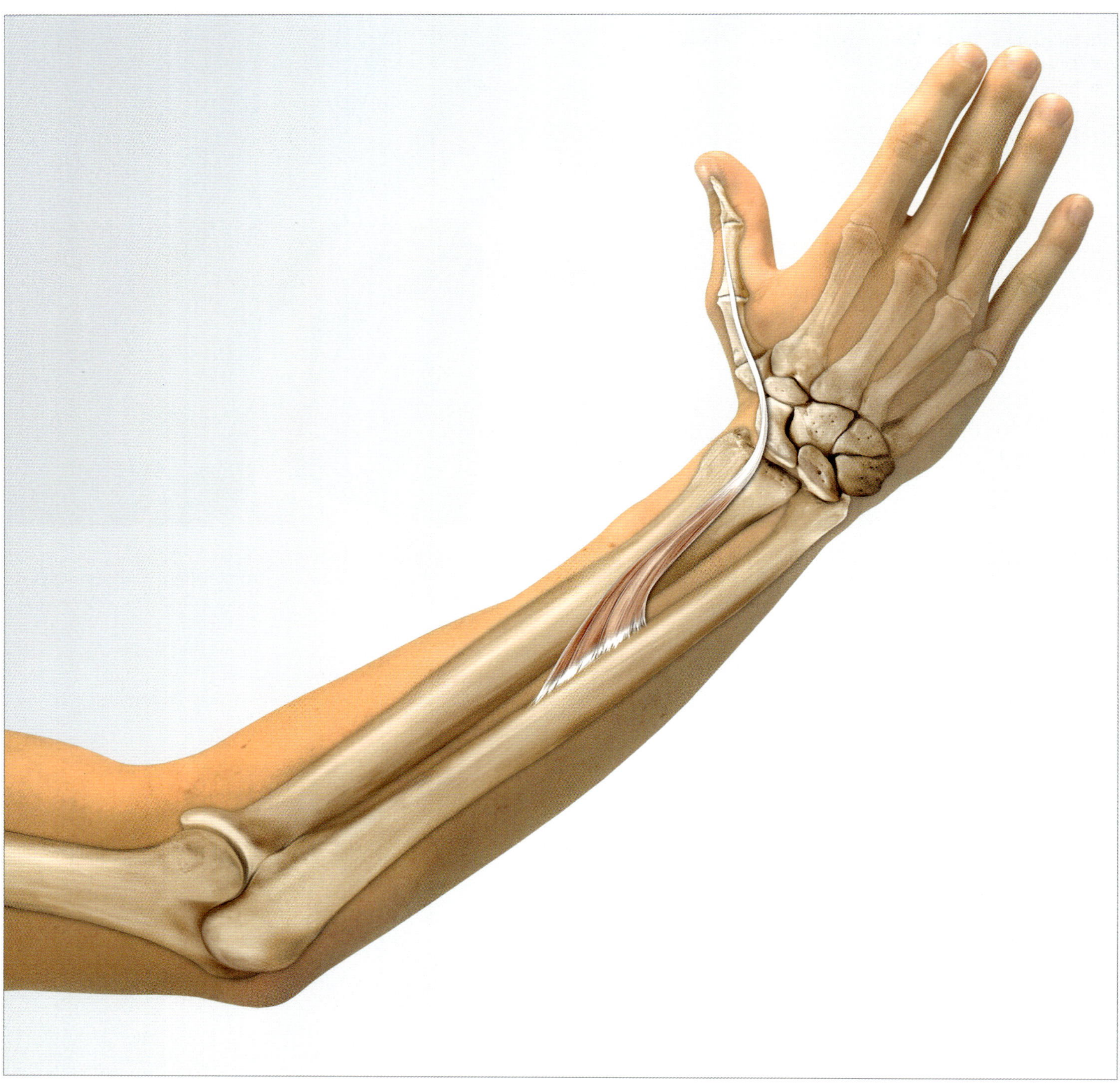

U: Facies dorsalis der Ulna, Membrana interossea
A: Basis der Endphalanx des Daumens
I: N. radialis (C6–C8)
F: Dorsalextension und Radialabduktion des Handgelenks; geringe Adduktion im Daumensattelgelenk; Extension im Grund- und Endgelenk des Daumens

M. extensor pollicis longus – Muskelanlage

Wirkung: detonisierend. Die Anlage erfolgt vom Ansatz zum Ursprung.

Indikationen für die Sensotape-Anlage
- Hypertonie der Muskulatur
- Tendinitis der Extensorensehne
- Ganglion
- Morbus de Quervain

Material
blaues Y-Tape
(Breite: 2,5 cm, Zügel je 1,25 cm)

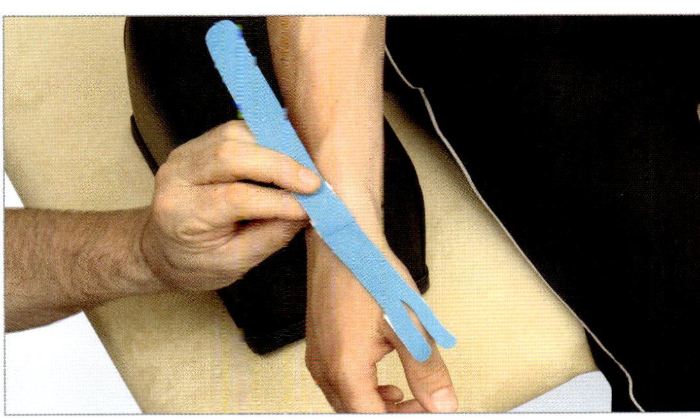

Anlage des Ankers
ASTE: Aufrecht sitzende Position. Handgelenk und Daumen befinden sich in Neutralstellung.
Schritt 1: Der Anker (proximal des Y-Spaltes) wird ohne Zug auf der Dorsalseite des Daumens bis zum Handgelenk angelegt.

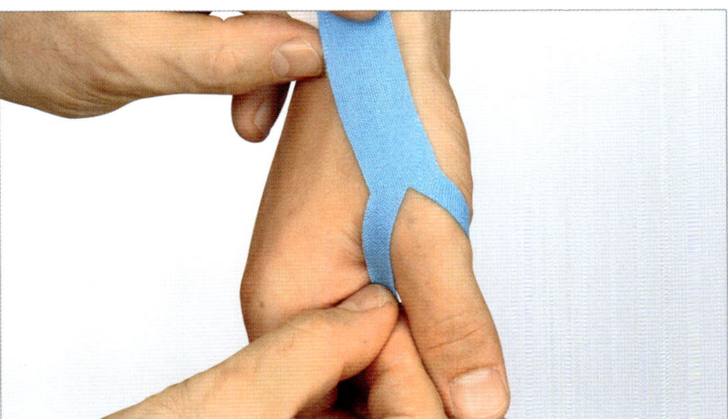

Anlage der Y-Zügel
ASTE: Das Handgelenk befindet sich in Ulnarabduktion, das Daumengrundgelenk in leichter Flexion.
Schritt 2: Der Anker des Y-Tapes wird fixiert, während der laterale bzw. der mediale Zügel den Daumen umschließt.

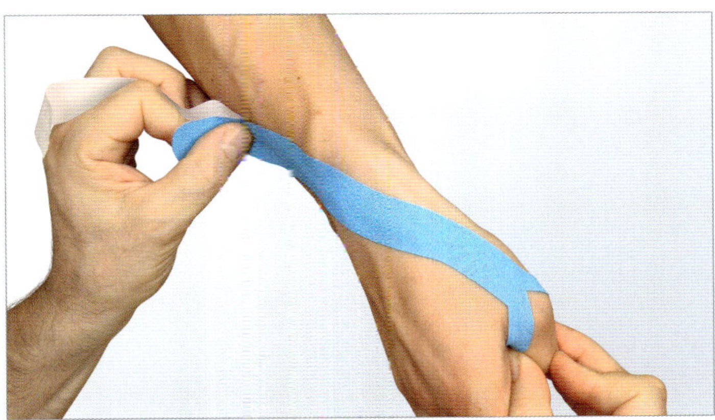

Anlage des proximalen Tapeanteils
ASTE: Das Handgelenk befindet sich in Ulnarabduktion, der Daumen in maximaler Flexion. Somit ist der M. extensor pollicis longus in Vordehnung.
Schritt 3: Der proximale Anteil des Y-Tapes wird unter leichtem Zug nach posterior zum Ursprung des Muskels angelegt.

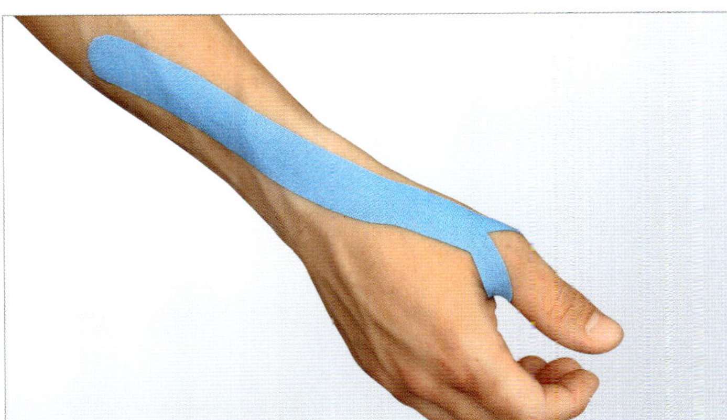

Komplette Y-Tapeanlage
ESTE: Handgelenk und Daumen befinden sich in Neutralstellung.
Schritt 4: Die Tapeenden laufen dehnungsfrei aus. Das gesamte Tape wird durch leichtes Reiben in Vordehnung anmodelliert, fixiert und aktiviert.

Sensotape®-Techniken für die obere Extremität

II. Gelenke und Ligamente der oberen Extremität

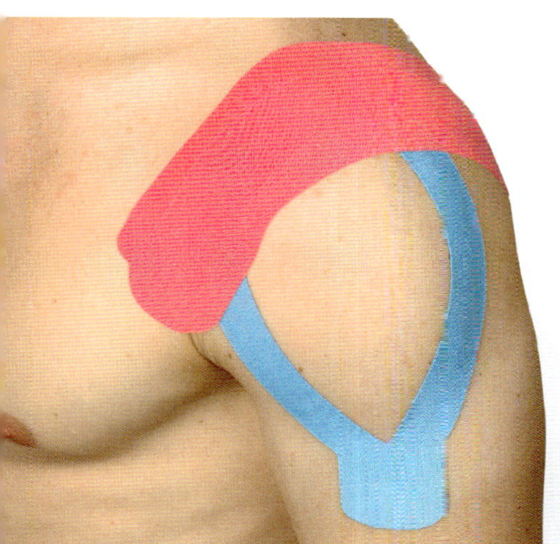

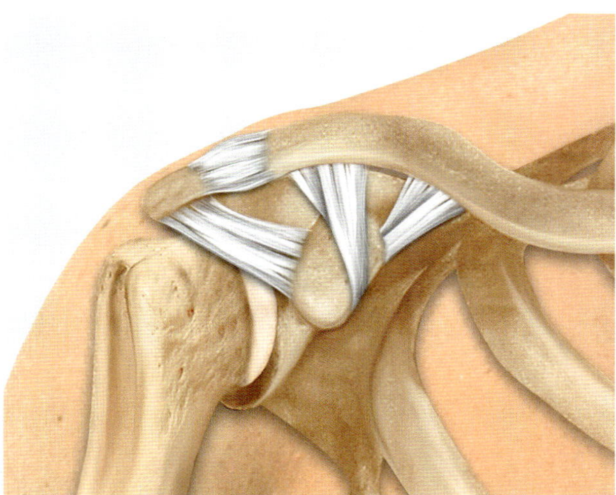

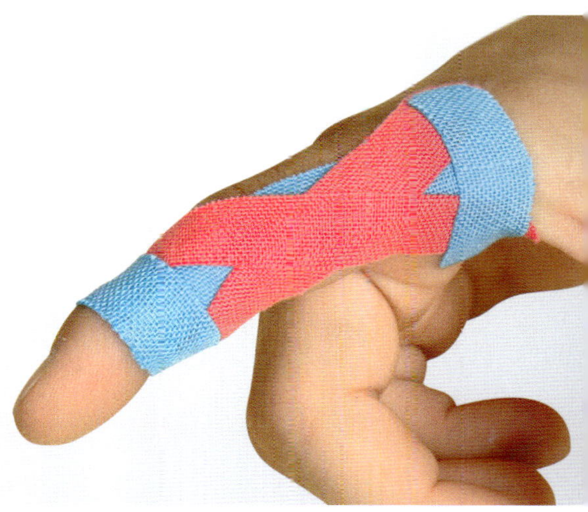

Art. acromioclavicularis (ACG) und Bandstrukturen

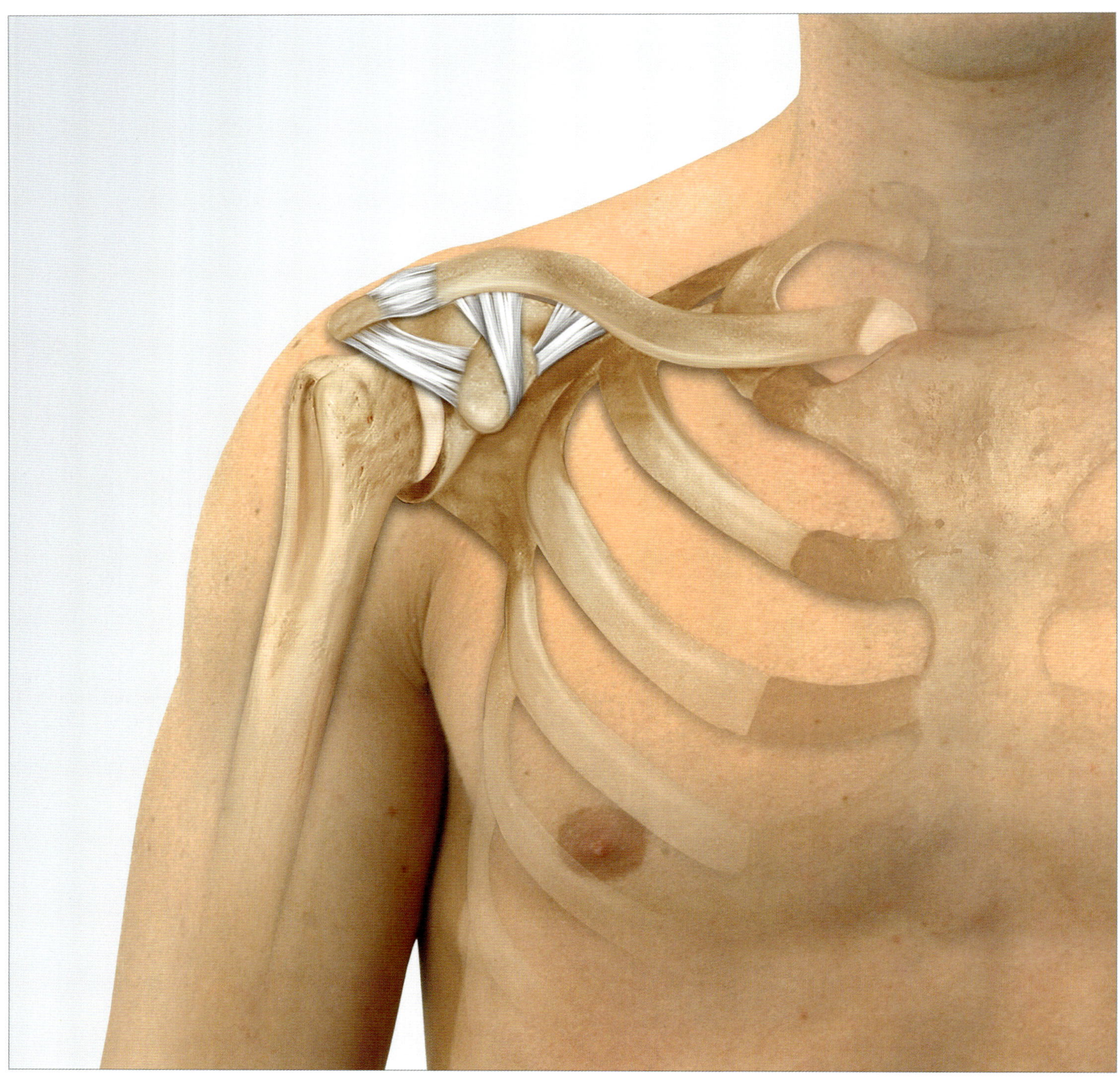

Das Schultereckgelenk (ACG) ist ein planes Gelenk zwischen Klavikula und Akromion. Es wird durch straffe Bänder stabilisiert und hat nur eine geringe Beweglichkeit. Gelegentlich besitzt das ACG einen Discus articularis und ist dann deutlich besser beweglich.

Art. acromioclavicularis (ACG)

– Ligamentanlage (Abb. 1), Spaceanlage (Abb. 2 und 3), Gelenkanlage (Abb. 4)

Wirkung: Schmerz- und Ödemreduktion; Limitierung der Klavikulabewegung nach kranial-superior; Wiederherstellung der physiologischen Beweglichkeit im ACG

Indikationen für die Sensotape-Anlage
- Schmerzen und Schwellung im Bereich des ACG
- Tossy-Verletzungen (Instabilität des ACG)
- Überdehnung und Schmerzhaftigkeiten der Bandstrukturen

Material
Abb. 1: Kreuztape aus 2 blauen I-Tapes (Breite: 1,25 cm)
Abb. 2: Sterntape aus 2 blauen und 2 roten I-Tapes (Breite: 1,25 cm)
Abb. 3: Gittertape aus 7 blauen I-Tapes (Breite: je 1,25 cm)
Abb. 4: rotes I-Tape

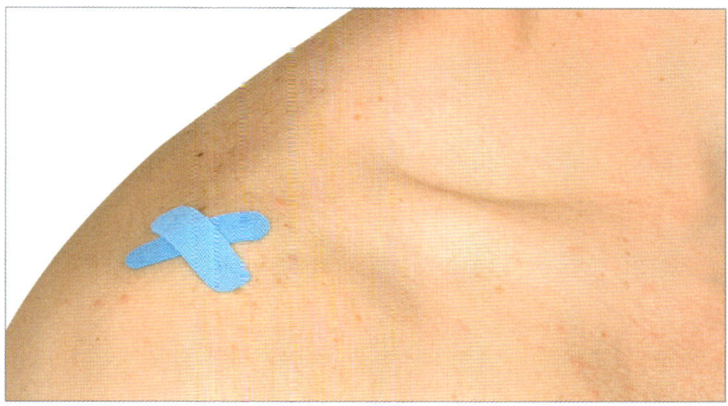

Anlage eines Kreuztapes (bei Schmerzen in der Akutphase)
ASTE: Aufrecht sitzende Position, der Arm befindet sich in Neutralstellung neben dem Körper.
Anlage: In der Akutphase einer Kapsel-Band-Verletzung wird eine zentrale Ligament-Insertionstechnik angewendet. Hierzu werden zwei kleine, sich überkreuzende I-Tapes mittig direkt über dem ACG-Spalt angebracht. Die Zentren beider Tapes werden als Anker unter starkem Zug angelegt. Die Tapeenden laufen dehnungsfrei aus.

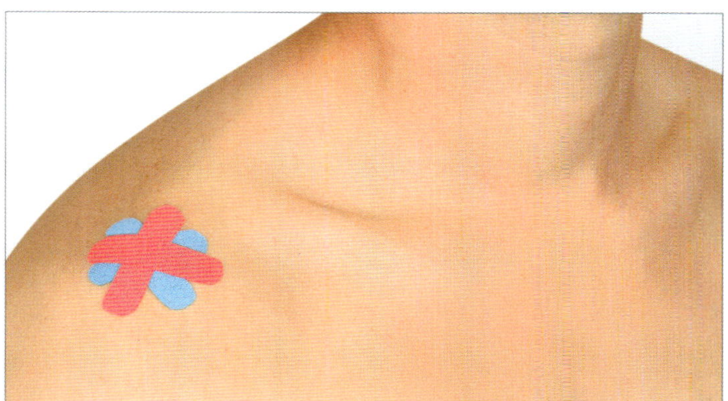

Sterntape (bei Schwellung und Schmerzen)
ASTE: Aufrecht sitzende Position, der Arm befindet sich in Neutralstellung neben dem Körper.
Anlage: Stehen nach einem Trauma des ACG der Schmerz und die Schwellung im Vordergrund, wird eine Spaceanlage mit einer zentralen Liftingtechnik sternförmig auf dem schmerzhaften bzw. geschwollenen ACG aufgebracht. Dabei werden die Zentren der Tapes als Anker unter mittlerem Zug angelegt. Die Tapeenden laufen dehnungsfrei aus.

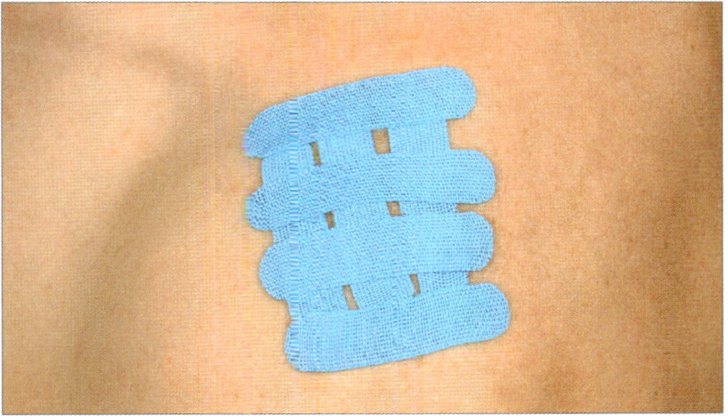

Gittertape (Stabilisation des ACG)
ASTE: Aufrecht sitzende Position, der Arm befindet sich in Neutralstellung neben dem Körper.
Anlage: Zur Stabilisation des ACG kann alternativ eine Ligamentanlage mit zentraler Insertionstechnik angewendet werden. Hierzu werden drei vertikale und vier horizontale schmale I-Tapes unter Zug über dem Akromion angelegt.

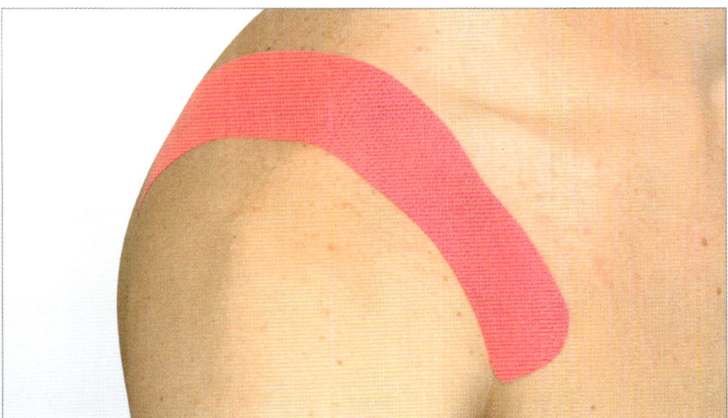

Alternative Anlage: I-Tape zur Stabilisation des ACG
ASTE: Aufrecht sitzende Position, der Arm befindet sich im Schultergelenk in entspannter Stellung.
Anlage: Bei einer Verletzung der ACG-Kapsel bzw. des Bandapparats erfolgt eine Gelenkanlage mit einer mechanischen Korrekturtechnik. Mit einer zentralen Anlagetechnik wird die Mitte des I-Tapes als Anker mit starkem Zug und Innendruck quer über dem ACG und dem Lig. coracoacromiale angelegt. Die I-Tapeenden laufen dehnungsfrei aus. Ggf. kann ein zweites, identisches I-Tape halb überlappend mit gleicher Technik zur besseren Stabilisierung des Schulterdaches angelegt werden.

Art. acromioclavicularis (ACG), Lig. acromioclaviculare und Lig. coracoacromiale – Ligamentanlage

Wirkung: Schmerz- und Ödemreduktion; Limitierung der Klavikulabewegung nach superior und kranial; Wiederherstellung der physiologischen Beweglichkeit im ACG; Stabilisierung des ACG

Indikationen für die Sensotape-Anlage	Material
Instabiliät mit Schmerzen im ACG	rotes und blaues I-Tape

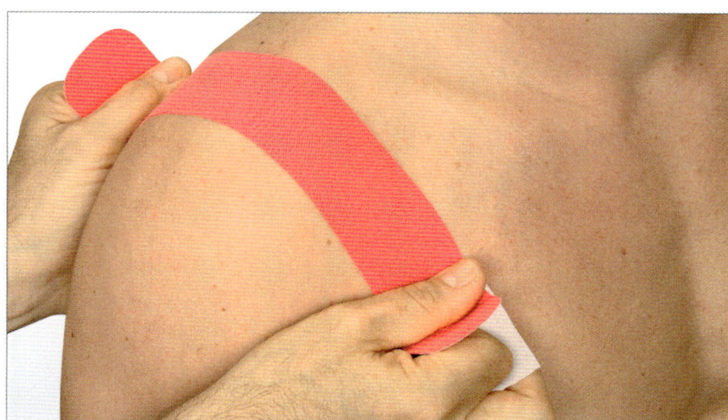

Anlage des Ankers des I-Tapes
ASTE: Aufrecht sitzende Position, der Arm befindet sich im Schultergelenk in Neutralstellung.
Schritt 1: Die Mitte des roten I-Tapes wird als Anker mit starkem Zug direkt über dem Lig. coracoacromiale, d. h. vom Akromion bis zum Processus coracoideus, angelegt. Es wird eine Ligamentanlage mit zentraler Insertionstechnik verwendet.

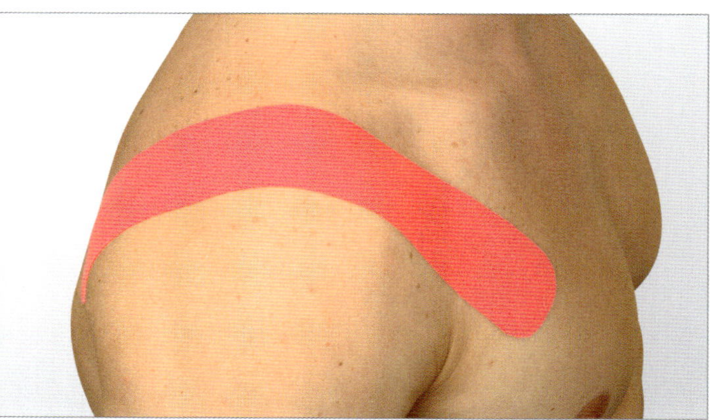

Anlage des kompletten I-Tapes
ASTE: Exension bzw. Flexion im Schultergelenk.
Schritt 2: Unter Extension im Schulergelenk wird das ventrale I-Tapeende ohne Zug über dem M. pectoralis angelegt; der dorsale Tapeanteil wird bei Flexion im Schultergelenk über der Skapula angelegt. Das gesamte I-Tape wird in Vordehnung durch leichtes Reiben anmodelliert, aktiviert und fixiert.

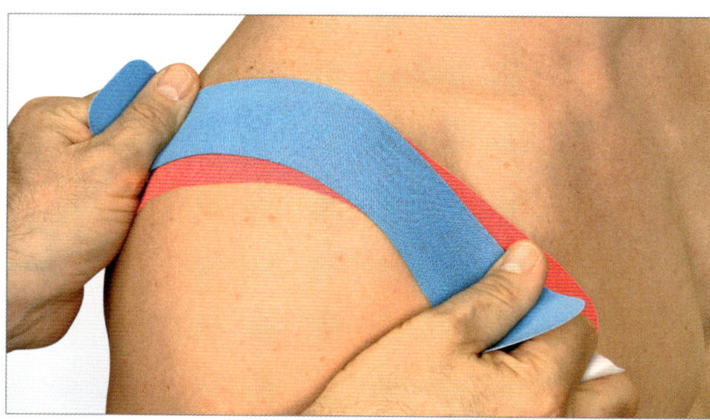

Anlage des Ankers eines zweiten I-Tapes
ASTE: Die Gelenkstellung wird beibehalten.
Schritt 3: Mit der gleichen Technik wie in Abb. 1 wird der Anker eines zweiten, blauen I-Tapes leicht diagonal zum ersten angelegt. Er kreuzt den Anker des ersten über dem Schulterdach.

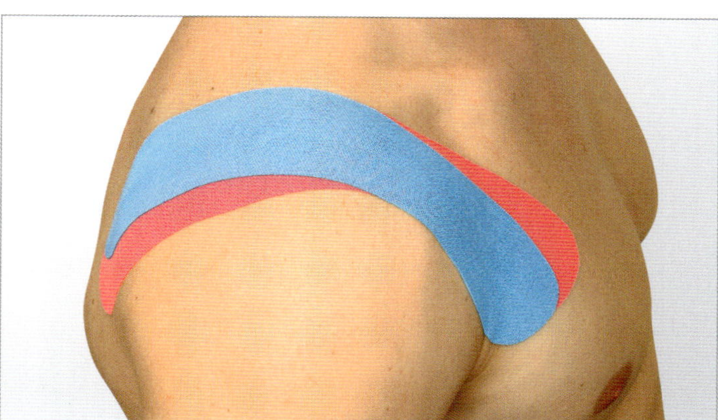

Komplette Anlage
ESTE: Der Arm befindet sich in entspannter Stellung neben dem Körper.
Schritt 4: In Vordehnung der Muskulatur (s. o.) werden die I-Tapeenden dehnungsfrei auf der Haut angelegt. Die beiden I-Tapes stabilisieren das ACG. Die gesamte Anlage wird in Vordehnung durch leichtes Reiben anmodelliert, aktiviert und fixiert.

Ligg. acromioclaviculare und coracohumerale

– Spaceanlage

Wirkung: Schmerz- und Ödemreduktion; Reduzierung der Klavikulabewegung nach superior und kranial; Stimulation des Kapsel-Band-Apparats

Indikationen für die Sensotape-Anlage
- Tossy-Verletzungen (Instabilität des ACG)
- Schmerzen im ACG

Material
Abb. 1 bis 3: 4 blaue I-Tapes
Abb. 4: 2 blaue und 2 rote I-Tapes

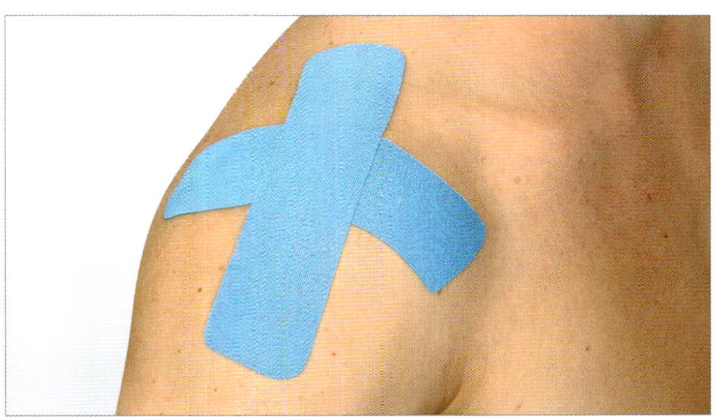

Anlage eines Kreuztapes bei Schmerzen im ACG
ASTE: Aufrecht sitzende Position, der Arm befindet sich in Neutralstellung neben dem Körper.
Schritt 1: Es wird eine Spaceanlage mit zentraler Liftingtechnik aus zwei I-Tapes angelegt. Die Mitte des ersten I-Tapes wird als Anker mit starkem Zug quer über dem Lig. acromioclaviculare angelegt. Mit der gleichen Technik wird das zweite I-Tape senkrecht zum ersten Tape über dem Lig. coracohumerale angelegt. Beide I-Tapes kreuzen sich über der schmerzhaftesten Bandregion. Die I-Tapeenden laufen in Vordehnung der Struktur ohne Zug aus.

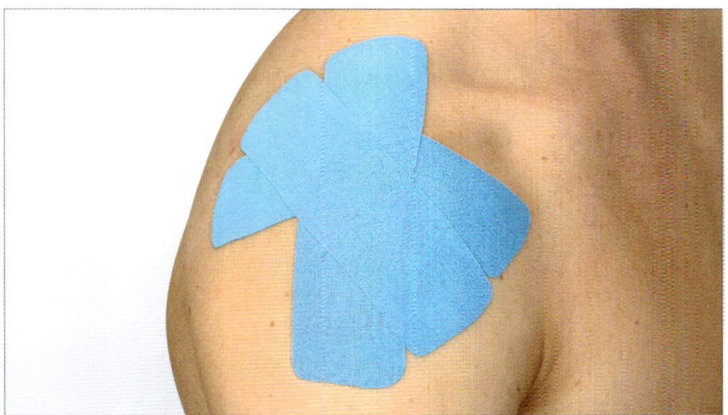

Anlage eines diagonalen I-Tapes bei Schmerzen im ACG
ASTE: Die Gelenkstellung wird beibehalten.
Schritt 2: Ein weiteres I-Tape wird mit zentraler Liftingtechnik diagonal direkt über dem Schmerzareal angelegt. Es überkreuzt sich mittig mit den ersten zwei I-Tapes. Die I-Tapeenden laufen dehnungsfrei aus.

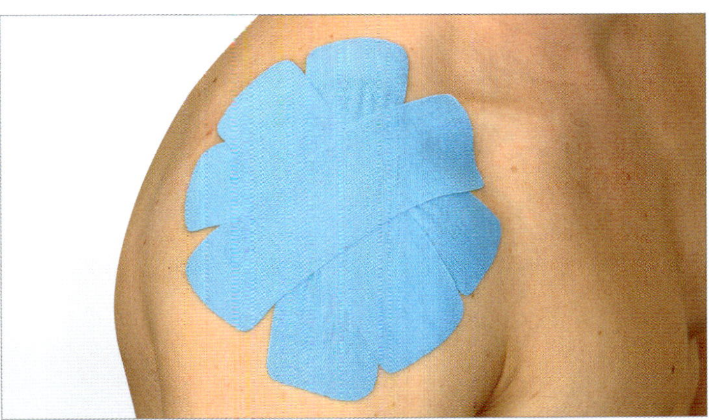

Komplette Anlage des Sterntapes
ESTE: Die Gelenkstellung wird beibehalten.
Schritt 3: Ein viertes I-Tape wird mit seinem zentralen Anker diagonal mit gleicher Technik angelegt, sodass ein Sterntape entsteht. Die I-Tapeenden laufen dehnungsfrei aus. Die Sterntapeanlage unterstützt die Ligamente bei der Stabilisation des Gelenks und sorgt für eine Schmerzreduktion.

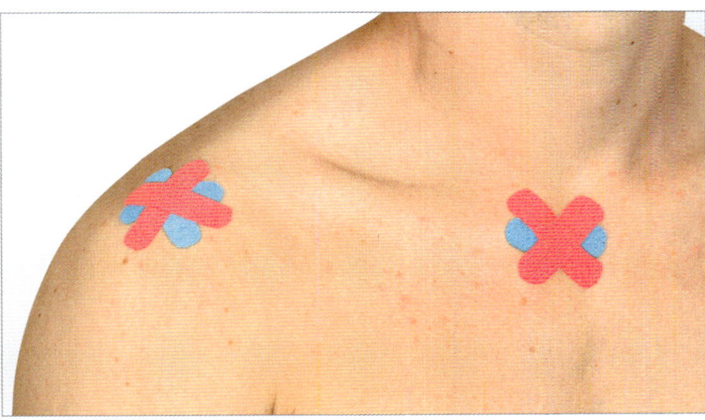

Alternative Tapeanlage mit zwei Sterntapes bei Schmerzen des Kapsel-Band-Apparats des ACG und SCG
ASTE: Aufrecht sitzende Position, der Arm befindet sich in Neutralstellung neben dem Körper.
Anlage: Es werden zwei Sterntapes als Spaceanlage mit zentraler Liftingtechnik direkt über dem ACG und dem SCG angelegt.

Art. sternoclavicularis (SCG) und Bandstrukturen

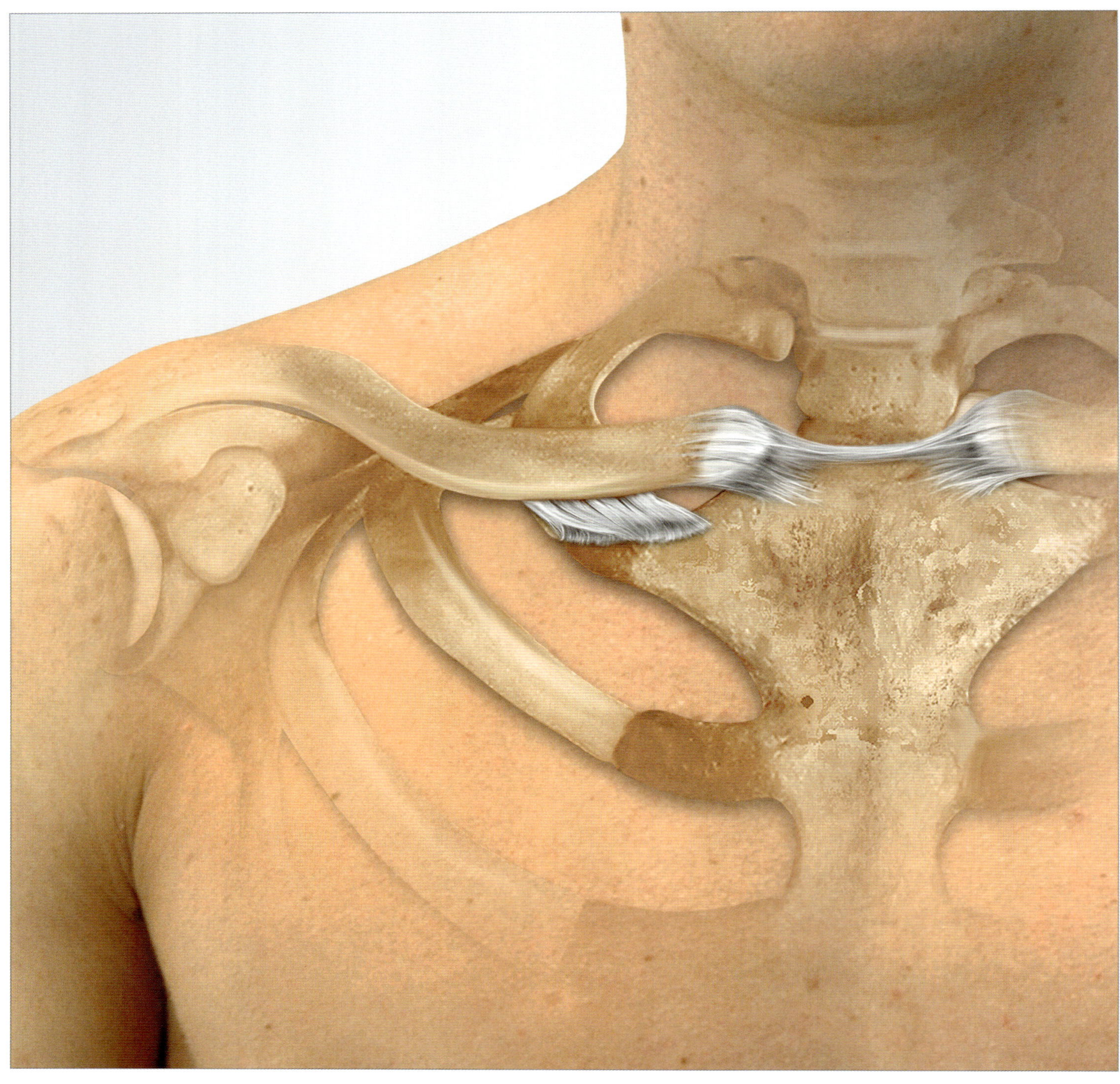

Das SCG wird von der Klavikula und dem Sternum gebildet. Die Inkongruenz der Gelenkflächen wird durch einen Discus articularis ausgeglichen. Die Gelenkkapsel ist dick, aber relativ schlaff und wird durch die Ligg. sternoclaviculare und costoclaviculare verstärkt. Funktionell handelt es sich beim SCG um ein Kugelgelenk.

Art. sternoclavicularis (SCG), Ligg. sternoclaviculare und costoclaviculare – Lymphanlage (Abb. 1), Spaceanlage (Abb. 2), Gelenkanlage (Abb. 3), Ligamentanlage (Abb. 4)

Wirkung: Schmerz- und Ödemreduktion; Limitierung der Klavikulabewegung nach superior und kranial; Stimulierung des Kapsel-Band-Apparats

Indikationen für die Sensotape-Anlage
- Verstauchungen des SCG
- Instabilitäten des SCG
- Frozen Shoulder

Material
Abb. 1: rotes und blaues Fächertape
Abb. 2 und 3: Sterntape aus 2 roten und 2 blauen I-Tapes (Breite: je 1,25 cm)
Abb. 4: Gittertape aus 3 roten und 4 blauen I-Tapes (Breite: je 1,25 cm)

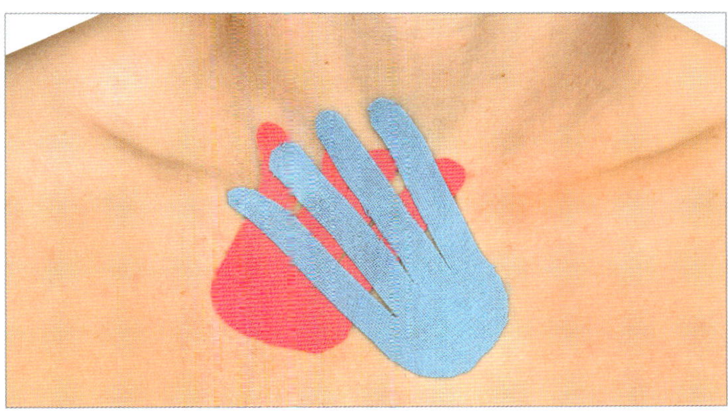

Anlage zweier Fächertapes bei Schwellungen im SCG (akut)
ASTE: Aufrecht sitzende Position, der Arm befindet sich in Neutralstellung neben dem Körper.
Anlage: In einer Akutphase wird eine Lymphanlage mit zwei Fächertapes angebracht. Die Anker beider Fächertapes liegen unterhalb der Klavikula und werden lateral bzw. medial ohne Zug angelegt. Die Zügel beider Tapes werden einzeln ohne Zug angebracht und kreuzen sich über dem SCG. Die gesamte Anlage wird in Vordehnung durch leichtes Reiben anmodelliert, aktiviert und fixiert.

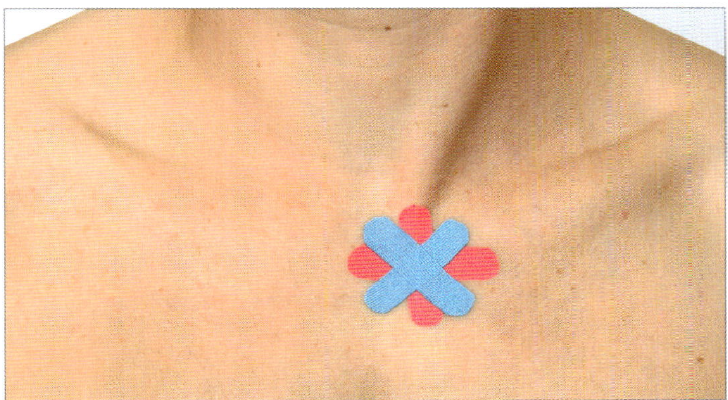

Anlage eines Sterntapes bei Schmerzen im SCG (subakut)
ASTE: Aufrecht sitzende Position, der Arm befindet sich in Neutralstellung neben dem Körper.
Anlage: Die zentralen Anker der vier schmalen I-Tapes werden mit einer Spaceanlage (Liftingtechnik) unter mittlerem bis starkem Zug sternförmig über dem SCG angelegt. Alle I-Tapeenden laufen dehnungsfrei aus. Somit wird direkt über dem SCG ein vergrößerter Zwischenraum geschaffen. Die gesamte Anlage wird durch leichtes Reiben anmodelliert, aktiviert und fixiert.

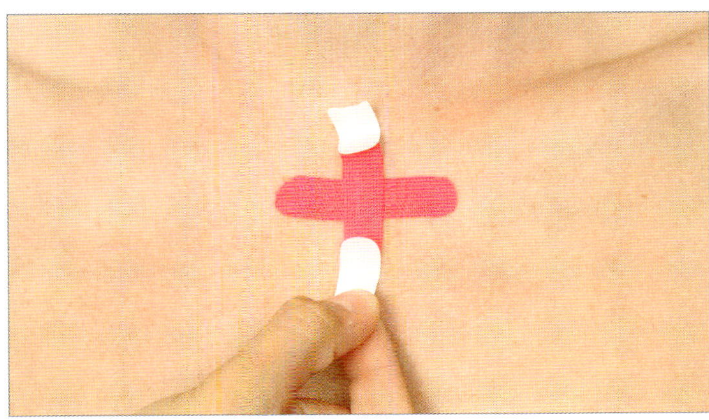

Anlage eines Kreuztapes zur Stabilisation des SCG
ASTE: Aufrecht sitzende Position, der Arm befindet sich in Neutralstellung neben dem Körper.
Anlage: Es erfolgt eine Gelenkanlage. Mit einer zentralen mechanischen Korrekturtechnik wird ein kleines schmales I-Tape unter starkem Zug und Innendruck zentral über dem SCG angelegt. Ein zusätzliches I-Tape wird mit gleicher Technik senkrecht zum ersten I-Tape angelegt. Die I-Tapeenden laufen dehnungsfrei aus. Die kreuzförmige Anlage wird durch leichtes Reiben anmodelliert, aktiviert und fixiert. Um die SCG-Bewegungen stärker zu limitieren, kann die Anlage mit zwei diagonalen I-Tapes zum Sterntape ergänzt werden.

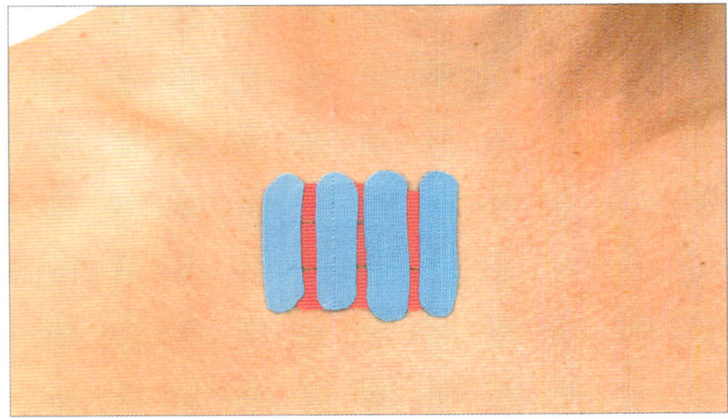

Anlage eines Gittertapes zur Stabilisation des SCG
ASTE: Aufrecht sitzende Position, der Arm befindet sich in Neutralstellung neben dem Körper.
Anlage: Eine Ligamentanlage aus sieben gitterförmig angeordneten I-Tapes wird mit zentraler Insertionstechnik direkt über dem Kapsel-Band-Apparat des SCG (Lig. sternoclavicularis, Lig. costoclavicularis und Lig. interclaviculare) angelegt – drei schmale rote I-Tapes laufen horizontal, vier blaue vertikal. Die gesamte Anlage wird in Vordehnung durch leichtes Reiben anmodelliert, aktiviert und fixiert.

Art. glenohumeralis und Bandstrukturen

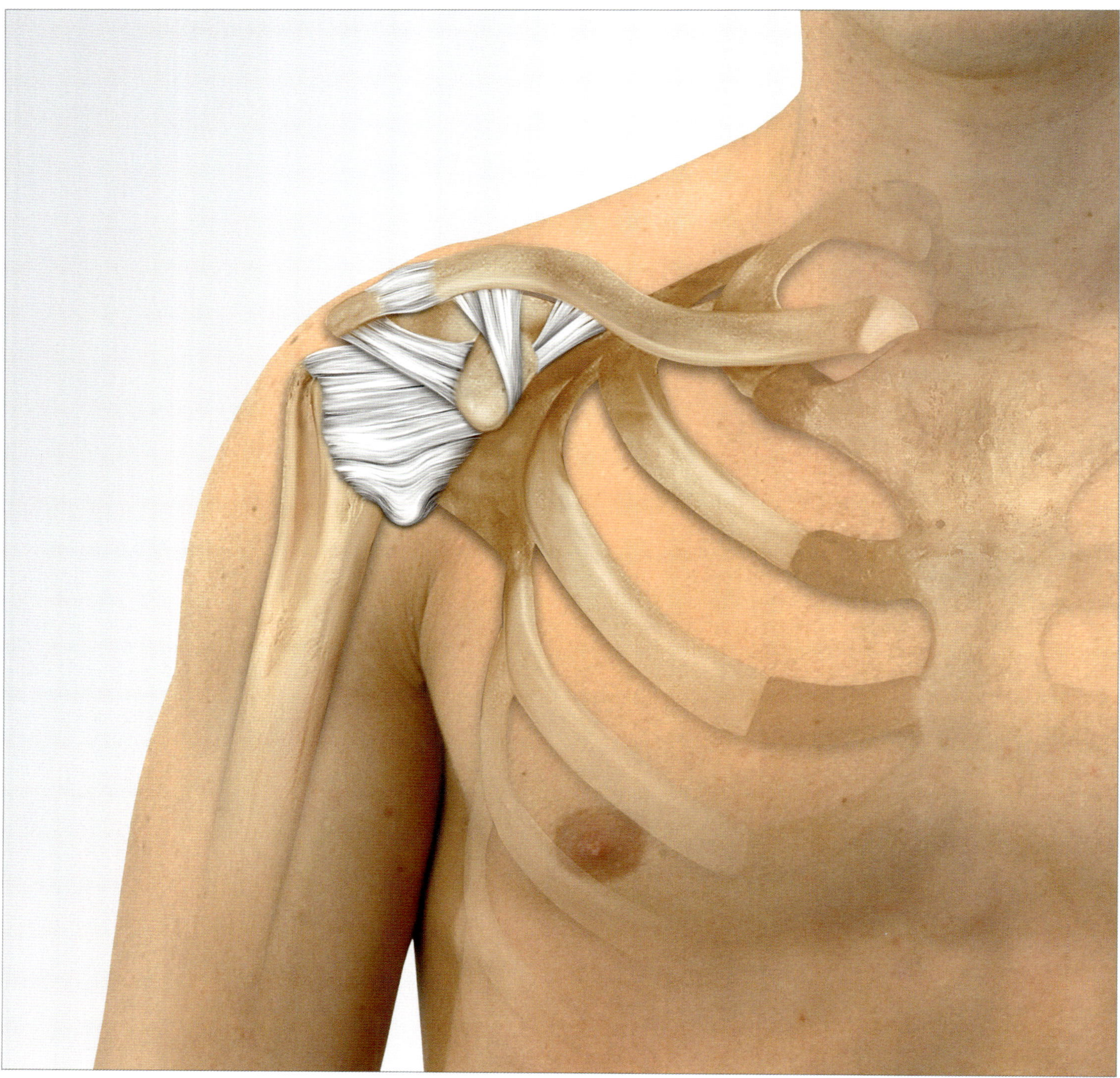

Das Schultergelenk setzt sich aus der Gelenkpfanne der Skapula und dem Humeruskopf zusammen. Die Gelenkpfanne ist deutlich kleiner als der Humeruskopf und wird durch das Labrum glenoidale vergrößert. Da relativ wenige Bänder das Schultergelenk umgeben und die Kapsel recht locker ist, muss die umgebende Muskulatur das Gelenk sichern. Daher spricht man von einem muskelgeführten Gelenk. Die Gelenkkapsel des Schultergelenks ist weit und dorsal dünn, da sie nicht von ligamentären Strukturen verstärkt wird. Proximal ist die Kapsel am Labrum glenoidale befestigt. Die Kapselansatzlinie am Humerus befindet sich im Bereich des Collum anatomicum. Die Gelenkkapsel ist schlaff und bildet medial/kaudal den Recessus axillaris. Die Capsula art. glenohumeralis wird kranial durch das Lig. coracohumerale und kranioventral durch die Ligg. glenohumeralia verstärkt.

Art. glenohumeralis I – Gelenkanlage

Wirkung: Zentrierung des Humeruskopfes in der Gelenkpfanne; Aktivierung der Propriosensorik; Stimulation des Kapsel-Band-Apparats; Optimierung der Bewegung und der Stabilität

Indikationen für die Sensotape-Anlage
- multiaxiale Schulterinstabilität
- Subluxation des Schultergelenks nach Traumata
- Muskuläre Dysbalancen
- »Werfer-Schulter«

Material
rotes I-Tape

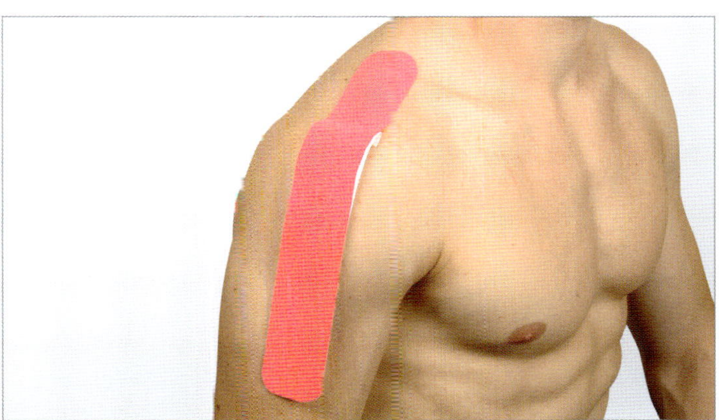

Abmessen des Tapes und Anlage des proximalen I-Ankers
ASTE: Aufrecht sitzende Position, der Arm befindet sich im Schultergelenk in Neutralstellung.
Schritt 1: Es wird eine funktionelle Korrekturtechnik mit aktiver Bewegung eingesetzt. Zuerst wird ein I-Tape ausgemessen und zurechtgeschnitten, das ca. 10 cm oberhalb des ACG beginnt und ca.15 cm unterhalb des ACG endet. Der proximalen Anker des I-Tapes wird ohne Zug kranial des ACG auf den M. trapezius, Pars descendens, angelegt.

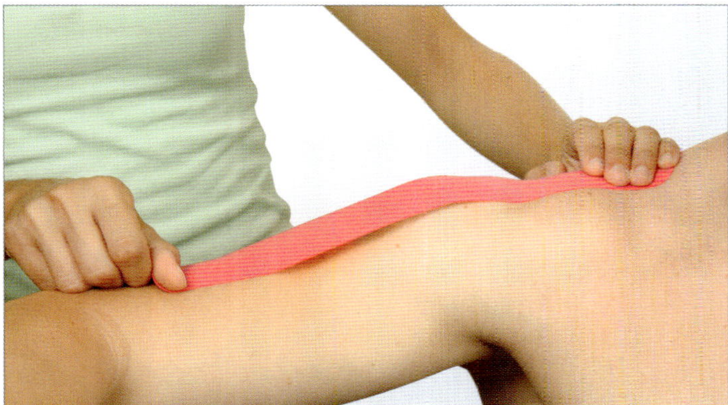

Anlage des distalen I-Ankers
ASTE: Der Arm befindet sich im Schultergelenk zu 90° bis 100° in Abduktion.
Schritt 2: Der proximale Anker des I-Tapes wird durch einen Haut-Gleitschub fixiert, während man das I-Tape mit mittlerem bis starkem Zug unter Spannung bringt und mit dem distalen Anker auflegt. Der distale Anker wird ohne Zug unterhalb der Tuberositas deltoidea angelegt. Dadurch entsteht oberhalb der Schulter-/Oberarmseite ein Spalt zwischen Tape und Haut.

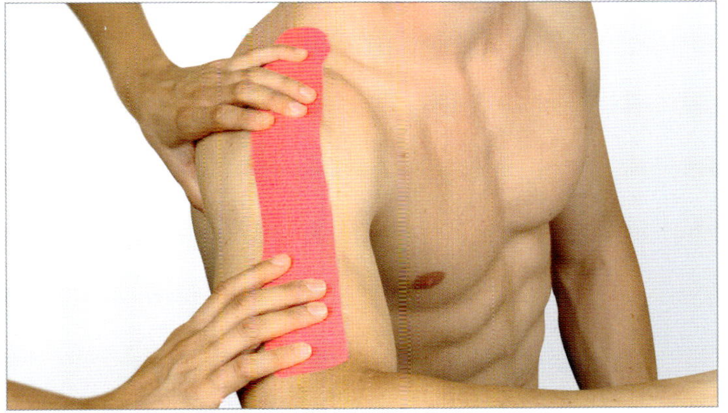

Anlage des mittleren I-Tape-Teils
ASTE: Der Arm befindet sich im Schultergelenk in Adduktion.
Schritt 3: Beide Anker werden proximal und distal durch einen Haut-Gleitschub mit den Fingern fixiert, während der Patient eine aktive Adduktion bis zur Neutralstellung durchführt. Es kommt zu einer Anhaftung des mittleren I-Tape-Anteils auf der Haut.

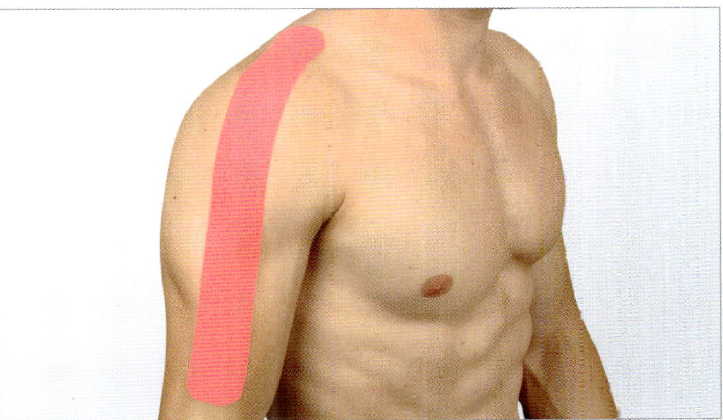

Komplette I-Tapeanlage
ESTE: Der Arm befindet sich im Schultergelenk in Neutralstellung.
Schritt 4: Die komplette I-Tapeanlage stabilisiert das Schultergelenk und korrigiert den Humeruskopf nach kranial und posterior, er wird in der Cavitas glenoidalis zentriert. Das gesamte I-Tape wird in Vordehnung durch leichtes Reiben anmodelliert, aktiviert und fixiert.

▶ **Die Spannung des mittleren I-Tapes ist immer abhängig von der gewünschten Limitierung des Bewegungsgrades im Schultergelenk. Zur besseren Stabilisierung des Schultergelenks sollte man Kombinationsanlagen mit Muskeltechniken für die Rotatorenmanschette anlegen.**

Art. glenohumeralis II – Gelenkanlage

Wirkung: Stabilisierung des ACG und Glenohumeralgelenks; Korrektur und Stabilisierung des Humeruskopfes nach kranial; Aktivierung und Verbesserung der Propriosensorik

Indikationen für die Sensotape-Anlage
- inferiore Schulterinstabilität
- Subluxation des Schultergelenks nach Traumata
- Überbelastungen beim Sport

Material
2 rote I-Tapes

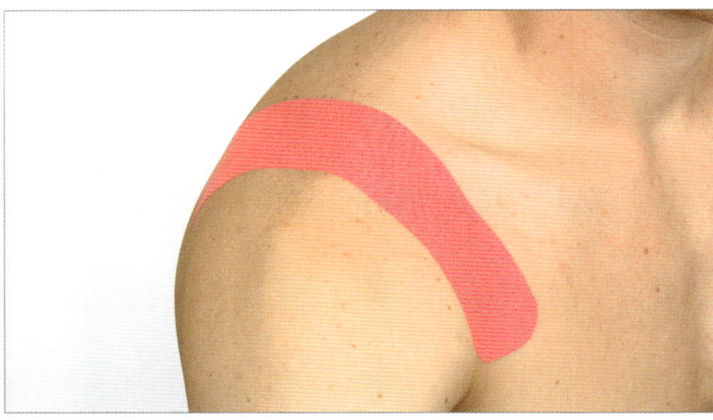

Kompletteanlage eines Quer-I-Tapes
ASTE: Aufrecht sitzende Position, der Arm befindet sich im Schultergelenk erst in Neutralstellung, dann in Abduktion (Vordehnung).
Schritt 1: Bei dieser Gelenkanlage wird eine mechanische Korrekturtechnik mit zentraler Anlageform angewendet. Der mittlere Anteil des I-Tapes wird als Anker mit starkem Zug und Innendruck quer über das ACG angelegt. Während der Patient den Arm ventral und dorsal in die Abduktion bewegt, werden die beiden I-Tapeenden dehnungsfrei dorsal bzw. ventral anmodelliert, aktiviert und fixiert. Der Humeruskopf wird nach kranial korrigiert.

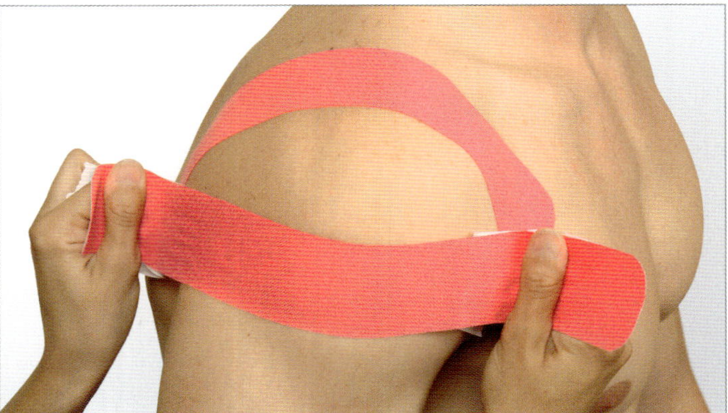

Anlage des Ankers eines zweiten I-Tapes
ASTE: Der Arm befindet sich im Schultergelenk in leichter Außenrotation.
Schritt 2: Die Abmessung des I-Tapes erfolgt in 90°-Abduktion. Der zentrale Anker des I-Tapes wird unter starkem Zug und Innendruck oberhalb der Tuberositas deltoidea angelegt. Dadurch wird eine Kompression auf den Humeruskopf in Richtung der Cavitas glenoidalis ausgeübt und ein erhöhter propriosensorischer Reiz im Schultergelenk nach kranial gesetzt.

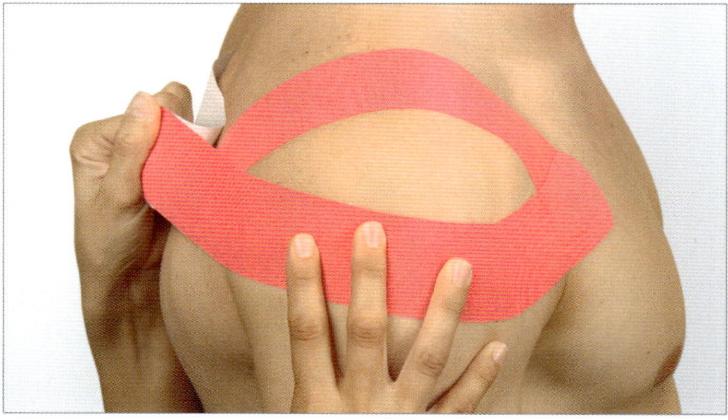

Anlage des dorsalen I-Zügels
ASTE: Der Schultergürtel befindet sich in Protraktion.
Schritt 3: Der zentrale Anker des I-Tapes wird fixiert, während das dorsale Zügelende dehnungsfrei über der Skapula ausläuft und das erste I-Tape kreuzt.

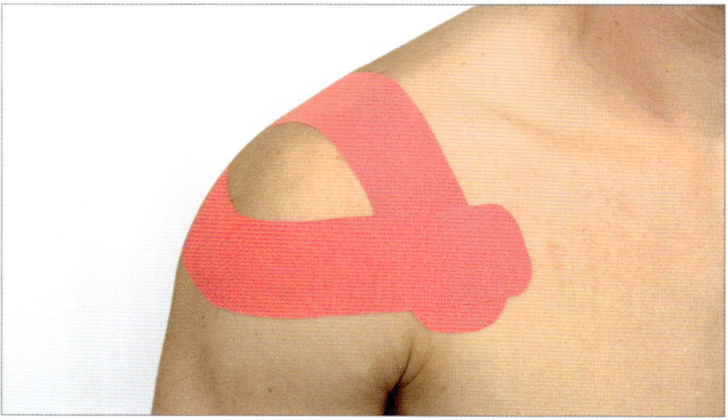

Komplettierung der Kombinationsanlage
ASTE: Der Schultergürtel befindet sich in Retraktion.
Schritt 4: Der zentrale Anker wird fixiert, während der ventrale Zügel ohne Zug über das Quer-I-Tapeende hinaus ventral angelegt wird. Die gesamte Anlage wird in Vordehnung durch leichtes Reiben anmodelliert, aktiviert und fixiert.

▸ **Anstatt der zentralen mechanischen Korrekturtechnik mit einem I-Tape ist im Akutfall (Schmerzen, Ödeme) auch eine Spaceanlage möglich.**

Art. glenohumeralis III – Gelenkanlage

Wirkung: Schmerz- und Ödemreduktion; Stimulation der vorderen Gelenkkapsel und Stabilisierung des Humeruskopfes nach dorsal; Fazilitation der Außenrotation

Indikationen für die Sensotape-Anlage
- Instabiliät des Schultergelenks
- mangelnde Außenrotation des Schultergelenks

Material
Abb. 1 bis 3: langes rotes I-Tape
Abb. 4: rotes Y-Tape

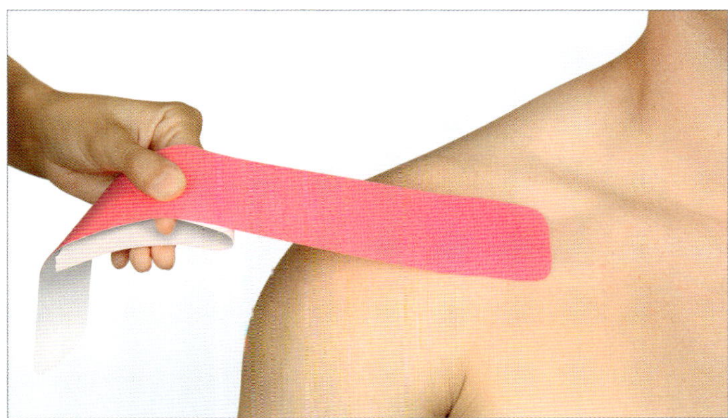

Anlage des I-Ankers
ASTE: Aufrecht sitzende Position, der Arm befindet sich im Schultergelenk in Ruhestellung. Das Caput humeri sollte vor der Anlage vom Therapeuten manuell in der Fossa glenoidalis zentriert werden.
Schritt 1: Bei dieser Gelenkanlage wird eine mechanische Korrekturtechnik angewendet, um den Humerus nach dorsal zu zentrieren. Der Anker des langen I-Tapes wird ohne Zug ventral, medial und kranial des Proc. coracoideus angelegt.

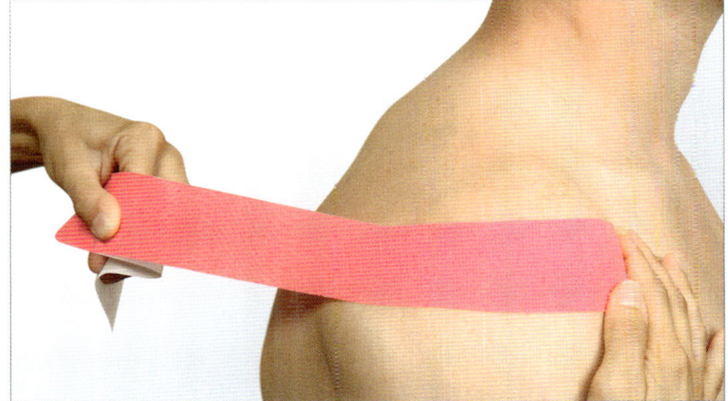

Anlage des I-Tapes
ASTE: Der Arm befindet sich in einer leichten Außenrotation.
Schritt 2: Der Anker wird durch einen Haut-Gleitschub fixiert. Das I-Tape wird mit maximalen Zug und Innendruck über die ventrale Kapselregion angelegt, zieht akromionnah weiter über die mediale Deltaregion nach posterior bis unterhalb des hinteren Akromionecks. Mit dieser Technik wird der Humeruskopf über das Tape in der Schulterpfanne zentriert. Der bisher angelegte Tapeanteil wird durch Anreiben aktiviert und fixiert.

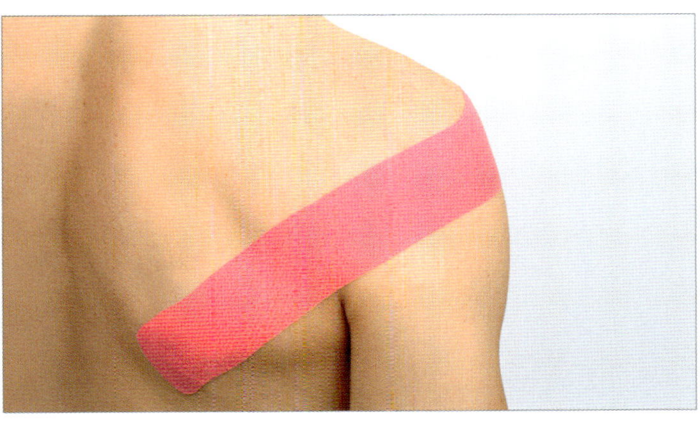

Komplette I-Tapeanlage
ESTE: Der Arm befindet sich im Schultergelenk in entspannter Stellung.
Schritt 3: Während sich der Arm in eine Anteversion bewegt, wird das I-Tapeende dehnungsfrei dorsal über die Skapula angelegt. Das restliche I-Tape wird durch leichtes Reiben anmodelliert, aktiviert und fixiert.

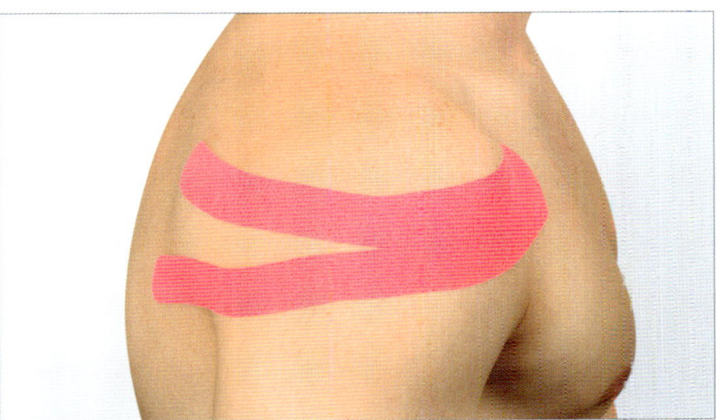

Alternative Y-Tapeanlage
ASTE: Der Arm befindet sich im Schultergelenk in leichter AR.
Anlage: Durch diese mechanische Korrekturtechnik erfolgt ein Stimulus zur Kaudalisierung des Humeruskopfes. Der lange Anker des Y-Tapes wird ohne Zug am Proc. coracoideus angelegt. Während er durch einen Haut-Gleitschub fixiert wird, wird das Y-Tape mit maximalem Zug und Innendruck um den Humeruskopf herum nach dorsal geführt und angelegt. Die beiden Y-Zügel verstärken und stabilisieren die Korrektur des Humeruskopfes nach kaudal. Die Y-Zügelenden laufen in Vordehnung dehnungsfrei über die Skapula aus. Das gesamte Y-Tape wird in Vordehnung durch leichtes Reiben anmodelliert, aktiviert und fixiert.

Art. glenohumeralis IV – Muskel- und Gelenkanlage

Wirkung: Schmerz- und Ödemreduktion; Detonisierung des M. deltoideus; Stimulierung der Propriozeption im ACG und Schultergelenk; Zentrierung und Kaudalisierung des Humeruskopfes

Indikationen für die Sensotape-Anlage
- Verkleinerung des subakromialen Raums
- Impingementsyndrom

Material
blaues Y-Tape
2 rote I-Tapes

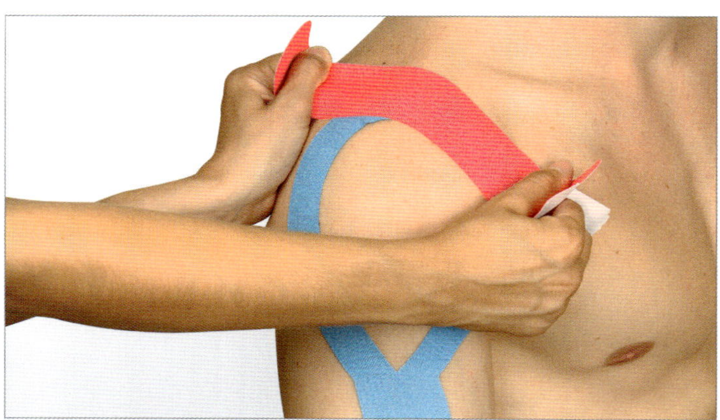

Anlage des zenralen I-Tape Ankers
ASTE: Aufrecht sitzende Position, der Arm befindet sich im Schultergelenk in Neutralstellung.
Schritt 1: Zuerst wird ein Y-Tape mit detonisierender Muskeltechnik vom Ansatz zum Ursprung über dem M. deltoideus angelegt. Zusätzlich wird ein I-Tape mit einer mechanischen Korrekturtechnik quer über dem ACG und dem Humeruskopf angelegt. Der zentrale Anker wird mit starkem Zug und Innendruck zwischen ACG und Humeruskopf angebracht.

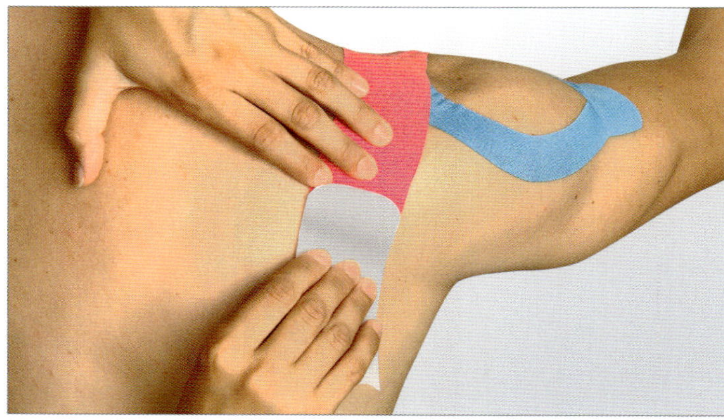

Anlage des dorsalen I-Tapeendes
ASTE: Der Arm befindet sich im Schultergelenk in einer Anteversion.
Schritt 2: Der dorsale Zügel wird unter Vordehnung der Muskulatur dehnungsfrei über die Skapula angelegt.

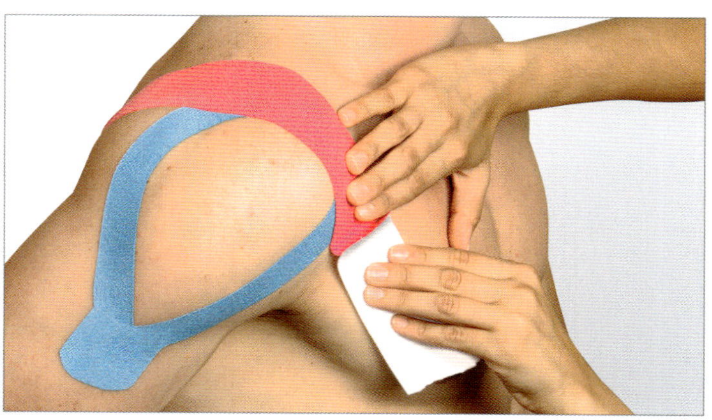

Anlage des ventralen I-Tapeendes
ASTE: Der Arm befindet sich im Schultergelenk in einer Retroversion.
Schritt 3: Der ventrale Zügel wird unter Vordehnung der Muskulatur dehnungsfrei über dem M. pectoralis angelegt.

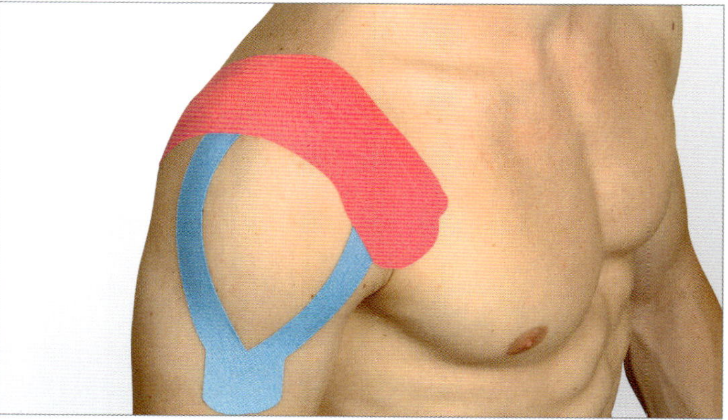

Komplette Kombinations-Tapeanlage
ESTE: Der Arm befindet sich im Schultergelenk in Neutralstellung.
Schritt 4: Zu dem Y-Tape und dem I-Tape wird ein zweites I-Tape mit gleicher Technik angelegt, das das erste leicht überlappt. Somit wird ein höherer Traktions- bzw. Kaudalisierungsreiz auf das Caput humeri gesetzt. Die gesamte Kombinationsanlage wird in Vordehnung durch leichtes Reiben anmodelliert, aktiviert und fixiert.

▸ **Bei starken Schmerzen ist es möglich, ein Tape mit detonisierender Muskeltechnik über dem M. supraspinatus (s. S. 47) oder ein Schulterfaszientape (s. S. 159) anzuwenden.**

Art. glenohumeralis V – Muskel-, Ligament- und Gelenkanlage

Wirkung: Schmerz- und Ödemreduktion; Detonisierung des M. deltoideus; Stimulierung der Propriozeption im ACG und SG; Dorsalisierung, Zentrierung und Stabilisierung des Humeruskopfes; Stimulierung der AR im SG

Indikationen für die Sensotape-Anlage

- anteriore Schulterinstabilität
- Impingementsyndrom
- Rotatorenmanschetten-Läsion

Material

blaues Y-Tape
2 rote I-Tapes

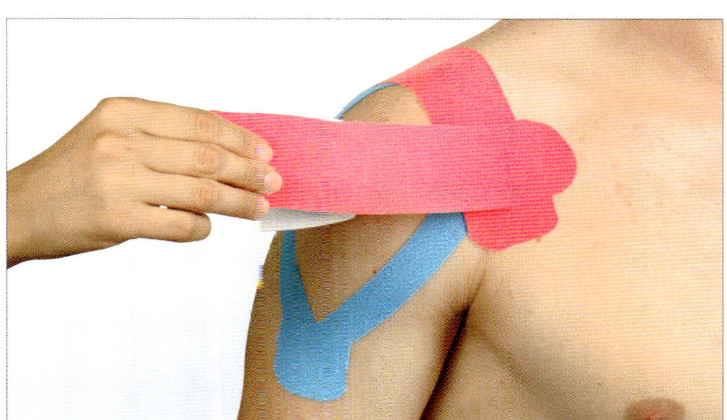

Kombinationsanlage aus Y- und I-Tape, Anlage eines I-Tape-Ankers
ASTE: Aufrecht sitzende Position, der Arm befindet sich im Schultergelenk in Neutralstellung.
Schritt 1: Zuerst wird ein Y-Tape mit detonisierender Muskeltechnik vom Ansatz zum Ursprung über dem M. deltoideus angelegt. Hinzu kommt ein I-Tape mit einer zentralen Ligament-Insertionstechnik über dem ACG. Der Anker des folgenden, zweiten I-Tapes wird ohne Zug ventral auf Höhe des Proc. coracoideus und medial des ACG-Tapes mit einer mechanischen Korrekturtechnik angelegt.

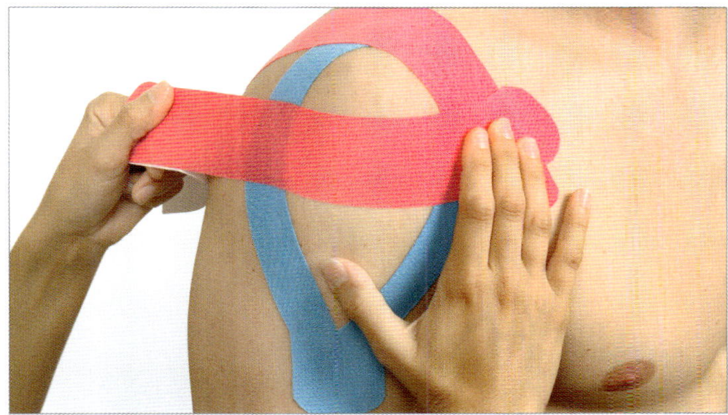

Anlage des I-Tapes
ASTE: Der Arm befindet sich im Schultergelenk in einer leichten Außenrotation.
Schritt 2: Der Anker des zweien I-Tapes wird durch einen Haut-Gleitschub fixiert. Das I-Tape wird mit maximalem Zug und Innendruck über den ventralen Humeruskopf gezogen und an der Mittelinie des M. deltoideus angelegt. Die mechanische Gelenkkorrektur erfolgt in Längsrichtung. Somit wird der Humeruskopf zentriert und stabilisiert.

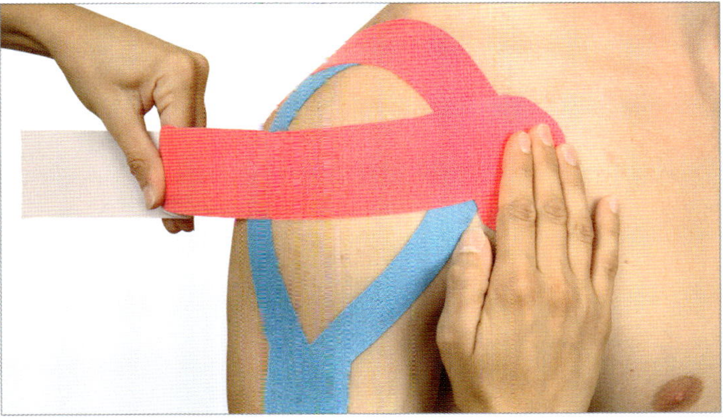

Anlage des I-Tapes (Fortsetzung)
ASTE: Die Gelenkstellung wird beibehalten.
Schritt 3: Das I-Tape sollte so nah wie möglich am Akromion angelegt werden, damit der Humeruskopf durch den I-Tape-Zügel nach dorsal gehalten wird. Die ventrale Hand fixiert das Tape nach dorsal, während das I-Tape unter beibehaltener Spannung um den Humeruskopf herum bis zur Spina scapulae angelegt wird.

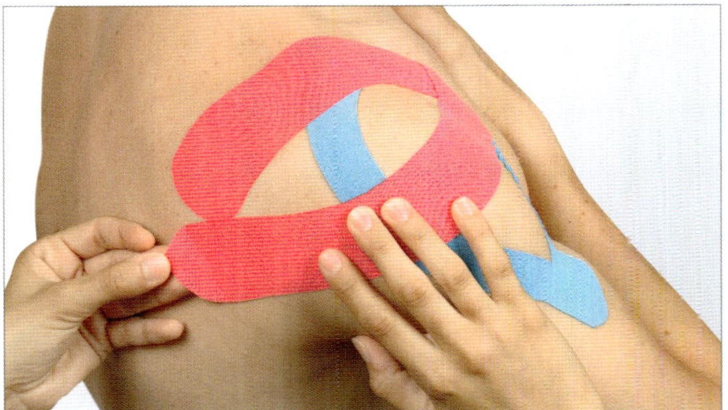

Anlage des I-Tapeendes
ESTE: Der Arm befindet sich im Schultergelenk in Anteversion und Protraktion.
Schritt 4: Das I-Tapeende läuft dorsal unter Vordehnung der Muskulatur ohne Zug über die Skapula aus. Die komplette Tapeanlage wird in Vordehnung durch leichtes Reiben anmodelliert, aktiviert und fixiert.

▸ **Bei einer anterioren Subluxation befindet sich der Arm in einer Innenrotation und der Humeruskopf steht ventral. Daher kann der Kopf auch durch eine manuelle Korrektur nach dorsal zentriert werden.**

Art. cubiti und Bandstrukturen

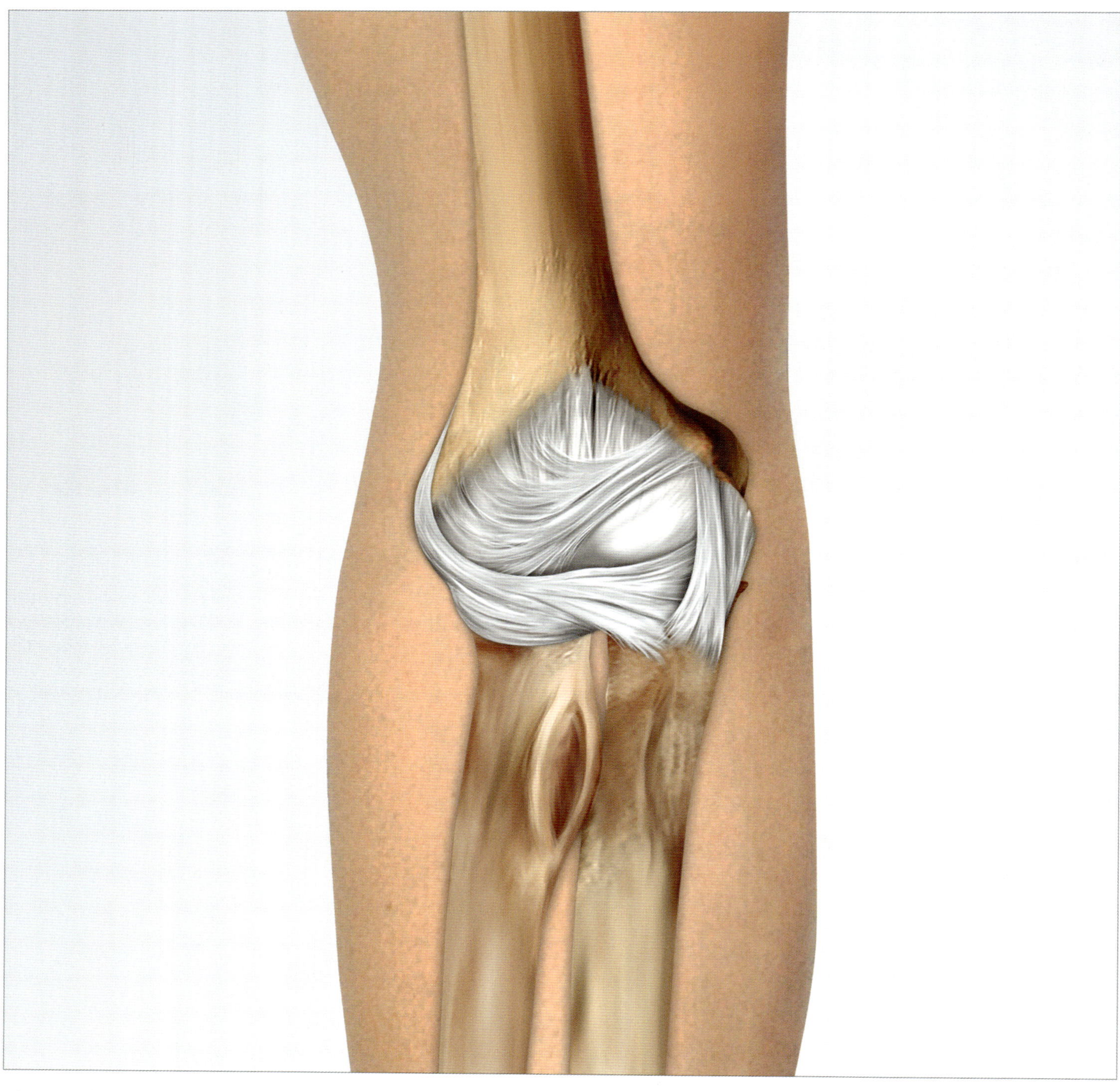

Die Art. cubiti wird von der Art. humeroulnaris, der Art. humeroradialis und der Art. radioulnaris proximalis gebildet. Die drei Gelenke besitzen eine gemeinsame Gelenkkapsel. Aufgrund der großen Beweglichkeit des Ellenbogengelenks ist die Gelenkkapsel schlaff und weit. Die Gelenkkapsel wird seitlich durch die Kollateralbänder verstärkt. Das Lig. collaterale radiale verläuft vom Epicondylus lateralis humeri zum Lig. anulare radii und zur Ulna. Das Lig. collaterale ulnare verläuft vom Epicondylus medialis humeri zum Proc. coronoideus ulnae und zum Seitenrand des Olekranon.

Artt. cubiti und humeroradialis

– Gelenkanlage (Abb. 1), Spaceanlage (Abb. 2 und 3), Ligamentanlage (Abb. 4)

Wirkung: Schmerz- und Ödemreduktion; Limitierung der Ellenbogenextension; Stimulierung und Stabilisierung des Kapsel-Band-Apparats

Indikationen für die Sensotape-Anlage
- Schmerzen im Ellenbogengelenk
- Überstreckung des Gelenks
- Hypermobilität des Ellenbogens

Material
Abb. 1: rotes I-Tape
Abb. 2: Sterntape aus 3 bis 4 blauen I-Tapes
Abb. 3: Sterntape aus 3 bis 4 blauen I-Tapes (Breite: 2,5 cm)
Abb. 4: rotes und blaues I-Tape

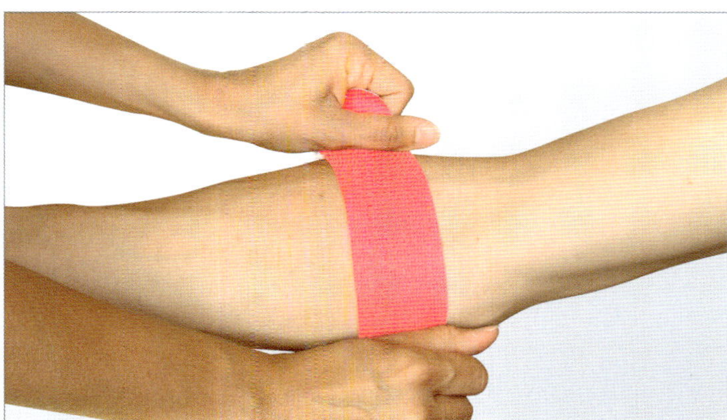

Anlage eines I-Tapes bei Schmerzen im Ellenbogengelenk
ASTE: Das Ellenbogengelenk befindet sich in leichter Flexion.
Anlage: Es wird eine Gelenkanlage mit einer zentralen mechanischen Korrekturtechnik durch ein quer verlaufendes I-Tape vorgenommen. Die Mitte des I-Tapes wird als Anker mit starkem Zug und Innendruck direkt über dem Ellenbogengelenk angelegt. Während der Patient den Ellenbogen aktiv streckt, werden beide I-Tapeenden seitlich dehnungsfrei anmodelliert und fixiert.

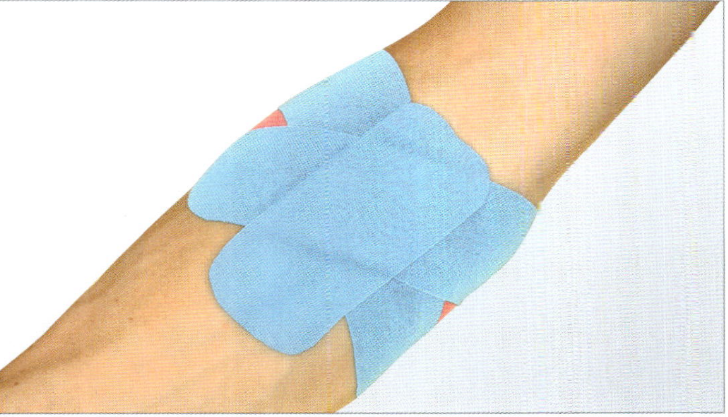

Anlage eines Sterntapes bei Schmerzen im Ellenbogengelenk
ASTE: Das Ellenbogengelenk befindet sich in entspannter Stellung.
Anlage: Bei dieser Spaceanlage mit zentraler Liftingtechnik benutzt man drei bis vier sich kreuzende I-Tapes. Die zentralen Anker der einzelnen I-Tapes werden mit mittlerem Zug auf dem Ellenbogengelenk angelegt. Die I-Tapeenden laufen dehnungsfrei aus. Somit wird auch die Ellenbogenextension limitiert und das Gelenk stabilisiert.

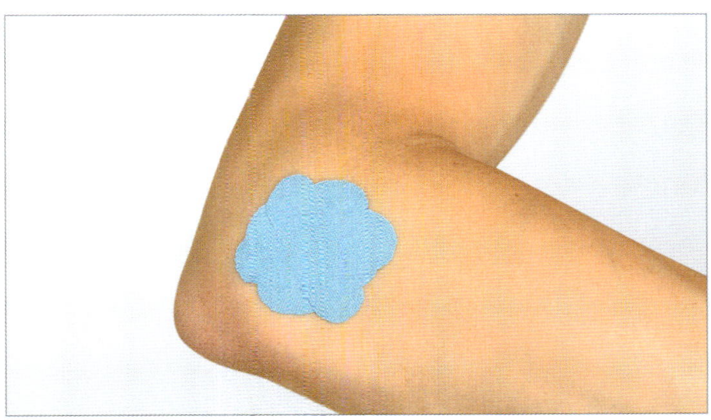

Anlage eines Sterntapes bei Schmerzen in der Art. humeroradialis
ASTE: Das Ellenbogengelenk befindet sich in Flexion.
Anlage: Mit einer Spaceanlage mit zentraler Liftingtechnik werden drei bis vier kurze schmale I-Tapes mit ihrem Zentrum unter mittlerem Zug über den schmerzhaften humeroradialen Gelenkspalt angelegt. Die I-Tapes bilden einen Stern und schaffen einen Zwischenraum über der schmerzhaften Gelenkregion Die Tapeenden laufen ohne Zug aus.

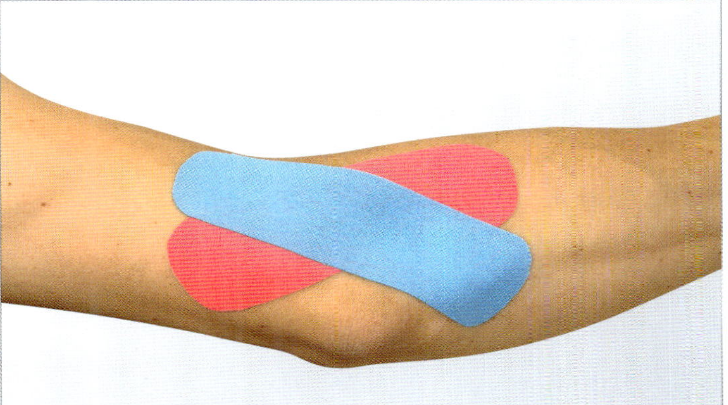

Alternative I-Tapeanlage bei Schmerzen in der Art.humeroradialis
ASTE: Der Ellenbogen befindet sich in leichter Flexion.
Anlage: Es erfolgt eine Ligamentanlage (zentrale Technik) mit zwei sich überkreuzenden I-Tapes direkt über dem Kapsel-Band-Apparat der Art. humeroradialis. Die Anlage wird durch leichtes Reiben anmodelliert, aktiviert und fixiert.

▸ **In gleicher Weise kann die Tapeanlage auch bei Läsionen des ulnaren Kapsel-Band-Apparats angewendet werden.**

Art. cubiti und Kapsel-Band-Apparat

– Gelenkanlage (Abb. 1 bis 3), Muskel- und Gelenkanlage (Abb. 4)

Wirkung: Limitierung der Ellenbogenextension;
Stimulation und Stabilisierung des Kapsel-Band-Apparats

Indikationen für die Sensotape-Anlage
- Schmerzen im Ellenbogengelenk
- Überstreckung des Gelenks mit Verletzungen der ventralen Kapsel

Material
Abb. 1 bis 3: rotes I-Tape
Abb. 4: rotes I-Tape, blaues Y-Tape

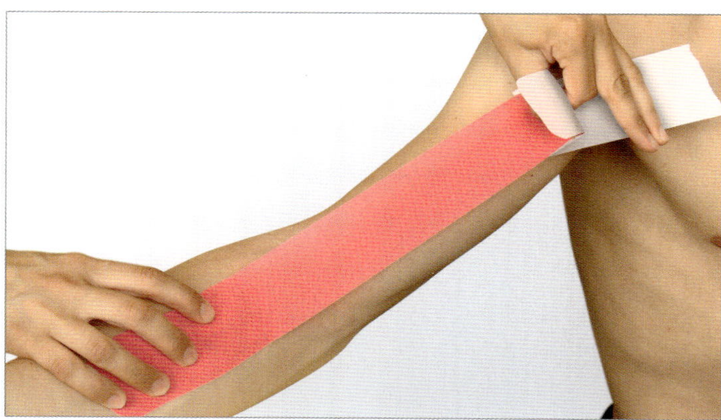

Anlage des distalen I-Ankers
ASTE: Aufrecht sitzende Position, der Ellenbogen befindet sich in 30°- bis 45°-Flexion.
Schritt 1: Es erfolgt eine Gelenkanlage mit einer funktionellen Korrekturtechnik unter Bewegung. Der distale Anker des I-Tapes wird ohne Zug in der Mitte des ventralen Unterarms angelegt.

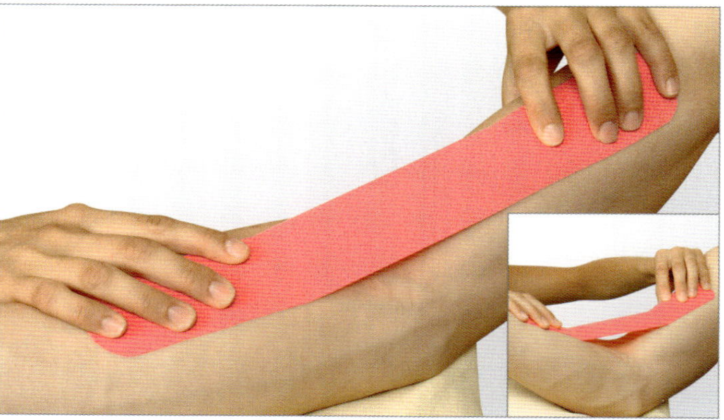

Anlage des proximalen I-Ankers
ASTE: Die Ellenbogengelenkstellung wird beibehalten.
Schritt 2: Der distale I-Anker wird mit den Fingern durch einen Haut-Gleitschub festgehalten, um nach kranial einen starken Zug ausüben zu können. Der proximale Anker des I-Tapes wird ohne Zug in der Mitte des ventralen Oberarms angelegt und durch einen Haut-Gleitschub fixiert Dabei entsteht ein Spalt zwischen Haut und Tape (s. kl. Abb.).

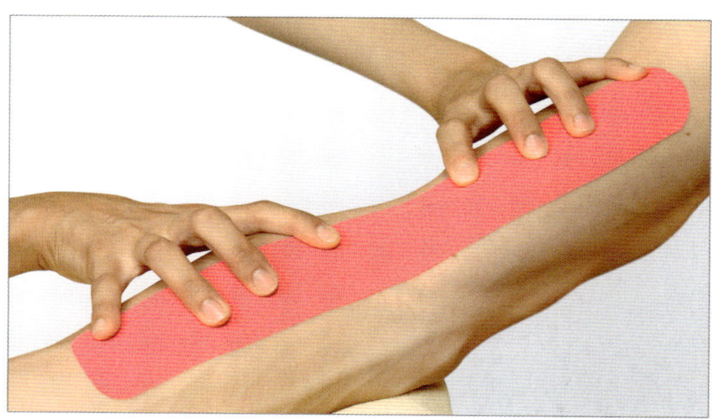

Komplette Anlage des I-Tapes
ASTE: Der Ellenbogen wird gestreckt.
Schritt 3: Während der Patient den Ellenbogen aktiv extendiert, kommt es zur Anhaftung des mittleren Teils des I-Tapes auf der Haut. Das gesamte Tape wird durch leichtes Reiben anmodelliert, aktiviert und fixiert.

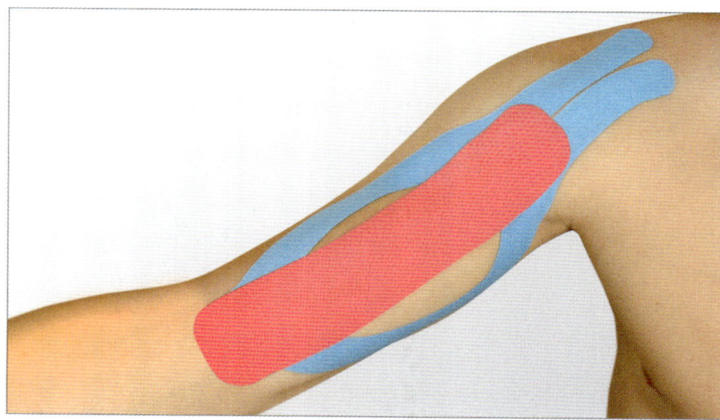

Alternative Anlage mit Y- und I-Tape
ESTE: Der Ellenbogen befindet sich in entspannter Stellung.
Anlage: Zuerst wird eine detonisierende Muskelanlage mit einem Y-Tape auf dem M. bizeps brachii angebracht (vom Ansatz zum Ursprung). Danach erfolgt die Gelenkanlage mit funktioneller Korrektur unter aktiver Bewegung (s. Abb. 1 bis 3) mit einem I-Tape.

Ligg. collateralia ulnare und radiale

– Ligamentanlage

Wirkung: Stimulierung und Stabilisierung des ulnaren/radialen Kapsel-Band-Apparats; Limitierung der Valgus- bzw. Varusbewegung

Indikationen für die Sensotape-Anlage

- Überdehnung oder Verletzung des Lig. collaterale ulnare oder radiale
- Hypermobilität des Ellenbogens
- chronische Valgus-/Varus-Instabilitäten

Material

rotes I-Tape

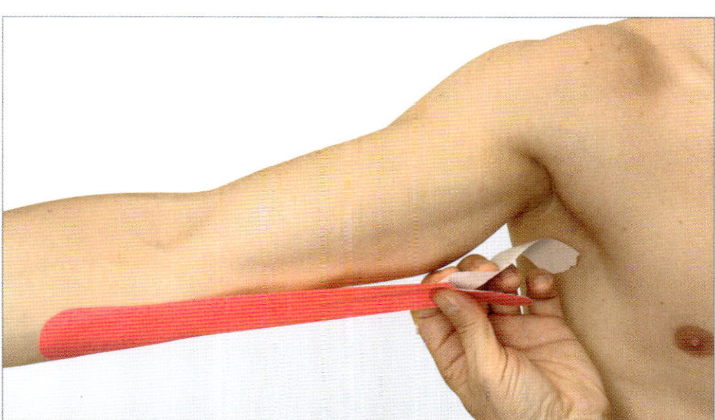

Anlage des I-Ankers eines ulnaren I-Tapes

ASTE: Aufrecht sitzende Position, der Ellenbogen befindet sich in Extension.

Schritt 1: Es erfolgt eine Ligamentanlage mit Muskeltechnik in Längsrichtung. Der Anker des I-Tapes wird ohne Zug im proximalen Drittel des Unterarms, ca. 10 cm unterhalb des Epicondylus medialis humeri angelegt.

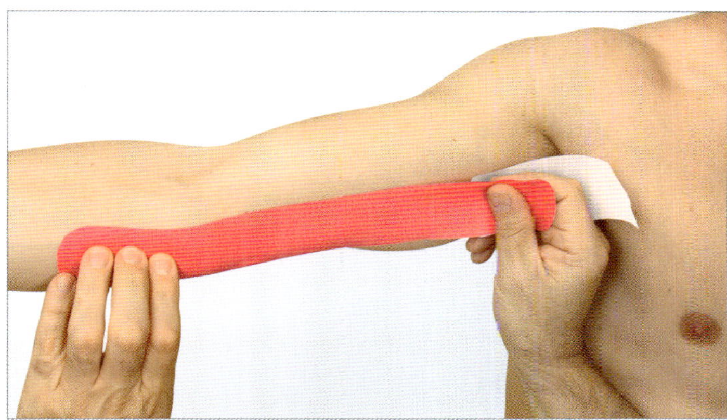

Anlage des ulnaren I-Tapes

ASTE: Die Ellenbogenstellung wird beibehalten.

Schritt 2: Der Anker des I-Tapes wird durch einen distalen Haut-Gleitschub fixiert und das I-Tape unter mittlerem bis starkem Zug über den gesamten Verlauf des ulnaren Seitenbandes angelegt.

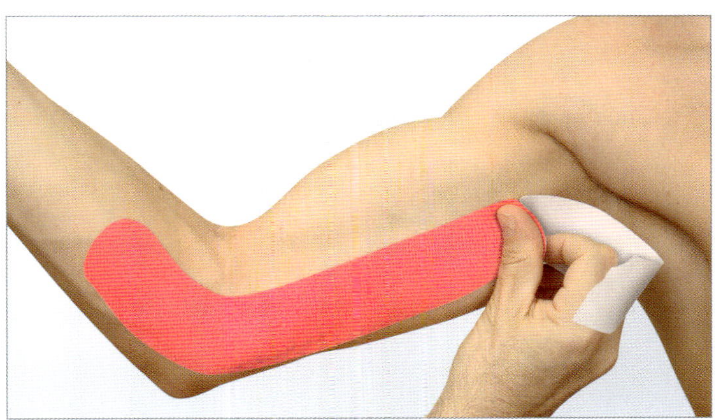

Ulnare I-Tapeanlage zur Limitierung der Valgusbeweglichkeit

ESTE: Das Ellenbogengelenk befindet sich in schmerzfreier Flexion.

Schritt 3: Während der Patient aktiv eine Ellenbogenflexion durchführt, lässt man das I-Tapeende über die Muskulatur dehnungsfrei auf der Haut auslaufen. Die gesamte Anlage wird in Vordehnung anmodelliert und durch Anreiben aktiviert.

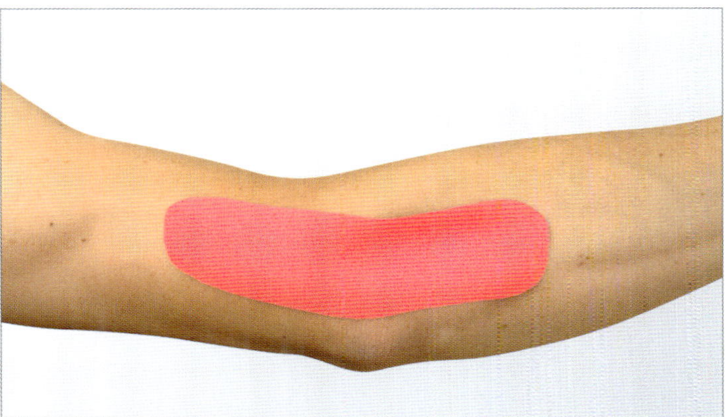

Ulnare I-Tapeanlage zur Limitierung der Varusbeweglichkeit

ESTE: Das Ellenbogengelenk befindet sich in leichter Flexion.

Anlage: Das radiale I-Tape wird in gleicher Weise und mit der gleichen Technik wie das ulnare I-Tape angelegt. Die gesamte Anlage wird in Vordehnung anmodelliert und durch Anreiben aktiviert.

Handgelenk und Kapsel-Band-Apparat

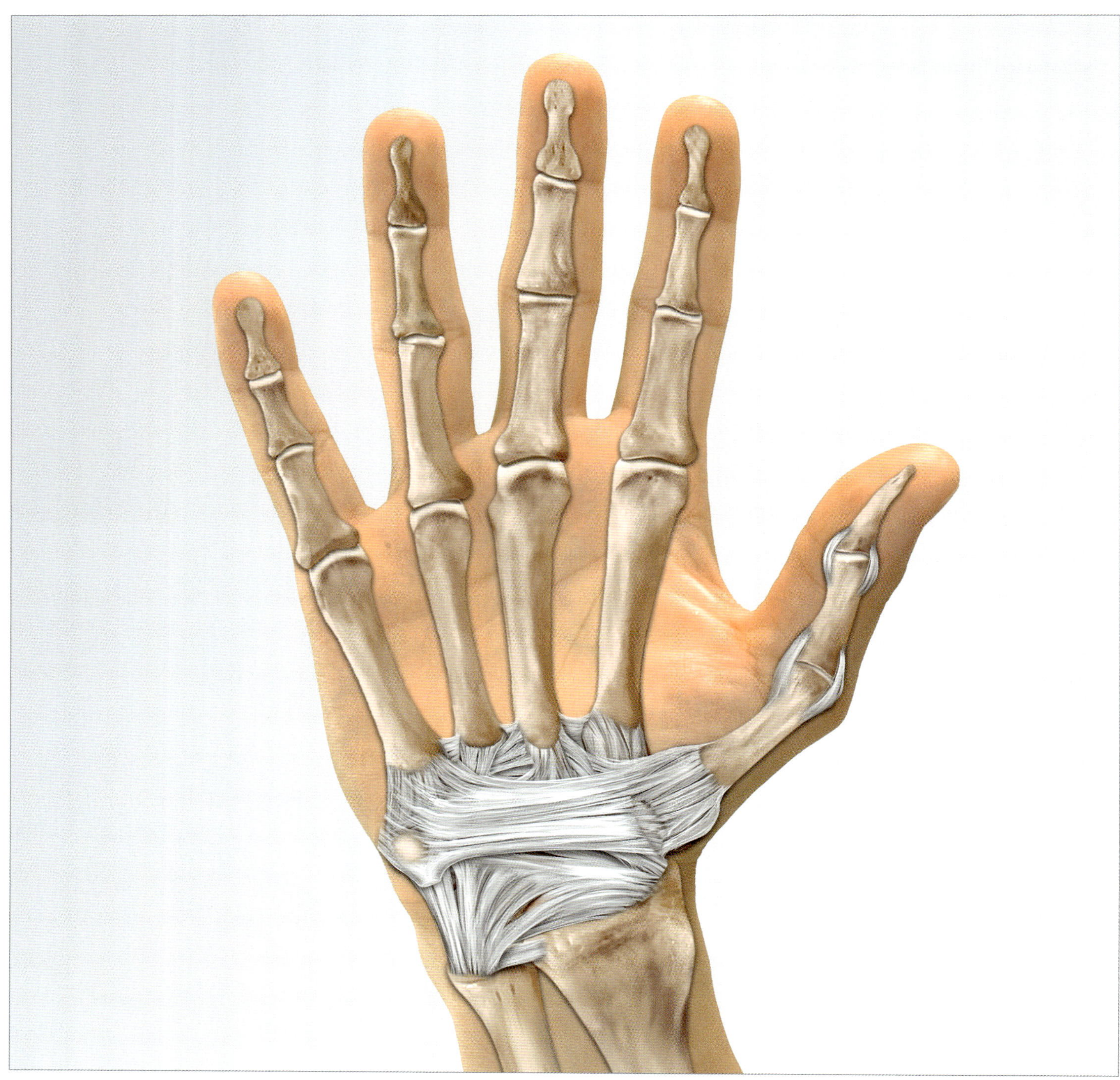

Im Handgelenk bildet das distale Ende des Radius und der Discus articularis den proximalen Gelenkpartner. Der distale Gelenkanteil wird von der proximalen Handwurzelreihe gebildet. Funktionell gehören die Verbindungen zwischen der proximalen und distalen Handwurzelreihe mit zum Handgelenk. Das Handgelenk ist von einer Gelenkkapsel umgeben und wird von Bandstrukturen verstärkt (s. S. 124).

Handgelenk und Kapsel-Band-Apparat

– Gelenkanlage

Wirkung: Schmerz- und Ödemreduktion; Stimulation der Dorsalextension des Handgelenks; Limitierung der Handgelenkflexion und -extension; Stabilisierung des Kapsel-Band-Apparats; Fazilitierung der Ligamente

Indikationen für die Sensotape-Anlage

- Handgelenkssturz, Verletzungen, Verstauchungen (akut und chronisch)
- Verletzungen der Ligg. anterior und posterior der Hand
- Überlastung beim Gewichtstraining
- Prävention im Sport

Material

blaues und rotes I-Tape

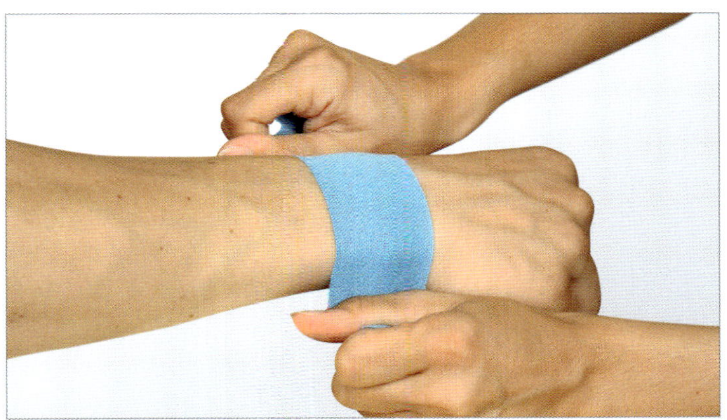

Anlage eines dorsalen Quer-I-Tapes

ASTE: Das Handgelenk befindet sich in Nullstellung mit leichter Ulnarabduktion.

Schritt 1: Es wird eine mechanische Gelenkkorrekturtechnik mit zentraler Anlagetechnik semizirkulär über dem Handgelenk eingesetzt. Das I-Tape wird mittig mit starkem Zug und Innendruck direkt über der schmerzhaften Handgelenkstelle oder dem zu fazilierenden Ligament angelegt. Die beiden I-Tapeenden überlappen sich anterior nicht und laufen in Vordehnung spannungsfrei aus.

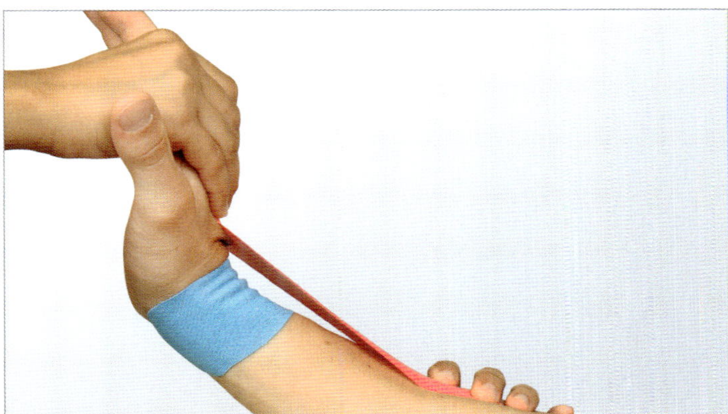

Anlage beider Anker des Längs-I-Tapes

ASTE: Das Handgelenk befindet sich in Dorsalextension.

Schritt 2: Es folgt eine funktionelle Korrekturtechnik unter Bewegung. Die entsprechende I-Tapelänge wird von den MC-Köpfchen bis zum mittleren Drittel des Unterarms abgemessen. Die beiden I-Tapeenden werden als proximaler und distaler Anker ohne Zug angelegt und fixiert. Dabei entsteht ein Spalt zwischen Tape und Unterarm.

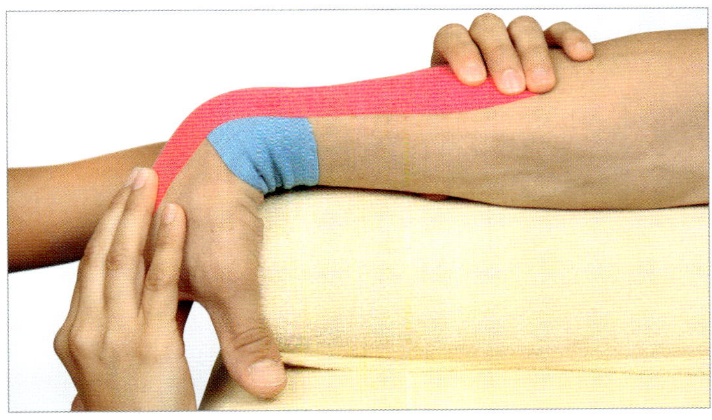

Anlage des mittleren I-Tapeanteils

ASTE: Das Handgelenk befindet sich in Palmarflexion.

Schritt 3: Beide I-Anker werden mit einem Haut-Gleitschub fixiert. Der Patient führt aktiv eine Volarflexion im Handgelenk aus. Dadurch kommt es zu einer Anhaftung des mittleren I-Tapes auf der Haut.

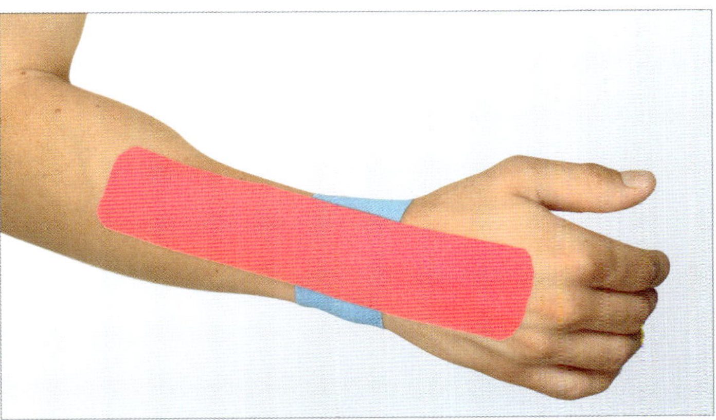

Komplette Kombinationsanlage

ESTE: Das Handgelenk befindet sich in entspannter Stellung.

Schritt 4: Die Kombinationsanlage besteht aus einem Quer-I-Tape und aus einem Längs-I-Tape. Die gesamte Tapeanlage wird durch leichtes Reiben anmodelliert, aktiviert und fixiert.

▸ **Um bei starken Schmerzen eine stärkere Limitierung der Palmarflexion des Handgelenks zu erreichen, wird der Anker des zweiten I-Tapes weiter nach proximal zum Epicondylus lateralis angelegt. Dadurch wird ein höherer Zug auf das mittlere I-Tape über dem Handgelenk ausgeübt.**

Bandstrukturen des Handgelenks

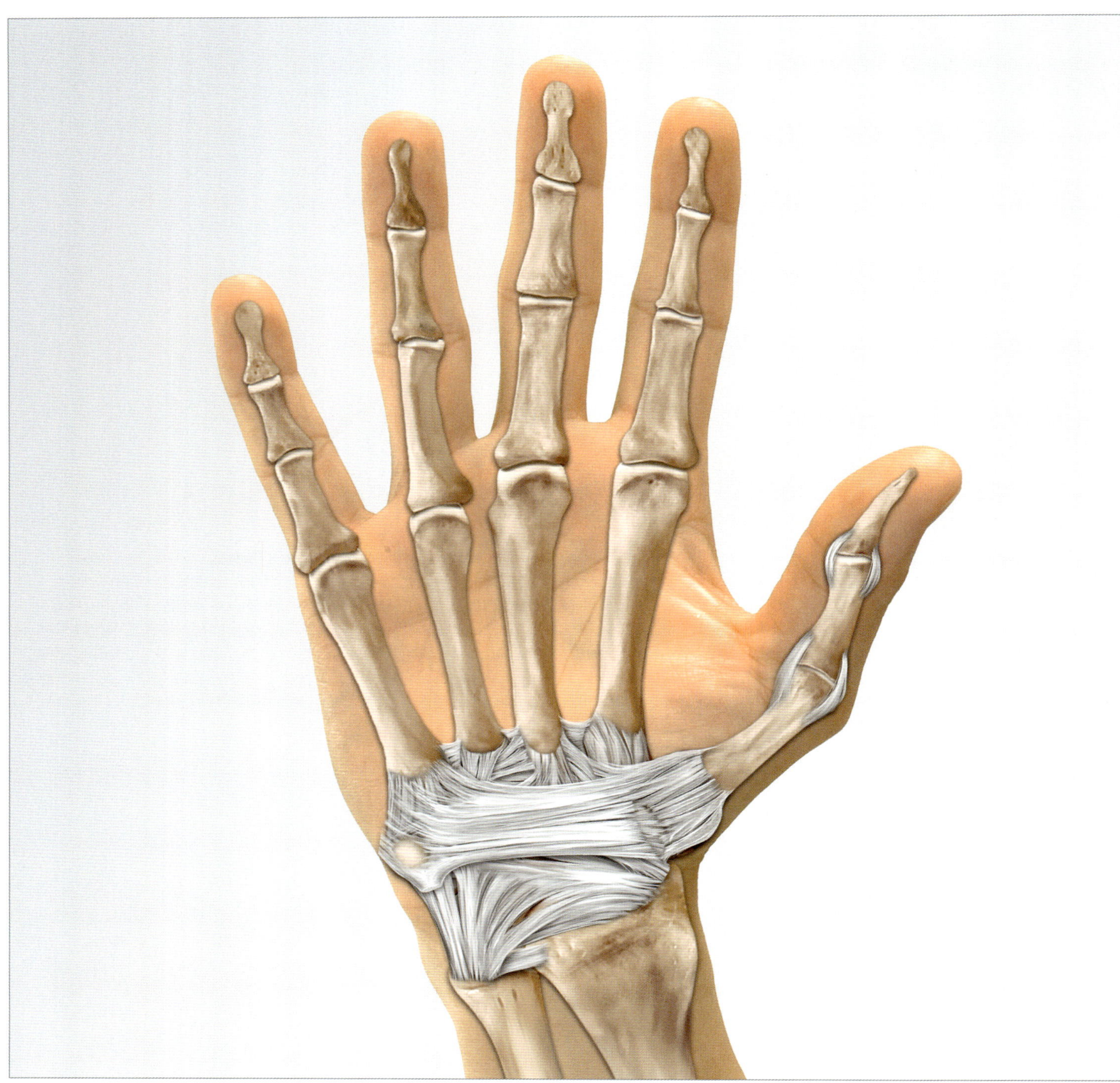

Das Handgelenk wird durch die Gelenkkapsel und massive Bandstrukturen stabilisiert. Zum triangulären fibrokartilaginären Komplex (TFCC) gehören die Ligg. radiocarpalia palmare und dorsale, Ligg. ulnarocarpalia palmare und dorsale und Ligg. radioulnares palmare und dorsale.

Das Lig. collaterale carpi radiale verläut radial vom distalen Radius zum Os scaphoideum. Es limitiert die Ulnarabduktion und führt das Os scaphoideum bei Flexions-/Extensionsbewegungen des Handgelenks. Das Lig. collaterale carpi ulnare verläuft vom lateralen Bereich der distalen Ulna nach distal-radial zum Os triquetrum, Os pisiforme und Os lunatum. Die ulnaren Bänder sind deutlich kräftiger als die radialen und hemmen die Radialabduktion des Handgelenks.

Triangulärer fibrokartilaginärer Komplex (TFCC)

– Ligamentanlage

Wirkung: Schmerz- und Ödemreduktion; Stabilisation des TFCC; Fazilitieren der Ligamente und des Kapsel-Band-Apparats

Indikationen für die Sensotape-Anlage
- Handgelenkverstauchungen, Überlastungen
- Ligamentverletzungen der Handgelenke
- Verletzung des TFCC
- Hyperextension und Flexionsverletzungen des Handgelenks
- Hypermobilitäten

Material
blaues und rotes I-Tape

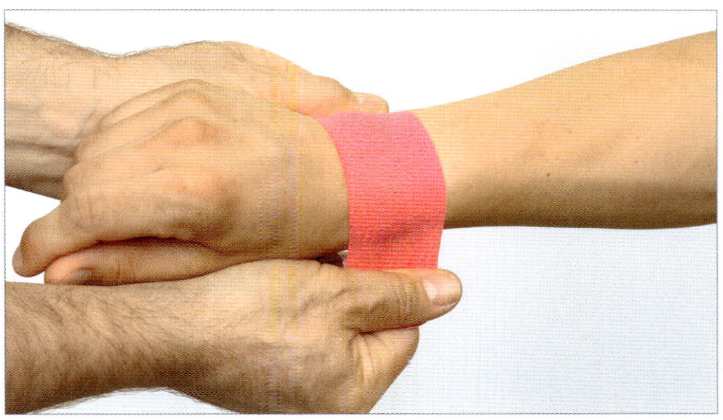

Anlage eines dorsalen I-Tapes
ASTE: Das Handgelenk befindet sich in leichter Dorsalextension mit leichter Ulnarabduktion.
Schritt 1: Es erfolgt eine Ligamentanlage mit einer zentralen Insertionstechnik für die Dorsalseite des Handgelenks. Das I-Tape wird mit seinem zentralen Anker mit starkem Zug quer und mittig auf der schmerzhaften Stelle des Handgelenks oder dem zu fazilitierenden dorsalen Ligament angelegt.

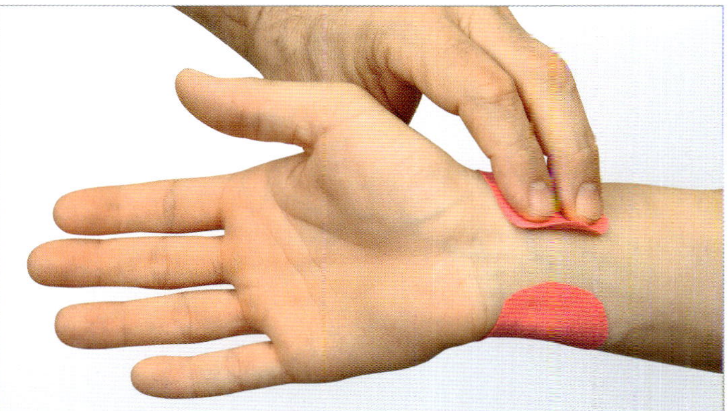

Komplette dorsale I-Tapeanlage (Ansicht von ventral)
ASTE: Das Handgelenk befindet sich in leichter Dorsalextension.
Schritt 2: Während das Handgelenk aktiv in die Dorsalextension bewegt wird, werden die beiden I-Tapeenden anteriorseitig dehnungsfrei angelegt. Die I-Tapeenden bleiben ventral mindestens fingerbreit offen.

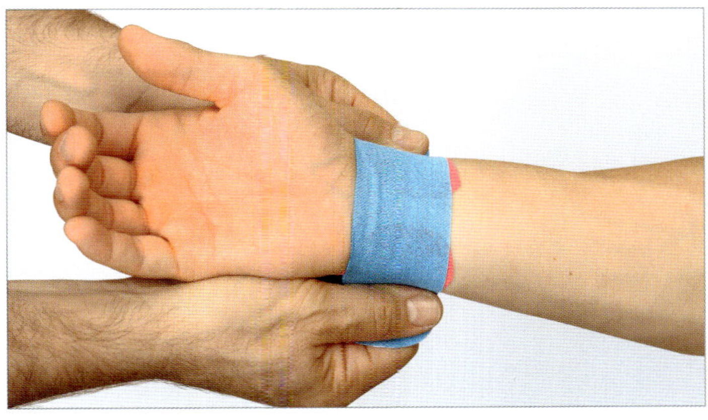

Anlage eines ventralen I-Tapes
ASTE: Das Handgelenk befindet sich in leichter Dorsalextension mit leichter Ulnarabduktion.
Schritt 3: Die Mitte des I-Tapes als Anker wird mit starkem Zug auf der palmaren Seite des Handgelenks angelegt. Während der Patient das Handgelenk volar flektiert, werden die beiden I-Tapeenden dehnungsfrei posterior angelegt. Auch dieses I-Tape wird dorsal nicht geschlossen.

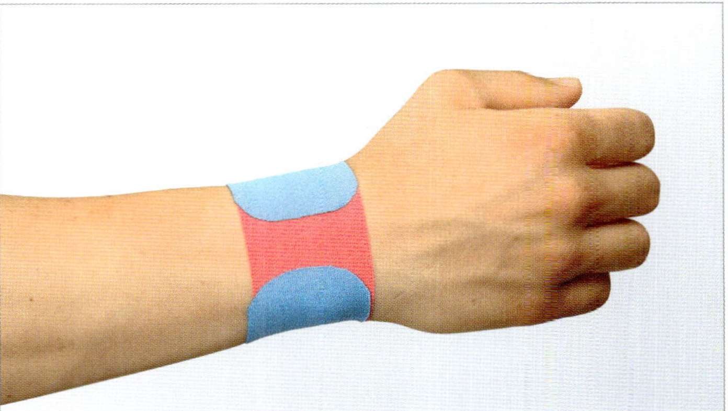

Komplette Kombinationsanlage
ESTE: Das Handgelenk befindet sich in entspannter Stellung.
Schritt 4: Die Kombinationsanlage besteht aus zwei, mit zentraler Insertionstechnik angelegten I-Tapes. Die gesamte Anlage wird in Vordehnung durch leichtes Reiben anmodelliert, aktiviert und fixiert.

► **Wenden Sie bei zirkulären I-Tapes keinen maximalen Zug an, da sonst zu viel Kompression zwischen Radius und Ulna entsteht.**

Ligg. collateralia carpi radiale und ulnare

– Ligamentanlage

Wirkung: Schmerz- und Ödemreduktion; Optimieren der Handbeweglichkeit; Fazilitieren des Kapsel-Band-Apparats des Handgelenks

Indikationen für die Sensotape-Anlage
- Schmerzen oder Verletzungen im Bereich der Ligg. collateralia carpi radiale und ulnare
- Hypermobilitäten

Material
blaues und rotes I-Tape

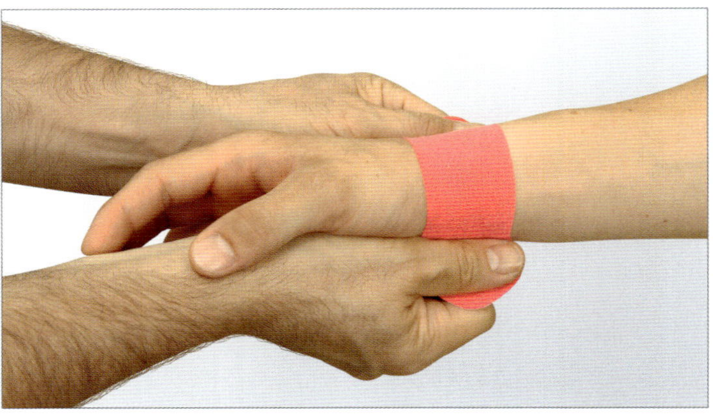

Anlage eines radialen I-Tapes
ASTE: Das Handgelenk befindet sich in Nullstellung mit leichter Ulnarabduktion.
Schritt 1: Die Ligamentanlage wird in zentraler Insertionstechnik vorgenommen. Zuerst wird ein I-Tape von der Daumen- bis zur Kleinfingerseite abgemessen. Mit einer Ligamentanlage wird der zentrale Anker der I-Tapes mit starkem Zug direkt über die schmerzhafte Stelle des radialen Ligaments bzw. der Gelenkkapsel angelegt.

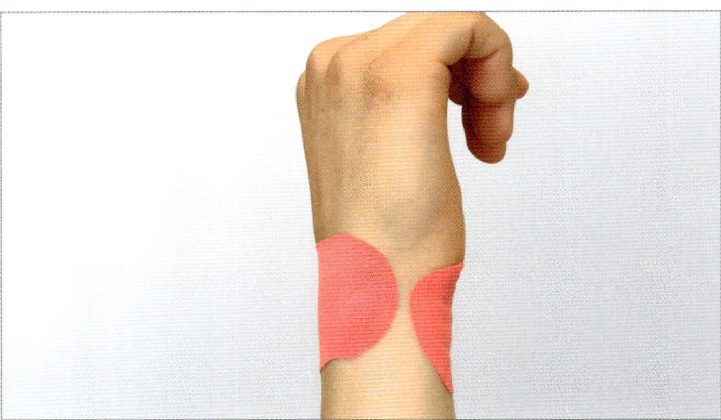

Komplette radiale I-Tapeanlage
ASTE: Das Handgelenk befindet sich in Radialabduktion.
Schritt 2: Während das Handgelenk aktiv in die Radialabduktion bewegt wird, werden beide I-Tapeenden ulnar dehnungsfrei angelegt. Die I-Tapeenden bleiben ulnar fingerbreit offen.

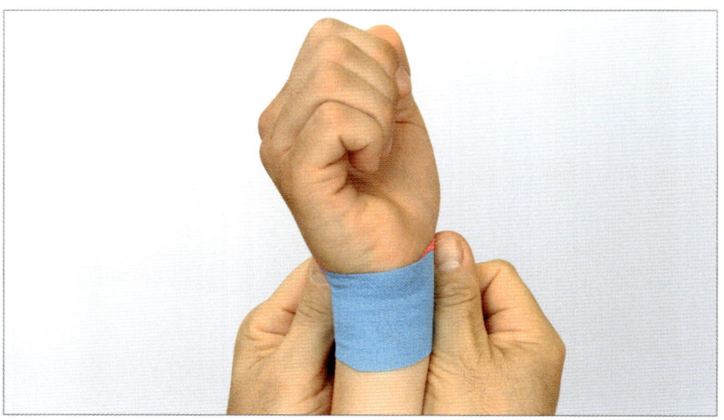

Anlage eines ulnaren I-Tapes
ASTE: Das Handgelenk befindet sich in Nullstellung mit leichter Radialabduktion.
Schritt 3: Die Mitte des I-Tapes als Anker wird mit starkem Zug auf dem Proc. styloideus ulnae bzw über die Ulnarseite des Handgelenks angelegt. Während der Patient das Handgelenk in die Radialabduktion bewegt, werden die beiden I-Tapeenden dehnungsfrei radial angelegt. Das Tape wird radial nicht geschlossen.

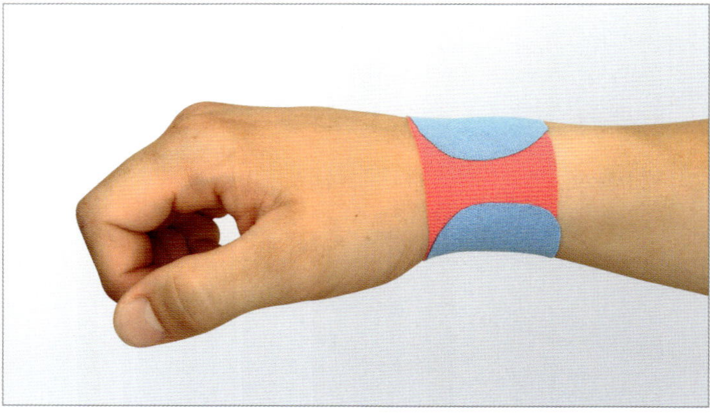

Komplette Kombinationsanlage
ESTE: Das Handgelenk befindet sich in entspannter Stellung.
Schritt 4: Die gesamte Anlage wird in Vordehnung durch leichtes Reiben anmodelliert, aktiviert und fixiert.

Lig. collaterale carpi radiale

– Gelenkanlage (Abb. 1 und 2), Ligamentanlage (Abb. 3 und 4)

Wirkung: Schmerz- und Ödemreduktion; Stimulation der Radialabduktion des Handgelenks; Stabilisierung des Kapsel-Band-Apparats des Handgelenks

Indikationen für die Sensotape-Anlage
- Schmerzen im Bereich des Lig. collaterale carpi radiale
- Ulnare Deviation bei ZNS-Dysfunktionen
- De Quervain`sche Tenosynovitis

Material
rotes I-Tape
blaues X-Tape

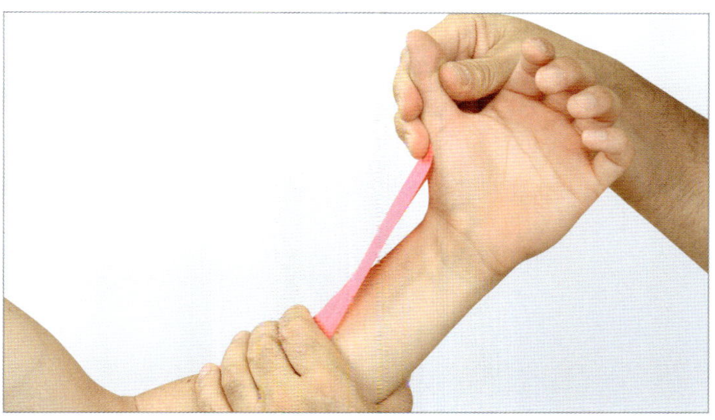

Anlage des distalen und proximalen I-Ankers
ASTE: Das Handgelenk befindet sich, je nach Schmerzsituation, in Nullstellung mit leichter Radialabduktion.
Schritt 1: Es erfolgt eine funktionelle Korrekturtechnik, das Handgelenk wird in gewünschter Stellung positioniert. Der distale Anker des I-Tapes wird ohne Zug am MCP I angelegt. Der distale Anker wird fixiert und das I-Tape mi Zug im unteren Drittel auf der Radialseite des Unterarms aufgelegt. Der proximale Anker wird ohne Zug angelegt. Dabei entsteht über dem Handgelenk ein Spalt zwischen Tape und Unterarm.

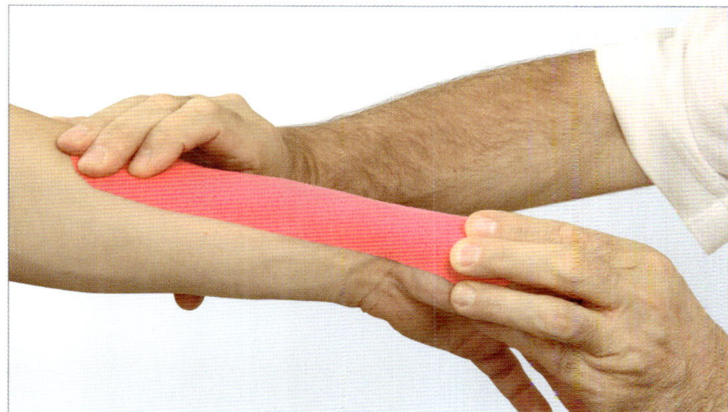

Anlage des mittleren I-Tapeanteils
ASTE: Das Handgelenk befindet sich in Ulnarabduktion.
Schritt 2: Beide I-Anker werden fixiert, während der Patient eine aktive Ulnarabduktion im Handgelenk ausführt. Dadurch kommt es zur Anhaftung des mittleren Tapeanteils auf der Haut. Das gesamte Tape wird in Vordehnung durch leichtes Reiben anmodelliert, aktiviert und fixiert.

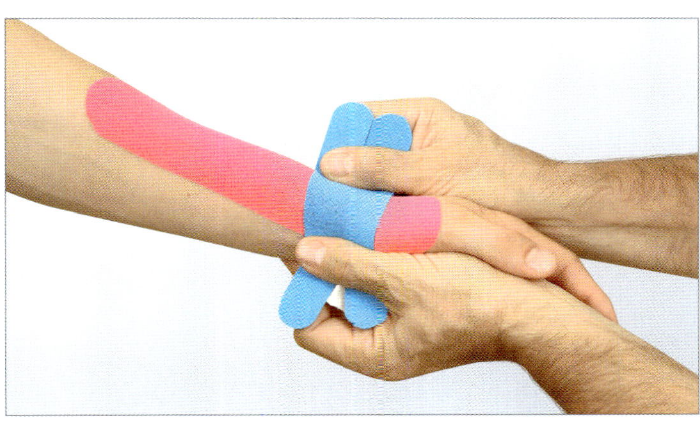

Kombinationsanlage mit einem X-Tape
ASTE: Das Handgelenk befindet sich in Ulnarabduktion.
Schritt 3: Die Tapelänge wird vom posterioren zum anterioren Unterarmrand angemessen und ein X-Tape zurechtgeschnitten. Es erfolgt eine Ligamentanlage mit zentraler Insertionstechnik semizirkulär über dem Handgelenk. Die Mitte des X-Tapes wird als Anker mit mittlerem bis starkem Zug direkt auf der schmerzhaften Stelle des Handgelenks oder das zu fazilitierende Ligament bzw. die entzündete Sehnenscheide angelegt.

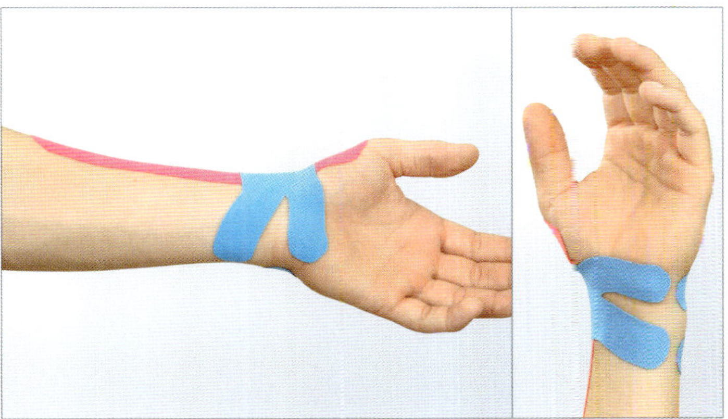

Komplette Kombinationsanlage mit I- und X-Tape
ESTE: Das Handgelenk befindet sich in entspannter Stellung.
Schritt 4: Die vier X-Tapezügel laufen posterior und anterior dehnungsfrei aus. Die X-Zügelenden überlappen sich ulnarseitig nicht (s. kl. Abb.). Das gesamte Tape wird in Vordehnung durch leichtes Reiben anmodelliert, aktiviert und fixiert.

Art. radioulnaris distalis

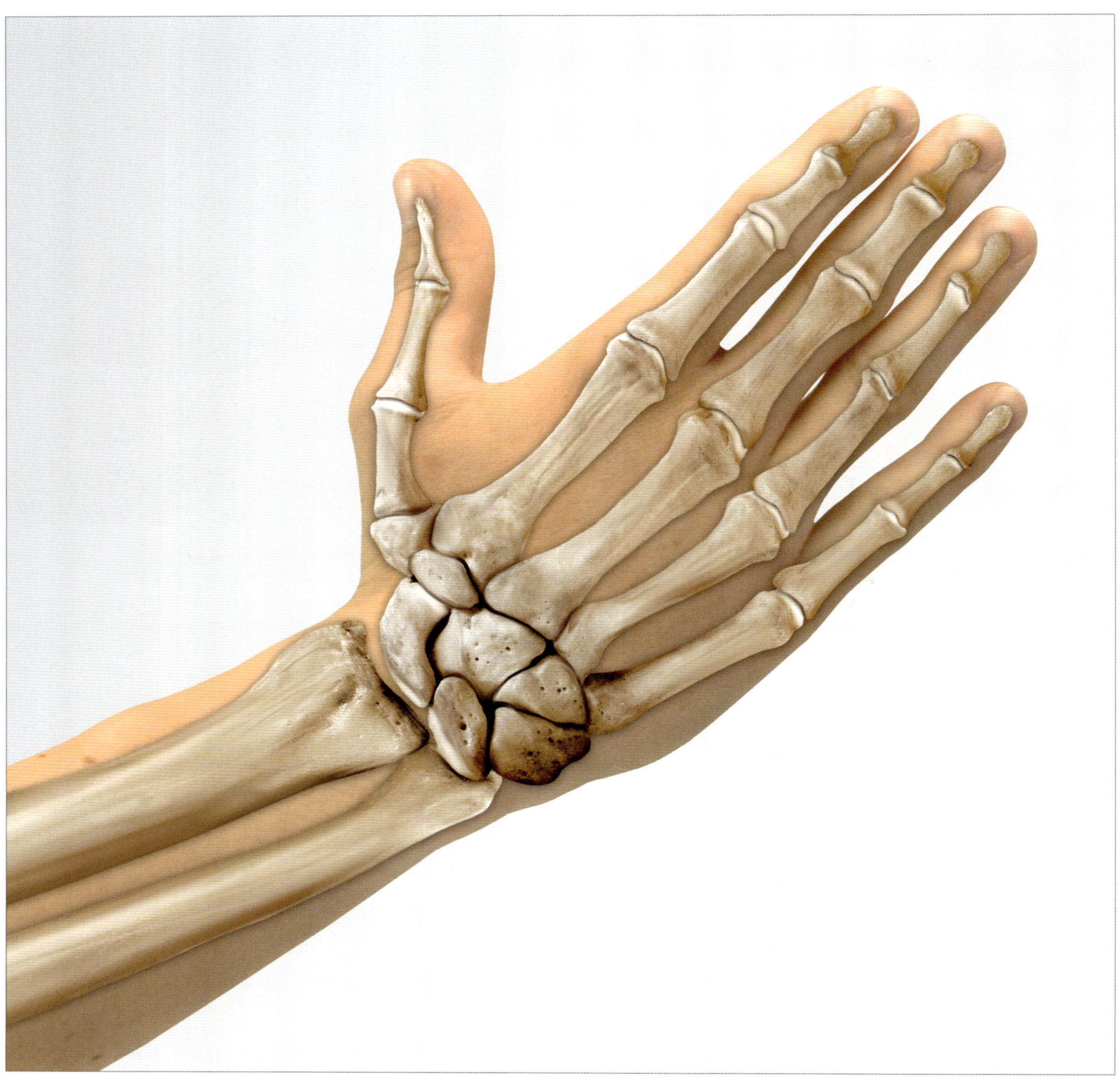

Das distale Radioulnargelenk wird vom Caput ulnae und der Incisura ulnaris radii gebildet. Es befindet sich distal am Unterarm und ist funktionell ein Radgelenk. Das proximale und das distale Radioulnargelenk stellen eine funktionelle Einheit dar und ermöglichen die Pronations- und Supinationsbewegung des Unterarms.

Art. radioulnaris distalis

– Ligamentanlage

Wirkung: Fazilitation der Pronation; Stimulierung und Stabilisierung des Kapsel-Band-Apparats

Indikationen für die Sensotape-Anlage
- Verletzungen des Kapsel-Band-Apparats

Material
blaues I-Tape

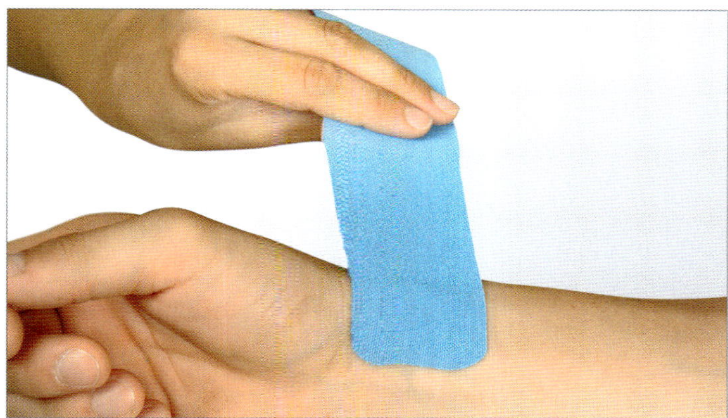

Anlage des I-Tapesankers
ASTE: Der Unterarm befindet sich in leichter Supination.
Schritt 1: Der Anker des I-Tapes wird ohne Zug anterior und radial unterhalb des Proc. styloideus radii am distalen Drittel des Unterarms angelegt. Die Anlage erfolgt in Ligament-Muskel-Technik.

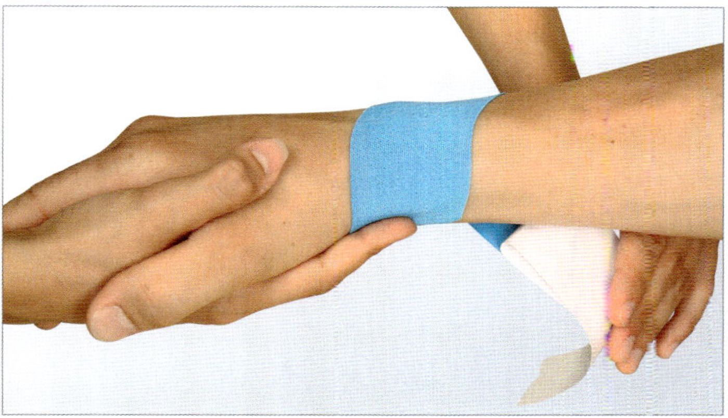

Anlage des posterioren Anteils des I-Tapes
ASTE: Der Unterarm befindet sich in Pronation.
Schritt 2: Der Anker des I-Tapes wird durch einen Haut-Gleitschutz fixiert, sodass keine Spannung im Tape entsteht. Der Patient führt eine aktive Pronation durch, während das I-Tape nach ulnar und proximal um den Unterarm spiralförmig angelegt wird.

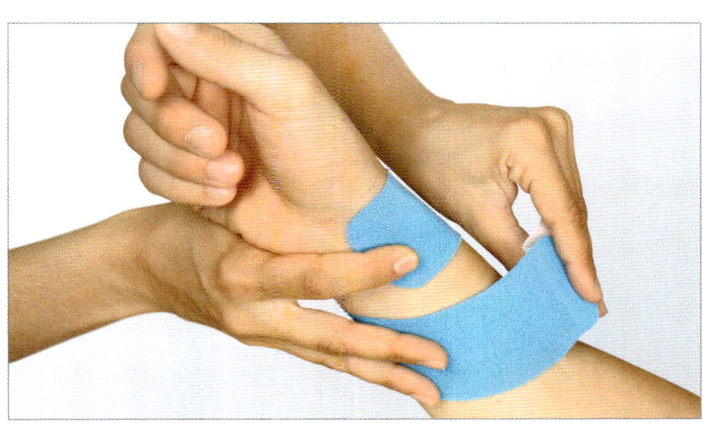

Anlage des anterioren Anteils des I-Tapes
ASTE: Der Unterarm befindet sich in leichter Supination.
Schritt 3: Die Anlage des I-Tapes wird unter mittlerem Zug über die Mitte des Unterarms fortgesetzt. Das I-Tapeende läuft ab der Radiuskante dehnungsfrei aus.

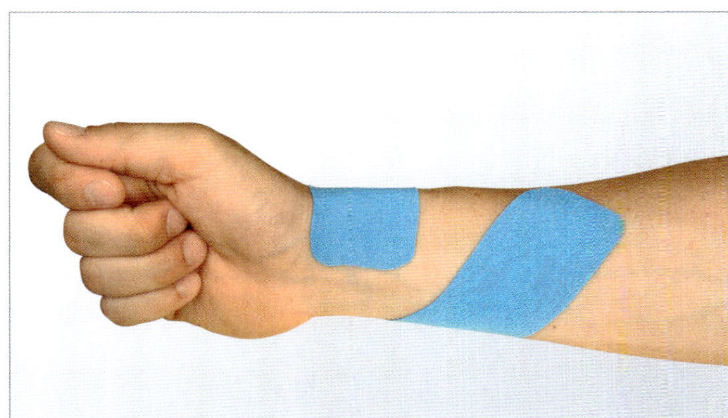

Komplette I-Tapeanlage
ESTE: Der Unterarm befindet sich in entspannter Stellung
Schritt 4: Die Abb. zeigt die ventrale Ansicht der kompletten Ligament-I-Tapeanlage mit Längstechnik. Das gesamte Tape wird durch leichtes Reiben anmodelliert, aktiviert und fixiert.

Fingergelenke und Kapsel-Band-Apparat

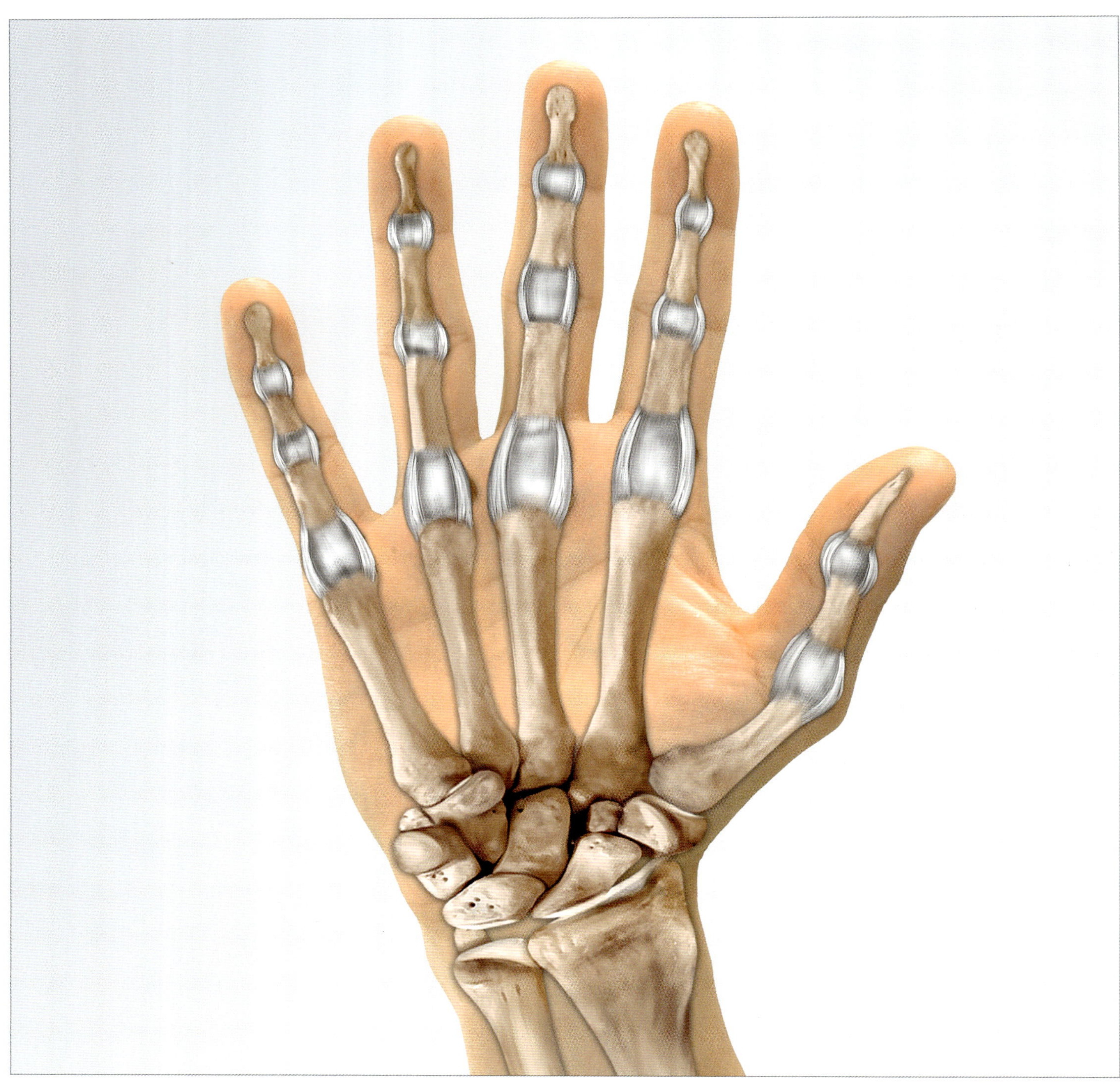

Die Fingergrundgelenke besitzen schlaffe Gelenkkapseln, die durch die Ligg. palmaria und collateralia stabilisiert werden. Die proximalen und distalen Interphalangealgelenke besitzen eine lockere Kapsel. Die Ligg. collateralia und palmaria stabilisieren die Fingergelenke seitlich und palmar.

Artt. metacarpophalangeae (MCP), interphalangeae proximales (PIP) und interphalangeae distales (DIP) I – Gelenkanlage

Wirkung: Limitierung der Fingerextension; Stimulierung der Fingerflexion; Erhöhung der Stabilität des Kapsel-Band-Apparats

Indikationen für die Sensotape-Anlage

- Überstreckung der Fingergelenke
- Verletzungen des Kapsel-Band-Apparats

Material

rotes und blaues I-Tape

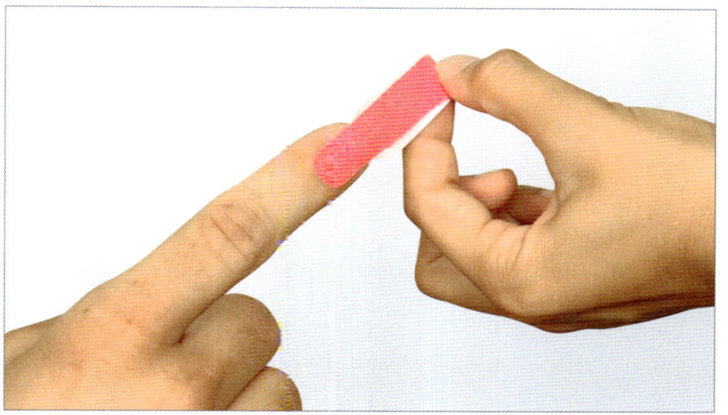

Abmessen des Tapes und Anlage des distalen Ankers
ASTE: Die Fingergelenke befinden sich in Neutralstellung.
Schritt 1: Die I-Tape-Länge wird in Vordehnung dorsalseitig von der Endphalanx des Fingers zum korrespondierenden MCP des verletzten Fingers gemessen. Das I-Tape besitzt 2 Anker. Der distale Anker wird ohne Zug dorsal am DIP, dann über die Fingerkuppe angelegt.

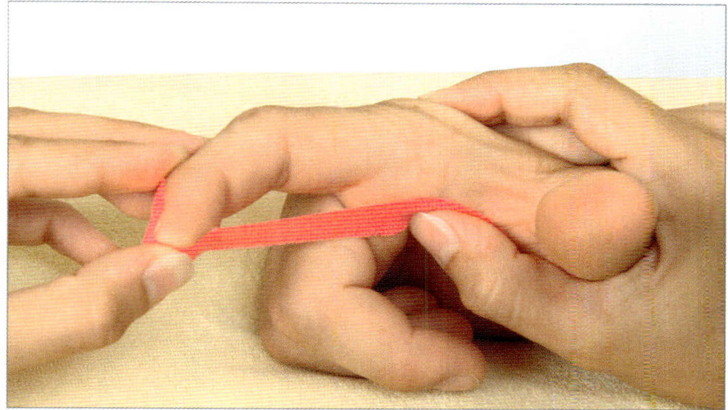

Anlage des proximalen Ankers
ASTE: Die Fingergelenke befinden sich in leichter Flexion.
Schritt 2: Der distale Anker des I-Tapes wird an der Fingerspitze durch einen Haut-Gleitschub fixiert. Der Finger wird in der gewünschten Position eingestellt. Das I-Tape wird unter mittlerem Zug mit seinem proximalen Anker am Caput metacarpale II aufgelegt. Dabei entsteht ein Spalt zwischen Tape und Finger.

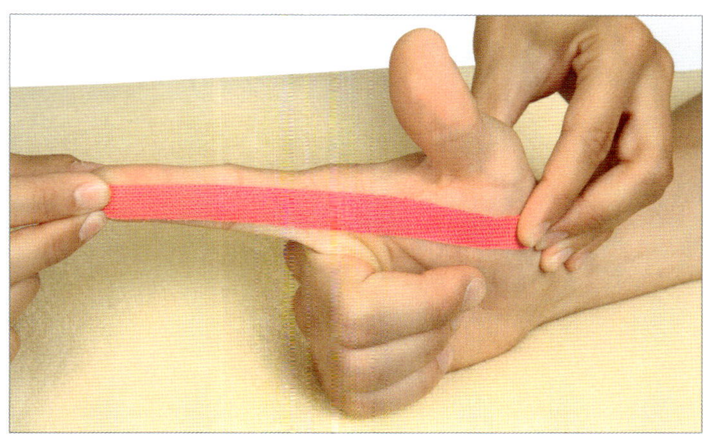

Anlage des restlichen I-Tapes
ASTE: Die Fingergelenkstellung wird beibehalten.
Schritt 3: Für die funktionelle Gelenkanlage werden die Anker mit beiden Händen durch einen Haut-Gleitschub fixiert, und der Patient führt eine Extension des Fingers durch. Dadurch legt sich das I-Tape palmarseitig an den Finger an. Das Tape wird durch leichtes Reiben anmodelliert, aktiviert und fixiert.

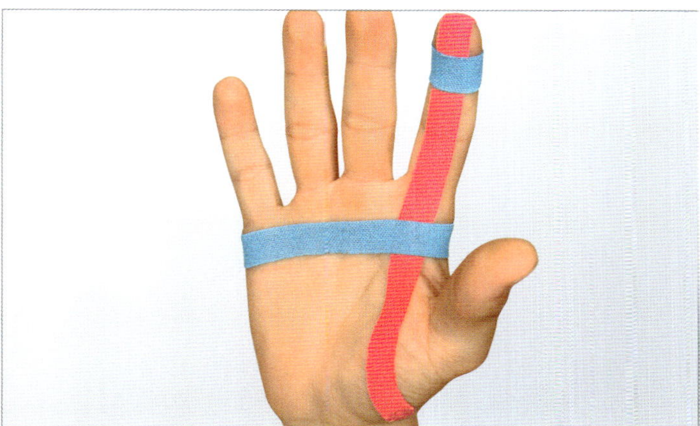

Komplette I-Tapeanlage
ESTE: Die Fingergelenke befinden sich in leichter Flexionsstellung.
Schritt 4: Die komplette Tapeanlage unterstützt die Beugung und limitiert die Streckung der Finger. Zur Sicherung des I-Tapes werden zwei oder mehrere Fixierstreifen ohne Zug proximal und distal semizirkulär (dorsal zu einem Drittel offen) angelegt.

▸ **Alternativ können die verletzten Finger schienend mit dem benachbarten Finger aneinandergetapt werden.**

Artt. metacarpophalangeae (MCP), interphalangeae proximales (PIP) und interphalangeae distales (DIP) II – Gelenkanlage

Wirkung: Limitierung der Fingerflexion; Stimulierung der Fingerextension; Erhöhung der Stabilität des Kapsel-Band-Apparats

Indikationen für die Sensotape-Anlage
- Verletzung der Fingergelenke durch ein Flexionstrauma
- Strecksehnenverletzung
- Verletzungen des Kapsel-Band-Apparats
- Tendovaginitis stenosans

Material
rotes I-Tape
2 blaue I-Tapes als Fixiertapes

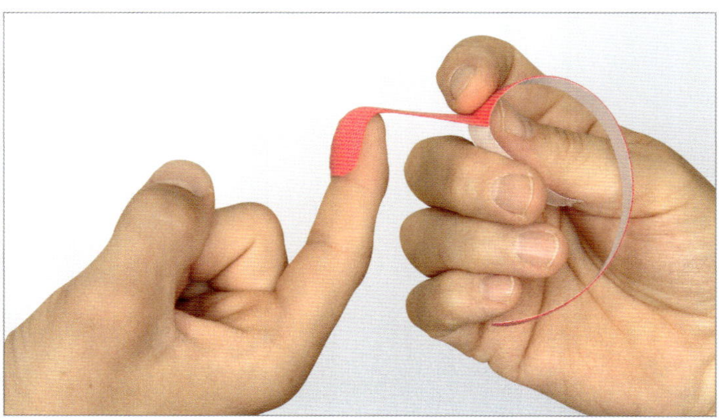

Abmessen des Tapes und Anlage des distalen Ankers
ASTE: Die Fingergelenke befinden sich in Neutralstellung bzw. in einer schmerzfreien Haltung.
Schritt 1: Die I-Tape-Länge wird in Vordehnung palmarseitig von der Endphalanx des Fingers zum korrespondierenden MCP des verletzten Fingers gemessen. Der distale Anker des I-Tapes wird ohne Zug palmar am DIP angelegt. Das I-Tape läuft über die Fingerspitze nach posterior weiter.

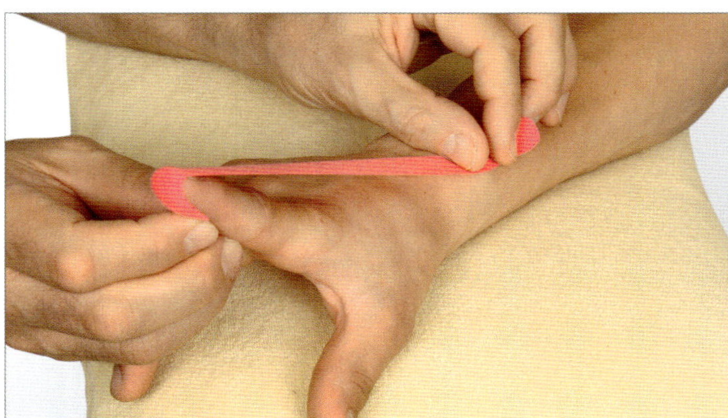

Anlage des proximalen Ankers
ASTE: Die Fingergelenke befinden sich in Extension.
Schritt 2: Der Anker wird auf der Palmarseite fixiert, um eine maximale Extension im DIP zu verhindern. Das I-Tape wird auf der Dorsalseite mit mittlerem bis starkem Zug nach proximal zum MCP des verletzten Fingers unter Spannung gebracht und der proximale Anker ohne Zug angelegt. Dabei entsteht ein Spalt zwischen Finger und Tape.

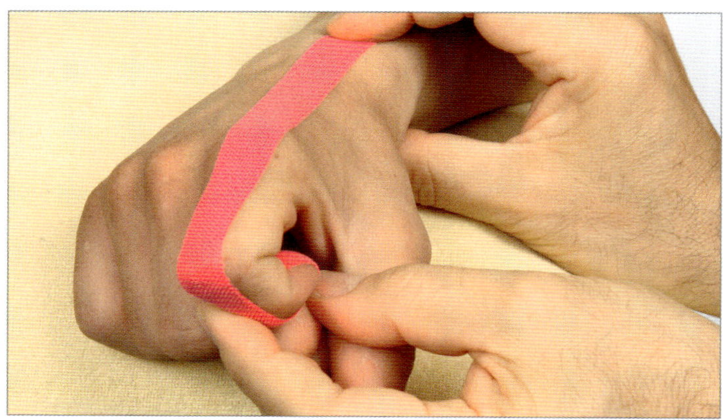

Anlage des restlichen I-Tapes
ASTE: Die Fingergelenke befinden sich in leichter Flexion.
Schritt 3: Es erfolgt eine Gelenkanlage mit funktioneller Korrekturtechnik unter Bewegung. Beide I-Tapeenden werden distal bzw. proximal fixiert, während der Patient eine aktive Flexion durchführt. Dadurch legt sich das restliche I-Tape dorsalseitig an dem Finger an. Das Tape wird durch leichtes Reiben anmodelliert, aktiviert und fixiert.

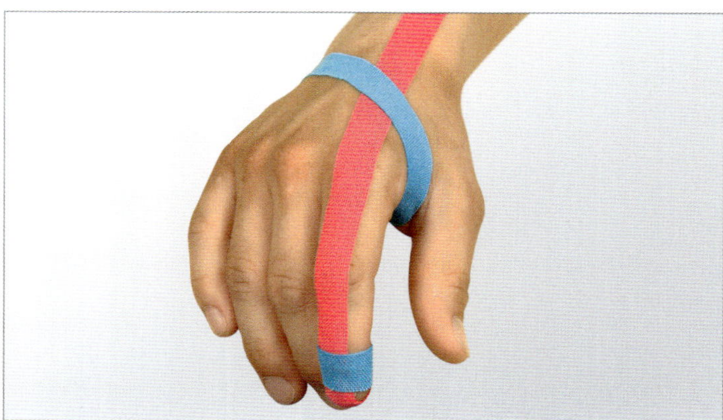

Komplette Anlage des I-Tapes
ESTE: Die Fingergelenke befinden sich in entspannter Stellung.
Schritt 4: Diese komplette Tapeanlage unterstützt die Extension und limitiert die Beugung der Finger. Zur besseren Stabilisation und als Sicherung der Zügelenden werden semizirkuläre blaue Fixiertapes (dorsal zu einem Drittel offen) angelegt.

Art. metacarpophalangea (MCP)

– Gelenkanlage (Abb. 1 bis 3) und Ligamentanlage (Abb. 4)

Wirkung: Limitierung der Flexion im MCP II;
Stimulierung und Stabilisierung der dorsalen Kapsel-Band-Strukturen

Indikationen für die Sensotape-Anlage
- Verletzungen des Kapsel-Band-Apparats des MCP

Material
Abb. 1 bis 3: 2 rote und blaue I-Tapes
Abb. 4: 2 rote und blaue I-Tapes (Breite: je 2,5 cm), rotes X-Tape

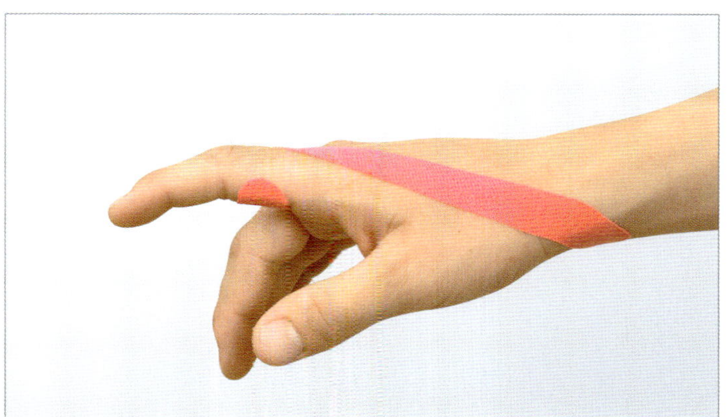

Anlage des radialen I-Tapes
ASTE: Der Finger befindet sich im MCP in einer schmerzfreien Stellung.
Schritt 1: Der Anker eines roten I-Tapes wird ohne Zug an der ulnar-volaren Seite oberhalb des Proc. styloideus radii angelegt. Der Anker wird mit einem Haut-Gleitschub fixiert, während das I-Tape mit mittlerem Zug diagonal über den Handrücken nach distal verläuft. Das I-Tape quert dorsal das Grundgelenk, zieht schräg über die Außenseite der Grundphalanx und wird volar angelegt. Das I-Tapeende läuft radial dehnungsfrei aus.

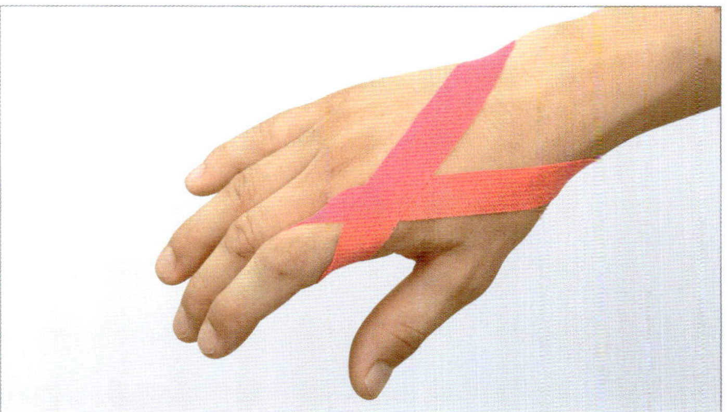

Anlage des ulnaren I-Tapes
ASTE: Die Ausgangsstellung wird beibehalten.
Schritt 2: Das ulnare rote I-Tape wird in gleicher Weise mit einer funktionellen Korrekturtechnik gegenläufig angelegt. Der Anker wird ohne Zug an der radial-volaren Seite, oberhalb des Proc. styloideus ulnae angelegt und mit einem Haut-Gleitschub fixiert. Danach läuft das I-Tape über die Dorsalseite des Handrückens, zieht schräg über die Innenseite der Grundphalanx und wird volar angelegt. Die beiden I-Tapes kreuzen sich dorsal über dem Fingergrundgelenk. Das Tapeende läuft ulnar dehnungsfrei aus.

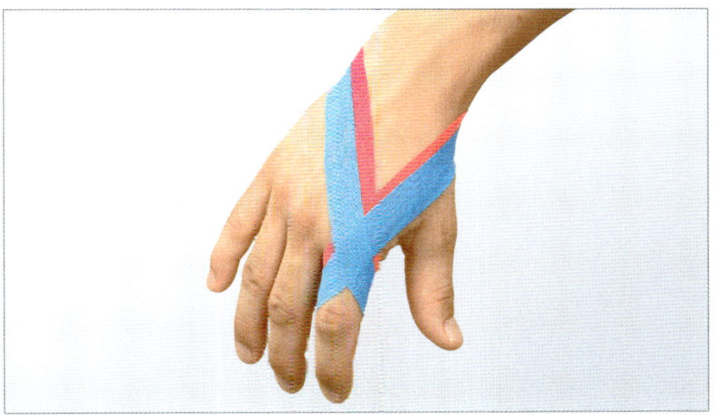

Komplette I-Tapeanlage
ASTE: Die Ausgangsstellung wird beibehalten.
Schritt 3: Zur Verstärkung der Anlage werden zwei weitere, blaue I-Tapes halb überlappend auf die ersten Tapes angelegt. Sie überkreuzen sich dorsal über dem Fingergrundgelenk. Die gesamte Tapeanlage wird durch leichtes Reiben anmodelliert, fixiert und aktiviert.

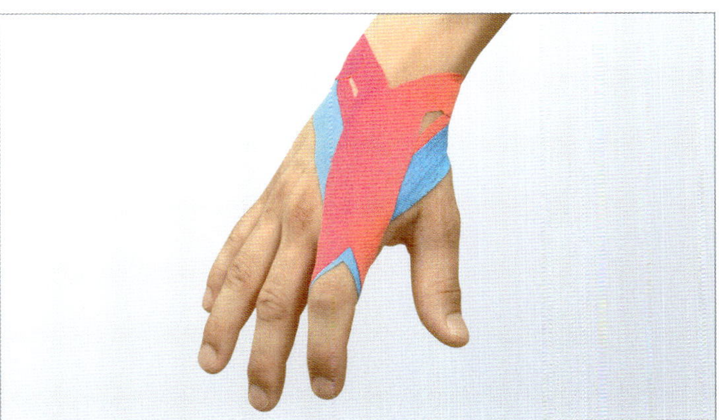

Alternative Kombinationsanlage mit I-Tapes und X-Tape
ASTE: Ausgangsstellung wie bei Schritt 1.
Anlage: Zur besseren Stabilisation kann zusätzlich zu der unter Abb. 1 bis 3 beschriebenen Anlage eine Ligamentanlage mit zentraler Insertionstechnik appliziert werden. Die Mitte eines X-Tapes wird als Anker verwendet und unter starkem Zug dorsal über dem MCP angelegt. Die beiden distalen und proximalen Zügel mit leichtem Zug angebracht.

▸ **Diese Anlage wird bei Verletzungen der dorsalen Strukturen der Fingergrundgelenke angewandt. Bei Verletzungen der palmaren Strukturen der Fingergrundgelenke erfolgt die Tapeanlage in gleicher Form von palmar.**

Art. interphalangea proximalis (PIP)

– Space- und Ligamentanlage

Wirkung: Schmerz- und Ödemreduktion; Limitierung der Beweglichkeit der Fingergelenke; Stimulierung und Stabilisierung des Kapsel-Band-Apparats

Indikationen für die Sensotape-Anlage
- Verletzungen des Kapsel-Band-Apparats

Material
Abb. 1: blaues I-Tape (Breite: 1,25 cm)
Abb. 2: blaue I-Tapes (Breite: 1,25 cm)
Abb. 3: rote I-Tapes, blaue I-Tapes als Fixationstapes (Breite: je 1,25 cm)
Abb. 4: blaues I-Tape (Breite: 1,25 cm), rotes X-Tape (Breite: 2,5 cm)

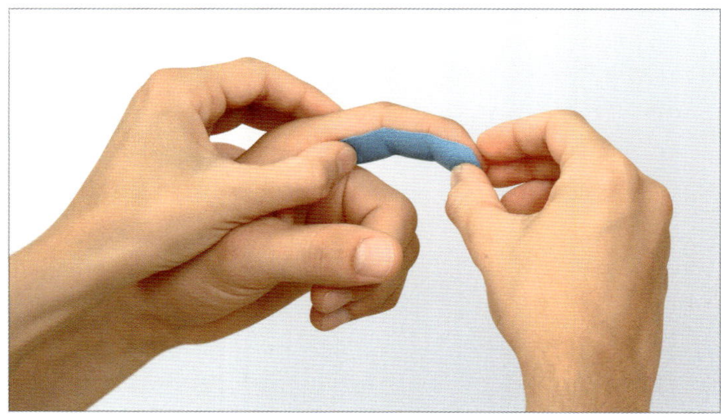

Anlage eines I-Tapes bei volaren Schmerzen (akute/subakute Phase)
ASTE: Die Fingergelenke befinden sich in Neutralstellung oder in einer schmerzfreien Stellung.
Anlage: Für die Spaceanlage mit zentraler Liftingtechnik wird ein blaues I-Tape volar über dem verletzten PIP angelegt. Es wird mit starkem Zug gearbeitet, um die Extensionsbewegung im Mittelgelenk einzuschränken.

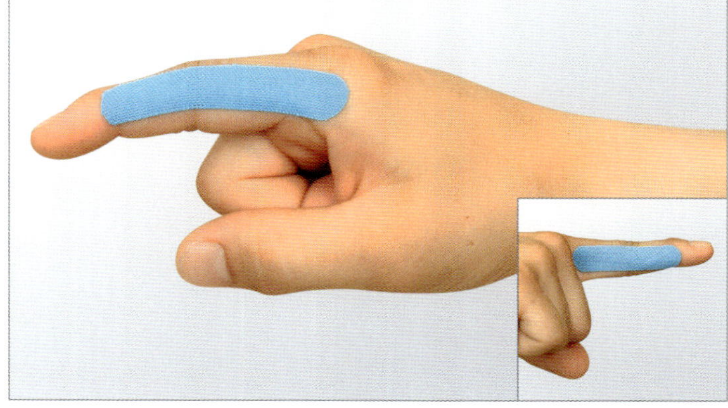

Anlage eines I-Tapes bei Schmerzen der Seitenbänder (akute/subakute Phase)
ASTE: Die Fingergelenke befinden sich in Neutralstellung oder in einer schmerzfreien Stellung.
Anlage: Es wird beidseitig ein radiales bzw. ulnares I-Tape an der Innen- bzw. Außenseite des Fingers angelegt, um die Adduktions- bzw. Abduktionsbewegung zu limitieren und zu stabilisieren. In der akuten Phase erfolgt eine Spaceanlage mit zenraler Liftingtechnik, nach Abklingen der Schmerzen eine Ligamentanlage.

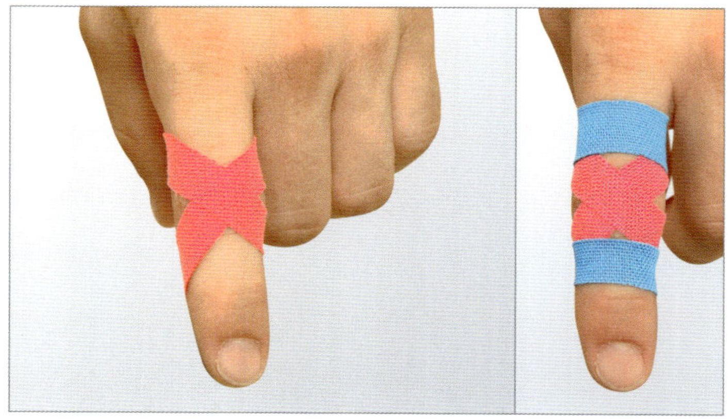

Anlage dorsaler I-Tapes bei Schmerzen in Flexion
ASTE: Die Fingergelenke befinden sich in Neutralstellung oder einer anderen schmerzfreien Haltung.
Anlage: Soll die Flexion im PIP limitiert werden, so werden zwei rote I-Tapes mit ihrem zentralen Anker unter Zug dorsal auf dem PIP schräg angelegt, sodass sie sich über dem Mittelgelenk kreuzen. Wenn die Fingerextension eingeschränkt werden soll, müssen beide I-Tapes volar angelegt werden. Die beiden I-Tapes werden mit zwei weiteren semizirkulären Fixationstapes proximal und distal gesichert (kl. Abb.). In der akuten Phase erfolgt eine Spaceanlage mit zentraler Liftingtechnik, nach Abklingen der Schmerzen eine Ligamentanlage.

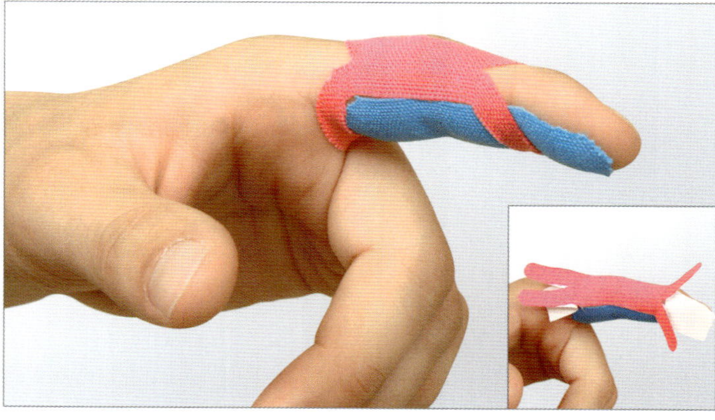

Kombinationstape bei volaren und radialen Schmerzen
ASTE: Die Fingergelenke befinden sich in Neutralstellung.
Anlage: Die Kombinationsanlage setzt sich aus einem volaren I-Tape (s. Abb. 1) und einem radialen X-Tape zusammen. Das X-Tape wird mit seinem zentralen Anker mit Zug radial direkt über dem PIP-Spalt angelegt (kl. Abb.). Die vier X-Zügelenden laufen dehnungsfrei aus. Das Tape wird durch leichtes Reiben anmodelliert, fixiert und aktiviert.

- **Bei ulnaren Schmerzen erfolgt die Tapeanlage in gleicher Weise auf der ulnaren Fingerseite.**

Ligg. collateralia mediale und laterale I

– Ligamentanlage

Wirkung: Schmerz- und Ödemreduktion; Stimulierung und Stabilisierung des Kapsel-Band-Apparats der Fingermittelgelenke

Indikationen für die Sensotape-Anlage
- Verletzungen der Ligg. collateralia mediale und laterale
- Verletzungen des Kapsel-Band-Apparats
- Prophylaxe und Schutz der Fingergelenke, z. B. beim Handball oder Volleyball

Material
Abb. 1 und 2: rote I-Tapes als Fixiertapes, blaue I-Tapes (Breite: 1,25 cm);
Abb. 3 und 4: rotes und blaues I-Tape (Breite: 2,5 cm)

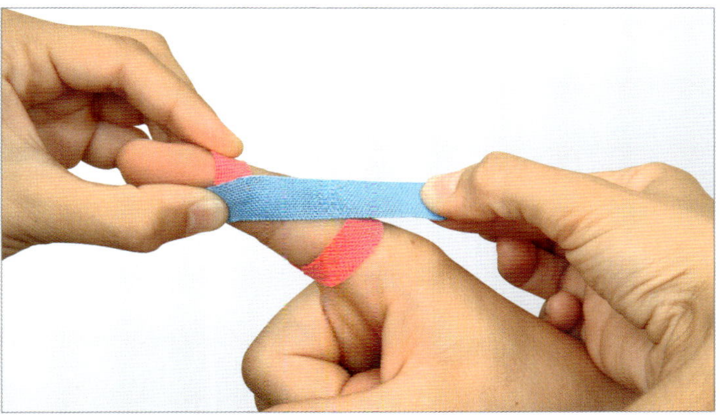

Anlage des ersten radialen I-Tapes
ASTE: Das Fingermittelgelenk befindet sich in einer leichter Flexionsstellung.
Schritt 1: Zunächst werden um die End- und um die Grundphalanx zwei Fixiertapes angelegt, die ulnar leicht offen bleiben. Der Anker eines blauen I-Tapes wird volar ohne Zug am distalen Fixiertape angelegt und mit einem Haut-Gleitschub fixiert. Das I-Tape wird als Ligamentanlage mit einer Ligament-Muskel-Technik unter starkem Zug schräg über das Mittelgelenk zum proximalen Fixiertape angelegt. Das I-Tapeende läuft volar dehnungsfrei aus.

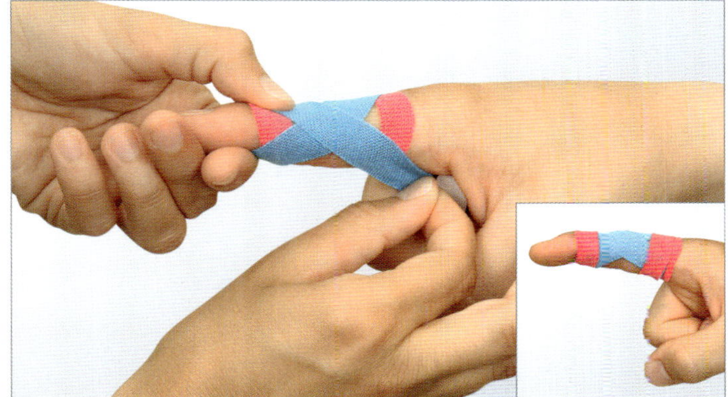

Anlage des zweiten radialen I-Tapes
ASTE: Die Fingerstellung wird beibehalten.
Schritt 2: Das zweite blaue I-Tape wird spiegelbildlich zum ersten mit gleicher Ligamentanlage angebracht. Die beiden I-Tapes kreuzen einander über dem radialen Mittelgelenk. Die beiden I-Tapes sollten mit zwei weiteren proximalen bzw. distalen Fixiertapes gesichert werden (s. kl. Abb.).

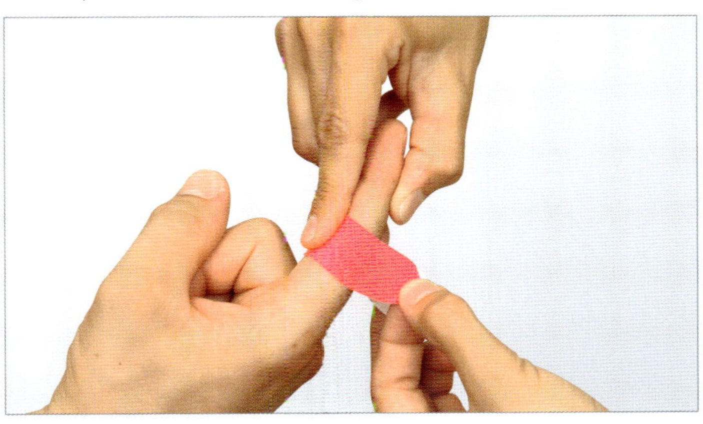

Alternative radiale Anlage mit I-Tape
ASTE: Die Fingergelenke befinden sich in einer leichten Flexionsstellung.
Schritt 1: Ein I-Tape wird als Ligamentanlage mit zentraler Insertionstechnik mit seinem Anker unter starkem Zug radialseitig angelegt. Die I-Tapeenden laufen dehnungsfrei nach ulnar aus und bleiben zu einem Drittel offen. Das quer verlaufende I-Tape wird direkt über die zu schützenden Kollateralbänder angelegt.

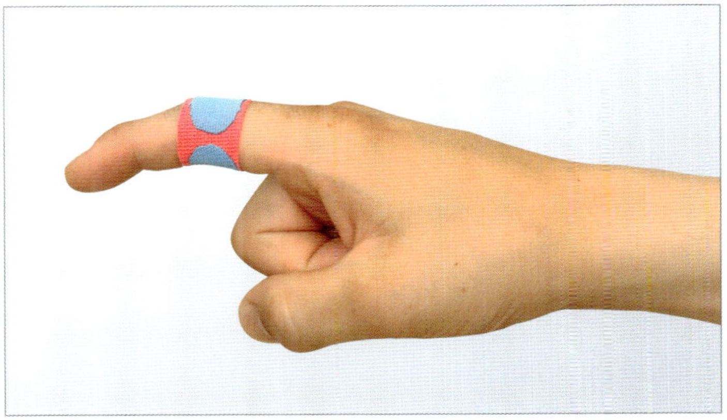

Komplette alternative Anlage
ESTE: Die Fingergelenke befinden sich in Neutralstellung.
Schritt 2: Das ulnare I-Tape wird mit der gleichen Technik wie oben beschrieben von ulnar nach radial angelegt. Die I-Tapeenden laufen dehnungsfrei nach radial aus und bleiben zu einem Drittel offen.

Ligg. collateralia mediale und laterale II

– Ligamentanlage (Abb. 1), Gelenkanlage (Abb. 2 bis 4)

Wirkung: Schmerz- und Ödemreduktion; Limitierung der Beweglichkeit; Stabilisierung des Kapsel-Band-Apparats in einer funktionellen Stellung

Indikationen für die Sensotape-Anlage
- Verletzungen der Ligg. collateralia mediale und laterale
- Verletzungen des Kapsel-Band-Apparats
- Prophylaxe und Schutz der Fingergelenke, z. B. beim Handball oder Volleyball

Material
blaues I-Tape
2 rote I-Tapes (Breite: je 1,25 cm)
2 blaue I-Tapes als Fixationstapes (Breite: 1,25 cm)

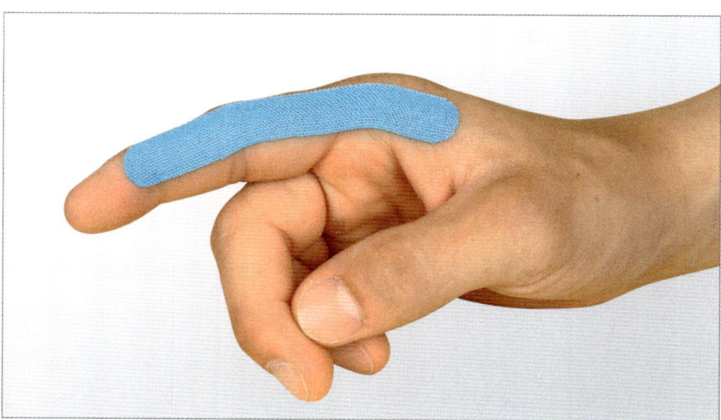

Anlage des radialen I-Tapes
ASTE: Der Finger befindet sich im PIP in leichter Flexion.
Schritt 1: Es erfolgt eine Ligamentanlage mit zentraler Insertionstechnik. Das Zentrum eines blauen I-Tapes wird als Anker mit starkem Zug über dem Gelenkspalt angelegt. Beide I-Tapeenden laufen dehnungsfrei nach proximal und distal aus.

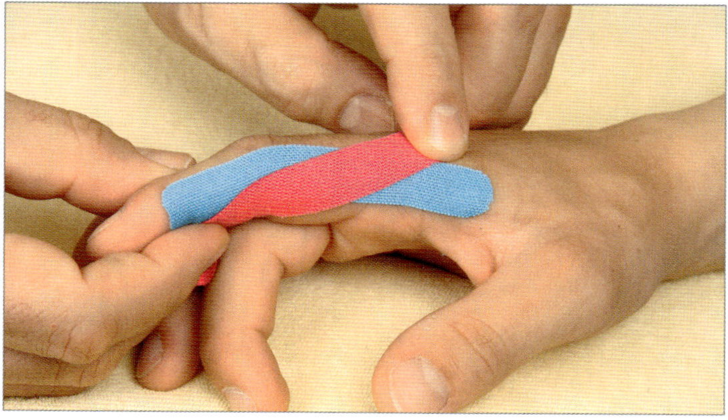

Anlage des ersten diagonalen I-Tapes
ASTE: Der Finger befindet sich im PIP in leichter Flexion (schmerzfreie Stellung).
Schritt 2: Ein rotes I-Tape wird mit einer mechanischen Korrekturtechnik (zentrale Anlagetechnik) angebracht. Der zentrale Anker wird unter starkem Zug und Innendruck schräg über das Mittelgelenk angelegt, während die beiden I-Tapeenden dehnungsfrei nach dorsal und volar auslaufen.

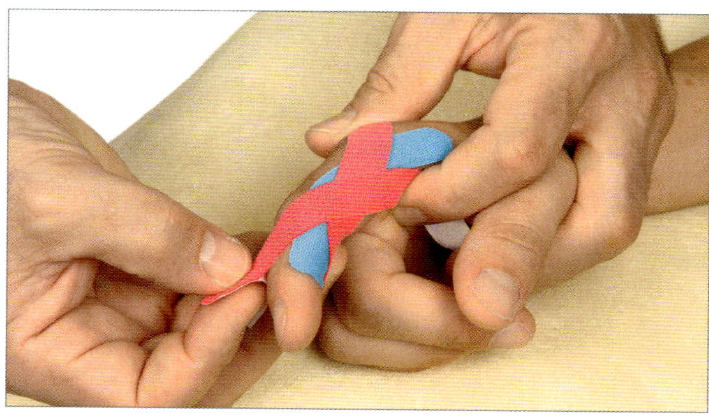

Anlage des zweiten diagonalen I-Tapes
ASTE: Die Fingerstellung wird beibehalten.
Schritt 3: Ein zweites rotes I-Tape wird mit der gleichen mechanischen Korrekturtechnik spiegelbildlich diagonal angelegt. Beide I-Tapes kreuzen sich über dem PIP. Die beiden I-Tapeenden laufen dehnungsfrei nach dorsal und volar aus.

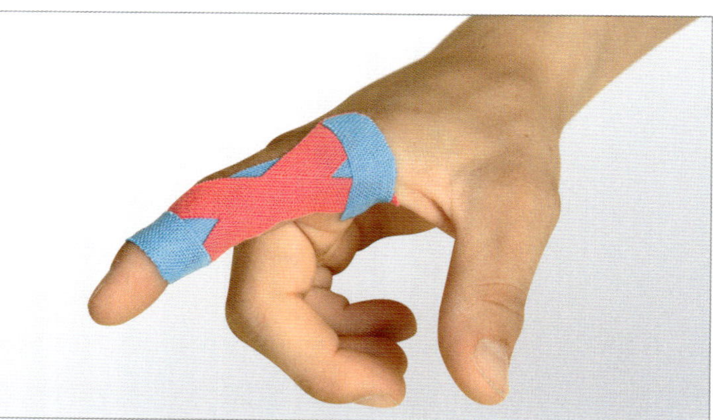

Komplette Kombinationsanlage mit I-Tapes
ESTE: Die Fingergelenkstellung wird beibehalten.
Schritt 4: Für eine bessere Fixation der I-Tapes werden zwei Fixationstapes proximal und distal semizirkulär und ohne Zug angelegt.

▸ **Die Tapeanlage dient der Stabilisation der Abduktions- bzw. Adduktionsbewegung sowie der Rotation im MCP. Daher werden die Tapes beidseitig, radial und ulnar, angebracht.**

Artt. interphalangeae distalis und proximalis (DIP und PIP) – Gelenk- und Ligamentanlage

Wirkung: Limitierung der Flexions- und Extensionsbeweglichkeit im PIP und DIP; Stimulierung und Stabilisierung des Kapsel-Band-Apparats

Indikationen für die Sensotape-Anlage
- Beuge- oder Strecksehnenverletzungen
- volare oder dorsale Überdehnung des Kapsel-Band-Apparats

Material
rotes I-Tape
blaue I-Tapes als Fixiertapes
(Breite: je 1,25 cm)

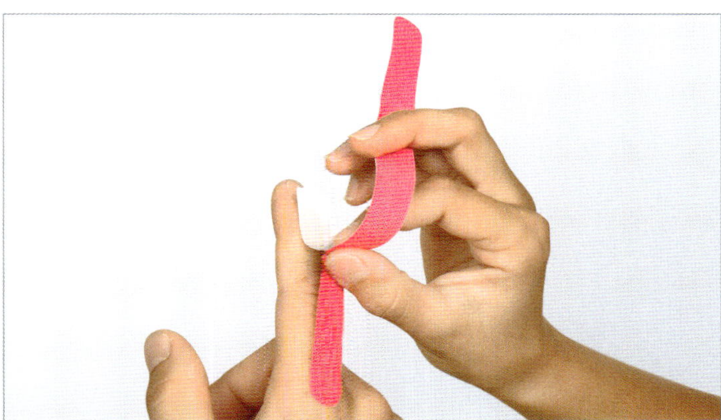

Anlage des Ankers
ASTE: Die Fingergelenke befinden sich in Neutralstellung oder in schmerzfreier Stellung.
Schritt 1: Es erfolgt eine Ligamentanlage mit einer Ligament-Muskel-Technik in Längsrichtung. Der Anker eines roten I-Tapes wird ohne Zug dorsal am Fingergrundgelenk angelegt.

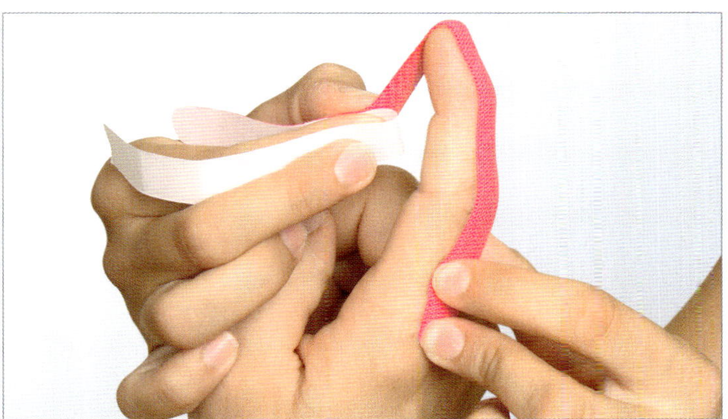

Anlage des dorsalen I-Tapes
ASTE: Die Fingergelenkstellung wird beibehalten.
Schritt 2: Der Anker des I-Tapes wird durch einen Haut-Gleitschub fixiert. Das I-Tape wird unter leichtem bis mittleren Zug nach distal über den Fingerrücken bis zur Fingerspitze angelegt.

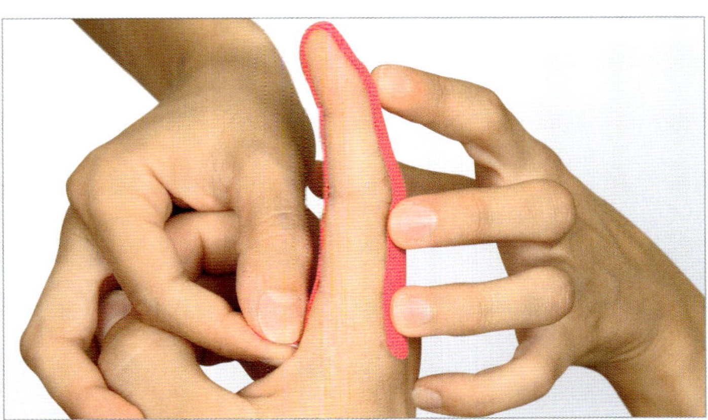

Anlage des volaren I-Tapes
ASTE: Die Fingergelenke befinden sich in leichter Flexion.
Schritt 3: Das I-Tape verläuft palmarseitig weiter und wird bis zum Fingergrundgelenk angelegt.

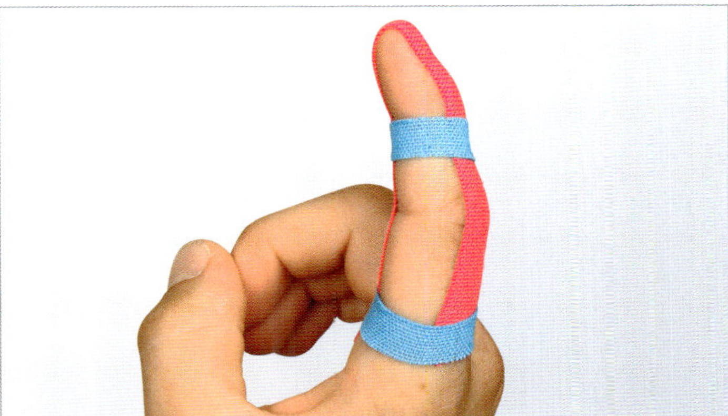

Komplette I-Tapeanlage
ESTE: Die Fingergelenkstellung wird beibehalten.
Schritt 4: Die komplette I-Tapeanlage führt Einschränkung der Extensionsbeweglichkeit im PIP und DIP. Zur besseren Stabilisation und als Sicherung werden blaue zirkuläre Fixiertapes angelegt (dehnungsfrei).

► **Soll ein Finger in Flexionsstellung getapt werden, so muss mit dem Anker des I-Tapes an der Beugeseite begonnen werden; die beiden Verstärkungszügel bleiben palmarseitig offen. Zur besseren Stabilisation kann der verletzte Finger mit dem benachbarten Finger aneinandergetapt werden, mit jeweils einem Fixierstreifen um die Mittel- und Endphalanx.**

Daumengelenke und Kapsel-Band-Apparat

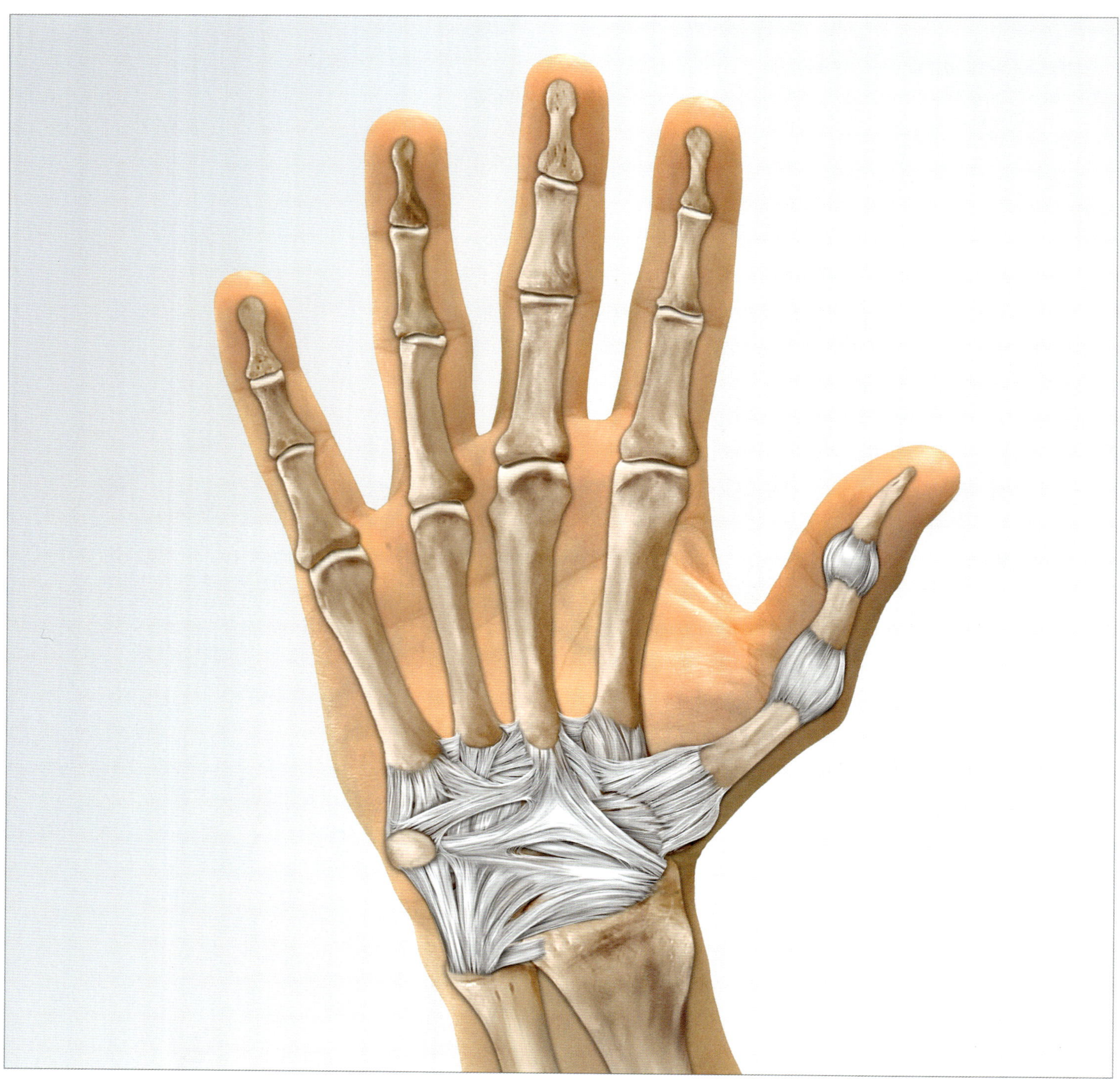

Das Os metacarpi I bildet nach proximal mit dem Os trapezium das Sattelgelenk des Daumens. Aufgrund der Form der Gelenkflächen besitzt dieses Gelenk einen sehr großen Bewegungsradius. Die Gelenkkapsel ist relativ dünn und wird durch die Ligg. carpometacarpalia verstärkt.

Nach distal bildet das Os metacarpi I mit der Grundphalanx des Daumens das Daumengrundgelenk. Auch hier ist die Gelenkkapsel dünn; das Gelenk wird durch die Ligg. collateralia ulnare und radiale verstärkt.

Art. carpometacarpalis pollicis I

– Lymphanlage (Abb. 1), Gelenkanlage (Abb. 2 bis 4)

Wirkung: Abb. 1: Schmerz- und Ödemreduktion. **Abb. 2 und 3:** Schmerzreduktion und Limitierung der Daumenopposition. **Abb. 4:** Stabilisierung der Daumengelenke

Indikationen für die Sensotape-Anlage
- Schmerzen und Schwellung im Bereich des Sattelgelenks (Abb. 1)
- Instabilität des Daumengelenke in Rotationsbewegungen (Abb. 2 und 3)
- Instabilität des Daumengelenke (Abb. 4)

Material
Abb. 1: blaues und rotes Fächertape
Abb. 2, 3: rote I-Tapes (Breite: 1,25 cm)
Abb. 4: rotes I-Tape (Breite: 2,5 cm)

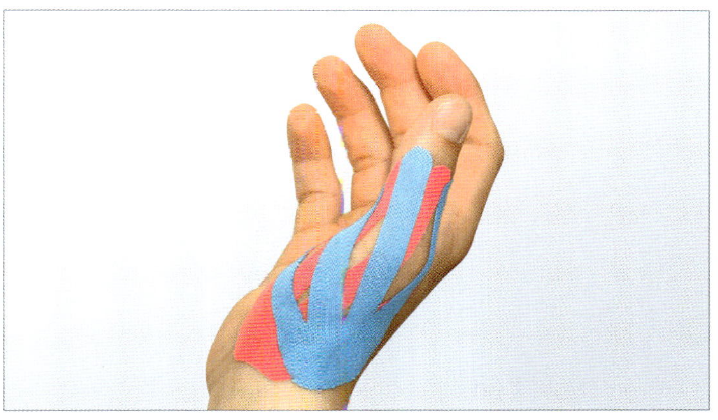

Lymphanlage
ASTE: Hand und Daumen befinden sich in Neutralstellung.
Anlage: Bei einer Schwellung werden zwei Fächertapes mit der Lymphtechnik in einem Über-Kreuz-Muster angelegt. Das palmare Tape wird über dem Daumenballen, das radial-dorsale Tape über dem Daumenrücken so angelegt, dass ihre Fächerzügel sich über dem MCP kreuzen. Die Lymphanlage wird in Vordehnung durch leichtes Anreiben fixiert und aktiviert.

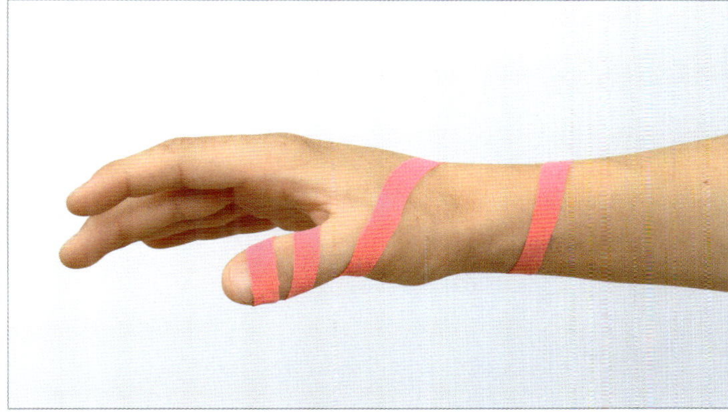

Anlage zur Limitierung der Daumenreposition
ASTE: Hand und Daumen befinden sich in Neutralstellung bzw. in einer schmerzfreien Haltung.
Schritt 1: Ein I-Tape wird von distal-radial mit sehr leichtem Zug spiralförmig um die Daumengelenke und über das Handgelenk proximalwärts angelegt und endet ulnarseitig am Unterarm.

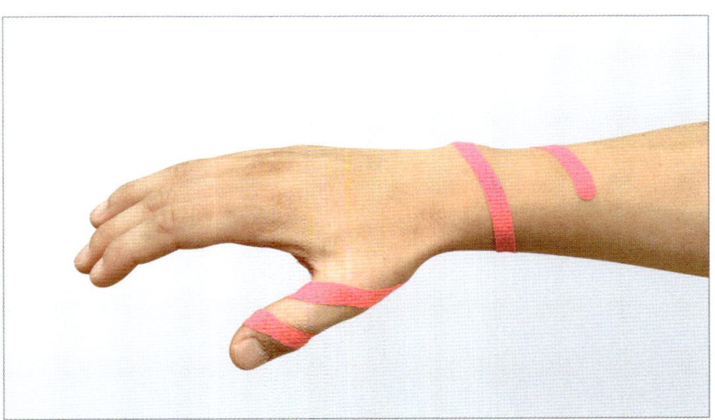

Anlage eines zweiten I-Tapes zur Limitierung der Daumenopposition
ASTE: Hand und Daumen befinden sich in Neutralstellung bzw. in einer schmerzfreien Haltung.
Schritt 2: Ein zweites I-Tape wird von distal-ulnar mit sehr leichtem Zug spiralförmig um die Daumengelenke und über das Handgelenk nach proximal-radial an den Unterarm angelegt.

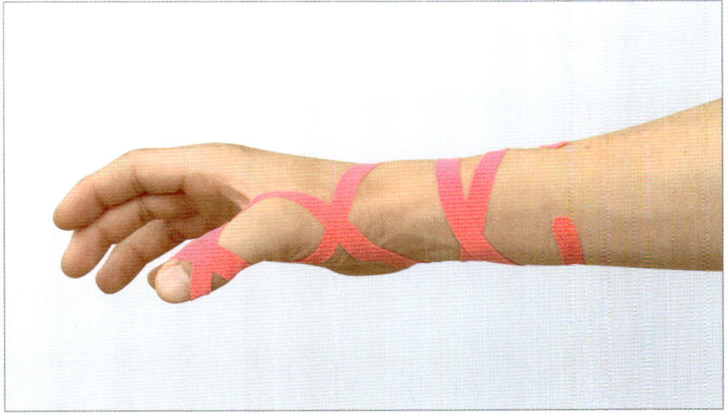

Tape zur Stabilisierung der Daumengelenke
ASTE: Hand und Daumen befinden sich in Neutralstellung.
Anlage: Das I-Tape wird von Daumenspitze bis zum distalen Drittel des Unterarms abgemessen und in doppelter Länge zugeschnitten. Das I-Tape wird in der Mitte gefaltet, die Mitte bildet der Anker des Tapes. Dieser wird volar mit sehr leichtem Zug an die Daumenspitze angelegt. Um den Daumen im Sattelgelenk zu stabilisieren, werden die jeweiligen I-Tapezügel spiralförmig in drei Runden gegenläufig um die Daumengelenke und das Handgelenk bis zum Unterarm angelegt. Dadurch wird eine Kompression der Gelenkpartner rechtwinklig zur Gelenkebene erzielt

Art. carpometacarpalis pollicis II

– Gelenkanlage

Wirkung: Stimulierung der Extension im Daumensattelgelenk; Stabilisierung der Daumengelenke

Indikationen für die Sensotape-Anlage

- Schmerzen im Bereich des Daumensattelgelenks und MCP I
- Schmerzen bei Daumenflexion

Material

rotes I-Tape (Breite: 2,5 cm)
2 blaue I-Tapes (Breite: 2,5 cm)

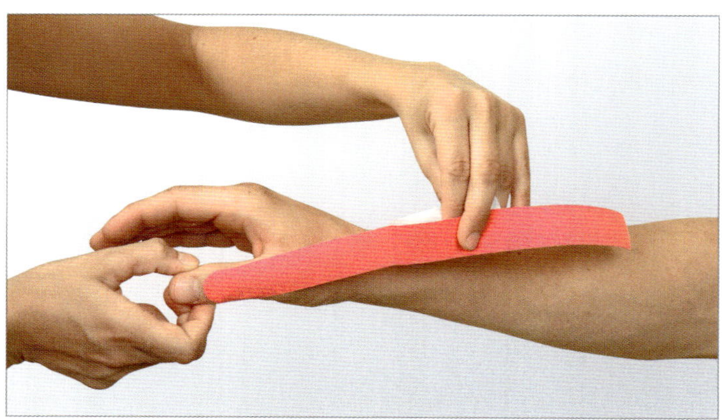

Anlage des distalen I-Ankers
ASTE: Der Daumen befindet sich in Extension.
Schritt 1: Das rote I-Tape wird vom Interphalangealgelenk des Daumens zum distalen Drittel des Unterarms angemessen. Der distale Anker wird ohne Zug dorsal an der Daumenendphalanx angelegt.

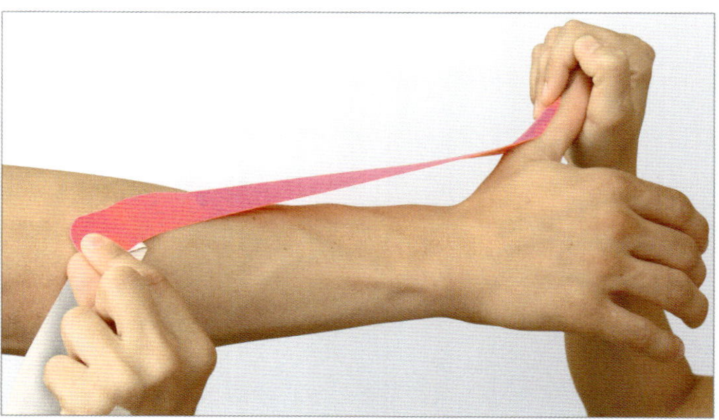

Anlage des proximalen I-Ankers
ASTE: Das Handgelenk befindet sich in Neutralstellung, der Daumen in Extension.
Schritt 2: Der distale Anker wird auf der Dorsalseite des Daumen-Interphalangealgelenks fixiert und die Daumenextension positioniert. Das I-Tape wird auf der Dorsalseite unter mittlerem bis starkem Zug proximalwärts auf Spannung gebracht und der proximale Anker ohne Zug am mittleren Unterarm angelegt. Es bleibt ein Spalt zwischen Tape und Unterarm.

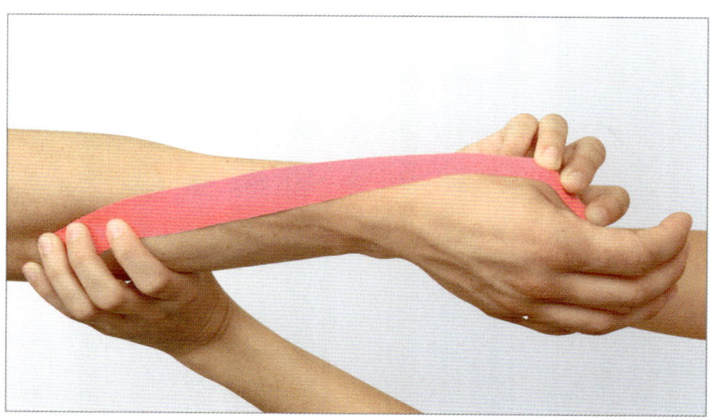

Anlage des mittleren I-Tape-Anteils
ASTE: Der Daumen befindet sich in Flexion.
Schritt 3: Das distale und das proximale I-Tapeende werden fixiert, und der Patient führt eine aktive Daumenflexion durch, sodass sich das restliche I-Tape auf die Haut anlegt. Somit erfolgt eine funktionelle Korrektur unter Bewegung. Das gesamte Tape wird durch leichtes Reiben anmodelliert, aktiviert und fixiert.

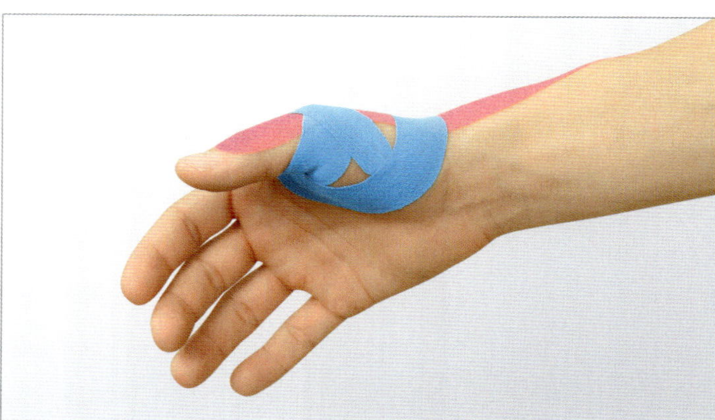

Komplette Kombinationsanlage
ESTE: Das Handgelenk befindet sich in Neutralstellung, der Daumen in Extension.
Schritt 4: Zur Sicherung der I-Tapeanlage in funktioneller Korrektur werden zwei blaue I-Tapes mit mechanischer Korrekturtechnik angelegt. Das Daumensattel- und -grundgelenk wird weiter stabilisiert. Die Anker der beiden I-Tapes werden einzeln volar angelegt, die Zügel verlaufen über dem Daumengrund- bis zum Daumensattelgelenk. Das erste I-Tape kreuzt sich mit dem Zügel des roten Tapes dorsal über dem Sattelgelenk. Das zweite I-Tape wird in einer Achtertour über dem Grundgelenk angelegt.

Art. carpometacarpalis pollicis III

– Gelenkanlage (Abb. 1 und 2), Ligamentanlage (Abb. 3 und 4)

Wirkung: Stimulierung und Stabilisierung der Abduktion im Daumensattelgelenk; Stabilisation des Kapsel-Band-Apparats des Daumensattelgelenks

Indikationen für die Sensotape-Anlage
- Schmerzen im Bereich des Daumensattelgelenks
- Schmerzen bei Daumenadduktion
- Rhiz-Arthrose

Material
rotes und blaues I-Tape
blaues Y-Tape

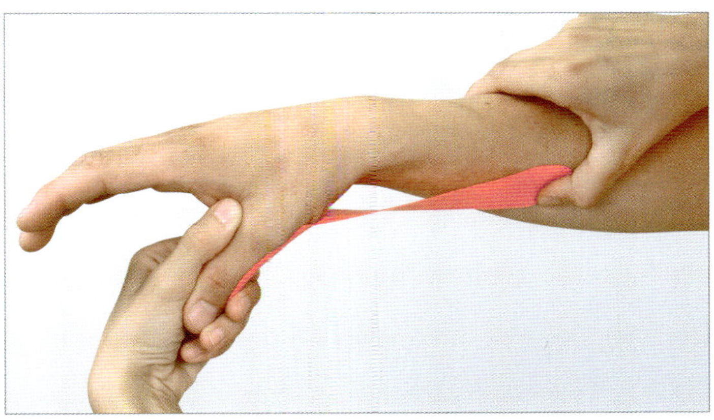

Anlage der beiden I-Tape Anker
ASTE: Der Daumen befindet sich im Sattelgelenk in Abduktion (schmerzfreie Haltung).
Schritt 1: Es erfolgt eine funktionelle Korrekturtechnik unter Bewegung. Der distale Anker wird ohne Zug an das Interphalangealgelenk des Daumens angelegt und mit einem Haut-Gleitschub fixiert. Das I-Tape wird auf der Volarseite mit mittlerem bis starkem Zug unter Spannung gebracht, während man den proximalen Anker am mittleren Unterarm spannungsfrei anlegt. Es entsteht ein Spalt zwischen dem mittleren Anteil des Tapes und der Haut.

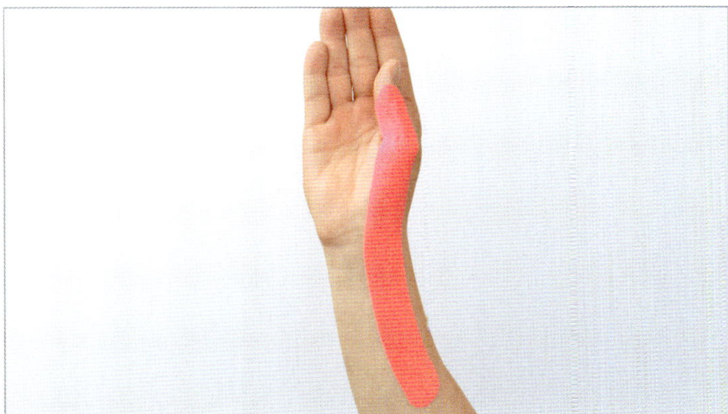

Komplette Anlage des I-Tapes
ASTE: Das Handgelenk befindet sich in Neutralstellung. Der Patient führt aktiv eine Adduktion des Daumens durch.
Schritt 2: Durch die Gegenbewegung des Daumens in Adduktion legt sich der mittlere Teil des I-Tapes auf der Haut an. Die funktionelle Korrekturanlage wird durch leichtes Reiben anmodelliert, aktiviert und fixiert.

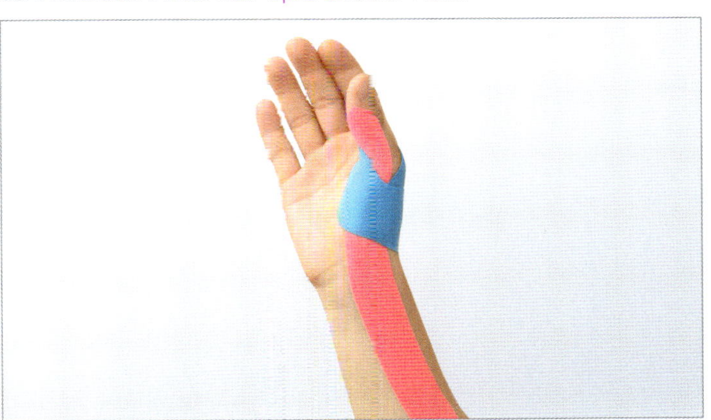

Kombinationsanlage mit einem I-Tape am Thenar
ASTE: Der Daumen befindet sich in Neutralstellung.
Schritt 3: Zur Sicherung und Unterstützung des Daumensattelgelenks erfolgt eine Ligamentanlage mit zentraler Insertionstechnik. Der Anker wird mit Zug von volar auf das Sattelgelenk angebracht, die Zügel werden ohne Zug nach dorsal um den Daumen gelegt.

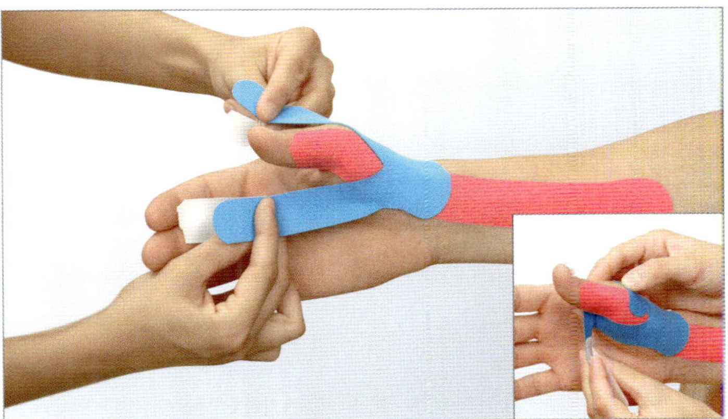

Kombinationsanlage mit einem Y-Tape am Thenar
ASTE: Der Daumen befindet sich in einer Neutralstellung.
Schritt 4: Zur Sicherung und zur Unterstützung des Sattelgelenks wird zudem ein Y-Tape mit einer funktionellen Korrekturtechnik angelegt. Der Anker liegt volar auf dem distalen Radius, die beiden Y-Zügel werden einzeln um das Daumensattelgelenk angelegt. Die Wirkrichtung verläuft zum Anker; das Tape limitiert die Adduktion im Daumensattelgelenk.

Art. carpometacarpalis pollicis IV, Kapsel-Band-Apparat

– Gelenkanlage

Wirkung: Schmerz- und Ödemreduktion; Limitieren der Daumenadduktion und -opposition im Daumensattelgelenk; Stabilisation des Kapsel-Band-Apparats

Indikationen für die Sensotape-Anlage
- Verletzungen das Kapsel-Band-Apparats des Daumensattelgelenks
- Ulnare und radiale Verletzungen der Bänder des Daumengrundgelenks
- schmerzhafte Daumenopposition

Material
Abb. 1 bis 3: 2 rote I-Tapes, blaues I-Tape (Breite: je 2,5 cm)
Abb. 4: rotes I-Tape (Breite: 2,5 cm)

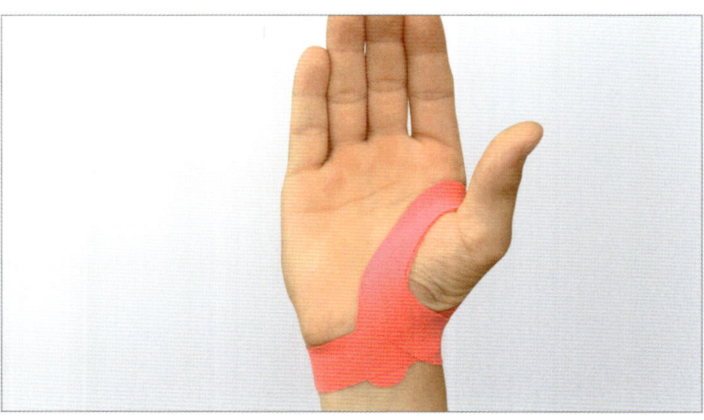

Anlage des palmaren I-Tapes
ASTE: Daumen in Mittelstellung zwischen Opposition und Reposition
Schritt 1: Bei dieser Anlage in funktioneller Korrekturtechnik werden die Anker mit einem Haut-Gleitschub fixiert und die Zügel mit leichtem bis mittlerem Zug angelegt. Der Anker eines roten I-Tapes wird ohne Zug palmar und proximal an der Handgelenksfalte angelegt. Das I-Tape verläuft palmar über den Daumenballen und durch die erste Zwischenfingerfalte zur Dorsalseite des Os metacarpale I. Es umrundet das Sattelgelenk dorsoradial und endet am ulnaren Unterarmrand, wo es den Anker kreuzt. Das Ende läuft dehnungsfrei aus.

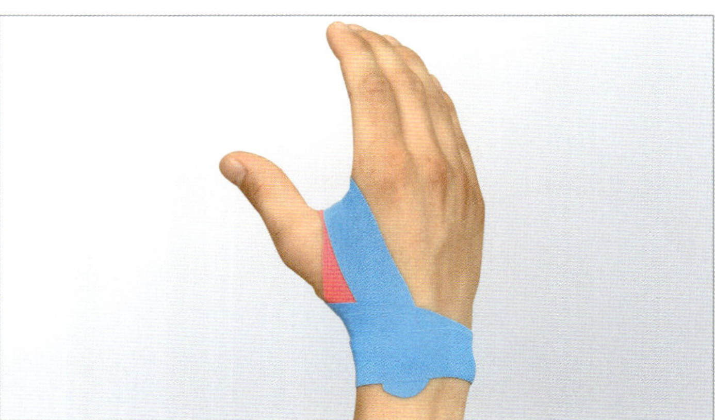

Anlage des dorsalen I-Tapes
ASTE: Die Daumenstellung wird beibehalten.
Schritt 2: Der Anker eines blauen I-Tapes wird ohne Zug dorsal und proximal an der Handgelenksfalte angelegt. Das I-Tape verläuft spiegelbildlich zum ersten dorsal über den Daumen und durch die erste Zwischenfingerfalte zur Palmarseite von D I. Es umrundet das Sattelgelenk nach radial-dorsal und endet am ulnaren Unterarmrand, wo es den Anker kreuzt. Das Tapeende läuft dehnungsfrei aus.

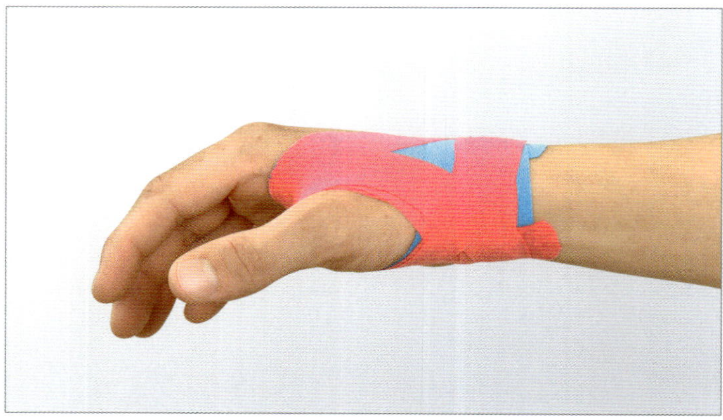

Komplette I-Tapeanlage in Achtertour
ASTE: Der Daumen befindet sich in Mittelstellung zwischen Opposition und Reposition.
Schritt 3: Um eine ausreichend hohe Stabilität zu erzielen, werden beide I-Tapes miteinander verbunden. Hierzu wird ein doppelt so langes rotes I-Tape angelegt, das am palmaren Anker beginnt, das Daumensattelgelenk zweimal umkreist und am dorsalen Anker endet.

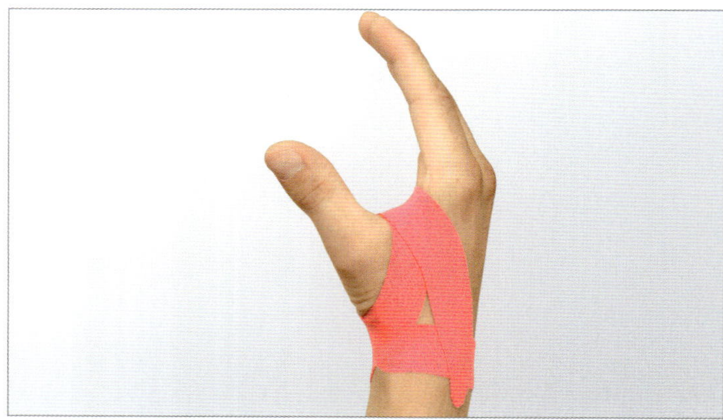

Alternative I-Tapeanlage in Achtertour
ASTE: Daumen in Mittelstellung zwischen Opposition und Reposition
Anlage: Um das Daumensattelgelenk zu entlasten, kann bei Bedarf auch ein Einzel-I-Tape in Achtertour angelegt werden. Der Anker liegt ohne Zug an der palmaren, radialen Handgelenksfalte. Das Tape umkreist mit leichtem Zug das Daumensattelgelenk, verläuft nach ulnar um das Handgelenk herum. Über die Dorsalseite ziehend, umkreist es das Daumensattelgelenk ein zweites Mal und endet an der dorsalen, ulnaren Handgelenksfalte. Um eine höhere Stabilität zu erreichen, kann ein zweites I-Tape mit einer funktionellen Korrekturtechnik angelegt werden, das sich leicht nach distal mit dem ersten überlappt.

Art. carpometacarpalis pollicis V, Lig. collaterale ulnare

– Ligamentanlage (Abb. 1), Gelenkanlage (Abb. 2 bis 4)

Wirkung: Schmerz- und Ödemreduktion; Unterstützung der Daumenopposition- und -adduktion; Unterstützung der Daumenabduktion und -extension; Entlastung des Daumensattel- und -grundgelenks

Indikationen für die Sensotape-Anlage
- Verletzungen des Lig. collaterale ulnare
- Verletzungen der palmaren, radialen und ulnaren Strukturen des MCP I und des Daumensattelgelenks
- Skidaumen

Material
rotes und blaues I-Tape (Breite: je 2,5 cm)

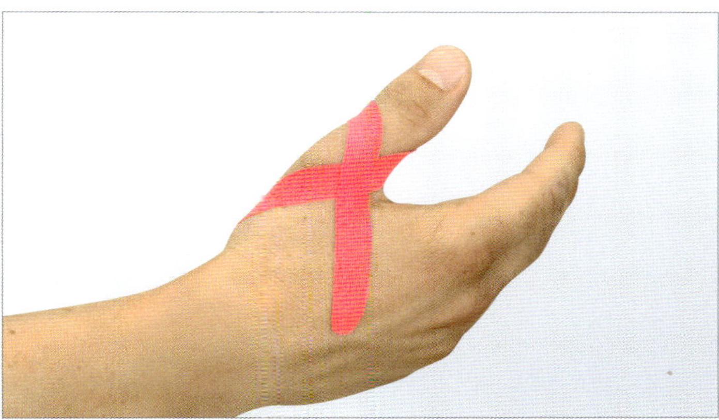

Komplette Anlage eines ulnaren I-Tapes
ASTE: Der Daumen befindet sich in Neutralstellung.
Schritt 1: Nach einer möglichen Lymphanlage des Daumens in der akuten Phase (s. S. 181) folgt die Applikation einer Ligamentanlage mit einer zentralen Insertionstechnik. Die beiden Zügel überkreuzen sich exakt über dem Lig. collaterale ulnare.

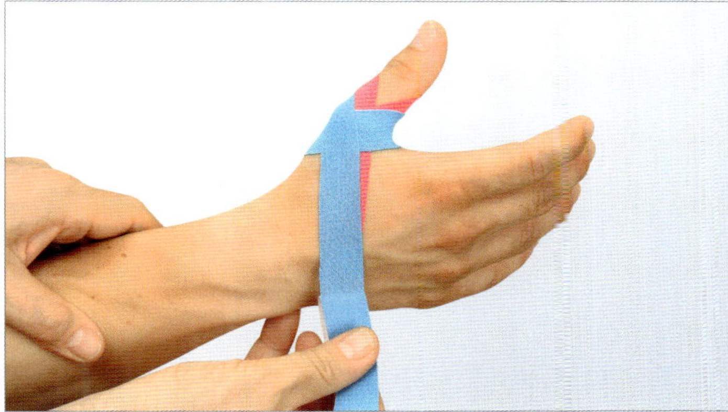

Anlage eines zweiten I-Tapes
ASTE: Der Daumen befindet sich in Neutralstellung.
Schritt 2: Um die Abduktion und Extension des MCP I zu limitieren und die Gelenkkapsel zu stabilisieren, wird als funktionelle Gelenkkorrektur ein zweites, blaues I-Tape in einer Achtertour appliziert. Der Anker wird ohne Zug radialseitig am Daumengrundglied angebracht und mit einem Haut-Gleitschub fixiert. Das I-Tape umrundet palmar mit mittlerem Zug das MCP I und zieht, den Anker überkreuzend, über die Dorsalseite schräg nach proximal-ulnar. Achten Sie darauf, den Daumen nicht in die schmerzhafte Abduktionsstellung zu ziehen.

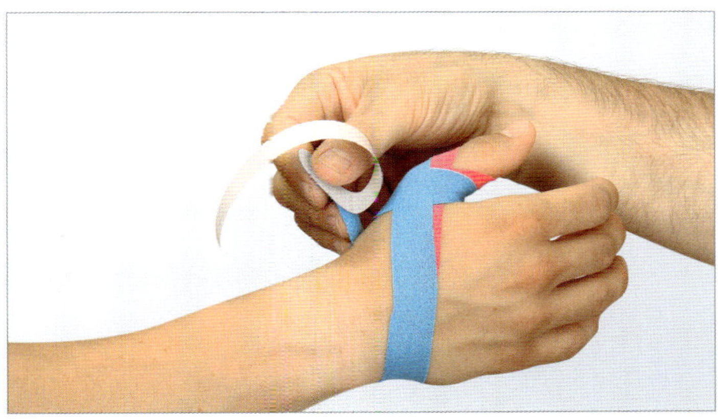

Anlage eines I-Tapes (Fortsetzung)
ASTE: Der Therapeut positioniert den Daumen in einer schmerzfreien Stellung.
Schritt 3: Das I-Tape verläuft mit leichtem Zug ulnarwärts über den Proc. styloideus ulnae und über die Palmarseite zum MCP I.

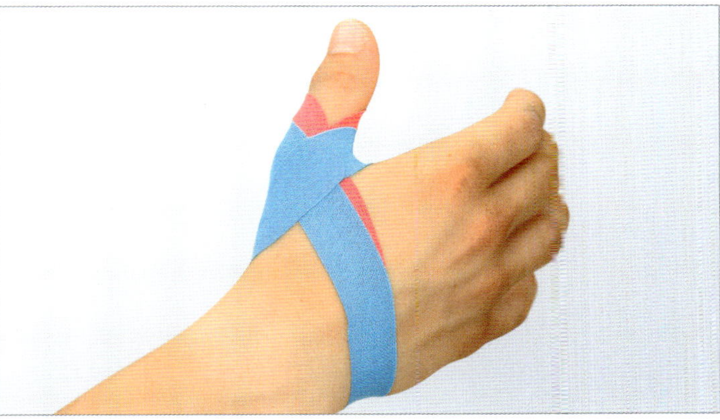

Komplette I-Tapeanlage in Achtertour
ESTE: Der Daumen befindet sich in Neutralstellung.
Schritt 4: Das I-Tape endet ohne Zug am Startpunkt, wo es den Anker überlappt und damit in seinem Verlauf eine Acht bildet. Die gesamte Tapeanlage wird in schmerzfreier Stellung des Daumens durch leichtes Reiben fixiert und aktiviert.

▸ **Zur weiteren Stabilisierung kann ein zusätzliches I-Tape halb überlappend angelegt werden.**

Art. metacarpophalangea pollicis (MCP I)
– Gelenkanlage

Wirkung: Schmerz- und Ödemreduktion

Indikationen für die Sensotape-Anlage
- Verletzungen der palmaren, radialen, ulnaren oder dorsalen Band- oder Kapselstrukturen des MCP I
- Überdehnung des Grundgelenks in die Extension und Abduktion
- Skidaumen: Verletzung des Lig. collaterale ulnare
- Verstauchung des Daumens

Material
blaues I-Tape (Breite: 1,25 cm)
rotes I-Tape (Breite: 2 cm)

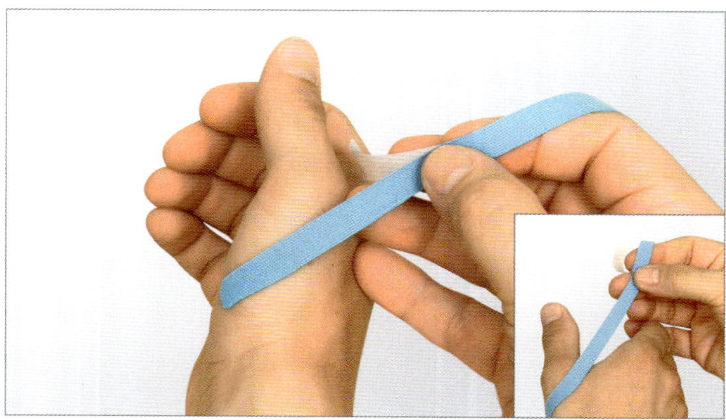

Anlage des I-Tape-Ankers
ASTE: Handgelenk und Daumen befinden sich in Neutralstellung.
Schritt 1: Für die Anlage in manueller Korrekturtechnik wird der Anker des schmalen blauen I-Tapes ohne Zug an der Palmarseite des Daumensattelgelenks angelegt und fixiert. Das I-Tape verläuft mit leichtem bis mittlerem Zug radialseitig über den Daumenrücken schräg distalwärts zur ersten Zwischenfingerfalte.

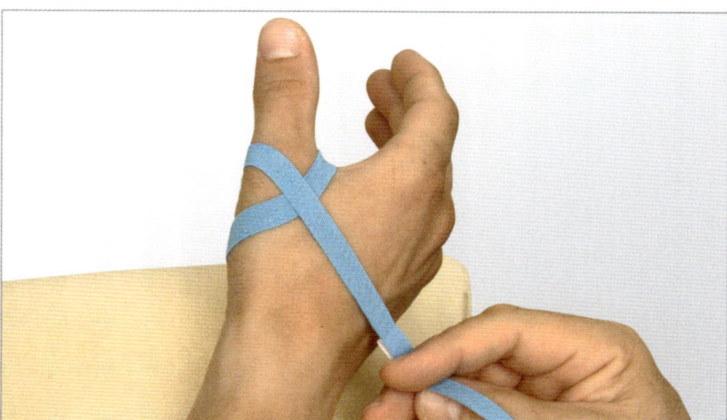

Anlage des I-Tapes
ASTE: Die Hand- und Daumenstellung wird beibehalten.
Schritt 2: Das I-Tape umrundet mit leichtem Zug das MCP I, überkreuzt dorsal den bereits angelegten Anteil des Tapes und zieht proximalwärts schräg über den Handrücken nach ulnar.

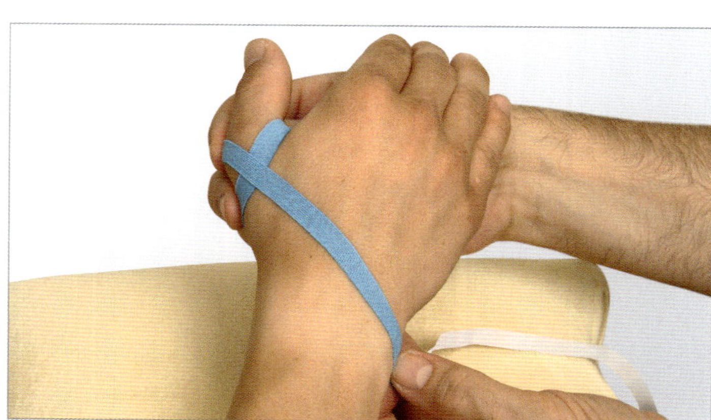

Weiterer Verlauf des I-Tapes
ASTE: Die Hand- und Daumenstellung wird beibehalten.
Schritt 3: Der Therapeut positioniert den Daumen mit einer manuellen Korrektur in eine schmerzfreie Stellung im Sattel- und Grundgelenk und legt das Tape unter leichtem Zug zum Proc. styloideus ulnae hin an.

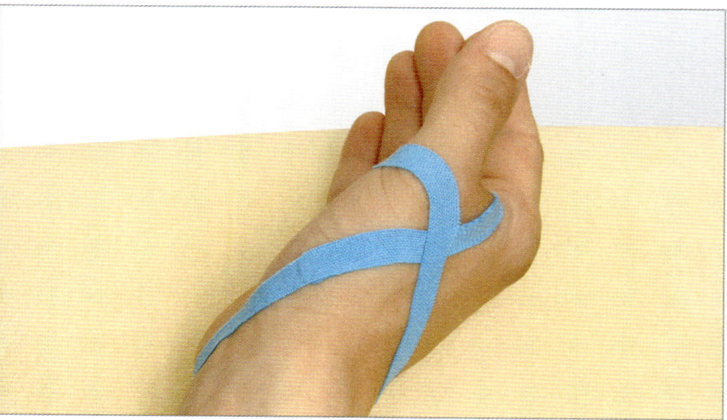

Komplette I-Tapeanlage in Achtertour
ESTE: Die Hand- und Daumenstellung wird beibehalten.
Schritt 4: Das I-Tapeende wird ohne Zug ulnarseitig weiter- und dann mit leichtem Zug über die Palmarseite des Handgelenks zum Ausgangspunkt zurückgeführt. Der Tapeverlauf bildet somit eine Acht. Das gesamte Tape wird in Vordehnung durch leichtes Reiben anmodelliert, aktiviert und fixiert.

Art. metacarpophalangea pollicis
(Fortsetzung)

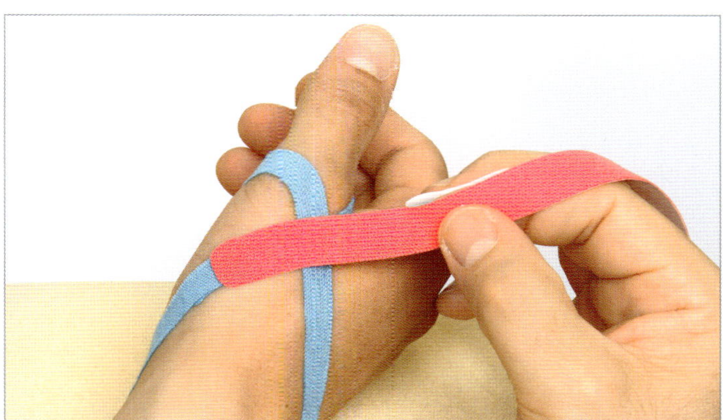

Anlage des Ankers des breiten I-Tapes
ASTE: Handgelenk und Daumen befinden sich in Neutralstellung, dabei sollte der Daumen schmerzfrei positioniert werden.
Schritt 5: Der Anker des roten I-Tapes wird ohne Zug an der Palmarseite des Daumensattelgelenks angelegt. Das I-Tape verläuft radialseitig mit mittlerem Zug über den Daumenrücken schräg distalwärts mittig zur ersten Zwischenfingerfalte.

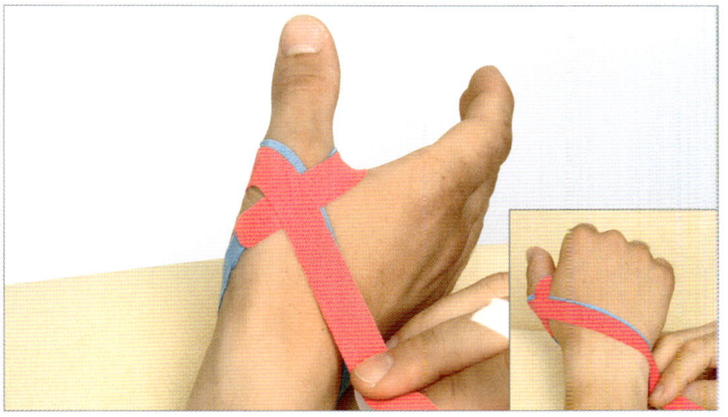

Anlage des breiten I-Tapes
ASTE: Die schmerzfreie Position des Daumens wird beibehalten.
Schritt 6: Das I-Tape umrundet mit leichtem Zug das MCP I und überkreuzt dorsal das bereits angelegte Tape. Es verläuft schräg über den Handrücken nach ulnar (s. kl. Abb.).

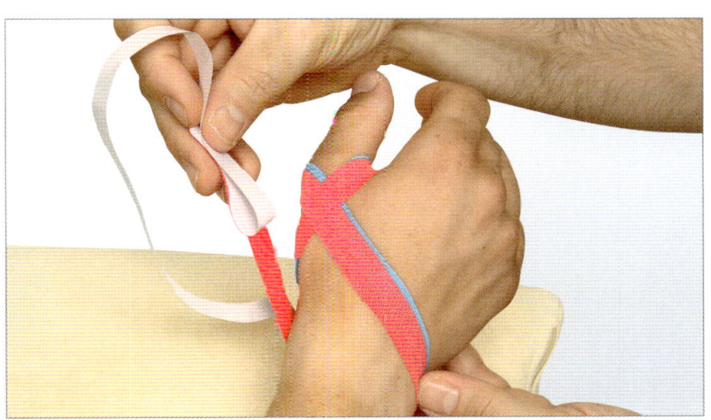

Weiterer Verlauf des breiten I-Tapes
ASTE: Die Hand- und Daumenstellung wird beibehalten.
Schritt 7: Das I-Tape wird unter leichtem Zug zum Proc. styloideus ulnae hin angelegt. Das I-Tapeende wird ohne Zug ulnarseitig und dann mit leichtem Zug über die Palmarseite des Handgelenks zum Ausgangspunkt zurückgeführt. Auch dieses Tape bildet in seinem Verlauf eine Acht.

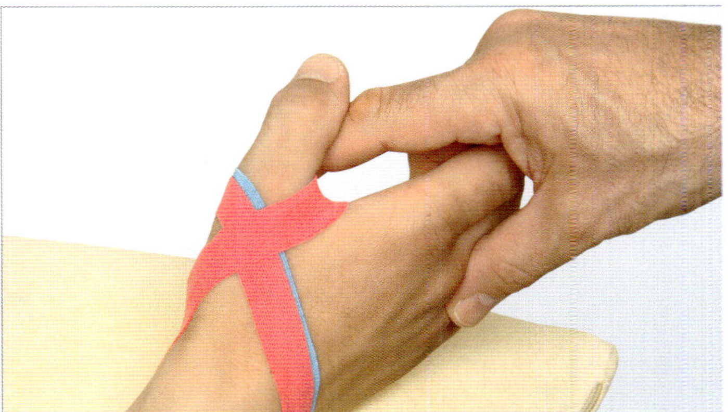

Komplette I-Tapeanlage in doppelter Achtertour
ESTE: Die Hand- und Daumenstellung wird beibehalten.
Schritt 8: Das breite I-Tape unterstützt die Wirkung des schmalen. Das gesamte Tape wird in Vordehnung durch leichtes Reiben anmodelliert, aktiviert und fixiert.

- **Um eine höhere Stabilität zu erreichen können weitere I-Tapes angewandt werden. Bei einer Ruptur des Lig. collaterale laterale ist eine Schiene zur Ruhigstellung nötig. Das Tape sollte an der Ulnarseite vorsichtig angelegt werden, um ein Einschneiden in die Haut zu vermeiden.**

Sensotape®-Techniken für die obere Extremität

III. Bursen und Faszien der oberen Extremität

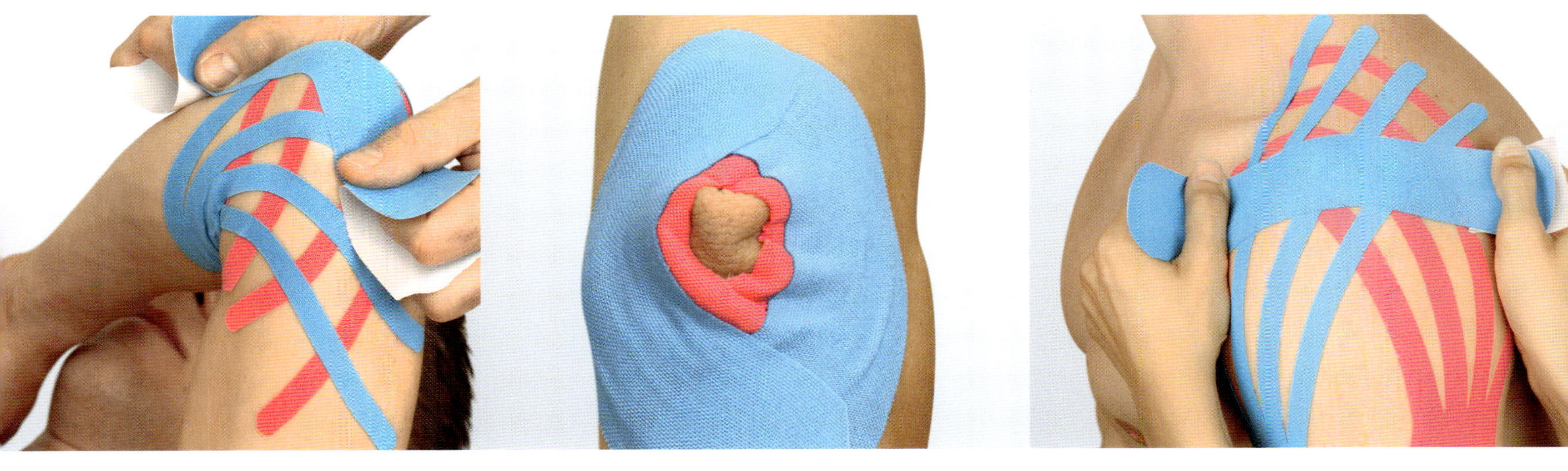

Bursa subacromialis

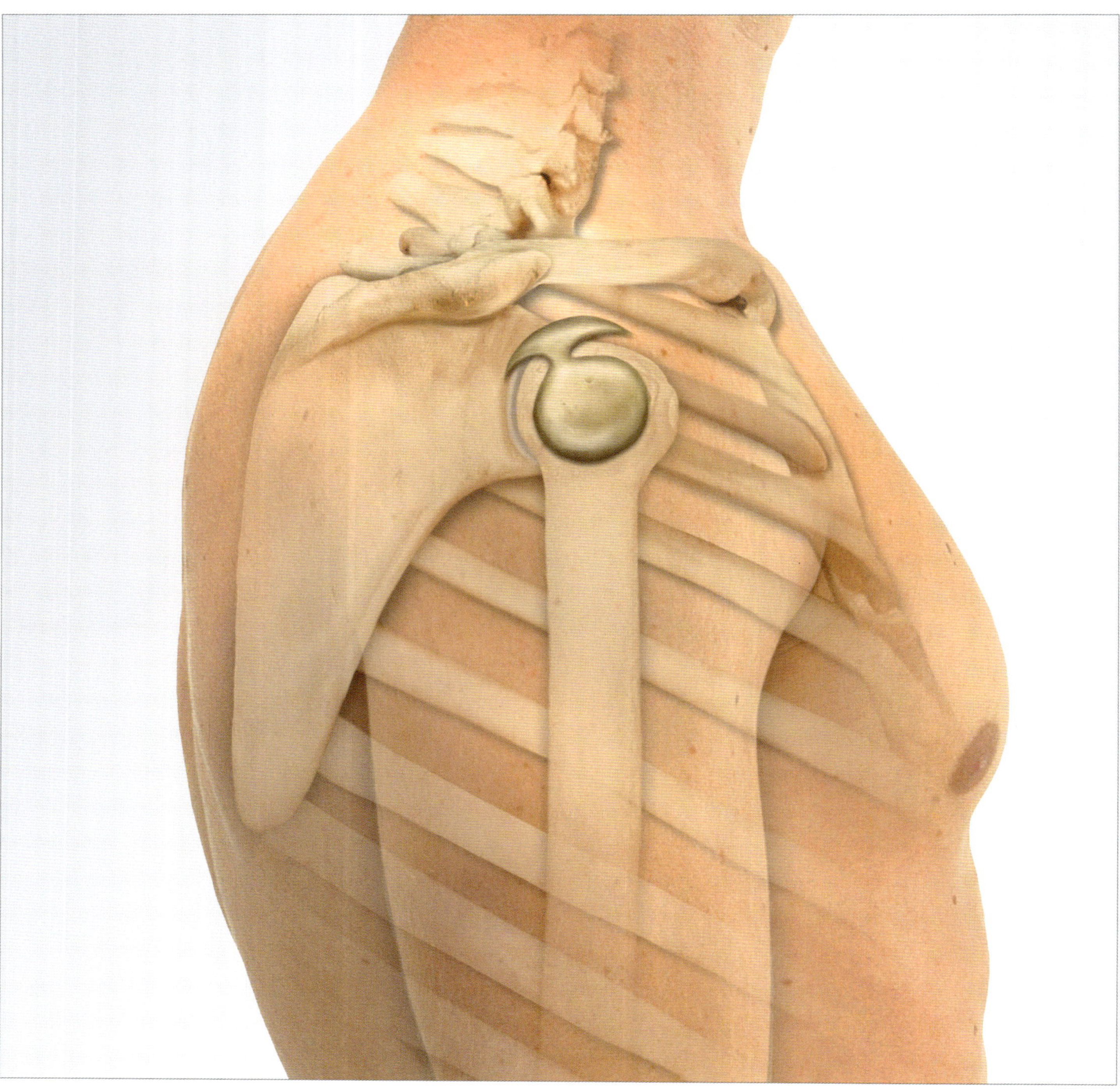

Die Bursa subacromialis befindet sich unter dem Akromion und unter dem M. deltoideus. Sie dient der Sehne des unter ihr liegenden M. supraspinatus als Gleitebene und Polster gegen das Akromion.

Durch eine mechanische Irritation der subakromialen Strukturen, meist des M. supraspinatus und der Bursa subacromialis, kommt es zu einem Impingementsyndrom und oder einer Bursitis.

ACG u. Bursa subacromialis I – Kombinationsanlagen: Lymph- (Abb. 1), Spaceanlage (Abb. 2), Ligament- u. Muskelanlage (Abb. 3), Gelenkanlage (Abb. 4)

Wirkung: Stimulierung des Lymphabflusses; Vermeidung der Bursakompression; Entzündungs- und Ödemreduktion; Schmerzlinderung und Durchblutungsförderung; Wiederherstellung und Optimierung der Schulterfunktion

Indikationen für die Sensotape-Anlage
- Bursitis
- Impingementsyndrom
- direktes Trauma nach einem Sturz auf die Schulter

Material
Abb. 1: blaues und rotes Fächertape (4 Zügel mit je 1,25 cm)
Abb. 2 und 3: blaues und rotes Fächertape (4 Zügel mit je 1,25 cm), blaues Y-Tape, blaues I-Tape
Abb. 4: blaues und rotes Fächertape (4 Zügel mit je 1,25 cm), blaues Y-Tape, blaues I-Tape, rotes Y-Tape

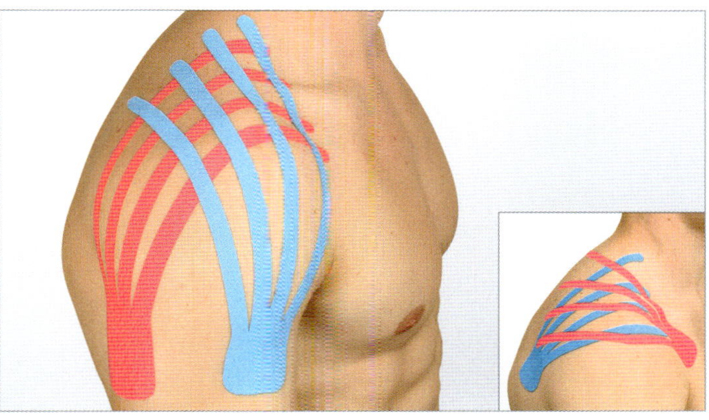

Akute Phase (1.–2. Tag): Komplette Anlage zweier Fächertapes in Lymphtechnik
ASTE: Aufrechter Stand, der Arm befindet sich im Schultergelenk in Neutralstellung oder einer anderen schmerzfreien Haltung.
Anlage: Die Anker des blauen und roten Fächertapes werden dorsal und ventral am M. deltoideus angelegt und befinden sich in der Region der axillaren Lymphknoten. Die Zügel laufen gleichmäßig mit sehr leichtem Zug über die Schulter. Alternativ können zwei Fächertapes mit derselben Technik über die Schultergürtelregion appliziert werden (s. kl. Abb.).

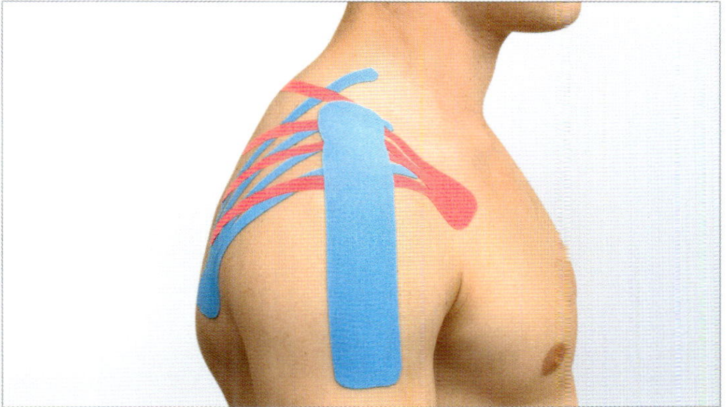

Subakute Phase (3.–5. Tag): Kombinationsanlage mit Fächer- und I-Tape
ASTE: Der Arm befindet sich im Schultergelenk in Neutralstellung oder einer anderen schmerzfreien Haltung.
Schritt 1: Nach 48 Stunden wird zusätzlich zu den Lymphanlagen aus Abb. 1 ein Entlastungs-I-Tape in Längsrichtung angebracht (Spaceanlage mit zentraler Liftingtechnik). Das zentrale Drittel des Ankers wird mit mittlerem Zug direkt über den entzündeten subakromialen Strukturen (Bursa und M. supraspinatus) angelegt. Die I-Tapeenden laufen dehnungsfrei nach proximal bzw. distal aus.

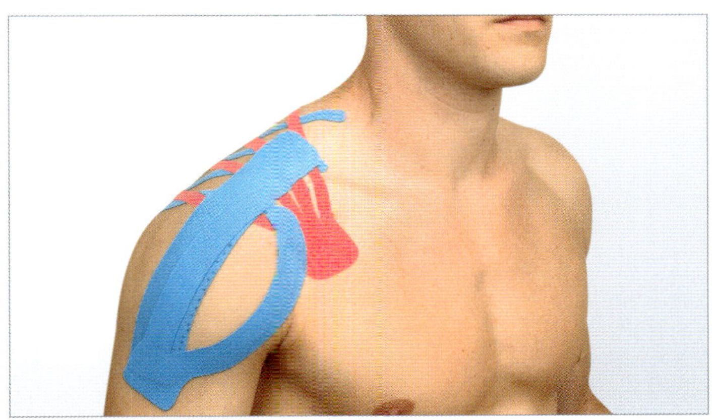

Subakute Phase (3.–5. Tag): Alternative Kombinationsanlage mt Fächer-, Y- und I-Tape.
ASTE: Der Arm befindet sich im Schultergelenk in einer leichten schmerzfreien Adduktion und Retroversion.
Schritt 2: Zusätzlich zu der unter Abb. 1 beschriebenen Fächertape-Anlage kann ein Muskel-Y-Tape auf den claviculären Deltaanteil und ein I-Tape über dem schmerzhaften Lig. coracoacromiale angelegt werden. Das I-Tape wird mit starkem Zug mit einer Ligamenttechnik angelegt.

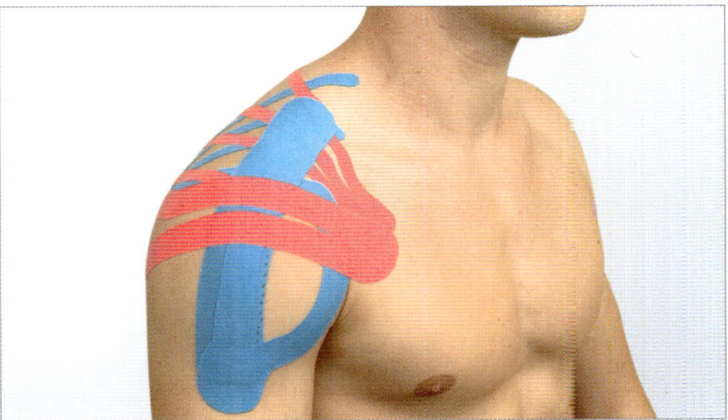

Subakute Phase (3.–5. Tag): Komplette Kombinationsanlage mit Fächer-, Y-, I- und einem zweiten Y-Tape.
ASTE: Der Arm befindet sich in Neutralstellung.
ESTE: Zusätzlich zu der unter Abb. 3 beschriebenen Kombinationsanlage kann bei einer anterioren Instabilität der Schulter ein Y-Tape angelegt werden. Der Anker des Y-Tapes liegt am Proc. coracoideus, die Y-Zügel werden mit maximalem Zug nach dorsal angelegt.

ACG und Bursa subacromialis II

– Lymph- und Spaceanlage

Wirkung: Stimulierung des Lymphabflusses; Vermeidung der Bursakompression; Entzündungs- und Ödemreduktion; Schmerzlinderung und Durchblutungsförderung; Wiederherstellung und Optimierung der Schulterfunktion

Indikationen für die Sensotape-Anlage
- Bursitis

Material
Abb. 1 und 2: blaues und rotes Fächertape (4 Zügel mit je 1,25 cm), blaues I-Tape, rotes X-Tape (Lochtape, Zügel je 2,5 cm

Abb. 3 und 4: blaues und rotes Fächertape (4 Zügel mit je 1,25 cm), blaues I-Tape, 3 rote X-Tapes (Lochtapes, Zügel je 2,5 cm)

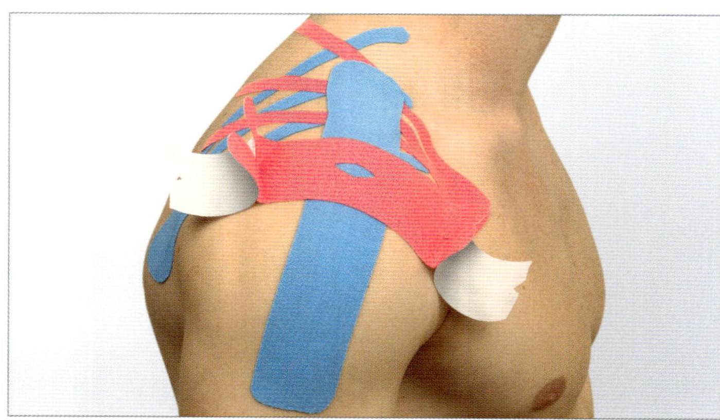

Kombinationsanlage und Anlage des X-Lochtape-Ankers
ASTE: Aufrecht sitzende Position, der Arm befindet sich im Schultergelenk in Neutralstellung oder einer anderen schmerzfreien Haltung.
Schritt 1: Nach Anlage zweier Fächertapes und eines Längs-I-Tapes über dem ACG und den subakromialen Strukturen (Spaceanlage, s. S. 149, Abb. 1 und 2) wird zusätzlich ein X-Lochtape als Spaceanlage quer angelegt. Das Loch im Zentrum des X-Lochtapes wird mit leichtem Zug quer über dem ACG und der Bursa subacromialis angelegt. Der zentrale Anker hebt die Strukturen direkt über dem Schmerz- bzw. Schwellungsareal stärker an, was zu einer Druckentlastung der Bursa führt.

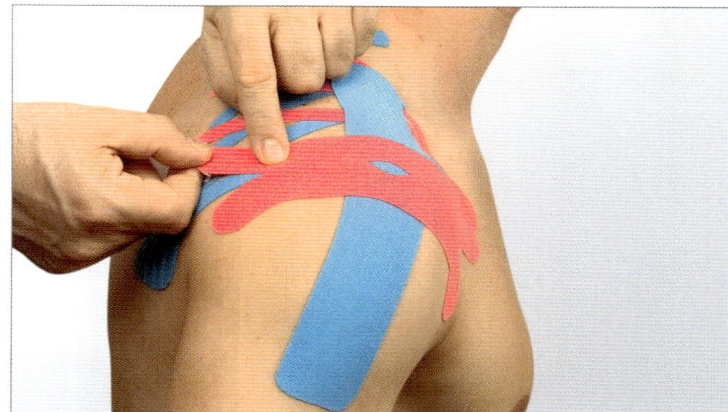

Komplette Kombinationsanlage und Anlage der X-Zügel
ASTE: Der Arm befindet sich im Schultergelenk in schmerzfreier Stellung.
Schritt 2: Alle vier X-Zügel laufen ventral und dorsal dehnungsfrei auf der Haut aus. Um die Spannung des Ankers nicht an die X-Zügel weiterzuleiten, wird er beim Anlegen der X-Zügel fixiert.

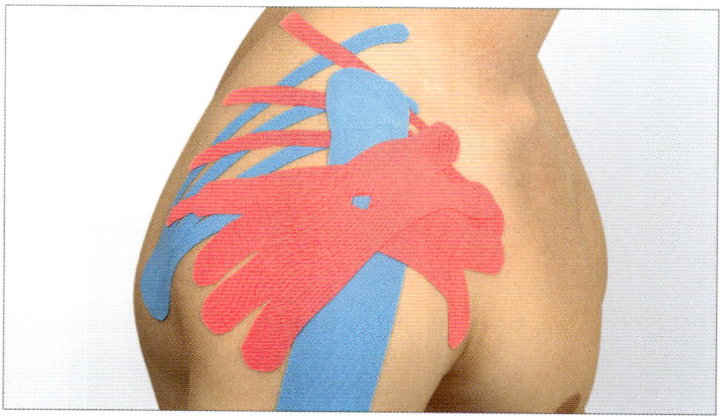

Alternative Kombinationsanlage: Anlage eines zweiten X-Lochtapes
ASTE: Die Gelenkstellung wird beibehalten.
Schritt 1: Bei starken Schmerzen kann zusätzlich zur Spaceanlage aus Abb. 1 und 2 eine weitere mit einem zweiten X-Lochtape angelegt werden. Dieses X-Tape wird so über der Bursa subacromialis angelegt, dass sich die Tapes kreuzen.

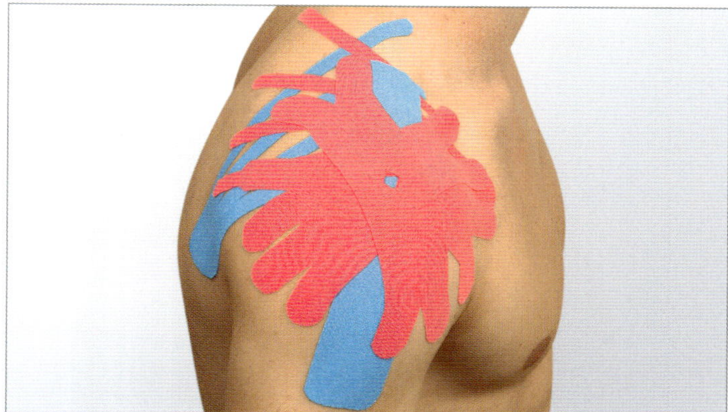

Komplettierung der alternativen Anlage zum Sterntape
ESTE: Der Arm befindet sich in Neutralstellung neben dem Körper.
Schritt 2: Ein drittes X-Lochtape wird, ebenfalls als Spaceanlage, diagonal kreuzend über die ersten beiden angebracht und komplettiert das Sterntape. Die X-Zügel werden ohne Zug auf der Haut angelegt. Das gesamte Tape wird durch leichtes Reiben anmodelliert, aktiviert und fixiert.

ACG und Bursa subacromialis III – Lymph- und Spaceanlage (Abb. 1 bis 3), Lymph-, Space-, Muskel- und Faszienanlage (Abb. 4)

Wirkung: Stimulierung des Lymphabflusses; Vermeidung der Bursakompression; Entzündungs- und Ödemreduktion; Schmerzlinderung und Durchblutungsförderung; Wiederherstellung und Optimierung der Schulterfunktion

Material
Abb. 1 bis 3: blaues und rotes Fächertape (4 Zügel mit je 1,25 cm), blaues I-Tape, Sterntape aus 3 roten I-Tapes

Abb. 4: blaues und rotes Fächertape (4 Zügel mit je 1,25 cm), blaues I-Tape, rotes Y-Tape

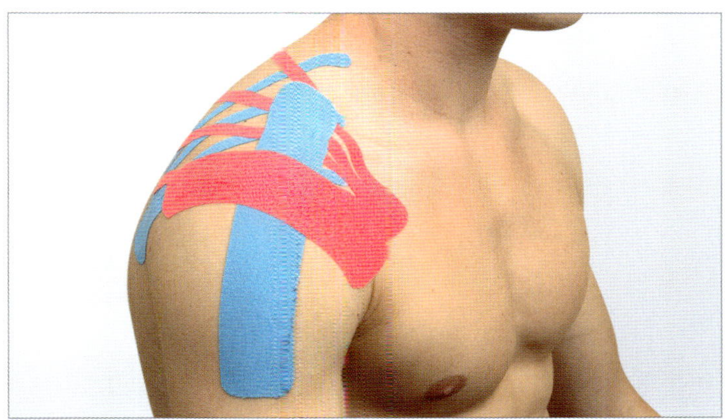

Kombinationsanlage, Anlage eines I-Tapes
ASTE: Aufrecht sitzende Position, der Arm befindet sich im Schultergelenk in Neutralstellung oder einer anderen schmerzfreien Haltung.
Schritt 1: Die Kombinationsanlage setzt sich zusammen aus zwei Fächertapes (Lymphanlage) und einem Längs-I-Tape über den subakromialen Strukturen (Spaceanlage, s. S. 159, Abb. 1 und 2). Zusätzlich wird ein I-Tape mit seinem zentralen Anker mit mittlerem Zug quer über die Bursa subacromialis angelegt. Das Zentrum des I-Tapes schafft direkt über der Bursa eine vermehrte Anhebung der Hautstrukturen; der dadurch vergrößerte Zwischenraum sorgt für eine Druckentlastung der Bursa.

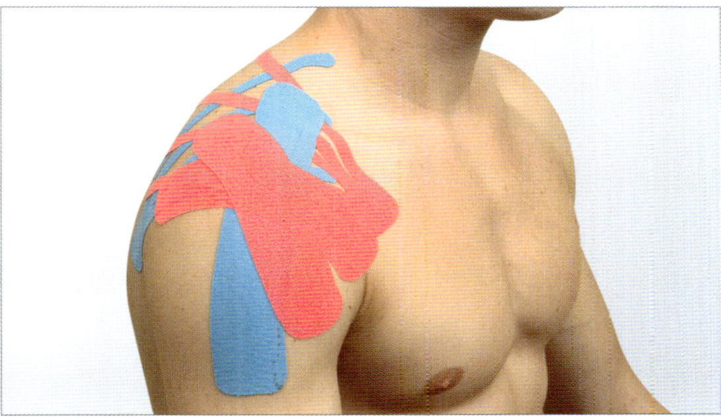

Anlage eines weiteren I-Tapes
ASTE: Die Gelenkstellung wird beibehalten.
Schritt 2: Ein zweites I-Tape wird, ebenfalls als Spaceanlage in zentraler Liftingtechnik, diagonal über das erste angelegt. Sie kreuzen sich über der Bursa subacromialis. Die I-Tapeenden laufen dehnungsfrei aus.

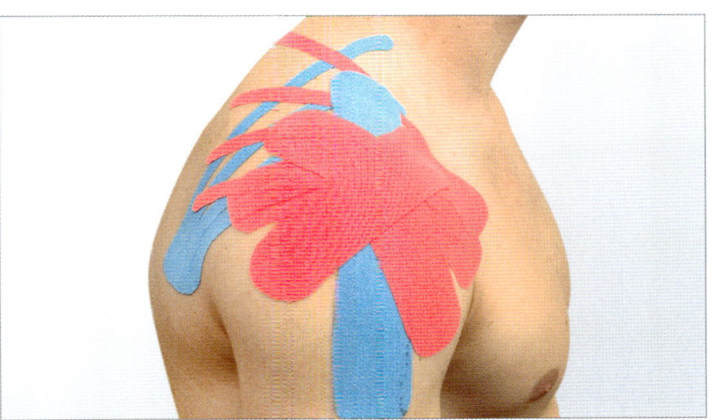

Komplette Kombinationsanlage mit Sterntape
ESTE: Der Arm befindet sich in Neutralstellung neben dem Körper.
Schritt 3: Um das Sterntape zu komplettieren, wird ein drittes I-Tape mit der gleichen Technik angebracht. Die gesamte Anlage wird durch leichtes Reiben anmodelliert und fixiert. Da mehrere I-Tapes benutzt werden, sollte der Zug der einzelnen Tapes gemindert werden, um die Gesamtspannung nicht zu hoch werden zu lassen.

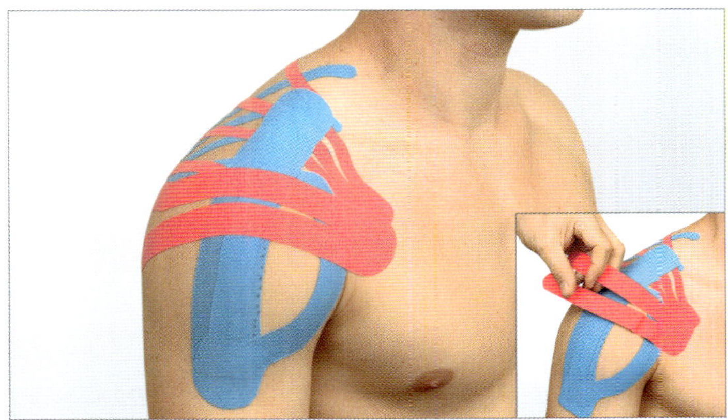

Alternative komplette Kombinationsanlage mit Y-Tape
ASTE: Wie bei Schritt 1
Anlage: Alternativ kann die in Abb. 1 dargestellte Lymph- und Spaceanlage durch eine Muskelanlage auf dem ventralen Deltabereich (s. Kap. Muskulatur der OEX, S. 43) und eine Faszienanlage (Y-Tape) ergänzt werden. Das Gewebe wird über der zu behandelnden Bursaregion fixiert. Der Anker des Y-Tapes wird so vor der Bursa subacromialis angelegt, dass sich die schmerzhafte Bursa in dem Spalt zwischen den Zügeln befindet (s. kl. Abb.) Das gesamte Tape wird durch leichtes Reiben anmodelliert, aktiviert und fixiert.

Bursa olecrani

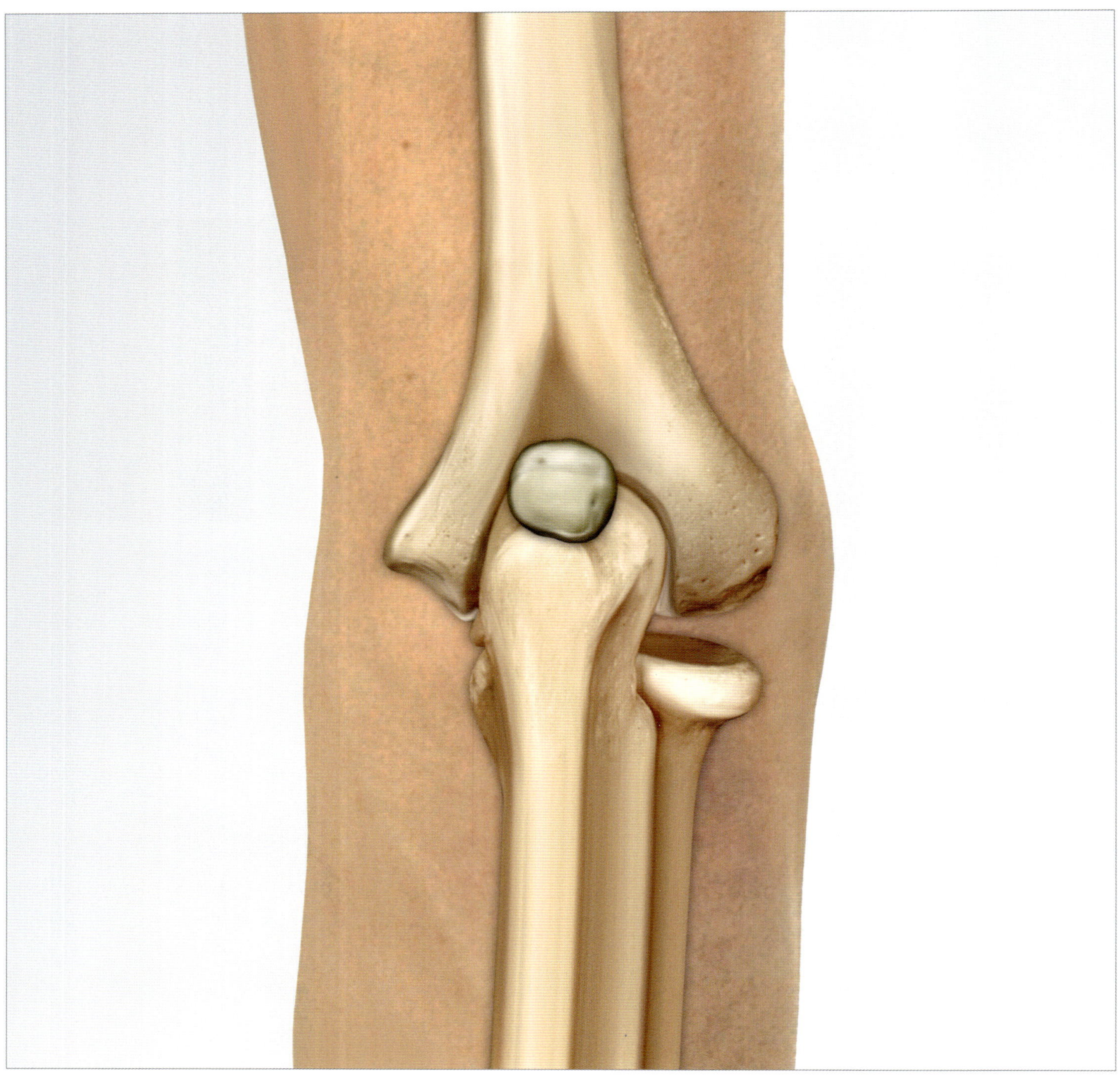

Die Bursa olecrani befindet sich im Ansatzbereich der Sehne des M. triceps brachii.
Sie polstert die Ansatzsehne gegen das darunter liegende Gewebe.

Bursa olecrani I – Spaceanlage

Wirkung: Entlastung der Bursa; Entzündungs- und Ödemreduktion; Schmerzlinderung und Durchblutungsförderung

Indikationen für die Sensotape-Anlage
- Bursitis olecrani

Material
Abb. 1 bis 3: rotes I-Netztape mit 4 bis 6 Zügeln (Zügel max. je 1,25 cm)
Abb. 4: rotes I-Netztape mit 4 bis 6 Zügeln (Zügel max. je 1,25 cm), 2 rote I-Tapes

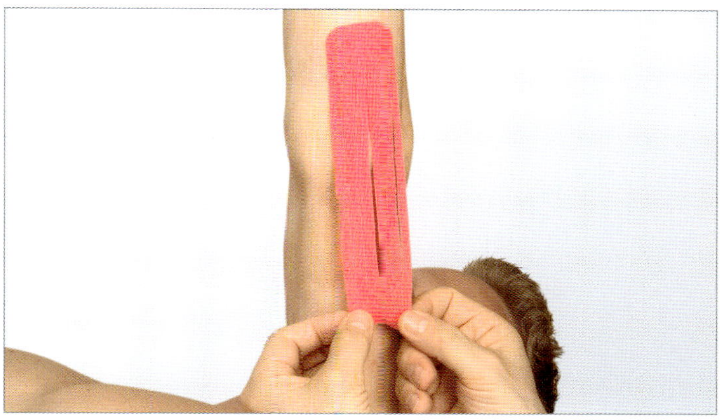

Anlage des distalen Ankers
ASTE: Das Ellenbogengelenk befindet sich in schmerzfreier Extensionsstellung.
Schritt 1: Aus einem I-Tape wird ein Netztape zugeschnitten. Der distale Anker des Netztapes wird ohne Zug distal des Ellenbogens auf der Ulna angelegt.

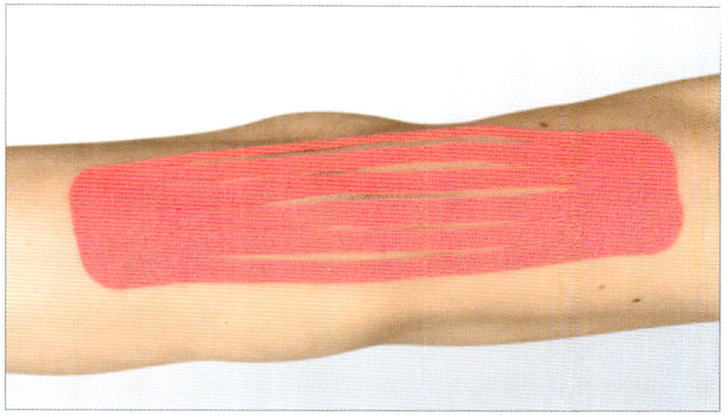

Anlage des proximalen Ankers
ASTE: Die Gelenkstellung wird beibehalten.
Schritt 2: Der proximale Anker des Netztapes wird ohne Zug proximal des Olekranons angelegt.

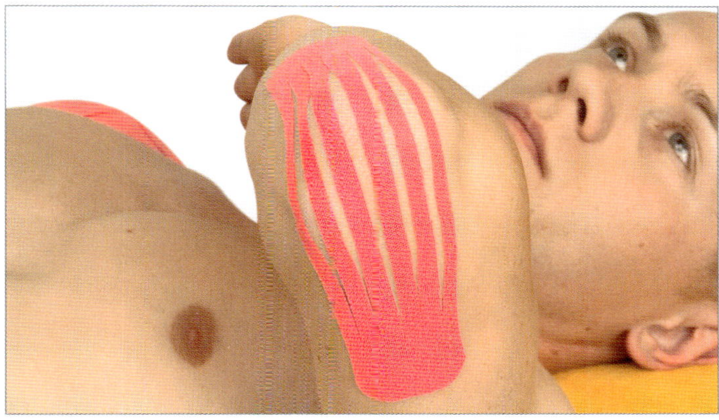

Komplettanlage des Netztapes
ASTE: Der Ellenbogen befindet sich in Flexion.
Schritt 3: Indem der Patient den Ellenbogen maximal flektiert, geraten die mittleren Zügel unter Spannung und haften sich auf der Haut an. Das gesamte Tape wird in Vordehnung durch leichtes Reiben über der Bursa olecrani anmodelliert, aktiviert und fixiert.

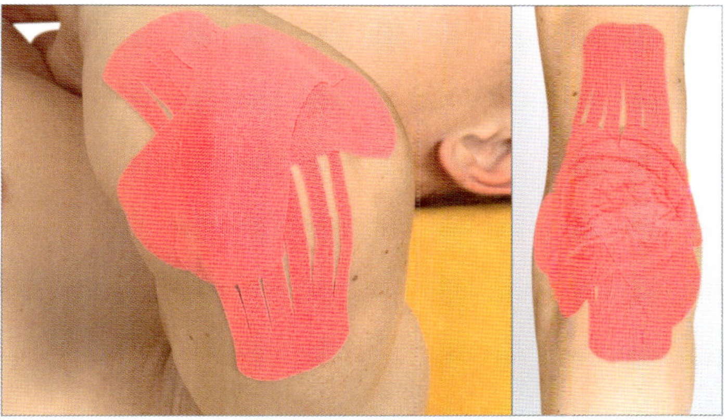

Kombinationsanlage mit Netztape und zwei I-Tapes
ASTE: Der Ellenbogen befindet sich in Flexion.
Anlage: Bei starken Schmerzen können zusätzlich zum unter Abb. 1 bis 3 beschriebenen Netztape zwei rote I-Tapes, die sich über der Bursa olecrani kreuzen, als Spaceanlage angebracht werden. Der Hautfalteneffekt ist bei gestrecktem Ellenbogen (s. kl. Abb.) deutlich zu erkennen.

Bursa olecrani II

– Lymphanlage (Abb. 1), Lymph- und Spaceanlage (Abb. 2 bis 4)

Wirkung: Stimulierung des Lymphabflusses; Entlastung der Bursa; Entzündungs- und Ödemreduktion; Schmerzlinderung und Durchblutungsförderung

Indikationen für die Sensotape-Anlage
- Bursitis olecrani

Material
Abb. 1: blaues und rotes Fächertape (4 Zügel mit je 1,25 cm)

Abb. 2 bis 4: blaues und rotes Fächertape (4 Zügel mit je 1,25 cm), Sterntape aus 3 roten X-Tapes (Lochtapes)

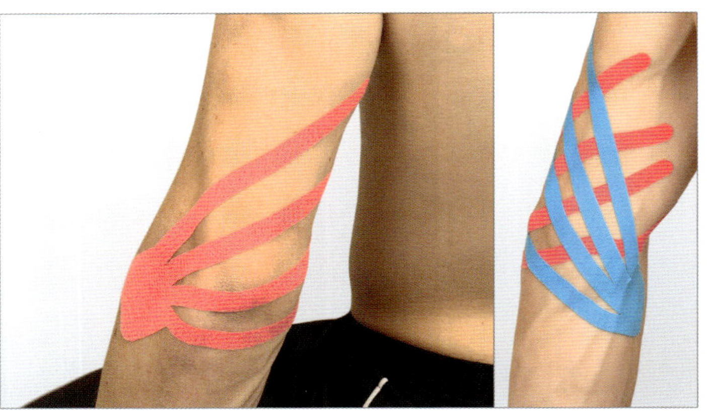

Akute Phase (1.–2. Tag): Anlage von zwei Fächertapes
ASTE: Der Ellenbogen befindet sich in Neutralstellung.
Schritt 1: Der radiale Anker des roten Fächertapes wird ohne Zug kaudal des Epicondylus lateralis humeri angelegt. Die Zügel verlaufen nach medial-kranial zur Innenseite des Oberarms.
Schritt 2: Ein ulnares, blaues Fächertape wird, ebenfalls als Lymphanlage, spiegelbildlich von medial nach lateral angelegt (s. kl. Abb.). Beide Anker liegen im Bereich der Lymphknoten des Ellenbogens, die Zügel kreuzen sich im 45°-Winkel.

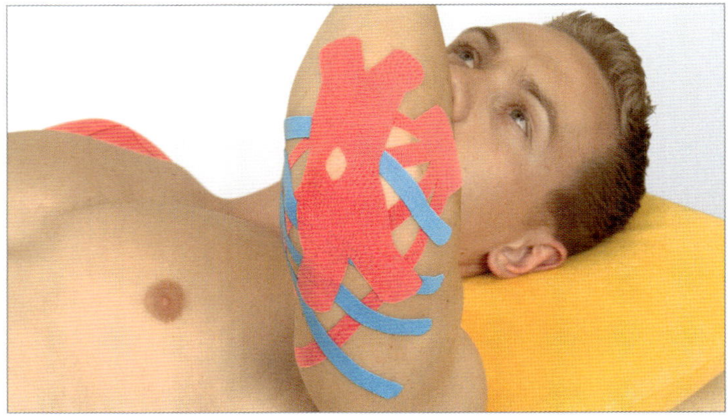

Subakute Phase (3.–5. Tag): Kombinationsanlage mit zwei Fächertapes und zwei X-Lochtapes
ASTE: Der Ellenbogen befindet sich in maximaler schmerzfreier Flexion.
Anlage: Zusätzlich zu den beiden unter Abb. 1 beschriebenen Fächertapes wird eine Spaceanlage aus einem X-Tape (Lochtape) mit dem zentralem Loch unter mittlerem Zug direkt über dem Olekranon angebracht. Alle vier Zügelenden laufen dehnungsfrei aus.

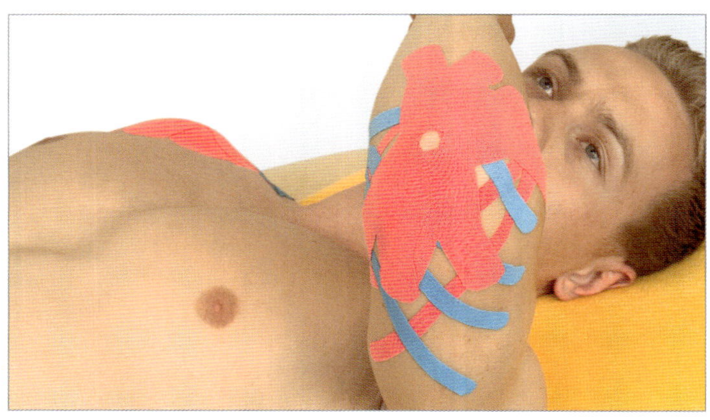

Anlage des zweiten X-Lochtapes
ASTE: Die Ellenbogenstellung wird beibehalten.
Schritt 3: Ein zweites X-Tape wird mit der gleichen Liftingtechnik diagonal zum ersten und dieses kreuzend über dem Ellenbogen angelegt. Die vier X-Zügel liegen ohne Zug auf der Haut auf.

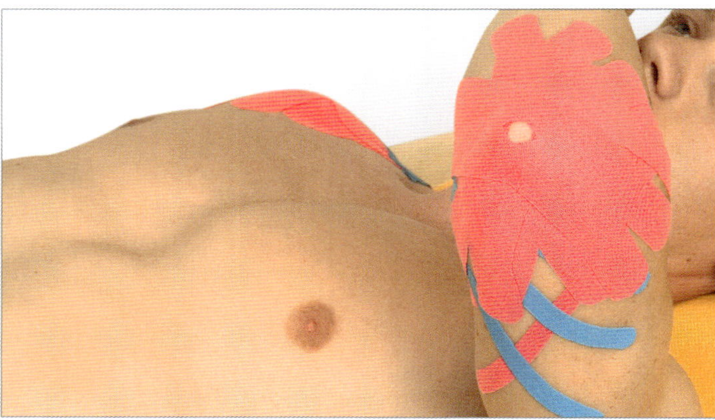

Komplette Kombinationsanlage mit Fächer- und Sterntape
ASTE: Die Ellenbogenstellung wird beibehalten.
Schritt 4: Ein drittes, identisches X-Tape ergänzt die anderen beiden zum Sterntape. Somit wird eine Druckentlastung für die Bursa olecrani erreicht. Die gesamte Kombinationsanlage wird durch leichtes Reiben anmodelliert, aktiviert und fixiert.

Bursa olecrani III

– Lymph- und Spaceanlage (Abb. 1 und 2), Spaceanlage (Abb. 3 und 4)

Wirkung: Stimulierung des Lymphabflusses; Entlastung der Bursa; Entzündungs- und Ödemreduktion; Schmerzlinderung und Durchblutungsförderung

Indikationen für die Sensotape-Anlage
- Bursitis olecrani
- Trauma durch einen direkten Sturz auf den Ellenbogen

Material
Abb. 1 und 2: blaues und rotes Fächertape (4 Zügel mit je 1,25 cm), blaues I-Tape
Abb. 3 und 4: 2 blaue und 2 rote I-Tapes

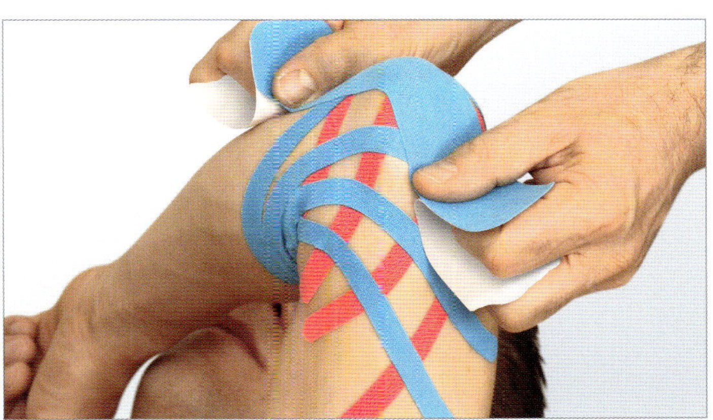

Subakute Phase (3. –5. Tag): Kombinationsanlage mit Fächertape und Anlage des I-Tape-Ankers
ASTE: Der Ellenbogen befindet sich in maximal möglicher Flexion.
Schritt 1: Zusätzlich zu den auf der vorhergehenden Seite beschriebenen Lymphanlagen (s. S. 154, Abb. 1) wird ein I-Tape als Spaceanlage angebracht. Der zentrale Anker wird unter mittlerem Zug direkt über dem Olekranon positioniert.

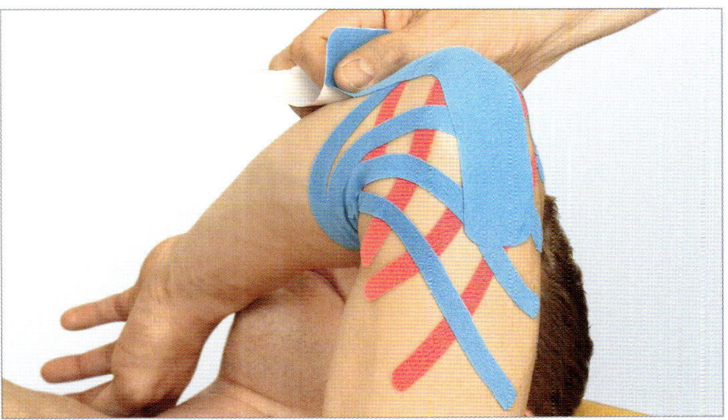

Komplette Kombinationsanlage mit Fächertape und I-Tape
ASTE: Die Ellenbogenstellung wird beibehalten.
Schritt 2: Die beiden kranialen und kaudalen I-Tapeenden werden ohne Zug proximal und distal auf der Haut angebracht. Das I-Tape bewirkt eine Druckentlastung der Bursa olecrani. Das Tape wird in Vordehnung durch leichtes Reiben anmodelliert, aktiviert und fixiert.

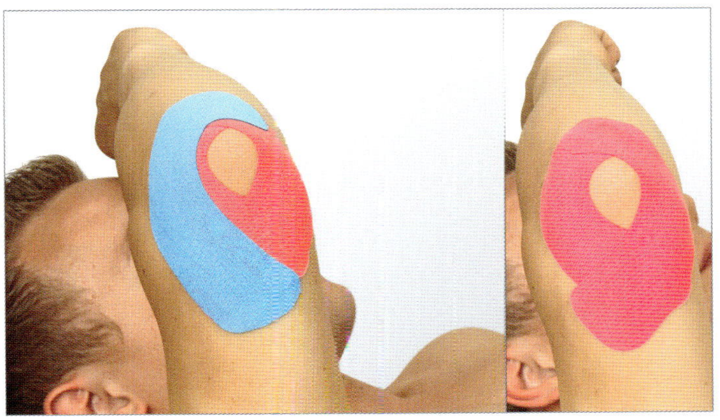

Chronische Phase (nach dem 5. Tag): Anlage von drei I-Tapes
ASTE: Der Ellenbogen befindet sich in maximal möglicher Flexion.
Schritt 1: Zwei rote I-Tapes werden als Spaceanlage um das Olekranon angelegt (s. kl. Abb.). Der zentrale Anker des dritten (blauen) I-Tapes wird mit mittlerem Zug lateral des Olekranons angebracht. Es überlappt das bereits angelegte Tape etwas. Die beiden I-Tapeenden laufen ohne Zug kranial und kaudal des Ellenbogens aus.

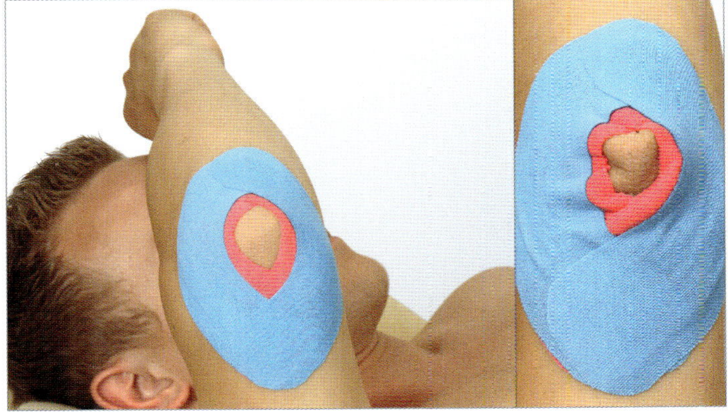

Komplettierung der I-Tapeanlage
ESTE: Die Ellenbogenstellung wird beibehalten.
Schritt 4: Der Anker des vierten I-Tapes wird mit mittlerem Zug medial des Olekranons angebracht. Das Tape überlappt das bereits angelegte Tape etwas. Die I-Tapeenden laufen dehnungsfrei aus. Das gesamte Tape wird in Vordehnung durch leichtes Reiben anmodelliert, aktiviert und fixiert. Es entsteht ein deutlicher Hautfalteneffekt (s. kl. Abb.).

Fascia deltoidea

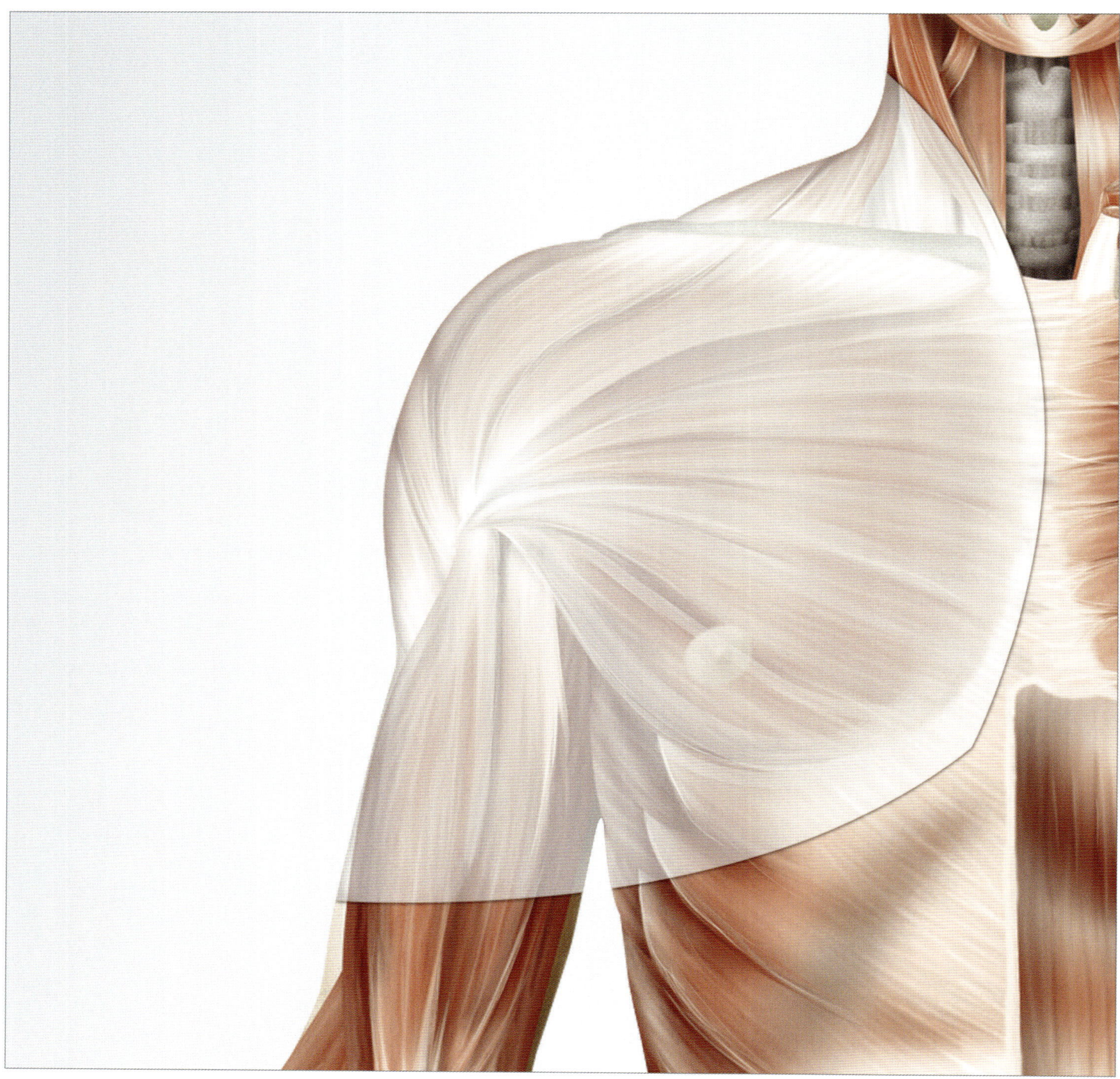

Die Fascia deltoidea ist eine bindegewebige Membran, die den M. deloideus umgibt. Nach distal setzt sie sich in die Fascia brachii fort, nach medial in die Fascia axillaris.

Im Bereich der Fascia deltoidea treffen viele Aponeurosen zusammen, daher treten in dieser Region häufig Probleme auf.

Fascia deltoidea – Muskel- und Faszienanlage

Wirkung: Lösen von Verklebungen und Verbesserung der faszialen Motilität; Schmerzlinderung; Verbesserung der Beweglichkeit des Schultergelenks

Indikationen für die Sensotape-Anlage
- fasziale Dysfunktionen (knotige Faszie, Hypertrophie)
- Impingementsyndrom
- Frozen Shoulder

Material
blaues I-Tape, rotes Y-Tape

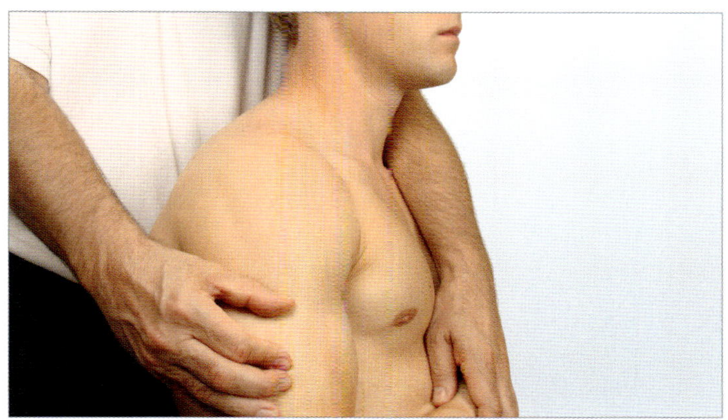

Palpieren und Testen der Faszienbeweglichkeit
ASTE: Aufrecht sitzende Position, der Arm befindet sich im Schultergelenk in leichter Adduktion, der Ellenbogen ist flektiert.
Schritt 1: Bei jeder Faszienanlage sollte im Vorfeld palpiert und getestet werden, wohin die betroffene Faszie nicht gut verschieblich ist.

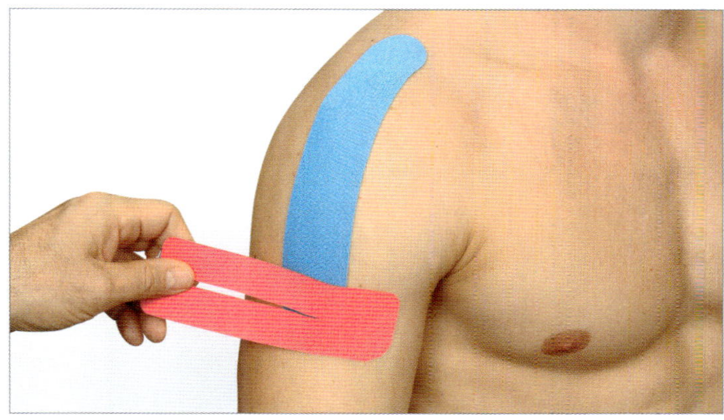

Anlage des I-Tapes und des Y-Ankers
ASTE: Der Arm befindet sich in Neutralstellung neben dem Körper.
Schritt 2: Die Kombinationsanlage setzt sich aus einer detonisierenden Muskelanlage mit I-Tape auf dem M. deltoideus und einer Faszienanlage mit einem Y-Tape zusammen. Zuerst wird der Anker des I-Tapes vor der Tuberositas deltoidea angelegt und der Zügel nach proximal mit leichtem Zug angebracht. Dann wird der Anker des Y-Tapes ohne Zug quer zum M. deltoideus so vor dem schmerzhaften Faszienstrang angelegt, dass der Schmerzpunkt im Spalt zwischen den Y-Zügeln liegt.

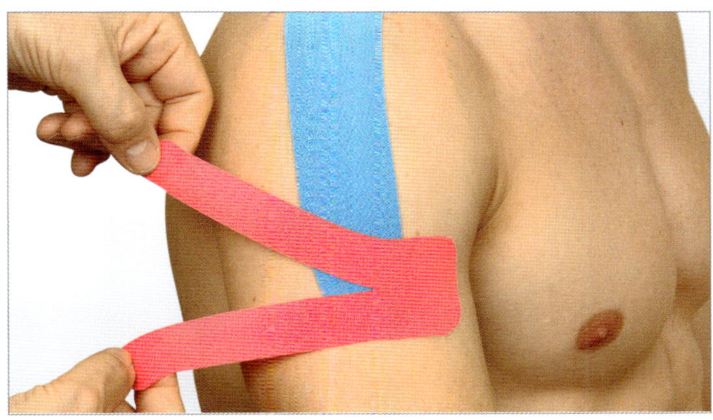

Anlage der Y-Zügel
ASTE: Die Arm befindet sich im Schultergelenk in leichter Anteversion.
Schritt 3: Die beiden Y-Zügel werden mit mittlerem bis starkem Zug oszillierend in kleinen Phasen nach dorsal über die Region des Deltamuskels angelegt.

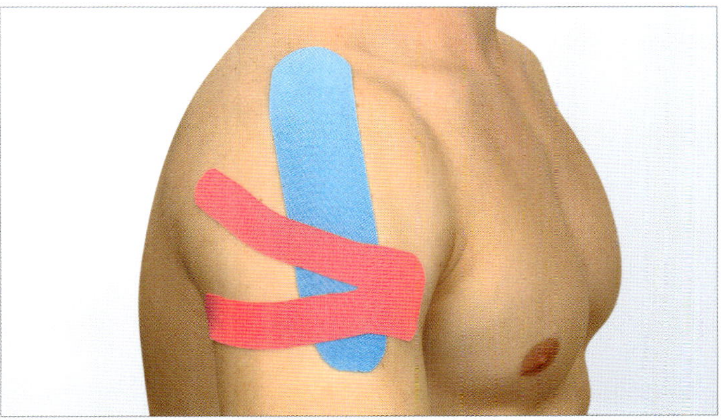

Komplette Kombinationsanlage mit I- und Y-Tape
ASTE: Der Arm befindet sich in Neutralstellung neben dem Körper.
Schritt 3: Die Y-Tapeenden laufen dehnungsfrei aus. Die Anlage wird in Vordehnung durch leichtes Reiben anmodelliert, aktiviert und fixiert.

Fascia brachii

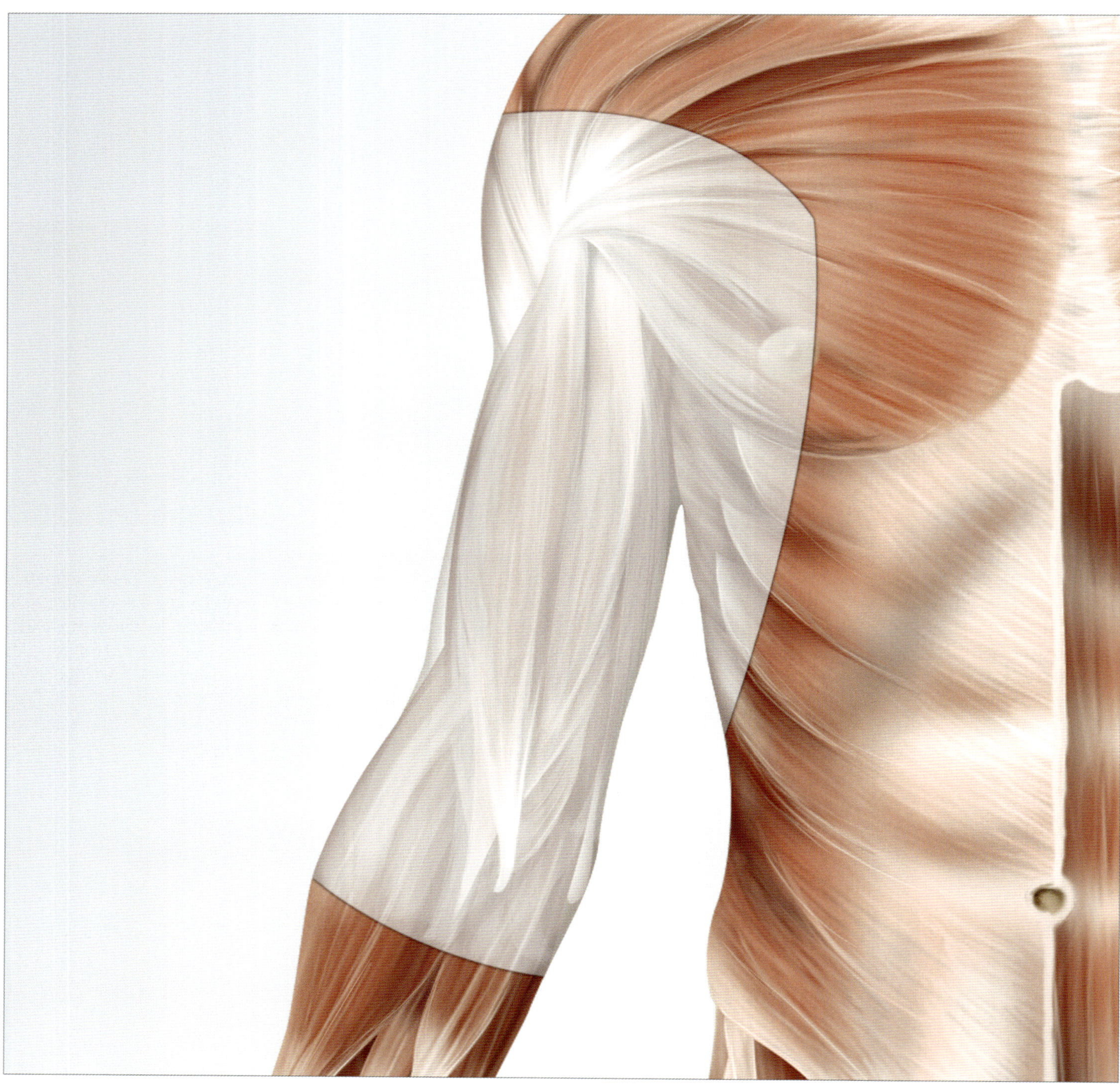

Die Fascia brachii ist eine bindegewebige Membran, die den Oberarm umgibt. Nach distal setzt sie sich in die Fascia antebrachii fort.

Fascia brachii – Muskel- und Faszienanlage

Wirkung: Lösen von Verklebungen und Verbesserung der faszialen Motilität; Schmerzlinderung; Verbesserung der Beweglichkeit des Schultergelenks

Indikationen für die Sensotape-Anlage
- Tenosynovitis des M. biceps brachii
- Insertionstendopathie des M. biceps brachii
- Impingementsyndrom

Material
blaues und rotes Y-Tape

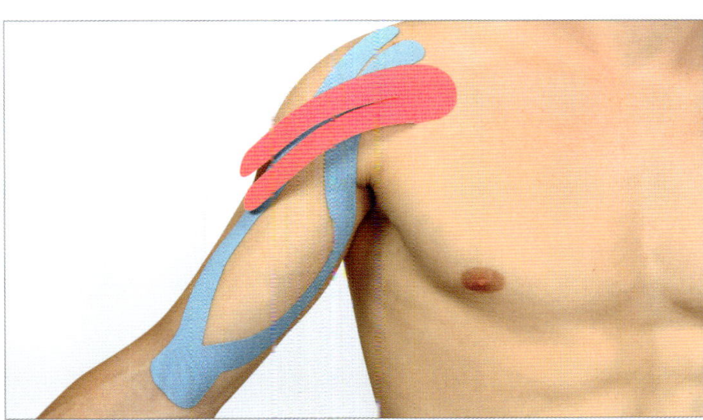

Anlage des Muskeltapes und des Ankers des Faszientapes
ASTE: Aufrecht sitzende Position, der Arm befindet sich im Schultergelenk in leichter Abduktion und Außenrotation.
Schritt 1: Zuerst wird ein detonisierendes Y-Muskeltape für den M. biceps brachii mit leichtem Zug von distal nach proximal angelegt (s. S. 83). Da die die Bizepssehne in die Fascia brachii mündet, liegt der Hauptschmerzpunkt meist ventral des Sulcus bicipitalis. Der Anker des roten Y-Tapes der Faszienanlage wird ohne Zug ventral und medial des Schmerzpunkts auf dem Proc. coracoideus angelegt. Der Schmerzpunkt liegt am Spaltanfang zwischen den Y-Zügeln.

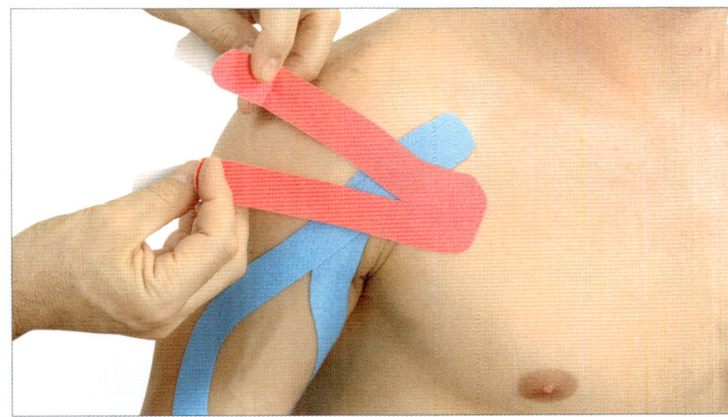

Anlage beider Y-Zügel
ASTE: Der Arm befindet sich im Schultergelenk in Außenrotation und leichter Abduktion, der Ellenbogen ist gestreckt.
Schritt 2: Die beiden Y-Zügel werden gleichzeitig mit leichtem Zug oszillierend in kleinen Phasen nach lateral angelegt.

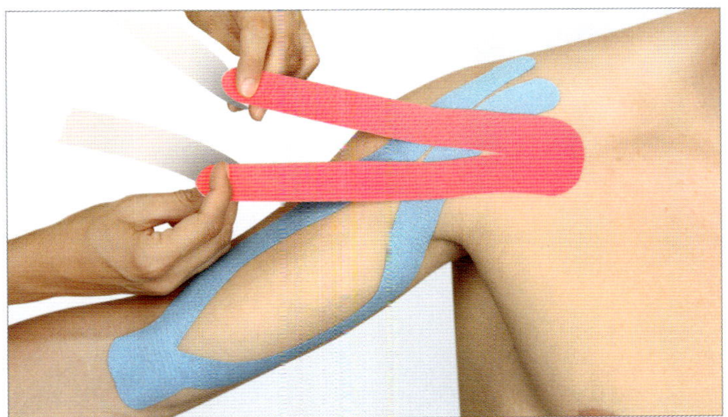

Weitere Anlage beider Y-Zügel
ASTE: Der Arm befindet sich im Schultergelenk in Außenrotation und stärkerer Abduktion, der Ellenbogen ist gestreckt.
Schritt 3: Abhängig von der faszialen Spannung wird der Rest der beiden Y-Zügel mit bis zu starkem Zug oszillierend nach dorsal angelegt.

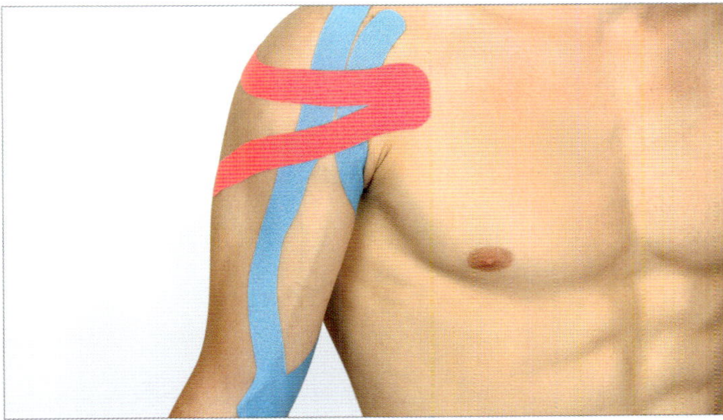

Komplette Kombinationsanlage
ESTE: Der Arm befindet sich im Schultergelenk in leichter Außenrotation.
Schritt 4: Die beiden Y-Zügelenden laufen dehnungsfrei aus. Das gesamte Tape wird in Vordehnung durch leichtes Reiben anmodelliert, aktiviert und fixiert.

▸ **Das Tape sollte nicht in Protraktion des Schultergürtels angelegt werden.**

Fascia antebrachii und Septum intermusculare mediale

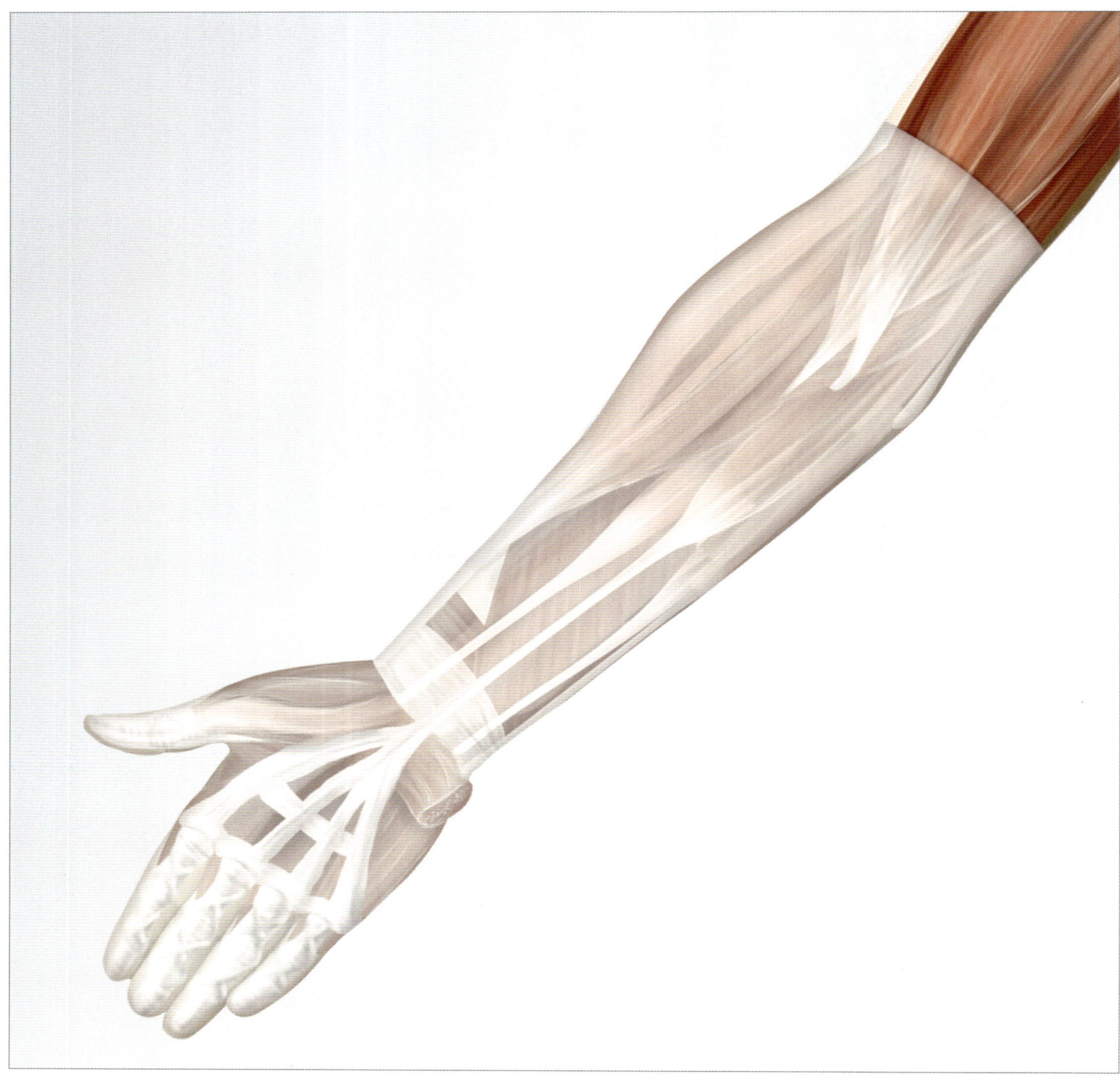

Die Fascia antebrachii ist eine bindegewebige Membran, die den Unterarm umgibt. Nach proximal setzt sie sich in die Fascia brachii fort. Nach distal verdickt sich die Fascia antebrachii am Übergang zur Palmarfaszie zum Retinaculum extensorum (dorsal) und zum Lig. carpi palmare (palmar). Das Septum intermusculare mediale grenzt ulnar die Flexorenloge von der Extensorenloge ab.

Fascia antebrachii und Septum intermusculare mediale

– Muskel- und Faszienanlage (Abb. 1 bis 3); Faszienanlage (Abb. 4)

Wirkung: Lösen von Verklebungen und Verbesserung der faszialen Motilität; Schmerzlinderung; Verbesserung der Beweglichkeit des Hand- und Ellenbogengelenks

Indikationen für die Sensotape-Anlage
- Epicondylitis medialis humeri
- Flexions- oder Valgustrauma des Ellenbogens
- Schmerzen im Bereich der Handgelenksflexoren

Material
Abb. 1 bis 3: blaues X-Tape, rotes Y-Tape
Abb. 4: rotes Y-Tape

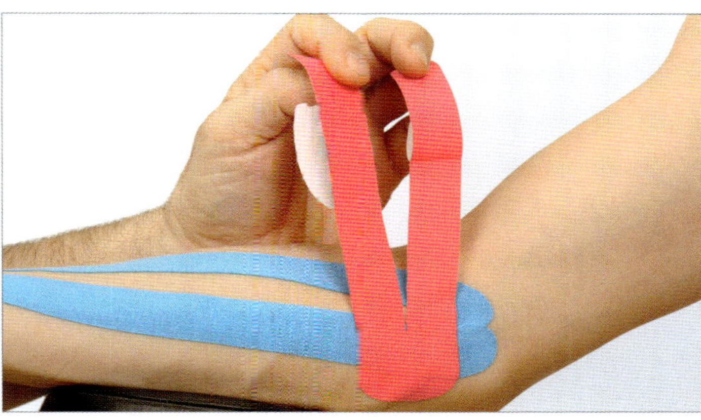

Anlage des Y-Ankers des Muskeltapes
ASTE: Der Arm befindet sich im Ellenbogen in Flexion, der Unterarm in Supination.
Schritt 1: Zuerst wird ein detonisierendes X-Tape in Muskeltechnik für die Flexoren des Unterarms mit leichtem Zug von distal nach proximal angelegt (s. S. 99). Der Anker des Y-Tapes für die Faszienanlage wird ohne Zug ulnarseitig quer zum Muskelverlauf vor dem Schmerzpunkt an der Faszia antebrachii mediale angelegt.

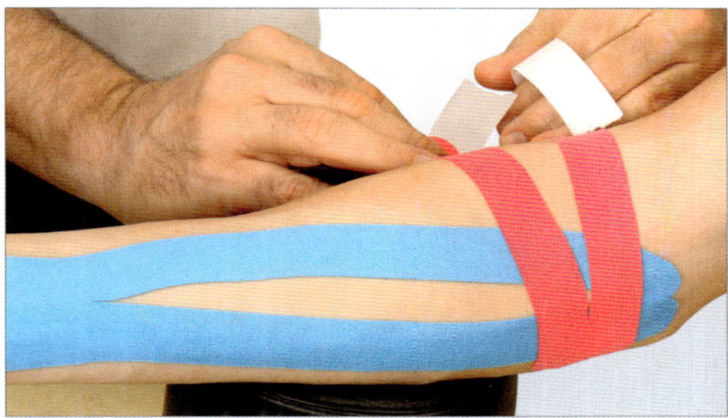

Anlage der Y-Zügel
ASTE: Die Gelenkstellung wird beibehalten.
Schritt 2: Beide Y-Zügel werden oszillierend in kleinen Phasen unter mittlerem Zug nach lateral angelegt, sodass der Schmerzpunkt in dem Spalt zwischen den Zügeln liegt.

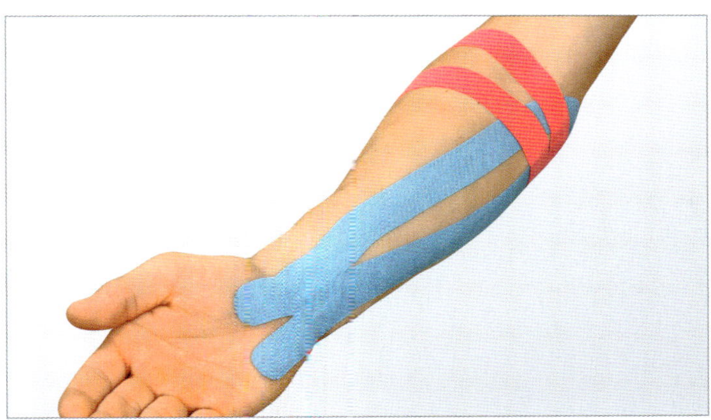

Komplette Kombinationsanlage mit X- und Y-Tape
ESTE: Der Arm befindet sich im Ellenbogen in Extension, der Unterarm in Supination.
Schritt 3: Beide Y-Zügelenden laufen lateral dehnungsfrei aus. Das gesamte Tape wird in Vordehnung durch leichtes Reiben anmodelliert, aktiviert und fixiert.

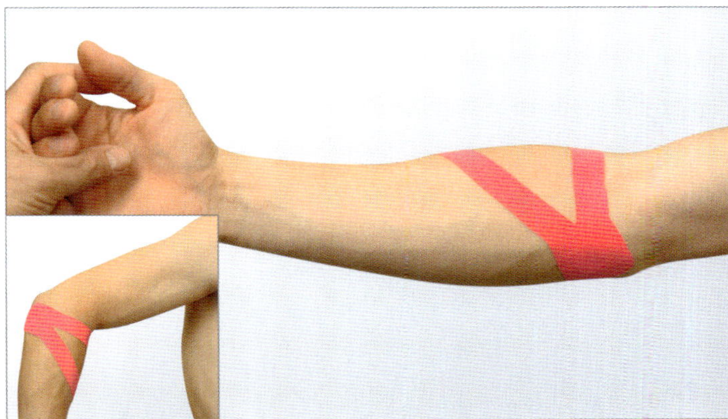

Ulnare Y-Tapeanlage bei akuten Schmerzen der Flexoren oder Extensoren
ASTE: Der Ellenbogen ist leicht flektiert, der Unterarm in Supination.
Anlage: Mit einer Faszienanlage wird ein rotes Y-Tape ulnarseitig über der Flexorengruppe des Unterarms angebracht. Der Schmerzpunkt befindet sich im Spalt zwischen den beiden Zügeln. Bei Schmerzen im Bereich der Extensoren wird das Tape radial angelegt (kl. Abb.).

Fascia antebrachii, Septum intermusculare laterale, Fascia antebrachii dorsalis und Retinaculum extensorum

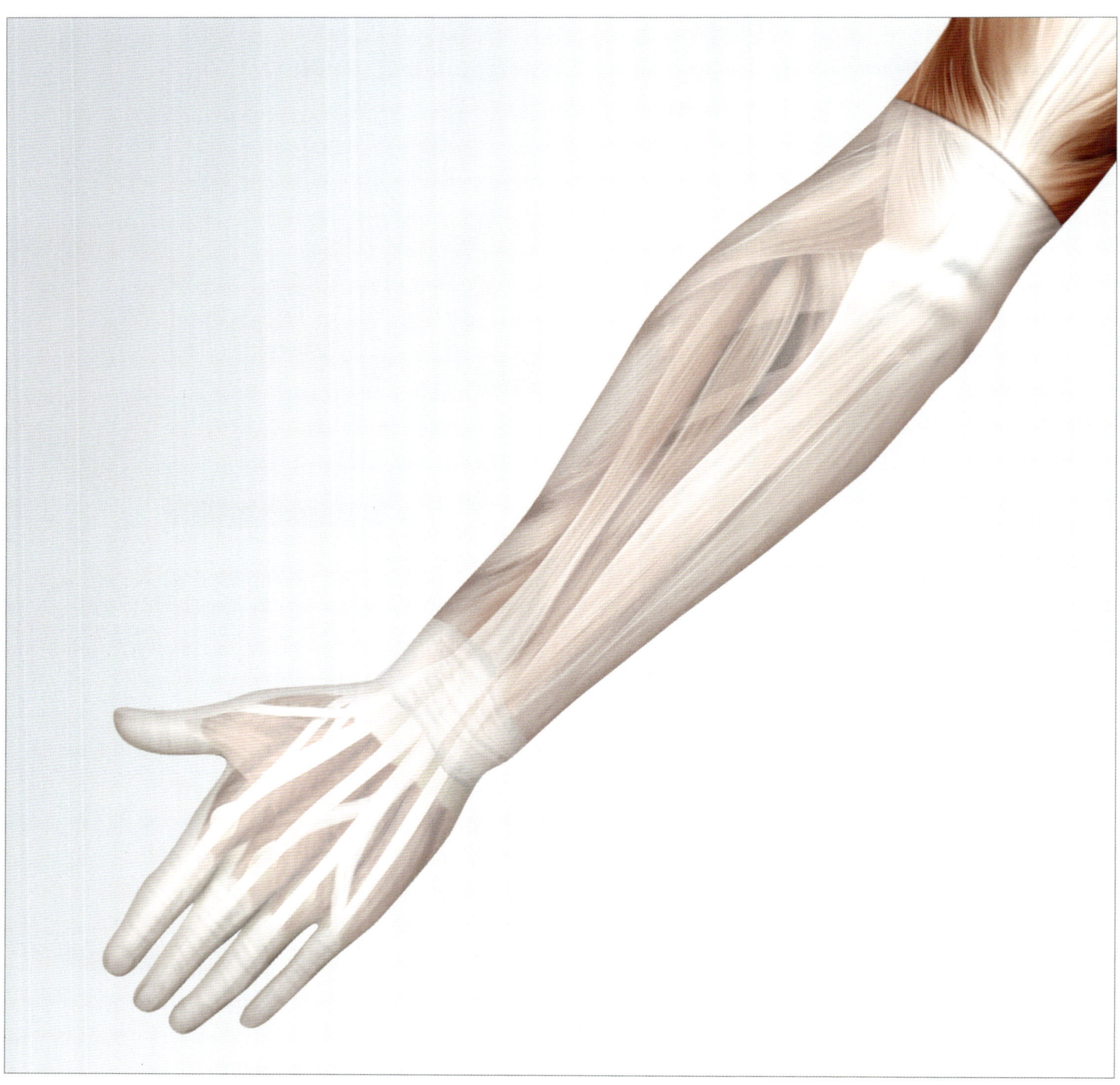

Die Fascia antebrachii ist eine bindegewebige Membran, die den Unterarm umgibt. Nach proximal setzt sie sich in die Fascia brachii fort. Nach distal verdickt sich die Fascia antebrachii am Übergang zur Palmarfaszie zum Retinaculum extensorum (dorsal) und zum Lig. carpi palmare (palmar). Das Septum intermusculare laterale grenzt radial die Extensorenloge von der Flexorenloge ab.

Fascia antebrachii proximale und Septum intermusculare laterale – Muskel- und Faszienanlage

Wirkung: Lösen von Verklebungen und Verbesserung der faszialen Motilität; Schmerzlinderung; Verbesserung der Beweglichkeit des Hand- und Ellenbogengelenks

Indikationen für die Sensotape-Anlage
- Epicondylitis lateralis humeri
- Muskelüberlastungen der Hand- und Fingerextensoren oder der Pronatoren
- chronische Ellenbogenläsionen

Material
blaues und rotes Y-Tape

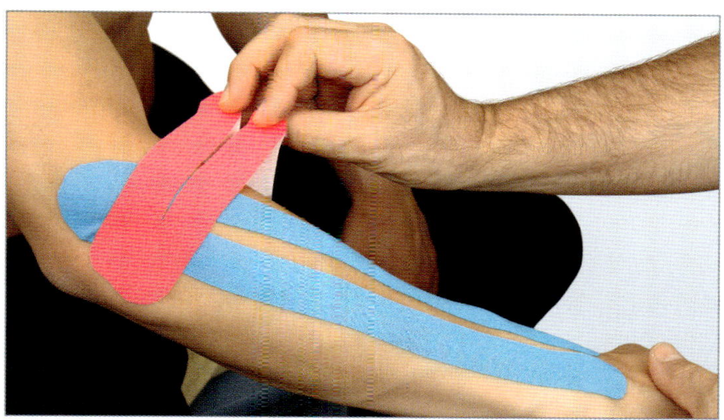

Anlage des Muskeltapes und des Y-Tape-Ankers
ASTE: Der Ellenbogen befindet sich in Flexion.
Schritt 1: Zuerst wird ein detonisierendes blaues Y-Muskeltape für die Extensoren des Unterarms mit leichtem Zug von distal nach proximal angelegt (s. S. 97). Der Anker des zweiten, roten Y-Tapes für die Faszienanlage wird ohne Zug radialseitig quer zum Muskelverlauf vor dem Schmerzpunkt angelegt.

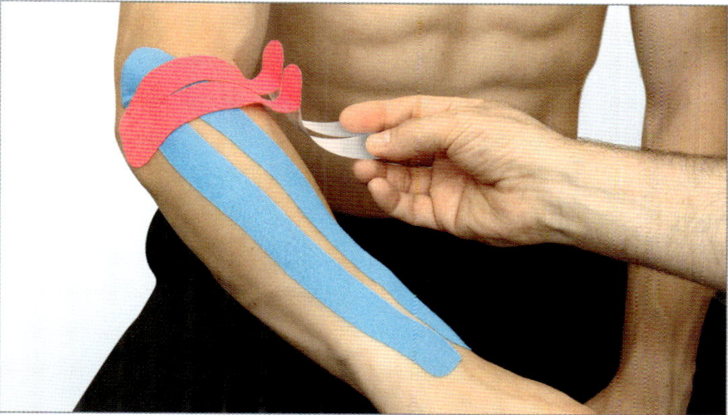

Anlage des Y-Tapes
ASTE: Der Ellenbogen befindet sich in 45°-Flexion, der Unterarm in Pronation.
Schritt 2: Die Trägerfolie wird entfernt, und beide Y-Zügel werden quer zum Muskelverlauf nach medial ausgerichtet. Der Schmerzpunkt liegt im Spalt zwischen den Y-Zügeln.

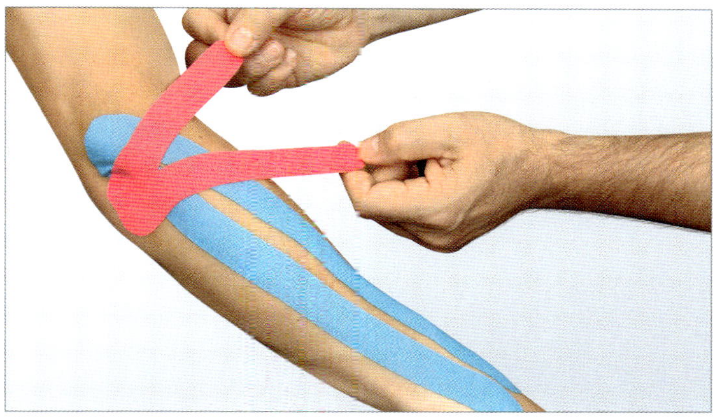

Anlage der Y-Zügel
ASTE: Die Gelenkstellung wird beibehalten.
Schritt 3: Beide Y-Zügel werden oszillierend in kleinen Phasen unter mittlerem Zug nach medial quer über den Muskelbauch angelegt. Dabei bilden die beiden Y-Zügel die Form eines weiten V.

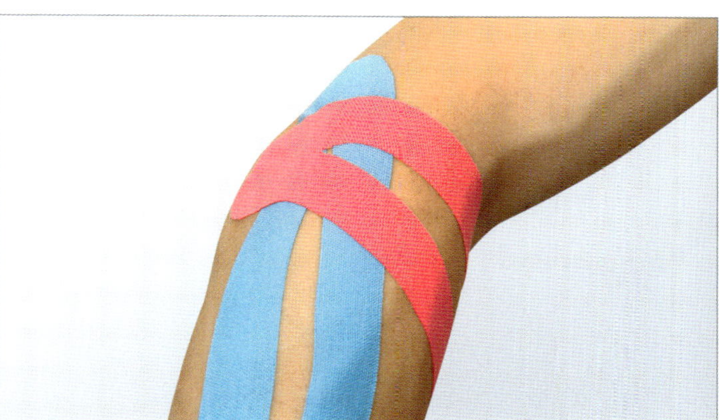

Komplette Kombinationsanlage
ASTE: Die Gelenkstellung wird beibehalten.
Schritt 4: Die Abb. zeigt die komplette Anlage von radial. Die Y-Zügelenden laufen dehnungsfrei aus. Das gesamte Tape wird in Vordehnung durch leichtes Reiben anmodelliert, aktiviert und fixiert.

Fascia antebrachii dorsalis und Retinaculum extensorum

– Faszienanlage

Wirkung: Lösen von Verklebungen und Verbesserung der faszialen Motilität; Schmerzlinderung; Verbesserung der Beweglichkeit des Handgelenks

Indikationen für die Sensotape-Anlage
- Morbus de Quervain
- Schmerzen im Bereich der Daumenballenmuskulatur
- Überlastungen des M. extensor pollicis longus und des M. abduktor pollicis longus

Material
rotes Y-Tape

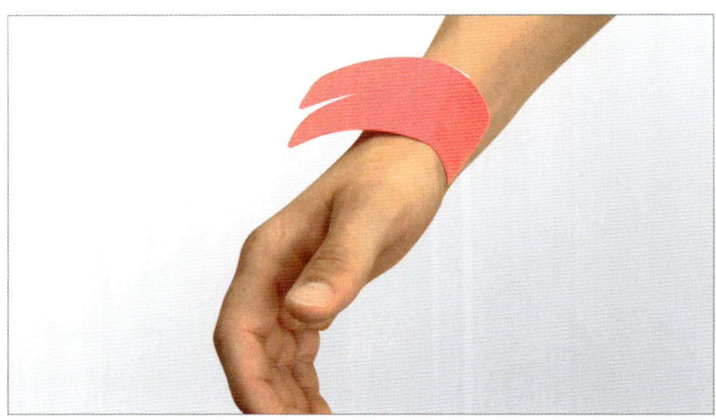

Anlage des Y-Ankers
ASTE: Das Handgelenk befindet sich in Neutralstellung.
Schritt 1: Nach dem Test der faszialen Verschieblichkeit wird der Anker des Y-Tapes ohne Zug volarseitig oberhalb und mittig des Handgelenks angelegt.

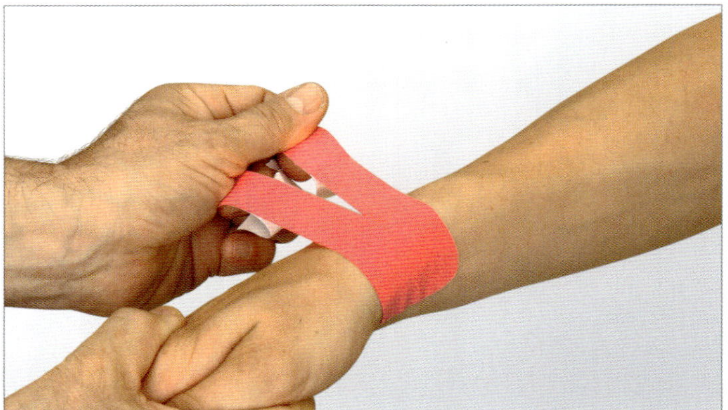

Anlage des Y-Tapes
ASTE: Die Handgelenkstellung wird beibehalten.
Schritt 2: Beide Y-Zügel werden unter leichtem Zug bis vor den Schmerzpunkt gezogen. Der Schmerzpunkt sollte am Spaltanfang zwischen den Y-Zügeln liegen.

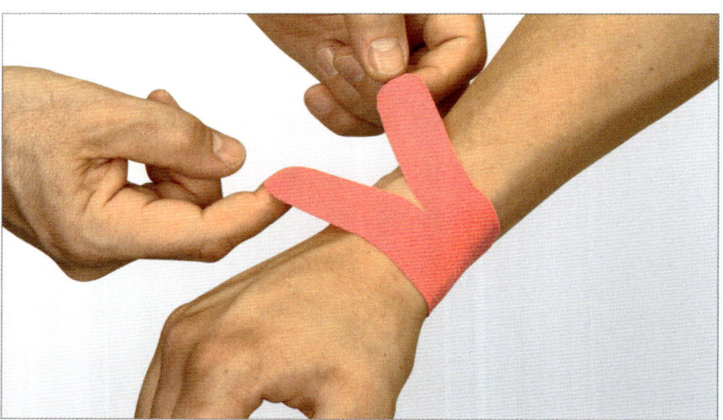

Anlage der Y-Zügel
ASTE: Die Handgelenksstellung wird beibehalten.
Schritt 3: Mit leichtem Zug werden die Y-Zügel gleichzeitig oszillierend in kleinen Phasen am distalen Unterarm angelegt. Sie verlaufen von der Radius- bis zur Ulnarkante.

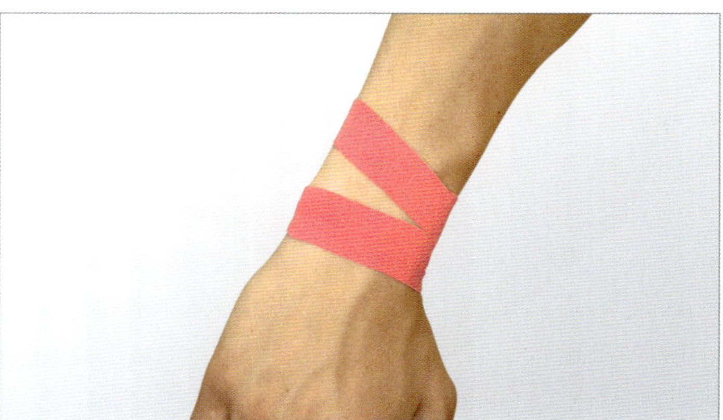

Komplette Y-Tapeanlage
ESTE: Das Handgelenk befindet sich in entspannter Stellung.
Schritt 4: Die Y-Zügelenden laufen dehnungsfrei aus. Das gesamte Tape wird in Vordehnung durch leichtes Reiben anmodelliert, aktiviert und fixiert.

Sensotape®-Techniken für die obere Extremität

IV. Lymphbahnen der oberen Extremität

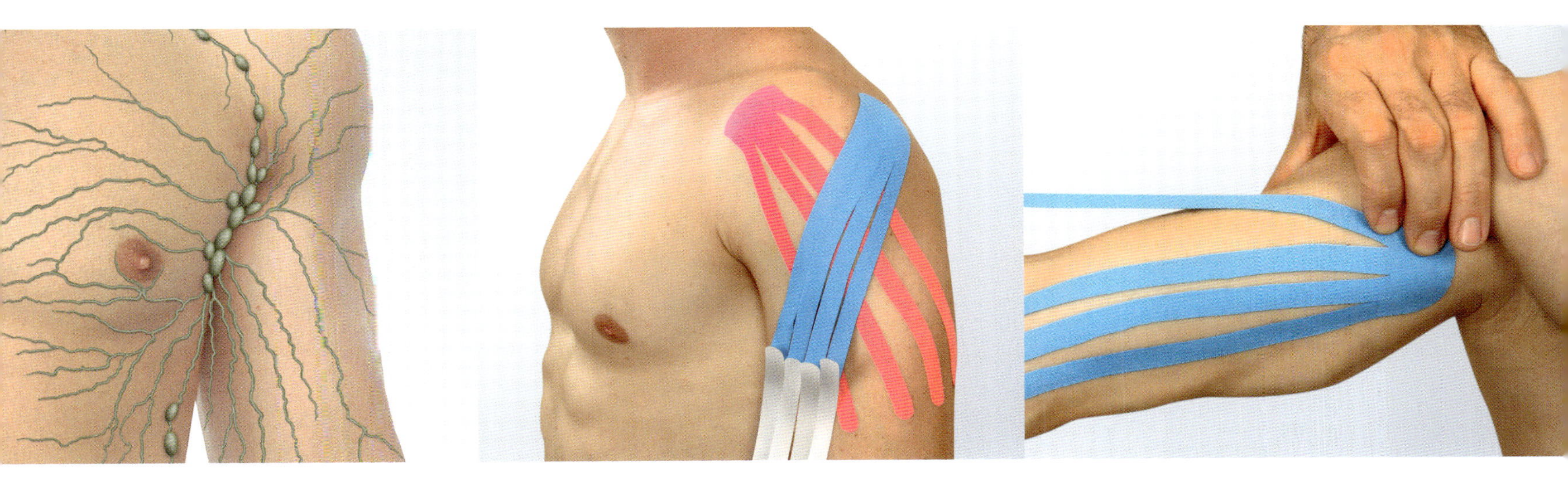

Lymphgefäße im Bereich der Schulter

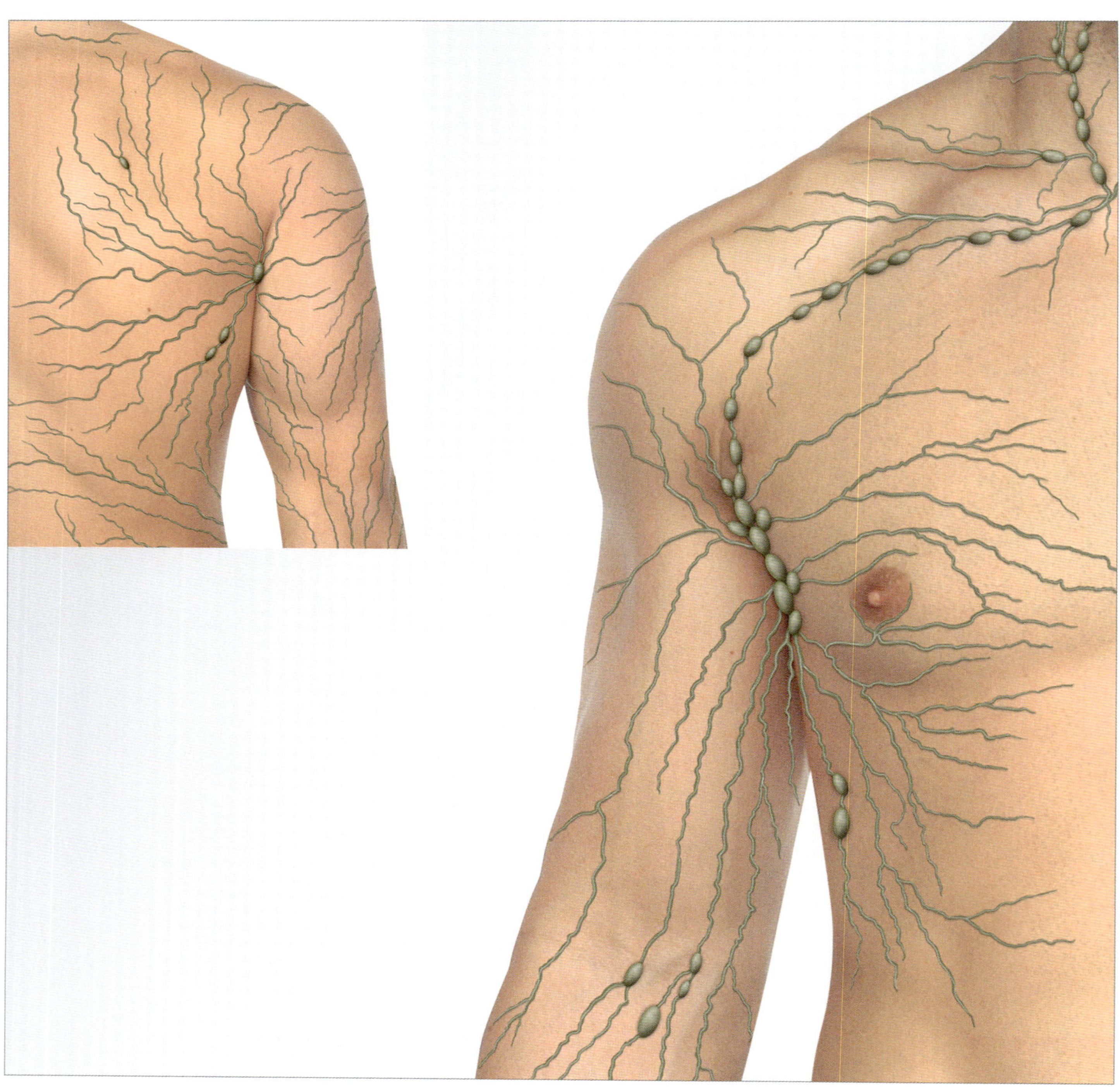

Die Lymphknoten der Achselhöhle sind wichtige Stationen für den Abfluss der Lymphflüssigkeit im Arm, Schultergürtel und der vorderen Brustwand. In der Region befinden sich 30 bis 60 Lymphknoten, die in einzelnen Gruppen angeordnet sind und durch Lymphgefäße miteinander in Verbindung sehen. Die Lymphgefäße der Achselhöhle bilden den Plexus lymphaticus axillaris, der durch Fettgewebe geschützt in der Tiefe liegt.

ACG und subakromiale Region – Lymphanlage

Wirkung: lokale Entstauung, Schmerz- und Ödemreduktion; Aktivierung des Lymphsystems und des Lymphflusses zur Axilla; Reduktion des interstiziellen Drucks

Indikationen für die Sensotape-Anlage

- bei intakten Lymphknoten
- akute Schwellung im ACG-Bereich und der subakromialen Region
- lokale Ödeme nach Traumen, OPs, bei Lähmungen (z. B. Hemiplegie)
- bei akuten Verletzungen des ACG, der Schulter- und subakromialen Region

Material
blaues und rotes Fächertape (4 Zügel mit je 1,25 cm)

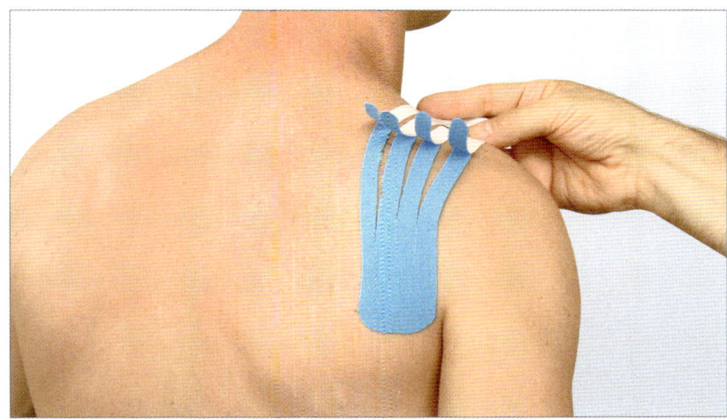

Anlage des Ankers des dorsalen Fächertapes
ASTE: Aufrechte sitzende Position, der Arm befindet sich in Neutralstellung neben dem Körper.
Schritt 1: Die Lymphanlage besteht aus zwei Fächertapes. Der Anker des blauen Fächertapes wird ohne Zug im Bereich der posterioren Axillarfalte angelegt. Die ersten Zentimeter der Fächerzügel werden zunächst ohne Zug nach kranial locker auf der Haut angebracht.

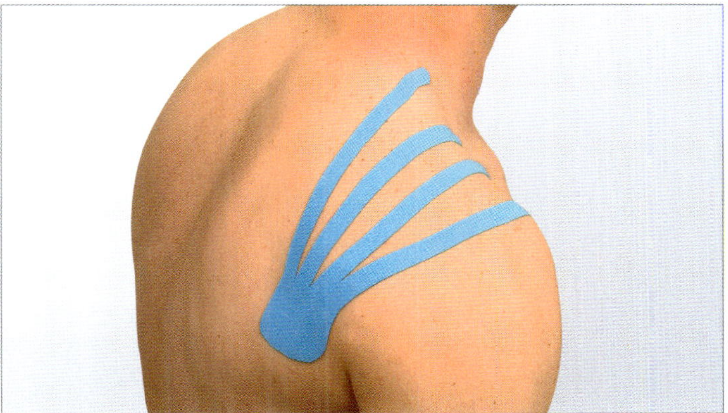

Anlage des dorsalen Fächertapes
ASTE: Der Schultergürtel befindet sich in Protraktion.
Schritt 2: Alle Zügel des Fächertapes werden in Vordehnung des Gewebes einzeln mit sehr leichtem Zug über die Schulter gleichmäßig verteilt nach ventral angelegt. Die Zügelenden laufen dehnungsfrei zur Klavikula hin aus.

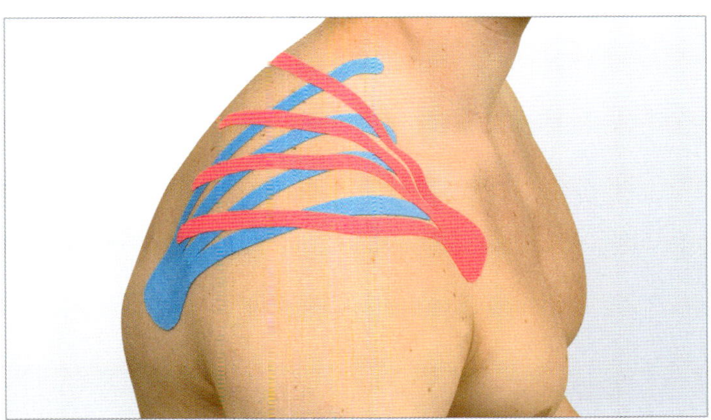

Anlage des ventralen Fächertapes
ASTE: Der Schultergürtel befindet sich in Retraktion.
Schritt 3: Der ventrale Anker des roten Fächertapes wird in einer Ruhestellung ohne Zug im Bereich der anterioren Achselfalte angelegt. Alle Zügel werden in Vordehnung des Gewebes einzeln mit sehr leichtem Zug über die Klavikula und den M. trapezius nach dorsal angelegt. Die Zügelenden laufen dehnungsfrei über der Skapula aus.

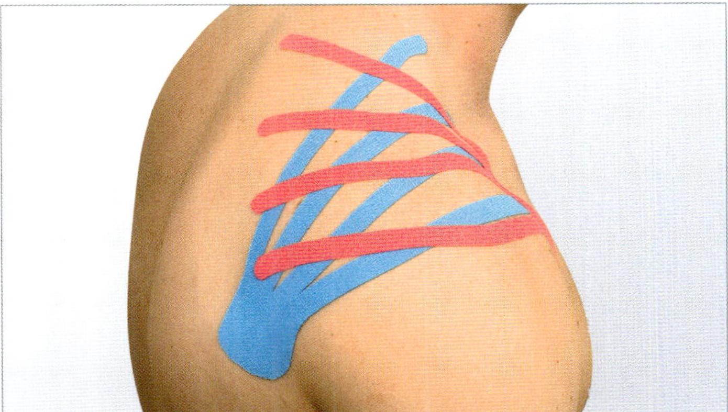

Komplette doppelte Fächertapeanlage
ESTE: Der Arm befindet sich in Neutralstellung neben dem Körper.
Schritt 4: Die Zügel der beiden Fächertapes bilden ein Überkreuzmuster. In Vordehnung der Zügel wird das gesamte Tape durch leichtes Reiben anmodelliert, aktiviert und fixiert.

Schultergelenk, Skapula und oberer Rücken – Lymphanlage

Wirkung: lokale Entstauung; Schmerz- und Ödemreduktion; Aktivierung des Lymphsystems und des Lymphflusses in Richtung Axilla und Nacken; Reduktion des interstiziellen Drucks

Indikationen für die Sensotape-Anlage
- bei intakten Lymphknoten
- lokale Schwellung im Bereich der Skapula (Abb. 1 und 2) und des oberen Rückens (Abb. 3 und 4)

Material
blaues und rotes Fächertape (4 Zügel mit je 1,25 cm)

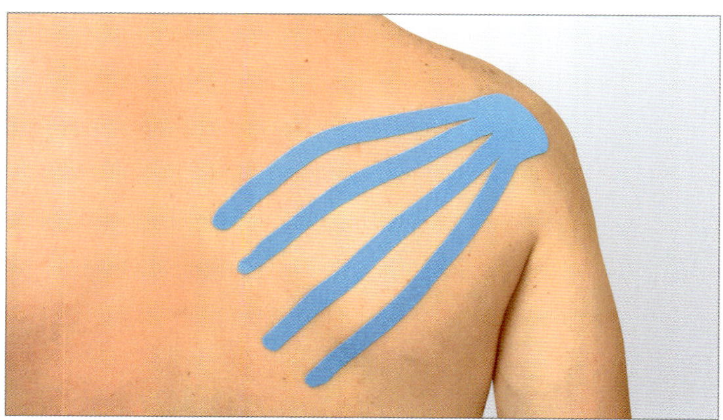

Fächertapeanlage bei Schwellungen im Bereich der Skapula
ASTE: Aufrecht stehende oder sitzende Position, der Arm befindet sich in Neutralstellung neben dem Körper.
Schritt 1: Der Anker des ersten, blauen Fächertapes wird ohne Zug dorsolateral unterhalb des Akromionecks angelegt. In Vordehnung der Skapula werden die Zügel einzeln mit sehr leichtem Zug über der geschwollenen Schulterblattregion verteilt und angelegt.

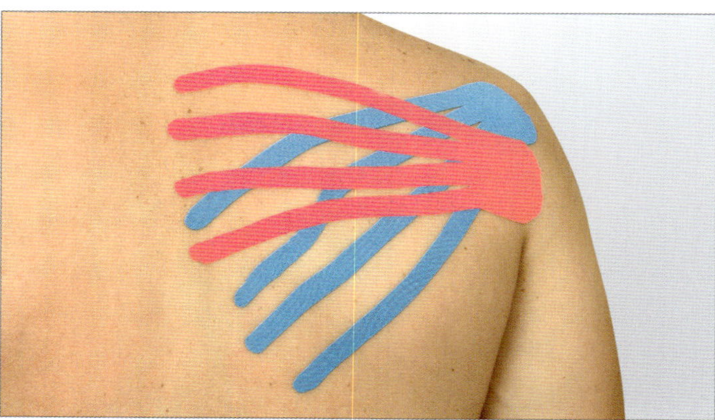

Anlage des zweiten Fächertapes
ASTE: Der Arm befindet sich in Neutralstellung neben dem Körper. Beim Anlegen der einzelnen Zügel ist die Skapula wiederum vorgedehnt.
Schritt 2: Der Anker des zweiten, roten Fächertapes wird ohne Zug dorsolateral direkt unterhalb des ersten Ankers an der posterioren Achselfalte angelegt. Die einzelnen Zügel, angelegt mit der gleichen Lymphtechnik, bilden mit den Zügeln des ersten Fächertapes ein Überkreuzmuster. Die Zügelenden laufen dehnungsfrei in Richtung der WS aus. In Vordehnung der Zügel wird das gesamte Tape durch leichtes Reiben anmodelliert, aktiviert und fixiert.

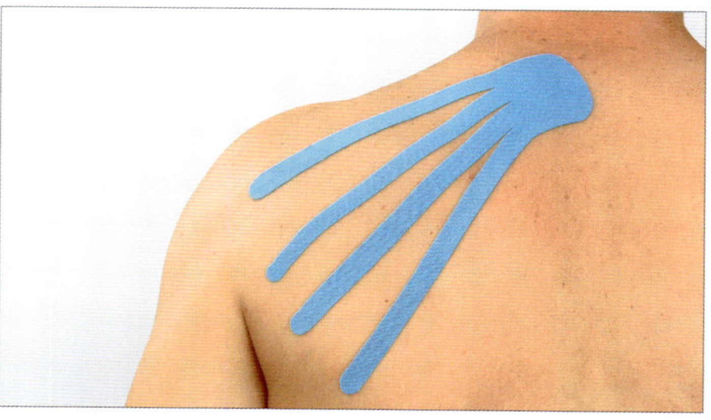

Fächertapeanlage bei Schwellungen im Bereich des oberen Rückens
ASTE: Aufrecht stehende oder sitzende Position, der Arm befindet sich in Neutralstellung neben dem Körper.
Schritt 1: Der Anker des ersten, blauen Fächertapes wird ohne Zug im Bereich der DF des zervikothorakalen Übergangs (CTÜ) angelegt. Die Zügel werden einzeln mit sehr leichtem Zug gleichmäßig über das Schulterblatt verteilt nach lateral angelegt. Die Zügelenden laufen dehnungsfrei aus.

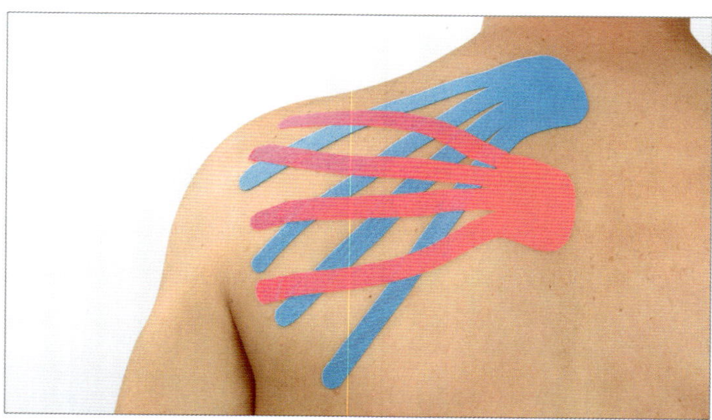

Anlage des zweiten Fächertapes
ASTE: Die Ausgangsstellung wird beibehalten.
Schritt 2: Der Anker des zweiten Fächertapes wird an den DF der mittleren BWS angelegt. Die Zügel der beiden Fächertapes bilden ein Überkreuzmuster. Die Zügelenden laufen dehnungsfrei diagonal aus. In Vordehnung der Zügel wird das gesamte Tape durch leichtes Reiben anmodelliert, aktiviert und fixiert.

Schultergelenk – Lymphanlage

Wirkung: lokale Entstauung; Schmerz- und Ödemreduktion; Aktivierung des Lymphsystems und des Lymphflusses Richtung Terminus und zur Axilla; Reduktion des interstiziellen Drucks

Indikationen für die Sensotape-Anlage
- bei intakten Lymphknoten
- Schwellung im Bereich der Schulter
- Bursitis (Abb. 4)

Material
Abb. 1 bis 3: rotes und blaues Fächertape (4 Zügel mit je 1,25 cm)
Abb. 4: rotes und blaues Fächertape (4 Zügel mit je 1,25 cm).

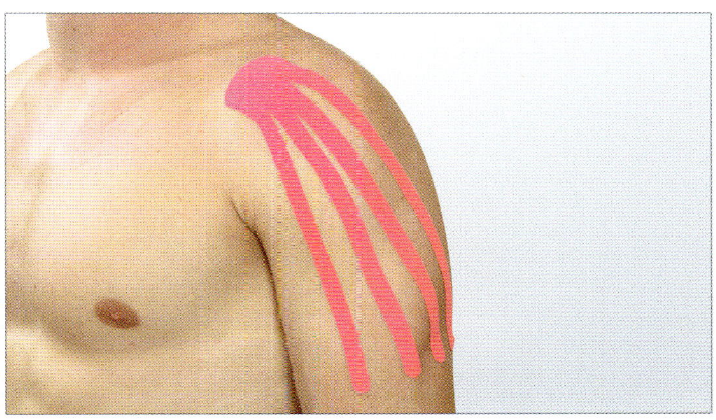

Anlage des ersten Fächertapes
ASTE: Aufrecht stehende oder sitzende Position, der Arm befindet sich im Schultergelenk in leichter Retroversion und leichter Ellenbogenflexion.
Schritt 1: Der Anker des ersten, roten Fächertapes wird ventral ohne Zug unterhalb des Akromions angelegt. Der Anker wird fixiert, während die Zügel einzeln mit sehr leichtem Zug über die geschwollene Schulterregion angelegt werden. Die Zügelenden laufen dehnungsfrei zum Ellenbogen hin aus.

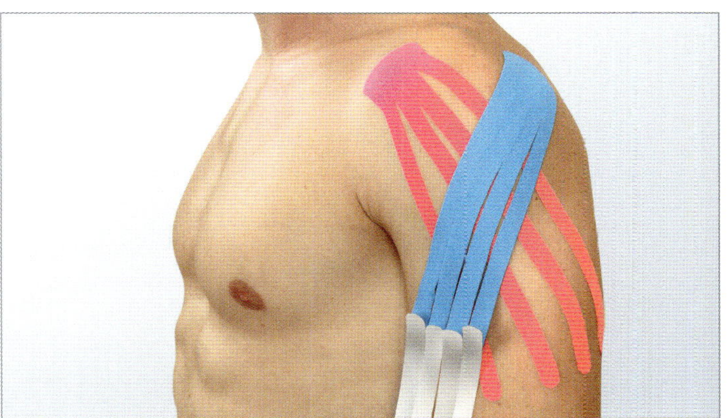

Anlage des Ankers des zweiten Fächertapes
ASTE: Der Arm befindet sich in Neutralstellung neben dem Körper.
Schritt 2: Der Anker des zweiten, blauen Fächertapes wird dorsal ohne Zug am hinteren Akromion angelegt. Die Zügel des Fächertapes werden zunächst ohne Zug nach ventral-kaudal locker auf der Haut angebracht.

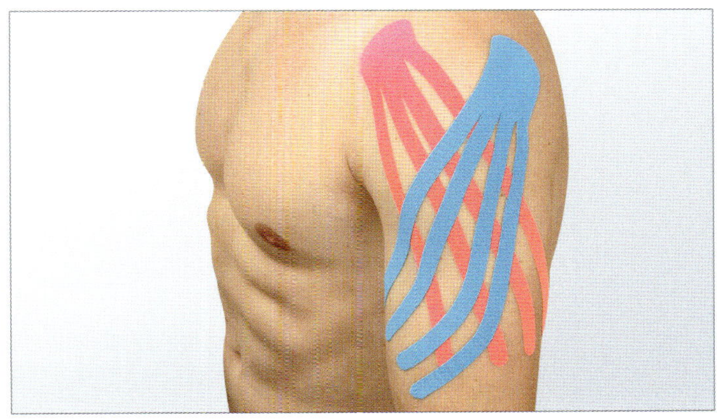

Komplette Anlage der zwei Fächertapes
ESTE: Der Arm befindet sich im Schultergelenk in Ruhestellung.
Schritt 3: Der Anker wird fixiert, während der Arm wird in Anteversion bewegt wird. Die einzelnen Zügel werden mit sehr leichtem Zug in einem Überkreuzmuster mit denen des ersten Tapes angelegt. Alle Zügelenden laufen dehnungsfrei aus. In Vordehnung der Zügel wird das gesamte Tape durch leichtes Reiben anmodelliert, aktiviert und fixiert.

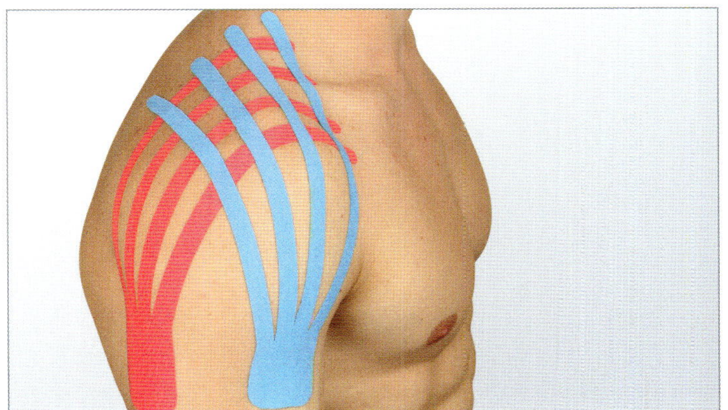

Alternative Anlage zweier Fächertapes bei Schmerzen oder einer Bursitis
ESTE: Der Arm befindet sich in Neutralstellung neben dem Körper.
Anlage: Die Anker zweier Fächertapes liegen in Höhe der Tuberositas deltoidea anterior und posterior. Die beiden Fächertapes verlaufen mit allen Zügeln über die Schulter, über das ACG nach kranial und bilden ein Überkreuzmuster. Dadurch wird eine Begrenzung der Entzündung (z. B. Bursa subacromialis) und eine Schmerzreduktion im Bereich der geschwollenen Region ermöglicht.

Lymphgefäße im Bereich des Ober- und Unterarms

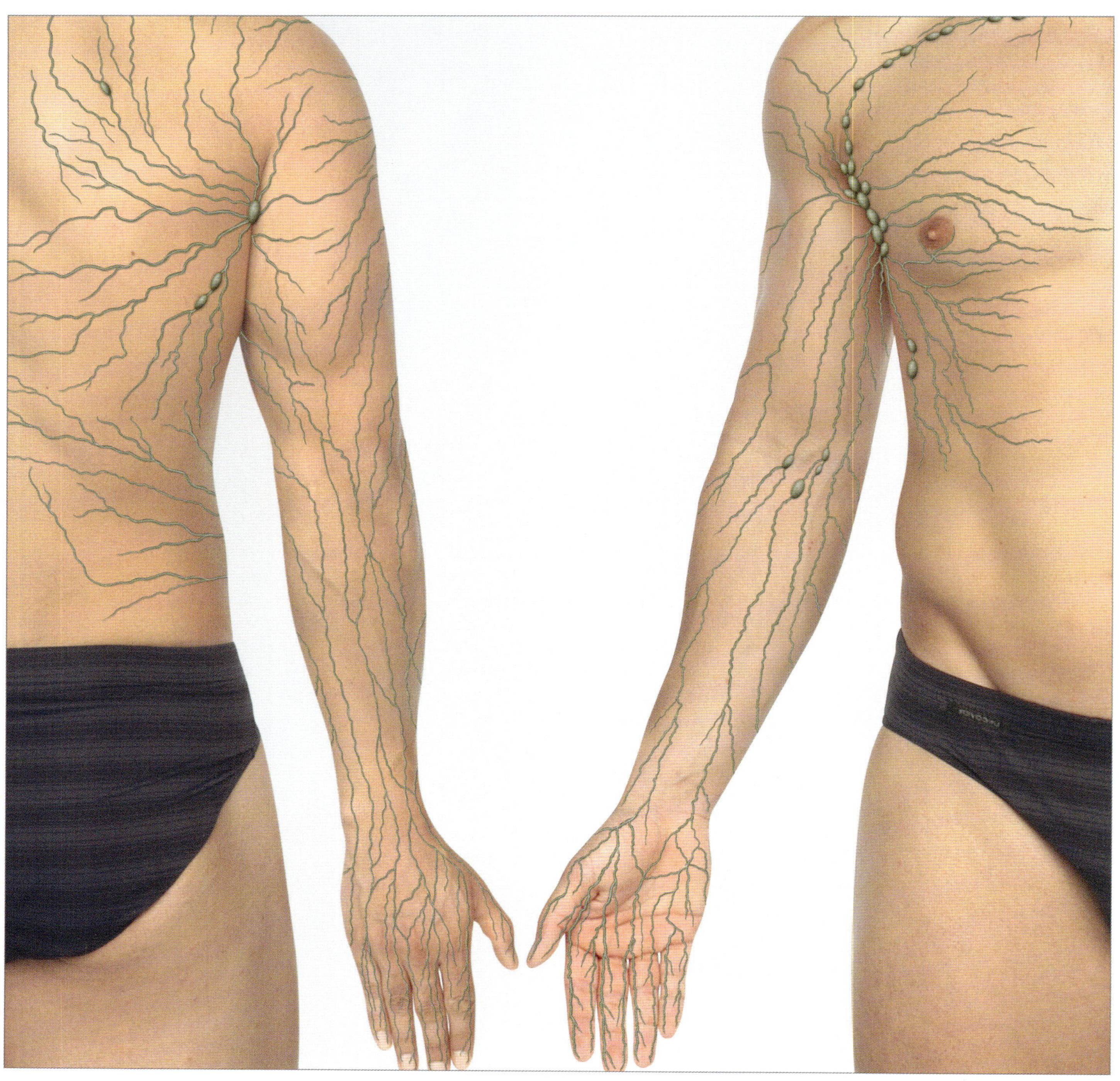

Die tiefen Lymphgefäße des Arms verlaufen auf einer Ebene mit den Arterien und tiefen Venen des Arms. Die oberflächlichen Lymphgefäße verlaufen in der Subcutis. Zwischen beiden Systemen bestehen zahlreiche Anastomosen.

Oberarm I – Lymphanlage

Wirkung: lokale Entstauung; Schmerz- und Ödemreduktion; Aktivierung des Lymphsystems und des Lymphflusses vom Oberarm zur Axilla; Reduktion des interstiziellen Drucks

Indikationen für die Sensotape-Anlage
- bei intakten Lymphknoten (Lnn. axillares)
- Schwellung im Bereich des ventralen Oberarms
- sympathische Reflexdystrophie (Morbus Sudeck)
- lokale Ödeme nach Traumen, OPs und bei Lähmungen (z. B. Hemiplegie)

Material
rotes und blaues Fächertape (4 Zügel mit je 1,25 cm)

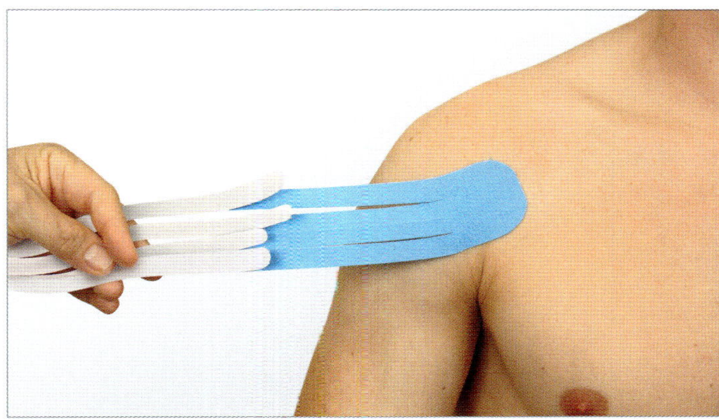

Anlage des ersten Ankers
ASTE: Aufrecht stehende oder sitzende Position, der Arm befindet sich in Neutralstellung neben dem Körper.
Schritt 1: Der Anker des ersten, blauen Fächertapes wird ohne Zug im Bereich der Axilla neben den Lnn. axillares angelegt; nach dem Ablösen der Trägerfolie werden die Zügel locker auf der Haut abgelegt.

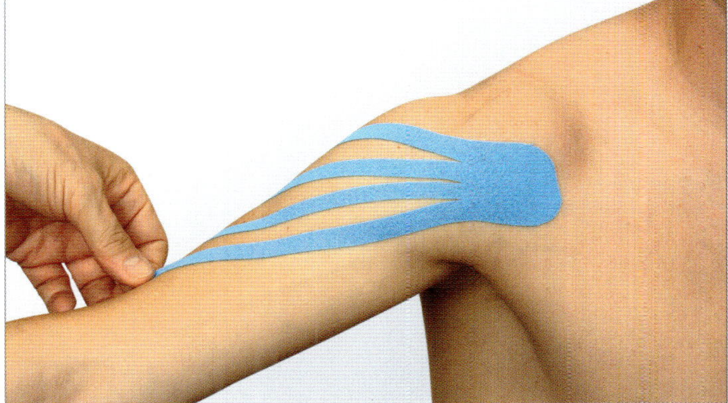

Anlage des ersten Fächertapes
ASTE: Der Arm befindet sich im Schultergelenk in 60°-Abduktion und Außenrotation und im Ellenbogengelenk in Extension.
Schritt 2: In Vordehnung des Gelenks werden die Zügel des Fächertapes einzeln mit leichtem Zug ventral, lateral und medial zum Ellenbogen hin gleichmäßig auf dem Oberarm verteilt und angelegt. Die Tapeenden laufen dehnungsfrei aus. In Vordehnung des Gelenks wird die gesamte Anlage durch leichtes Reiben anmodelliert, aktiviert und fixiert.

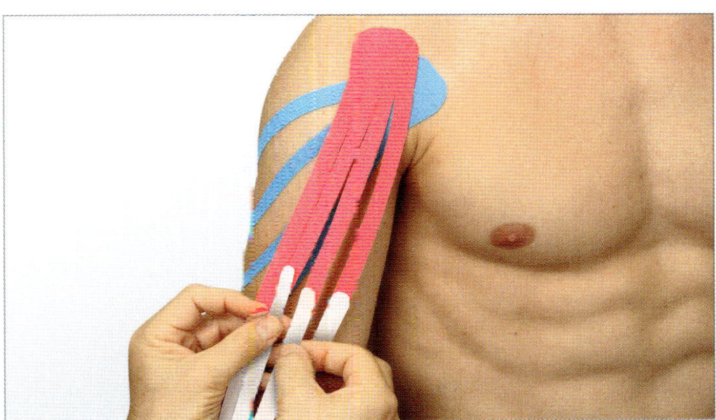

Anlage des zweiten Ankers
ASTE: Der Arm befindet sich im Schultergelenk in Ruheposition.
Schritt 3: Der Anker des zweiten roten Fächertapes wird ohne Zug kranial des ersten Ankers auf den Bereich der Achsellymphknoten an der Klavikula angelegt; nach dem Ablösen der Trägerfolie werden die Zügel locker auf der Haut abgelegt.

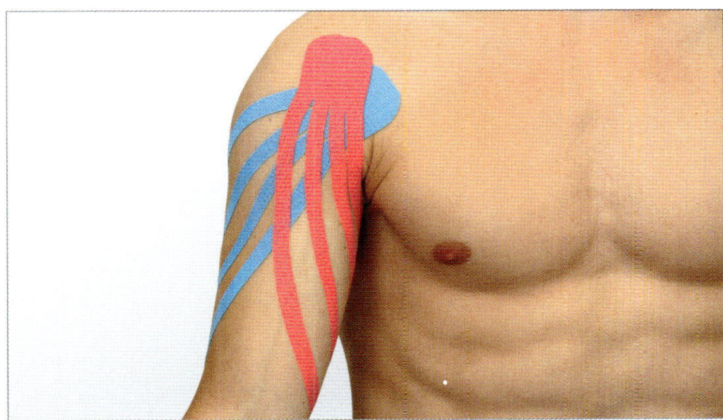

Komplettierung der Anlage
ASTE: Der Arm befindet sich im Schultergelenk in Extension und Außenrotation und im Ellenbogengelenk in Extension.
Schritt 4: In Gelenkvordehnung werden die Zügel des Fächertapes einzeln mit leichtem Zug nach medial-dorsal auf dem Oberarm verteilt und angelegt. Die Zügelenden laufen dehnungsfrei nach distal aus. Die Zügel der Tapes überkreuzen sich. In Vordehnung wird die gesamte Anlage durch leichtes Reiben anmodelliert, aktiviert und fixiert.

Oberarm II – Lymphanlage

Wirkung: lokale Entstauung; Lymphflusskorrektur vom Oberarm zum Terminus; Entstauung; Schmerz- und Ödemreduktion; Reduktion des interstiziellen Drucks

Indikationen für die Sensotape-Anlage
- bei insuffizienten Lymphknoten (Lnn. axilliares)
- Schwellung im Bereich der Schulter und des Oberarms

Material
rotes und blaues Fächertape (4 Zügel mit je 1,25 cm)

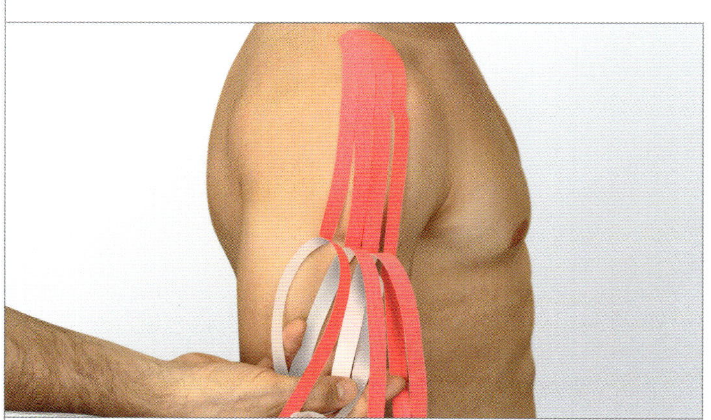

Anlage des Ankers des ersten Fächertapes
ASTE: Aufrecht stehende oder sitzende Position, der Arm hängt in Neutralstellung neben dem Körper.
Schritt 1: Der Anker des ersten, roten Fächertapes wird ohne Zug in der Fossa supraspinata neben den Lnn. cervicales inferiores im Terminus angelegt.

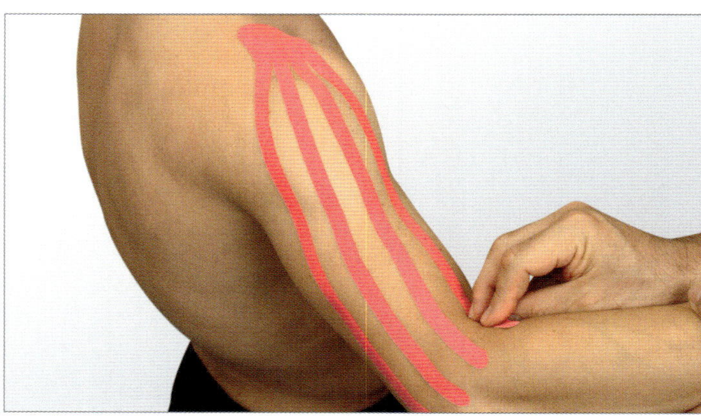

Anlage des ersten Fächertapes
ASTE: Der Arm befindet sich im Schultergelenk in 45°-Abduktion, in leichter Anteversion und Ellenbogenflexion.
Schritt 2: Die Zügel werden mit leichtem Zug gleichmäßig über den M. deltoideus dorsolateral und ventrolateral zum Ellenbogen hin verteilt und angelegt. Die Zügelenden laufen dehnungsfrei aus. In Vordehnung der Zügel wird die gesamte Anlage durch leichtes Reiben anmodelliert, aktiviert und fixiert.

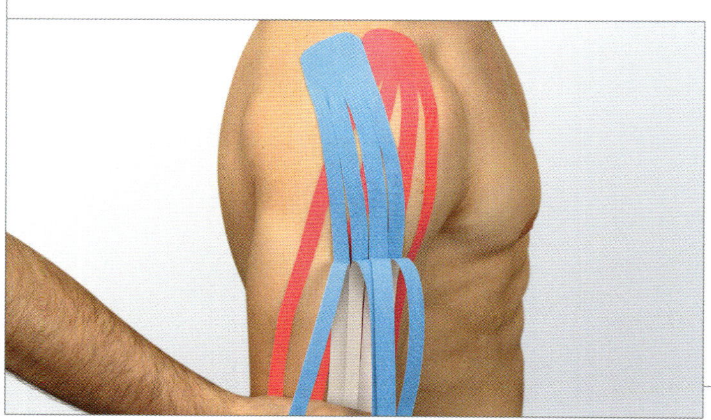

Anlage des Ankers des zweiten Fächertapes
ASTE: Der Arm hängt in Neutralstellung neben dem Körper.
Schritt 3: Der Anker des zweiten, blauen Fächertapes wird ohne Zug dorsal des ersten Ankers angelegt; nach dem Ablösen der Trägerfolie werden die Zügel locker auf der Haut abgelegt.

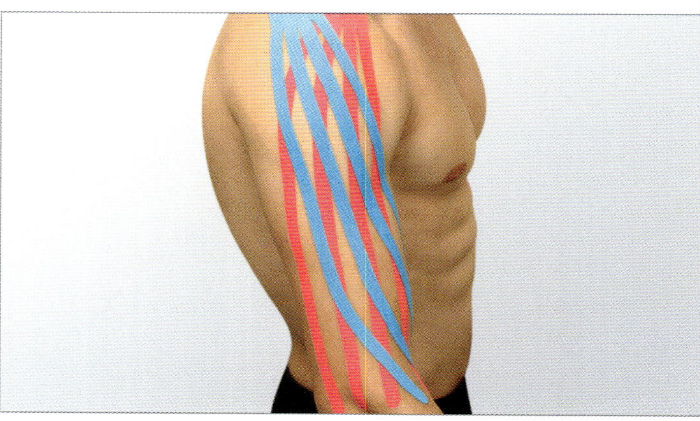

Komplettierung der Anlage
ASTE: Der Arm hängt in Neutralstellung neben dem Körper.
Schritt 4: Die Zügel des zweiten Fächertapes werden einzeln mit leichtem Zug so über den M. deltoideus verteilt angelegt, dass sie den Oberarm nach ventral und medial zum Ellenbogen hin umrunden. Die Zügelenden laufen dehnungsfrei aus. Die Zügel beider Fächertapes überkreuzen sich. Die gesamte Anlage wird bei Vordehnung durch leichtes Reiben anmodelliert, aktiviert und fixiert.

Ellenbogen und Unterarm I – Lymphanlage

Wirkung: lokale Entstauung; Schmerz- und Ödemreduktion; Aktivierung des Lymphsystems und des Lymphflusses zum medialen Ellenbogen; Reduktion des interstiziellen Drucks

Indikationen für die Sensotape-Anlage
- bei intakten Lymphknoten (Lnn. cubitales)
- Schwellung im Bereich des Unterarms
- sympathische Reflexdystrophie (Morbus Sudeck)
- lokale Ödeme nach Traumen, OPs und bei Lähmungen (z. B. Hemiplegie)

Material
blaues und rotes Fächertape (4 Zügel mit je 1,25 cm)

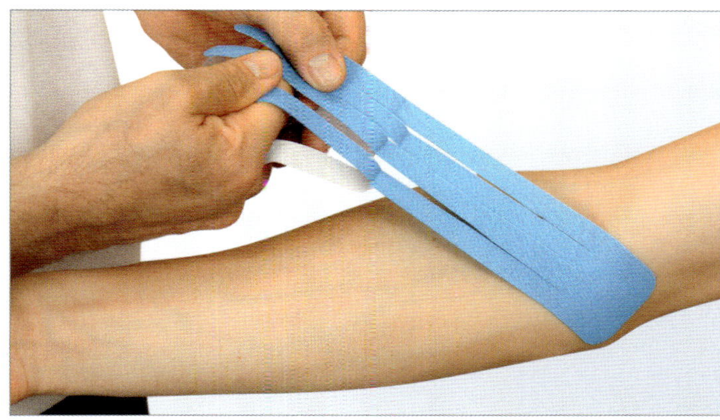

Anlage des ersten Ankers
ASTE: Der Arm befindet sich im Schultergelenk in Abduktion, das Ellenbogengelenk in Extension und Supination.
Schritt 1: Der Anker des ersten, blauen Fächertapes wird ohne Zug am medialen Epicondylus neben den Lnn. cubitales angelegt; nach dem Ablösen der Trägerfolie werden die Zügel locker auf der Haut abgelegt.

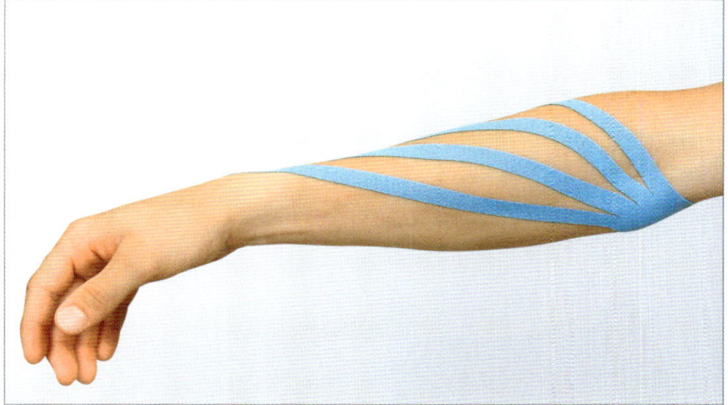

Anlage des ersten Fächertapes
ASTE: Der Ellenbogen ist gestreckt und in Nullstellung zwischen Pronation und Supination.
Schritt 2: Die einzelnen Zügel werden gelöst und mit leichtem Zug nach distal-radial um den Unterarm angelegt. Die Zügelenden laufen dehnungsfrei zur Hand hin aus. Die gesamte Anlage wird in Vordehnung durch leichtes Reiben anmodelliert, aktiviert und fixiert.

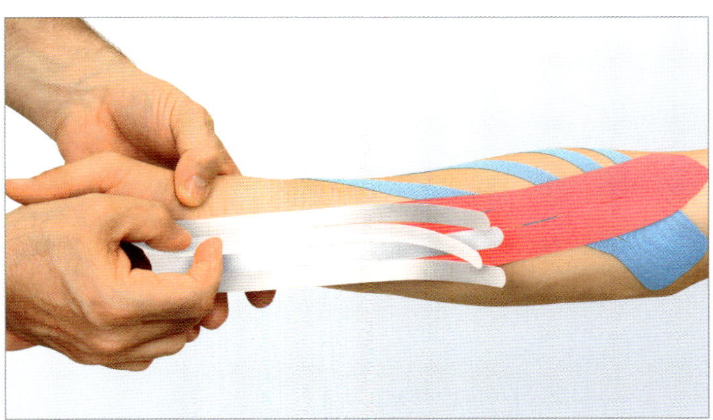

Anlage des Ankers des zweiten Fächertapes
ASTE: Der Arm befindet sich im Schultergelenk in Abduktion, das Ellenbogengelenk in Extension und Supination, das Handgelenk ist in Ruhestellung.
Schritt 3: Der Anker des zweiten Fächertapes wird ohne Zug radial des ersten Ankers über der Aponeurose der Bizepssehne angelegt. Nach dem Ablösen der Trägerfolie werden die Zügel locker auf der Haut abgelegt.

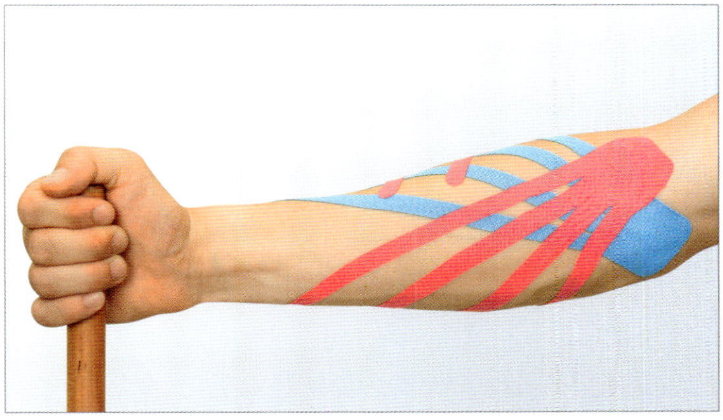

Komplettierung der Anlage
ASTE: Die Gelenkstellung wird beibehalten. Zur besseren Erkennbarkeit ist der Arm auf der Abb. gestreckt und abgestützt.
Schritt 4: Die Zügel werden einzeln mit leichtem Zug nach distal-ulnar gleichmäßig um den Unterarm verteilt und angelegt. Die Zügelenden laufen dehnungsfrei zur Hand hin aus. Die Zügel beider Fächertapes überkreuzen sich. Die gesamte Anlage wird in Vordehnung durch leichtes Reiben anmodelliert, aktiviert und fixiert.

Ellenbogen und Unterarm II – Lymphanlage

Wirkung: lokale Entstauung; Lymphflusskorrektur vom Unterarm zur Axilla; Schmerz- und Ödemreduktion; Aktivierung des Lymphsystems und des Lymphflusses; Reduktion des interstiziellen Drucks

Indikationen für die Sensotape-Anlage
- bei insuffizienten Lymphknoten (Lnn. cubitales)
- Schwellung im Bereich der Schulter und des Unterarms

Material
blaues und rotes Fächertape (4 Zügel mit je 1,25 cm)

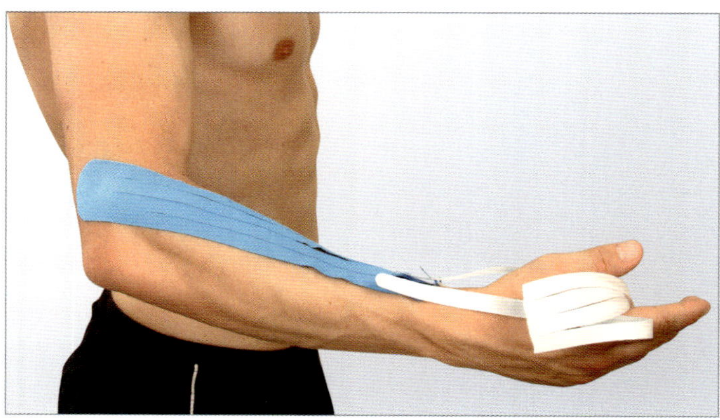

Anlage des Ankers des ersten Fächertapes
ASTE: Der Arm befindet sich in Neutralstellung, der Ellenbogen in ca. 90°-Flexion.
Schritt 1: Der Anker des ersten, blauen Fächertapes wird ohne Zug am lateralen Epicondylus angelegt. Nach dem Ablösen der Trägerfolie werden die Zügel nach distal leicht auf der Haut angehaftet.

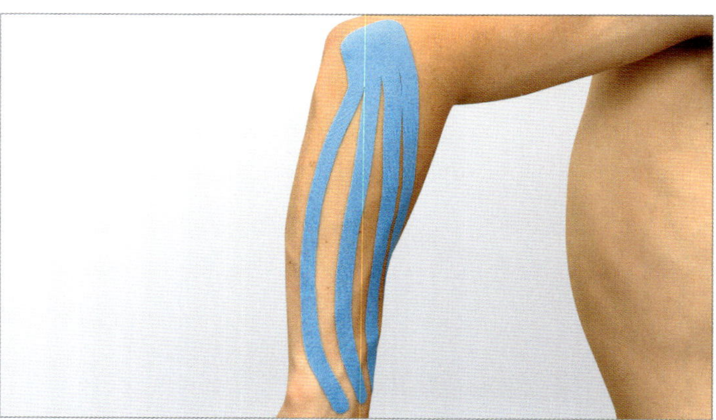

Anlage des ersten Fächertapes
ASTE: Der Arm befindet sich im Schultergelenk in 45°-Abduktion, der Ellenbogen ist flektiert und das Handgelenk in Dorsalextension.
Schritt 2: Die Zügel werden einzeln von der Haut abgelöst und mit leichtem Zug in gleichmäßigen Abständen um den Unterarm herum nach distal-radial zur Hand hin verteilt und angelegt. Die Zügelenden laufen dehnungsfrei aus. Das gesamte Tape wird in Vordehnung durch leichtes Reiben anmodelliert, aktiviert und fixiert.

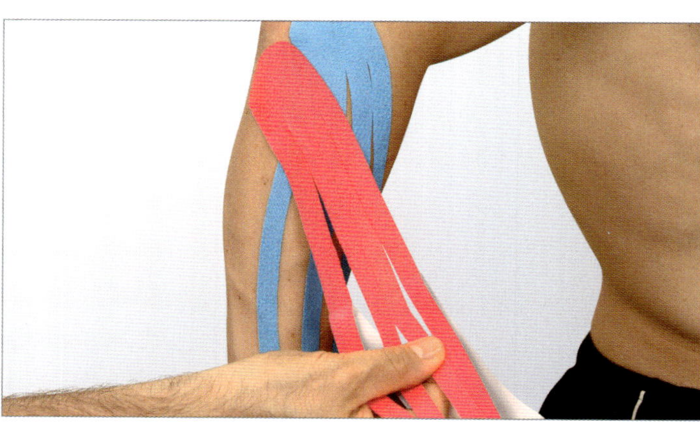

Anlage des Ankers des zweiten Fächertapes
ASTE: Die Gelenkstellung wird beibehalten.
Schritt 3: Der Anker des zweiten Fächertapes wird ohne Zug dorsal und inferior des anderen Ankers angelegt. Die Rückfolie wird teils gelöst, und die Zügel werden nach distal ausgerichtet und leicht auf der Haut angehaftet.

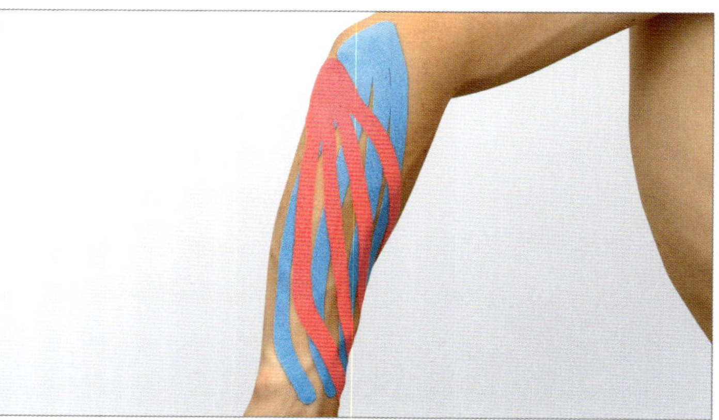

Komplettierung der Anlage
ESTE: Die Gelenkstellung wird beibehalten.
Schritt 4: Die Zügel des zweiten Fächertapes werden wie beim ersten in Form einer Lymphanlage aufgebracht. Die Zügel beider Tapes überkreuzen sich. Die distalen Zügelenden laufen dehnungsfrei aus. Die gesamte Anlage wird in Vordehnung der Struktur durch leichtes Reiben anmodelliert, aktiviert und fixiert.

▸ **Sollte die Schwellung des Unterarms vorwiegend von der Extensorengruppe ausgehen, kann es effektiver sein, ein detonisierendes Muskeltape im Bereich der Extensoren anzulegen (s. S. 97).**

Ellenbogengelenk – Lymphanlage

Wirkung: lokale Entstauung; Schmerz- und Ödemreduktion; Aktivierung des Lymphsystems und des Lymphflusses; Reduktion des interstiziellen Drucks

Indikationen für die Sensotape-Anlage
- bei intakten Lymphknoten
- Lokale Schwellung im Bereich des Ellenbogens

Material
rotes und blaues Fächertape
(4 Zügel mit je 1,25 cm)

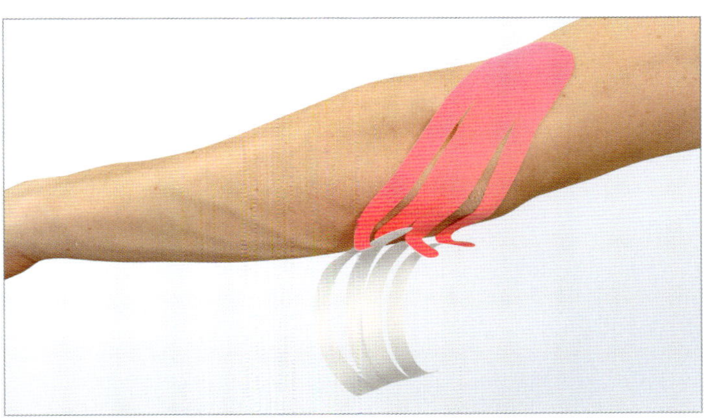

Anlage des ersten Ankers
ASTE: Der Arm befindet sich in Neutralstellung neben dem Körper.
Schritt 1: Der Anker des ersten, roten Fächertapes wird ohne Zug oberhalb des Epicondylus lateralis am Ellenbogen angelegt. Die Fächerzügel werden locker auf der Haut angebracht. Nach dem Ablösen der Trägerfolie werden die Zügel leicht auf der Haut angehaftet.

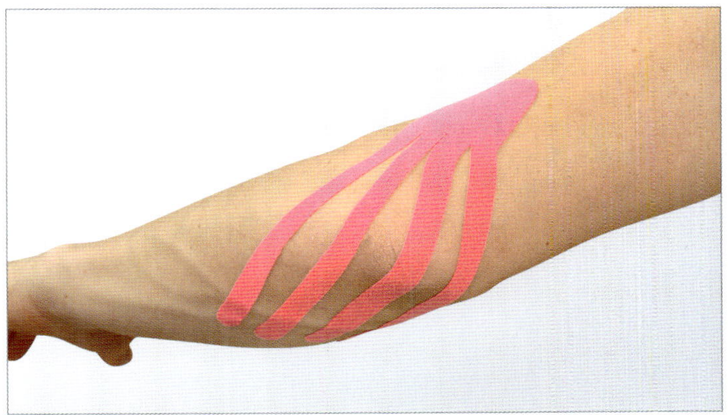

Anlage des ersten Fächertapes
ASTE: Der Ellenbogen befindet sich in 45°-Flexion.
Schritt 2: Der Anker wird fixiert, während die einzelnen Zügel mit sehr leichtem Zug dorsal gleichmäßig über die geschwollene Olekranon-Region verteilt angelegt werden. Die Zügelenden laufen ulnarseitig dehnungsfrei aus.

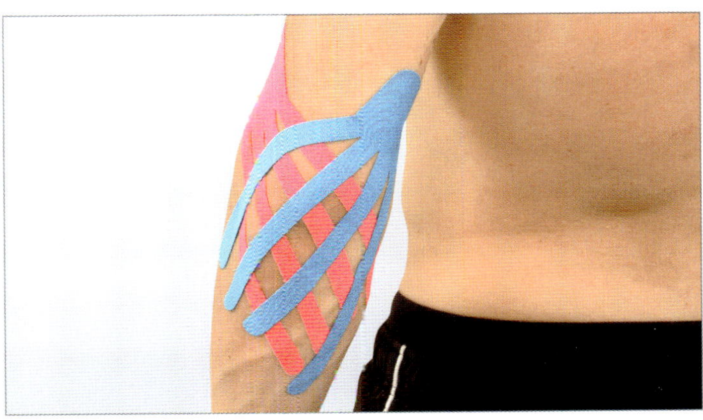

Anlage des zweiten Fächertapes
ESTE: Der Arm befindet sich in Neutralstellung neben dem Körper.
Schritt 3: Mit der gleichen Technik wird der Anker des zweiten, blauen Fächertapes ohne Zug medial oberhalb des Epicondylus medialis angelegt. Die Zügel des zweiten Fächertapes kreuzen das erste dorsal über dem Ellenbogen. Die Tapeenden laufen radialseitig dehnungsfrei aus. In Vordehnung der Zügel wird die gesamte Anlage durch leichtes Reiben anmodelliert, aktiviert und fixiert.

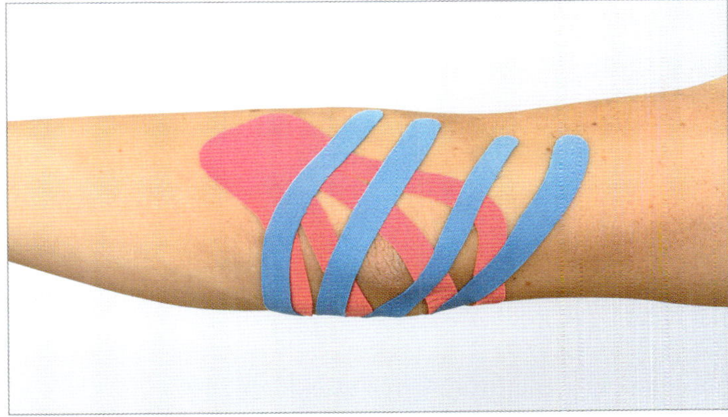

Alternative komplette Anlage zweier Fächertapes
ESTE: Der Arm befindet sich in Neutralstellung. Der Ellenbogen befindet sich in 45°-Flexion.
Anlage: Die Anker des roten und blauen Fächertapes werden ohne Zug unterhalb der lateralen bzw. medialen Epicondylen des Ellenbogens angelegt. Mit ihren Zügeln formen sie ein Überkreuzmuster über der geschwollenen Ellenbogenregion. Die Tapeenden laufen dehnungsfrei auf der Haut aus. Die gesamte Anlage wird in Vordehnung durch leichtes Reiben anmodelliert, aktiviert und fixiert.

Lymphgefäße im Bereich des Unterarms und der Hand

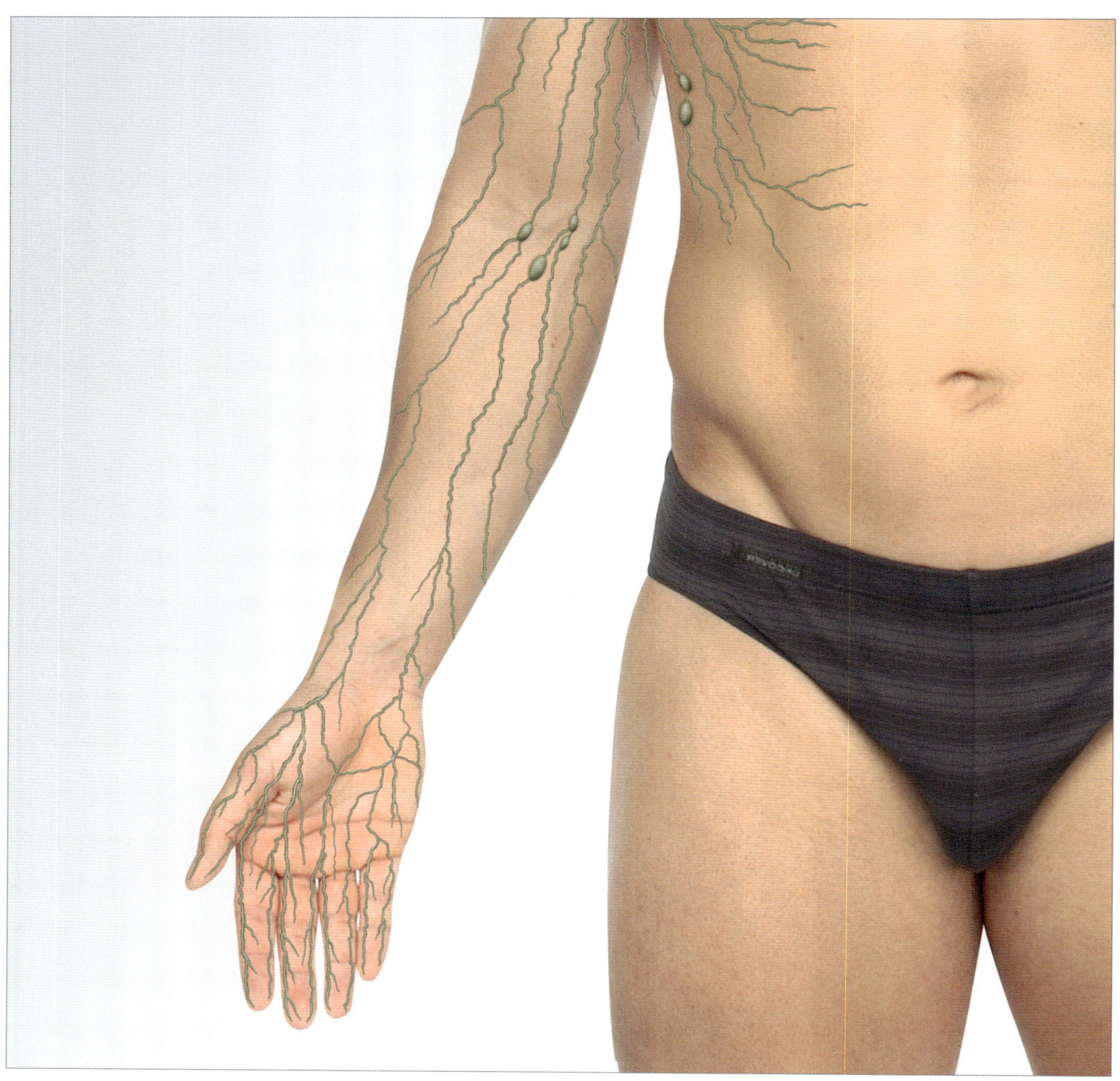

Die aufsteigenden Lymphbahnen des Daumens und Zeigefingers und eines Teils des Mittelfingers ziehen über die radiale Seite der Hand und dann weiter direkt zu den axillären Lymphknoten. Der Lymphabfluss der übrigen Finger erfolgt über ulnare Bahnen von Lymphgefäßen, die in kubitalen Lymphknoten münden.

Dorsales Handgelenk – Lymphanlage

Wirkung: lokale Entstauung; Schmerz- und Ödemreduktion; Aktivierung des Lymphsystems und des Lymphflusses; Reduktion des interstiziellen Drucks

Indikationen für die Sensotape-Anlage
- bei intakten Lymphknoten
- Schwellung im Bereich der Hand

Material
rotes und blaues Fächertape
(4 Zügel mit je 1,25 cm)

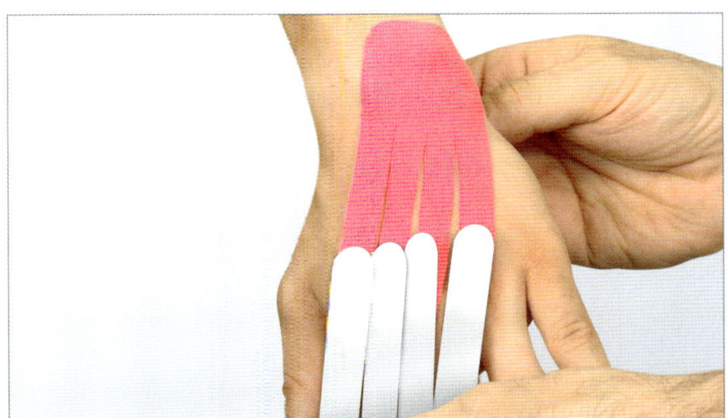

Anlage des ersten Ankers
ASTE: Das Handgelenk und die Finger befinden sich in Neutralstellung.
Schritt 1: Der Anker des ersten, roten Fächertapes wird ohne Zug lateral-distal an den Unterarm angelegt. Die Zügel werden locker auf der Haut abgelegt.

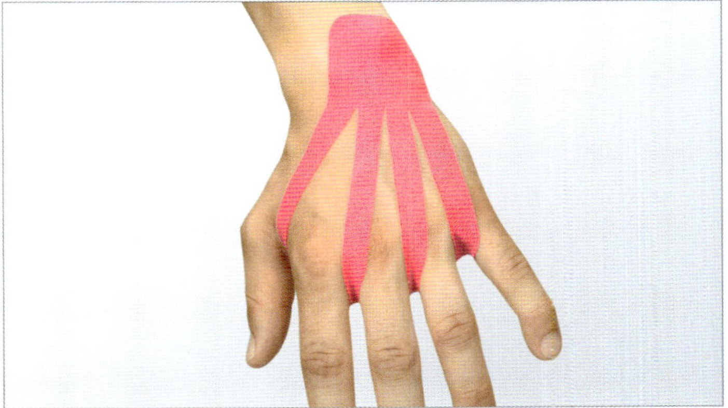

Anlage des ersten Fächertapes
ASTE: Das Handgelenk und die Finger befinden sich in Volarflexion und Fingerflexion.
Schritt 2: Der Anker wird fixiert, während mit der Lymphtechnik die Zügel einzeln mit sehr leichtem Zug über den Handrücken gleichmäßig angelegt werden. Die Zügelenden sollen dehnungsfrei nach distal zu den Zwischenfingerfalten auslaufen. In Vordehnung der Zügel wird die gesamte Anlage durch leichtes Reiben anmodelliert, aktiviert und fixiert.

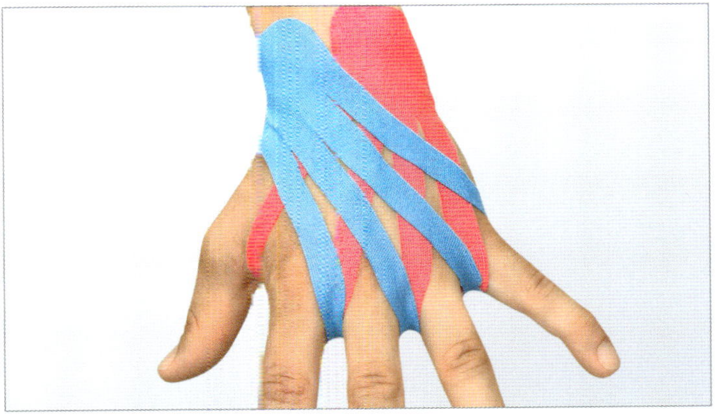

Anlage des zweiten Fächertapes
ASTE: Wie bei Schritt 2.
Schritt 3: Ebenfalls in Lymphtechnik wird ein zweites Fächertape in gleicher Weise wie das erste angelegt. Der Anker liegt medial-distal am Unterarm, und die Zügel bilden mit denen des ersten Tapes ein Überkreuzmuster. Die Zügelenden laufen dehnungsfrei und palmar in den Zwischenfingerfalten aus. Bei Vordehnung der Zügel wird die gesamte Anlage durch leichtes Reiben anmodelliert, aktiviert und fixiert.

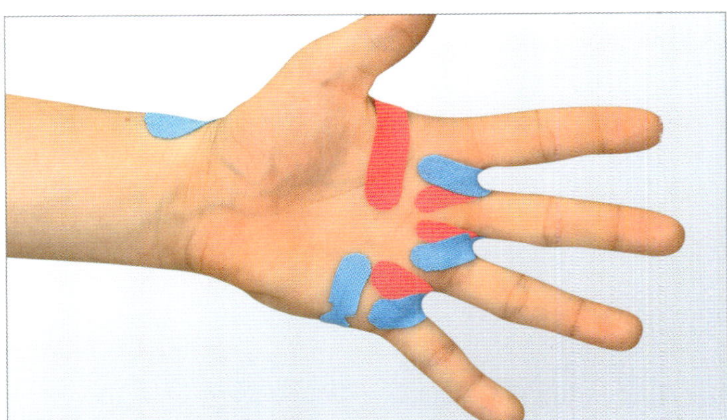

Komplette Fächertapeanlage
Die Darstellung zeigt noch einmal die komplette Fächertapeanlage mit dem Verlauf der Zügelenden von der palmaren Seite.

► **Eine Entstauungsanlage der Hand und der Finger sollte immer in Kombination mit kranialen Lymphabfluss-Drainagen angewendet werden (Ellenbogen oder gesamter Arm).**

Handgelenk – Lymphanlage

Wirkung: lokale Entstauung; Lymphflusskorrektur; Schmerz- und Ödemreduktion; Aktivierung des Lymphsystems und des Lymphflusses; Reduktion des interstitiellen Drucks

Indikationen für die Sensotape-Anlage
- bei insuffizienten Lymphknoten
- Schwellung im Bereich der Hand und der Finger

Material
Abb. 1 bis 3: blaues Fächertape (4 Zügel mit je 1,25 cm), blaues I-Tape (Breite: 2,5 cm)
Abb. 4: blaues I-Tape

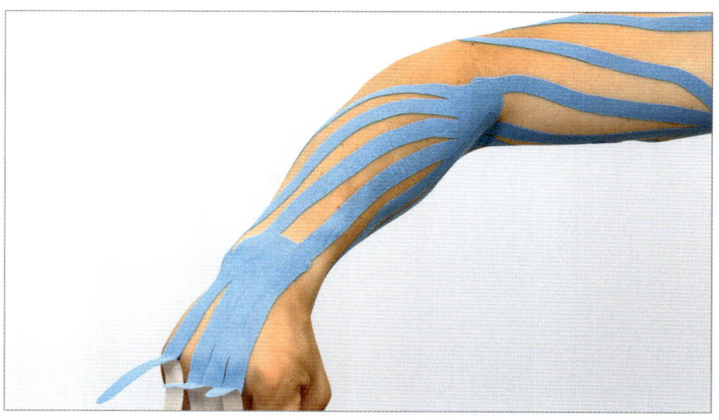

Anlage für die akute Phase (1. Woche)
ASTE: Das Handgelenk ist in Neutralstellung, die Finger befinden sich in Flexion.
Schritt 1: Der Anker des Fächertapes wird ohne Zug im distalen Drittel des Unterarms angelegt. Die Zügel werden locker auf der Haut abgelegt.

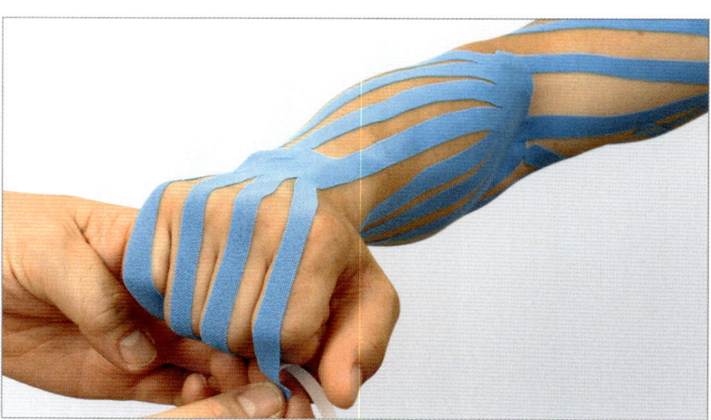

Anlage des Fächertapes
ASTE: Das Handgelenk ist in Volarflexion, die Finger befinden sich in Flexion.
Schritt 2: Die Zügel des Fächertapes werden einzeln mit sehr leichtem Zug auf der Dorsalseite der Finger angelegt. Die Zügelenden laufen dehnungsfrei bis zu den Nagelfalzen aus.

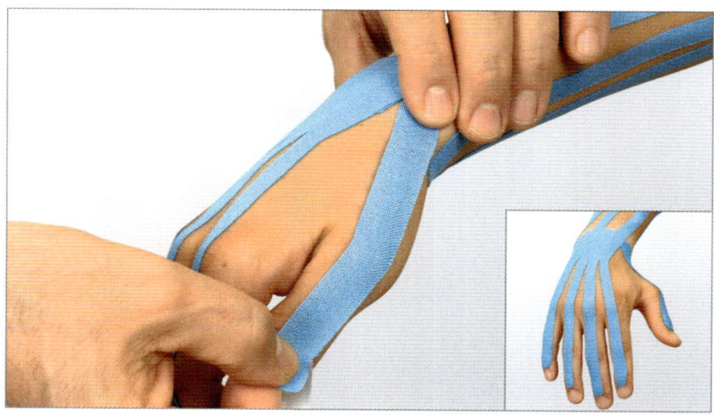

Anlage des Daumen-I-Tapes
ASTE: Das Handgelenk befindet sich in Volarflexion, die Finger und der Daumen sind in Flexion.
Schritt 3: Auf dem Daumen wird ein einzelnes I-Tape in Lymphtechnik wie bei den Fingern dorsalseitig angelegt. In Vordehnung der Zügel wird die komplette distale Lymphtapeanlage durch leichtes Reiben anmodelliert, aktiviert und fixiert (s. kl. Abb.).

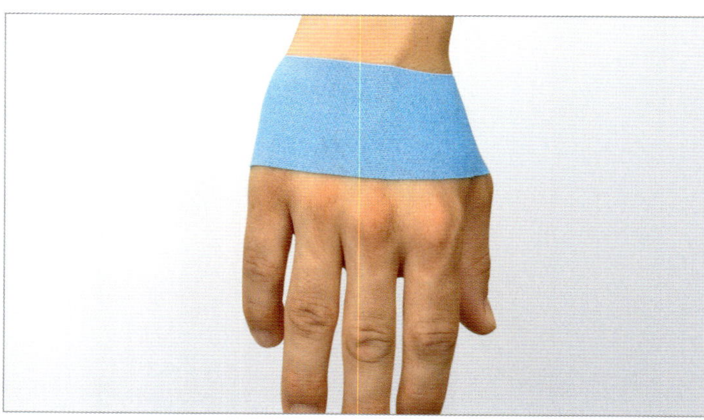

Anlage für die chronische Phase (nach der 1. Woche): Quer-I-Tape
ASTE: Das Handgelenk und die Finger befinden sich in Neutralstellung.
Anlage: Ein I-Tape wird mit seiner Mitte unter leichtem Zug dorsalseitig auf den Handrücken angelegt. Beide I-Tapeenden laufen dehnungsfrei nach ulnar und radial aus.

► **Eine Entstauungsanlage der Hand und der Finger sollte immer in Kombination mit kranialen Lymphabfluss-Drainagen angewendet werden (Ellenbogen oder gesamter Arm).**

Fingergelenke – Lymphanlage

Wirkung: lokale Entstauung; Schmerz- und Ödemreduktion; Aktivierung des Lymphsystems und des Lymphflusses; Reduktion des interstiziellen Drucks

Indikationen für die Sensotape-Anlage
- bei intakten Lymphknoten
- Schwellung im Bereich der Hand und der Finger

Material
Abb. 1: rotes und blaues Fächertape (4 Zügel mit je 1,25 cm)
Abb. 2: rotes und blaues Fächertape (Breite: 3 cm, 3 Zügel mit je 1 cm)
Abb. 3 und 4: 3 rote I-Tapes (Lochtapes)

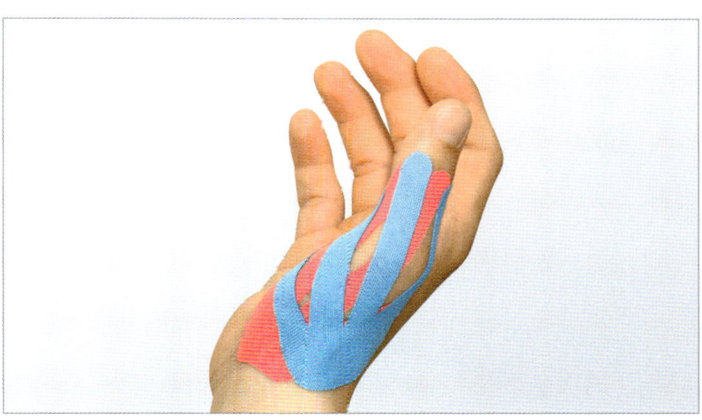

Anlage zur Entstauung des Daumens
ASTE: Der Daumen befindet sich in Neutralstellung.
Anlage: Zwei Fächertapes werden spiegelbildlich in Lymphtechnik angebracht. Das erste wird mit dem Anker volar, das zweite radial-dorsal über dem Sattelgelenk angelegt. Die Zügel beider Fächertapes kreuzen sich über dem Daumenballen und dem Daumengrundgelenk.

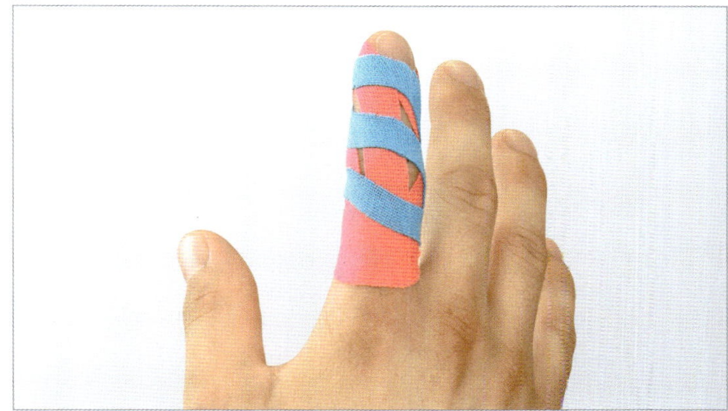

Anlage zur Entstauung der Finger
ASTE: Die Finger sind gestreckt und gespreizt.
Anlage: Mit der Lymphtechnik wird der Anker des ersten, roten Fächertapes ohne Zug radial-medial am Fingergrundgelenk angelegt. Die Zügel laufen mit sehr leichtem Zug nach distal zur Fingerspitze aus. Die Zügel eines zweiten, blauen ulnar-lateral angelegten Fächertapes umrunden den betroffenen Finger mit sehr leichtem Zug von proximal nach distal. Die gesamte Anlage wird durch leichtes Reiben anmodelliert, aktiviert und fixiert.

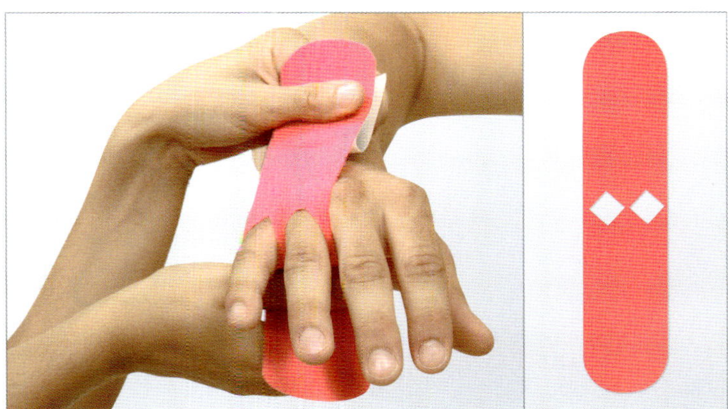

Anlage zur Entstauung von Hand und Fingern
ASTE: Das Handgelenk befindet sich in Neutralstellung, die Finger sind leicht gestreckt und gespreizt.
Schritt 1: Es werden zwei I-Tapes mit je zwei rautenförmigen Löchern (Knopflöchern) zugeschnitten (kl. Abb.). Zwei Finger werden durch die beiden Knopflöcher des einen Tapes geführt. Die Tapeenden werden von der Zwischenfingerfalte mit sehr leichtem Zug volar bzw. dorsal zum Handgelenk hin angelegt.

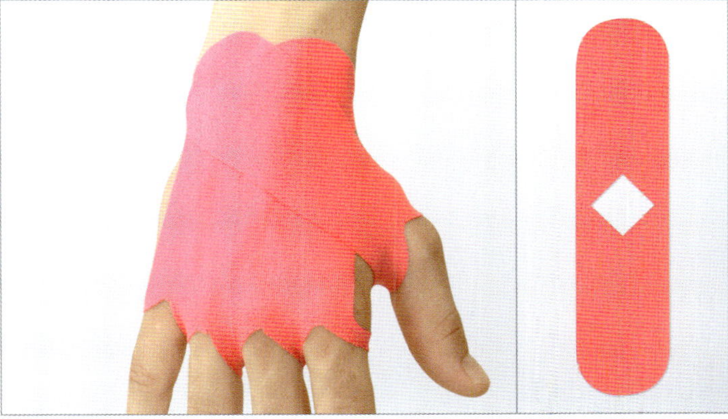

Komplette Lymphtapeanlage
ESTE: Die Finger sind leicht gestreckt und gespreizt.
Schritt 2: Mit der gleichen Knopflochtechnik wird das zweite Tape an den weiteren Fingern angelegt. Der Daumen wird mit einem einzelnen Lochtape versorgt (kl. Abb.).

▸ **Eine Entstauungsanlage der Hand und der Finger sollte immer in Kombination mit kranialen Lymphabfluss-Drainagen angewendet werden (Ellenbogen oder gesamter Arm).**

Gesamter Arm und Hand I – Lymphanlage

Wirkung: Schmerz- und Ödemreduktion; Aktivierung des Lymphsystems und des Lymphflusses von der Hand zum Ellenbogen (Lnn. cubitales) und vom Arm zu Axilla und Terminus (Lnn. axillaris); Reduktion des interstiziellen Drucks

Indikationen für die Sensotape-Anlage

- bei intakten Lymphknoten
- Schwellungen im Bereich des gesamten Arms und der Hand
- sympathische Reflexdystrophie (Morbus Sudeck)
- lokale Ödeme nach Traumen, OPs und bei Lähmungen (z. B. Hemiplegie)
- unterstützende Therapie bei rheumatischen Erkrankungen

Material

5 blaue Fächertapes (4 Zügel mit je 1,25 cm), blaues I-Tape (Breite: 2,5 cm)

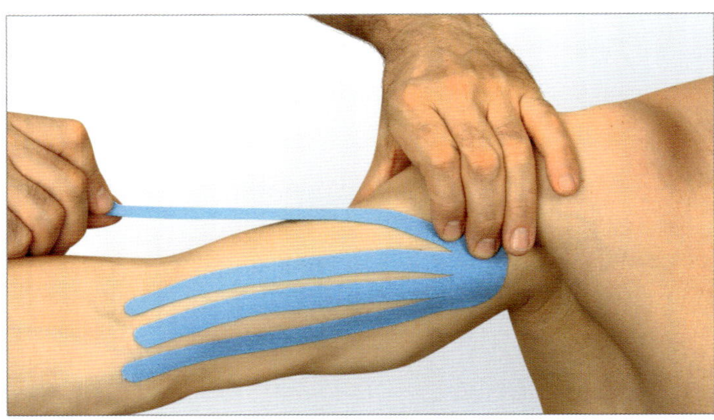

Anlage des ersten Fächertapes zur Entstauung des medialen Oberarms
ASTE: Aufrecht stehende oder sitzende Position, der Arm befindet sich im Schultergelenk in Abduktion und Außenrotation, der Ellenbogen ist gestreckt.
Schritt 1: Der Anker des Fächertapes wird ohne Zug neben den Lnn. axillares in Richtung Achselhöhle angelegt. Die Zügel werden nach distal ausgerichtet und zunächst lose auf der Haut abgelegt. Während der Anker fixiert wird, werden die Zügel mit leichtem Zug nach distal-ventral gleichmäßig um den Oberarm herum angelegt. Die Zügelenden laufen dehnungsfrei in Richtung Ellenbogen aus.

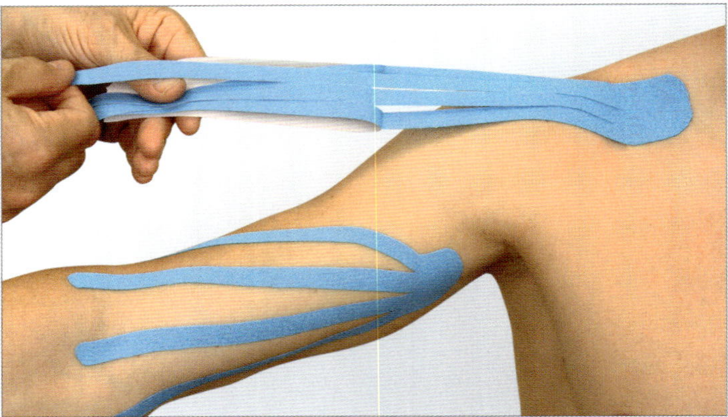

Entstauung der Schulter und des lateralen Oberarms: Anlage des Ankers des zweiten Fächertapes
ASTE: Die Gelenkstellung wird beibehalten. Auf der Abb. ist die Haltung zur besseren Erkennbarkeit der Ruheposition angenähert.
Schritt 2: Der Anker des zweiten Fächertapes wird ohne Zug auf der Fossa supraclavicularis aufgebracht. Nach Ablösen der Trägerfolie werden die Zügel lateral auf der Haut abgelegt.

Komplettierung der Fächertapeanlage
ASTE: Der Arm wechselt zwischen Anteversion und Retroversion.
Schritt 3: Der Anker wird proximal fixiert, während die beiden vorderen Zügel in Retroversion des Arms einzeln mit leichtem Zug angelegt werden. Die beiden hinteren Zügel werden ebenso, aber in Anteversion des Arms angelegt. Die Zügelenden laufen dehnungsfrei in Richtung des Ellenbogens aus.

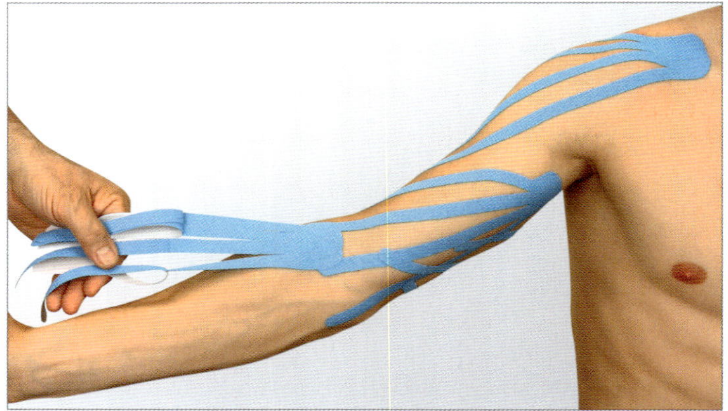

Entstauung des lateralen Unterarms: Anlage des Ankers des dritten Fächertapes
ASTE: Der Arm wird in Schulterabduktion, Ellenbogenextension und in Mittelstellung zwischen Pro- und Supination abgestützt.
Schritt 4: Der Anker des dritten Fächertapes wird ohne Zug neben den Lnn. cubitales in der Ellenbeuge angelegt. Nach Ablösen der Trägerfolie werden die Zügel nach distal ausgerichtet und auf der Haut abgelegt.

Gesamter Arm und Hand I
(Fortsetzung)

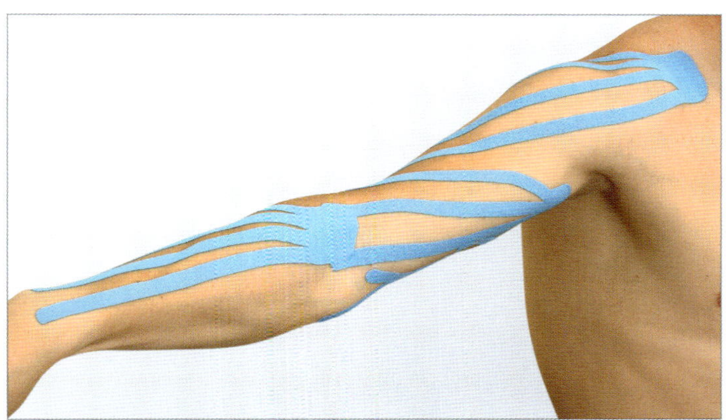

Anlage des dritten Fächertapes
ASTE: Der Arm wird in Schulterabduktion, Ellenbogenextension und in Volarflexion der Hand abgestützt.
Schritt 5: Die Zügel des Fächertapes werden einzeln mit sehr leichtem Zug von proximal nach distal-ulnar gleichmäßig mit einer Lymphtechnik am lateralen Unterarm angelegt. Die Zügelenden laufen dehnungsfrei zum Handgelenk hin aus.

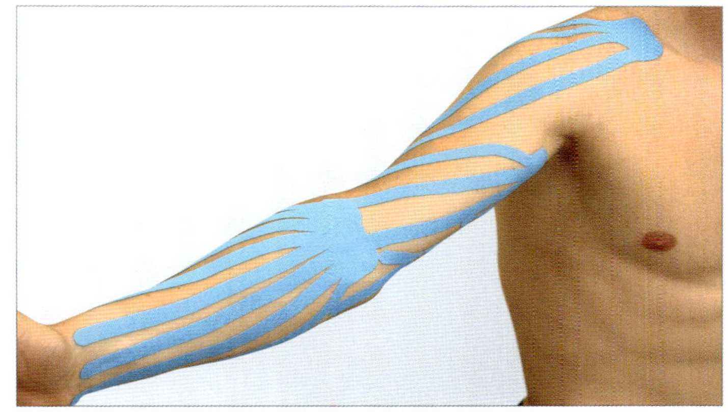

Entstauung des medialen Unterarms: Anlage des vierten Fächertapes
ASTE: Der Arm wird in Schulterabduktion, Ellenbogenextension und in Dorsalextension der Hand abgestützt.
Schritt 6: Der Anker eines vierten Fächertapes wird ohne Zug ulnar des Ankers des ersten in der Ellenbeuge angelegt. Die Zügel des vierten Fächertapes werden mit sehr leichtem Zug auf der Volarseite des Unterarms gleichmäßig verteilt angelegt. Die Zügelenden laufen dehnungsfrei zum Handgelenk hin aus.

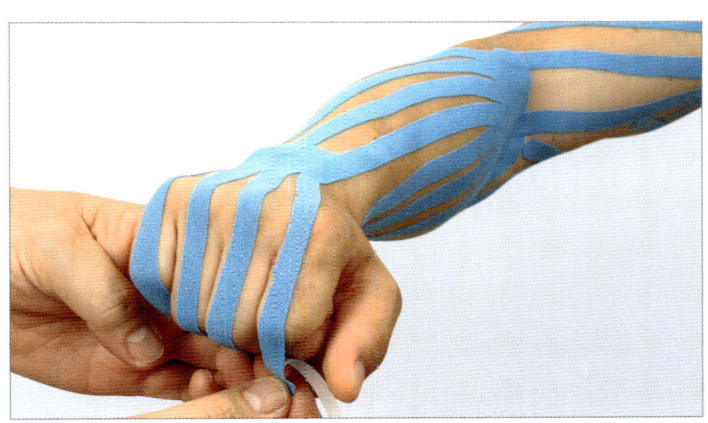

Entstauung der Hand und Finger: Anlage des distalen Fächertapes
ASTE: Zunächst Ruhestellung, dann Dehnhaltung: Der Ellenbogen befindet sich in leichter Flexion, das Handgelenk in Mittelstellung, die Finger sind flektiert.
Schritt 7: In Ruhestellung wird der Anker des Fächertapes ohne Zug im distalen Drittel des Unterarms angelegt. In Gelenkvordehnung werden die Zügel des Fächertapes einzeln mit sehr leichtem Zug auf den Dorsalseiten der Finger angelegt – der Daumen bleibt frei. Die Zügelenden laufen dehnungsfrei bis zu den Nagelfalzen aus.

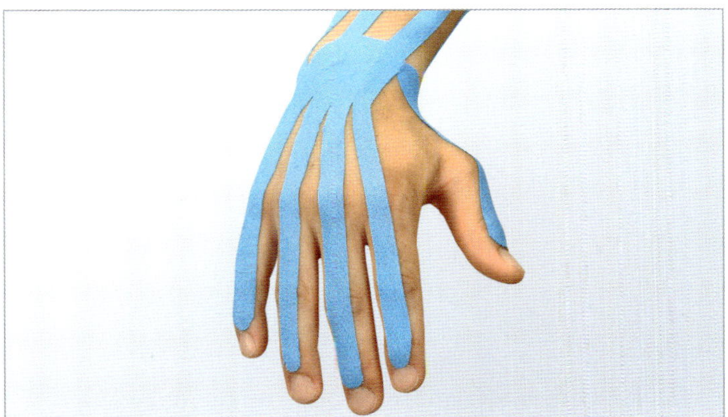

Komplettierung der distalen Lymphanlage
ASTE: Das Handgelenk und die Finger befinden sich in Ruhestellung.
Schritt 8: Auf dem Daumen wird in gleicher Weise wie die Fächerzügel auf den Fingern ein schmales I-Tape angelegt.

Gesamter Arm und Hand II – Lymphanlage

Wirkung: Aktivierung des Lymphsystems und Lymphflusskorrektur von der Hand zum Ellenbogen und vom Arm zum Terminus; Schmerz-, und Ödemreduktion; Reduktion des interstiziellen Drucks

Indikationen für die Sensotape-Anlage
- bei insuffizienten Lymphknoten der Axilla (Lnn. axillares)
- Schwellung im Bereich des gesamten Arms und der Hand
- sympathische Reflexdystrophie (Morbus Sudeck)
- lokale Ödeme nach Traumen, OPs und bei Lähmungen (z. B. Hemiplegie)
- unterstützende Therapie bei rheumatischen Erkrankungen

Material
5 rote Fächertapes
(4 Zügel mit je 1,25 cm),
3 rote I-Tapes (Lochtapes)

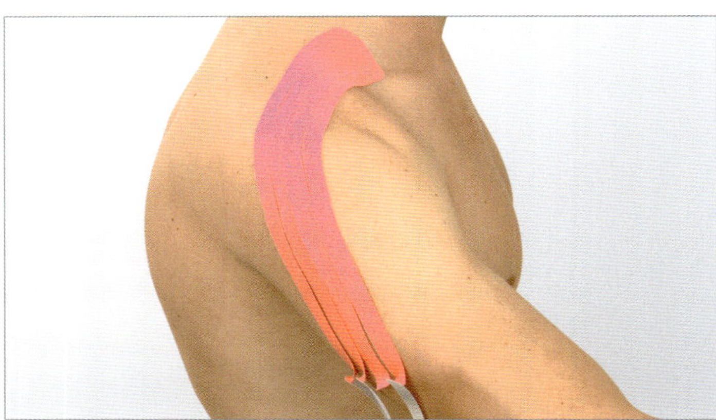

Entstauung des lateralen Oberarms: Anlage des Ankers des ersten Fächertapes
ASTE: Aufrecht sitzende oder stehende Postition, der Arm befindet sich in leichter Flexion oder Ruhestellung.
Schritt 1: Der Anker des ersten Fächertapes wird ohne Zug auf dem Terminus angelegt und die Trägerfolie des Tapes teilweise abgelöst. Die Zügel werden nach distal ausgerichtet und leicht auf der Haut angehaftet.

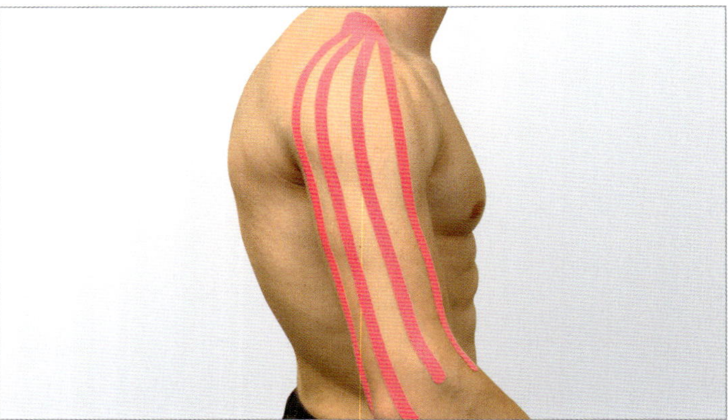

Anlage des ersten Fächertapes
ASTE: Der Arm wechselt zwischen Anteversion und Retroversion.
Schritt 2: Der Anker wird fixiert, während die beiden hinteren Zügel in Anteversion des Arms einzeln mit sehr leichtem Zug an den dorsolateralen Oberarm angelegt werden. Die beiden vorderen Zügel werden in Retroversion des Arms einzeln mit sehr leichtem Zug an den ventrolateralen Oberarm angelegt. Die Zügelenden laufen dehnungsfrei zum Ellenbogen hin aus.

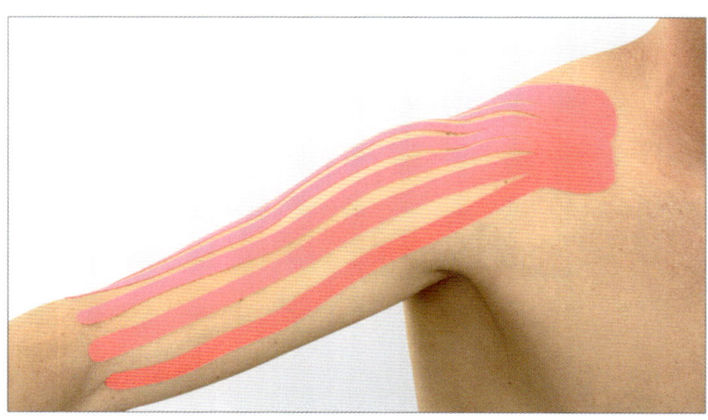

Entstauung des medialen Oberarms: Anlage des zweiten Fächertapes
ASTE: Der Arm befindet sich seitlich neben dem Körper.
Schritt 3: Der Anker des medialen Fächertapes wird unterhalb vom ersten Anker angelegt. Er wird fixiert, während die Zügel einzeln mit sehr leichtem Zug in Lymphtechnik angelegt werden. Für die Anlage der zwei medialen Zügel befindet sich der gestreckte Arm in Retroversion und Innenrotation. Die Anlage der zwei lateralen Zügel findet ebenfalls am gestreckten Arm statt, allerdings in Anteversion und Außenrotation. Die Zügelenden laufen dehnungsfrei aus. In Vordehnung wird die gesamte Oberarmanlage durch leichtes Reiben anmodelliert, aktiviert und fixiert.

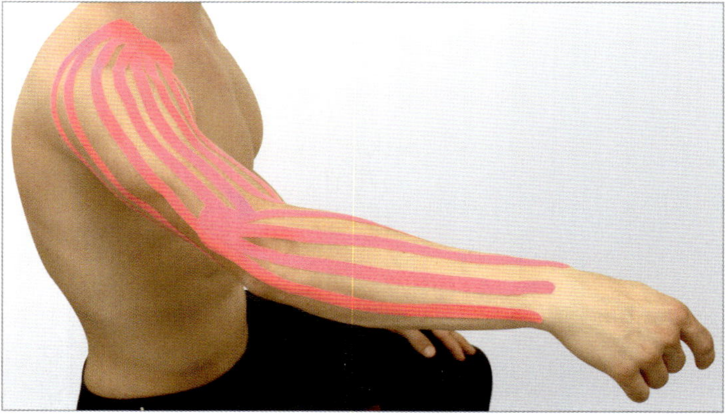

Entstauung des lateralen Unterarms: Anlage des dritten Fächertapes
ASTE: Der Arm befindet sich im Schultergelenk in Abduktion, der Ellenbogen ist gestreckt, der Unterarm proniert und das Handgelenk in Volarflexion.
Schritt 4: Der Anker des dritten Fächertapes wird ohne Zug im Bereich der Lymphknoten in der Fossa cubiti angelegt; die Zügel werden einzeln mit sehr leichtem Zug nach distal gefächert angelegt. Die Zügelenden laufen dehnungsfrei zum Handgelenk hin aus.

Gesamter Arm und Hand II

(Fortsetzung)

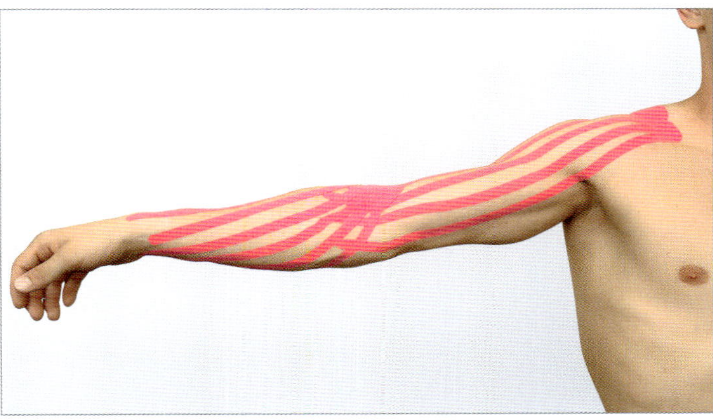

Anlage des vierten Fächertapes

ASTE: Der Arm befindet sich im Schultergelenk in Abduktion, der Ellenbogen ist gestreckt, der Unterarm in Supination und das Handgelenk in Dorsalextension.

Schritt 5: Der Anker des vierten, medialen Fächertapes wird ohne Zug neben dem Anker des lateralen Unterarmtapes positioniert. Die Zügel werden einzeln mit sehr leichtem Zug und nach distal gefächert auf dem Unterarm angelegt. Die Zügelenden laufen dehnungsfrei zum Handgelenk hin aus.

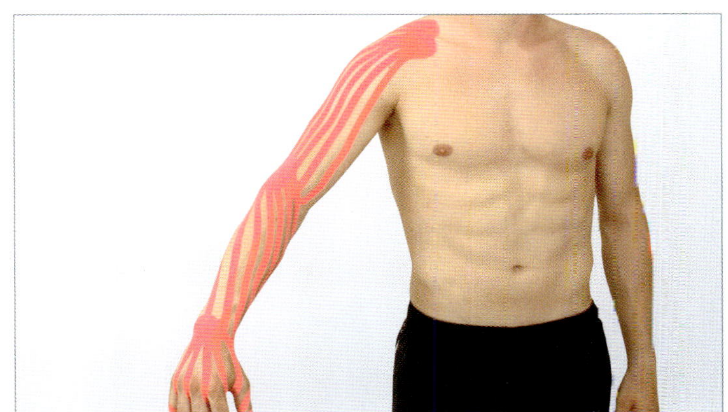

Komplette Fächertapeanlage

ASTE: Zur besseren Erkennbarkeit ist der Arm auf der Abb. abduziert und gestreckt.

Schritt 6: Die Ansicht zeigt die komplette Lymphanlage zur Entstauung des Arms bei insuffizienten Lymphknoten der Axilla. Zusätzlich kann – alternativ zu den auf Abb. 7 und 8 beschriebenen Lochtapes – ein Fächertape für die Hand und die Finger angelegt werden (s. S. 180).

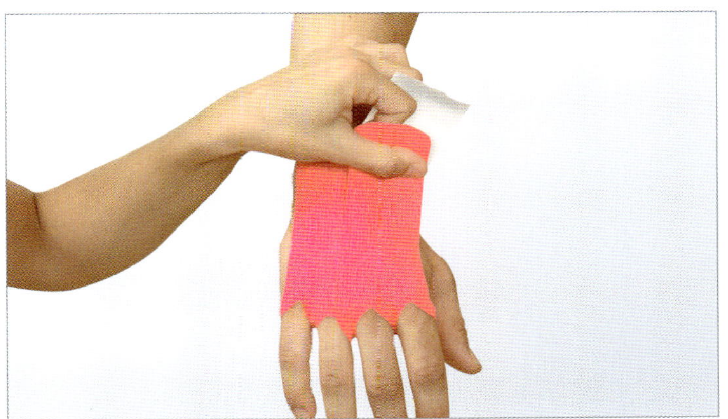

Lochtapeanlage zur Entstauung der Hand und der Finger

ASTE: Das Handgelenk befindet sich in Neutralstellung, die Finger sind gestreckt und abduziert.

Schritt 7: Das I-Tape wird mit zwei rautenförmigen Löchern versehen. Die Finger II und III werden durch die Löcher des Tapes geführt. Das Tape wird dorsal bzw. volar angelegt. Die I-Tapeenden laufen dehnungsfrei bis kurz über das Handgelenk aus.

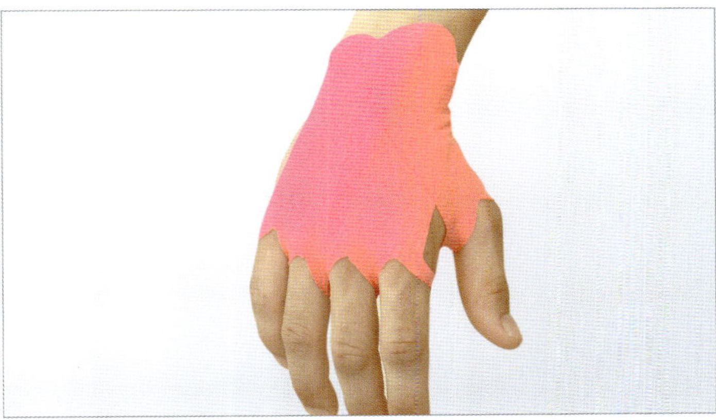

Komplettierung der distalen Entstauungsanlage

ASTE: Das Handgelenk befindet sich in Neutralstellung, die Finger sind gestreckt und abduziert.

Schritt 8: In gleicher Weise werden zwei weitere Lochtapes für die Finger IV und V und den Daumen angelegt. Die Tapeenden laufen dehnungsfrei aus. Die gesamte Anlage wird in Vordehnung der Tapeanlage durch leichtes Reiben anmodelliert, aktiviert und fixiert.

Gesamter Arm und Hand III – Lymphanlage

Wirkung: Aktivierung des Lymphsystems und Lymphflusskorrektur; Schmerz- und Ödemreduktion; Reduktion des interstiziellen Drucks

Indikationen für die Sensotape-Anlage
- bei insuffizienten Lymphknoten, wenn die Lymphe über einen anderen, intakten Lymphknoten abtransportiert werden soll
- Schwellung des gesamten Arms

Material
4 blaue I-Tapes (Spiraltapes, Breite: 1,5 cm)

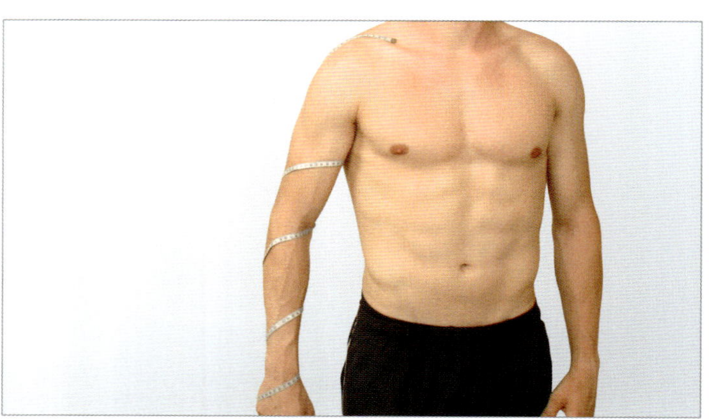

Abmessen und Zuschneiden der Tapes
ASTE: Aufrechter Stand, der Arm befindet sich in leichter Abduktion und Innenrotation.
Schritt 1: Die I-Tapelänge wird abgemessen. Es beginnt oberhalb von Klavikula und Spina scapulae in der Fossa supraclavicularis und verläuft mit drei bis vier Umdrehungen um den Arm nach distal bis zu den Fingern. Dann werden daraus vier schmale Tapes zugeschnitten.

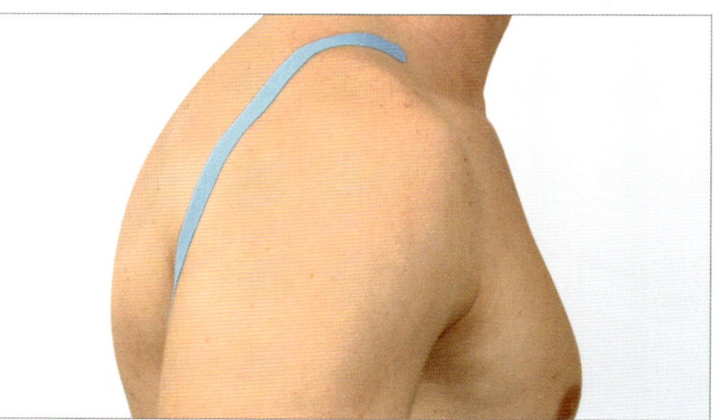

Anlage des Ankers des ersten Spiraltapes
ASTE: Aufrechter Stand, der Arm befindet sich in Ruheposition.
Schritt 2: Der Anker des ersten I-Tapes wird ohne Zug an der dorsalen Grenze der Fossa supraclavicularis im Terminus angelegt. Das Tape wird ohne Zug über die Spina scapulae und das hintere Akromioneck nach distal geführt und verläuft spiralig um den Oberarm.

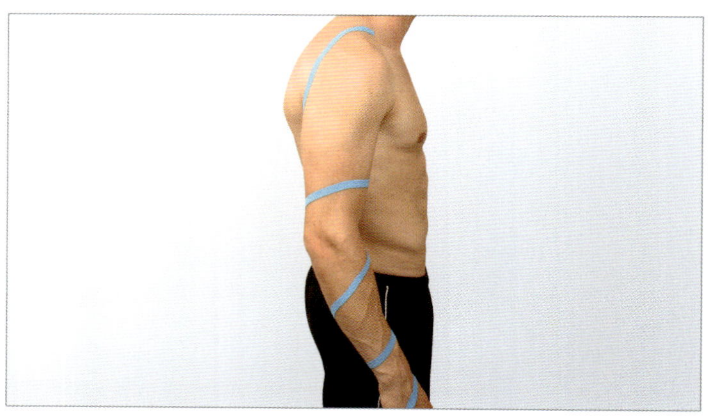

Anlage des ersten Spiraltapes
ASTE: Aufrechter Stand, der Arm hängt neben dem Körper.
Schritt 3: Von der Schulterhöhe verläuft das I-Tape mit einer Umdrehung dorsal-medial um die Achselhöhle und um den proximalen Oberarm, dann oberhalb der Ellenbeuge nach außen und mit einer zweiten Umdrehung spiralförmig um den Unterarm. Es endet nach der dritten und vierten Umdrehung an der Kleinfingerseite über dem Handrücken. Das Tapeende läuft dehnungsfrei aus.

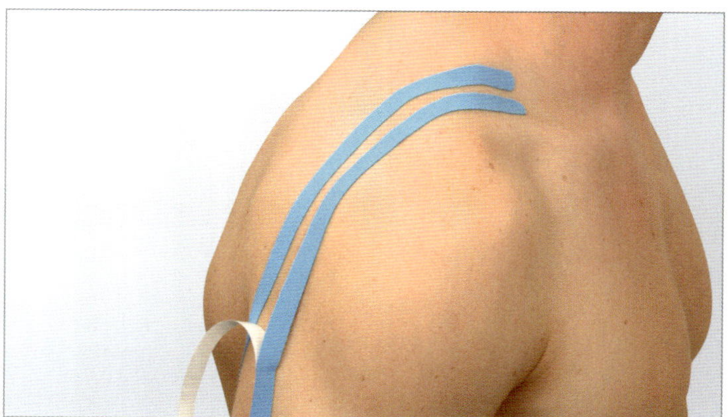

Anlage des zweiten I-Ankers
ASTE: Die Gelenkstellung wird beibehalten.
Schritt 4: Der Anker des zweiten I-Tapes liegt lateral neben dem Anker des ersten und wird ohne Zug im Terminus angelegt. Der Anker wird fixiert, während das Tape parallel zum ersten weiter um den Arm gezogen wird.

▸ **Nach dem Entfernen der Trägerfolie im Ankerbereich ist es empfehlenswert, beim spiralförmigen Anlegen der Zügel nur deren Trägerfolie anzufassen.**

Gesamter Arm und Hand III

(Fortsetzung)

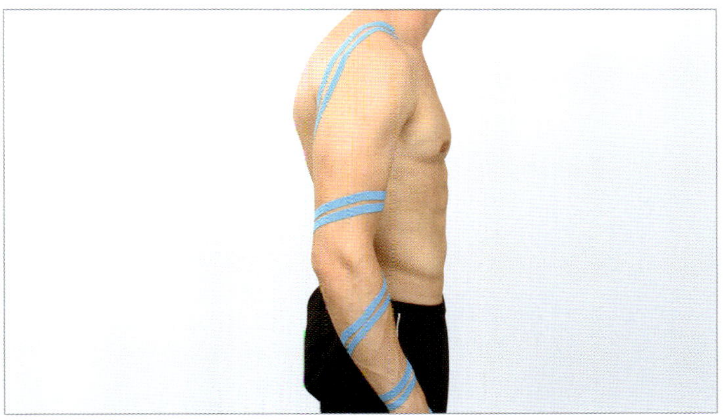

Komplette Anlage der beiden ersten Spiraltapes
ASTE: Die Gelenkstellung wird beibehalten.
Schritt 5: Die seitliche Ansicht zeigt den Verlauf der beiden ersten I-Tapes um den gesamten Arm. Sie verlaufen spiralförmig um den mittleren Oberarm, um den Unterarm nach distal und enden zwischen den Fingern III und IV.

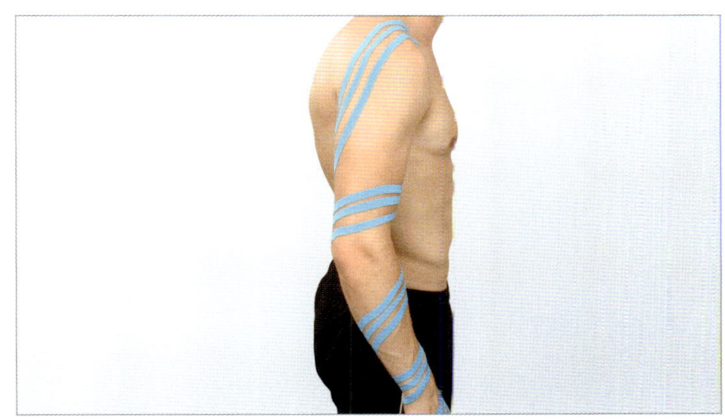

Anlage des dritten Spiraltapes
ASTE: Der Arm befindet sich in leichter Abduktion.
Schritt 6: In gleicher Vorgehensweise wird der Anker eines dritten I-Tapes ohne Zug lateral des ersten angelegt. Auch das dritte I-Tape wird ohne Zug parallel zu den anderen spiralförmig um den Arm angelegt; es endet radial auf dem Handrücken.

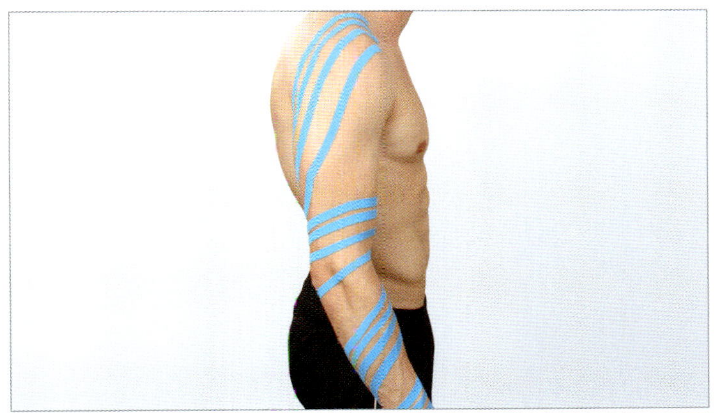

Anlage des vierten Spiraltapes
ASTE: Die ASTE wird beibehalten.
Schritt 7: In gleicher Weise wie bei den ersten drei Tapes wird der vierte Anker ohne Zug auf gleicher Höhe an der ventralen Grenze der Fossa supraclavicularis angelegt. Das vierte I-Tape wird ohne Zug spiralförmig parallel zu den anderen angelegt und endet am Daumen.

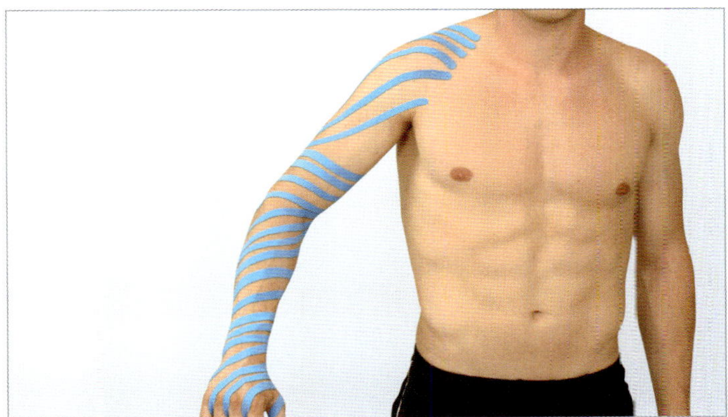

Komplette Spiraltapeanlage
ESTE: Der Arm befindet sich in entspannter Stellung.
Schritt 8: Die Ansicht zeigt die komplette Anlage zur zirkulären Entstauung bei insuffizienten Lymphknoten in der Achselregion. Die Lymphströmung der Armlymphgefäße führt an den Lnn. axillares vorbei und endet in den Lnn. supraclaviculares und cervicales inferior.

▸ **Ein Spiraltape ist indiziert, wenn ein insuffizienter Lymphknoten umgangen und die Lymphe über einen intakten Lymphknoten abtransportiert werden soll.**

Sensotape®-Techniken für die obere Extremität

V. Nerven der oberen Extremität

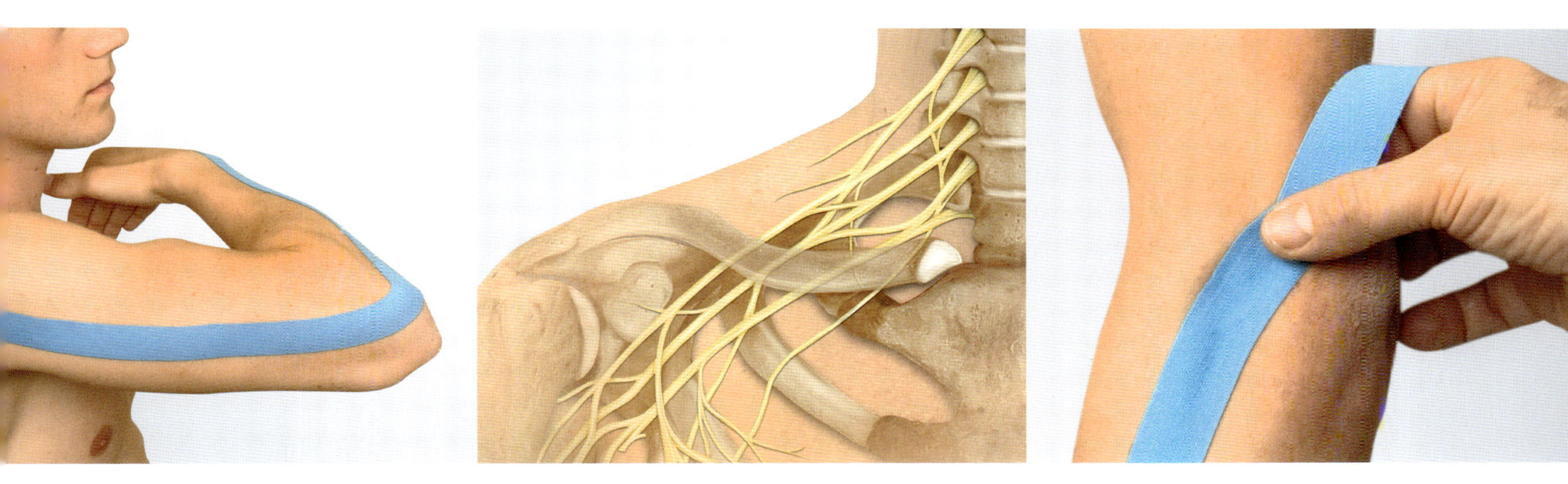

Plexus brachialis

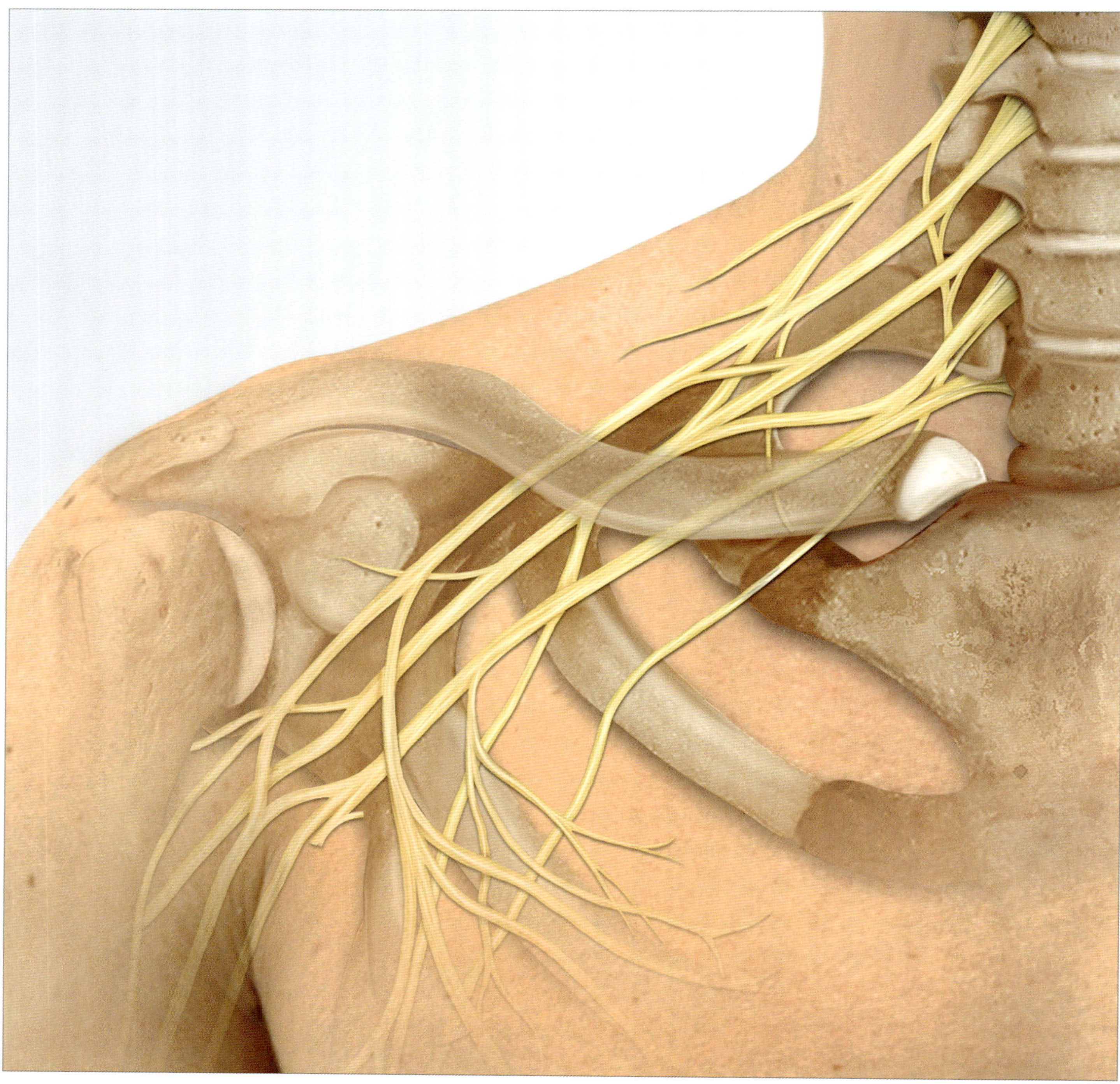

Der Plexus brachialis bildet sich aus den anterioren Ästen der Nervenwurzeln C5–C8 und T1. Die Spinalnerven verlassen die HWS über den jeweiligen Sulcus nervi spinalis. Die Nervenfasern verlaufen durch das seitliche Halsdreieck zwischen den Mm. scaleni anterior und medius. Aus dem Plexus brachialis gehen die Nerven für die Versorgung des Arms und der Brust hervor. Nach topografischen Gesichtspunkten kann man den Plexus brachialis in zwei Abschnitte unterteilen: die oberhalb der Klavikula gelegene Pars supraclavicularis und die unterhalb der Klavikula gelegene Pars infraclavicularis.

Plexus brachialis – Nervenanlage

Wirkung: Reduzierung des Drucks auf das Nervengewebe; Entlastung des Nervs und der Nervenbahn; Schmerz- und Ödemreduktion; Stimulation der Sensorik und der Motorik

Indikationen für die Sensotape-Anlage
- Thoracic Outlet Syndrome (TOS)
- Parästhesien im Bereich des Arms
- HWS-Syndrom
- zervikale Spondylitis

Material
blaues X-Tape

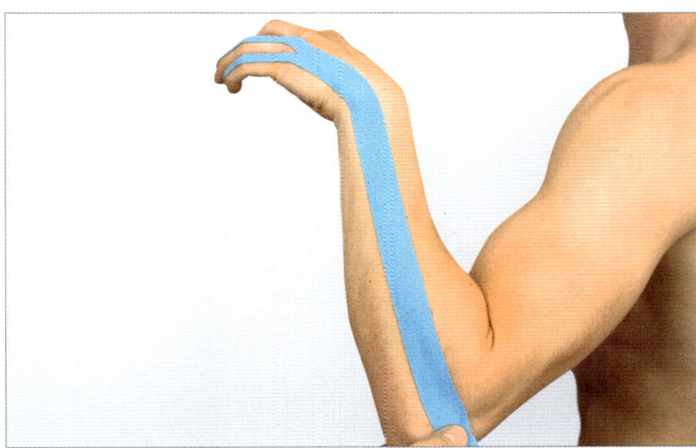

Anlage des X-Ankers
ASTE: Aufrecht sitzende Position, der Ellenbogen befindet sich in Flexion, das Handgelenk in leichter Volarflexion, und die Finger sind in leichter Flexion.
Schritt 1: Der Anker des Tapes wird ohne Zug ulnarseitig am dorsalen Handrücken angelegt. Die Hand- und Fingergelenke werden nun aktiv flektiert, und die beiden distalen X-Zügel laufen mit sehr leichtem Zug über die Finger IV und V aus. Die proximalen Zügel des X-Tapes werden nach proximal zum Ellenbogen hin ausgerichtet.

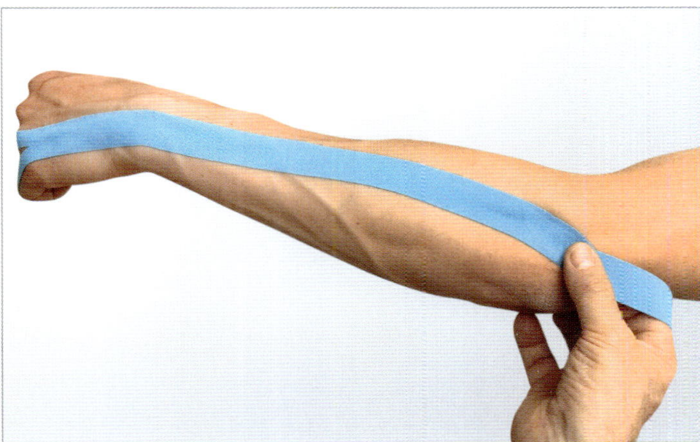

Anlage des X-Tapes am Unterarm
ASTE: Der Ellenbogen befindet sich in Extension, das Handgelenk in Volarflexion und die Finger sind flektiert.
Schritt 2: Das Tape wird mit sehr leichtem Zug Richtung Ellenbogen angelegt und zwischen Epicondylus lateralis und Olekranon fixiert. Das Tape wird durch leichtes Reiben am lateralen Unterarm anmodelliert, fixiert und aktiviert.

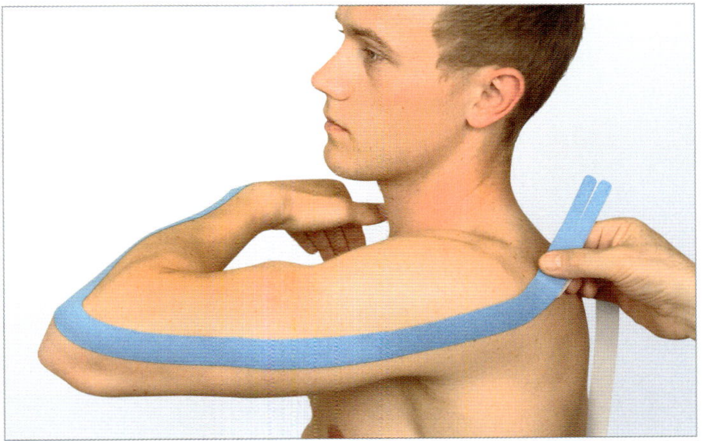

Anlage des X-Tapes am Oberarm
ASTE: Die distale Gelenkstellung beibehalten, im Weiteren erfolgt eine Anteversion und horizontale Adduktion im Schultergelenk.
Schritt 3: Im Bereich des Oberarms wird das X-Tape mit sehr leichtem Zug vom lateralen Ellenbogen nach proximal-dorsal über das Schultergelenk bis zur Spina scapulae angelegt. Der angelegte Tapeteil wird durch leichtes Reiben anmodelliert, aktiviert und fixiert.

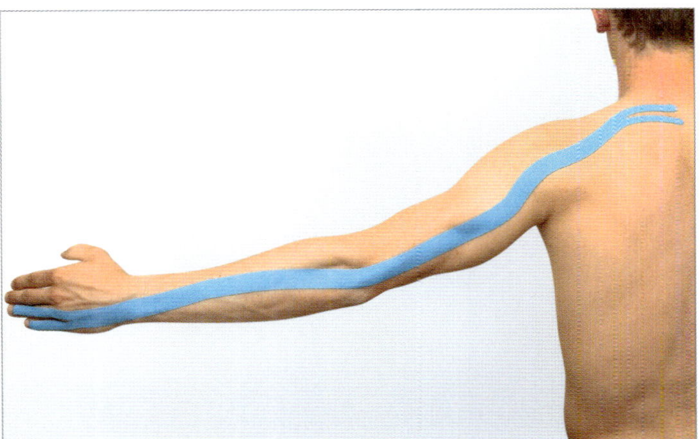

Komplette X-Tapeanlage
ESTE: Die HWS befindet sich bei der Tapeanlage in einer Rotation und Lateralflexion zur Gegenseite. Zur besseren Erkennbarkeit der Anlage ist der Arm auf der Abb. in Abduktion abgestützt.
Schritt 4: Die proximalen Zügel werden über die Skapula und den M. trapezius, Pars descendens, angelegt und laufen dehnungsfrei an den DF von C5–T1 aus. Das gesamte Tape wird durch leichtes Reiben anmodelliert, aktiviert und fixiert.

N. radialis

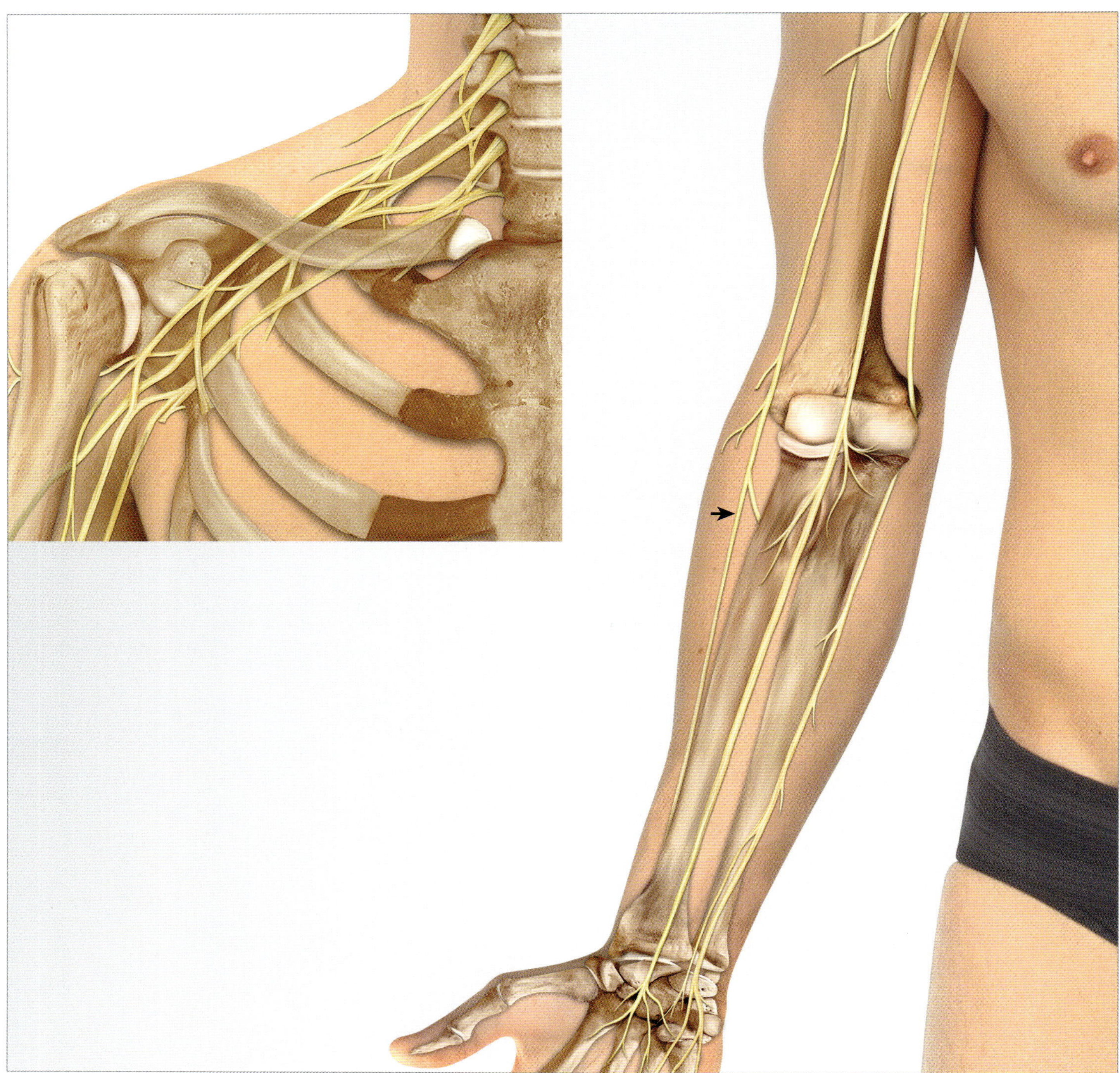

N. radialis (C6–T1)

Der N. radialis bildet die direkte Fortsetzung des Fasciculus posterior. In der Achselhöhle verläuft er dorsal der A. axillaris und zieht mit der A. profunda brachii an der Dorsalseite des Humerus entlang. Hier innerviert er motorisch die Extensoren des Oberarms und ist für die sensible Versorgung der Haut an der Streckseite des Arms verantwortlich. Der Nerv verläuft spiralig im Sulcus nervi radialis um den Humerus und durchbohrt das Septum intermusculare laterale. Etwa 10 cm proximal des Epicondylus lateralis zieht der N. radialis zwischen dem M. brachioradialis und dem M. brachialis nach distal in die Ellenbogenbeuge. Hier verläuft er ventral des Epicondylus lateralis. Der R. profundus durchbohrt den M. supinator und zieht auf der Extensorenseite zum Handgelenk.

N. radialis – Nervenanlage

Wirkung: Reduzierung des Drucks auf das Nervengewebe; Entlastung des Nervs und der Nervenbahn; Schmerz- und Ödemreduktion; Stimulation der Sensorik und der Motorik

Indikationen für die Sensotape-Anlage
- Irritationen des N. radialis
- Fallhand

Material
blaues X-Tape

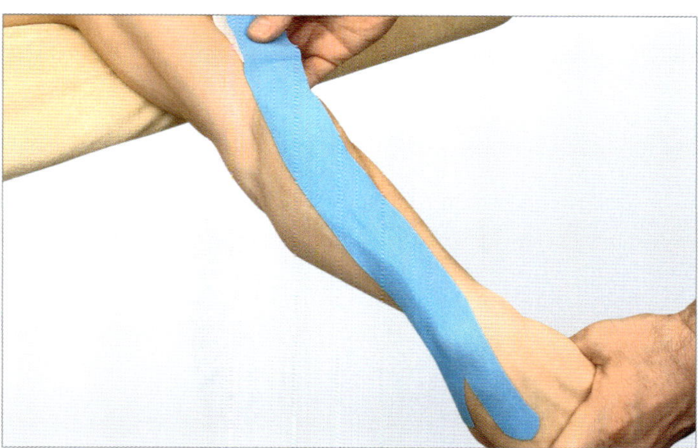

Anlage des X-Ankers
ASTE: Rückenlage, der Ellenbogen befindet sich in Extension, der Unterarm in Pronation, das Handgelenk in Volarflexion und Ulnarabduktion, und die Finger sind flektiert.
Schritt 1: Der Anker des X-Tapes wird ohne Zug auf dem radialen Handrücken angelegt. Der Anker wird fixiert, während die beiden distalen X-Zügel zwischen den Phalangen mit sehr leichtem Zug auf den Fingernerven der Finger I bis III angelegt werden.

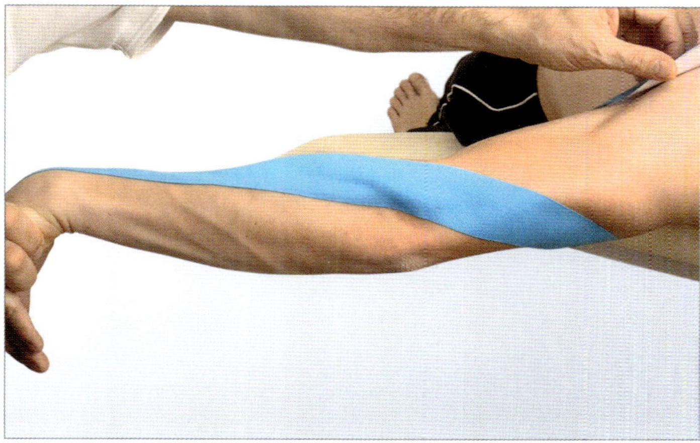

Anlage des X-Tapes
ASTE: Der Arm befindet sich im Schultergelenk in Abduktion und Innenrotation, der Ellenbogen in Extension, der Unterarm in Pronation, das Handgelenk in Volarflexion und Ulnarabduktion, und die Finger sind flektiert. Der N. radialis befindet sich somit in Vordehnung.
Schritt 2: Der Anker des X-Tapes wird fixiert, während das X-Tape mit sehr leichtem Zug nach proximal an den medialen Rand des M. brachioradialis angelegt wird. Das Tape zieht über die Supinatorloge und den Epicondylus lateralis humeri.

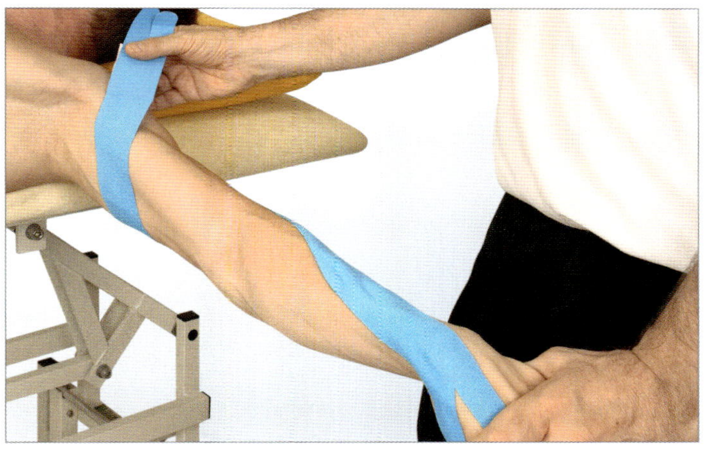

Anlage des X-Tapes am Oberarm
ASTE: Die Armstellung wird beibehalten, die HWS befindet sich in Rotation zur Gegenseite.
Schritt 3: Im weiteren Verlauf wird das X-Tape mit sehr leichtem Zug in einer Spiralbewegung an die dorsale Seite des Humerus (über M. triceps brachii) nach ventral angelegt. Es verläuft weiter nach medial und ventral über den M. biceps brachii und zieht über das Tuberculum majoris humeri und das Akromion.

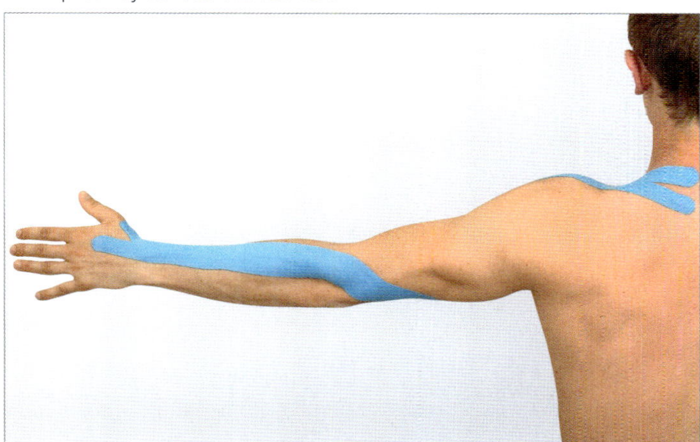

Komplette X-Tapeanlage
ESTE: Aufrecht sitzende Postition. Zur besseren Erkennbarkeit der Anlage wird der Arm auf der Abb. in Abduktion abgestützt.
Schritt 4: Die proximalen X-Zügel werden mit sehr leichtem Zug über den Fasciculus posterior des Plexus brachialis im Bereich der Nervenwurzeln C5–T1 angelegt. Das gesamte Tape wird durch leichtes Reiben anmodelliert, aktiviert und fixiert.

▸ **Die zu bewegenden Gelenke der oberen Extremität und der HWS sollten im Vorfeld auf Mobilität und eventuelle Schmerzen untersucht werden.**

N. medianus und N. ulnaris

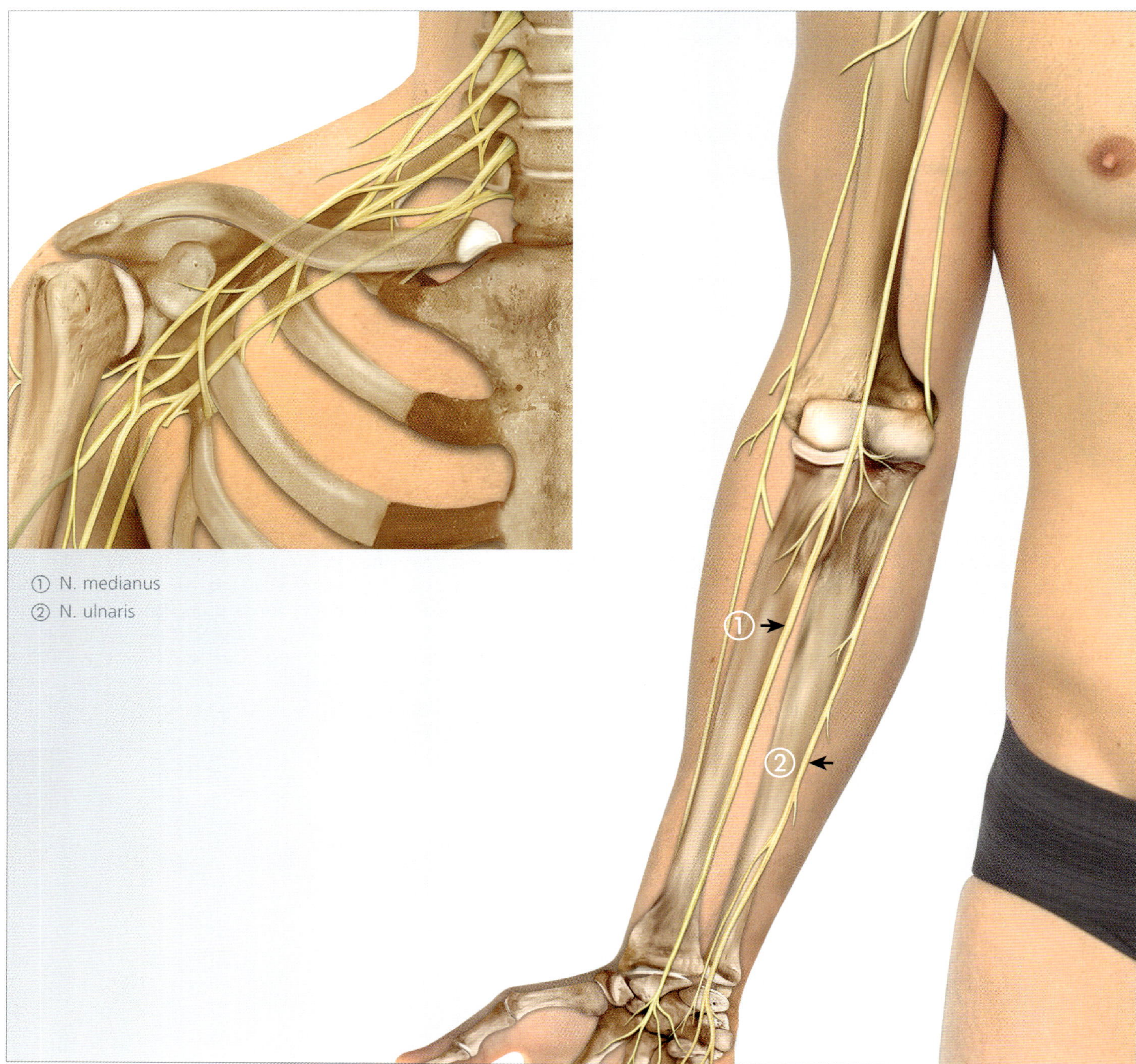

N. medianus (C6–T1)

Der N. medianus enthält Fasern aus dem Fasciculus lateralis und medialis. Sie vereinigen sich im Bereich der Medianusgabel. Distal der Medianusgabel verläuft der N. medianus im Sulcus bicipitalis medialis oberhalb der A. brachialis zur Ellenbeuge und zum Unterarm in sein Innervationsgebiet. Der N. medianus zieht zwischen dem Caput humerale und dem Caput ulnare des M. pronator teres hindurch nach distal. Er verläuft am Unterarm zwischen dem M. flexor digitorum profundus und dem M. flexor digitorum superficialis zum Handgelenk. Im Karpaltunnel teilt er sich in seine motorischen und sensiblen Endäste auf.

N. ulnaris (C7–T1)

Der N. ulnaris ist die direkte Fortsetzung des Fasciculus medialis. Der Nerv verläuft, nachdem er die Achsel verlassen hat, durch den Sulcus bicipitalis medialis und anschließend in der Mitte des Oberarms durch das Septum intermusculare mediale auf die Streckerseite. Hier verläuft der N. ulnaris zwischen dem Septum intermusculare und dem medialen Trizepskopf zum Ellenbogengelenk. Auf der medialen Seite des Gelenks verläuft er durch eine knöcherne Rinne, den Sulcus nervi ulnaris, um das Gelenk. Nachdem der N. ulnaris den Sulcus nervi ulnaris verlassen hat, verläuft er unter dem M. flexor carpi ulnaris zum Handgelenk. Der N. ulnaris zieht ulnar über das Retinaculum flexorum und radial des Os pisiforme durch die Gyon-Loge zur palmaren Handfläche, wo er sich in seine motorischen und sensiblen Endäste aufteilt.

N. medianus – Nervenanlage

Wirkung: Reduzierung des Drucks auf das Nervengewebe; Entlastung des Nervs und der Nervenbahn; Schmerz- und Ödemreduktion; Stimulation der Sensorik und der Motorik

Indikationen für die Sensotape-Anlage
- Irritationen des N. medianus
- Schwurhand

Material
blaues Y-Tape

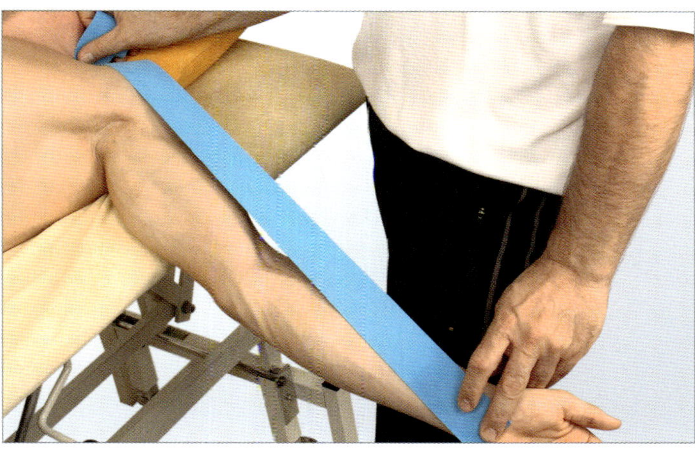

Abmessen des Y-Tapes
ASTE: Rückenlage, die HWS befindet sich in Rotation zur Gegenseite. Der Arm befindet sich im Schultergelenk in Extension und Außenrotation, der Ellenbogen in Extension, der Unterarm in Supination, das Handgelenk in Dorsalextension, und die Finger sind in Extension.
Schritt 1: Das Y-Tape wird in Dehnstellung des Arms von der Volarseite des Handgelenks bis zur HWS abgemessen.

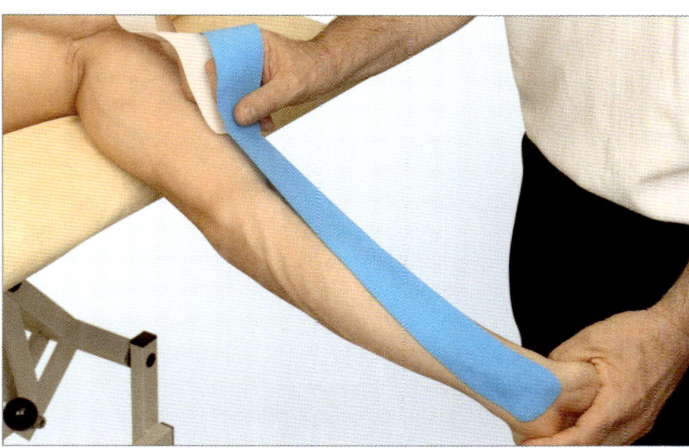

Anlage des distalen Y-Ankers
ASTE: Die Ausgangsstellung wird beibehalten.
Schritt 2: Der Anker des Y-Tapes wird mit sehr leichtem Zug im Bereich des Karpaltunnels volar am Handgelenk angelegt. Der Anker wird fixiert, während das Y-Tape nach proximal über die Innenseite des Unterarms ohne Zug bis zum Ellenbogen angelegt wird.

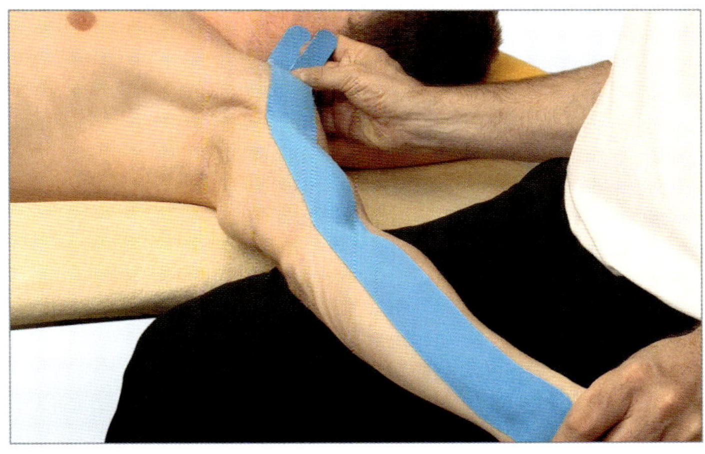

Anlage des Y-Tapes
ASTE: Die Ausgangsstellung wird beibehalten.
Schritt 3: Im Bereich der Ellenbogenbeuge wird das Y-Tape mit sehr leichtem Zug über die beiden Köpfe des M. pronator teres geführt und medial der Bizepssehne über den Sulcus bicipitalis bzw. M. coracobrachialis zum Proc. coracoideus hin angelegt.

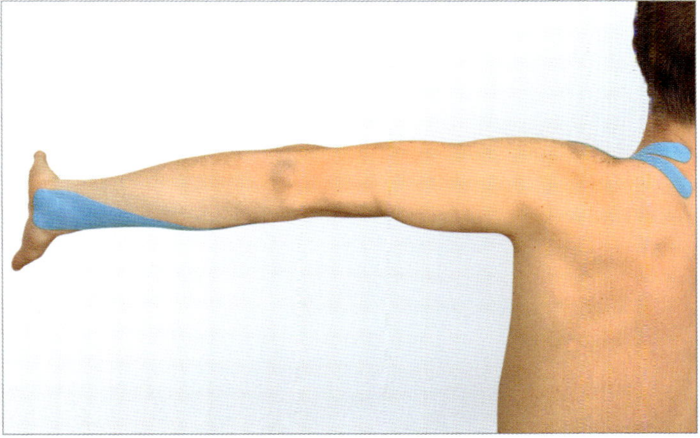

Komplette Y-Tapeanlage
ESTE: Aufrecht sitzende Position, die HWS befindet sich während der Anlage in Rotation zur Gegenseite. Zur besseren Erkennbarkeit der distalen und proximalen Y-Tapeanlage befindet sich der Arm auf der Abb. in Extension und Innenrotation.
Schritt 4: Die Y-Zügel werden ohne Zug über die Fasciculi lateralis und medialis des Plexus brachialis an den DF von C5–C8 angelegt. Das Tape wird durch Reiben anmodelliert, aktiviert und fixiert.

▸ **Die zu bewegenden Gelenke der oberen Extremität und der HWS sollten im Vorfeld auf ihre Mobilität und eventuelle Schmerzen untersucht werden.**

N. ulnaris – Nervenanlage

Wirkung: Reduzierung des Drucks auf das Nervengewebe; Entlastung des Nervs und der Nervenbahn; Schmerz- und Ödemreduktion; Stimulation der Sensorik und der Motorik

Indikationen für die Sensotape-Anlage
- Irritationen des N. ulnaris
- Krallhand

Material
blaues X-Tape

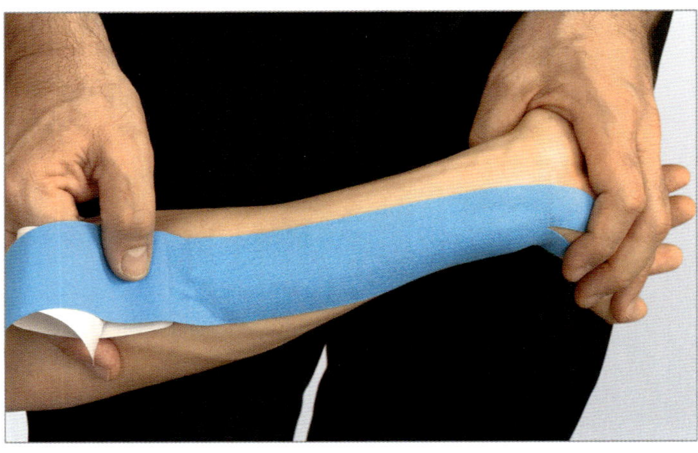

Anlage des X-Ankers
ASTE: Rückenlage, der Arm befindet sich im Schultergelenk in Abduktion und Außenrotation, der Ellenbogen in Flexion, der Unterarm in Supination, das Handgelenk in Dorsalextension und Radialabduktion, und die Finger sind in Extension.
Schritt 1: Das X-Tape wird in Dehnstellung des Nervs von der Ulnarseite der Hand bis zur HWS abgemessen. Der Anker des X-Tapes wird ohne Zug am ulnaren Handgelenk angebracht und fixiert, während beide distalen X-Zügel mit sehr leichtem Zug zu den Fingern IV und V angelegt werden.

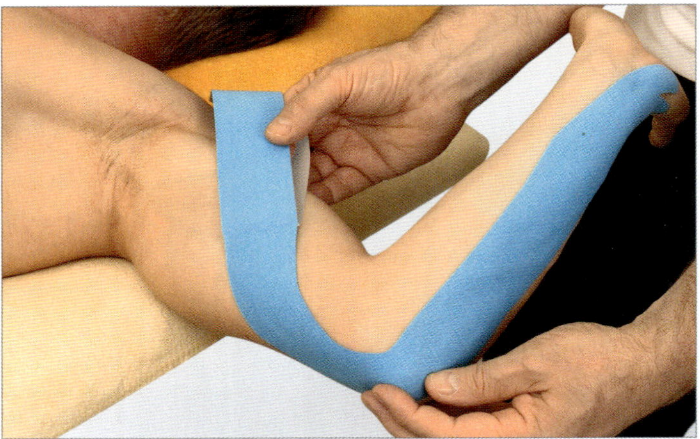

Anlage des X-Tapes am Unterarm
ASTE: Die Ausgangsstellung wird beibehalten. Der Patient führt eine Lateralflexion und Rotation der HWS zur Gegenseite aus.
Schritt 2: Der Anker des X-Tape wird fixiert und das Tape mit sehr leichtem Zug ulnar an den Unterarm bis über den Sulcus nervi ulnaris angelegt.

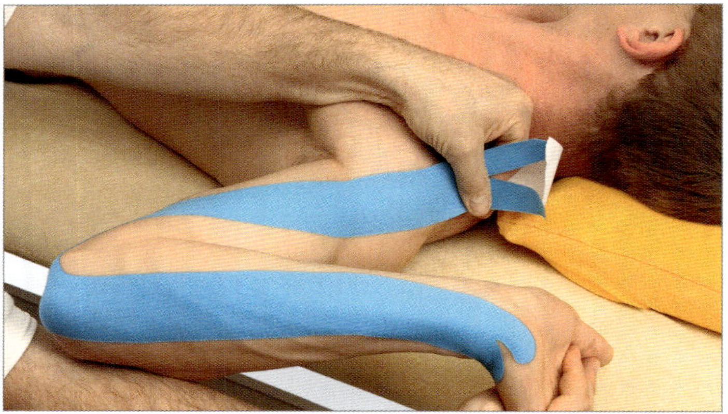

Anlage des X-Tapes am Oberarm
ASTE: Die Ausgangsstellung wird beibehalten.
Schritt 3: Im Bereich des Oberarms wird das X-Tape mit sehr leichtem Zug medial-ventral über den Muskelbauch des M. biceps brachii nach proximal über das Akromion angelegt; die proximalen X-Zügel werden zur HWS hin ausgerichtet.

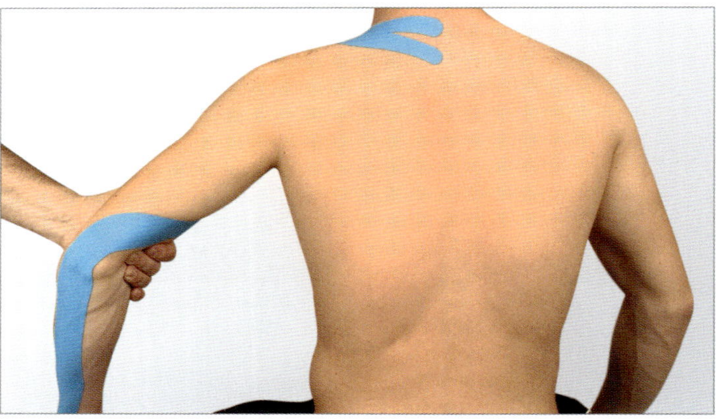

Komplette X-Tapeanlage
ESTE: Aufrecht sitzende Position, die HWS befindet sich für die Anlage in Rotation und Lateralflexion zur Gegenseite. Zur Erkennbarkeit des Tapeverlaufs ist der Arm auf der Abb. im Schultergelenk in Abduktion, Innenrotation und im Ellenbogen flektiert.
Schritt 4: Die beiden proximalen X-Zügel werden über den Fasciculus medialis des Plexus brachialis angelegt und enden im Bereich der DF von C7–Th1. Tape durch Reiben anmodellieren, aktivieren und fixieren.

▸ **Die zu bewegenden Gelenke der oberen Extremität und der HWS sollten im Vorfeld auf ihre Mobilität und Schmerzen untersucht werden.**

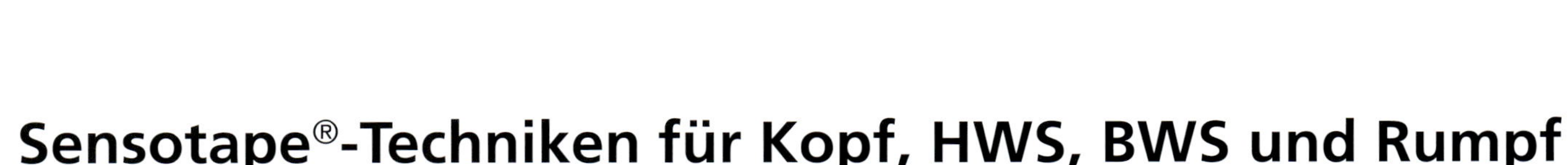

Sensotape®-Techniken für Kopf, HWS, BWS und Rumpf

VI. Muskulatur des Kopfes, der HWS und BWS und des Thorax

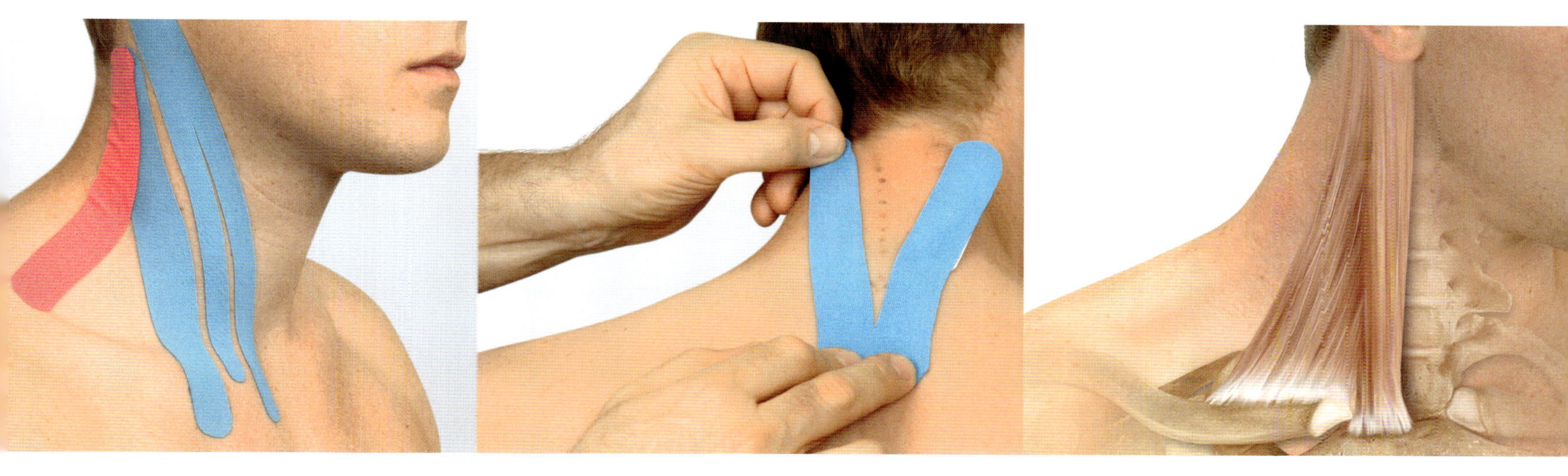

M. nasalis

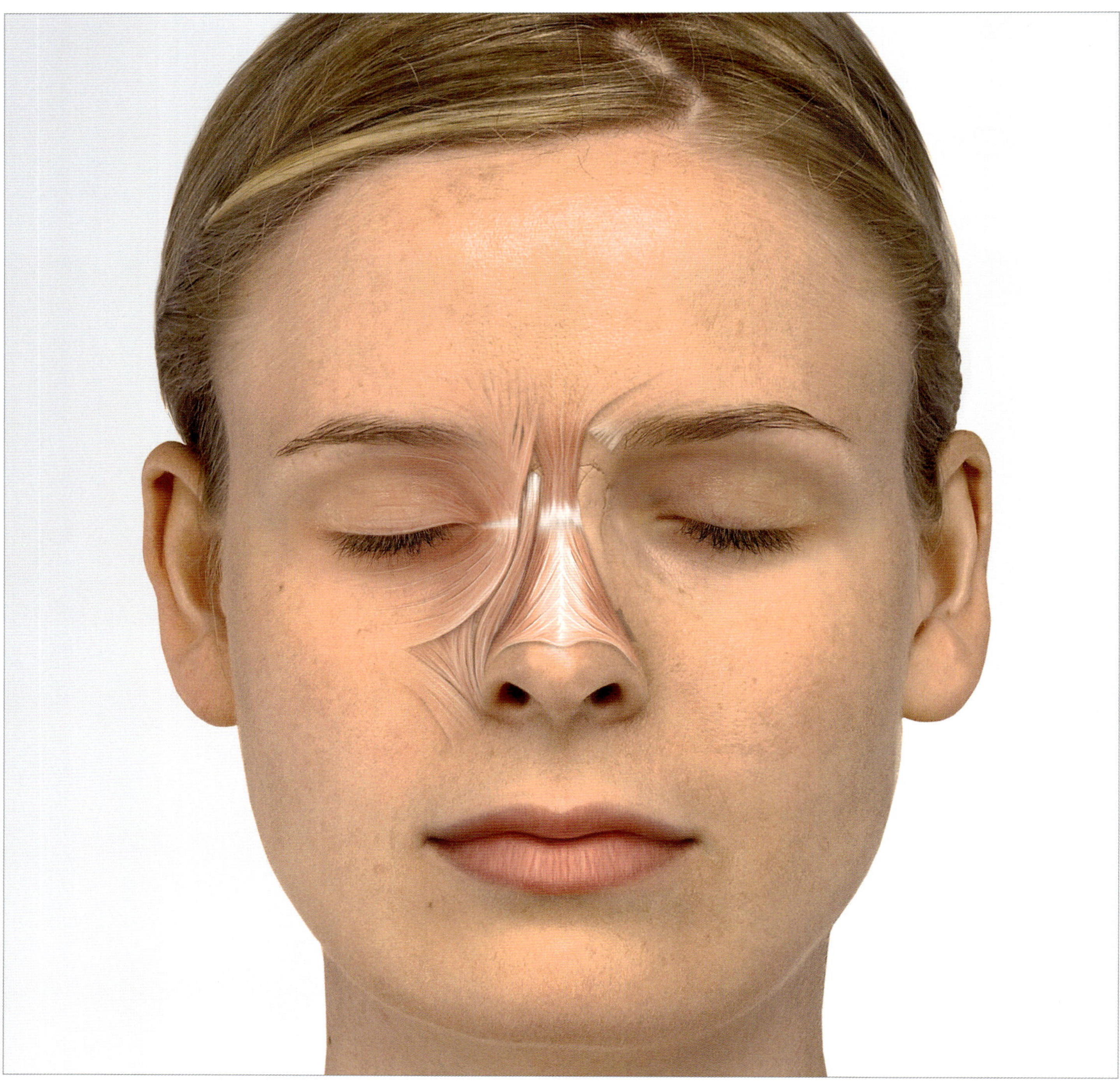

I: N. facialis
F: verengt die Nasenlöcher; zieht die Nasenflügel nach hinten unten, sodass sich die Nasenspitze senkt

Der M. nasalis bildet eine dünne Muskelplatte, die sich auf dem Nasenrücken mit dem Muskel der Gegenseite vereinigt.

M. nasalis – Muskelanlage

Wirkung: detonisierend. Die Anlage erfolgt vom Ansatz zum Ursprung.

Indikationen für die Sensotape-Anlage
- gestaute Nasenwege
- Beschwerden im Bereich der Nasen-nebenhöhlen-Erkältungen, Grippe

Material
4 blaue oder beige I-Tapes (Breite: 2,5 cm)

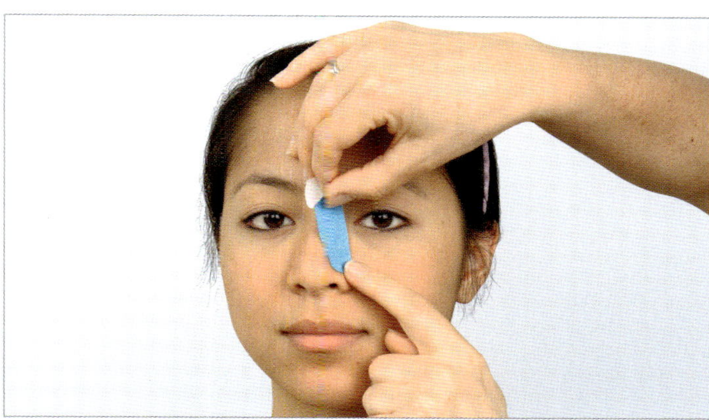

I-Tapeanlage auf die Pars alaris des M. nasalis: linker Anker
ASTE: Sitzende Position, Kopf und HWS befinden sich in Neutralstellung.
Schritt 1: Der Anker des I-Tapes wird ohne Zug auf dem Nasenflügel angelegt. Das I-Tape zeigt in aufsteigende Richtung.

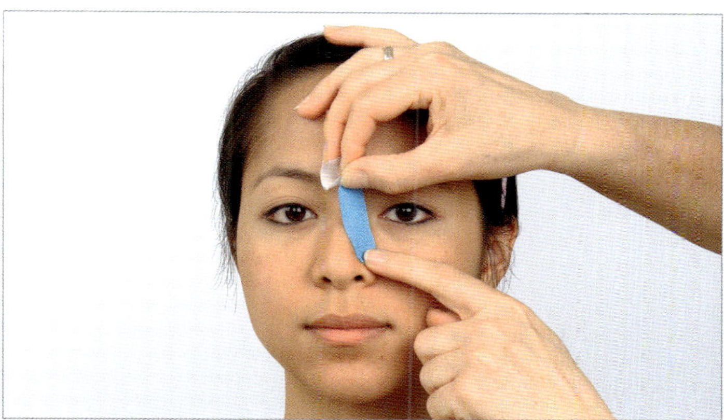

Anlage des linken I-Tapes
ASTE: Die Ausgangsstellung wird beibehalten, der Patient atmet kräftig durch die Nase ein.
Schritt 2: Der Anker wird fixiert, während das I-Tape mit sehr leichtem Zug nach kranial zum inneren Augenwinkel direkt über der Glabella angelegt wird.

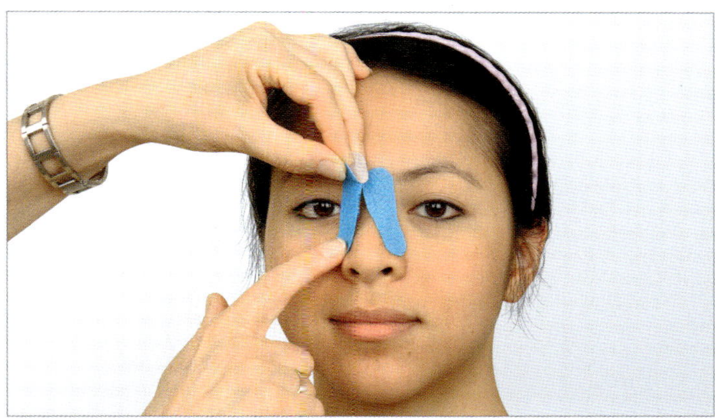

Anlage des rechten I-Tapes
ASTE: Die Ausgangsstellung wird beibehalten.
Schritt 3: In der gleichen Weise und mit der gleichen Anlagetechnik wird ein zweites I-Tape spiegelbildlich zum ersten angelegt. Die Enden beider I-Tapes überlappen sich etwas.

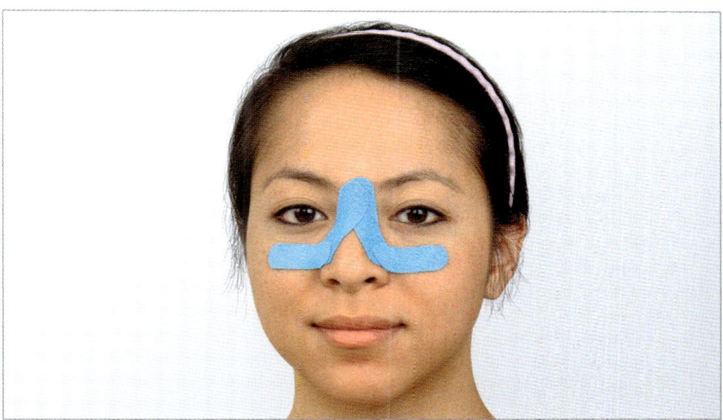

Ergänzende Quer-I-Tapeanlage auf der Pars transversa des M. nasalis
ESTE: Sitzende Position, Kopf und HWS befinden sich in Neutralstellung.
Anlage: An jedem Nasenflügel wird der Anker eines Quer-I-Tapes ohne Zug angelegt. Die I-Tapes werden nach lateral angebracht, die Tapeenden laufen dehnungsfrei aus. Die gesamte Kombinationsanlage wird durch leichtes Reiben aktiviert, anmodelliert und fixiert.

M. epicranius und M. procerus

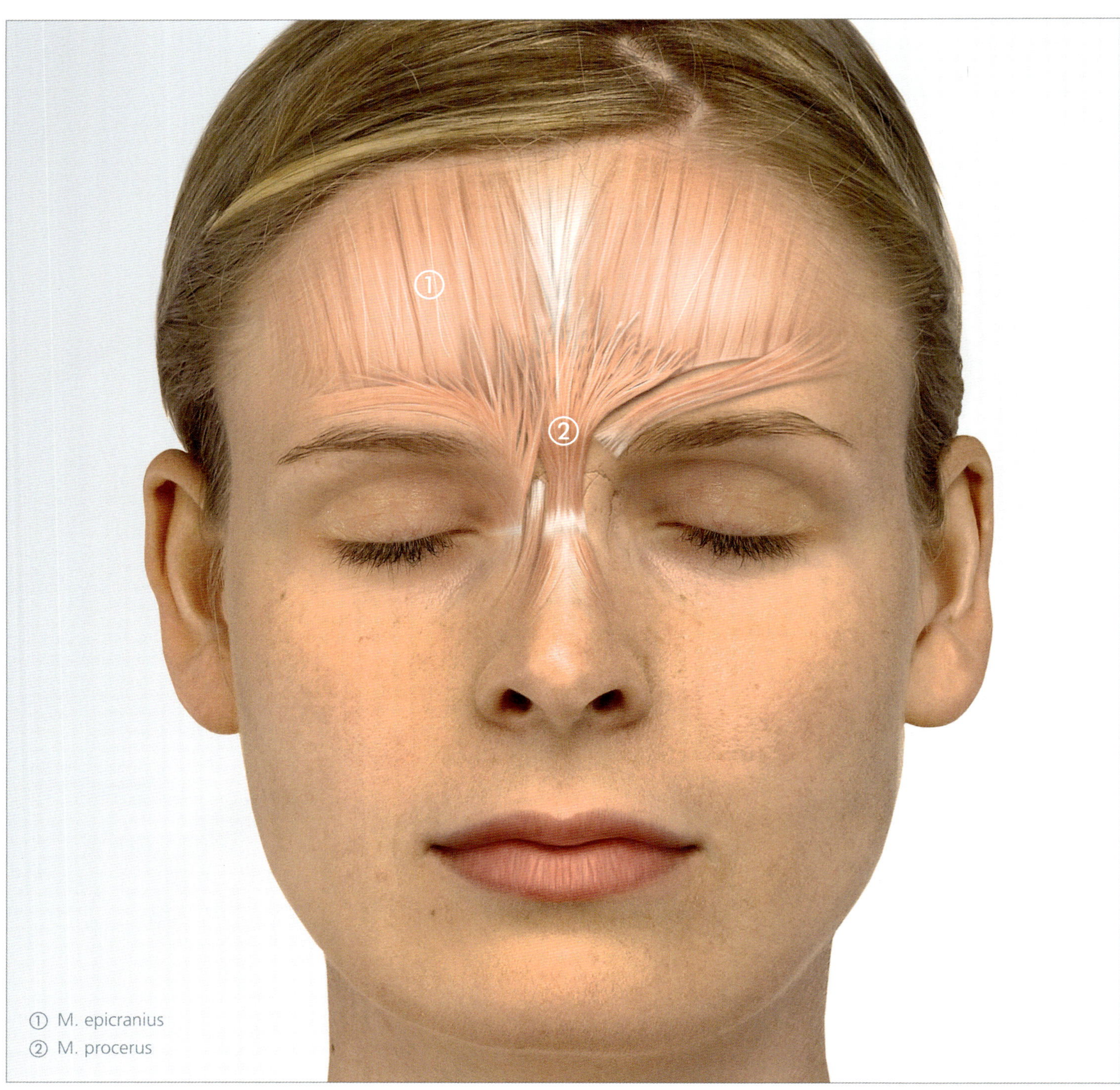

M. epicranius
I: N. facialis
F: hebt die Augenbrauen und runzelt die Stirn; spannt die seitliche Kopfhaut

Der M. epicranius bildet die Muskulatur des Schädeldachs. Seine Anteile entspringen an der Galea aponeurotica, die sich über das Schädeldach spannt, locker mit dem Periost und fest mit der Kopfhaut verwachsen ist. Zum M. epicranius zählen der M. frontalis und der M. temporoparietalis.

M. procerus
I: N. facialis
F: runzelt die Nasenwurzel, sodass eine Querfalte entsteht

Der M. procerus verläuft zwischen dem Nasenrücken und der Haut im Bereich der Stirn.

M. epicranius und M. procerus – Muskelanlage

Wirkung: detonisierend

Indikationen für die Sensotape-Anlage
- Schmerzen im Bereich des Kopfes bzw. der Stirn
- Sekretstau in den Nebenhöhlen
- Grippe, Erkältungen

Material
Abb. 1 und 2: 4 blaue oder beige I-Tapes (Breite: 2,5 cm), blaues I-Tape (Breite: 3 cm)

Abb. 3 und 4: 4 blaue oder beige I-Tapes (Breite: 2,5 cm), 2 blaue I-Tapes (Breite: 3 cm)

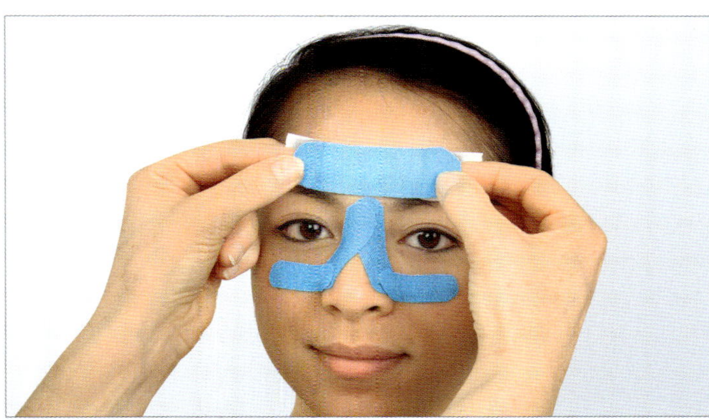

Kombinationsanlage über M. frontalis und M. procerus: Anlage des mittleren I-Ankers
ASTE: Sitzende Position, Kopf und HWS befinden sich in Neutralstellung. Der Patient spannt die Haut zwischen den Augenbrauen auseinander (staunender Ausdruck).
Schritt 1: Die Kombinationsanlage besteht aus je zwei detonisierenden I-Tapes über der Pars alaris und Pars transversa M. nasalis (s. S. 201) und einem blauen I-Tape über M. frontalis und M. procerus. Der zentrale Anker wird ohne Zug quer über der Glabella angelegt.

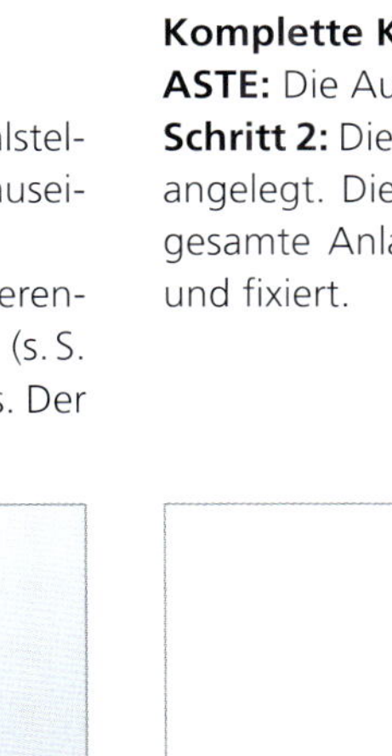

Komplette Kombinationsanlage mit I-Tapes
ASTE: Die Ausgangsstellung wird beibehalten.
Schritt 2: Die beiden I-Zügel werden mit sehr leichtem Zug horizontal angelegt. Die Tapeenden laufen dehnungsfrei nach lateral aus. Die gesamte Anlage wird durch leichtes Reiben aktiviert, anmodelliert und fixiert.

Alternativanlage über M. nasalis und M. frontalis
ASTE: Sitzende Position, Kopf und HWS befinden sich in Neutralstellung.
Schritt 1: Die Kombinationsanlage beginnt mit je zwei I-Tapes über Pars alaris und Pars transversa M. nasalis (s. S. 201). Der Anker eines weiteren, blauen I-Tapes über M. frontalis wird ohne Zug mit einer Muskeltechnik am Ansatz, über der Augenbraue, angelegt. Während der Anker durch einen kaudalen Haut-Gleitschub fixiert wird, wird das I-Tape mit sehr leichtem Zug aufsteigend über die Muskelplatte an der Galea angelegt. Das I-Tapeende läuft dehnungsfrei aus.

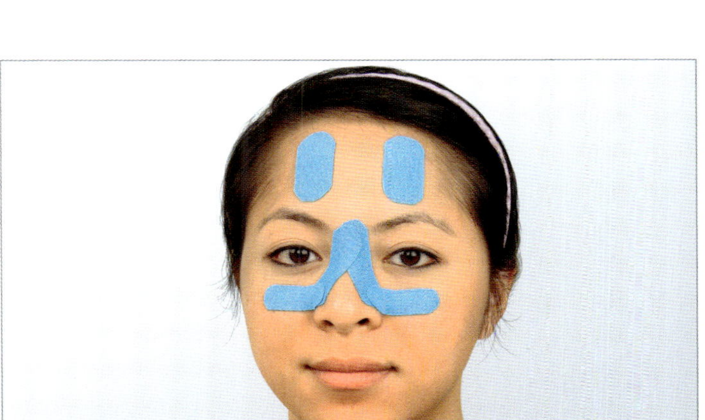

Bilaterale I-Tapeanlage
ASTE: Die Ausgangsstellung wird beibehalten.
Schritt 2: In gleicher Weise wie das erste, als detonisierende Muskelanlage, wird ein zweites blaues I-Tape auf der Gegenseite angelegt.

M. masseter

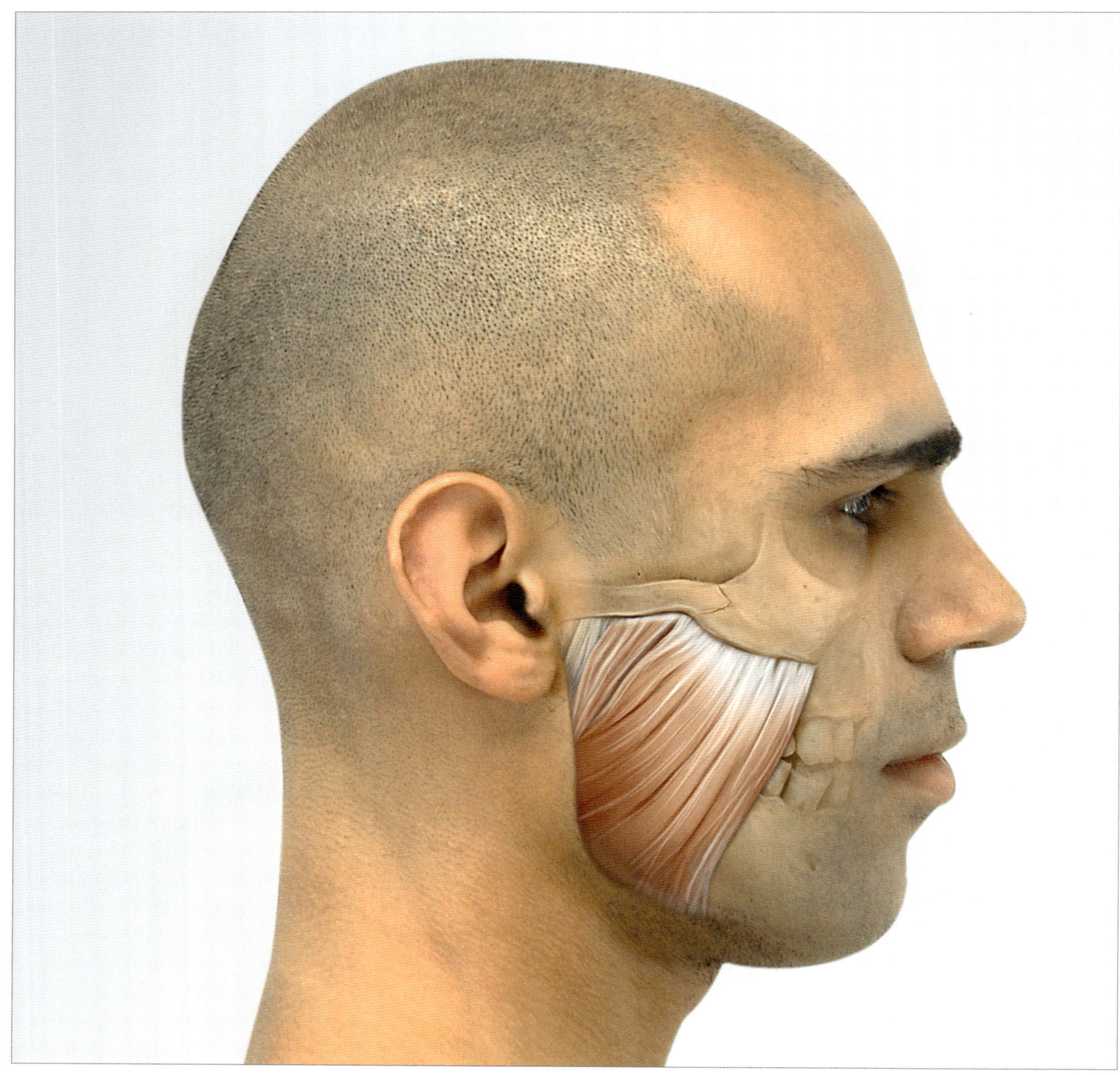

U: Arcus zygomaticus
A: Tuberositas masseterica am Angulus mandibulae
I: N. massetericus, Ast des N. mandibularis
F: Heben des Unterkiefers (Adduktion); Vorschieben des Unterkiefers (Protrusion)

M. masseter – Muskelanlage

Wirkung: detonisierend. Die Anlage erfolgt vom Ansatz zum Ursprung.

Indikationen für die Sensotape-Anlage
- Verspannung des Muskels
- Subluxation der TMG
- Zähneknirschen
- Schmerzen im Kiefergelenk
- Diskusproblematik im Kiefergelenk

Material
blaues oder beiges I-Tape (Breite: 2,5 cm)

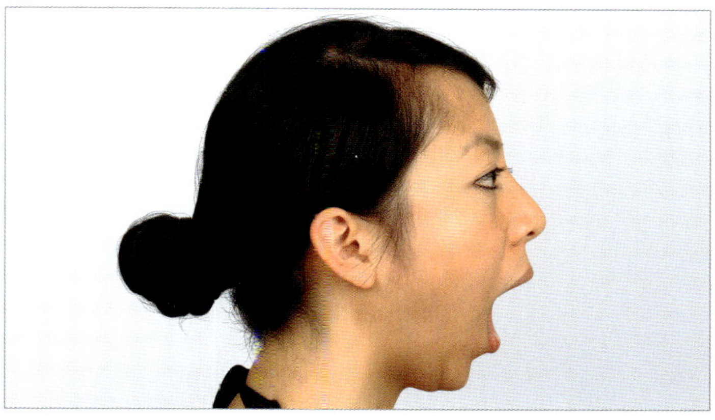

Markieren und Abmessen des I-Tapes
ASTE: Sitzende Position, Kopf und HWS befinden sich in Neutralstellung, maximale Mundöffnung.
Schritt 1: Die Abmessung des I-Tapes erfolgt zwischen dem Arcus zygomaticus und dem Angulus mandibulae.

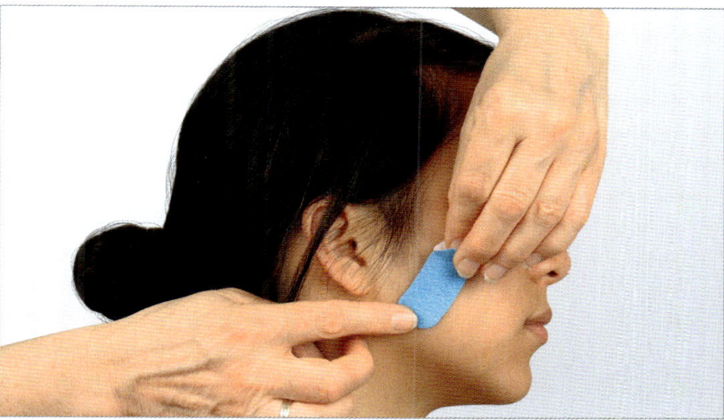

Anlage des I-Ankers
ASTE: Sitzende Position, Kopf und HWS befinden sich in Neutralstellung.
Schritt 2: Der Anker des I-Tapes wird ohne Zug am Muskelansatz des Unterkieferrandes angelegt.

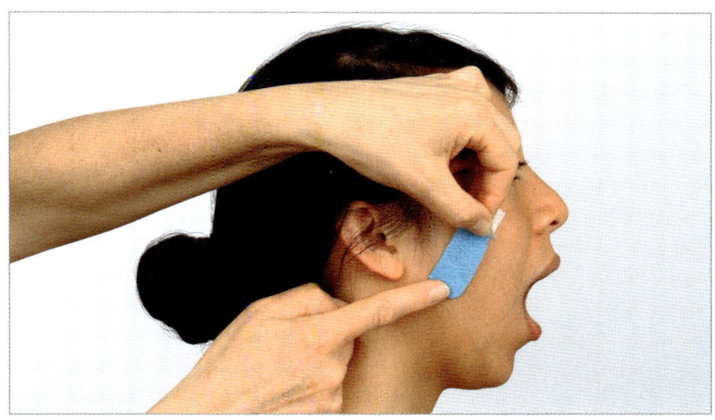

Anlage des I-Tapes
ASTE: Sitzende Position, Kopf und HWS befinden sich in Neutralstellung, der Mund ist maximal geöffnet.
Schritt 3: Der Anker wird durch einen Haut-Gleitschub nach kaudal fixiert, während das I-Tape mit sehr leichtem Zug im Muskelverlauf zum Arcus zygomaticus angelegt wird.

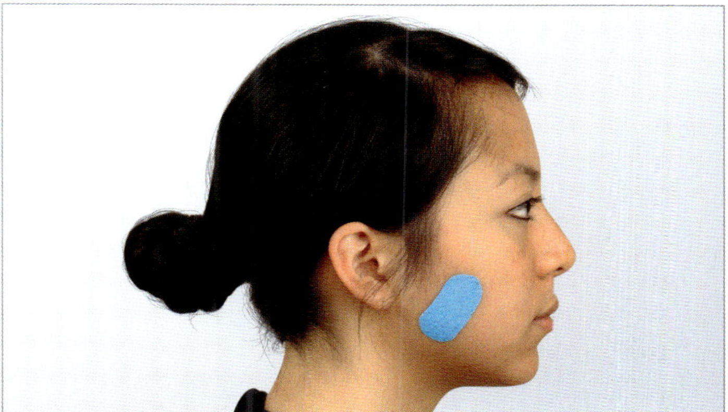

Komplette I-Tapeanlage
ESTE: Sitzende Position, Kopf und HWS befinden sich in Neutralstellung.
Schritt 4: Das I-Tapeende läuft dehnungsfrei aus. Das gesamte I-Tape wird in Vordehnung durch leichtes Reiben aktiviert, anmodelliert und fixiert.

M. scalenus anterior

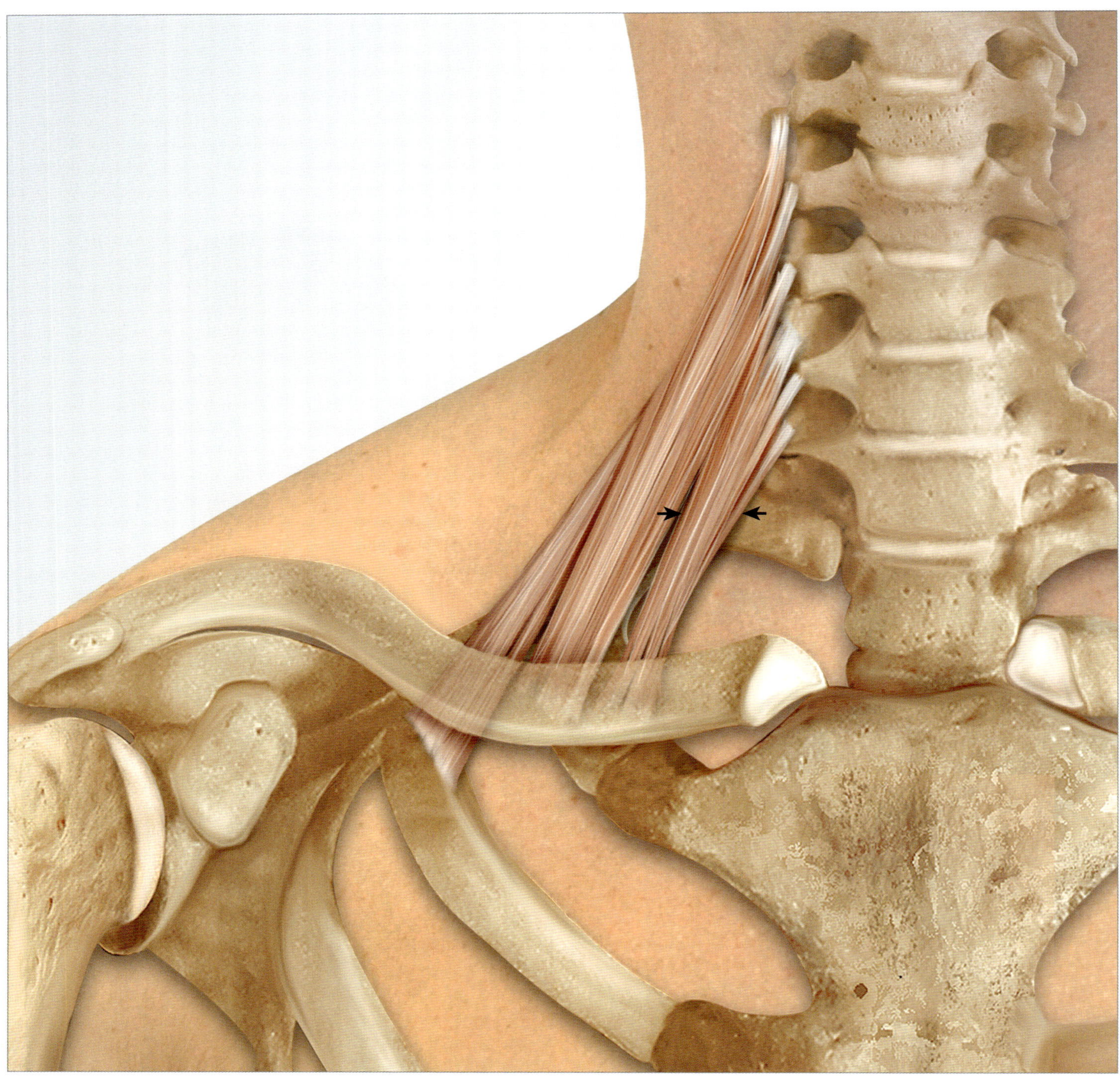

U: Procc. transversi von C3–C6
A: Tuberculum musculi scaleni anterioris der 1. Rippe
I: Rr. ventrales der Spinalnerven (C5–C7)
F bei Punctum fixum HWS: Heben der 1. Rippe; Inspiration
Bei Punctum fixum Rippe: Lateralflexion der HWS zur gleichen und Rotation zur Gegenseite
Beidseitig: Flexion und Translation der HWS nach ventral

M. scalenus anterior – Muskelanlage

Wirkung: Abb. 1 und 2: tonisierend. Die Anlage erfolgt vom Ursprung zum Ansatz.
Abb. 3 und 4: detonisierend. Die Anlage erfolgt vom Ansatz zum Ursprung.

Indikationen für die Sensotape-Anlage

- Scalenus-anterior-Syndrom (Kompression der V. subclavia)
- Thoracic Outlet Syndrome (TOS)
- HWS-Schleudertrauma
- Atmungsbeschwerden (z. B. Asthma)

Material

Abb. 1 und 2: rotes I-Tape (Breite: 2,5 cm)
Abb. 3 und 4: blaues I-Tape (Breite: 2,5 cm)

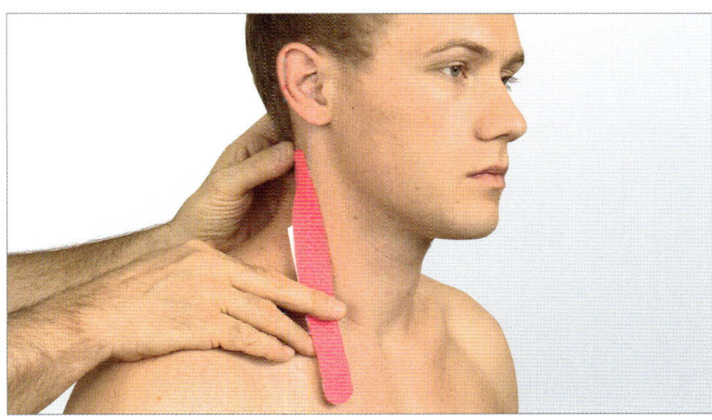

Tonisierende I-Tapeanlage: Anlage des Ankers
ASTE: Sitzende Position, Kopf und HWS befinden sich in Neutralstellung.
Schritt 1: Der Anker des I-Tapes wird ohne Zug an den Proc. transversus von C3 angelegt. Das I-Tape wird zum Ansatz hin ausgerichtet.

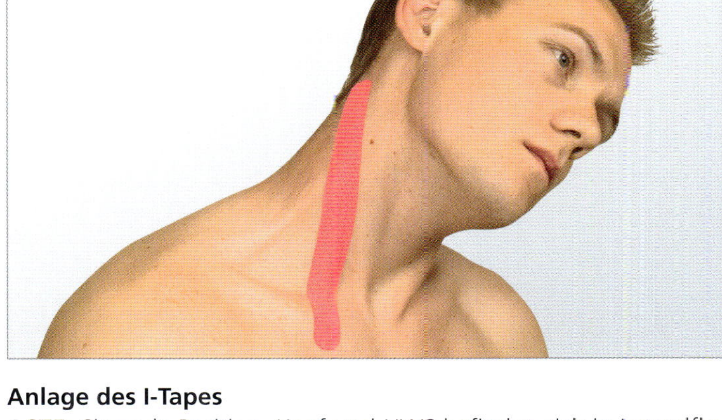

Anlage des I-Tapes
ASTE: Sitzende Position, Kopf und HWS befinden sich in Lateralflexion zur Gegenseite und Rotation zur gleichen Seite.
Schritt 2: Der Anker wird durch einen Haut-Gleitschub nach kranial-dorsal fixiert, während das I-Tape mit sehr leichtem Zug nach distal zur 1. Rippe (zum proximales Drittel der Klavikula) angelegt wird. Das I-Tapeende läuft dehnungsfrei über die Klavikula aus. Die Anlage wird in Vordehnung der Muskulatur durch leichtes Reiben aktiviert, anmodelliert und fixiert.

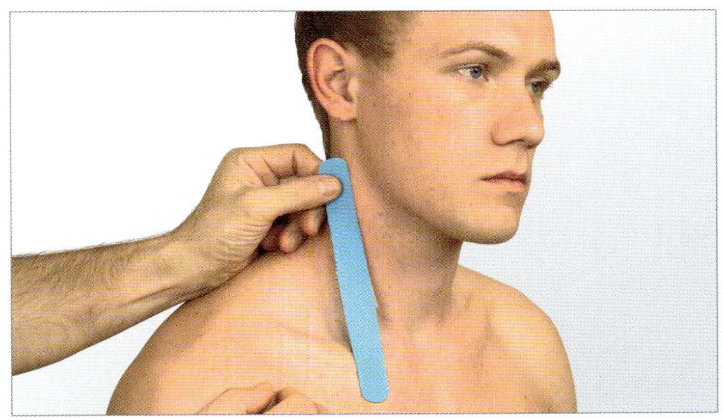

Detonisierende I-Tape-Anlage: Anlage des Ankers
ASTE: Sitzende Position, Kopf und HWS befinden sich in Neutralstellung.
Schritt 1: Der Anker wird ohne Zug unterhalb der Klavikula an der 1. Rippe angelegt. Der Zügel wird zum Hinterkopf ausgerichtet.

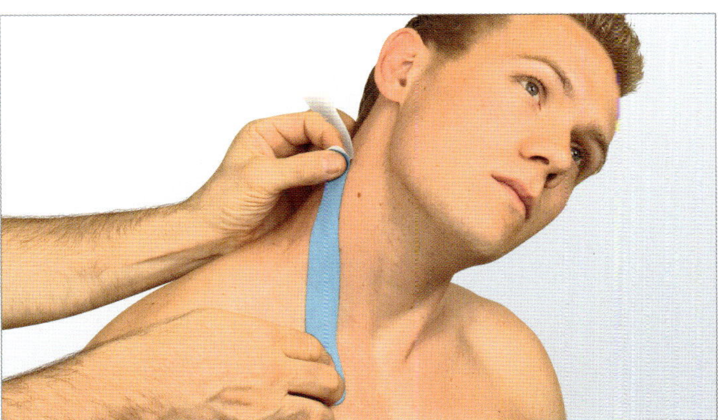

Anlage des I-Tapes
ASTE: Sitzende Position, Kopf und HWS befinden sich in Lateralflexion zur Gegenseite und Rotation zur gleichen Seite.
Schritt 2: Der Anker wird durch einen Haut-Gleitschub nach kaudal fixiert, während das I-Tape mit sehr leichtem Zug nach kranial und dorsal zum QF von C3 angelegt wird. Das I-Tapeende läuft dehnungsfrei bis zum Haaransatz aus. Die Anlage wird in Vordehnung der Muskulatur durch leichtes Reiben aktiviert, anmodelliert und fixiert.

▸ **Aufgrund der Sensibilität der benachbarten Weichteilstrukturen wird das Tape mit sehr leichtem Zug angelegt.**

M. scalenus medius und posterior

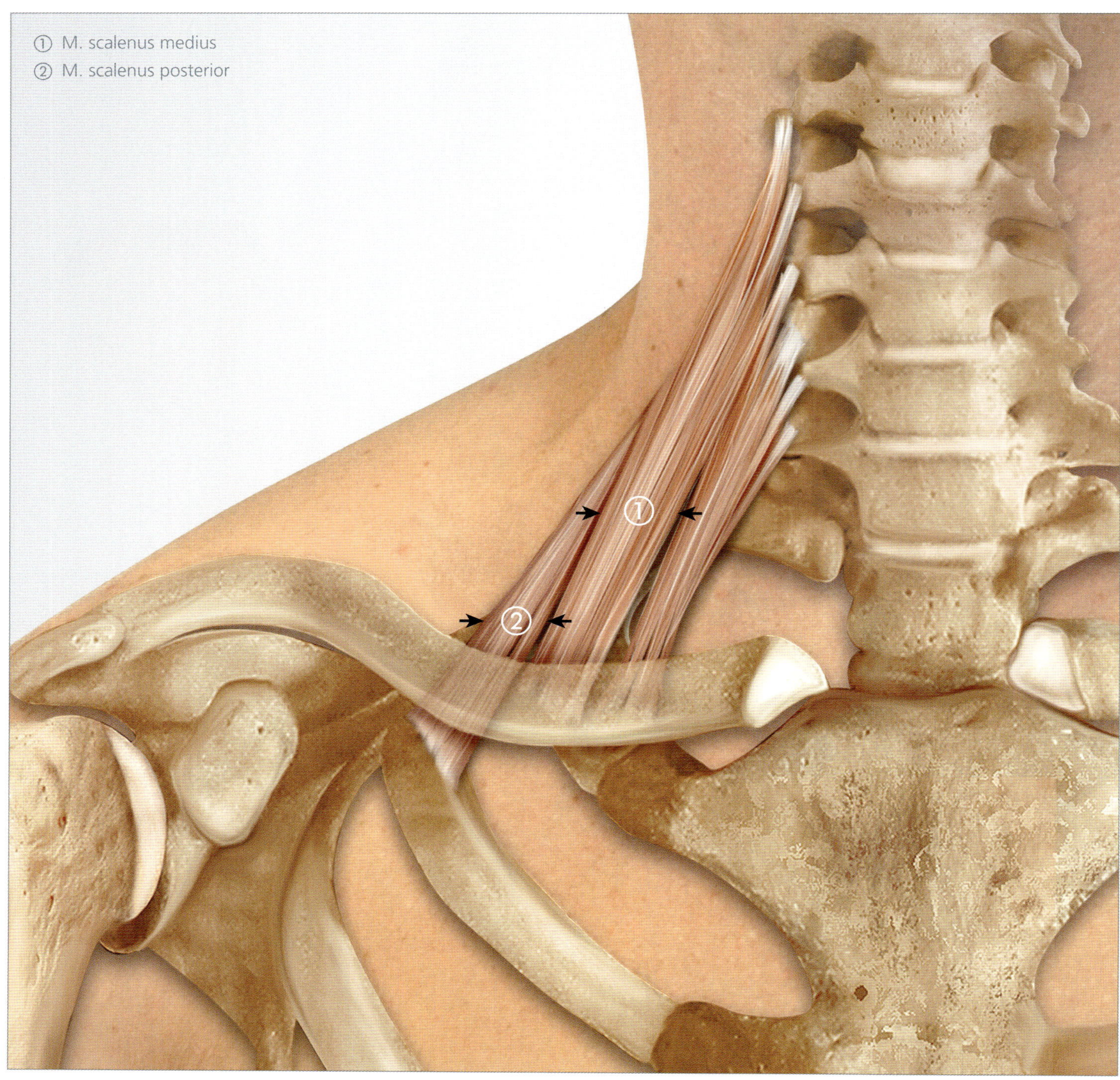

M. scalenus medius
U: Procc. transversi C3–C7
A: 1. Rippe
I: Rr. ventrales der Spinalnerven (C4–C8)

M. scalenus posterior
U: Procc. transversi C5–C7
A: 2. Rippe
I: Rr. ventrales der Spinalnerven (C7–C8)

Alle Anteile
F bei Punctum fixum HWS: Heben der Rippen; Inspiration
Bei Punctum fixum Rippen: Lateralflexion der HWS zur gleichen Seite

M. scalenus medius und posterior – Muskelanlage

Wirkung: Abb. 1 und 2: detonisierend. Die Anlage erfolgt vom Ansatz zum Ursprung.
Abb. 3 und 4: detonisierend über M. scalenus anterior; **tonisierend** über M. scalenus medius

Indikationen für die Sensotape-Anlage
- HWS-Syndrom
- Thoracic Outlet Syndrome (TOS)
- Parästhesien des Arms (Kompression des Plexus brachialis)
- ischämische Durchblutungsstörungen des Arms (Kompression der A. subclavia)
- HWS-Verstauchungen, Schleudertrauma
- BSV der HWS

Material
Abb. 1 und 2: blaues I-Tape (Breite: 2,5 cm)
Abb. 3 und 4: blaues und rotes I-Tape (Breite: 2,5 cm)

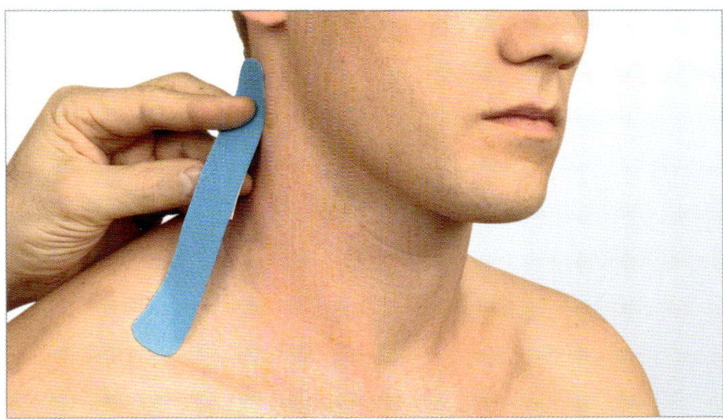

Detonisierendes I-Tape auf M. scalenus medius: Anlage des Ankers
ASTE: Sitzende Position, Kopf und HWS befinden sich in Neutralstellung.
Schritt 1: Der Anker des I-Tapes wird ohne Zug an der 2. Rippe angelegt, in der Rinne zwischen Klavikula und anteriorem Rand des M. trapezius.

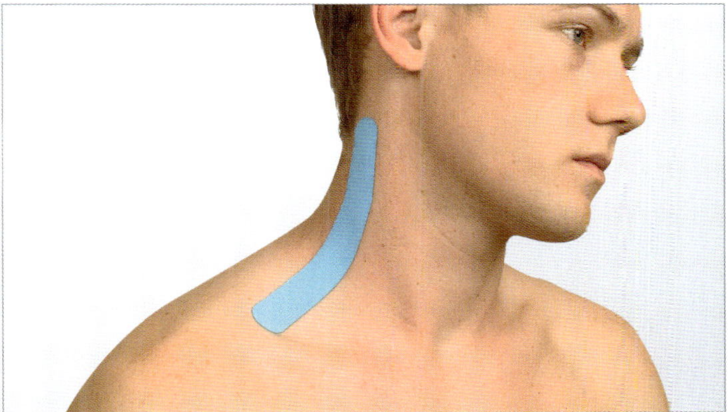

Komplette I-Tapeanlage
ASTE: Sitzende Position, Kopf und HWS befinden sich in Lateralflexion zur nicht betroffenen Seite.
Schritt 2: Der Anker des I-Tapes wird durch einen Haut-Gleitschub fixiert. Bei der Ausatmung wird das I-Tape mit sehr leichtem Zug zum QF von C3 angelegt. Das I-Tapeende läuft dehnungsfrei aus. Die gesamte Anlage wird in Vordehnung der Muskulatur durch leichtes Reiben aktiviert, anmodelliert und fixiert.

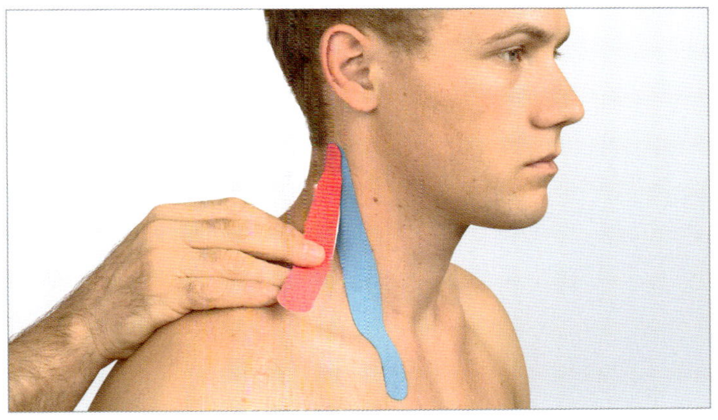

Alternative Kombinationsanlage auf M. scalenus anterior (detonisierend) und M. scalenus medius (tonisierend)
ASTE: Sitzende Position, Kopf und HWS befinden sich in Neutralstellung.
Schritt 1: Zuerst wird ein detonisierendes I-Tape über dem M. scalenus anterior angelegt (s. S. 207). Der Anker des zweiten, tonisierenden I-Tapes wird ohne Zug am QF von C3 angelegt.

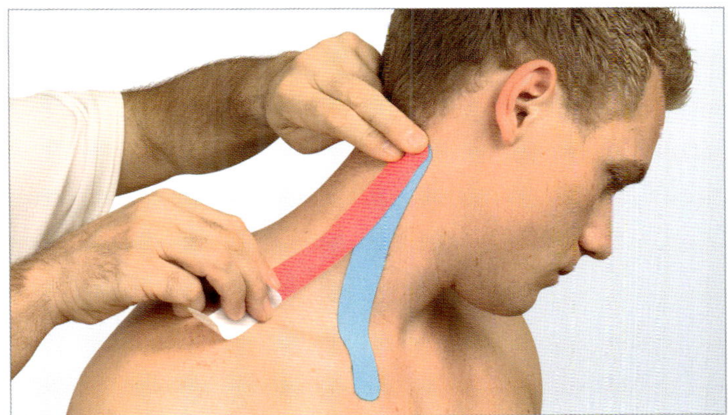

Komplette Kombinationsanlage mit zwei I-Tapes
ASTE: Sitzende Position, Kopf und HWS befinden in Lateralflexion zur nicht betroffenen Seite.
Schritt 2: Der Anker des zweiten Tapes wird durch einen kranialen Haut-Gleitschub fixiert. Während der Ausatmung wird das I-Tape mit sehr leichtem Zug nach distal zur 1. und 2. Rippe angelegt. Das I-Tapeende läuft dehnungsfrei aus. Die gesamte Anlage wird in Vordehnung der Muskulatur durch leichtes Reiben aktiviert, anmodelliert und fixiert.

M. sternocleidomastoideus I

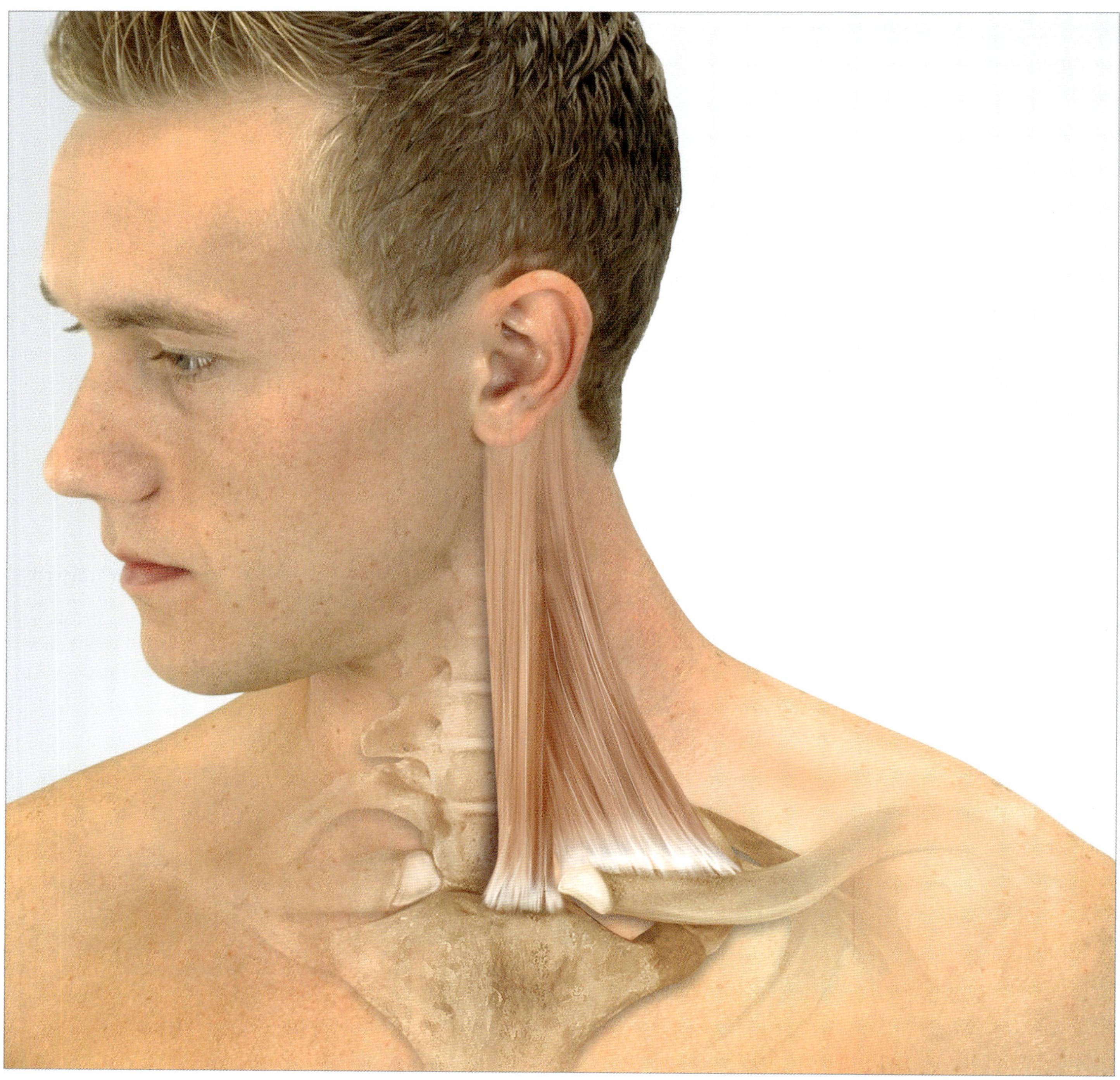

Pars clavicularis
U: mediales Drittel der Klavikula

Pars sternalis
U: Manubrium sterni

Alle Anteile
A: Proc. mastoideus, lateraler Anteil der Linea nuchalis superior
I: N. accessorius und Plexus cervicalis (C1–C2)
F einseitig: Rotation des Kopfes zur Gegenseite und Lateralflexion zur gleichen Seite
Beidseitig: Extension der Kopfgelenke und Flexion der unteren HWS (ventrale Translation des Kopfes)
Bei Punctum fixum am Kopf: Einatemhilfsmuskel

Der M. sternocleidomastoideus ist ein Kennmuskel des Segments C2.

M. sternocleidomastoideus I – Muskelanlage

Wirkung: detonisierend. Die Anlage erfolgt vom Ansatz zum Ursprung.

Indikationen für die Sensotape-Anlage

- Hypertonie des Muskels
- Thoracic Outlet Syndrome (TOS)
- Torticollis (Schiefhals)
- kostoklavikuläres Syndrom
- Atembeschwerden bei Asthma (beidseitige Anlage)
- Kopfschmerzen (beidseitige Anlage)

Material
blaues Y-Tape
(Breite: 5 cm, Züge je 2,5 cm)

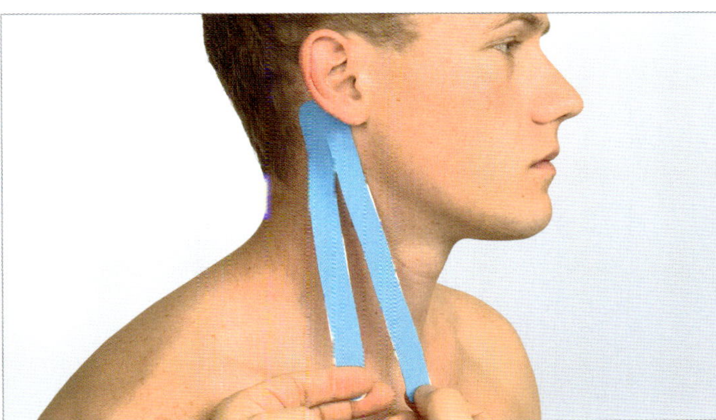

Anlage des Y-Ankers
ASTE: Sitzende Position, Kopf und HWS befinden sich in Neutralstellung.
Schritt 1: Der Anker des Y-Tapes wird ohne Zug hinter dem Ohr auf den Proc. mastoideus angelegt.

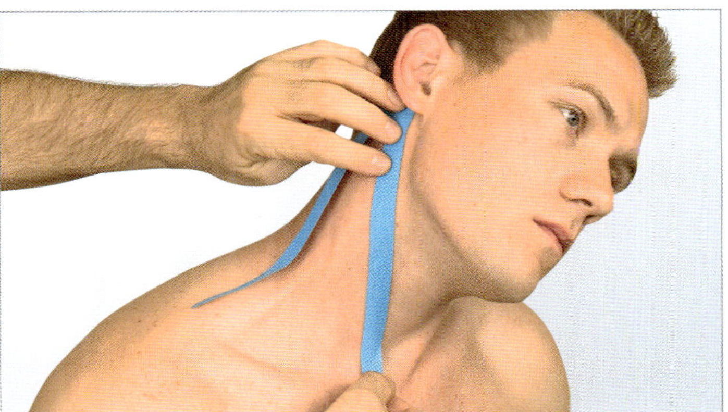

Anlage des medialen Y-Zügels
ASTE: Sitzende Position, Kopf und HWS befinden sich in Lateralflexion zur Gegenseite und Rotation zur betroffenen Seite.
Schritt 2: Der Anker wird durch einen kranialen Haut-Gleitschub fixiert, während der mediale Y-Zügel ohne Zug nach distal zum Manubrium sterni angelegt wird.

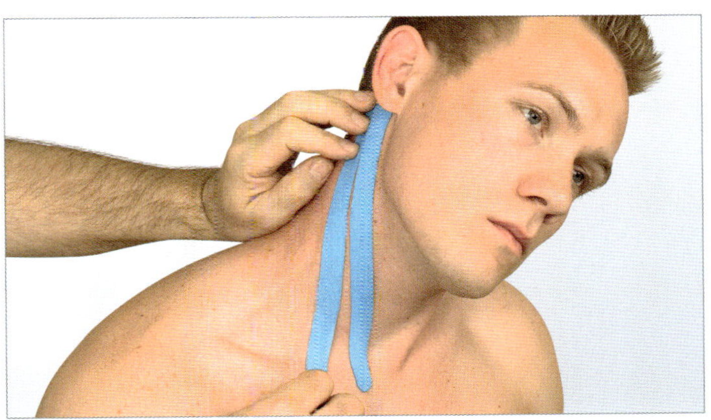

Anlage des lateralen Y-Zügels
ASTE: Die Ausgangsstellung wird beibehalten.
Schritt 3: Der Anker wird durch einen kranialen Haut-Gleitschub fixiert, während der laterale Y-Zügel ohne Zug an das mediale Drittel der Klavikula angelegt wird.

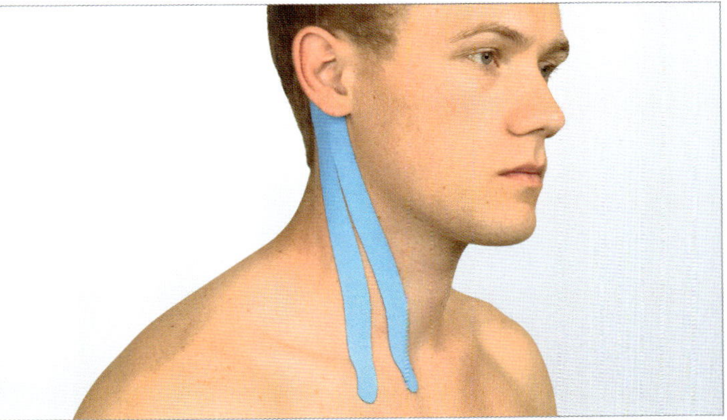

Komplette Y-Tapeanlage
ESTE: Sitzende Position, Kopf und HWS befinden sich in Neutralstellung.
Schritt 4: Die beiden Y-Zügelenden laufen dehnungsfrei über die Klavikula aus. Das gesamte Tape wird in Vordehnung durch leichtes Reiben aktiviert, anmodelliert und fixiert.

▸ **Die Abmessung des Tapes erfolgt in maximaler Muskeldehnung zwischen dem Sternum/der Klavikula und dem Proc. mastoideus. Wegen der Empfindlichkeit der Region wird das Tape mit sehr leichtem Zug angelegt.**

M. sternocleidomastoideus II

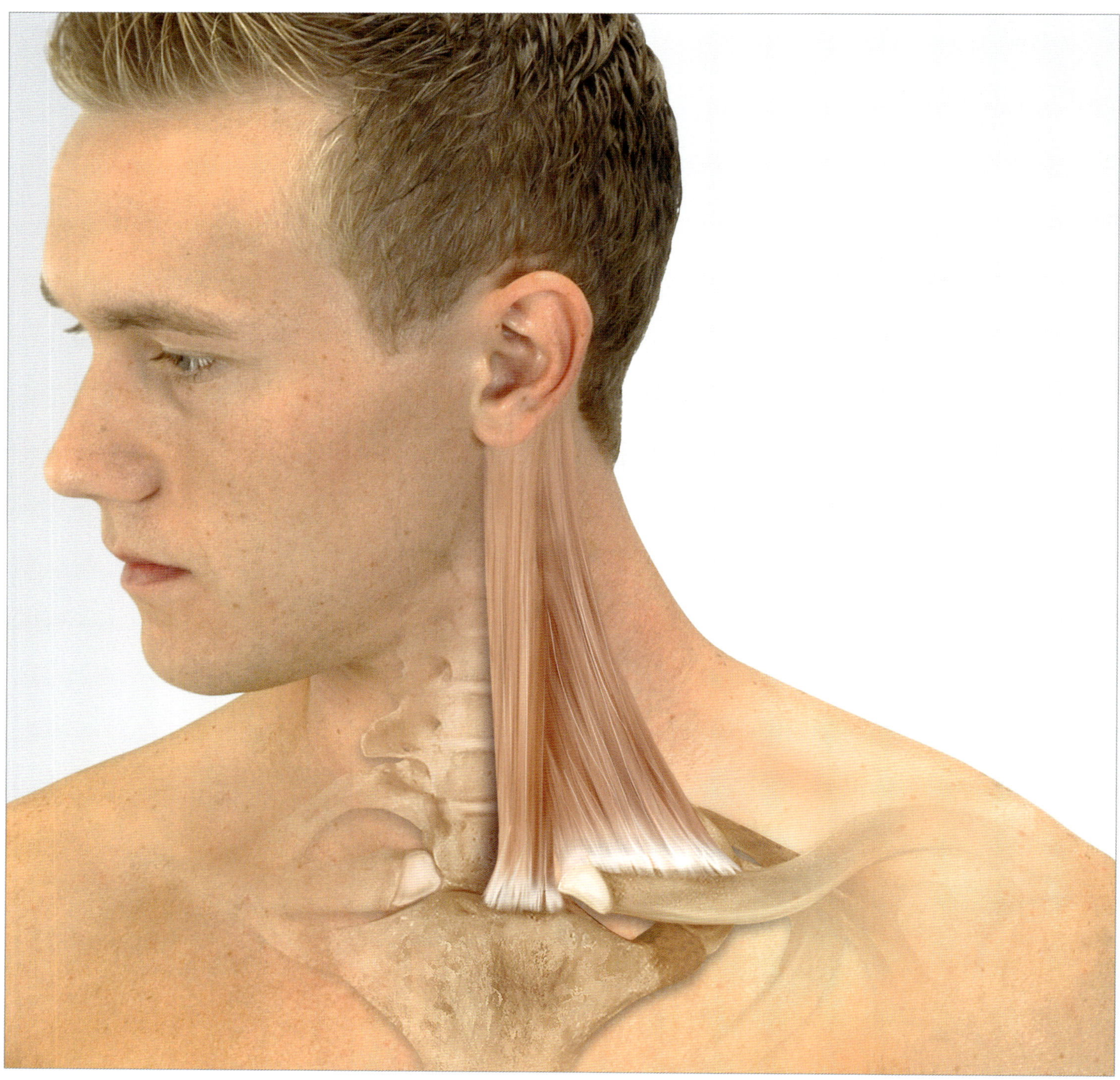

Pars clavicularis
U: mediales Drittel der Klavikula

Pars sternalis
U: Manubrium sterni

Alle Anteile
A: Proc. mastoideus, lateraler Anteil der Linea nuchalis superior
I: N. accessorius und Plexus cervicalis (C1–C2)
F einseitig: Rotation des Kopfes zur Gegenseite und Lateralflexion zur gleichen Seite
Beidseitig: Extension der Kopfgelenke und Flexion der unteren HWS (ventrale Translation des Kopfes)
Bei Punctum fixum am Kopf: Einatemhilfsmuskel

Der M. sternocleidomastoideus ist ein Kennmuskel des Segments C2.

M. sternocleidomastoideus II – Muskelanlage

Wirkung: tonisierend. Die Anlage erfolgt vom Ursprung zum Ansatz.

Indikationen für die Sensotape-Anlage
- Hypotonie des Muskels
- Kopfschmerzen (beidseitige Anlage)
- Thoracic Outlet Syndrome (TOS)

Material
2 rote I-Tapes (Breite: 2,5 cm)

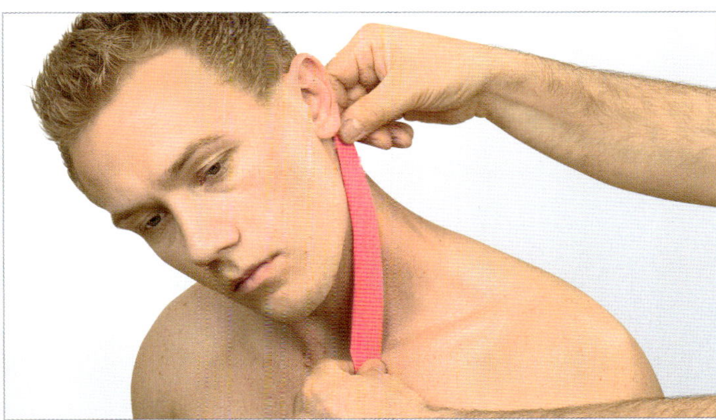

Abmessen des I-Tapes
ASTE: Sitzende Position. Kopf und HWS befinden sich in Lateralflexion zur Gegenseite und in Rotation zur betroffenen Seite.
Schritt 1: Das erste I-Tape wird zwischen dem Proc. mastoideus und dem Manubrium sterni auf der gedehnten (hier der linken) Seite abgemessen.

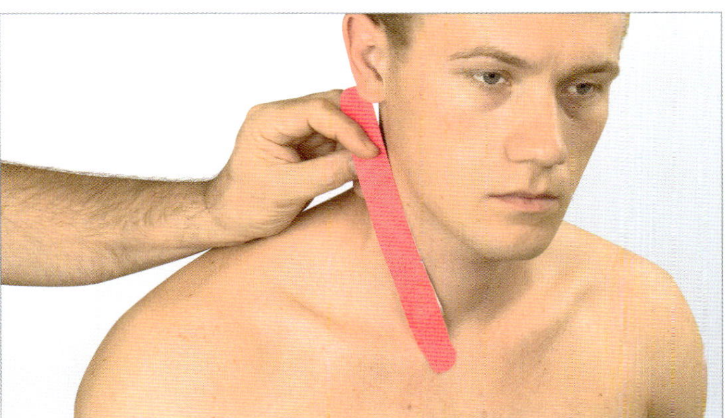

Anlage des medialen I-Ankers
ASTE: Sitzende Position, Kopf und HWS befinden sich in Neutralstellung.
Schritt 2: Der Anker wird ohne Zug auf dem Ursprung, am Manubrium sterni, angelegt.

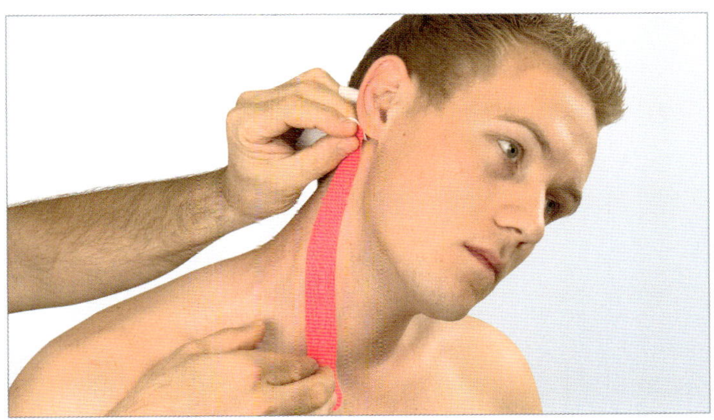

Anlage des medialen I-Tapes
ASTE: Sitzende Position, Kopf und HWS befinden sich in Lateralflexion zur Gegen- und Rotation zur betroffenen Seite.
Schritt 3: Der Anker wird durch einen kaudalen Haut-Gleitschub fixiert, während das I-Tape (Pars sternalis) ohne Zug nach kranial zum Proc. mastoideus hin angelegt wird.

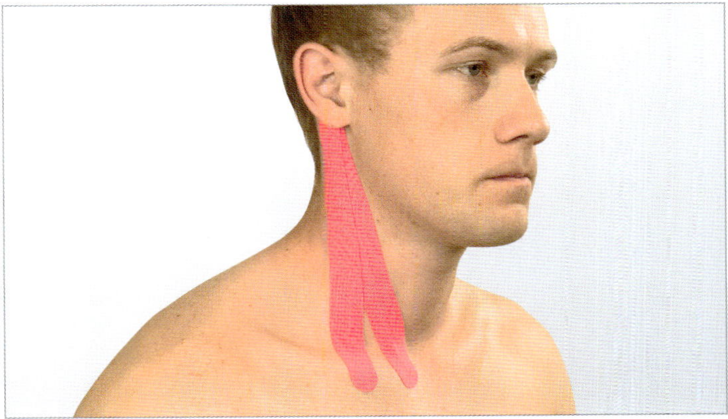

Komplette Anlage mit zwei I-Tapes
ASTE: Sitzende Position, Kopf und HWS befinden sich in Neutralstellung.
Schritt 4: Das laterale I-Tape (Pars clavicularis) wird in gleicher Weise wie das mediale I-Tape angebracht – als detonisierende Muskelanlage –, der Anker befindet sich jedoch am medialen Drittel der Klavikula. Die I-Tapeenden laufen dehnungsfrei aus. Die Anlage wird in Vordehnung der Muskulatur durch leichtes Reiben aktiviert, anmodelliert und fixiert.

Mm. longus capitis, longus colli, sternohyoideus und thyrohyoideus

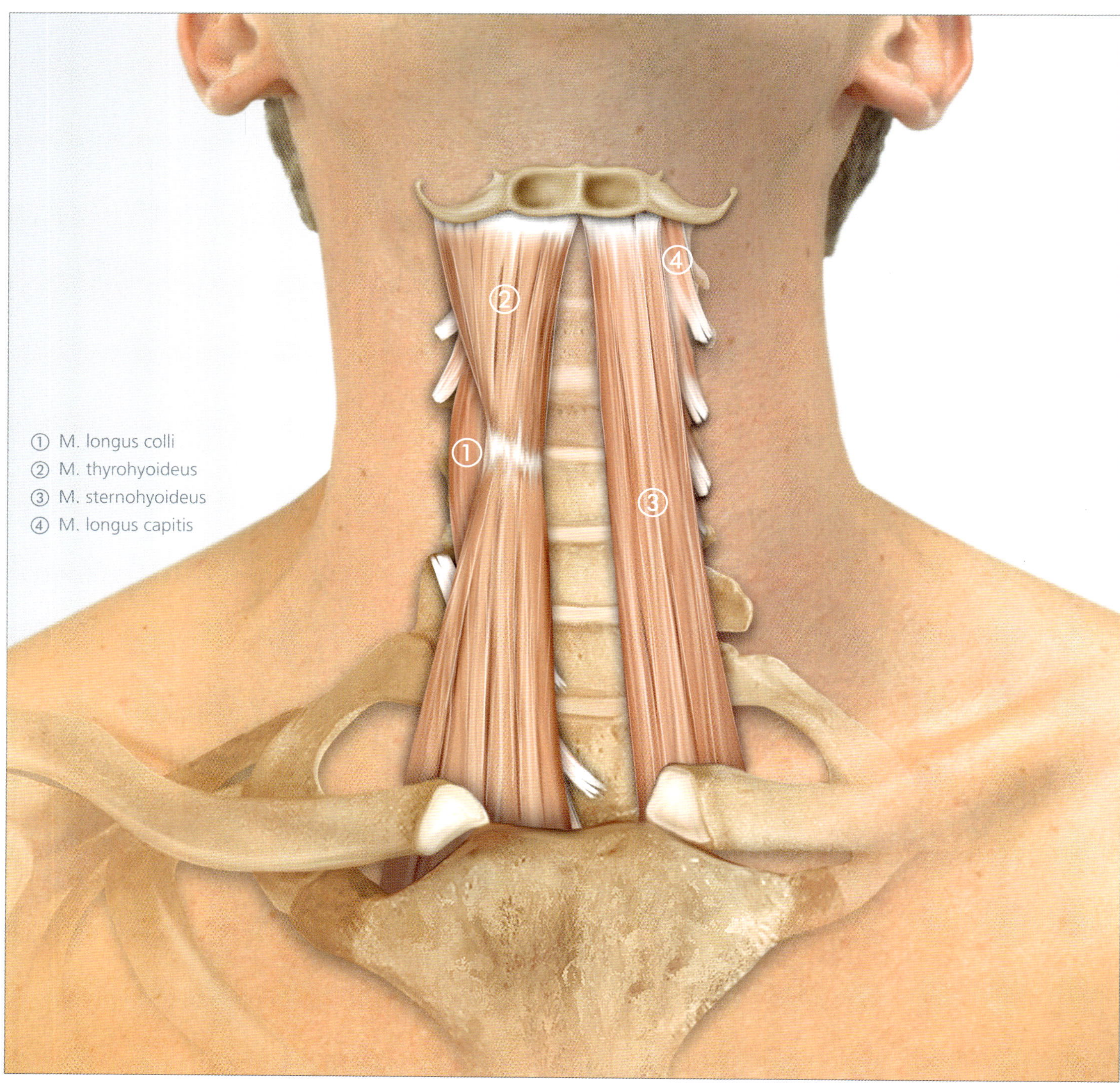

M. longus capitis
U: Tubercula anteriora von C3–C6
A: Pars basilaris des Os occipitale
I: direkte Äste aus dem Plexus cervicalis (C1–C4)
F einseitig: Lateralflexion des Kopfes u. d. HWS zur gleichen Seite
Beidseitig: Flexion des Kopfes und der HWS

M. sternohyoideus
U: dorsal des Manubrium sterni
A: Laterale Innenfläche des Zungenbeins
I: Ansa cervicalis und R. thyrohyoideus (C1–C3)
F: zieht das Zungenbein abwärts

M. longus colli
U: Procc. transversi v. C3–C5, Ventralseiten d. Wirbelkörper v. C5–T3
A: Atlas, Wirbelkörper von C2–C4, Tubercula anteriora von C5–C6
I: Rr. anteriores der Spinalnerven (C2–C6)
F einseitig: Lateralflexion und Rotation der HWS zur gleichen Seite
Beidseitig: Flexion der HWS

M. thyrohyoideus
U: Schildknorpel, Linea obliqua
A: Cornu majus des Zungenbeins
I: Ansa cervicalis und R. thyrohyoideus (C1–C3)
F: nähert Zungenbein und Schildknorpel an

Mm. longus capitis, longus colli, sternohyoideus und thyrohyoideus – Muskelanlage

Wirkung: tonisierend. Die Anlage erfolgt vom Ursprung zum Ansatz.

Indikationen für die Sensotape-Anlage
- Schluckbeschwerden
- chronischer Torticollis
- chronisches Thoracic Outlet Syndrome (TOS)
- HWS-Beschwerden

Material
rotes Y-Tape
(Breite: 2,5 cm, Zügel je 1,25 cm)

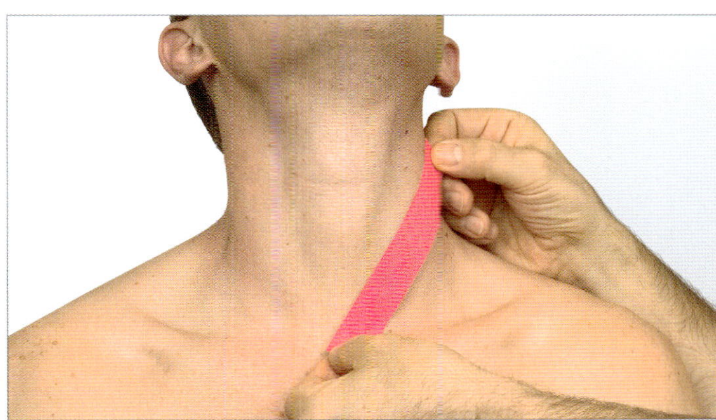

Abmessen des Y-Tapes
ASTE: Sitzende Position, Kopf und HWS befinden sich in maximaler Extension.
Schritt 1: Mit dieser Y-Tapeanlage wird die infrahyale und praevertebrale Halsmuskulatur zusammen behandelt. Das Y-Tape wird vom Manubrium sterni zu den QF der HWS abgemessen.

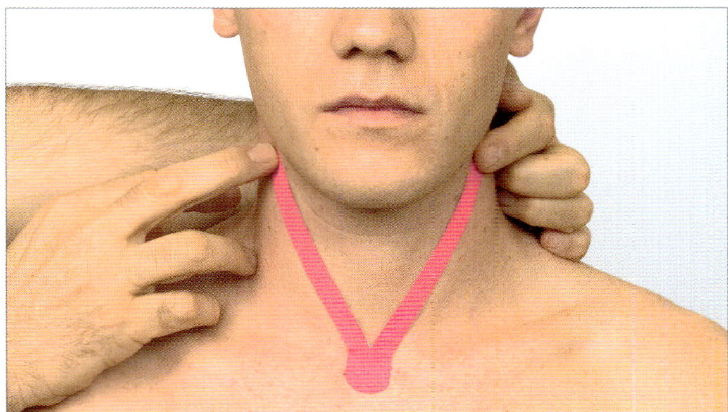

Anlage des Y-Ankers
ASTE: Sitzende Position, Kopf und HWS befinden sich in Neutralstellung.
Schritt 2: Der Anker des Y-Tapes wird ohne Zug median am Manubrium sterni angelegt, während die beiden Y-Zügel symmetrisch nach dorsal-kranial ausgerichtet sind.

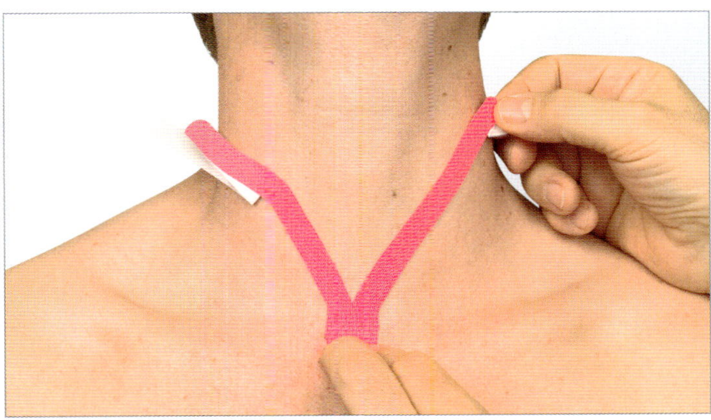

Anlage des rechten Y-Zügels
ASTE: Sitzende Position, Kopf und HWS befinden sich in Extension.
Schritt 3: Der Anker wird durch einen kaudalen Haut-Gleitschub fixiert, während der rechte Y-Zügel mit sehr leichtem Zug nach kranial-lateral an die QF der HWS angelegt wird.

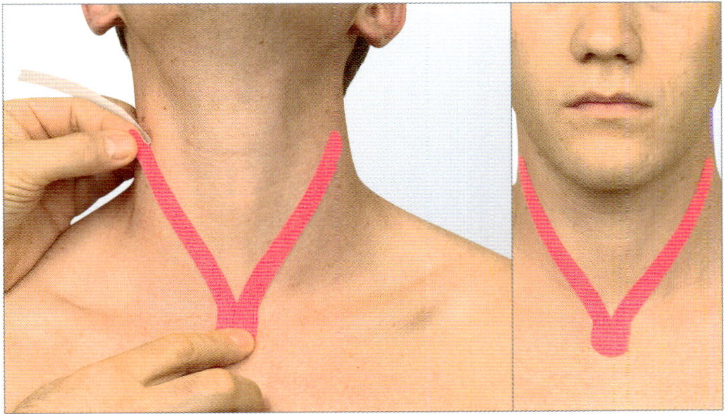

Komplette Y-Tapeanlage
ASTE: Sitzende Position, Kopf und HWS befinden sich in Extension.
Schritt 4: Der Anker wird durch einen kaudalen Haut-Gleitschub fixiert, während der linke Y-Zügel mit sehr leichtem Zug nach kranial-lateral an die QF der HWS angelegt wird. Die beiden Tapeenden laufen dehnungsfrei aus. Das gesamte Tape (s. kl. Abb.) wird in Vordehnung der Muskulatur durch leichtes Reiben aktiviert, anmodelliert und fixiert.

M. erector spinae

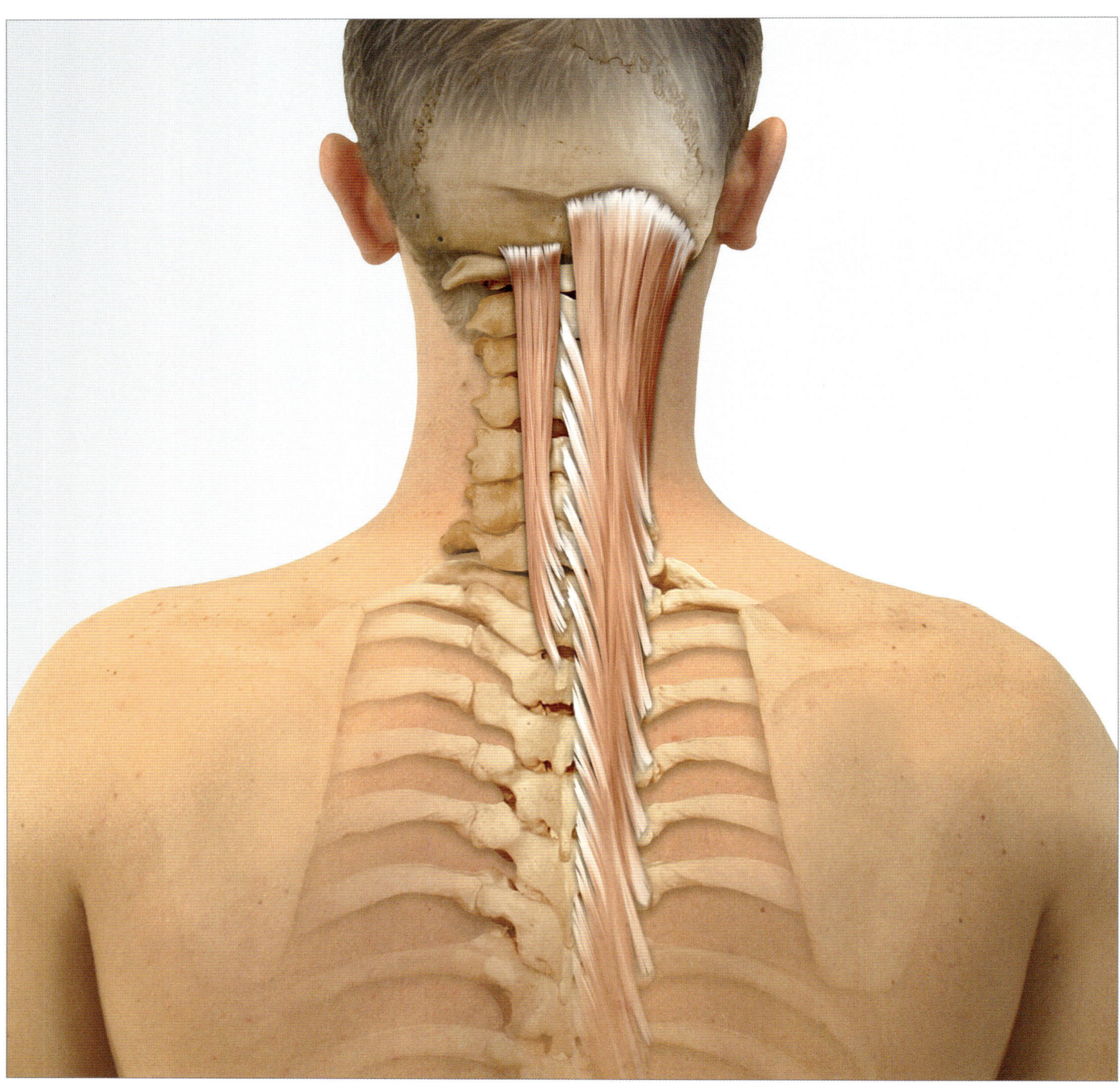

Die tiefen/autochthonen Rückenmuskeln, die von den dorsalen Ästen der Spinalnerven innerviert werden, nennt man nach ihrer Funktion »Aufrichter«. Zum M. erector spinae der HWS gehören die Mm. semispinalis capitis und cervicis, die Mm. splenius capitis und cervicis und die Mm. longissimus capitis und cervicis.

M. erector spinae – Muskelanlage

Wirkung: detonisierend. Die Anlage erfolgt vom Ansatz zum Ursprung.

Indikationen für die Sensotape-Anlage
- HWS-Schmerzen
- Hypertonie der Muskulatur
- BSV der HWS
- HWS-Schleudertrauma
- Kopfschmerzen und Migräne

Material
blaues Y-Tape

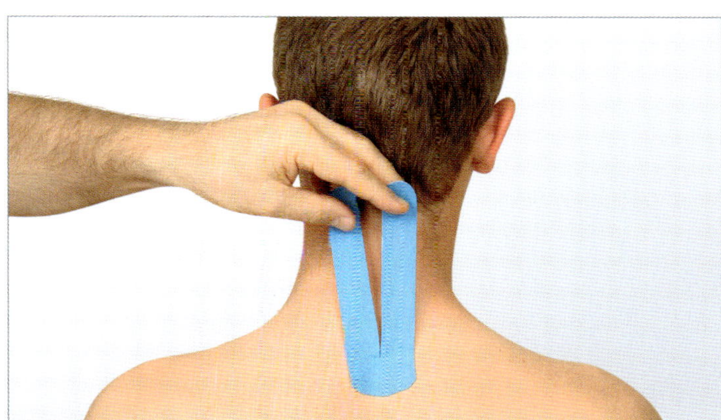

Anlage des Y-Ankers
ASTE: Sitzende Position, Kopf und HWS befinden sich in Neutralstellung.
Schritt 1: Der Anker des Y-Tapes wird mittig ohne Zug unterhalb von C7 angelegt, sodass der DF von C7 im Y-Spalt liegt.

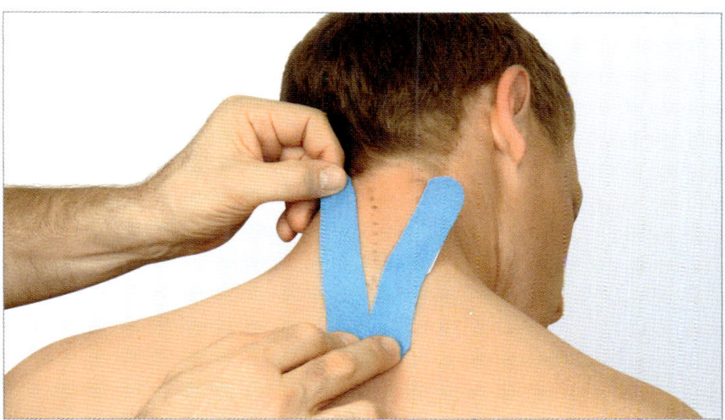

Anlage des linken Y-Zügels
ASTE: Sitzende Position, Kopf und HWS befinden sich in maximaler Flexion und Rechtsrotation.
Schritt 2: Der Anker wird durch einen kaudalen Haut-Gleitschub mit den Fingern der rechten Hand fixiert, während der linke Y-Zügel mit leichtem Zug paravertebral nach kranial angelegt wird.

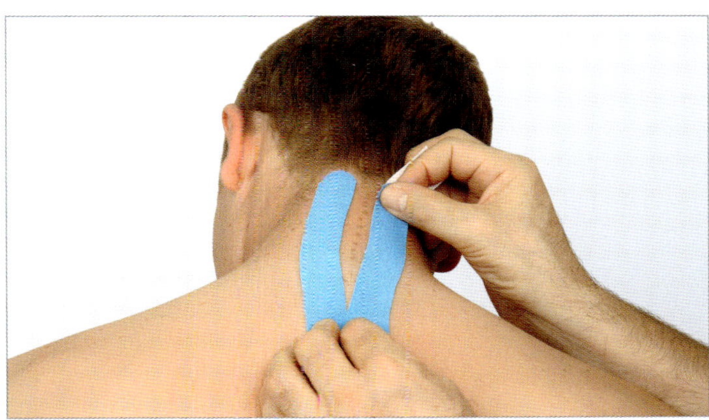

Anlage des rechten Y-Zügels
ASTE: Sitzende Position, Kopf und HWS befinden sich in maximaler Flexion und Linksrotation.
Schritt 3: Der Anker wird durch einen kaudalen Haut-Gleitschub mit den Fingern der linken Hand fixiert, während der rechte Y-Zügel mit leichtem Zug paravertebral nach kranial angelegt wird.

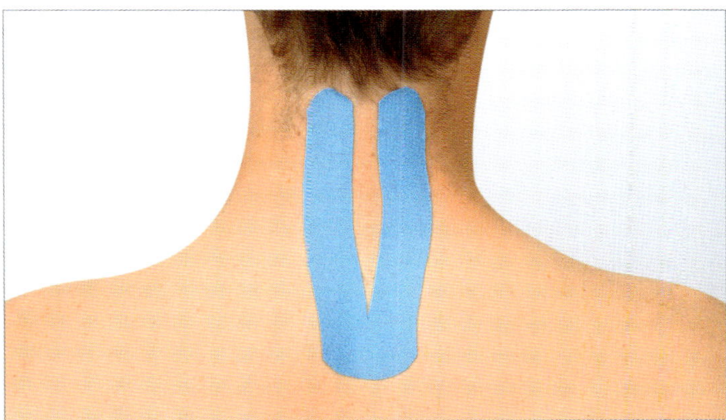

Komplette Y-Tapeanlage
ESTE: Sitzende Position, Kopf und HWS befinden sich in Neutralstellung.
Schritt 4: Beide Y-Zügelenden laufen dehnungsfrei zum Haaransatz aus. Das gesamte Tape wird in Vordehnung der Muskulatur durch leichtes Reiben aktiviert, anmodelliert und fixiert.

Mm. splenius capitis und semispinalis capitis

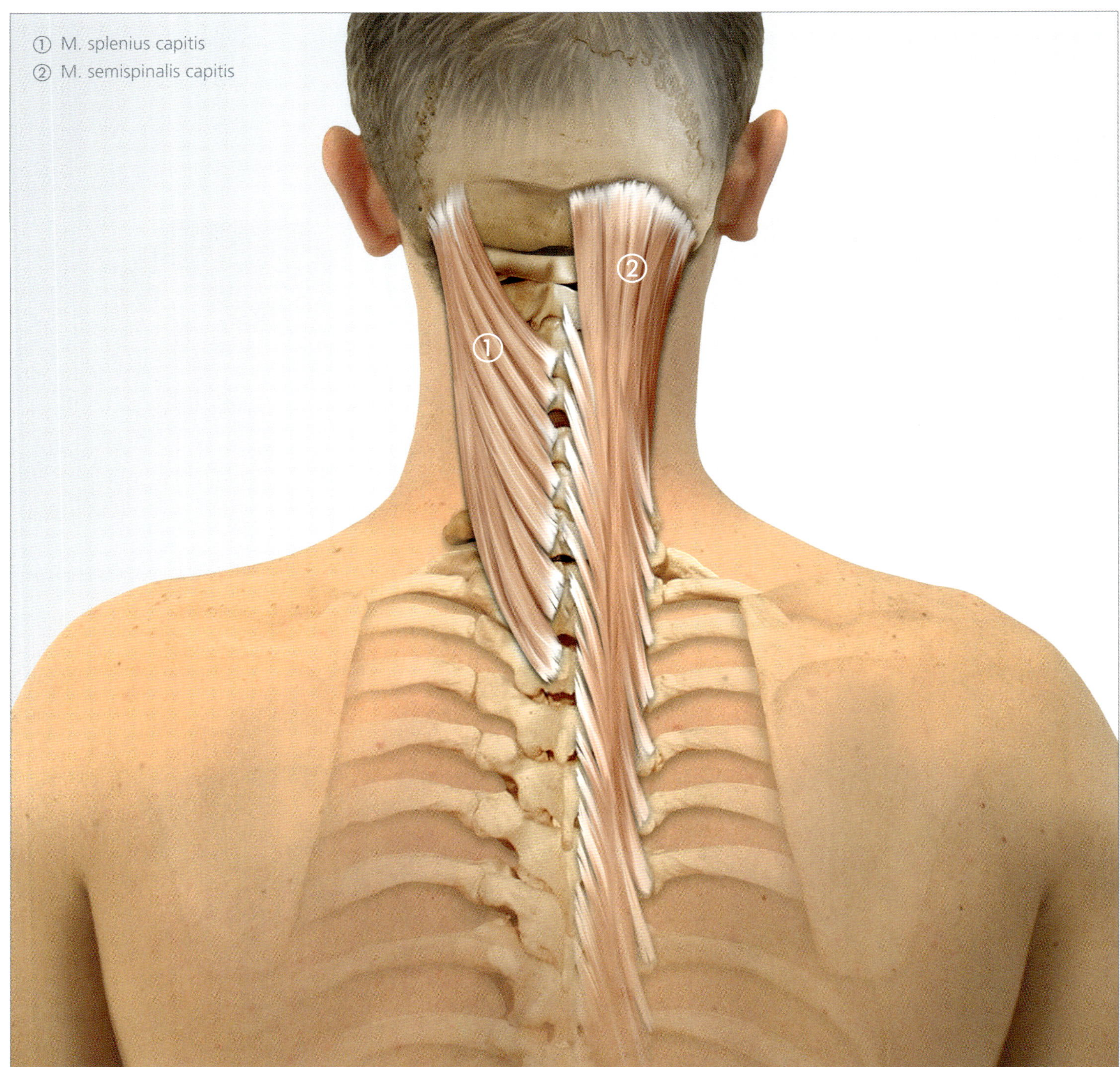

M. splenius capitis
U: über das Lig. nuchae an die Procc. spinosi von C3–T3
A: laterales Drittel der Linea nuchalis superior und Proc. mastoideus
I: Rr. dorsales der Spinalnerven (C3–C5)
F einseitig: Lateralflexion und Rotation des Kopfes und der HWS zur gleichen Seite.
Beidseitig: Reklination der oberen Kopfgelenke und Extension der HWS

M. semispinalis capitis
U: Procc. articulares von C3–C7 und Procc. transversi von T1–T6
A: Os occipitale zwischen der Linea nuchalis superior und inferior
I: Rr. dorsales der Spinalnerven (C4–C8)
F einseitig: Lateralflexion zur gleichen Seite und geringe Rotation zur Gegenseite.
Beidseitig: Reklination des Kopfes und Extension der HWS und BWS

Mm. splenius capitis und semispinalis capitis – Muskelanlage

Wirkung: detonisierend. Die Anlage erfolgt vom Ansatz zum Ursprung.

Indikationen für die Sensotape-Anlage
- zervikale Spondylitis
- degenerative Gelenkstörungen – Arthritis
- Kopfschmerzen über den Augen (Beginn des Blasenmeridians)

Material
Abb. 1 bis 3: blaues Y-Tape
Abb. 4: 2 blaue Y-Tapes

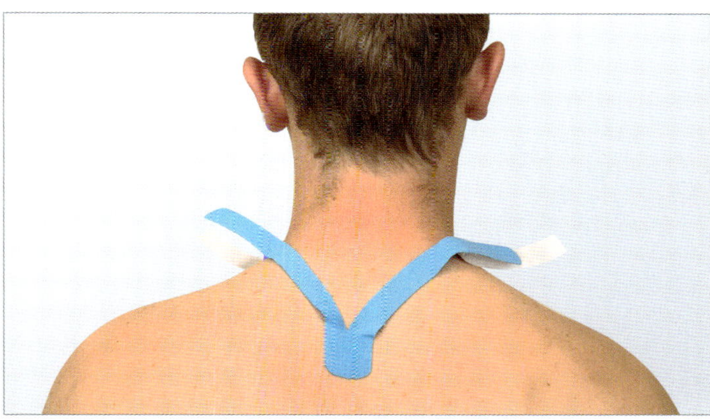

Anlage des Y-Ankers
ASTE: Sitzende Position, Kopf und HWS befinden sich in Neutralstellung.
Schritt 1: Der Anker des Y-Tapes wird ohne Zug paravertebral neben den DF von T3–T5 angelegt.

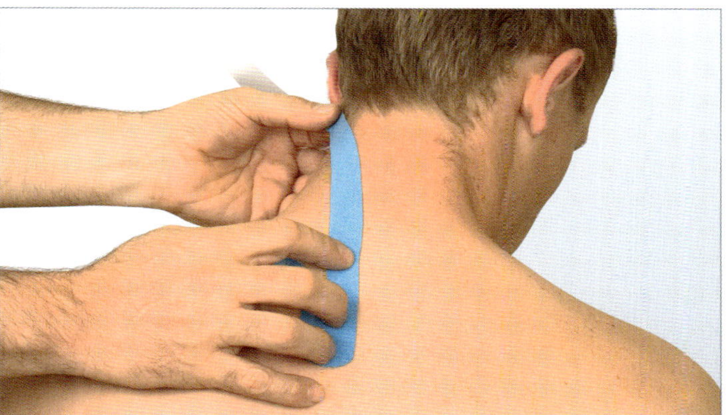

Anlage des medialen Y-Zügels
ASTE: Sitzende Position, Kopf und HWS befinden sich in Flexion und Rotation zur Gegenseite.
Schritt 2: Der Anker wird durch einen kaudalen Haut-Gleitschub fixiert, während der mediale Zügel mit leichtem Zug entlang der DF bis C5–C6 angelegt wird. Der Zügel läuft bogenförmig zum Proc. mastoideus aus.

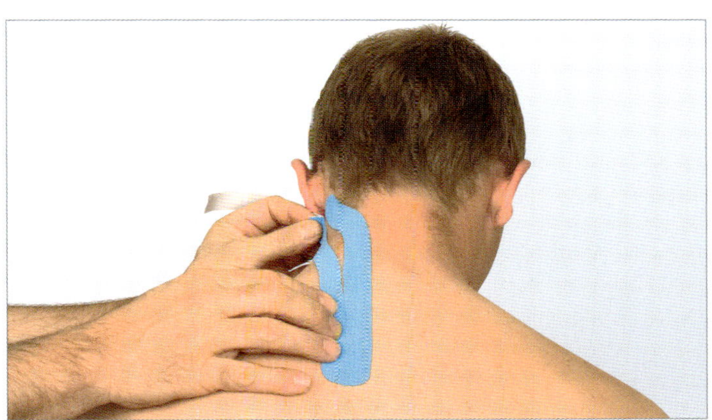

Anlage des lateralen Y-Zügels
ASTE: Sitzende Position, Kopf und HWS befinden sich in Flexion.
Schritt 3: Der Anker wird fixiert, während der laterale Y-Zügel mit leichtem Zug bogenförmig zum Proc. mastoideus angelegt wird. Das Zügelende läuft dehnungsfrei aus. Die Anlage wird in Vordehnung der Muskulatur durch leichtes Reiben aktiviert, anmodelliert und fixiert.

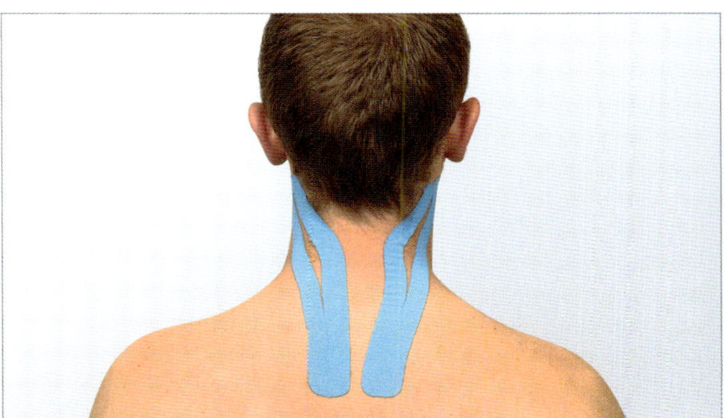

Alternative bilaterale Y-Tapeanlage
ESTE: Kopf und HWS befinden sich in Neutralstellung.
Schritt 4: In gleicher Weise, ebenfalls als detonisierende Muskelanlage, wird ein Y-Tape auf der Gegenseite angelegt.

▸ **Die Tapeanlage erfolgt immer symmetrisch/bilateral. Aufgrund der sensiblen HWS-Region sollte das Tape sehr vorsichtig entfernt werden.**

Mm. longissimus thoracis und spinalis thoracis

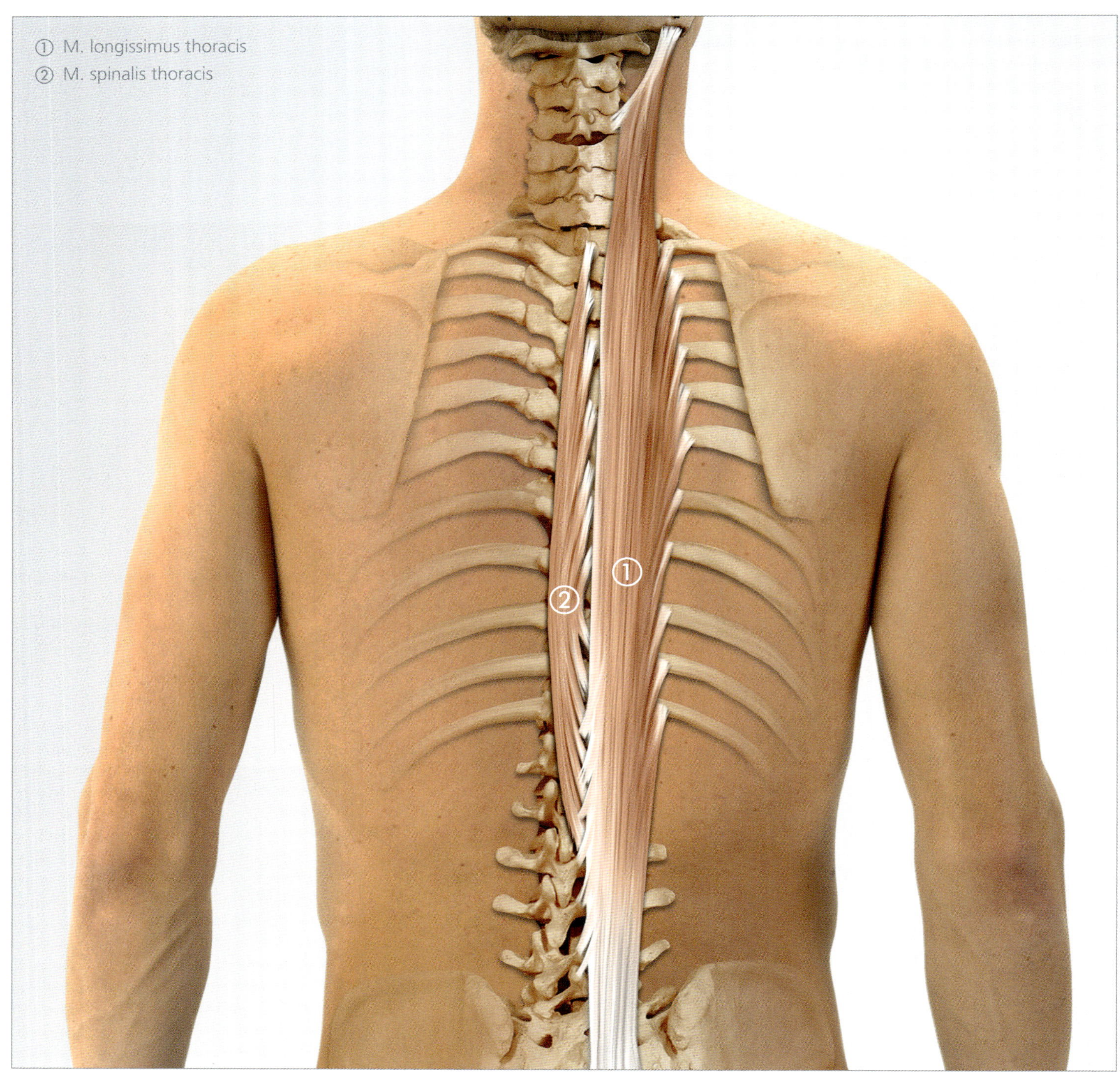

M. longissimus thoracis
U: Os sacrum, Crista iliaca, Procc. spinosi der LWS und Procc. transversi der unteren BWS
A: Procc. accessorii der LWS, Procc. transversi der BWS und 2. bis 12. Rippe
I: laterale Äste der Rr. dorsales der Spinalnerven
F einseitig: Lateralflexion der WS zur gleichen Seite.
Beidseitig: Extension der WS

M. spinalis thoracis
U: Procc. transversi von T6–T12
A: Procc. spinosi von C6–T4
I: Rr. dorsales der Spinalnerven
F einseitig: Lateralflexion der WS zur gleichen Seite, Rotation der WS zur Gegenseite.
Beidseitig: Extension der BWS

Mm. longissimus thoracis und spinalis thoracis – Muskelanlage

Wirkung: Abb. 1 und 2: detonisierend. Die Anlage erfolgt vom Ansatz zum Ursprung.
Abb. 3 und 4: detonisierend auf die hypertone Muskulatur; **tonisierend** auf die hypotone Muskulatur.

Indikationen für die Sensotape-Anlage
- thorakaler BS-Prolaps oder Protrusion
- Morbus Bechterew
- Morbus Scheuermann
- Osteoporose
- Rückenschmerzen
- Skoliose (Abb. 3 und 4)

Material
Abb. 1 und 2: blaues Y-Tape
Abb. 3 und 4: blaues und rotes I-Tape

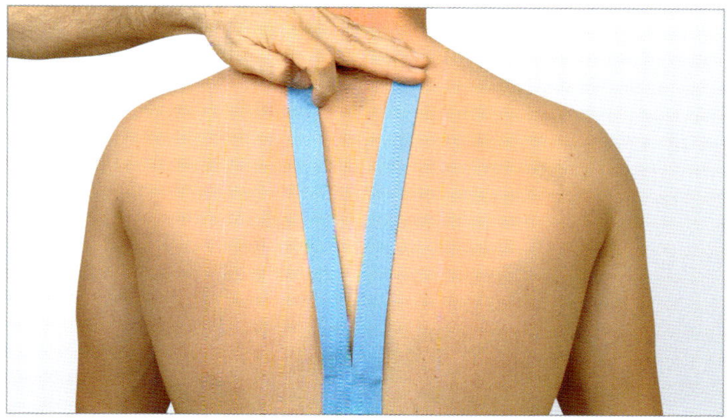

Y-Tape-Anlage: Anlage des Ankers
ASTE: Aufrecht sitzende Position
Schritt 1: Die Tapelänge wird in Flexion der WS zwischen den DF von Th12 und C7 ausgemessen. Der Anker des Y-Tapes wird ohne Zug unterhalb des Th12-Segmentes auf die DF von L1und L2 angelegt. Die beiden Y-Zügel werden paravertebral und aufsteigend ausgerichtet.

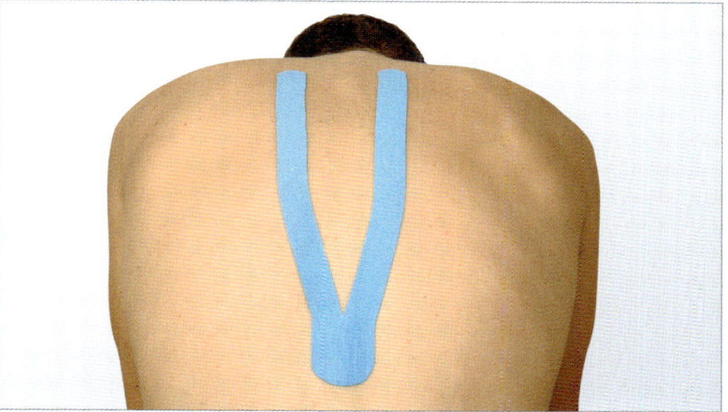

Anlage der beiden Y-Zügel
ASTE: Aufrecht sitzende Position, der Rumpf befindet sich in maximaler Ventralflexion.
Schritt 2: Der Anker wird durch einen kaudalen Haut-Gleitschub fixiert, während die beiden Y-Zügel einzeln mit leichtem Zug entlang der WS nach kranial angelegt werden. Die beiden Y-Tapeenden laufen dehnungsfrei nach kranial aus. Das Tape wird in Vordehnung durch leichtes Reiben aktiviert, anmodelliert und fixiert.

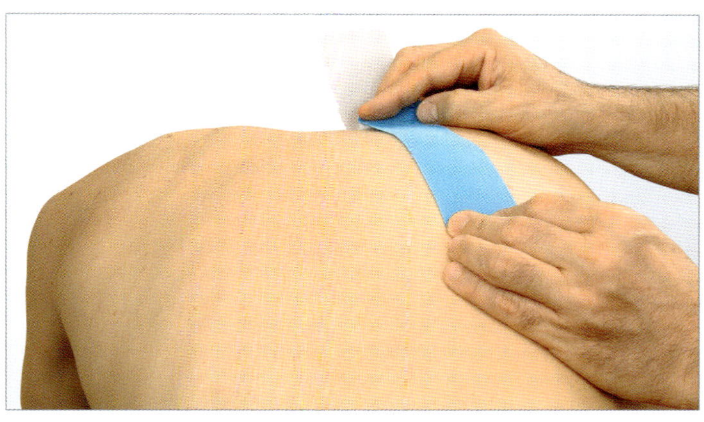

Alternative detonisierende I-Tapeanlage
ASTE: Sitzende Position, der Rumpf befindet in maximaler Ventralflexion.
Schritt 1: Der Anker des blauen I-Tapes wird durch einen kaudalen Haut-Gleitschub fixiert, während das I-Tape mit leichtem Zug nach kranial entlang der WS angelegt wird. Das I-Tapeende läuft dehnungsfrei aus. Die Anlage wird in Vordehnung der Muskulatur durch leichtes Reiben aktiviert, anmodelliert und fixiert.

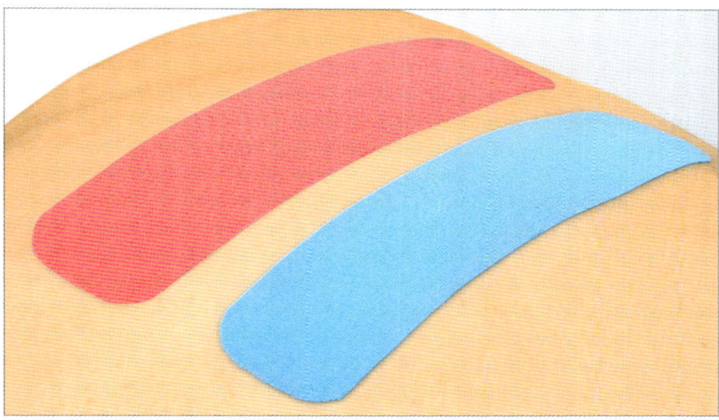

Komplette bilaterale I-Tapeanlage
ESTE: Sitzende Position, der Rumpf befindet sich in maximaler Ventralflexion.
Schritt 2: Auf der Gegenseite wird eine Muskelanlage aus einem tonisierenden I-Tape von kranial nach kaudal paravertebral angelegt.

M. serratus anterior

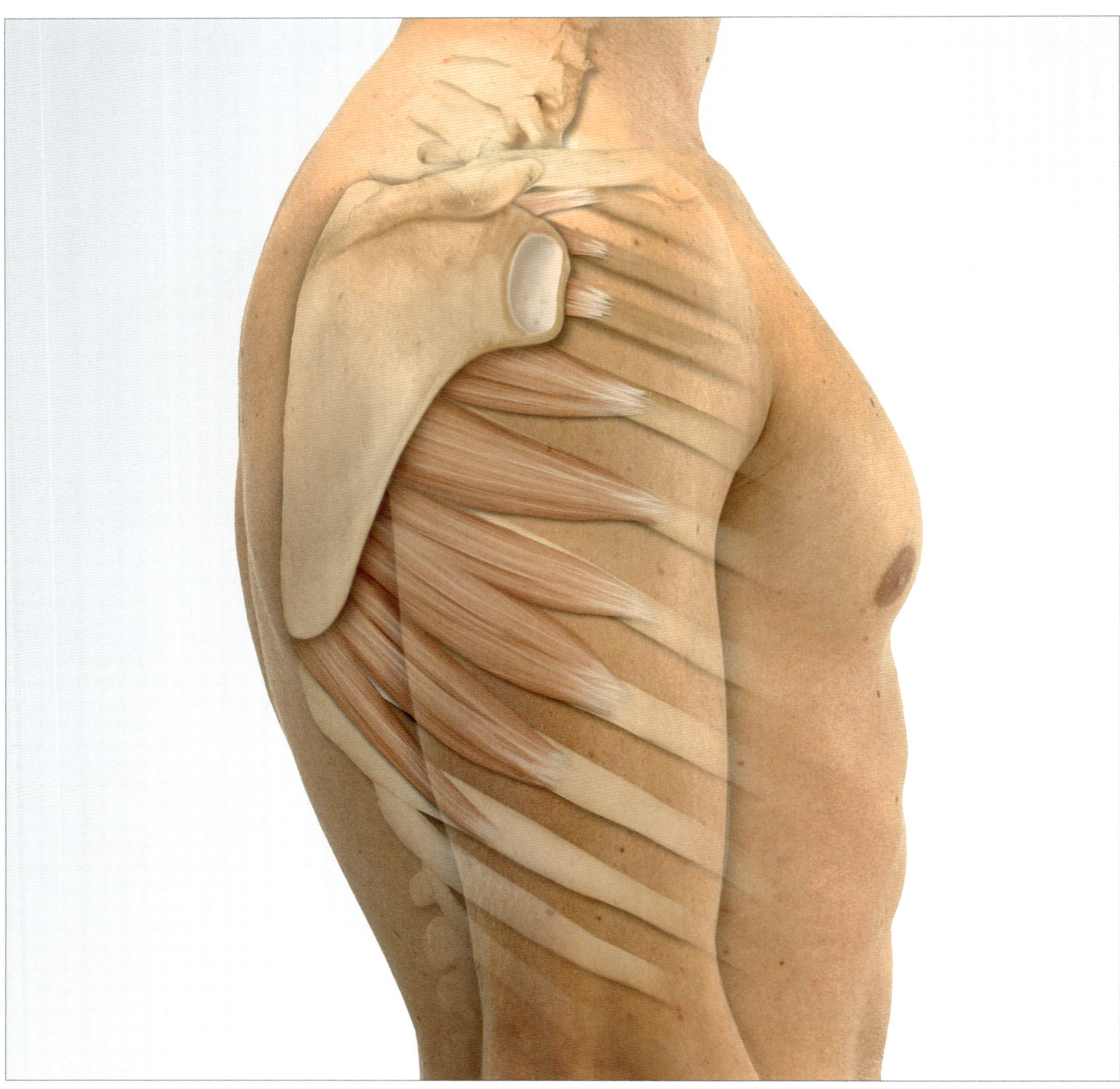

Pars inferior

F: schwenkt den Angulus inferior scapulae nach lateral–ventral; unterstützt die Armhebung über die Horizontale

Alle Anteile

U: Außenseite der 1. bis 9. Rippe, lateral

A: Angulus superior, Margo medialis und Angulus inferior der Skapula

I: N. thoracicus longus (C5–C7)

F: ziehen die Skapula nach lateral und ventral; bei fixiertem Schultergürtel werden die Rippen gehoben (Atemhilfsmuskel)

M. serratus anterior – Muskelanlage

Wirkung: Abb. 1 bis 3: detonisierend. Die Anlagen erfolgen vom Ansatz zum Ursprung.
Abb. 4: tonisierend. Die Anlage erfolgt vom Ursprung zum Ansatz.

Indikationen für die Sensotape-Anlage
- Rippenschmerzen
- Thorakalschmerzen
- Atembeschwerden, Asthma
- Dysfunktion im skapulothorakalen Rhythmus (Abb. 4)

Material
Abb. 1 bis 3: blaues Fächertape (4 Zügel mit je 1,25 cm), blaues Fächertape (3 Zügel mit je 1,7 cm)
Abb. 4: 2 rote I-Tapes

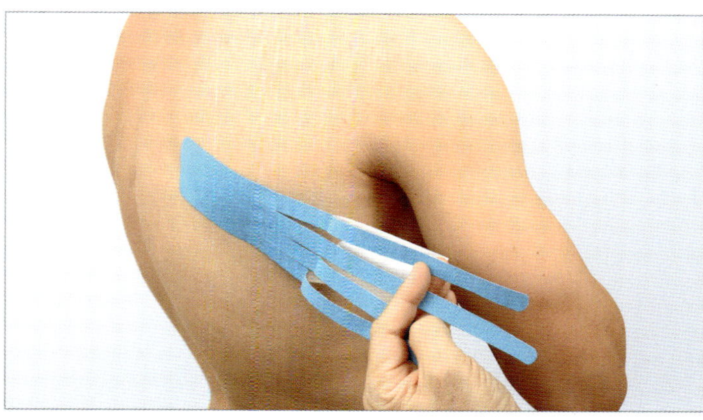

Detonisierende Anlage für den M. serratus anterior, Pars inferior
ASTE: Stehende Position, der Arm befindet sich in Neutralstellung.
Schritt 1: Für ein Fächertape wird ein I-Tape von den anterioren Rippen nach dorsal zum Angulus inferior scapulae bzw. Margo medialis scapulae abgemessen. Der Anker wird ohne Zug am Angulus inferior, wo der kräftigste Teil des M. serratus anterior ansetzt, angebracht.

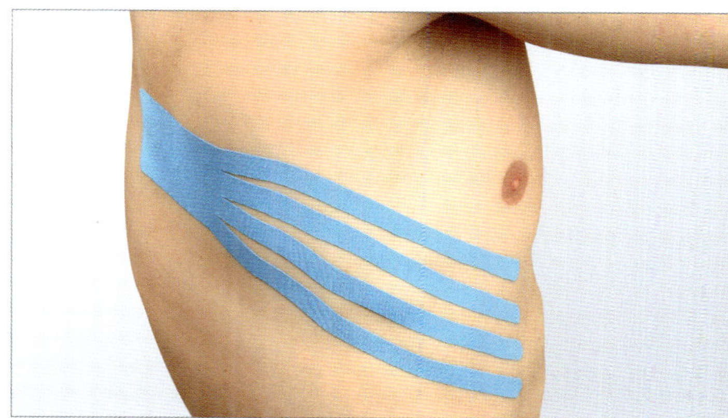

Anlage des inferioren Fächertapes
ASTE: Der Arm befindet sich in Anteversion (90–120°).
Schritt 2: Der Anker wird durch einen Haut-Gleitschub fixiert. Die Fächerzügel werden einzeln mit leichtem Zug schräg verlaufend um den seitlichen Thorax herum entlang der 6. bis 9. Rippe bis zur Mamillarlinie angelegt. Die Zügelenden laufen dehnungsfrei über die Zacken der Pars inferior des M. serratus anterior aus.

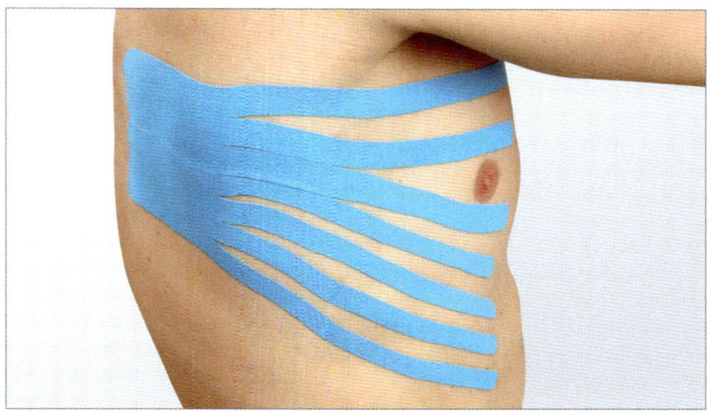

Detonisierende Fächertapeanlage für den M. serratus anterior, Pars medialis
ASTE: Der Arm befindet sich in Anteversion (90–120°).
Schritt 3: Mit der gleichen detonisierenden Muskeltechnik wie unter Abb. 1 und 2 beschrieben, wird ein Fächertape mit drei Zügeln über die Pars medialis des M. serratus anterior angelegt. Der Anker wird am Margo medialis scapulae angebracht, die einzelnen Zügel werden mit fast horizontalem Verlauf um den Thorax anterior an der 3. bis 5. Rippe angelegt. Die gesamte Tapeanlage wird in Vordehnung der Muskulatur durch leichtes Reiben anmodelliert, fixiert und aktiviert.

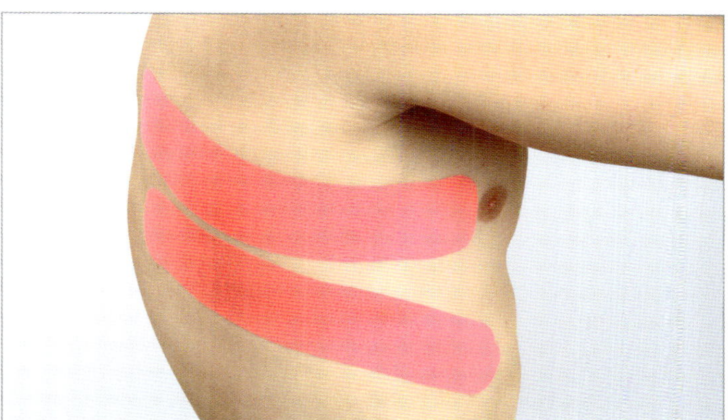

Tonisierende I-Tapeanlage für den M. serratus anterior, Pars inferior und Pars medialis
ASTE: Der Arm befindet sich in Anteversion (90°–120°).
Anlage: Zwei I-Tapes werden in einer tonisierenden Muskeltechnik vom den Rippen 3 bis 9 zum dorsalen Ansatz der Skapula des M. serratus anterior angelegt.

Diaphragma

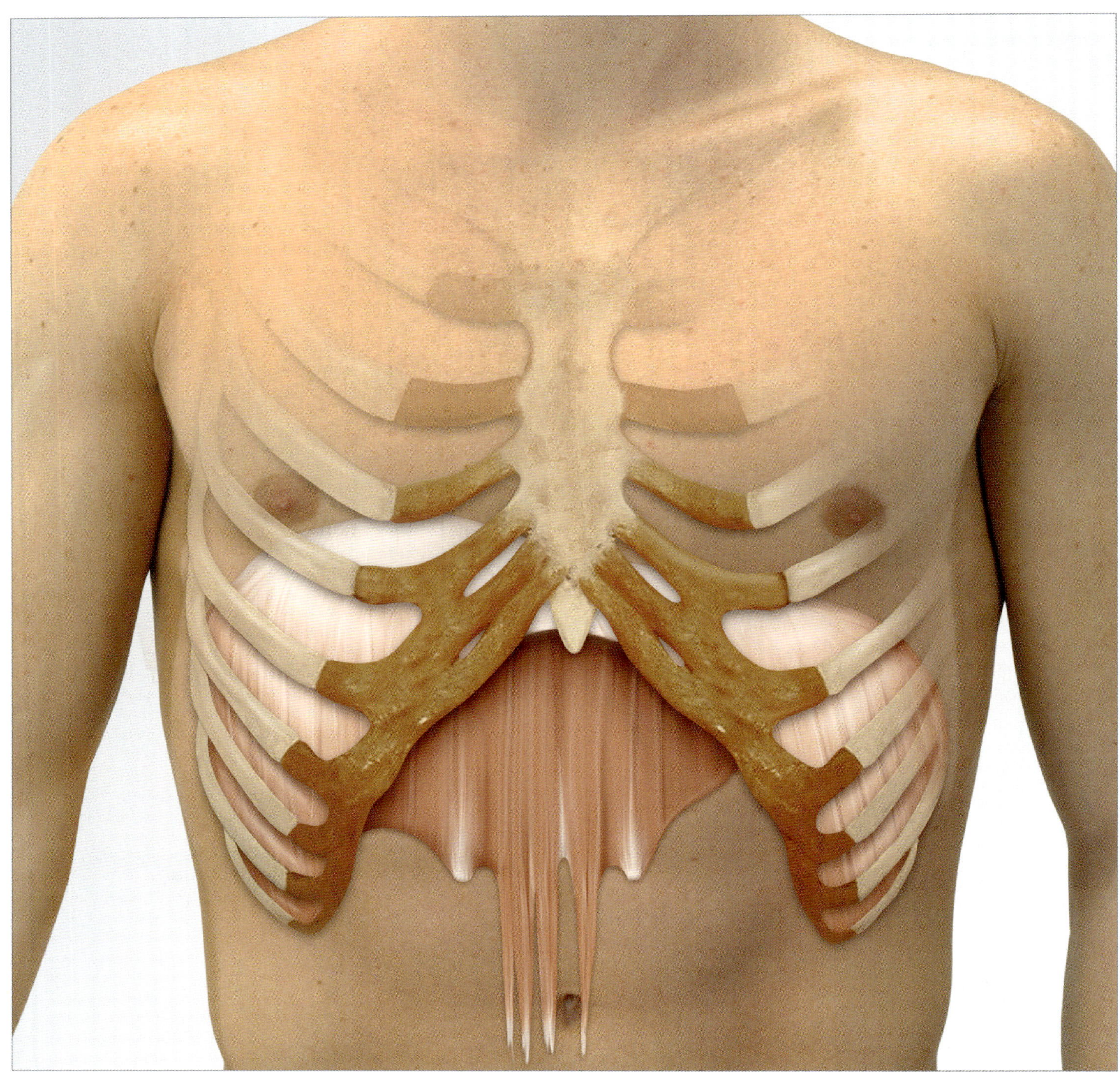

Pars costalis
U: Innenseite der 7. bis 12. Rippe

Pars lumbalis
U: Wirbelkörper von L1–L3 und entsprechende BS; Lig. longitudinale anterius; Sehnenbogen der Psoasarkade, Rippenfortsatz von L2; Sehnenbogen der Quadratusarkade

Pars sternalis
U: Dorsalseite des Proc. xiphoideus sterni

Alle Anteile
A: Centrum tendineum
I: N. phrenicus (C3–C5)
F: wichtigster Inspirationsmuskel, Bauchpresse

Diaphragma anterior – Muskelanlage

Wirkung: tonisierend. Die Anlage erfolgt vom Ursprung zum Ansatz.

Indikationen für die Sensotape-Anlage

- Diaphragma in Elevationsstellung
- hoher intrathorakaler Druck
- Asthma
- Magenschmerzen durch erhöhten Druck des Diaphragmas in der Einatmungsphase
- Haltungskorrektur (z. B. bei Skoliose)

Material
rotes I-Tape

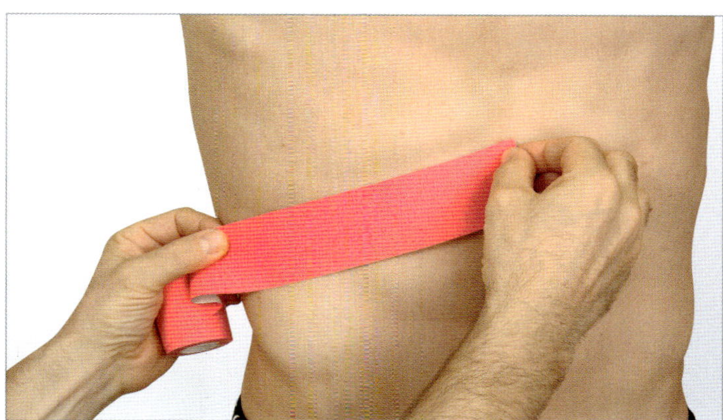

Abmessung des I-Tapes
ASTE: Aufrechter Stand, der Rumpf ist gestreckt, die Arme befinden sich in Elevation.
Schritt 1: Die Abmessung des I-Tapes erfolgt unilateral am Rippenbogen vom Proc. xiphoideus zur lateralen Axillarlinie. Das Diaphragma befindet sich in Einatemstellung. Die Länge wird verdoppelt, um die tatsächliche Tapelänge zu erhalten.

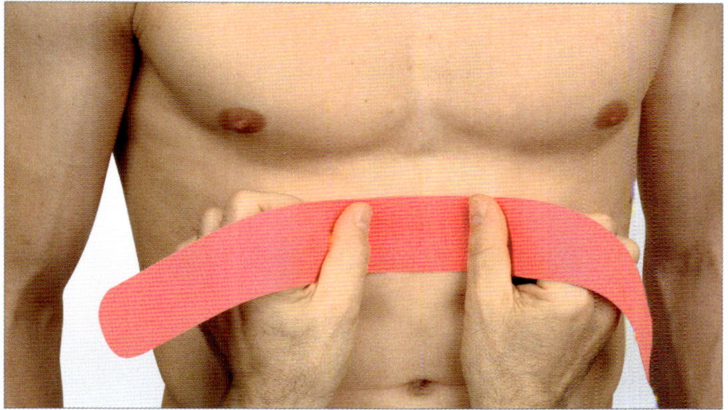

Anlage des mittleren I-Ankers
ASTE: Aufrechter Stand, der Rumpf ist gestreckt, die Arme befinden sich neben dem Körper.
Schritt 2: Der mittlere Anteil des I-Tapes wird als Anker ohne Zug horizontal auf dem Proc. xiphoideus angelegt, sodass beide I-Tape-enden unter den Rippenbögen nach lateral ausgerichtet sind.

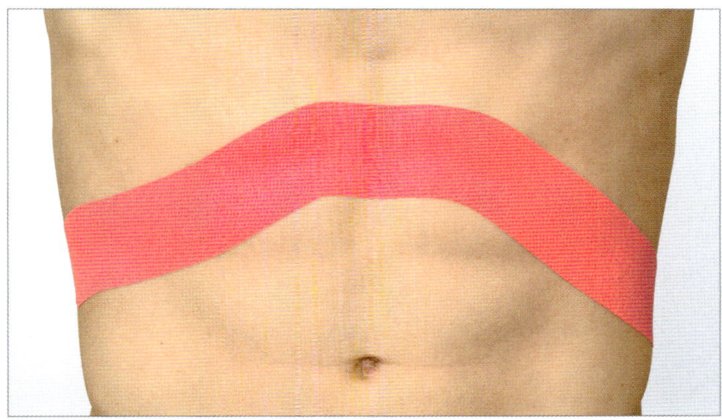

Komplette ventrale Anlage des I-Tapes
ASTE: Aufrechter Stand, der Rumpf ist gestreckt, die Arme befinden sich in Elevation; maximale Expansion der unteren Rippen durch tiefe Einatmung.
Schritt 3: Dabei wird der Anker durch einen Hautgleitschub mit dem Daumen fixiert, während das Tape beidseitig unter leichtem Zug entlang der Rippen symmetrisch zur Taille hin angelegt wird. Die Tapeenden laufen dehnungsfrei nach lateral aus.

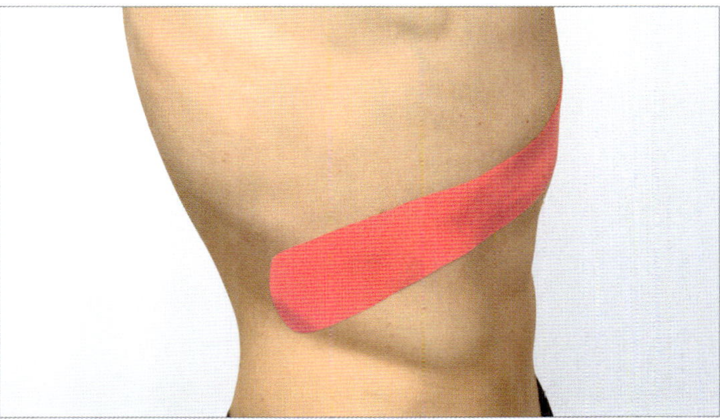

Komplette seitliche I-Tapeanlage
ESTE: Die Körperhaltung wird beibehalten.
Schritt 4: Die Abbildung zeigt das I-Tape in Seitenansicht. Das gesamte I-Tape wird in Körpervordehnung (Elevation und Einatmung) durch leichtes Reiben aktiviert, anmodelliert und fixiert.

▸ **Das Diaphragma ist der Motor der Bauchatmung, dadurch wird der Lymphfluss im Ductus thoracicus begünstigt. Durch die Tonisierung des Diaphragmas fördert man die Einatmung.**

Diaphragma posterior – Muskelanlage

Wirkung: tonisierend. Die Anlage erfolgt vom Ursprung zum Ansatz.

Indikationen für die Sensotape-Anlage
- Diaphragma in Elevationsstellung
- hoher intrathorakaler Druck
- Asthma
- Magenschmerzen durch erhöhten Druck des Diaphragmas in der Einatmungsphase
- Haltungskorrektur (z. B. bei Skoliose)

Material
rotes I-Tape

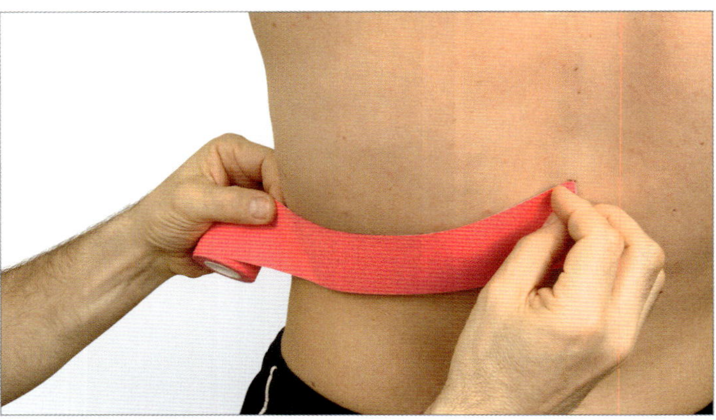

Markieren und Abmessen des I-Tapes
ASTE: Aufrechter Stand, der Rumpf ist gestreckt, die Arme befinden sich in Elevation, Einatemstellung
Schritt 1: Die Abmessung des I-Tapes erfolgt einseitig zwischen T12 und der lateralen Axillarlinie. Dieser Abstand wird verdoppelt, um die exakte Tapelänge zu erhalten.

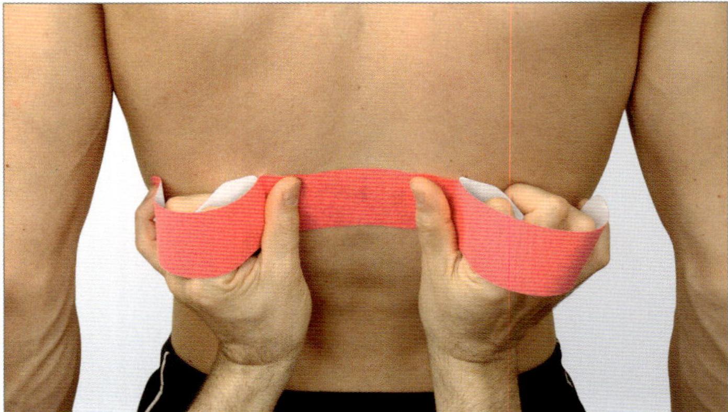

Anlage des I-Tape-Ankers
ASTE: Aufrechter Stand, der Schultergürtel befindet sich in Retraktion, die Arme hängen neben dem Körper.
Schritt 2: Der mittlere Anteil des I-Tapes wird als Anker ohne Zug horizontal auf dem DF von Th12 angelegt.

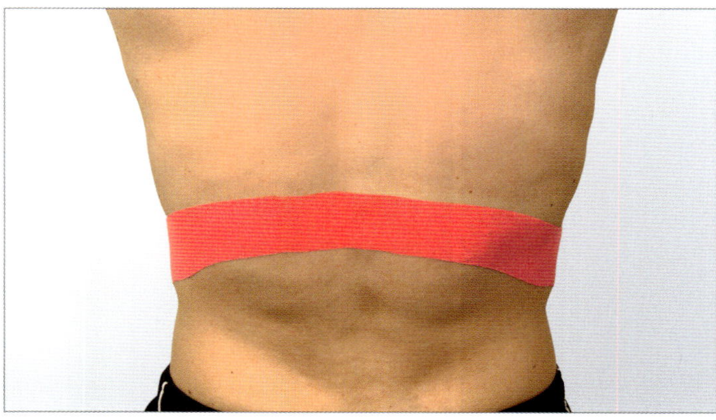

Dorsale Anlage des I-Tapes
ASTE: Stehende Haltung, der Rumpf befindet sich in leichter Flexion, die Arme sind so überkreuzt, dass die Hände auf den Schultern zu liegen kommen.
Schritt 3: Während einer tiefen Einatmung (maximale Rippenexpansion im dorsal-kaudalen Bereich) wird der Anker durch einen Hautgleitschub mit dem Daumen fixiert, und die beiden I-Tapes werden mit leichtem Zug nach lateral entlang der unteren Rippen zur Taille hin angelegt. Die Tapeenden laufen dehnungsfrei aus.

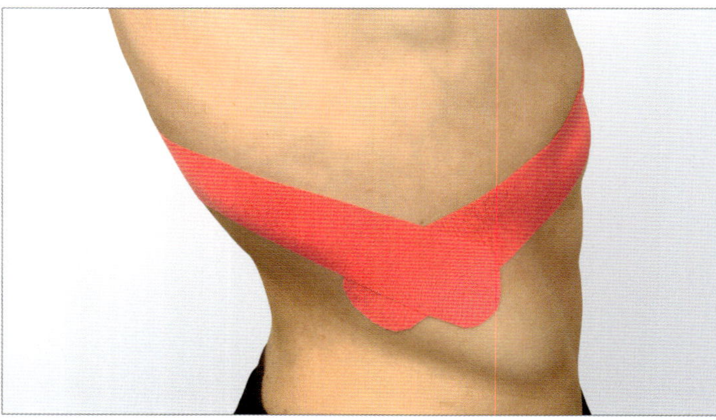

Komplette dorsale und ventrale I-Tapeanlage
ESTE: Aufrechter Stand, die Arme befinden sich in Elevation.
Schritt 4: Der ventrale und dorsale I-Tape-Anteil werden so angelegt, dass beide sich über der Axillarlinie kreuzen. Die gesamte Anlage wird in Körpervordehnung (Elevation) durch leichtes Reiben aktiviert, anmodelliert und fixiert.

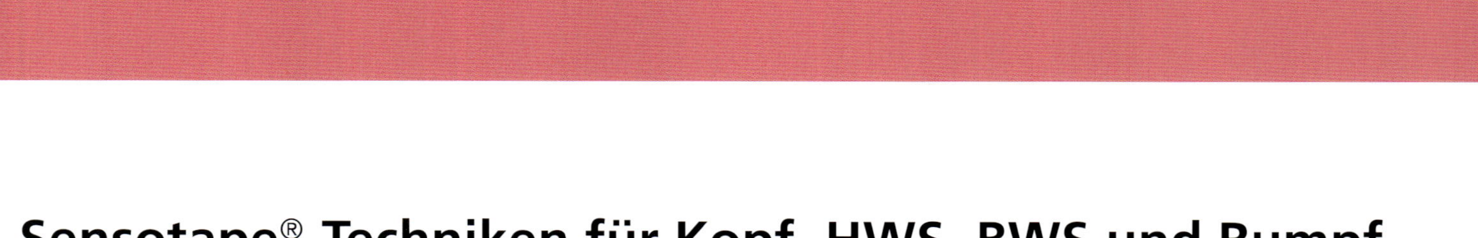

Sensotape®-Techniken für Kopf, HWS, BWS und Rumpf

VII. Gelenke und Ligamente des Kopfes, der HWS, der BWS und des Rumpfs

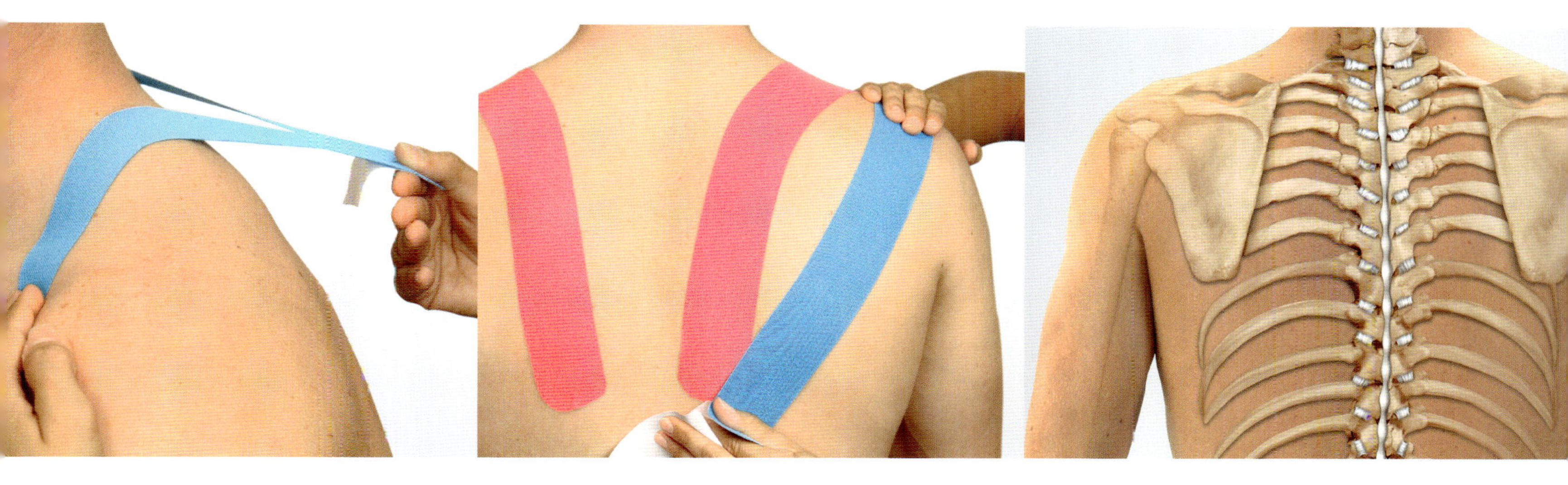

Art. temporomandibularis (TMG)

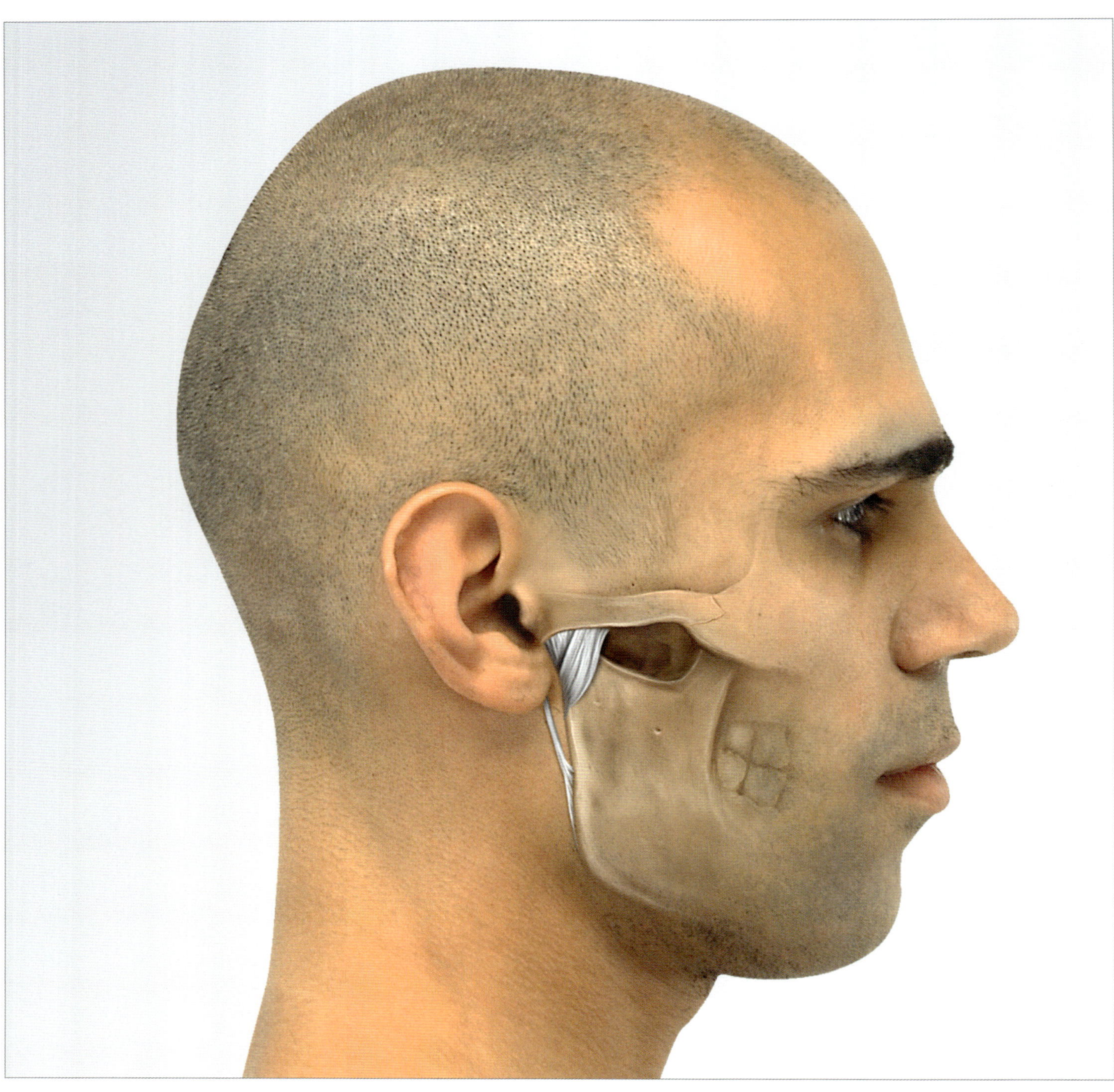

Der Art. temporomandibularis wird durch das Caput mandibulae einerseits und die Fossa mandibularis mit dem Tuberculum articulare andererseits gebildet. Zwischen ihnen befindet sich der Discus articularis. Dieser ist medial und lateral mit der Gelenkkapsel verwachsen und bildet für das Caput mandibulae eine bewegliche Pfanne. Nach ventral ist der Discus articularis mit der Gelenkkapsel und dem M. pterygoideus lateralis verwachsen.

Art. temporomandibularis (TMG)

– Gelenkanlage (Abb. 1 und 2); Ligamentanlage (Abb. 3 und 4)

Wirkung: Schmerz- und Ödemreduktion; Limitierung der TMG-Beweglichkeit; Stimulierung des Kapsel-Band-Apparats

Indikationen für die Sensotape-Anlage
- Kiefergelenksschmerzen
- degenerative Veränderungen des Kiefergelenks
- nächtliches Zähneknirschen
- direktes Kiefergelenktrauma

Material
Abb. 1 und 2: blaues I-Tape (Breite: 2,5 cm)
Abb. 3 und 4: rotes I-Tape (Breite: 2,5 cm)

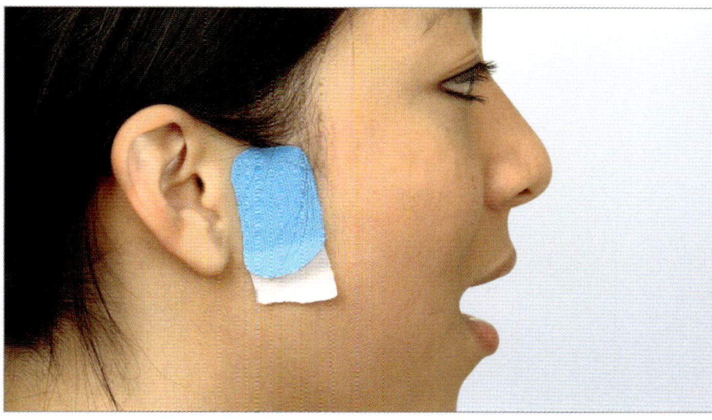

Anlage des I-Ankers
ASTE: Sitzende Position, der Kopf befindet sich in Neutralstellung, der Mund ist leicht geöffnet.
Schritt 1: Der Anker des I-Tapes wird ohne Zug oberhalb des TMG am Os temporale angelegt. Damit an dieser Stelle keine Spannung entsteht, wird der Anker fixiert gehalten.

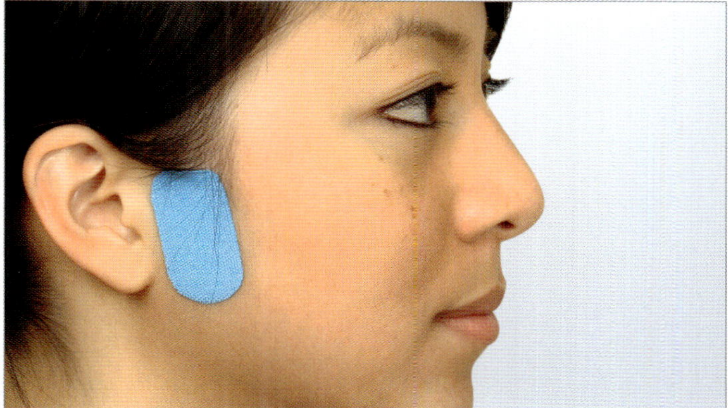

Anlage des I-Tapes
ASTE: Sitzende Position, der Kopf befindet sich in Neutralstellung, der Mund ist geschlossen.
Schritt 2: Der Anker wird durch einen kranialen Haut-Gleitschub fixiert, während das I-Tape mit mäßigem Zug und leichtem Innendruck über den Discus articularis des Kiefergelenks und über das Caput mandibulae nach distal anlegt wird. Das I-Tapeende läuft oberhalb des Angulus mandibulae dehnungsfrei aus. Die gesamte mechanische Korrekturanlage wird durch leichtes Reiben anmodelliert, aktiviert und fixiert.

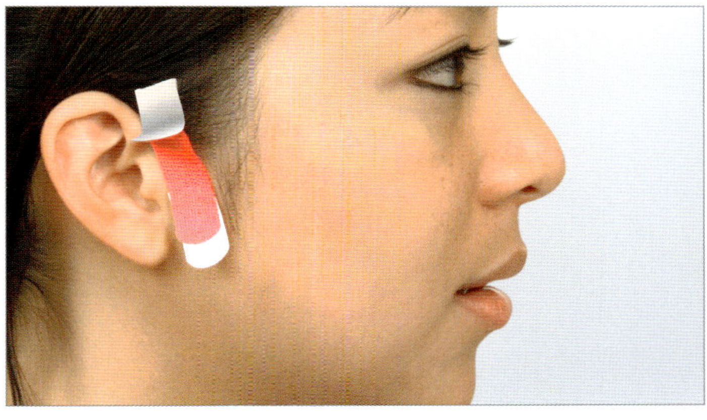

Alternative I-Tapeanlage: Anlage des I-Ankers
ASTE: Sitzende Position, der Kopf befindet sich in Neutralstellung, der Mund ist leicht geöffnet.
Schritt 1: Mit einer Ligamenttechnik wird der zentrale Anker des I-Tapes mit starkem Zug direkt über dem Kiefergelenk angelegt.

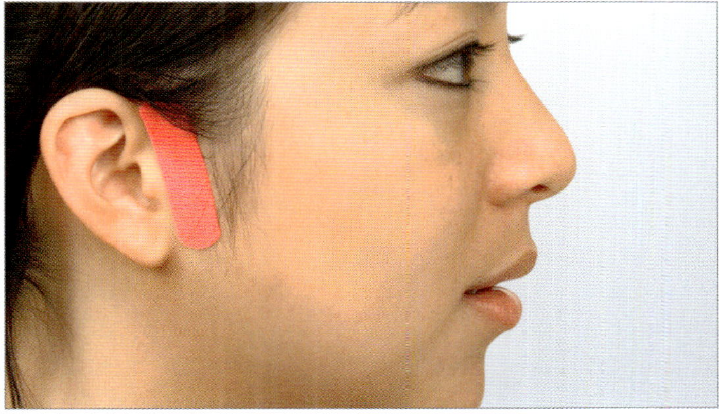

Alternative komplette I-Tapeanlage
ASTE: Sitzende Position, der Kopf befindet sich in Neutralstellung, der Mund ist geschlossen.
Schritt 2: Die beiden I-Tapeenden laufen nach kranial und kaudal dehnungsfrei auf der Haut aus. Die gesamte Anlage wird durch leichtes Reiben anmodelliert, aktiviert und fixiert.

HWS und zervikothorakaler Übergang (CTÜ)

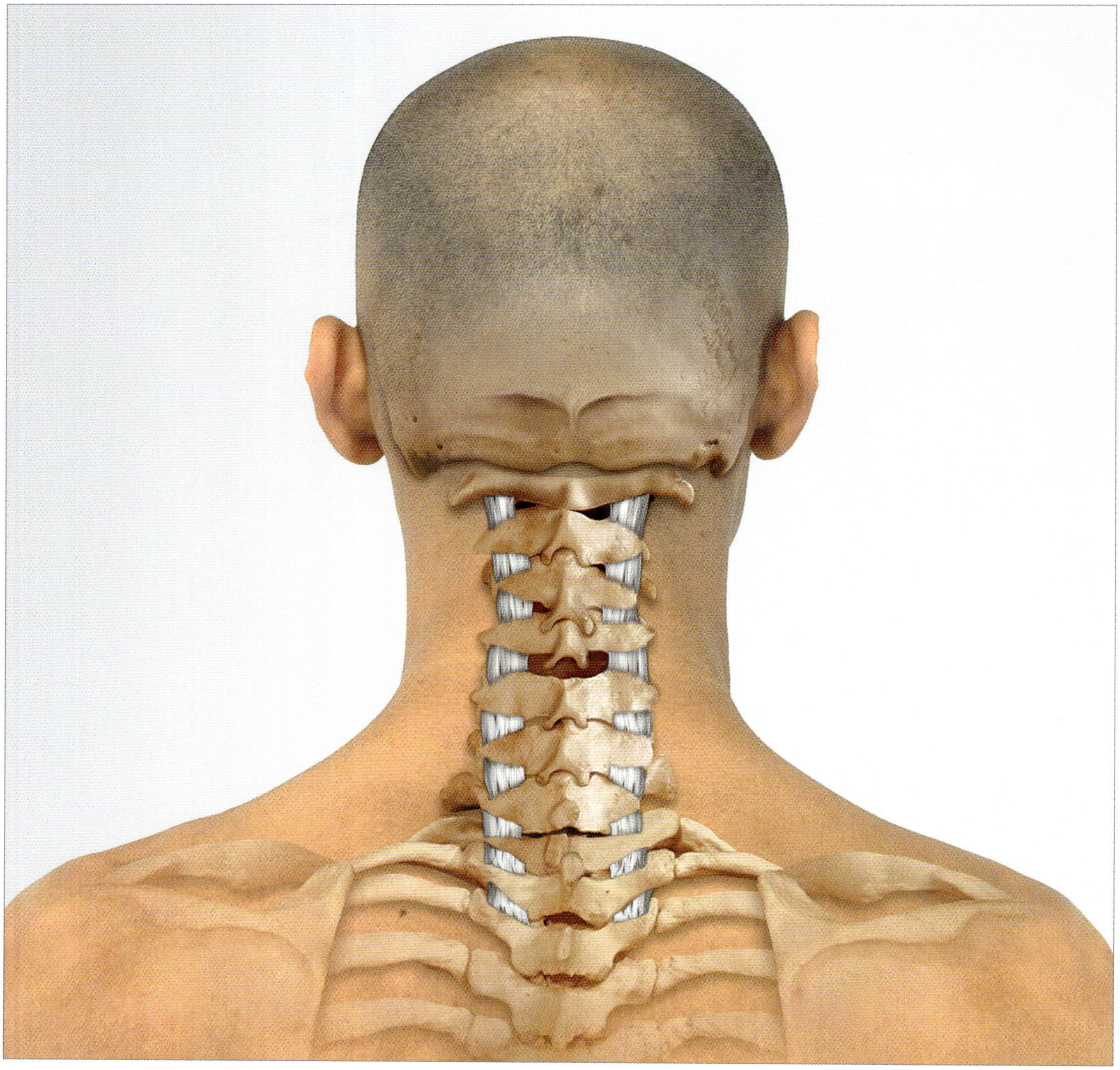

Die HWS und der CTÜ werden von den sieben Halswirbeln und den oberen Wirbeln der BWS gebildet. Der Kapsel-Band-Apparat der HWS und des CTÜ verbindet jeweils zwei aufeinanderfolgende Wirbel miteinander. Einige Anteile verlaufen zwischen den DF, andere zwischen den QF und den Wirbelbogengelenken.

HWS und CTÜ I – Lymphanlage (Abb. 1), Muskelanlage (Abb. 2 bis 4), Gelenkanlage (Abb. 3) und Spaceanlage (Abb. 4)

Wirkung: Schmerz- und Ödemreduktion; Stabilisation und Entlastung des Kapsel-Band-Apparats der HWS und des CTÜ; Optimierung des Muskeltonus und der Gelenkbeweglichkeit

Indikationen für die Sensotape-Anlage
- Flexions- oder Extensionstrauma der HWS
- HWS-Syndrom
- Nackensteife

Material
Abb. 1: rotes und blaues Fächertape (Breite: 5 cm, 4 Zügel mit je 1,25 cm)
Abb. 2 und 3: rotes Y-Tape, blaues I-Tape
Abb. 4: rotes Y-Tape, blaues Fächertape (Breite: 5 cm, 4 Zügel mit je 1,25 cm)

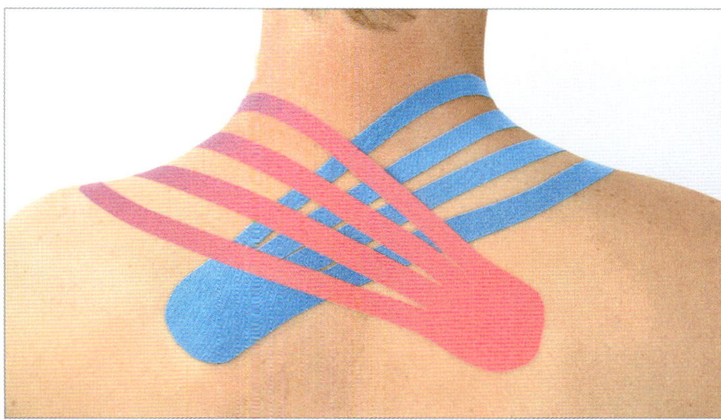

Akute Phase: Anlage zweier Fächertapes
ASTE: Aufrechte sitzende Position
Anlage: Über dem CTÜ und der HWS wird eine Lymphanlage aus zwei Fächertapes angelegt, deren Zügel sich überkreuzen. Die beiden Anker werden in Höhe der DF von Th 3 schräg an den Spinae scapulae angelegt. Während einer aktiven Ventralflexion und Rotation des Rumpfs zur jeweiligen Gegenseite werden die Fächerzügel über dem betroffenen CTÜ- bzw. HWS-Segment angebracht. Die Fächerzügelenden laufen dehnungsfrei nach anterior aus. Die gesamte Anlage wird durch leichtes Reiben anmodelliert, aktiviert und fixiert.

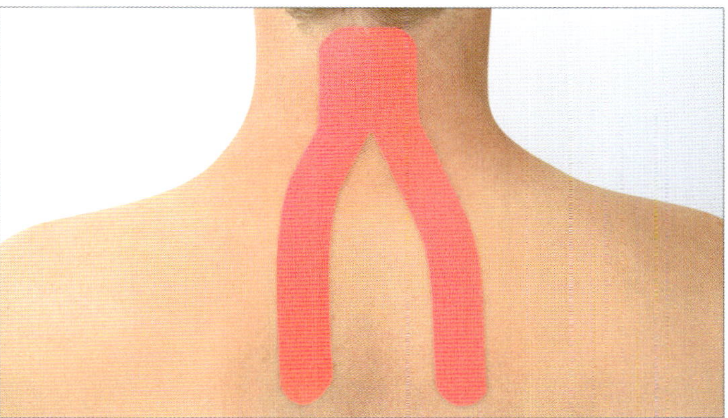

Kombinationsanlage bei Nackensteife und Hypermobilitäten (subakutes Stadium)
ASTE: Aufrecht sitzende Position, die HWS ist gestreckt, die Kopfgelenke sind in Inklination.
Schritt 1: Der Anker des Y-Tapes wird in Höhe C0/C1 oder ab dem Haaransatz ohne Zug angelegt. Die HWS wird Segment für Segment flektiert, und die Y-Zügel werden mit leichtem Zug paravertebral nach kaudal angelegt. Die Zügelenden laufen dehnungsfrei zu den DF von Th2 aus. Die gesamte tonisierende Muskelanlage wird durch leichtes Reiben anmodelliert, aktiviert und fixiert.

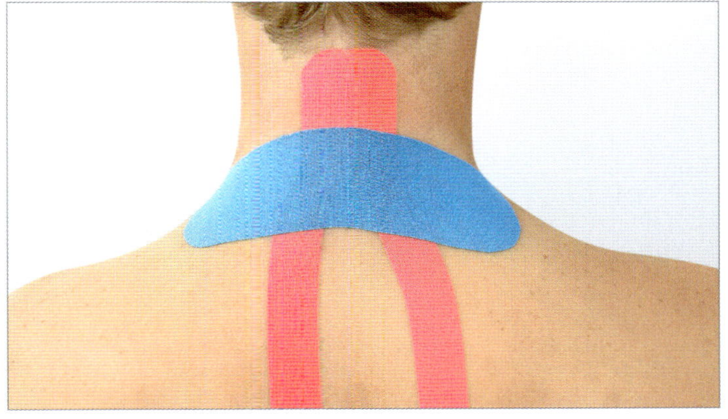

Komplette Kombinationsanlage mit Y- und I-Tape
ASTE: Die Ausgangsstellung wird beibehalten.
Schritt 2: Für eine erhöhte Stabilisation wird, zusätzlich zur Muskelanlage aus Abb. 2, ein I-Tape mit mechanischer Korrekturtechnik quer angelegt. Mit seinem zentralen Anker wird es unter starkem Zug und Innendruck über das schmerzhafte hypermobile HWS-Segment angebracht. Die I-Tapeenden laufen beidseitig dehnungsfrei aus. Die gesamte Anlage wird durch leichtes Reiben anmodelliert, aktiviert und fixiert. In gleicher Weise können mehrere I-Tapes halb überlappend über das schmerzhafte Segment angelegt werden.

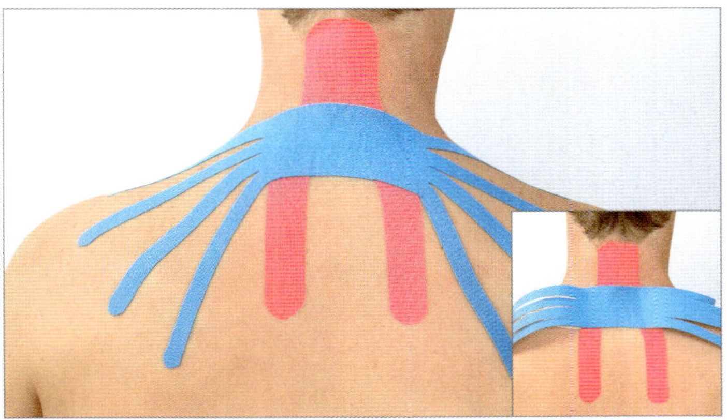

Kombinationsanlage mit Y- und Fächertape bei starker Schwellung und Schmerzen (subakutes Stadium)
ASTE: Aufrecht sitzende Position, die HWS ist gestreckt, die Kopfgelenke sind in Inklination.
Anlage: Es wird ein Y-Tape wie unter Abb. 2 beschrieben angelegt. Es folgt eine Spaceanlage: Der mittige Anker eines bilateralen Fächertapes wird mit mittelstarkem Zug über den DF von C7 und Th1 positioniert. In Form einer Spinne werden die Fächerzügel beidseitig mit leichtem Zug von kranial nach kaudal angelegt: zur Klavikula, zum Akromion, zur Spina scapulae und zur 3. Rippe hin.

HWS und CTÜ II – Muskelanlage (Abb. 1 bis 4), Ligamentanlage (Abb. 2 und 3) und Spaceanlage (Abb. 4)

Wirkung: Schmerz- und Ödemreduktion; Stabilisation und Entlastung des Kapsel-Band-Apparats der HWS und des CTÜ; Limitierung der Beweglichkeit der HWS und des CTÜ; Optimierung des Muskeltonus und der Gelenkstabilität

Indikationen für die Sensotape-Anlage
- Flexions- oder Extensionstrauma der HWS
- HWS-Syndrom
- Nackensteife
- Spannungskopfschmerz

Material
Abb. 1 bis 3: 2 blaue I-Tapes (Breite: 2,5 cm), rotes I-Tape (Breite: 5 cm)
Abb. 4: 4 blaue I-Tapes (Breite: 5 cm), rotes I-Tape (Breite: 5 cm)

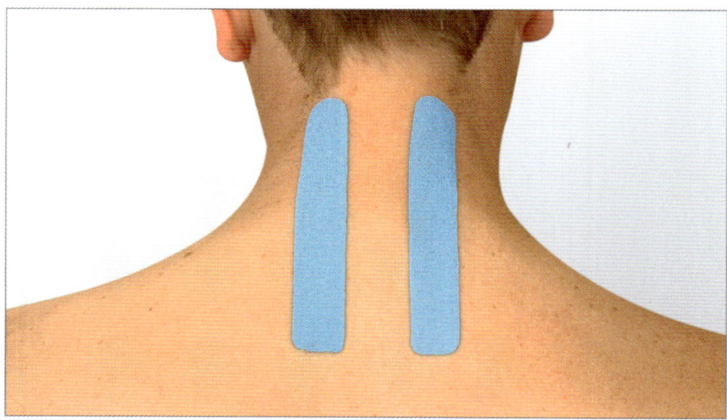

Bilaterale I-Tapeanlage
ASTE: Aufrecht sitzende Position
Schritt 1: Paravertebral wird eine Muskelanlage aus zwei blauen I-Tapes von kaudal nach kranial über M. erector spinae angelegt.

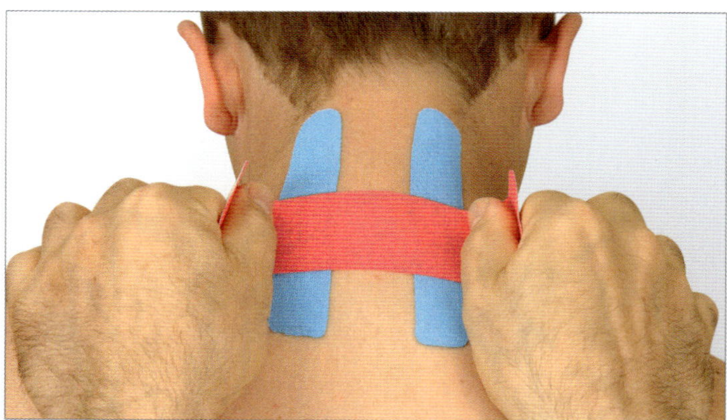

Kombinationsanlage mit einem Quer-I-Tape
ASTE: Sitzende Position, die HWS befindet sich in leichter Flexion.
Schritt 2: Das rote I-Tape wird mit seinem zentralen Anker unter starkem Zug direkt über dem DF von C7 bis Th1 angebracht.

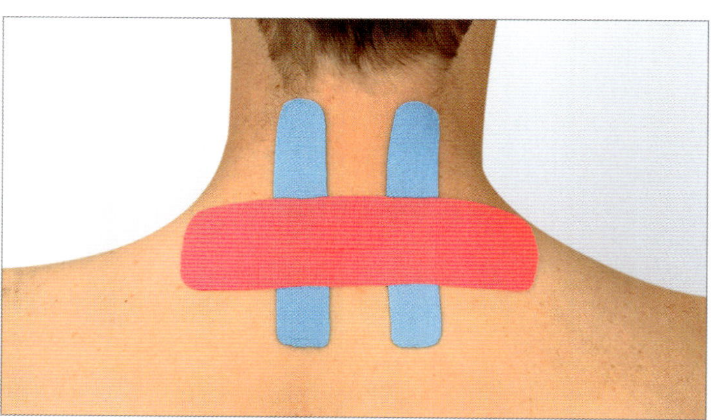

Komplette Kombinationsanlage über dem CTÜ
ASTE: Aufrecht sitzende Position
Schritt 3: Die I-Tapeenden laufen dehnungsfrei aus. Die gesamte Ligamentanlage wird durch leichtes Reiben anmodelliert, aktiviert und fixiert.

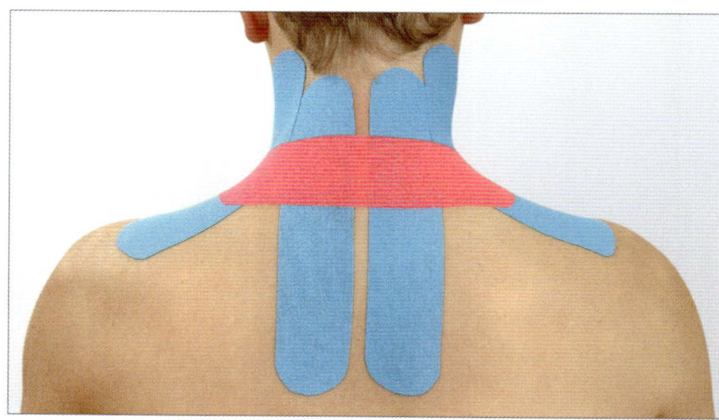

Alternative Kombinationsanlage bei starken Schmerzen
ASTE: Aufrecht sitzende Position
Anlage: Zuerst wird eine detonisierende Muskelanlage aus insgesamt vier I-Tapes angebracht, jeweils bilateral über dem M. erector spinae und über dem M. trapezius descendens. Für die zusätzliche Spaceanlage wird der zentrale Anker eines roten I-Tapes mit starkem Zug quer über dem schmerzhaften hypermobilen Segment angebracht. Die beiden I-Tapeenden überlappen die über dem M. tapezius angelegten I-Tapes und überragen diese dehnungsfrei nach ventral. Die gesamte Anlage wird durch leichtes Reiben anmodelliert, aktiviert und fixiert.

HWS und CTÜ III – Muskelanlage (Abb. 1 bis 4), Spaceanlage (Abb. 4) und Gelenkanlage (Abb. 2 und 3)

Wirkung: Schmerz- und Ödemreduktion; Stabilisation und Entlastung des Kapsel-Band-Apparats der HWS und des CTÜ; Limitierung der Beweglichkeit der HWS und des CTÜ; Optimierung des Muskeltonus und der Gelenkstabilität

Indikationen für die Sensotape-Anlage
- Flexions- oder Extensionstrauma der HWS
- HWS-Syndrom
- Spannungskopfschmerz
- Rotationsschmerzen der HWS (Abb. 4)

Material
Abb. 1 bis 3: blaues Y-Tape, 1 bis 4 rote I-Tapes
Abb. 4: rotes I-Tapes (Breite: 2,5 cm)

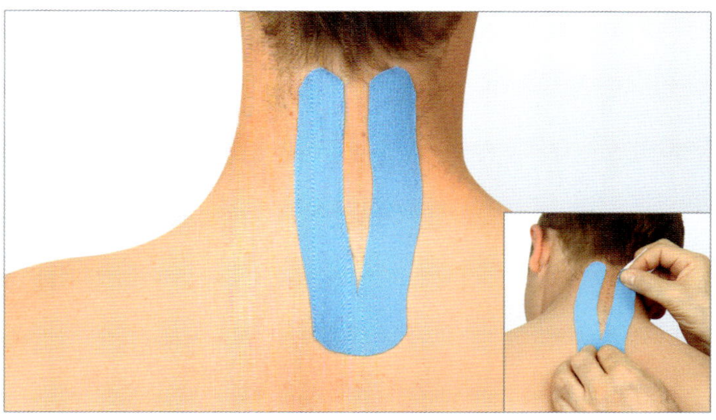

Detonisierende Muskelanlage über dem M. errector spinae
ASTE: Aufrecht sitzende Position
Schritt 1: Der Anker des Y-Tapes wird ohne Zug auf dem DF von Th3 und Th4 angelegt und mit seinen Zügeln paravertebral nach kranial hin angelegt. Die beiden Y-Zügel werden mit leichtem Zug in einer HWS-Flexion und Gegenrotation angebracht (s. kl. Abb.). Die Zügelenden laufen dehnungsfrei bis zum Haaransatz aus.

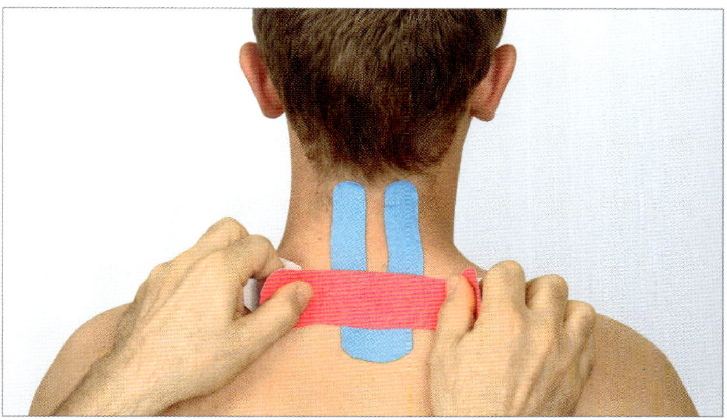

Kombinationsanlage mit Y- und Quer-I-Tape
ASTE: Aufrecht sitzende Position
Schritt 2: Bei starken Schmerzen und limitierter Beweglichkeit der HWS, wird zusätzlich eine mechanische Korrektur aus einem roten I-Tape appliziert. Der zentrale Anker wird mit starkem Zug und Innendruck direkt über das schmerzhafte Segment angelegt.

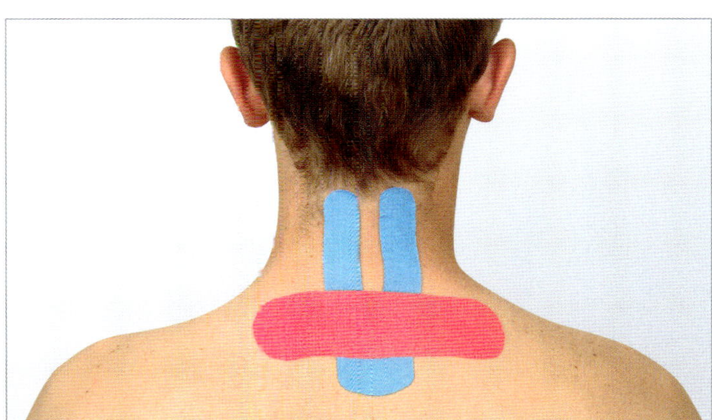

Komplette Kombinationsanlage über dem CTÜ
ASTE: Aufrecht sitzende Position
Schritt 3: Während einer HWS-Flexion werden die beiden I-Tapeenden dehnungsfrei auf die Haut angelegt. Das gesamte Tape wird in Vordehnung der Strukturen durch reiben anmodelliert, aktiviert und fixiert.

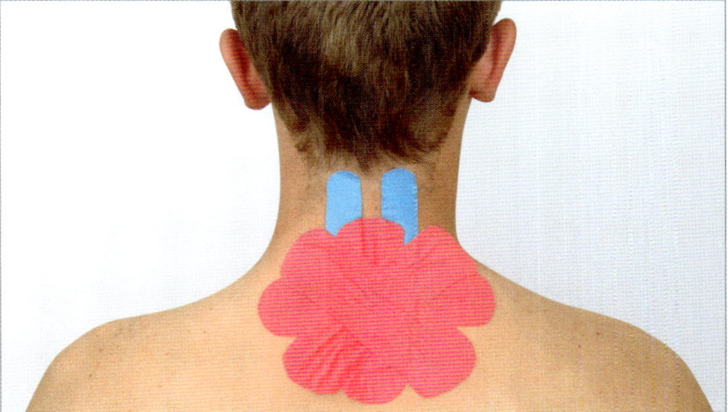

Sterntape-Anlage
ASTE: Aufrecht sitzende Position
Schritt 4: Wird die gewünschte Wirkung mit der unter Abb. 1 und 2 beschriebenen Anlage nicht erreicht, wird eine Spaceanlage in Liftingtechnik aus drei weiteren I-Tapes angebracht, sodass ein Sterntape entsteht. Die zentralen Anker werden mit mäßigem Zug direkt über das Schmerzareal angelegt; alle I-Tapeenden laufen in Muskelvordehnung ohne Zug aus. Die Anlage wird durch leichtes Reiben anmodelliert, aktiviert und fixiert.

Schultergürtel

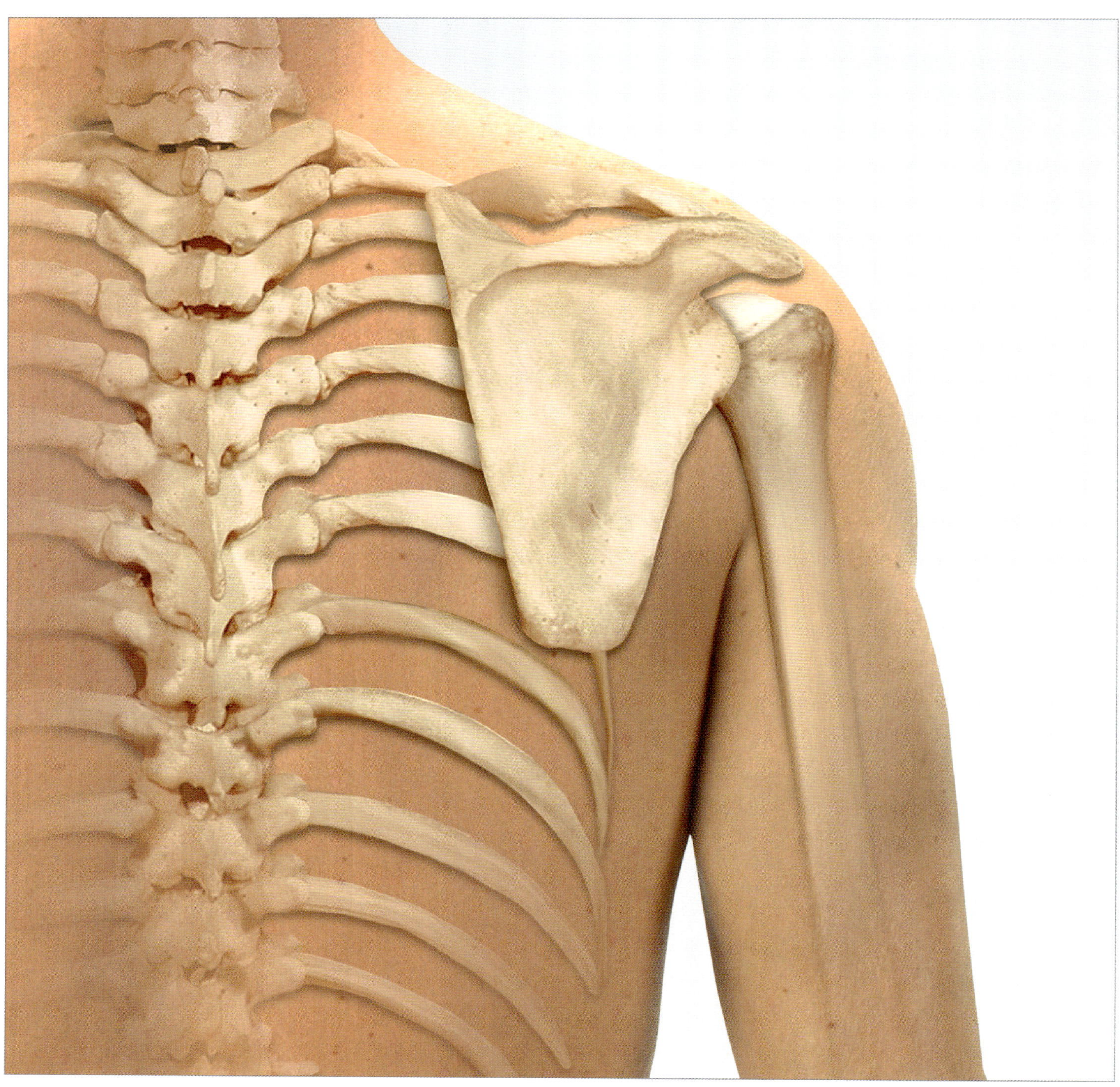

Das ACG, das SCG und die skapulothorakale Gleitebene bilden zusammen die Schultergürtelgelenke. Sie sind die funktionell-anatomische Verbindung zwischen Rumpf und Arm. Bewegungen des Arms über die Horizontale können nur durchgeführt werden, wenn eine entsprechende Mobilität in den Schultergürtelgelenken gewährleistet ist.

BWS und Skapula – Gelenkanlage

Wirkung: Schmerzreduktion im Bereich der Schulter; Stimulation der aufrechten Haltung

Indikationen für die Sensotape-Anlage

- Instabilitäten des Schultergürtels
- Scapula alata
- Schmerzen im Bereich der Skapula

Material

2 rote I-Tapes

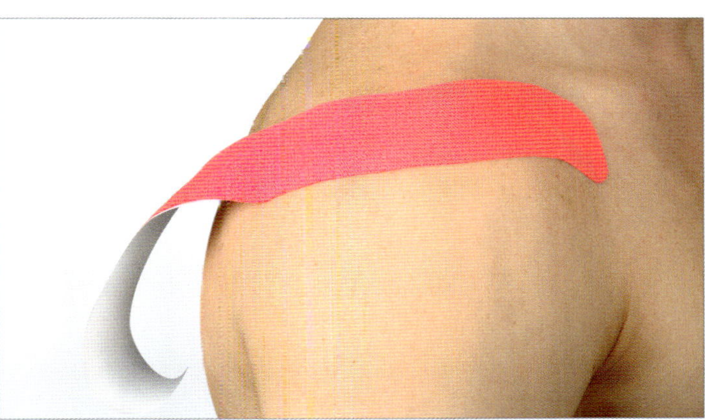

Anlage des Ankers des superioren I-Tapes

ASTE: Aufrecht sitzende Position, die Skapula befindet sich in Retraktion und Depression.

Schritt 1: Der Anker des I-Tapes wird ohne Zug ventral in der Fossa infraclavicularis am Proc. coracoiceus angelegt. Der Anker wird fixiert und das I-Tape mit maximaler Zug und Innendruck nach dorsal-lateral über das Akromion angelegt. Der Zug über das Akromion gewährleistet die Schultergürtel- bzw. Skapulakorrektur mit einer mechanischen Korrekurtechnik.

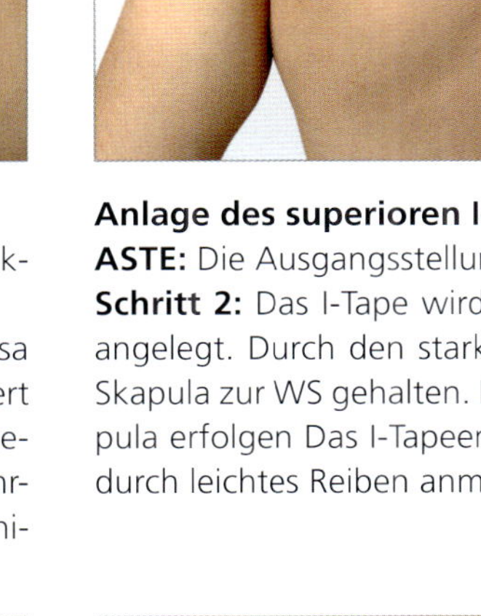

Anlage des superioren I-Tapes

ASTE: Die Ausgangsstellung wird beibehalten.

Schritt 2: Das I-Tape wird nach dorsal-medial zum DF von Th7 hin angelegt. Durch den starken Zug des I-Tapes nach medial wird die Skapula zur WS gehalten. Es soll jedoch keine Überkorrektur der Skapula erfolgen Das I-Tapeende läuft dehnungsfrei aus. Das Tape wird durch leichtes Reiben anmodelliert, aktiviert und fixiert.

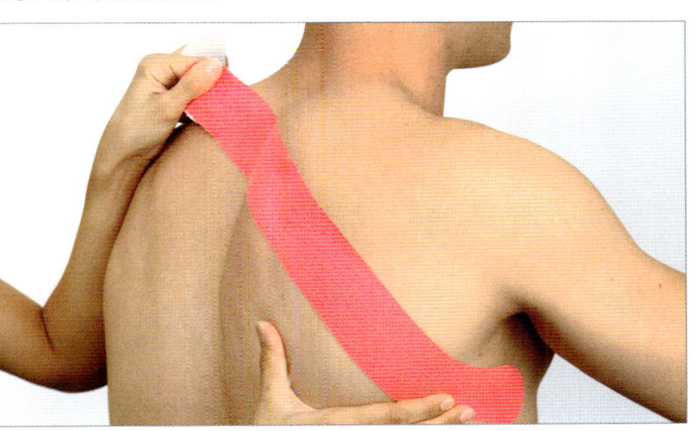

Anlage des inferioren I-Tapes

ASTE: Die Ausgangsstellung wird beibehalten.

Schritt 3: Der Anker des inferioren I-Tapes wird ohne Zug lateral der Margo lateralis scapulae unterhalb der Axilla angelegt. Der Anker wird fixiert, und der Therapeut korrigiert manuell den Angulus inferior scapulae nach lateral-ventral, während das I-Tape mit maximalem Zug diagonal über das Schulterblatt angebracht wird. Das I-Tapeende endet dehnungsfrei auf der kontralateralen Spina scapulae. Das Tape wird durch leichtes Reiben anmodelliert, aktiviert und fixiert.

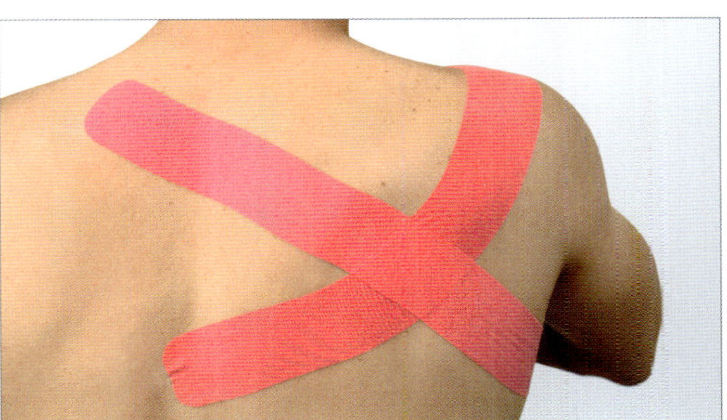

Komplette Anlage mit Skapulakorrektur

ESTE: Aufrecht sitzende Position, leichte Abduktion im Schultergelenk.

Schritt 4: Das superiore und das inferiore I-Tape kreuzen sich in der Mitte der Fossa infraspinata. Die Tapes ermöglichen eine Reposition der Skapula in neutraler Position und vermindern die Überaktivität der Rhomboideen, des M. trapezius und des M. serratus anterior.

BWS und Schultergürtel

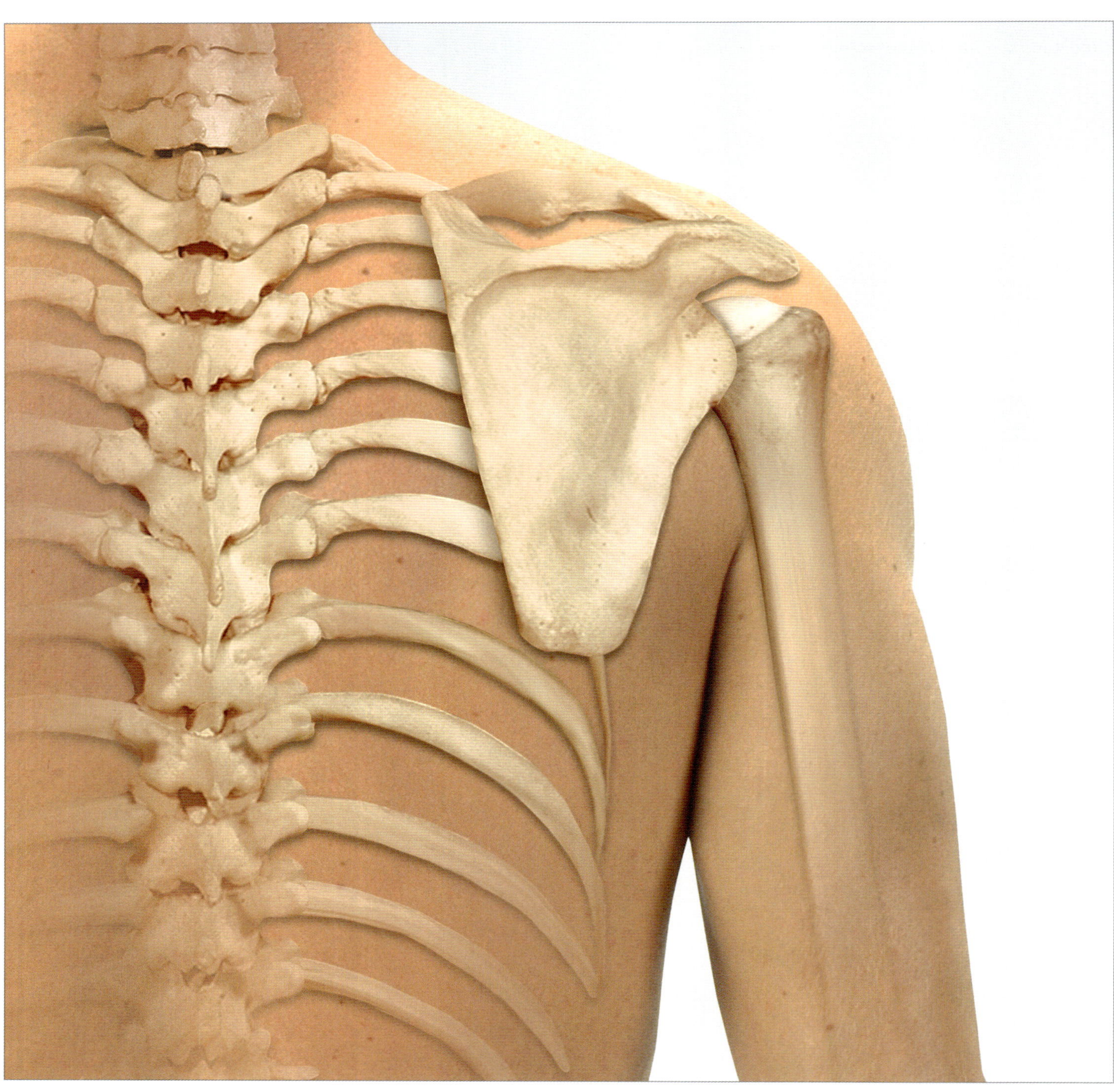

Die BWS wird von den zwölf Brustwirbeln gebildet. Der Kapsel-Band-Apparat der BWS verbindet jeweils zwei aufeinanderfolgende Wirbel miteinander. Anteile des Kapsel-Band-Apparats verlaufen zwischen den DF, andere zwischen den QF und den Wirbelbogengelenken. Die BWS steht in einem engen funktionellen Zusammenhang mit den Schulergürtelgelenken.

Aus einer Streckung der BWS resultiert eine Depression und Retraktion der Skapula. Daher ist eine gute Mobiliät der Skapula in der skapulothorakalen Gleitebene (M. subscapularis, M. serratus anerior und Thoraxfaszie) Voraussetzung für eine freie Beweglichkeit der BWS.

BWS und Schultergürtel – Gelenkanlage

Wirkung: Schmerz- und Ödemreduktion; Stimulation der aufrechten Körperhaltung; Entlastung des Kapsel-Band-Apparats; Optimierung des Muskeltonus und der Gelenkbeweglichkeit

Indikationen für die Sensotape-Anlage
- Bewegungseinschränkung der skapulothorakalen Gleitebene
- Schmerzen im Bereich der Skapula
- Haltungsschwäche

Material
Abb. 1 bis 6: 3 rote und 2 blaue I-Tapes
Abb. 7 und 8: blaues Y-Tape

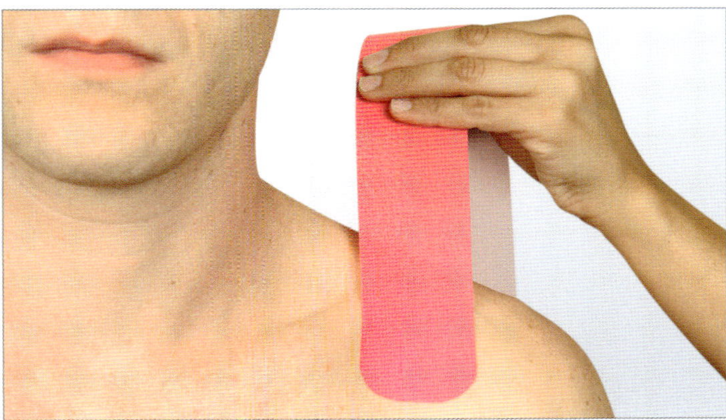

Anlage eines medialen I-Tapes
ASTE: Aufrecht sitzende Position
Schritt 1: Der Anker des roten I-Tapes wird ventral ohne Zug am Proc. coracoideus in der Fossa infraclavicularis angelegt. Der Anker wird fixiert und das I-Tape mit einer Korrekturtechnik über die Schulter nach dorsal gezogen und auf Höhe des DF von Th7 angelegt. Das I-Tapeende läuft weiter nach kaudal dehnungsfrei aus.

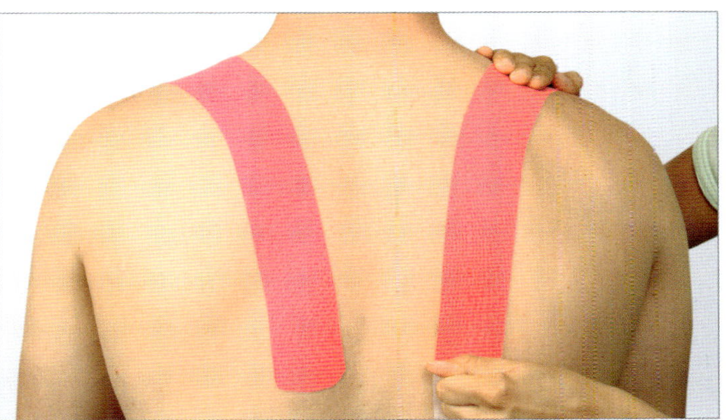

Anlage des zweiten Aufrichtungs-Tapes
ASTE: Aufrecht sitzende Position
Schritt 2: In gleicher Weise wird ein zweites rotes I-Tape auf der Gegenseite spiegelbildlich angebracht.

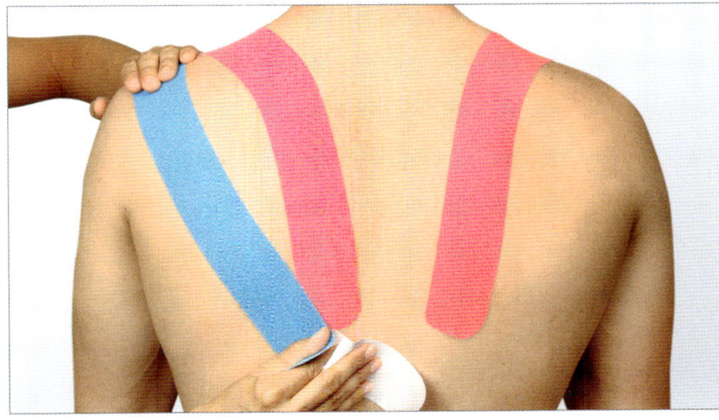

Anlage eines lateralen I-Tapes
ASTE: Aufrecht sitzende Position
Schritt 3: Ein laterales blaues I-Tape wird wie das mediale rote in aufrechter Körperhaltung mit einer Korrekturtechnik angebracht. Der Anker des I-Tapes wird ohne Zug lateral des Proc. coracoideus angelegt. Das Tape überquert das Akromion und wird mit starkem Zug nach kaudal-medial bis zur Höhe des Angulus inferior scapulae angelegt. Das I-Tapeende läuft dehnungsfrei über den Angulus aus.

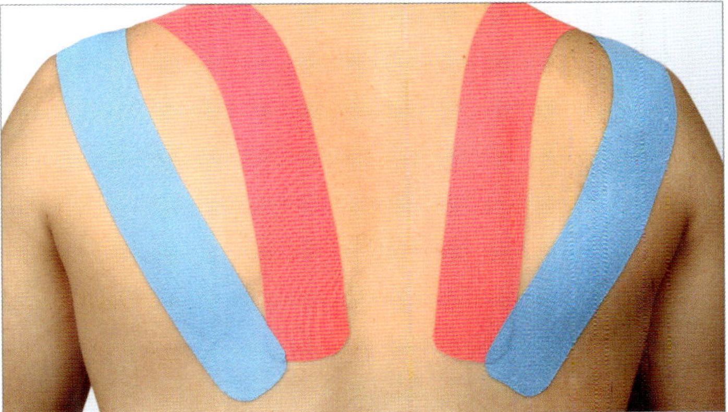

Komplettierung zur bilateralen I-Tapeanlage
ASTE: Aufrecht sitzende Position
Schritt 4: In gleicher Weise wird ein zweites blaues I-Tape auf der Gegenseite spiegelbildlich angebracht. Die Anlage wird durch leichtes Reiben anmodelliert, aktiviert und fixiert.

BWS und Schultergürtel (Fortsetzung)

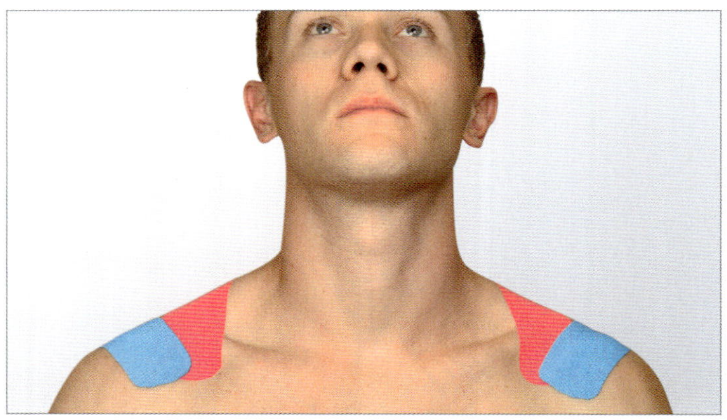

Bilaterale mediale und laterale I-Tapeanlage – Ansicht ventral
Die Abb. zeigt die Ventralansicht der bisher angelegten vier I-Tapes.

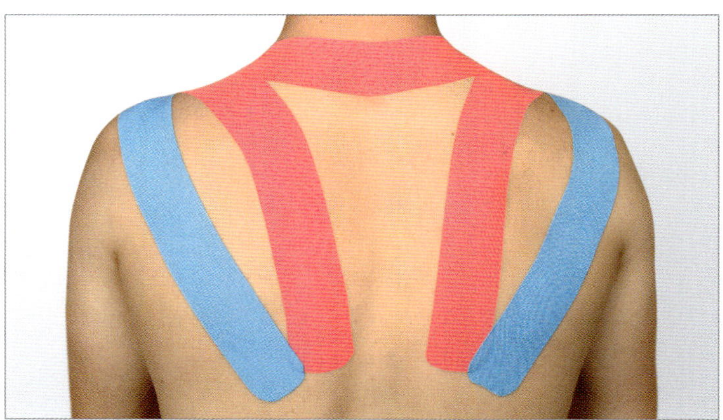

I-Tape über dem CTÜ
ASTE: Aufrecht sitzende Position
Schritt 5: Zusätzlich wird ein rotes I-Tape mit einer mechanischen Korrekturtechnik über dem CTÜ angelegt. Der zentrale Anker wird unter maximalem Zug und Innendruck direkt über den DF von C7 und Th1 angelegt. Die I-Tapeenden laufen dehnungsfrei nach lateral-ventral aus.

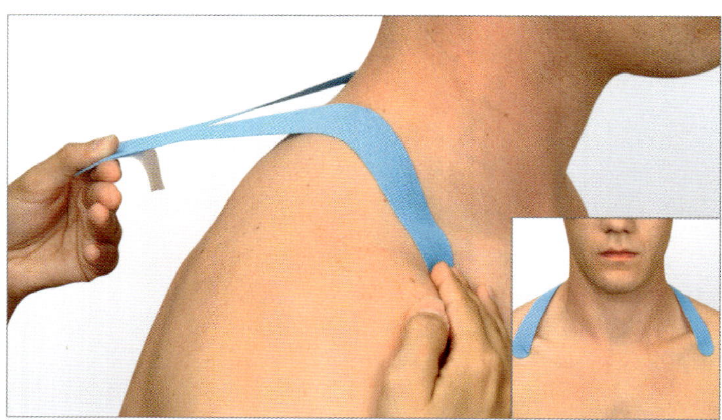

Alternative Y-Tapeanlage bei leichter Haltungsschwäche
ASTE: Aufrecht sitzende Position
Schritt 1: Bei dieser Anlage kommt es zu einer Vertauschung von Punctum fixum (Anker) und Punctum mobile (Zügel). Die Y-Zügelenden sind das Punctum fixum und werden als Anker beidseitig ventral unterhalb der Klavikula angelegt (s. kl. Abb.). Nun richtet sich der Patient maximal auf – hierdurch erhalten die beiden Y-Zügel den erforderlichen Zug.

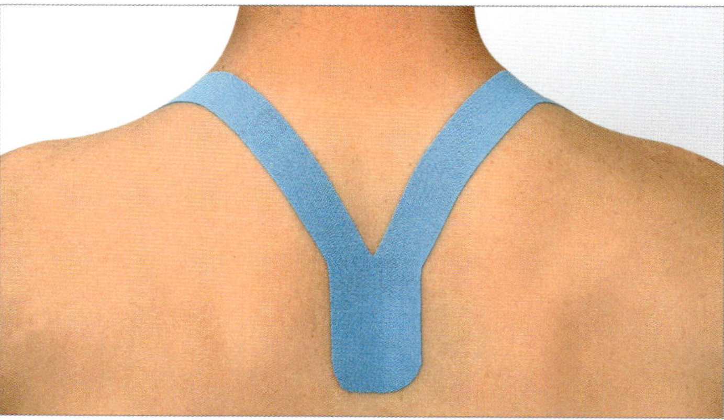

Komplette alternative Y-Tapeanlage
ASTE: Aufrecht sitzende Position
Schritt 2: Der Y-Anker als Punctum mobile wird unter maximalem Zug in Höhe des DF von Th5 angelegt. Das gesamte Tape wird durch leichtes Reiben anmodelliert, aktiviert und fixiert.

Skapulothorakale Gleitebene – Gelenkanlage

Wirkung: Schmerzreduktion; Entspannung der Muskulatur im Bereich der Skapula

Indikationen für die Sensotape-Anlage
- Bewegungseinschränkung der skapulothorakalen Gleitebene
- Störungen im skapulohumeralen Rhythmus
- Schmerzen im Bereich der Skapula
- Fehlstellungen der Skapula

Material
blaues Y-Tape
(Breite: 5 cm, Zügel je 2,5 cm)

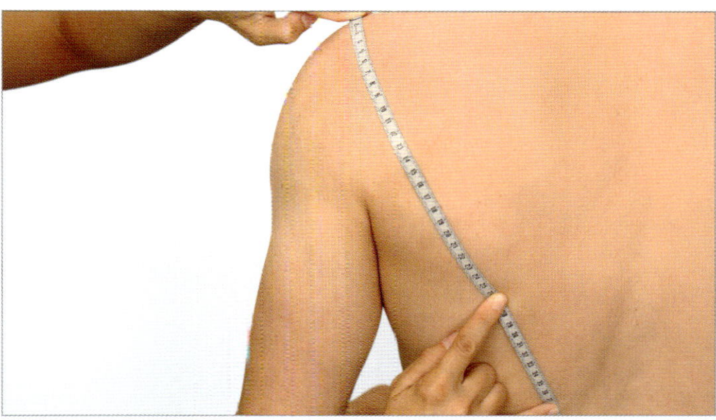

Abmessen und Zuschneiden des Y-Tapes
ASTE: Aufrecht sitzende Position, der Schultergürtel befindet sich in Protraktion.
Schritt 1: Das physiologische Gelenk zwischen dem Schulterblatt und dem Thorax (M. subscapularis, M. serratus anterior und Thoraxfaszie) wird von dorsal markiert. In Vordehnung der Muskulatur wird die I-Tapelänge vom Akromion bis zum Angulus inferior gemessen. Unter Zugabe von 10 cm wird ein Y-Tape zugeschnitten.

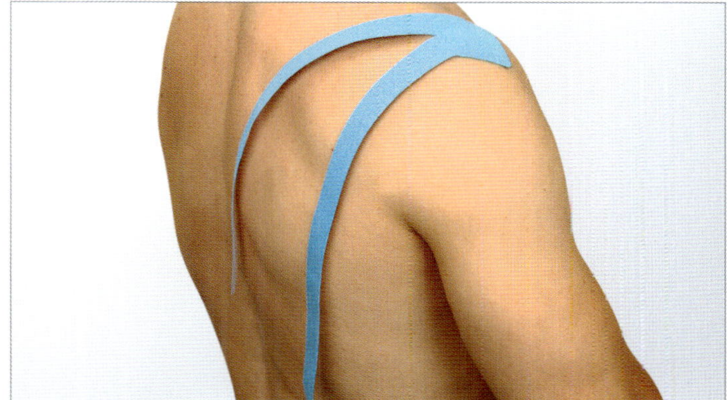

Anlage des Y-Ankers
ASTE: Aufrecht sitzende Position, die Skapula befindet sich in einer Ruheposition.
Schritt 2: Der Anker des Y-Tapes wird ohne Zug ventral so am Akromion angelegt, dass die Zügel nach dorsal-medial Richtung Spina scapulae laufen.

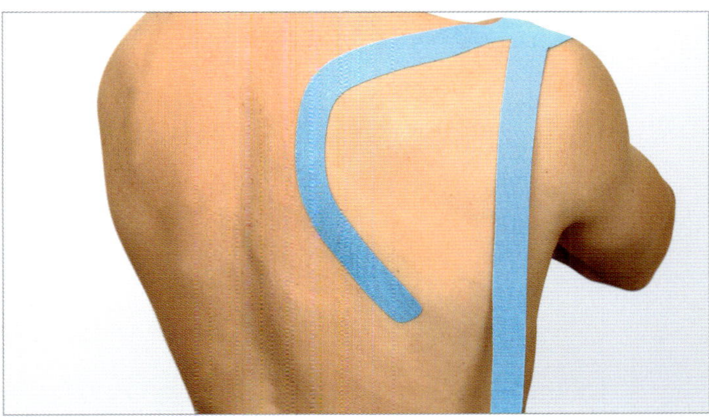

Anlage des medialen Y-Zügels
ASTE: Aufrecht sitzende Position, der Arm befindet sich in horizontaler Flexion.
Schritt 3: Der Anker wird mit einem Haut-Gleitschub fixiert und der mediale Y-Zügel mit einer mechanischen Korrekturtechnik unter maximalem Zug über die Fossa supraspinata und um den Angulus superior angelegt. Er verläuft weiter um die Margo medialis scapulae und endet unterhalb des Angulus inferior scapulae. Das Y-Zügelende läuft dehnungsfrei aus.

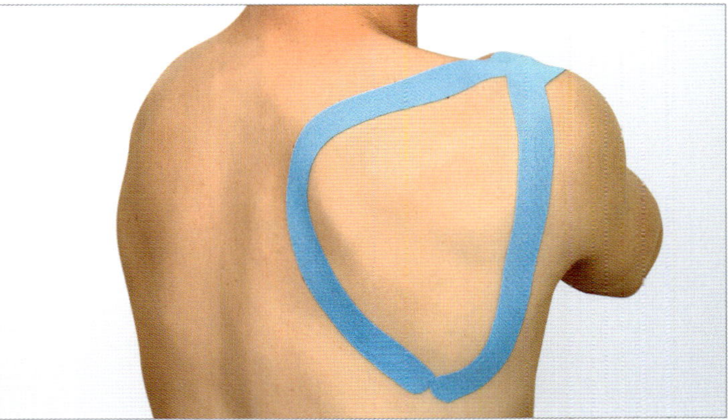

Anlage des lateralen Y-Zügels
ASTE: Aufrecht sitzende Position, der Arm befindet sich in horizontaler Flexion.
Schritt 4: In gleicher Weise wie der mediale wird auch der laterale Zügel angelegt. Er umrundet den Margo lateralis scapulae und endet am Angulus inferior scapulae. Das Zügelende läuft dehnungsfrei aus. Das gesamte Tape wird durch leichtes Reiben anmodelliert, aktiviert und fixiert.

▸ **Die Tapeanlage dient zur Aufrichtung und sollte immer symmetrisch angelegt werden. Die beiden Y-Zügel werden nicht auf der Skapula angelegt, sondern um die Skapula herum.**

Rippen

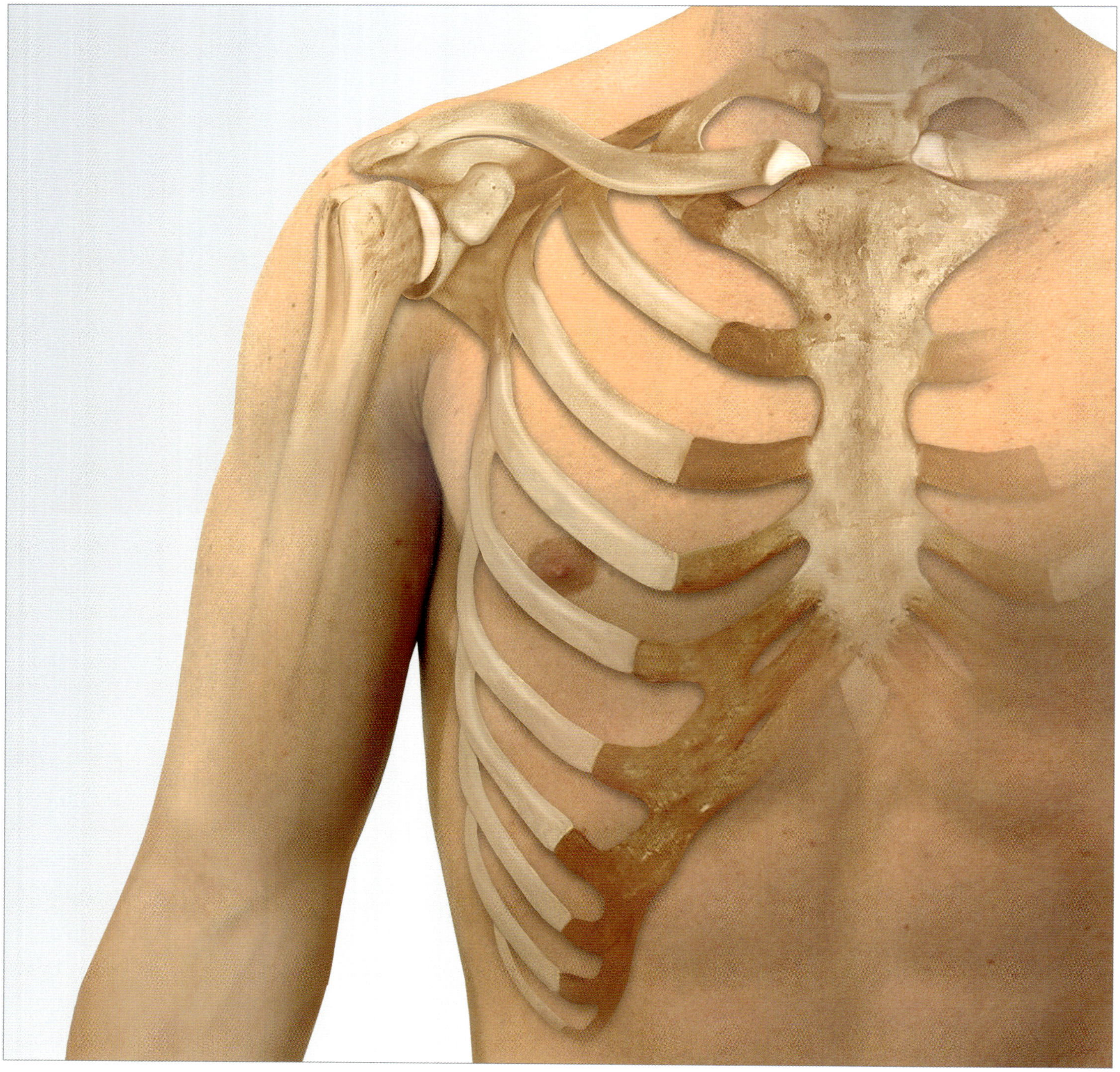

Die zwölf Rippenpaare bilden das knöcherne Gerüst des Thorax. Ventral sehen sie über die Artt. sternocostales mit dem Sternum in gelenkiger Verbindung, dorsal über die Artt. costovertebrales mit der WS. Die Rippen umgeben und schützen die Lunge und Anteile der Bauchorgane.

Rippen – Gelenkanlage

Wirkung: Schmerz- und Ödemreduktion; Entlastung des Kapsel-Band-Apparats; Limitierung der Rippenbeweglichkeit

Indikationen für die Sensotape-Anlage
- Rippenfraktur
- Rippenverstauchungen
- Schmerzen im Bereich des Brustkorbs

Material
blaues I-Tape, 2 rote I-Tapes (Breite: 5 cm)

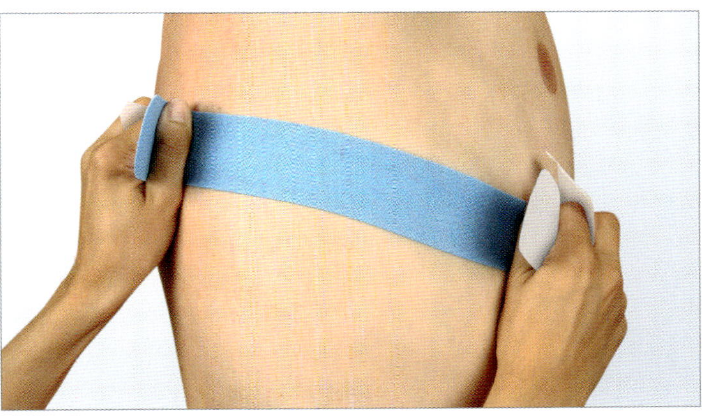

Anlage des I-Tapes
ASTE: Stand, die Arme befinden sich in 90°-Abduktion bzw. in einer schmerzfreien Stellung.
Schritt 1: Der zentrale Anker des blauen I-Tapes wird unter starkem Zug und Innendruck mit einer zentralen mechanischen Korrekturtechnik direkt über der Läsionsstelle angelegt. Die Anlage erfolgt während der Einatmung. Die beiden I-Tapeenden laufen entlang der Rippe dehnungsfrei nach ventral bzw. dorsal aus.

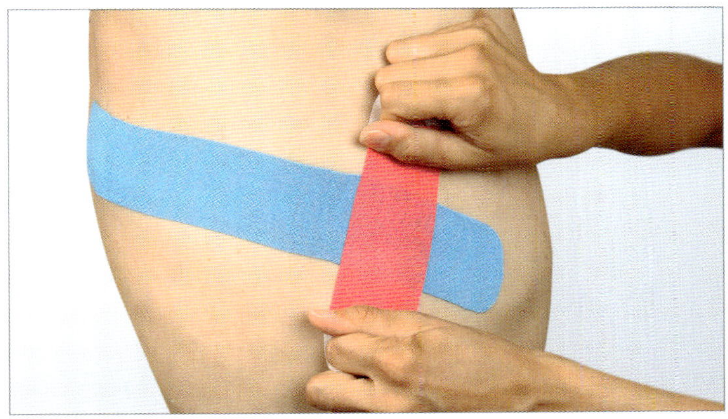

Anlage eines anterioren I-Tapes
ASTE: Die Ausgangsstellung wird beibehalten.
Schritt 2: Ein rotes I-Tape wird längs ventral der Läsionsstelle der Rippe und senkrecht zum quer verlaufenden I-Tape angelegt. Der zentrale Anker des roten I-Tapes wird unter starkem Zug und Innendruck während der Einatmung angebracht. Die I-Tapeenden laufen dehnungsfrei nach kranial und kaudal aus.

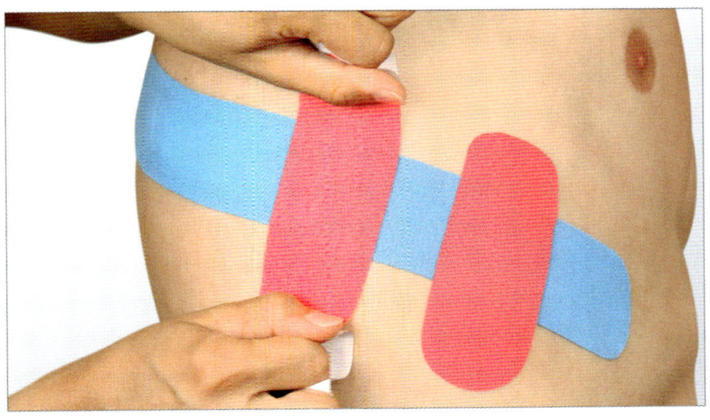

Anlage eines posterioren I-Tapes
ASTE: Die Ausgangsstellung wird beibehalten.
Schritt 3: Die Anwendung eines zweiten roten Längs-I-Tapes erfolgt mit der gleichen Technik posterior der Läsionsstelle, parallel zum anterioren I-Tape. Das Schmerzareal wird somit von den beiden I-Tapes umfasst.

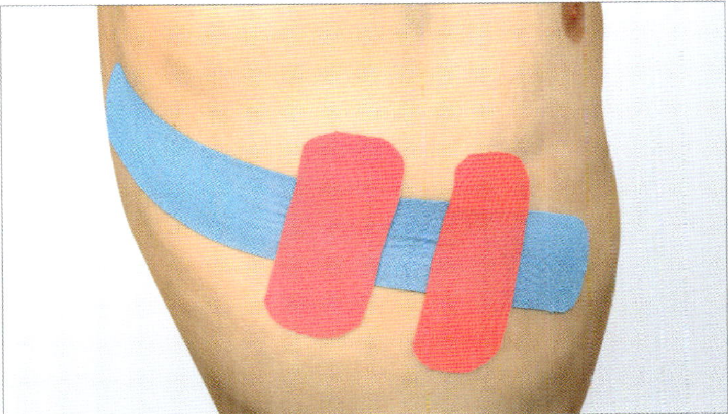

Komplette Kombinationsanlage
ASTE: Die Ausgangsstellung wird beibehalten.
Schritt 4: Die gesamte Anlage wird durch leichtes Reiben anmodelliert, aktiviert und fixiert.

▸ **Ist in der Akutphase eine Schwellung sichtbar, sollte zuerst ein Fächertape mit einer Lymphanlage angebracht werden.**

BWS

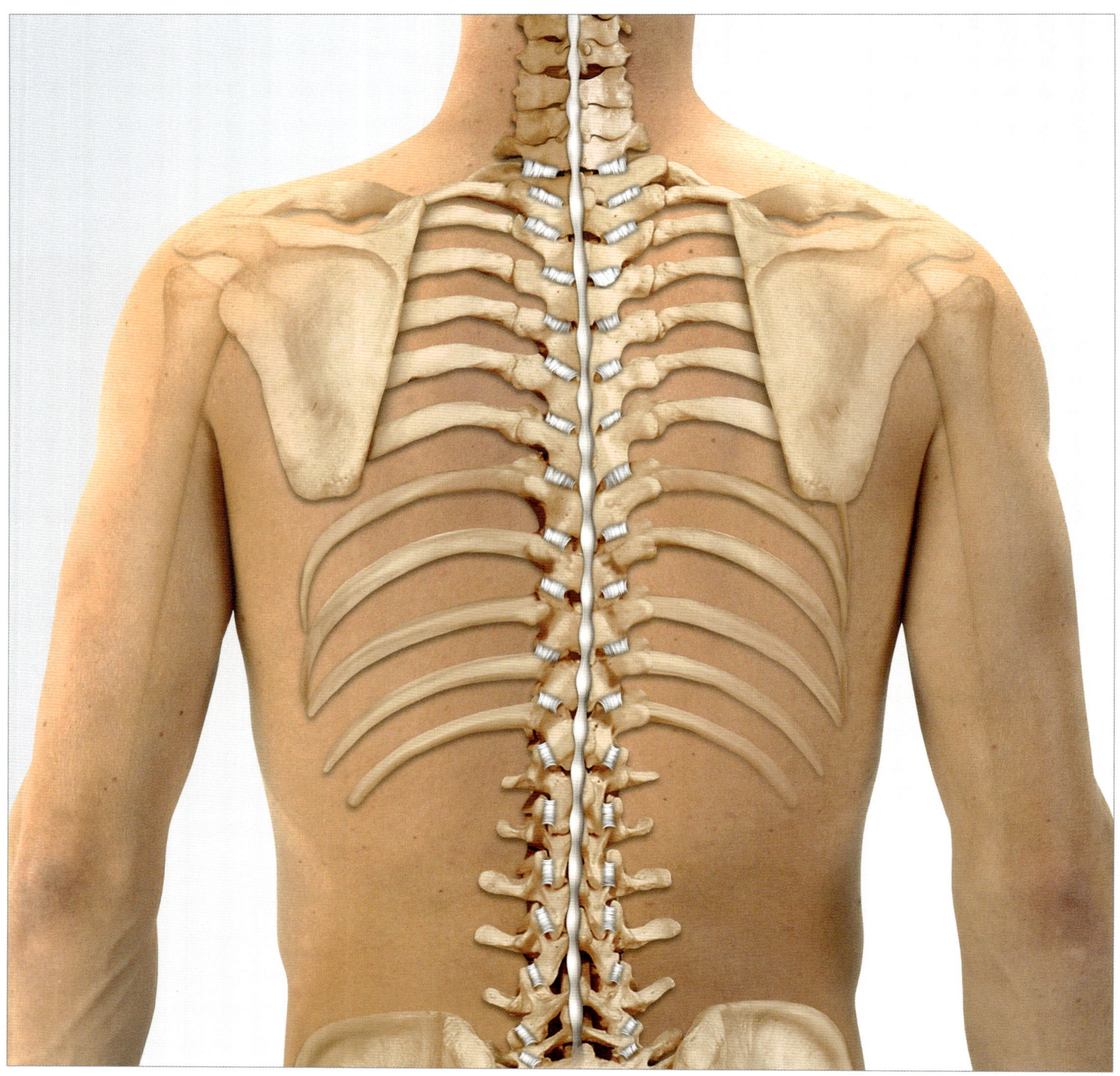

Die BWS wird von den zwölf Brustwirbeln gebildet. Der Kapsel-Band-Apparat der BWS verbindet jeweils zwei aufeinander folgende Wirbel miteinander. Anteile des Kapsel-Band-Apparats verlaufen zwischen den DF, andere zwischen den QF und den Wirbelbogengelenken. Die BWS steht in einem engen funktionellen Zusammenhang sowohl mit den Schulergürtelgelenken wie auch mit den Gelenken der LWS und der Beckenstellung.

BWS I – Muskelanlage (Abb. 1 bis 4) und Spaceanlage (Abb. 2 bis 4)

Wirkung: Schmerz- und Ödemreduktion; Stabilisierung des thorakalen Kapsel-Band-Apparats und Limitierung der BWS-Beweglichkeit; Durchblutungsförderung und Tonusregulation

Indikationen für die Sensotape-Anlage
- BWS-Syndrom
- Rotationsschmerzen in der BWS
- Brustschmerzen

Material
blaues Y-Tape (Breite: 5 cm, Zügel je 2,5 cm), Sterntape aus 3 bis 4 roten I-Tapes (Breite: 5 cm)

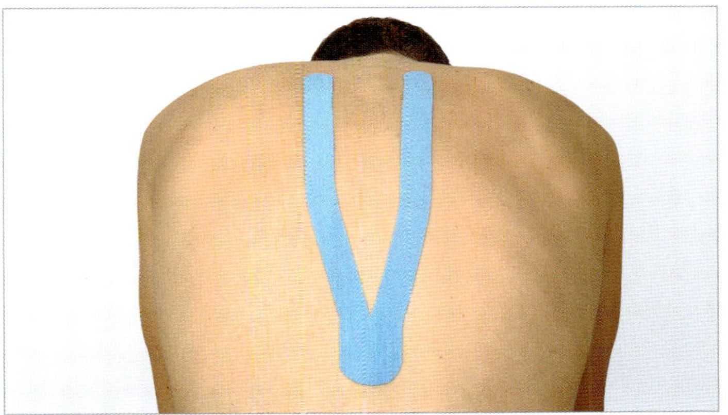

Anlage eines Y-Tapes
ASTE: Sitzende Position, der Oberkörper befindet sich in Ventralflexion.
Schritt 1: Ein bilaterales Y-Tape wird mit einer detonisierenden Muskeltechnik über den Extensoren der BWS angelegt. Der Anker des Y-Tapes wird ohne Zug unterhalb des thorakolumbalen Übergangs angebracht. In Ventralflexion und jeweils leichter Rotation zur Gegenseite werden die beiden Y-Zügel mit leichtem Zug paravertebral angelegt. Die Zügelenden laufen dehnungsfrei nach kranial aus.

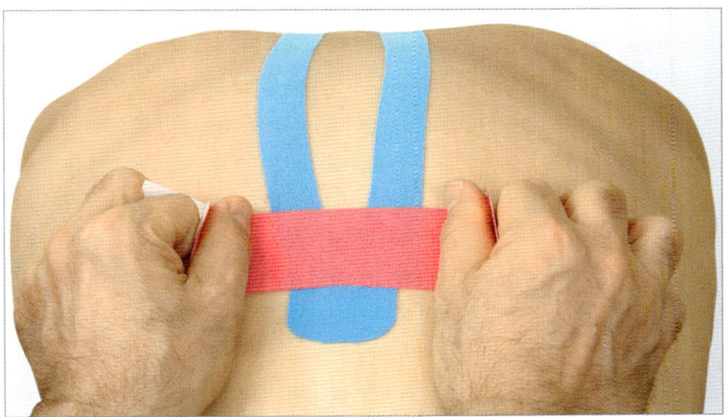

Anlage eines Quer-I-Tapes
ASTE: Sitzende Position, der Oberkörper befindet sich in Flexion.
Schritt 2: Zusätzlich zu der detonisierenden Y-Tapeanlage wird eine Spaceanlage aus einem I-Tape quer über den kaudalen DF der BWS angebracht. Der zentrale Anker des I-Tapes wird mit mäßigem Zug horizontal verlaufend über das segmentale Schmerzareal der BWS angelegt. Die I-Tapeenden laufen dehnungsfrei nach lateral aus.

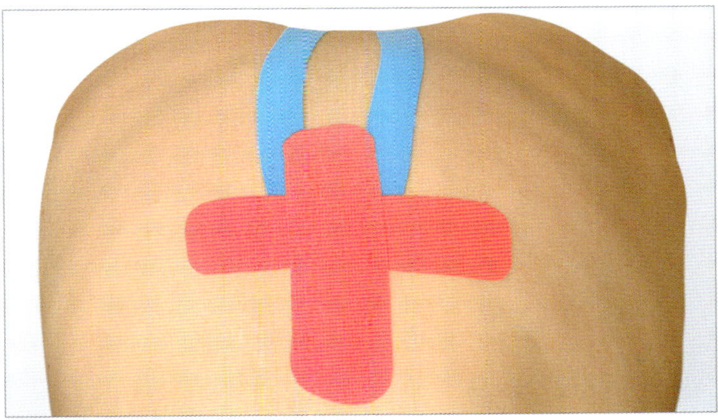

Anlage eines Längs-I-Tapes
ASTE: Sitzende Position, der Oberkörper befindet sich in Flexion.
Schritt 3: Mit der gleichen Liftingtechnik wie das Quer-I-Tape wird in der Schmerzregion ein Längs-I-Tape über die DF der BWS angelegt. Die Tapeenden laufen dehnungsfrei aus. Die beiden I-Tapes formen ein Kreuztape.

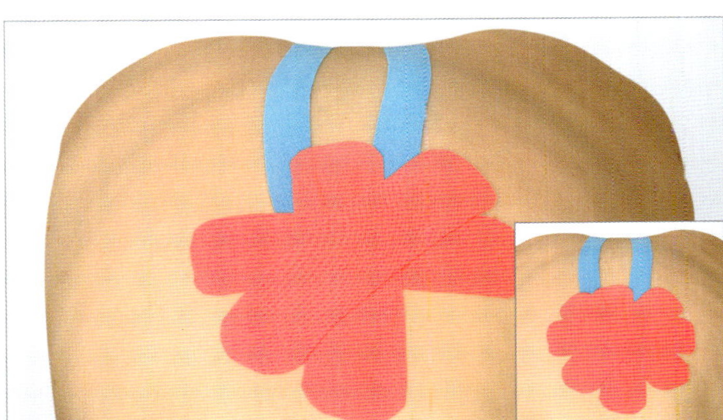

Anlage des diagonalen I-Tapes (Sterntape)
ASTE: Stand, der Oberkörper befindet sich in Ventralflexion.
Schritt 4: Bei stärkeren Schmerzen können zusätzlich ein oder zwei diagonale I-Tapes über dem Zentrum der beiden ersten I-Tapes angelegt werden. Die I-Tapeenden laufen dehnungsfrei aus. Die kl. Abb. zeigt die komplette Kombinationsanlage mit Y- und Sterntape.

BWS II – Muskel- und Gelenkanlage

Wirkung: Schmerz- und Ödemreduktion; Stabilisierung des thorakalen Kapsel-Band-Apparats und Limitierung der BWS-Beweglichkeit; Durchblutungsförderung und Tonusregulation

Indikationen für die Sensotape-Anlage
- BWS-Syndrom
- Rotationsschmerzen in der BWS
- Brustschmerzen

Material
Abb. 1 und 2: 2 blaue I-Tapes (Breite: 2,5 cm), rotes I-Tape
Abb. 3 und 4: blaues Y-Tape, rotes I-Tape

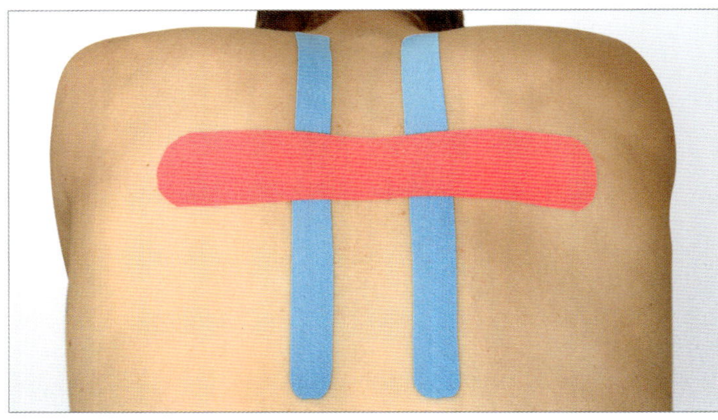

Kombinationsanlage mit bilateralem I-Tape und Quer-I-Tape
ASTE: Sitzende Position, der Oberkörper ist primär in Ventralflexion, später werden beide Skapulae aktiv in Retraktion gezogen.
Schritt 1: Zuerst werden zwei detonisierende I-Tapes paravertebral im Bereich der BWS angelegt. Folgend wird ein horizontales rotes I-Tape mit seinem zentralen Anker unter starkem Zug und Innendruck auf Höhe des schmerzhaften WS-Segmentes angelegt. Das Tape verläuft über die retrahierten Scapulae. Es können auch mehrere halb überlappender Quer-I-Tapes angelegt werden, um die Wirkung auf die Scapulae und die BWS-Streckung zu intensivieren.

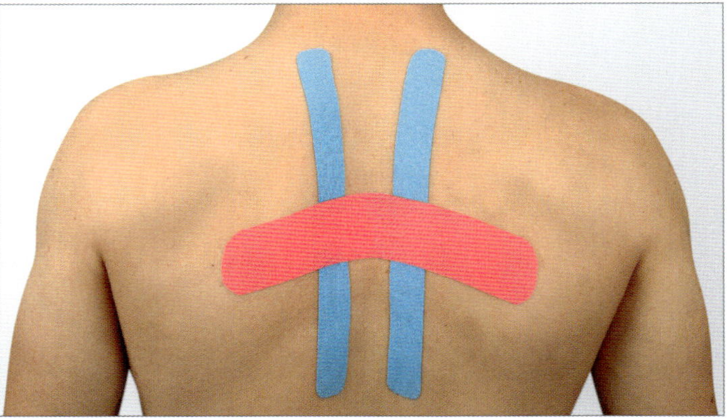

Komplette Kombinationsanlage mit bilateralem I-Tape und Quer-I-Tape
ESTE: Aufrecht sitzende Position
Schritt 2: Die I-Tapeenden laufen jeweils über der Fossa infraspinata scapulae dehnungsfrei aus. Das gesamte Tape wird durch leichtes Reiben anmodelliert, aktiviert und fixiert.

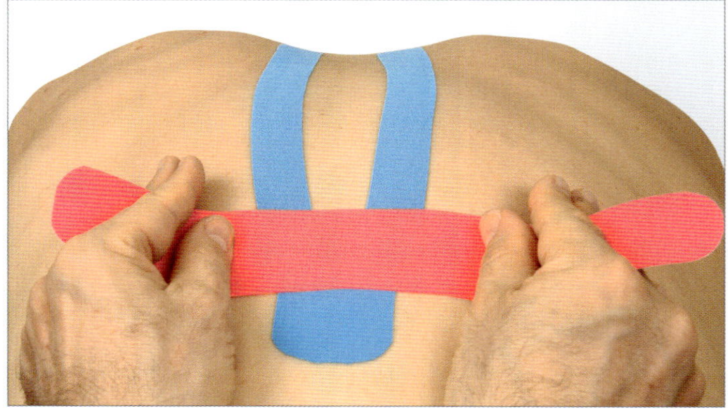

Alternative Kombinationsanlage mit Y-Tape und Quer-I-Tape
ASTE: Sitzende Position, der Oberkörper befindet sich in Flexion.
Schritt 1: Die Kombinationsanlage besteht aus einem detonisierenden Muskel-Y-Tape und einem horizontal über den DF von Th12 verlaufenden Rotations-I-Tape mit zentraler mechanischer Korrektur. Der zentrale Anker des I-Tapes wird mit maximalem Zug und Innendruck quer über dem DF von Th12 angelegt.

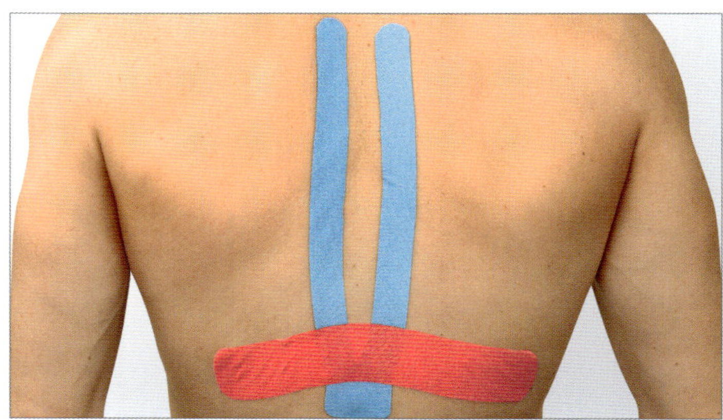

Komplette alternative Kombinationsanlage mit Y-Tape und I-Tape
ESTE: Aufrecht sitzende Position
Schritt 2: Die beiden I-Tapeenden laufen beidseitig dehnungsfrei aus. Das gesamte Tape wird durch leichtes Reiben anmodelliert, aktiviert und fixiert.

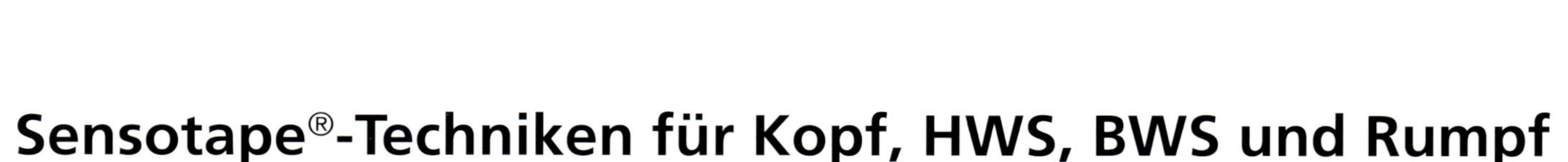

Sensotape®-Techniken für Kopf, HWS, BWS und Rumpf

VIII. Faszien des Kopfes, des Halses und des oberen Rumpfs

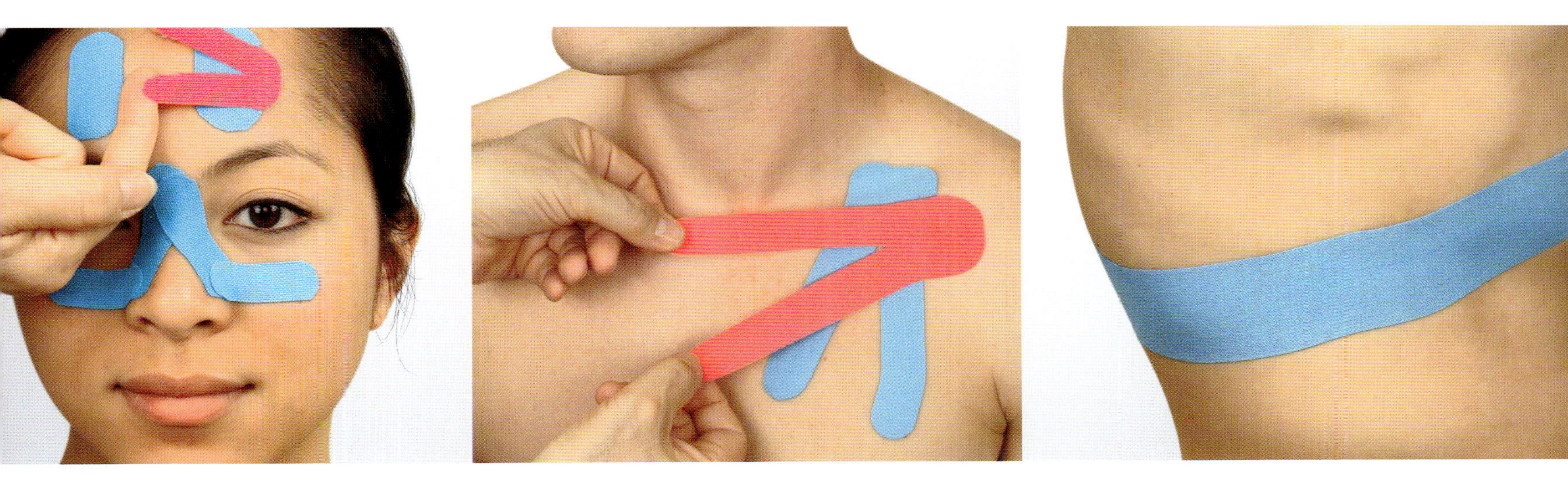

Fascia superficialis: Fasciae temporalis und frontalis

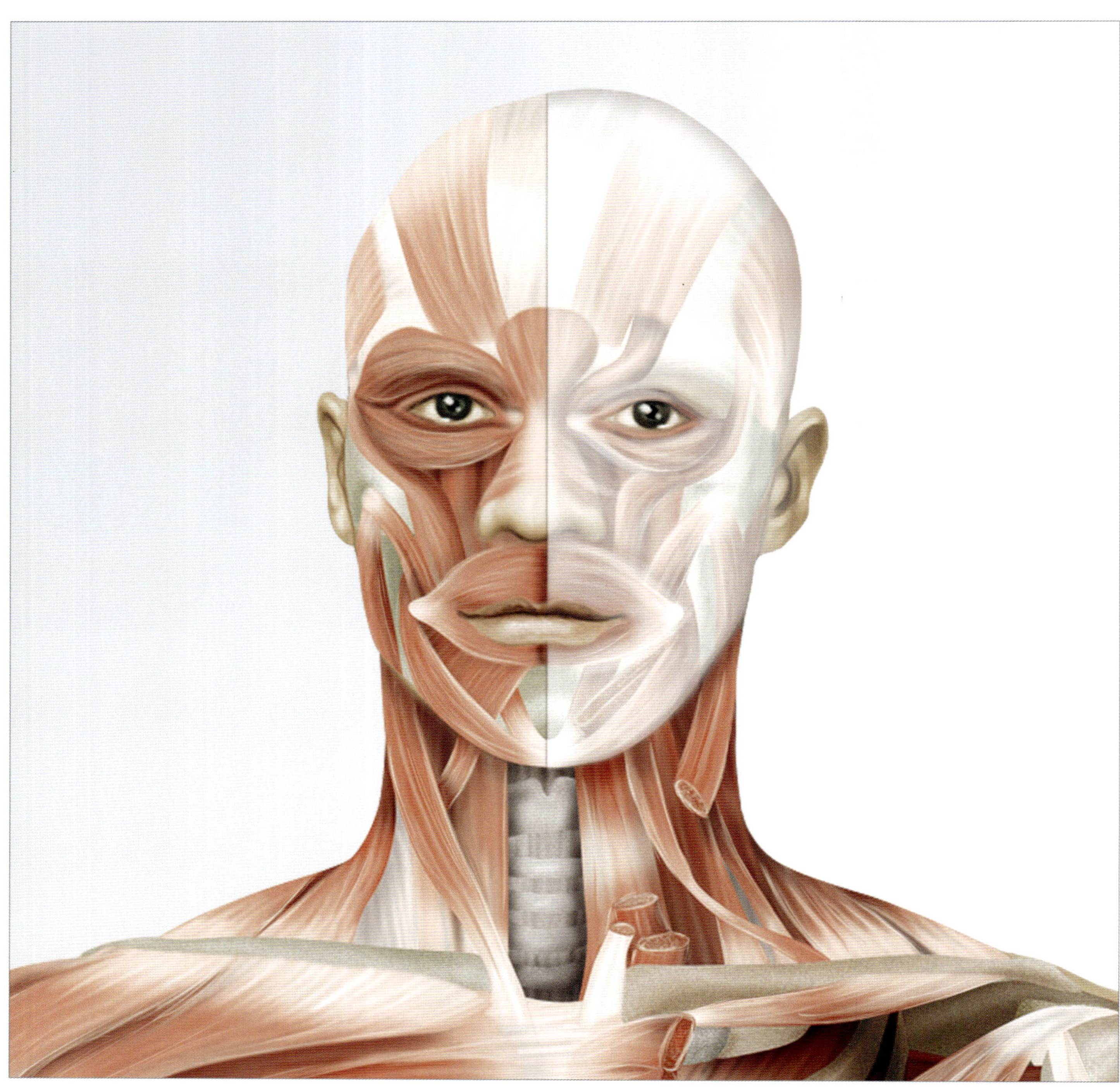

Die Fascia frontalis ist eine bindegewebige Membran, die sich im Bereich der Stirn und des Gesichtes befindet. Sie ist die ventrale Fortsetzung der Galea aponeurotica. An ihr nehmen viele mimische Muskeln ihren Ursprung. Es kann zu schmerzhaften Adhäsionen oder zu knotigen Veränderungen zwischen der Faszie, Muskulatur und dem Periost kommen.

Fascia frontalis

– Faszienanlage (Abb. 1 bis 3), Muskel- und Spaceanlage (Abb. 4)

Wirkung: Lösen von Verklebungen und Verbesserung der faszialen Mobilität; Schmerzlinderung; Lockerung der mimischen Muskulatur

Indikationen für die Sensotape-Anlage
- Kopfschmerzen im Bereich der Stirn
- Vereiterung der Stirnhöhlen
- erhöhter Muskeltonus der mimischen Muskulatur

Material
Abb. 1 bis 3: 6 blaue I-Tapes (Breite: 2,5 cm), 2 rote Y-Tapes (Breite: 2,5 cm, Zügel je 1,25 cm)

Abb. 4: 4 blaue I-Tapes (Breite: 2,5 cm), blaues I-Tape (Breite: 3,5 cm)

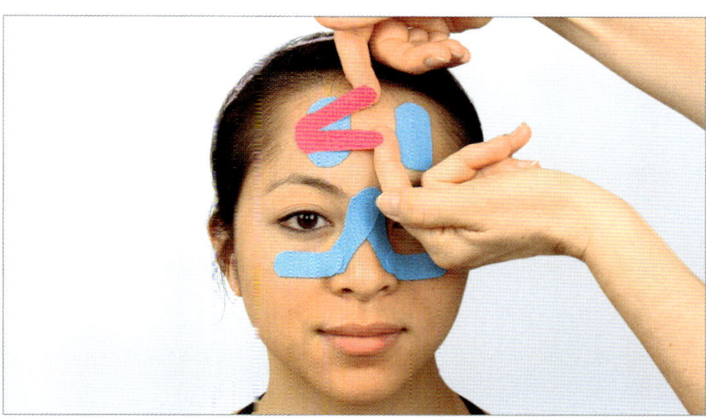

Anlage eines Y-Tapes in Kombination mit Muskeltapes
ASTE: Aufrecht sitzende Position, Kopf und HWS befinden sich in Neutralstellung.
Schritt 1: Zuerst werden detonisierende I-Tapes jeweils bilateral über dem M. frontalis, M. procerus und dem M. nasalis angelegt (s. S. 201 und 203). Zusätzlich wird ein Y-Tape als Faszienanlage angebracht. Der Anker eines Y-Tapes wird ohne Zug über der Fascia frontalis angebracht. Die beiden Y-Zügel werden mit leichtem Zug oszillierend über der Regio frontalis angelegt.

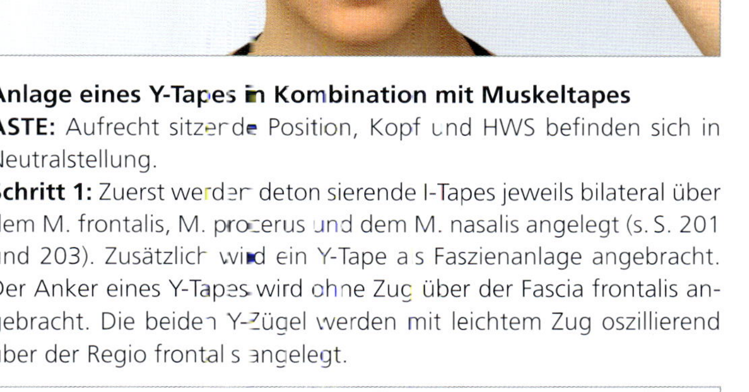

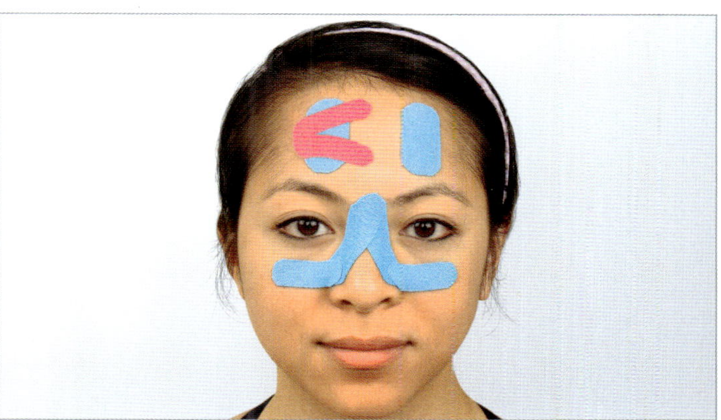

Anlegen der Y-Zügelenden
ASTE: Kopf und HWS befinden sich in Neutralstellung.
Schritt 2: Die Y-Zügelenden laufen im Stirnbereich dehnungsfrei zur Medianlinie hin aus. Die Kombinationsanlage wird immer bilateral eingesetzt, um die Symmetrie aufrechtzuerhalten.

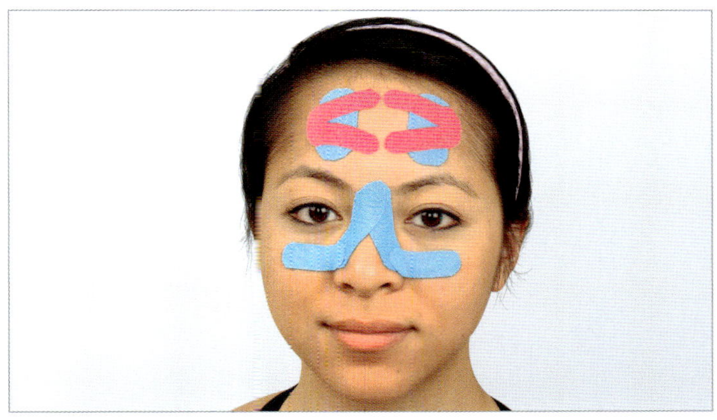

Komplette bilaterale Kombinationsanlage
ASTE: Kopf und HWS befinden sich in Neutralstellung.
Schritt 3: Mit der gleichen Oszillationstechnik wird eine zweite Faszienanlage mit einem Y-Tape spiegelbildlich zum ersten über die knotigen Läsionen der Faszien im Stirnbereich angelegt. Die gesamte Anlage wird durch leichtes Reiben anmodelliert, aktiviert und fixiert.

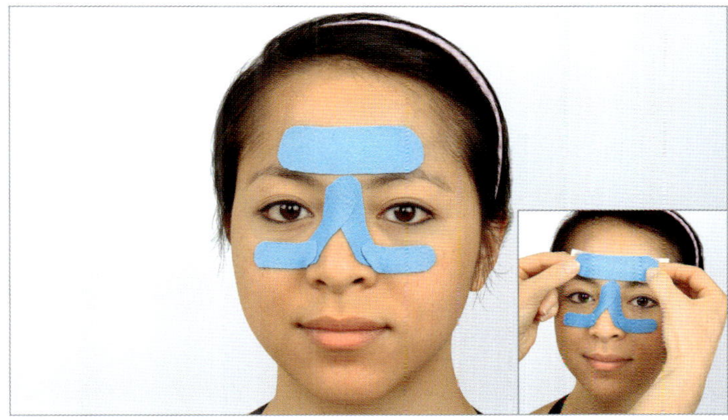

Alternative Kombinationsanlage mit I-Tape
ASTE: Kopf und HWS befinden sich in Neutralstellung.
Anlage: Zuerst werden detonisierende I-Tapes jeweils bilateral über dem M. procerus und dem M. nasalis angelegt (s. S. 201 und 203). Als Spaceanlage wird der zentrale Anker eines weiteren, etwas breiteren I-Tapes wird mit leichtem Zug mittig über der Fascia frontalis angelegt (s. kl. Abb.). Die I-Tapeenden laufen dehnungsfrei auf der Haut aus. Die gesamte Anlage wird durch leichtes Reiben anmodelliert, aktiviert und fixiert.

Fasciae masseterica und parotidea

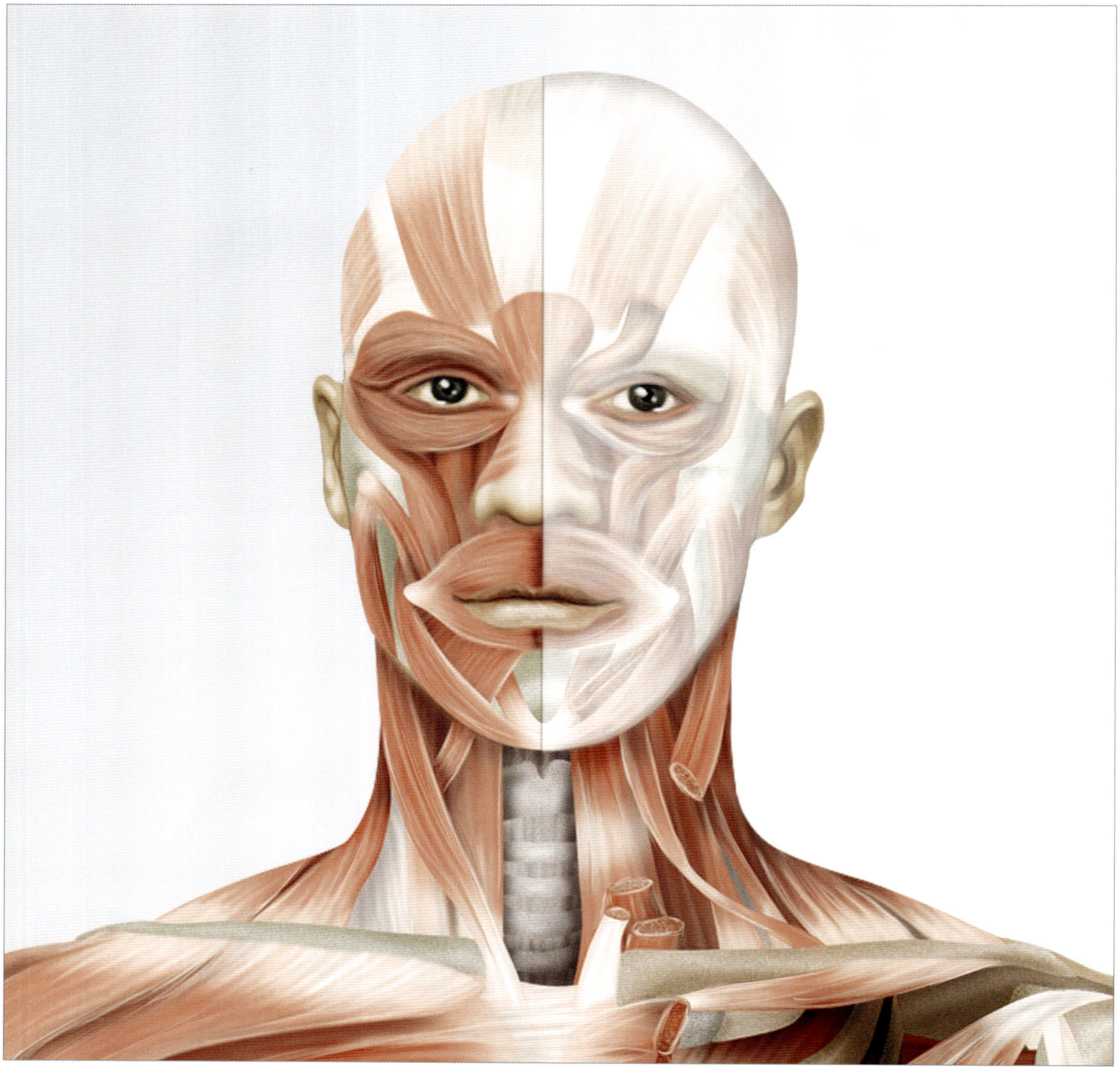

Die Fasciae masseterica und parotidea sind bindegewebige Membranen, die sich im Bereich des seitlichen Kopfes und Kiefers befinden. Nach kaudal setzen sie sich in die Halsfaszie fort.

Fasciae masseterica und parotidea

– Faszienanlage

Wirkung: Lösen von Verklebungen und Verbesserung der faszialen Mobilität; Schmerzlinderung; Verbesserung der Kiefermechanik

Indikationen für die Sensotape-Anlage
- Meniskusläsionen des TMG
- Subluxation des TMG

Material
je ein blaues Y-Tape (Breite: 2,5 cm, Zügel je 1,25 cm)

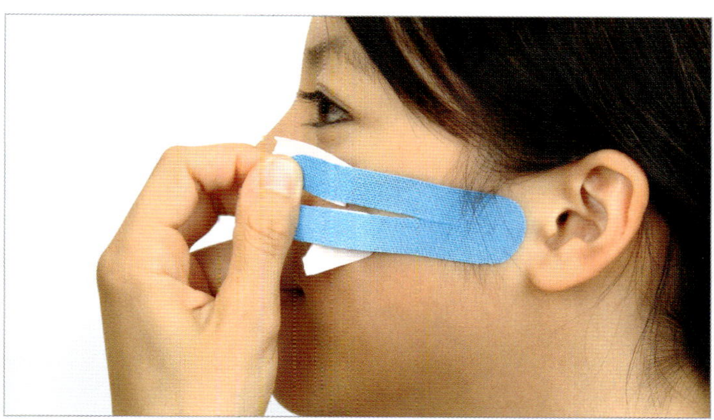

Y-Tape für die Fascia masseterica: Anlage des Ankers
ASTE: Sitzende Position, der Kopf ist nach rechts rotiert.
Schritt 1: Der Anker des Y-Tapes wird ohne Zug über der Fascia masseterica vor der Ohrmuschel unterhalb des Arcus zygomaticus angebracht.

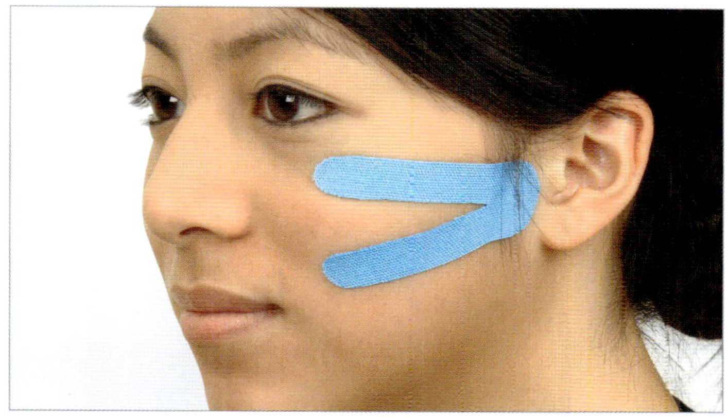

Komplette Y-Tapeanlage
ASTE: Die Ausgangsstellung wird beibehalten.
Schritt 2: Die beiden Y-Zügel werden mit leichtem Zug oszillierend zur Gesichtsmitte hin angelegt. Der kraniale Y-Zügel verläuft am Jochbogen in die Regio zygomatica, während der kaudale Y-Zügel über die Regio buccalis zum Oberkiefer in die Regio oralis zieht. Die I-Tapeenden laufen dehnungsfrei auf der Haut aus. Die gesamte Anlage wird durch leichtes Reiben anmodelliert, aktiviert und fixiert.

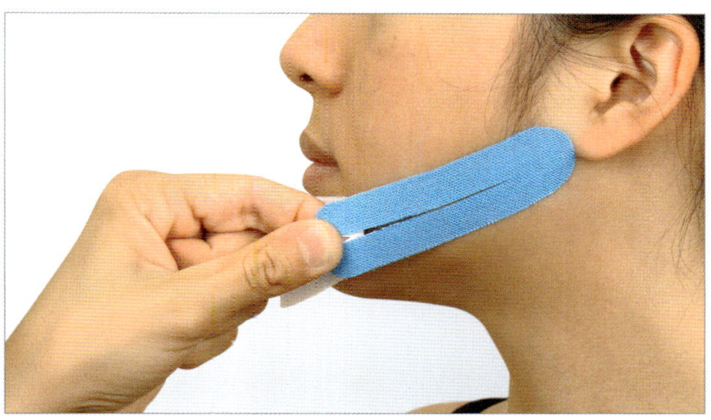

Y-Tape für die Fascia parotidea: Anlage des Ankers
ASTE: Sitzende Position, der Kopf ist nach rechts rotiert.
Schritt 1: Der Anker des Y-Tapes wird ohne Zug unmittelbar vor dem Ohrläppchen in der Regio parotidea über der Fossa retromandibularis angelegt.

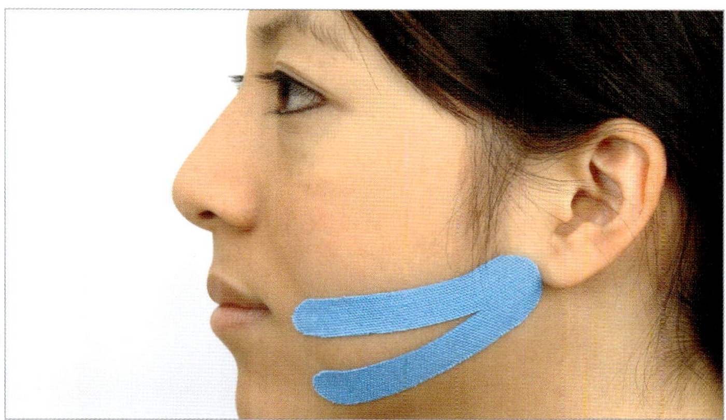

Komplette Y-Tapeanlage
ASTE: Die Ausgangsstellung wird beibehalten.
Schritt 2: Die beiden Y-Zügel werden mit leichtem Zug oszillierend über der Regio buccalis angelegt. Der kraniale Y-Zügel verläuft über die Regio buccalis zur Regio oralis, während der inferiore Y-Zügel über die Regio buccalis zur Regio mentalis angelegt wird. Die I-Tapeenden laufen dehnungsfrei auf der Haut aus. Die gesamte Anlage wird durch leichtes Reiben anmodelliert, aktiviert und fixiert.

► **Entzündungen im Gesichtsbereich stellen eine Kontraindikation für diese Anlagen dar.**

Fascia cervicalis

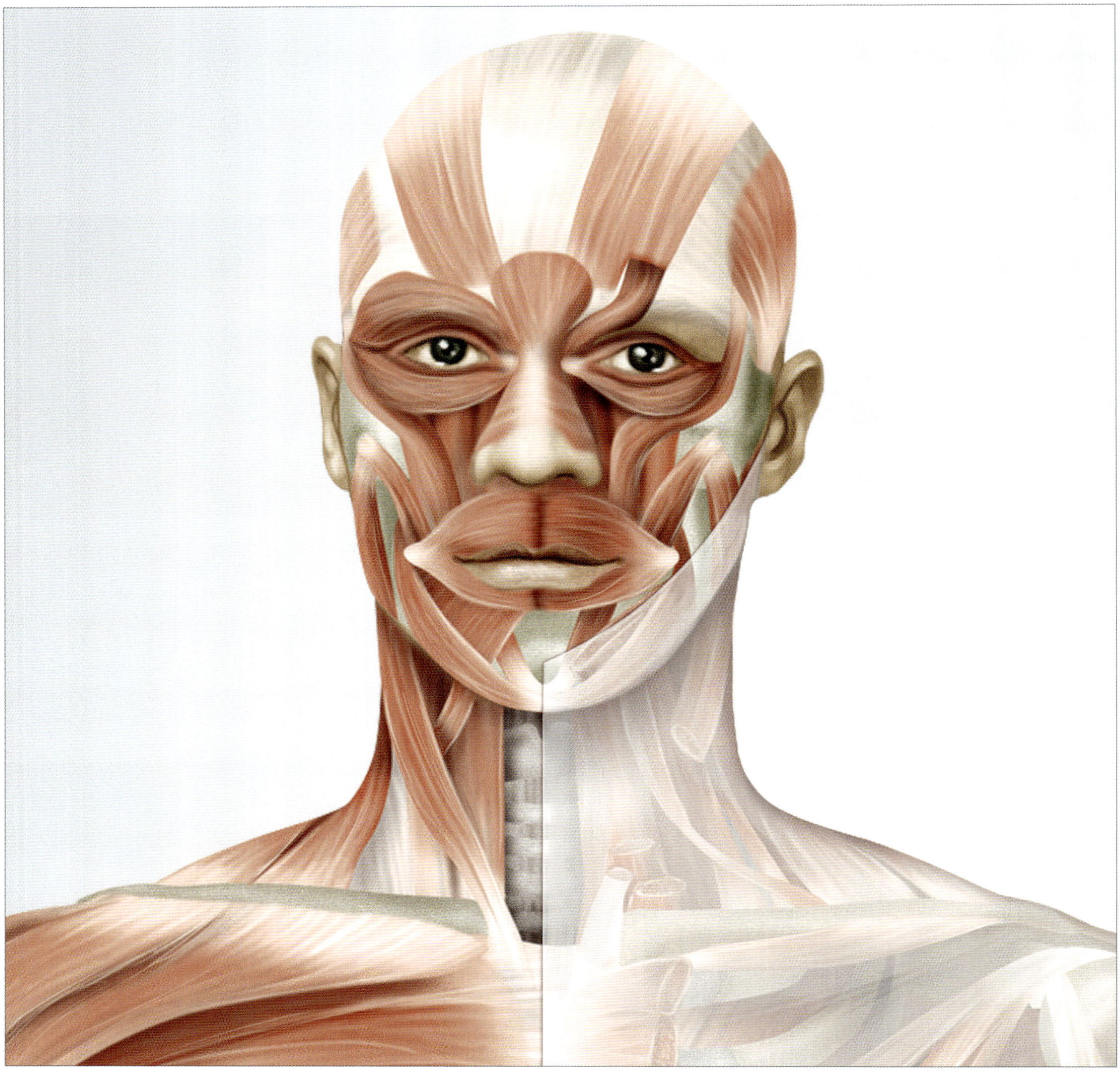

Die Fascia cervicalis ist eine bindegewebige Membran und umgibt die gesamte Halsregion und den Nacken. Sie bildet die Fortsetzung der Schädel- bzw. Gesichtsfaszien. Die Oberflächenfaszie hat im Halsbereich Verbindung zur tiefergelegenen mittleren Halsfaszie. Diese befindet sich im vorderen, seitlichen Halsabschnitt und erstreckt sich vom Os hyoideum bis zur Klavikula und zum Sternum. Sie bildet einen Faszienschlauch für verschiedene Halsmuskeln und die Schilddrüse. Die Fascia cervicalis besitzt nach kranial eine Verbindung zur Fascia pharyngobasilaris und somit zum Nasenrachenraum.

Fascia cervicalis

– Muskel- und Faszienanlage (Abb. 1 und 2), Faszienanlage (Abb. 3 und 4)

Wirkung: Lösen von Verklebungen und Verbesserung der faszialen Mobilität; Schmerzlinderung; Verbesserung der Schluckmechanik

Indikationen für die Sensotape-Anlage

- Schmerzen im Bereich der ventralen Strukturen
- Halsschmerzen
- Heiserkeit
- Schluckbeschwerden (Abb. 1 und 2)
- Kieferbeschwerden (Abb. 3 und 4)

Material

Abb. 1 und 2: blaues und rotes Y-Tape
Abb. 3 und 4: blaues und rotes Fächertape (3 Zügel mit je ca. 1,5 cm)

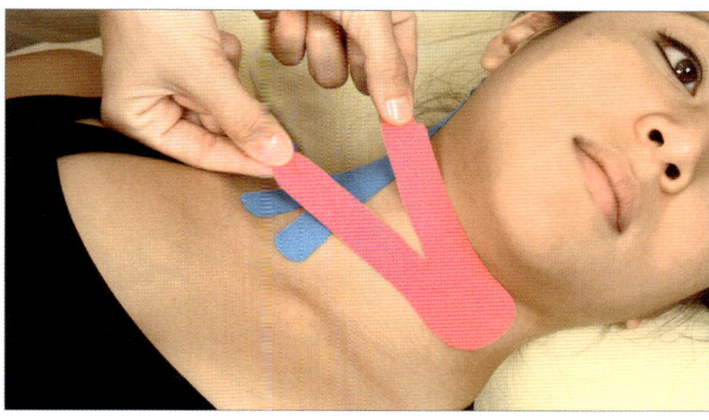

Y-Anlage für die Fasciae cervicalis und pharyngobasilaris
ASTE: Rückenlage, der Kopf befindet sich in Gegenrotation zur betroffenen Seite.
Anlage: Da die Fascia cervicalis media den M. sternocleidomastoideus umhüllt, wird zuerst ein detonisierendes Muskel-Y-Tape vom Ansatz zum Ursprung angelegt (s. S. 211). Dann wird der Anker eines zweiten Y-Tapes auf der betroffenen Seite anterolateral in der Regio sternocleidomastoidea auf Höhe des Schild- bzw. Ringknorpels angelegt. Die beiden Y-Zügel werden ohne Zug in zwei Phasen zur rechten Halsseite angebracht.

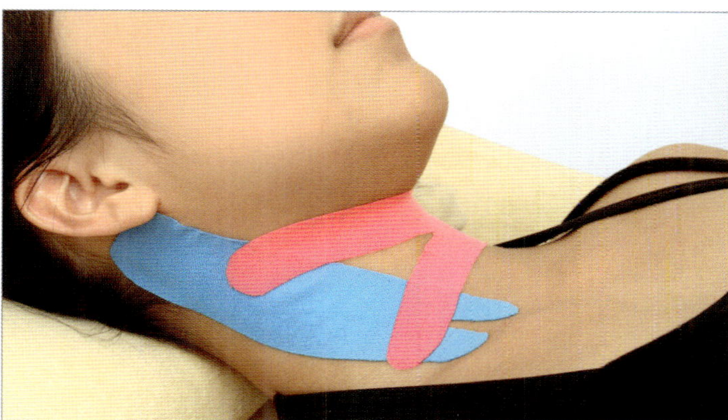

Komplettierung der Kombinationsanlage mit zwei Y-Tapes
ASTE: Rückenlage, der Kopf befindet sich in Neutralstellung.
Schritt 2: Die Y-Enden des Faszientapes laufen dehnungsfrei auf der Haut aus. Die gesamte Anlage wird durch leichtes Reiben anmodelliert, aktiviert und fixiert.

▸ **Die Behandlung am Hals sollte sehr vorsichtig angegangen werden.**

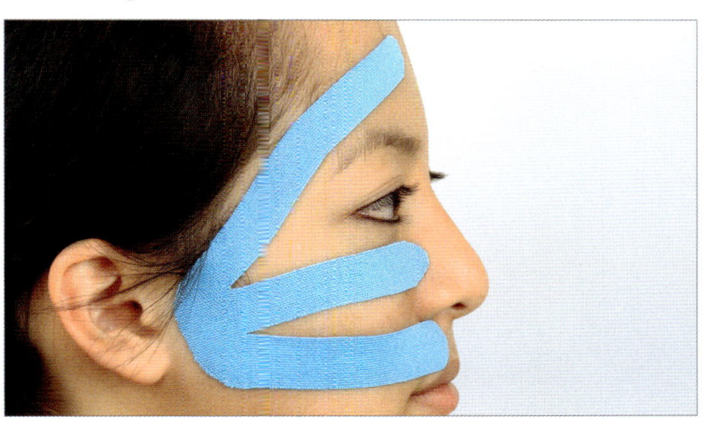

Fächertapeanlage für die Gesichtsfaszien
ASTE: Aufrecht sitzende Position, der Kopf befindet sich in Neutralstellung.
Schritt 1: Der Anker des ersten Fächertapes wird ohne Zug vor dem Ohr in der Regio parotideomasseterica über dem Bereich der Fasciae parotis und masseterica angebracht. Der obere Fächerzügel wird über die seitliche Fascia temporalis zur Stirn hin angelegt. Der mittlere Fächerzügel wird über die obere Fascia masseterica am Jochbogen, der untere Zügel über die Fascia parotica am Unterrand der Maxilla angelegt. Die gesamte Anlage wird durch leichtes Reiben anmodelliert, aktiviert und fixiert.

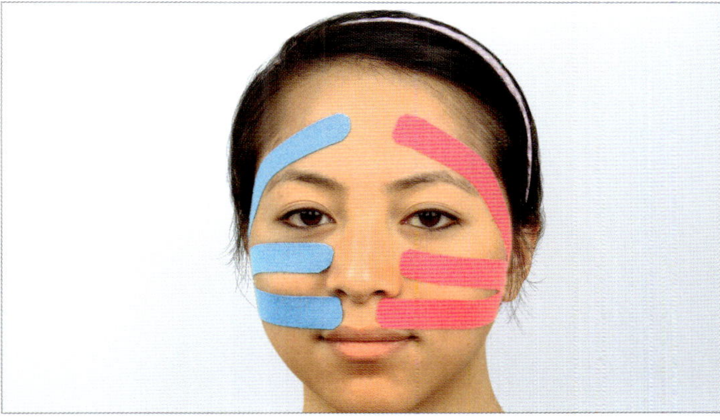

Komplettierung der bilateralen Fächertapeanlage
ESTE: Aufrecht sitzende Position, der Kopf befindet sich in Neutralstellung.
Schritt 2: In gleicher Technik wird ein zweites Fächertape auf der Gegenseite angelegt. Die gesamte Anlage wird durch leichtes Reiben anmodelliert, aktiviert und fixiert.

Fasciae clavipectoralis, pectoralis superficialis und diaphragmatica

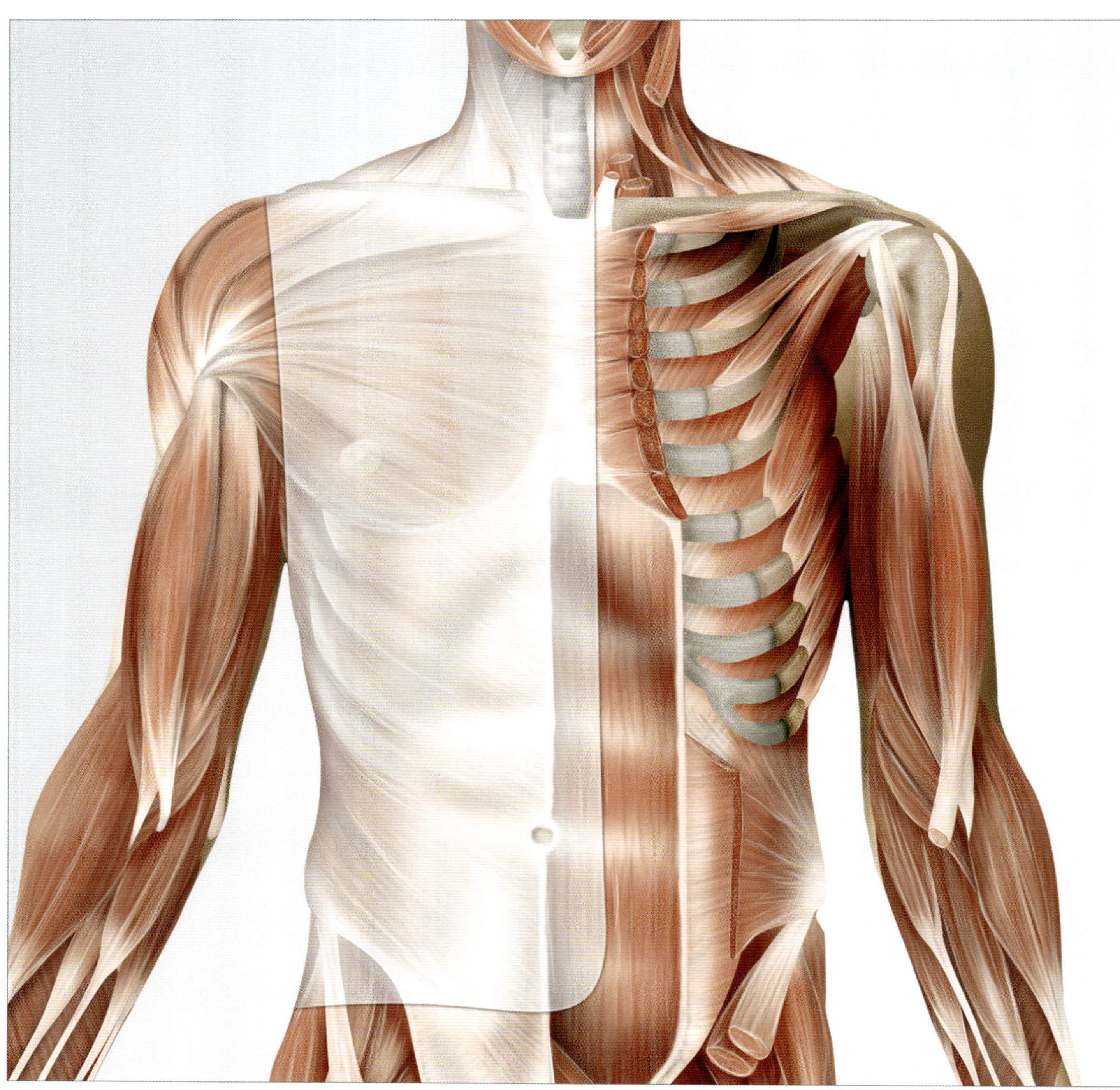

Die **Fascia clavipectoralis** ist eine bindegewebige Membran und bedeckt die ventrale Region unter dem Schlüsselbein. Sie ist die Fortsetzung der Fascia cervicalis superficialis und wird durch das Lig. coracoclaviculare mediale verstärkt. Durch den Verlauf des M. pectoralis minor verbindet sie den Schultergürtel mit dem Brustkorb.

Die **Fascia pectoralis superficialis** bedeckt die Thoraxvorderseite und stellt die anteriore Verbindung zwischen Brustkorb, Schultergürtel und Oberarm dar. Sie wird nach kranial durch die Klavikula, nach medial durch das Sternum und nach dorsal durch die Fascia axillaris begrenzt. Sie ist fest mit dem M. pectoralis major und locker mit der Haut verbunden.

Die **Fascia diaphragmatica** bedeckt das Zwerchfell und dient als Ansatzstelle für die Fascia endothoracica.

Fascia clavipectoralis

– Faszienanlage (Abb. 1 bis 4), Muskel- und Faszienanlage (Abb. 4)

Wirkung: Lösen von Verklebungen und Verbesserung der faszialen Mobilität; Schmerzlinderung; Verbesserung der Kiefermechanik

Indikationen für die Sensotape-Anlage
- Frozen Shoulder
- SCG- und ACG-Läsionen,
- Thoracic Outlet Syndrome (TOS)
- Angina pectoris
- Übelkeit infolge einer Überreizung des N. phrenicus

Material
Abb. 1 bis 3: blaues und rotes Y-Tape (Breite: 5 cm, Zügel je 2,5 cm)
Abb. 4: blaues I-Tape (Breite: 2,5 cm), rotes Y-Tape (Breite: 5 cm, Zügel je 2,5 cm)

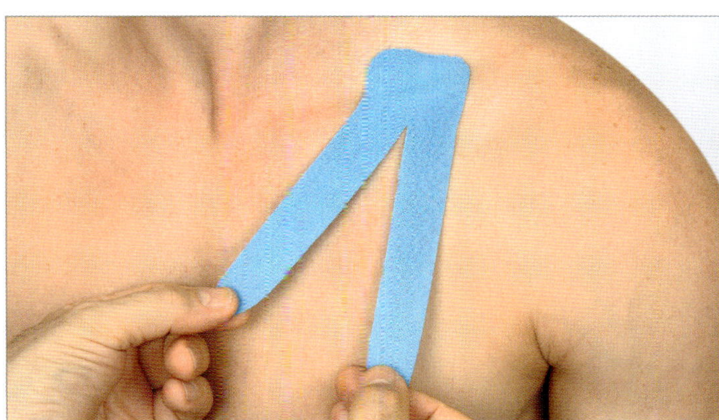

Anlage des ersten Y-Tapes
ASTE: Aufrecht sitzende Position, der Schultergürtel befindet sich in Retraktion.
Schritt 1: Der Anker des blauen Y-Tapes wird ohne Zug vor dem subklavikulären Schmerzpunkt über dem Schlüsselbein angelegt. Die beiden Y-Zügel werden gleichzeitig in kleinen oszillierenden Phasen unter leichtem Zug nach kaudal zur 3., 4. und 5. Rippe hin angelegt. Die Y-Zügelenden laufen dehnungsfrei aus.

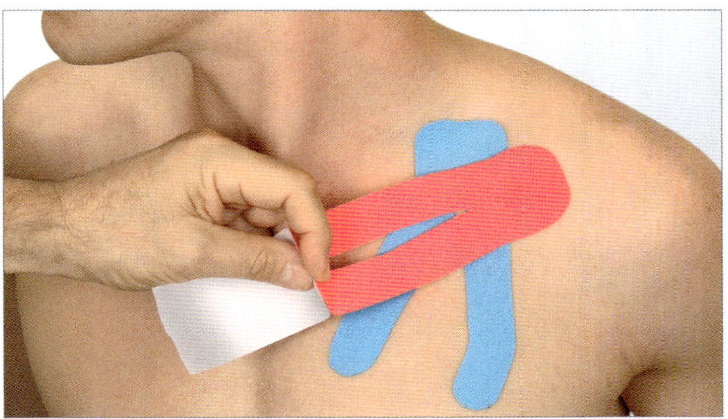

Anlage des Ankers des zweiten Y-Tapes
ASTE: Die Ausgangsstellung wird beibehalten.
Schritt 2: Der Anker des roten Y-Tapes wird im 45°-Winkel zu dem des ersten ohne Zug über dem Proc. coracoideus angelegt.

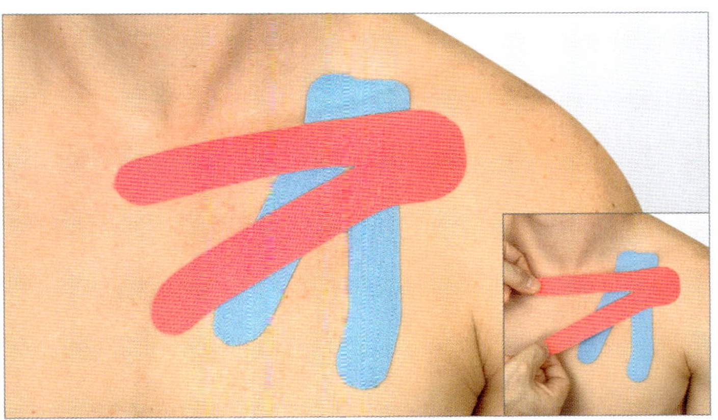

Komplette Kombinationsanlage mit zwei Y-Tapes
ASTE: Aufrecht sitzende Position
Schritt 3: Die Zügel des zweiten Y-Tapes werden mit der gleichen Technik wie beim ersten nach median zum Sternum hin angelegt (s. kl. Abb.). Der Schmerzpunkt der Fascia clavipectoralis liegt im Spalt beider Y-Zügel. Somit wird die fasziale Verbindung zwischen dem Schultergürtel und dem Brustkorb entlastet. Die Zügelenden laufen dehnungsfrei aus. Die gesamte Anlage wird durch leichtes Reiben anmodelliert, aktiviert und fixiert.

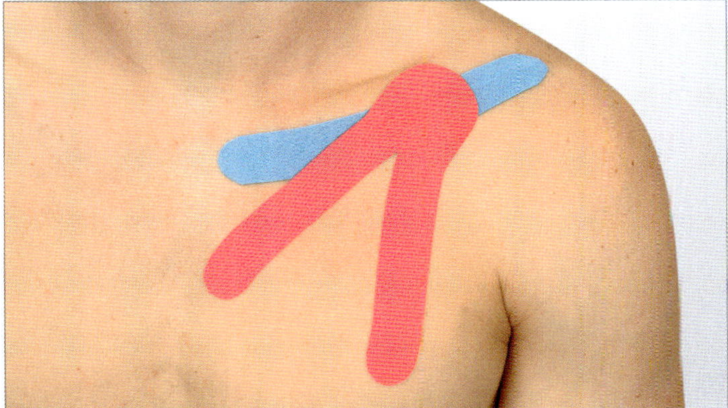

Alternative Kombinationsanlage mit I- und Y-Tape
ASTE: Aufrecht sitzende Position
Anlage: Zuerst wird ein detonisierendes I-Tape über dem M. subclavius angelegt (s. S. 65), dann ein rotes Y-Tape mit einer Oszillationstechnik zur Korrektur der Fascia clavipectoralis (s. Abb. 2 und 3). Die gesamte Anlage wird durch leichtes Reiben anmodelliert, aktiviert und fixiert.

Fascia pectoralis superficialis – Faszienanlage

Wirkung: Lösen von Verklebungen und Verbesserung der faszialen Mobilität Schmerzlinderung; Verbesserung der Schulterfunktion

Indikationen für die Sensotape-Anlage
- Schmerzen im Bereich der vorderen Brustwand
- schlechte Verschieblichkeit der Faszien
- SCG- und ACG-Läsionen
- Störungen im Bereich des Plexus brachialis oder der Art. subclavia
- Angina pectoris

Material
blaues und rotes Y-Tape

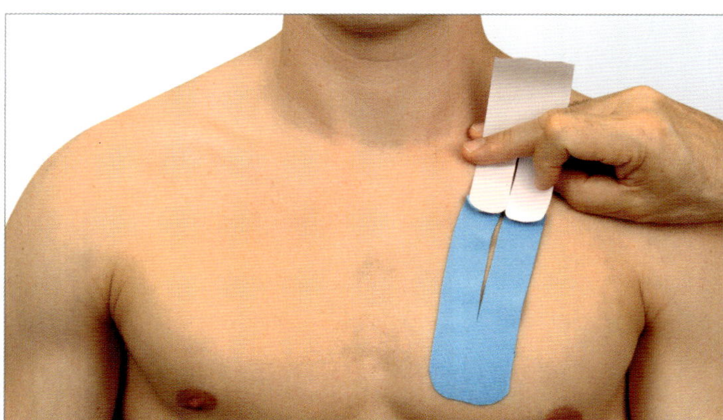

Anlage des Ankers des ersten Y-Tapes
ASTE: Aufrecht sitzende Position, der Schultergürtel befindet sich in Retraktion.
Schritt 1: Der Anker des blauen Y-Tapes wird ohne Zug unterhalb des Schmerzpunktes an der myofaszialen Grenze zwischen der Pars abdominalis und der Pars sternocostalis angelegt.

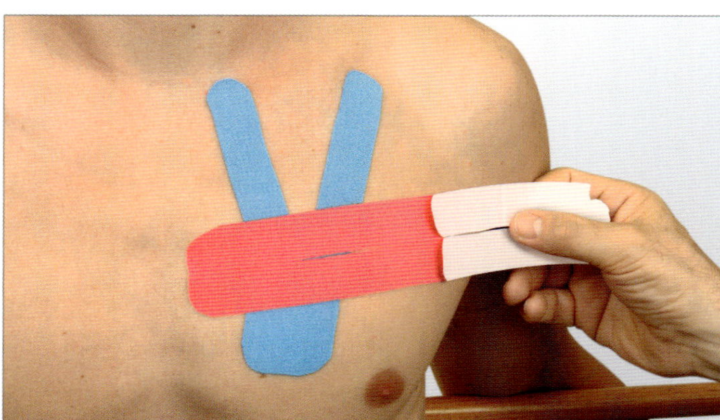

Anlage der Y-Tapes
ASTE: Die Ausgangsstellung wird beibehalten.
Schritt 2: Die beiden Y-Zügel des ersten Y-Tapes werden gleichzeitig unter Zug nach kranial angelegt, die Zügelenden laufen dehnungsfrei zur Klavikula hin aus. Der Anker des zweiten Y-Tapes wird medial des Schmerzpunktes in einem 90°-Winkel zum Anker des ersten Tapes ohne Zug an der sternalen Tapebegrenzung angelegt.

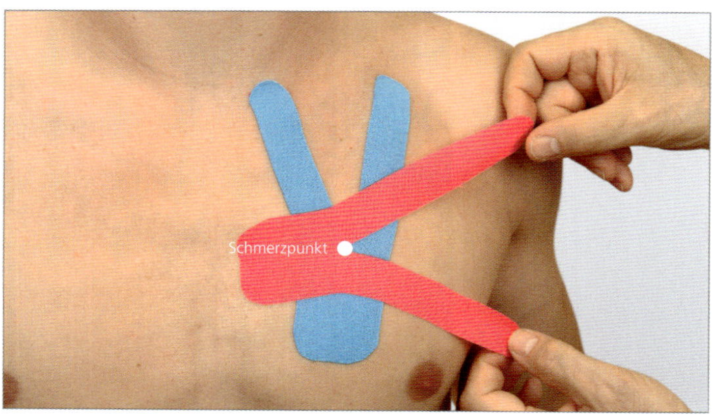

Anlage eines zweiten Y-Tapes
ASTE: Die Ausgangsstellung wird beibehalten.
Schritt 3: Die beiden Y-Zügel werden unter mäßigem Zug und mit oszillierender Bewegung nach lateral angelegt. Die Zügelenden laufen dehnungsfrei aus.

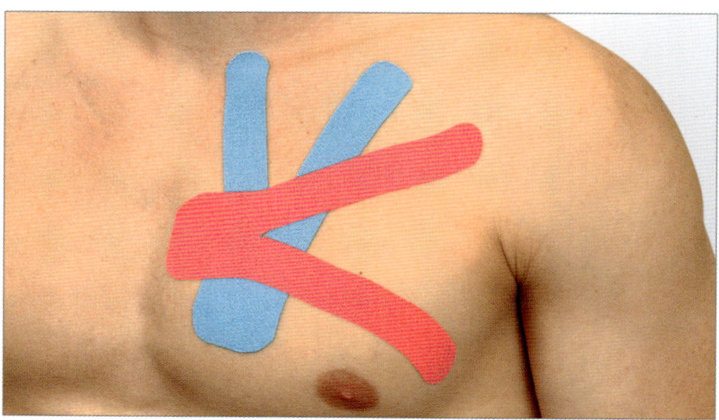

Komplette Y-Tape-Anlage
ESTE: Aufrecht sitzende Position
Schritt 4: Es ist zu beachten, dass der Schmerzpunkt in der Mitte beider Y-Tape-Zügel liegt. Die gesamte Anlage wird durch leichtes Reiben anmodelliert, aktiviert und fixiert.

▸ **Die Fascia pectoralis weist häufig starke Verspannungen auf, die aus einer sternosymphysalen Haltung resultieren.**

Fascia diaphragmatica – Faszienanlage

Wirkung: Optimierung des Muskeltonus; Limitierung und Stabilisierung der Rippenbeweglichkeit; Innervationsförderung

Indikationen für die Sensotape-Anlage
- Atembeschwerden
- Asthma
- Magenschmerzen

Material
blaues I-Tape

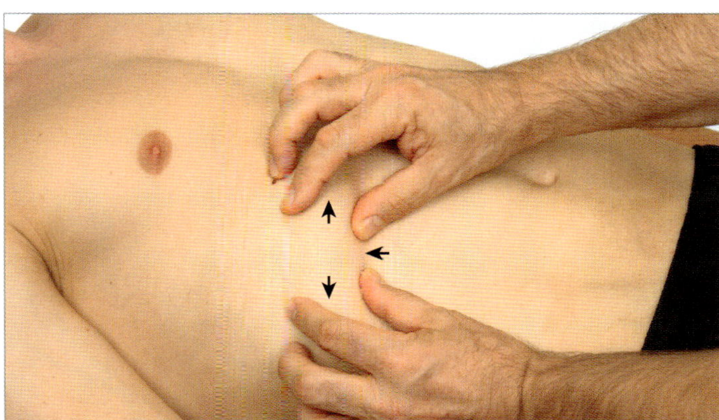

Palpation des myofaszialen Anteils des Diaphragmas
ASTE: Rückenlage, die Beine sind angestellt.
Schritt 1: Das Diaphragma als wichtiger Ansatzpunkt der Faszien sollte frei beweglich und ohne Verspannungen sein. Die Ansatzstellen werden mit beiden Daumen palpiert, indem beide Daumen langsam und vorsichtig unter dem Rippenbogen nach kranial geschoben werden. Die Anlage des Tapes sollte keine Schmerzen verursachen.

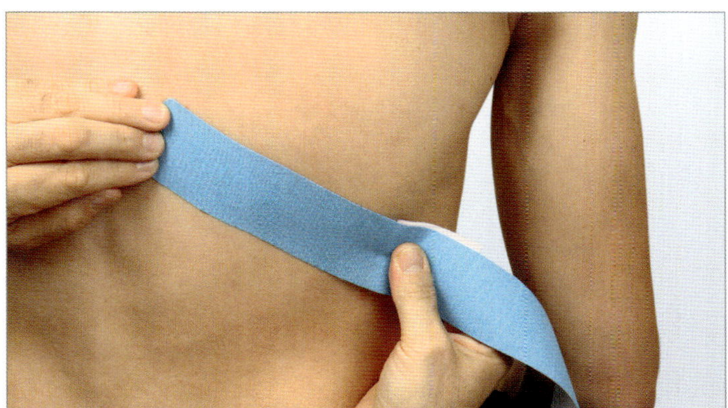

Anlage des Ankers des I-Tapes
ASTE: Aufrecht sitzende Position
Schritt 2: Der Anker des I-Tapes wird ohne Zug dorsal paravertebral in Höhe der 12. Rippe angelegt.

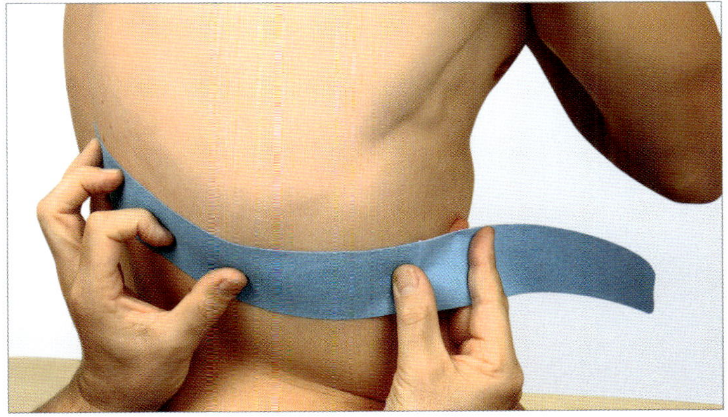

Anlage des I-Tapes
ASTE: Aufrecht sitzende Position, die Arme sind vor dem Körper verschränkt. Der Oberkörper befindet sich in Lateralflexion zur gleichen und Rotation zur Gegenseite.
Schritt 3: Der Anker wird durch einen Haut-Gleitschub fixiert, während das I-Tape mit leichtem bis mittlerem Zug bis zum unteren lateralen Rippenbogen angelegt wird.

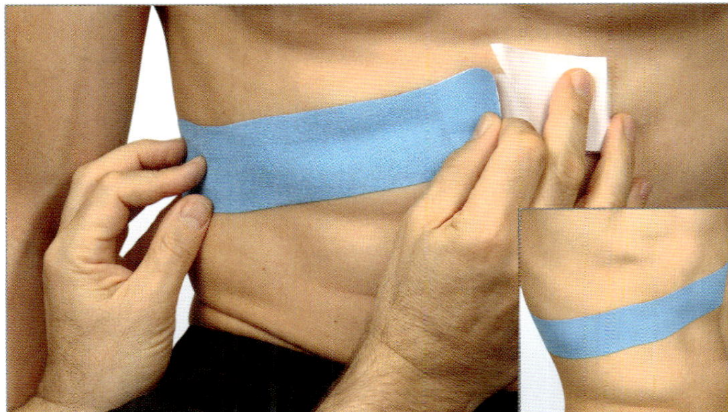

Komplette I-Tapeanlage
ESTE: Aufrecht sitzende Position, der Arm befindet sich in Abduktion.
Schritt 4: Das I-Tape wird mit leichtem Zug nach ventral, dem unteren Rippenbogen folgend, zum Proc. xiphoideus hin angelegt. Das I-Tapeende läuft zur Medianlinie hin dehnungsfrei auf der Haut aus. Die Anlage wird durch leichtes Reiben anmodelliert, aktiviert und fixiert (s. kl. Abb.).

▸ **Diaphragma-I-Tapes werden immer beidseitig angelegt.**

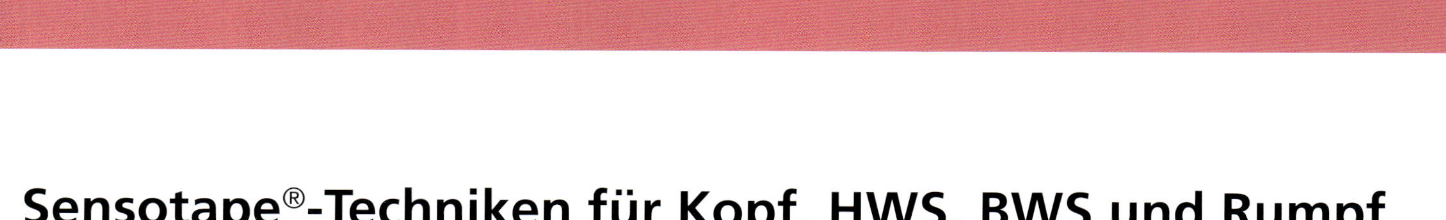

Sensotape®-Techniken für Kopf, HWS, BWS und Rumpf

IX. Lymphbahnen im Bereich des Kopfes, des Halses und des oberen Rückens

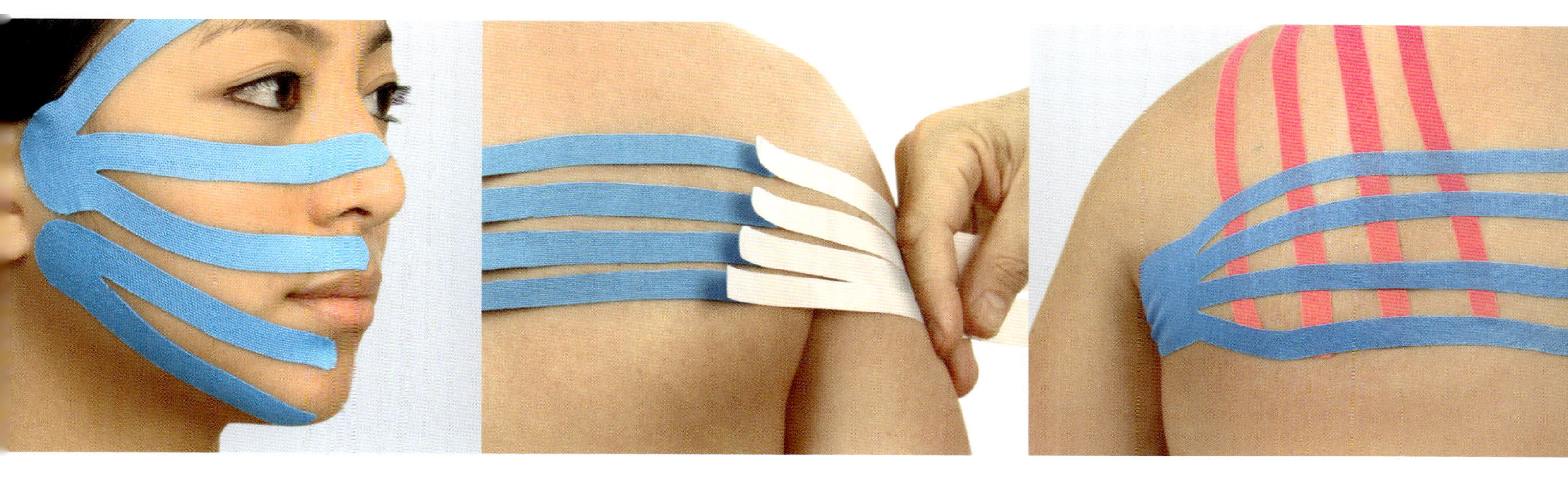

Lymphbahnen des Kopfes und des Halses

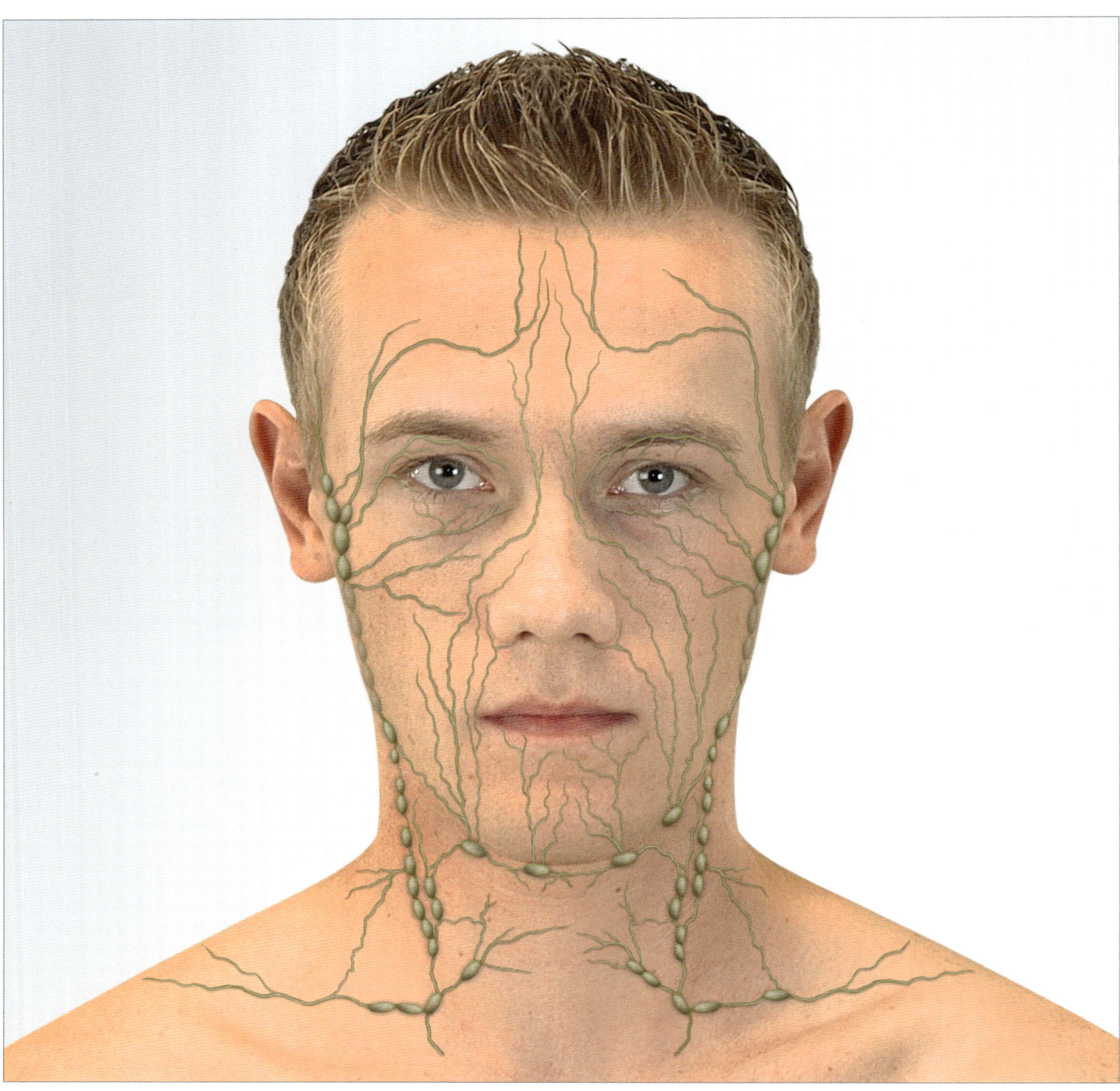

Die Lymphknoten im Bereich des Kiefers und des Halses sind wichtige Stationen für den Lymphabfluss der Stirn-, Wangen-, Kiefer- und Ohrregion. Die einzelnen Gruppen von bis zu 300 Knoten stehen durch Lymphgefäße miteinander in Verbindung. Die Lymphgefäße verlaufen von medial nach lateral und vereinigen sich hinter dem Ohr in den Lnn. retroauriculares, unterhalb des Ohres in den Lnn. parotidei und vom Unterkiefer kommend in den Lnn. submandibulares.

Kiefergelenk und Wange – Lymphanlage

Wirkung: Aktivierung des Lymphsystems und des Lymphflusses; lokale Entstauung im Bereich des Kiefers und des Gesichtes, Schmerzreduktion

Indikationen für die Sensotape-Anlage

- bei intakten Lnn. präaurikulares
- lokale Lymphabflussstörungen nach Traumen (z. B. Schlag- oder Schnittwunden)
- lokale Lymphabflussstörungen nach Zahn- und Kiefer-OPs
- Gewebeschwellungen bei chronischen HNO-Erkrankungen

Material

blaues Y-Tape (Breite: 2,5 cm, Zügel je 1,25 cm)

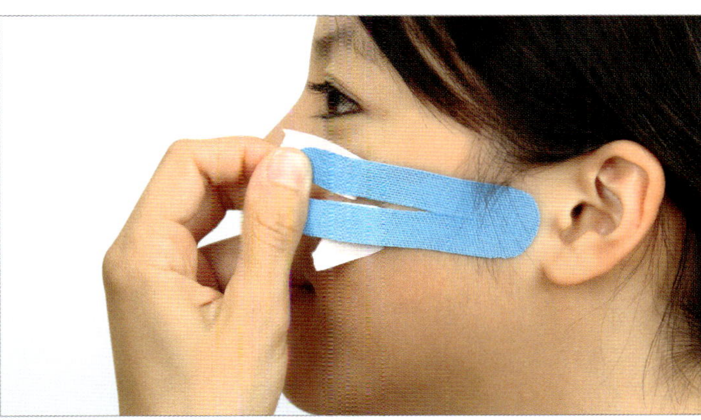

Anlage des Y-Tape-Ankers

ASTE: Sitzende Position, der Kopf befindet sich in einer Rotation zur Gegenseite.

Schritt 1: Der Anker wird ohne Zug in der Regio infratemporalis über dem Kiefergelenk direkt vor dem Ohr angelegt.

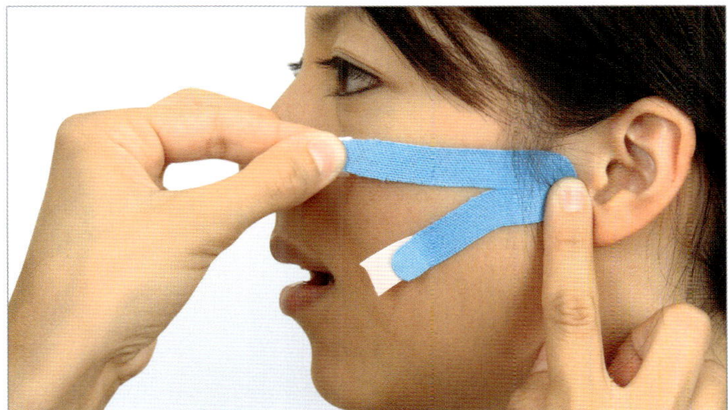

Anlage des superioren Y-Zügels

ASTE: Sitzende Position, der Kopf befindet sich in einer Rotation zur Gegenseite, der Mund ist geöffnet.

Schritt 2: Durch das Öffnen des Unterkiefers wird eine Vordehnung der Gesichtshaut erreicht. Der Anker des Y-Tapes wird fixiert, während der superiore Y-Zügel ohne Zug quer über den Arcus zygomaticus zur Nase hin angelegt wird.

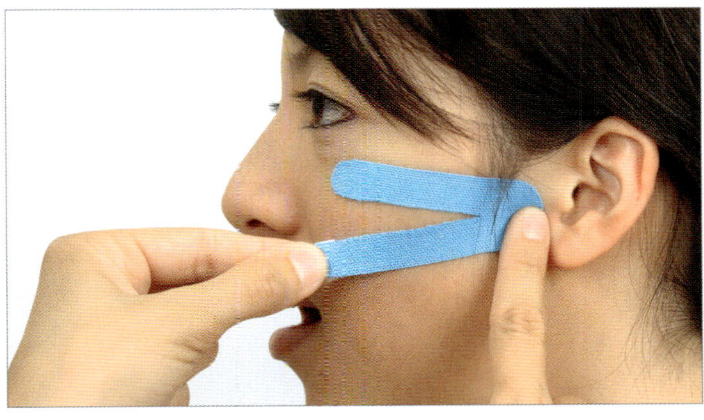

Anlage des inferioren Y-Zügels

ASTE: Die Ausgangsstellung wird beibehalten.

Schritt 3: In gleicher Vorgehensweise wird der inferiore Y-Zügel ohne Zug über die Wange in der Regio buccalis zum Mund hin angelegt.

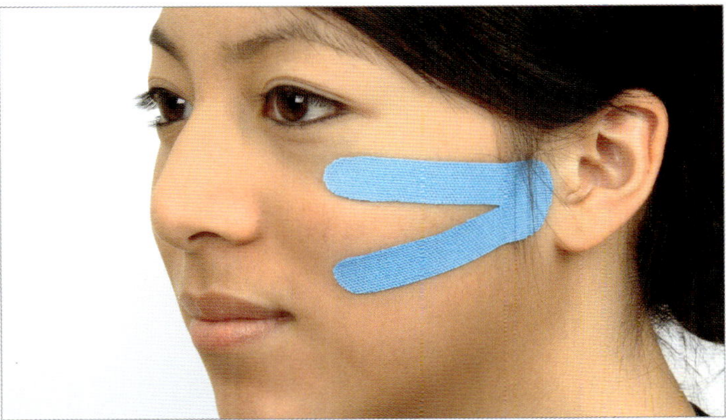

Komplette Y-Tapeanlage

ESTE: Sitzende Position, der Kopf befindet sich in Neutralstellung.

Schritt 4: Die gesamte Y-Tapeanlage wird durch leichtes Reiben in Vordehnung der Struktur anmodelliert, aktiviert und fixiert.

► **Entzündungen im Gesichtsbereich stellen eine Kontraindikation dar. Die Y-Tapeanlage kann mit anderen Gesichtstapes kombiniert werden.**

Ohr und Kiefer – Lymphanlage

Wirkung: Aktivierung des Lymphsystems und des Lymphflusses; lokale Entstauung im Bereich des Gesichts und der Wange, Schmerzreduktion

Indikationen für die Sensotape-Anlage
- bei intakten Lnn. parotidei und Lnn. submandibulares
- lokale Lymphabflussstörungen nach Traumen (z. B. Schlag- oder Schnittwunden)
- lokale Lymphabflussstörungen nach Zahn- und Kiefer-OPs
- Gewebeschwellungen bei chronischen HNO-Erkrankungen
- Migräne

Material
je ein blaues Y-Tape (Breite: 2,5 cm, Zügel je 1,25 cm)

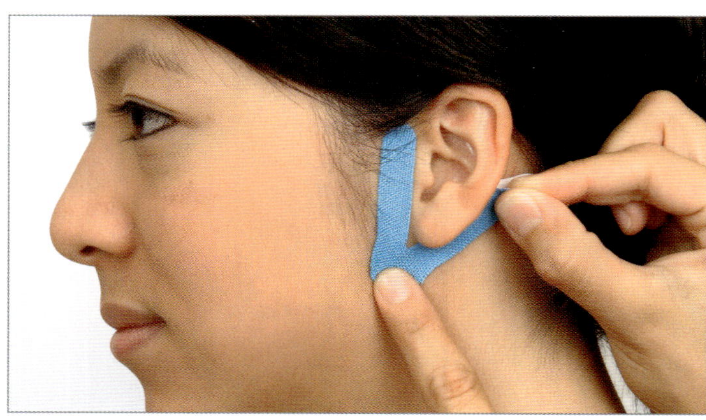

Lokale Entstauung des Ohrs
ASTE: Sitzende Position, der Kopf befindet sich in Rotation zur Gegenseite.
Schritt 1: Der Anker des Y-Tapes wird ohne Zug in der Regio parotideomasseterica unterhalb des Ohrläppchens angelegt. Der Anker wird fixiert, während die beiden Y-Zügel mit sehr leichtem Zug mit einer Lymphanlage anterior und posterior vom Ohr kranialwärts angelegt werden.

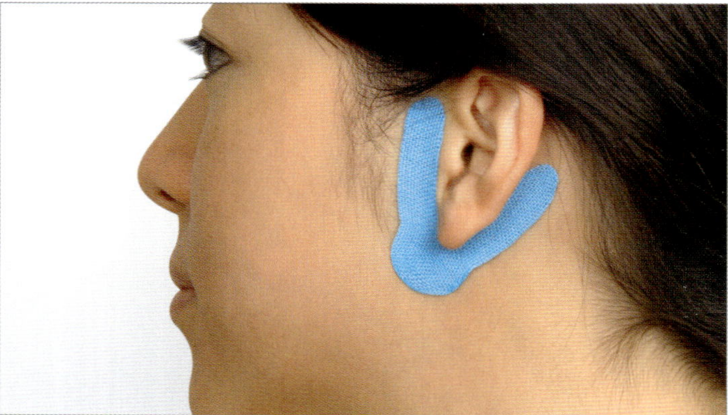

Komplette Y-Tape-Anlage
ASTE: Sitzende Position, der Kopf befindet sich in Rotation zur Gegenseite.
Schritt 2: Die beiden Y-Zügelenden laufen dehnungsfrei aus. Das gesamte Tape wird in Vordehnung der Gesichtshaut durch leichtes Reiben anmodelliert, aktiviert und fixiert.

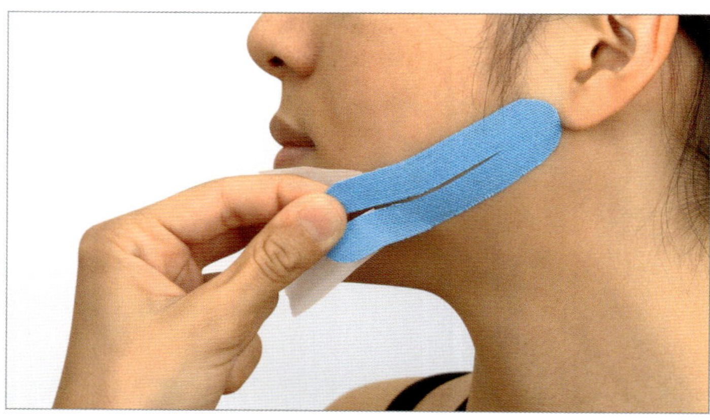

Lokale Entstauung des Kiefers
ASTE: Sitzende Position, der Kopf befindet sich in Rotation zur Gegenseite.
Schritt 1: Der Anker des Y-Tapes wird ohne Zug in der Regio parotideomasseterica am Angulus mandibulae unterhalb des Ohrläppchens angelegt.

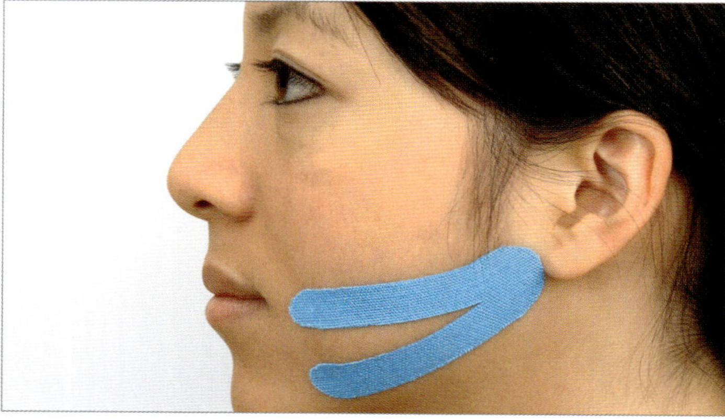

Komplette Y-Tapeanlage
ASTE: Sitzende Position, der Kopf befindet sich in entspannter Stellung.
Schritt 2: Der Anker des Y-Tapes wird fixiert, während der superiore und inferiore Y-Zügel mit sehr leichtem Zug zum Mundwinkel bzw. über dem Unterkiefer angelegt werden. Der superiore Y-Zügel verläuft über die Regio buccalis zur Regio oralis, der inferiore Y-Zügel über die Regio buccalis zur Regio mentalis.

▸ **Entzündungen im Gesichtsbereich stellen eine Kontraindikation dar. In der Regio parotideo masseterica liegen die Glandula parotis, der M. masseter, die Lnn. parotidei, Lnn. retroauriculares und Lnn. praeauriculares.**

Gesicht – Lymphanlage

Wirkung: Aktivierung des Lymphsystems und des Lymphflusses; Schmerz- und Ödemreduktion im gesamten Gesicht

Indikationen für die Sensotape-Anlage
- bei intakten Lnn. parotidei
- lokale Lymphabflussstörungen nach Traumen (z. B. Schlag- oder Schnittwunden)
- lokale Lymphabflussstörungen nach Zahn- und Kiefer-OPs
- Gewebeschwellungen bei chronischen HNO-Erkrankungen
- Migräne

Material
2 blaue Fächertapes (Breite: 5 cm, 3 Zügel mit je ca. 1,5 cm), 2 blaue Y-Tapes (Breite: 3 cm, Zügel je 1,5 cm)

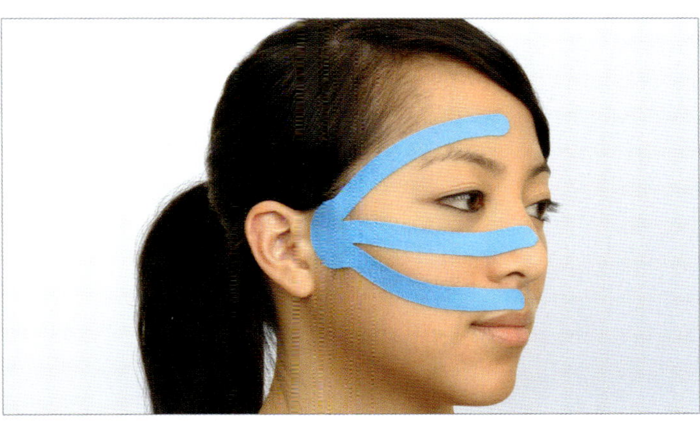

Anlage des rechten Fächertapes
ASTE: Sitzende Position, der Kopf befindet sich in Linksrotation.
Schritt 1: Der Anker des Fächertapes wird ohne Zug in der Regio parotideomasseterica auf dem präaurikulären Lymphknoten vor dem Ohr angelegt. Die Fächerzügel werden einzeln, gleichmäßig verteilt und ohne Zug: in der Regio fonta is für den Stirnbereich, in der Regio nasalis für den Nasenbereich und in der Regio oralis für den Mundbereich angelegt. Die Zügelenden laufen dehnungsfrei zur Medianlinie des Gesichtes aus.

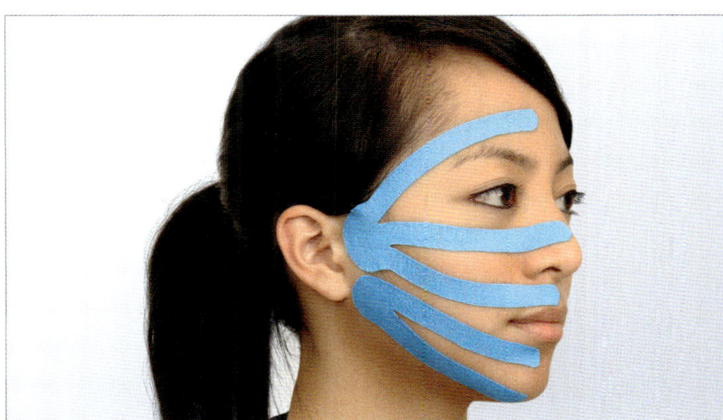

Anlage des Y-Tapes
ASTE: Die Ausgangsstellung wird beibehalten.
Schritt 2: Der Anker des Y-Tapes wird ohne Zug über den Ohrspeicheldrüsen und Lnn. parotidei angelegt. Der superiore Y-Züge verläuft ohne Zug quer über die Regio buccalis in die Regio oralis bis unterhalb der Unterlippe. Der inferiore Y-Zügel verläuft ohne Zug über die Regio buccalis und submandibulär in die Regio mentalis. Die Zügelenden laufen dehnungsfrei zur Kinnmitte hin aus. Die Anlage wird durch leichtes Reiben anmodelliert, aktiviert und fixiert.

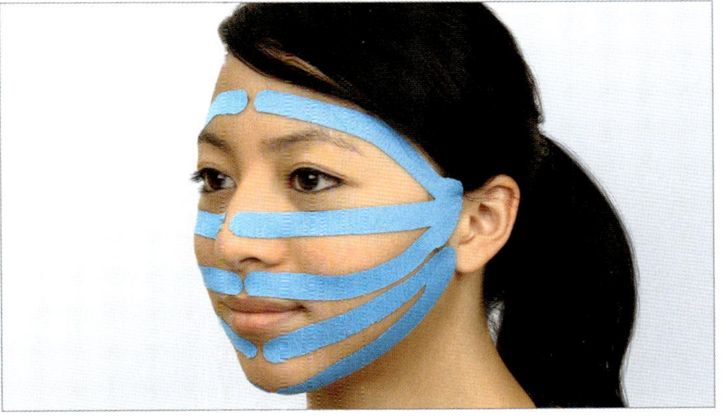

Anlage der Fächer- und Y-Tapes der Gegenseite
ASTE: Sitzende Position, der Kopf befindet sich in Rotation zur anderen Seite.
Schritt 3: In gleicher Vorgehensweise wie auf der rechten Seite werden links ein Fächer- und ein Y-Tape angelegt. Die gesamte Anlage wird durch leichtes Reiben anmodelliert, aktiviert und fixiert.

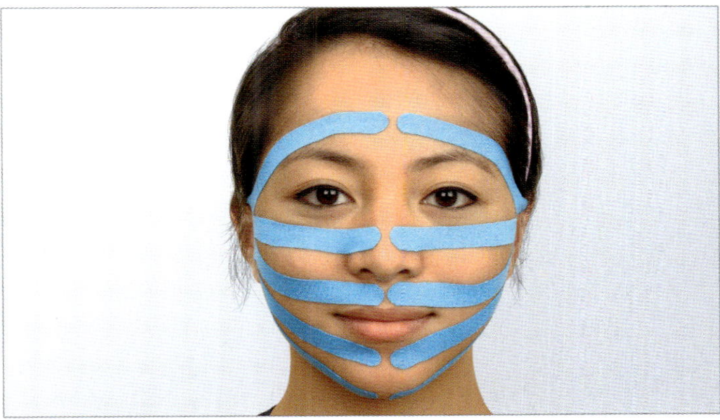

Komplette symmetrische Kombinationsanlage
ESTE: Sitzende Position, der Kopf befindet sich in entspannter Stellung.
Schritt 4: Die Abb. zeigt die Frontalansicht der kompletten bilateralen symmetrischen Kombinationsanlage.

▸ **Entzündungen im Gesichtsbereich stellen eine Kontraindikation für die Anlage dar. Die Y-Tapeanlage kann stets mit anderen Gesichtstapes kombiniert werden.**

Lymphbahnen des oberen Rückens

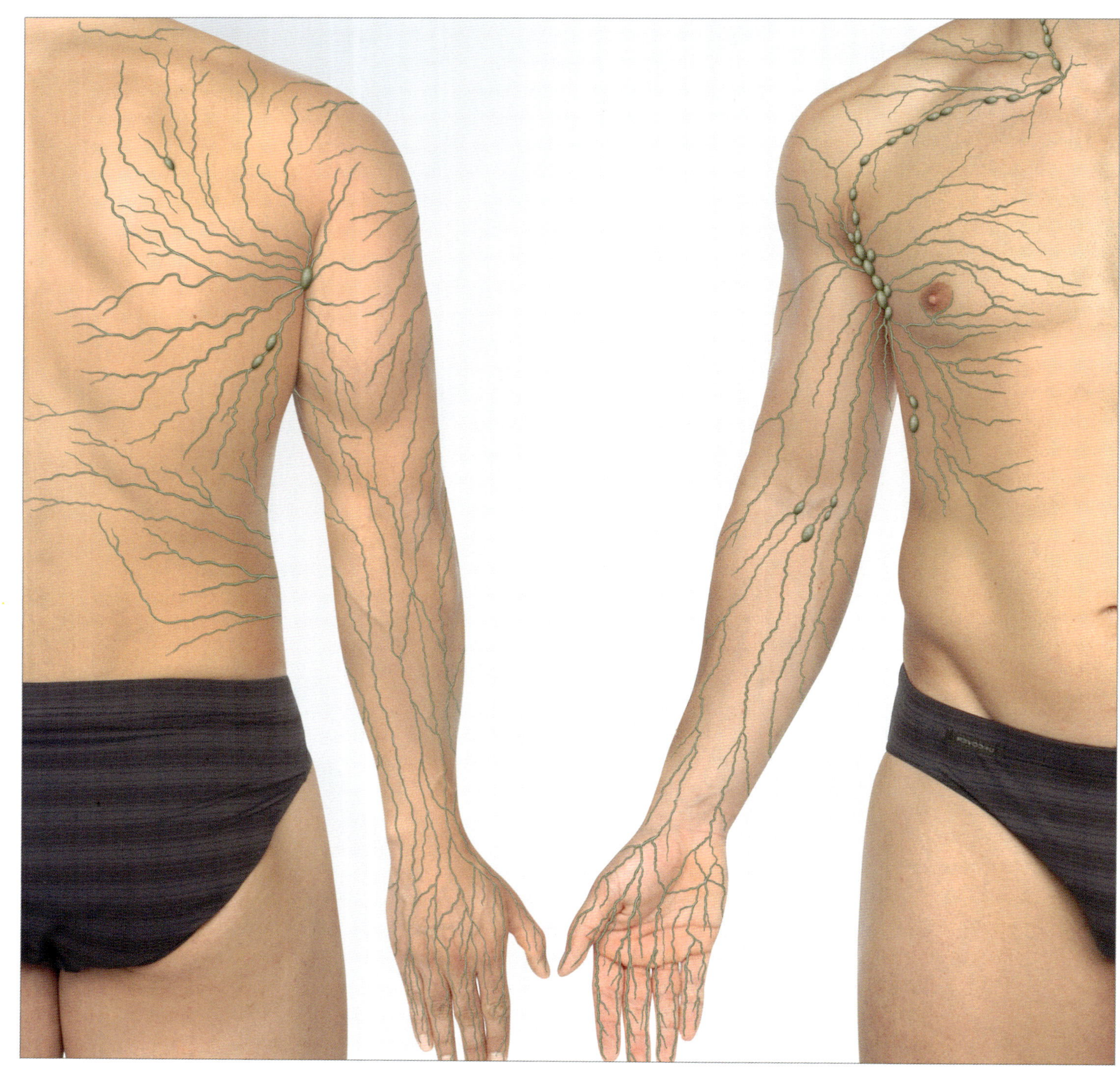

Die Lymphknoten der Achselhöhle sind wichtige Stationen für den Lymphabfluss des Arms, aber auch der dorsalen oberen Rumpfregion und des Schultergürtels. Die einzelnen Gruppen von 30 bis 60 Knoten stehen durch Lymphgefäße miteinander in Verbindung. Die Lymphgefäße der Achselhöhle bilden den Plexus lymphaticus axillaris, der, durch Fettgewebe geschützt, in der Tiefe liegt.

BWS – Lymphanlage

Wirkung: Aktivierung des Lymphsystems und des Lymphflusses nach ventral; Schmerz- und Ödemreduktion; Reduktion des interstiziellen Drucks

Indikationen für die Sensotape-Anlage
- bei insuffizienten Lymphknoten im Bereich der Axilla
- Schwellung im Bereich des oberen Rückens und der Skapula
- lokale Lymphabflussstörungen nach Traumen oder BWS-Operationen
- als Vorbehandlungen bei Armlymphödem

Material
rotes und blaues Fächertape (Breite: 5 cm, 4 Zügel mit je 1,25 cm)

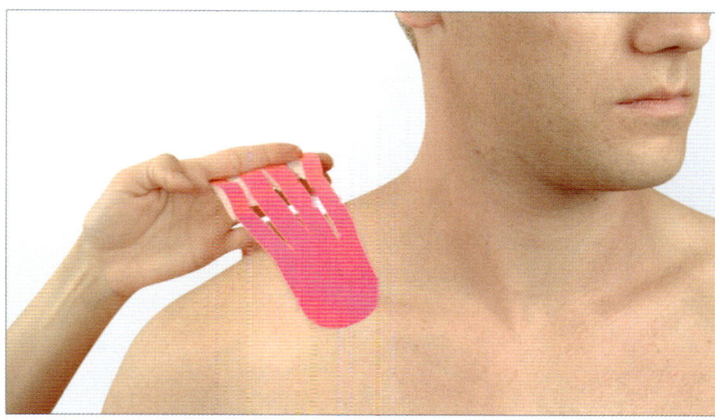

Anlage des Ankers eines ventralen Fächertapes
ASTE: Aufrecht sitzende Position
Schritt 1: Der Anker des Fächertapes wird ohne Zug über der Fossa supraclavicularis im Bereich der intakten Lnn. supraclaviculares angebracht. Die Lymphströmung erfolgt nach anterior zum Terminus.

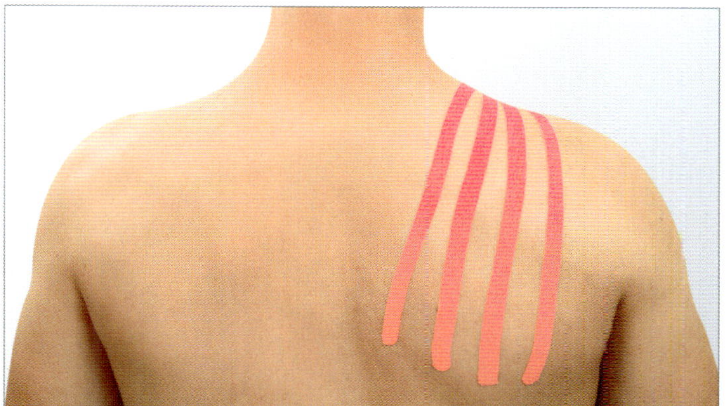

Anlage des Fächertapes
ASTE: Aufrecht sitzende Position, die Schulter befindet sich in Retraktion und Depression.
Schritt 2: Die Zügel werden zunächst lose auf der Haut abgelegt. Bei fixiertem Anker werden alle Zügel einzeln und gleichmäßig verteilt mit sehr leichtem Zug über die Schulterhöhe nach dorsal und dann nach kaudal über die Skapula angelegt. Der Lymphfluss erfolgt vom oberen Rücken nach ventral zu den Lnn. supraclaviculares. Die Zügelenden laufen dehnungsfrei nach kaudal aus. Die Anlage wird durch leichtes Reiben anmodelliert, aktiviert und fixiert.

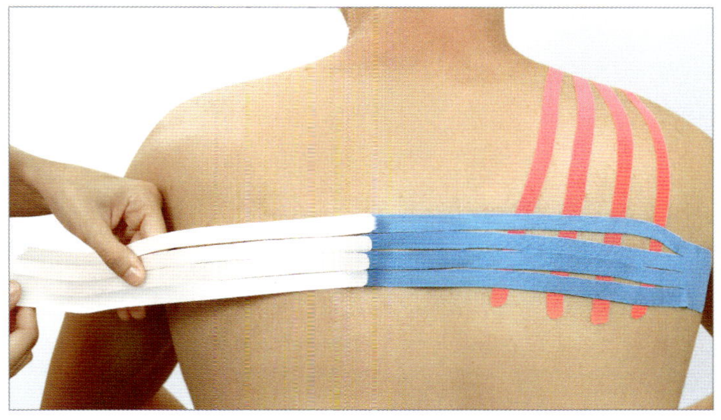

Kombinationsanlage mit zwei Fächertapes
ASTE: Sitzende Position, die Schultern befinden sich in Protraktion und Innenrotation.
Schritt 3: Der Anker des zweiten Fächertapes wird ohne Zug unterhalb der nicht betroffenen Lymphknoten (hier: rechts) an der Margo lateralis scapulae angebracht. Die Zügel werden zunächst quer zur betroffenen Axilla (hier: links) lose auf der Haut abgelegt. Sie verlaufen vom insuffizienten Lymphknoten über die obere BWS zum intakten supraklavikulären Lymphknoten (hier: rechts).

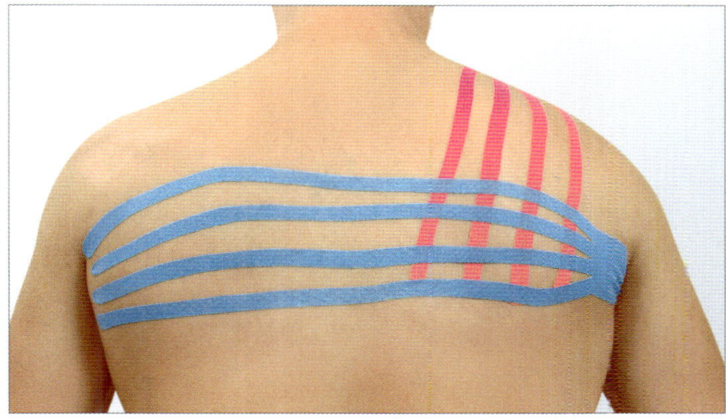

Komplette Kombinationsanlage mit zwei Fächertapes
ASTE: Sitzende Position, die Schultern befinden sich in Protraktion und Innenrotation.
Schritt 4: Der Anker wird fixiert, die Zügel werden einzeln und mit sehr leichtem Zug gleichmäßig verteilt über die skapulären Regionen und über die WS transhorizontal zur betroffenen Regio axillaris angelegt. Die Zügelenden laufen dehnungsfrei nach lateral aus. Die gesamte Anlage wird durch leichtes Reiben anmodelliert, aktiviert und fixiert.

Oberer Rumpf – Lymphanlage

Wirkung: Aktivierung des Lymphsystems und des Lymphflusses;
Schmerz- und Ödemreduktion im Bereich der Lnn. axillares; Reduktion des interstiziellen Drucks

Indikationen für die Sensotape-Anlage
- bei insuffizienten Lnn. axillares
- Schwellung im Bereich des oberen Rückens
- lokale Lymphabflussstörungen nach Traumen oder BWS-Operationen
- als Vorbehandlungen bei Armlymphödem

Material
Abb. 1 und 2: blaues Fächertape
(Breite: 5 cm, 4 Zügel mit je 1,25 cm)
Abb. 3 und 4: blaues I-Tape

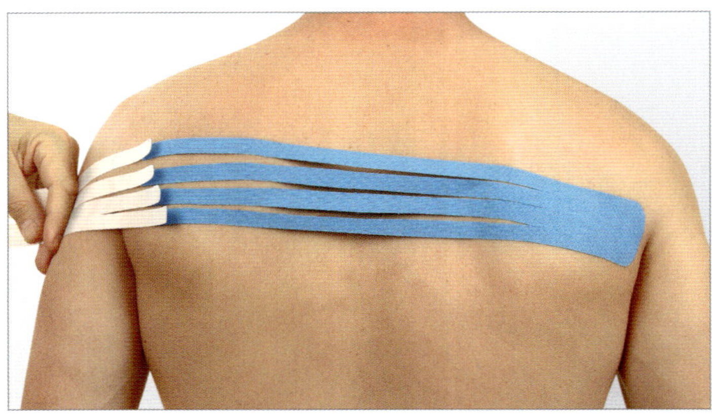

Anlage bei einseitig insuffizienten Lnn. axillares
ASTE: Sitzende Position, die Schultern befinden sich in Protraktion und Innenrotation.
Schritt 1: Der Anker des Fächertapes wird ohne Zug in der Nähe der intakten (hier: rechten) Regio axillaris angelegt. Die Zügel werden lose auf der Haut abgelegt.

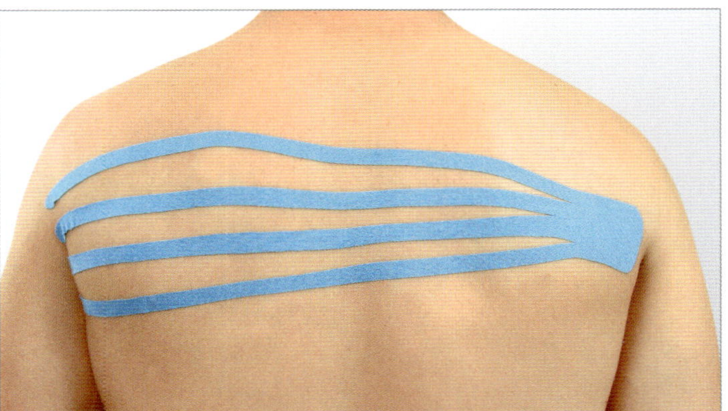

Komplette Anlage eines posterioren Fächertapes
ASTE: Sitzende Position, die Schultern befinden sich in Protraktion und Innenrotation.
Schritt 2: Die einzelnen Zügel des Fächertapes werden mit einer Lymphtechnik mit sehr leichtem Zug quer über die beiden Schulterblätter zur nicht betroffenen Achsel hin angelegt. Die Tapeenden laufen dehnungsfrei in der betroffenen (hier: linken) Regio axillaris aus. Die Anlage wird durch leichtes Reiben anmodelliert, aktiviert und fixiert.

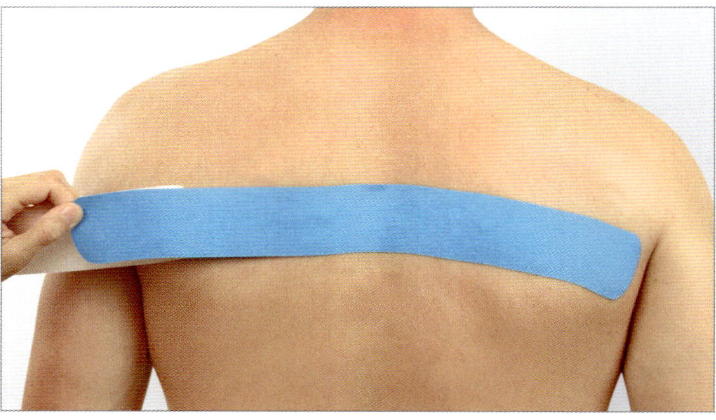

Alternative Anlage bei einseitig insuffizienten Lnn. axillares
ASTE: Sitzende Position, die Schultern befinden sich in Retraktion und leichter Außenrotation.
Schritt 1: Der Anker des posterioren I-Tapes wird ohne Zug in der Nähe der intakten (hier: rechten) Lymphknoten angelegt. Der Anker wird fixiert und das I-Tape mit sehr leichtem Zug quer über den Rücken zum gegenüberliegenden (hier: linken) Schulterblattrand angelegt.

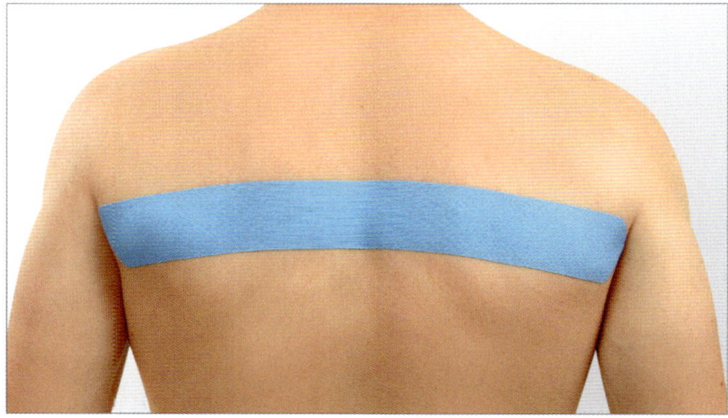

Komplette Anlage des posterioren I-Tapes
ASTE: Sitzende Position, die Schultern befinden sich in Protraktion und leichter Innenrotation.
Schritt 2: Das I-Tapeende läuft dehnungsfrei auf der Haut aus. Die Anlage wird durch leichtes Reiben anmodelliert, aktiviert und fixiert. Dieses I-Tape von Axilla zu Axilla aktiviert die Lymphflussrichtung von den insuffizienten (hier: linken) Lymphknoten zu den intakten (hier: rechten).

Sensotape®-Techniken bei spezifischen Krankheitsbildern

X. Spezifische Krankheitsbilder der oberen Extremität

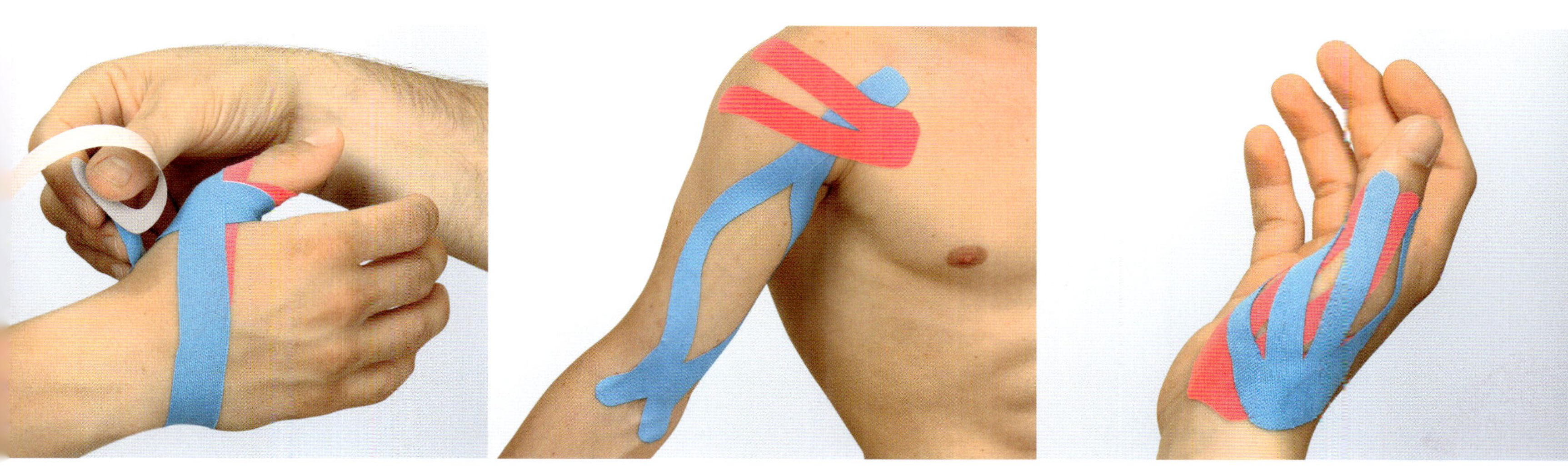

Bursitis subacromialis u. ACG-Läsion – Lymph-/Spaceanl. (Abb. 1, 2), Lymph-/Gelenk-/Spaceanlage (Abb. 3), Lymph-/Space-/Muskel-/Faszienanlage (Abb. 4)

Wirkung: Schmerz- und Ödemreduktion; Limitierung der Schulter-Abduktion und -Anteversion; Förderung der Schulter-Außenrotation

Material
Abb. 1: rotes und blaues Fächertape (4 Zügel mit je 1,25 cm), blaues I-Tape.
Abb 2: rotes und blaues Fächertape (4 Zügel mit je 1,25 cm), Kreuz- oder Sterntape aus blauem I-Tape und 1 bis 3 roten I-Tapes
Abb. 3: rotes und blaues Fächertape (4 Zügel mit je 1,25 cm), blaues I-Tape, 3 rote X-Tapes (Lochtapes)
Abb. 4: rotes und blaues Fächertape (4 Zügel mit je 1,25 cm), blaues I-Tape (Breite: 2 cm), blaues I-Tape, rotes Y-Tape

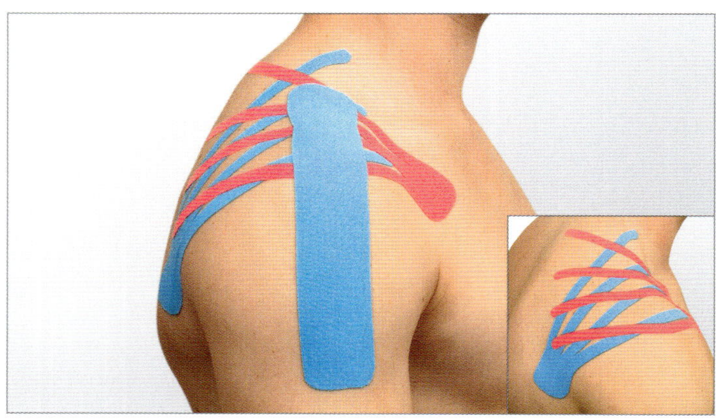

Kombinationsanlage für die akute Phase (in den ersten 24–48 h)
ASTE: Der Arm befindet sich im Schultergelenk in Neutralstellung.
Anlage: Um eine Entzündung oder Schwellung zu lindern, wird zuerst eine Lymphanlage aus zwei Fächertapes angebracht (s. kl. Abb.). Die beiden Anker liegen ventral und dorsal auf Höhe der Axillarfalte in der Nähe axillärer Lymphknoten. Die Zügel beider Fächertapes bilden ein Kreuzmuster über der Bursa, dem ACG und der Schulterregion. Im Anschluss wird ein I-Tape als Spaceanlage mit seinem Zentrum unter starkem Zug direkt über dem Schleimbeutel angelegt. Die Zügel laufen dehnungsfrei aus. Die Anlage wird durch leichtes Reiben anmodelliert, aktivert und fixiert.

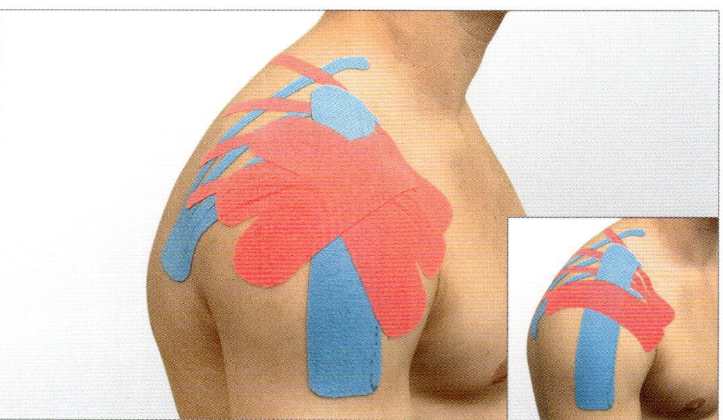

Kombinationsanlage für die subakute Phase (ab dem 3. Tag)
ASTE: Der Arm befindet sich im Schultergelenk in Neutralstellung.
Anlage: Zusätzlich zur Anlage aus Abb. 1 wird über dem Schleimbeutel ein weiteres I-Tape mit gleicher Liftingtechnik angelegt, sodass ein Kreuz entsteht. Der Kreuzungspunkt liegt im Bereich der Schmerzregion (s. kl. Abb.). Bei starken Schmerzen können zwei weitere I-Tapes mit der gleichen Technik angebracht werden, sodass ein Sterntape entsteht Die gesamte Anlage wird durch leichtes Reiben anmodelliert, aktivert und fixiert.

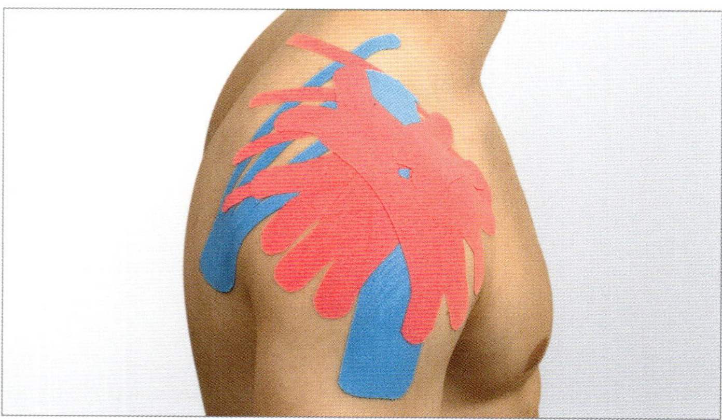

Kombinationsanlage für die chronische Phase (ab dem 5. Tag)
ASTE: Der Arm befindet sich im Schultergelenk in Neutralstellung.
Anlage: Zuerst wird eine Lymphanlage aus zwei Fächertapes und eine zentrale Ligamentanlage aus einem I-Tape über dem ACG angelegt. Danach werden die mittleren Teile drei roter Loch-X-Tapes unter mittlerem Zug mit einer zentralen Liftingtechnik über der Bursa angebracht, sodass sie sich sternförmig kreuzen. Die Anlage wird durch leichtes Reiben anmodelliert, aktiviert und fixiert.

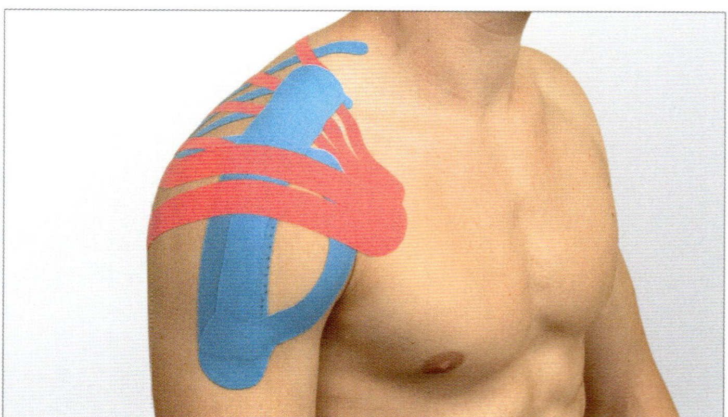

Alternativanlage für die chronische Phase
ASTE: Der Arm befindet sich im Schultergelenk in Neutralstellung.
Anlage: Zuerst werden zwei Fächertapes in Lymphanlage (s. Abb. 1) und ein schmales detonisierendes I-Tape am M. deltoideus (Pars clavicularis) angelegt (s. S. 43). Dazu kommt ein Entlastungs-I-Tape über der Bursa (s. Abb. 1). Zusätzlich wird mit einer Faszienanlage ein Y-Tape über der Schmerzregion angebracht. Dessen Anker wird am Os coracoideum angelegt und fixiert. Die Zügel verlaufen unter Zug über die Schmerzregion nach dorsal. Die Anlage wird durch leichtes Reiben anmodelliert, aktiviert und fixiert.

Tendinitis der Bizepssehne – Muskelanlage (Abb. 1 bis 4), Muskel- und Spaceanlage (Abb. 2), Muskel- und Faszienanlage (Abb. 3 und 4)

Wirkung: Entzündungs-, Schmerz- und Ödemreduktion; Detonisierung des M. biceps brachii und Entlastung der Bizepssehne; Stabilisation des Kapsel-Band-Apparats

Material
Abb. 1 und 2: blaues X-Tape, rotes I-Tape
Abb. 3 und 4: blaues X-Tape, rotes Y-Tape

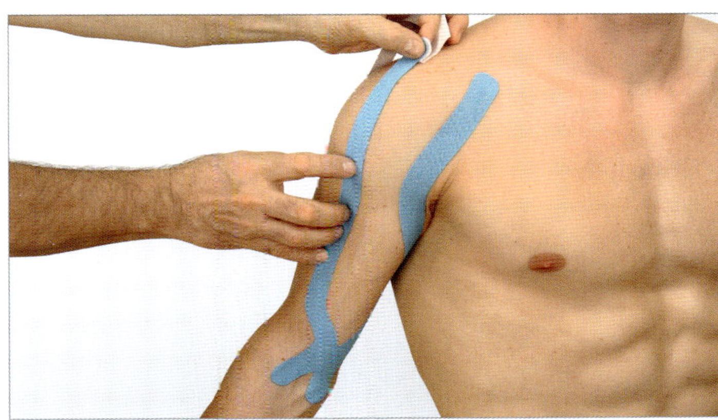

Anlage bei tendomuskulärer Läsion des Bizeps: X-Tape
ASTE: Der Arm befindet sich im Schultergelenk in leichter Außenrotation, der Ellenbogen ist gestreckt.
Schritt 1: Auf dem M. biceps brachii wird ein detonisierendes X-Tape von Ansatz zum Ursprung angelegt. Der Anker wird in der Ellenbogenbeuge positioniert. Der mediale Zügel umrundet den Muskelbauch des Caput breve und verläuft unter Zug zum Proc. coracoideus. Der laterale X-Zügel umschließt die Außenseite des Muskelbauchs des Caput longum und verläuft unter Zug zum Tuberculum supraglenoidale. Die kurzen distalen X-Tapezügel umschließen die Fossa cubiti. Durch Reiben anmodelliern, aktivieren und fixieren.

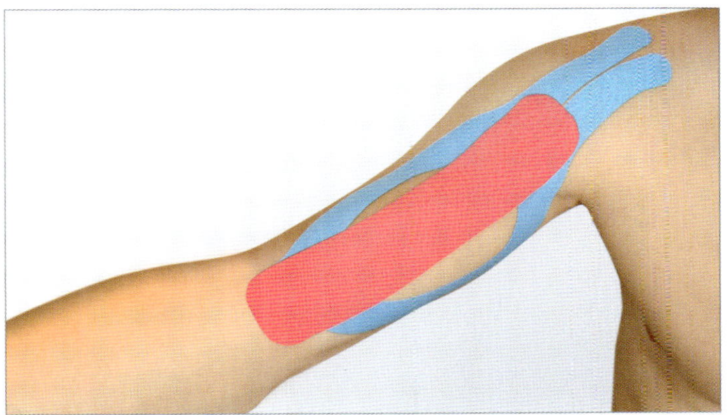

Komplette Kombinationsanlage mit X- und I-Tape
ASTE: Die Ausgangsstellung wird beibehalten.
Schritt 2: Zusätzlich wird ein I-Tape als Spaceanlage angebracht. Sein mittlerer Anker wird mit mäßigem Zug über das schmerzhafte Bizepsareal angebracht. Die Anlage wird in Vordehnung der Muskulatur durch leichtes Reiben anmodelliert, aktiviert und fixiert.

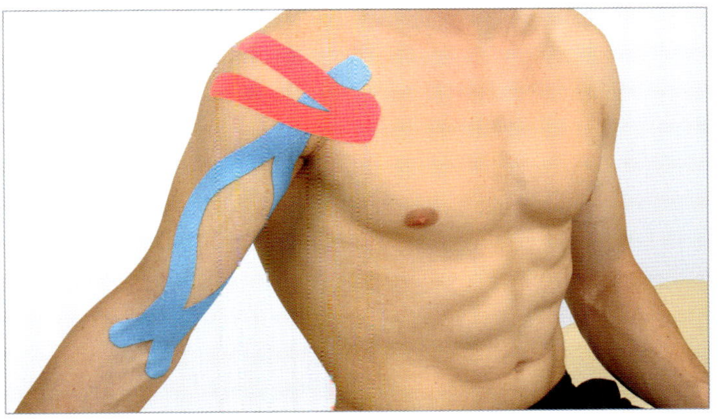

Alternative Kombinationsanlage mit X- und mit Y-Tape
ASTE: Der Arm befindet sich im Schultergelenk in leichter Außenrotation, der Ellenbogen ist extendiert.
Schritt 1: Die Kombinationsanlage besteht aus einem detoniserenden X-Tape über M. biceps brachii, Caput breve (s. Abb. 1) und einer Faszienanlage aus einem Y-Tape. Der ventrale Anker des Y-Tapes wird ohne Zug unterhalb des Proc. coracoideus angelegt.

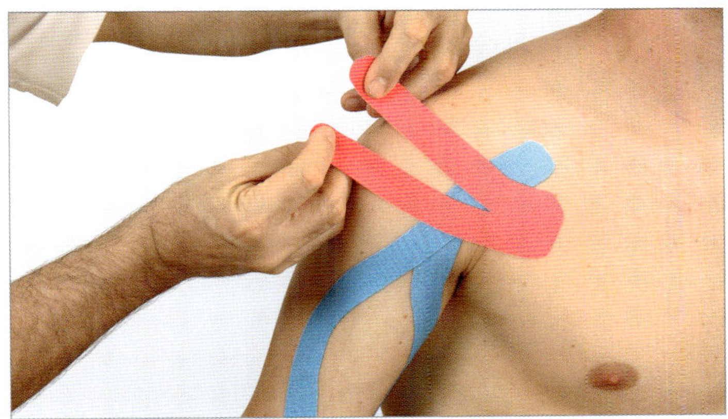

Anlage des Y-Tapes
ASTE: Die Ausgangsstellung wird beibehalten.
Schritt 2: Die beiden Y-Zügel werden mit mäßigem Zug den Humeruskopf umrundend, angelegt (s. kl. Abb.). Der Schmerzpunkt liegt in der Gabelung zwischen den Zügeln. Die Zügelenden werden in Muskelvordehnung ohne Zug nach dorsal an der Skapula angelegt. Die Anlage wird durch leichtes Reiben anmodelliert, aktiviert und fixiert.

Rotatorenmanschettenläsion

– Muskelanlage (Abb. 1 bis 3), Muskel- und Gelenkanlage (Abb. 4)

Wirkung: Entzündungs-, Schmerz- und Ödemreduktion; Detonisierung/Tonisierung der Schultermuskulatur; Stabilisation des Kapsel-Band-Apparats; verbesserter Traktions- und Kaudalisierungsreiz

Material
Abb. 1 bis 3: 2 blaue und ein rotes Y-Tape, rotes I-Tape
Abb. 4: 2 blaue Y-Tapes, 2 rote I-Tapes

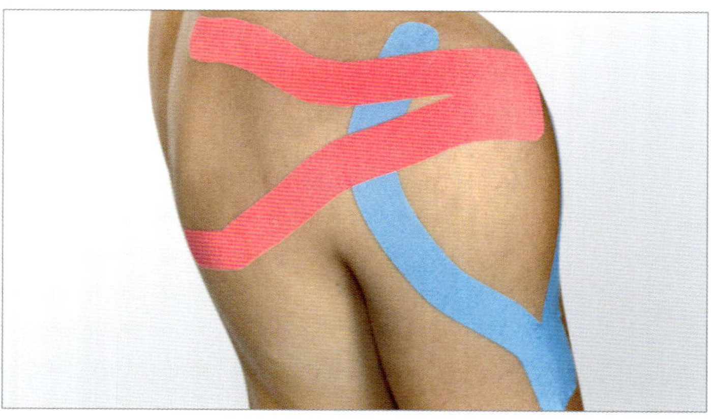

Kombinationsanlage mit zwei Y-Tapes
ASTE: Sitzende Position, der Arm ist in Neutralstellung.
Schritt 1: Um ein muskuläres Gleichgewicht herzustellen, wird ein blaues, detonisierendes Y-Tape über den M. deltoideus (vom Ansatz zum Ursprung) und ein rotes, tonisierendes Y-Tape über den M. infraspinatus (vom Ursprung zum Ansatz) angelegt (s. S. 43 und 51). Die Anlage wird in Vordehnung der Struktur durch leichtes Reiben anmodelliert, aktiviert und fixiert.

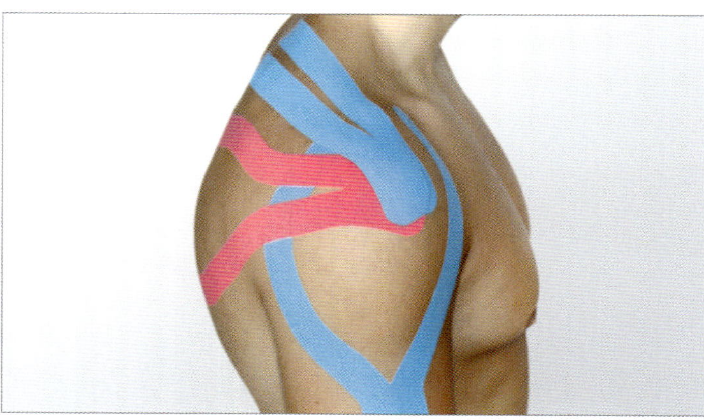

Anlage eines dritten Y-Tapes
ASTE: Die Ausgangsstellung wird beibehalten.
Schritt 2: Über den M. supraspinatus wird ein blaues Y-Tape als detonisierende Muskelanlage (vom Ansatz zum Ursprung) angebracht. Der Anker wird auf dem obersten Teil des Tuberculum majus angelegt, die Zügel verlaufen unter leichtem Zug über das Akromion und die Fossa supraspinata zur Fascia supraspinata. Dadurch erreicht man eine Entlastung des M. supraspinatus und verringert die Kompression bei einer Abduktion und Flexion des Arms.

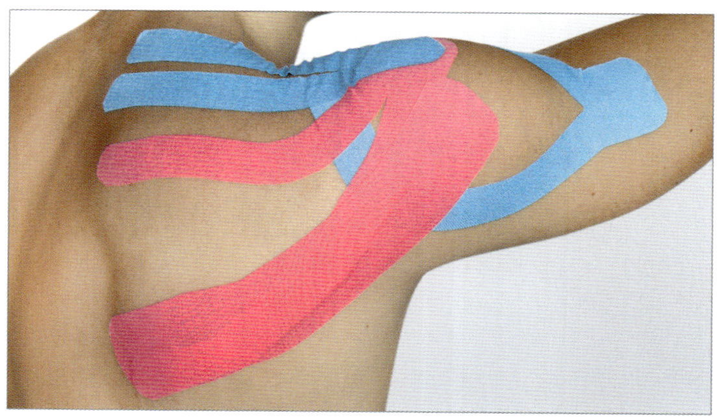

Komplette Kombinationsanlage mit drei Y-Tapes und einem I-Tape
ASTE: Sitzende Position, der Arm befindet wird in Flexion und Außenrotation auf einem Stab abgestützt.
Schritt 3: Ein tonisierendes I-Tape wird vom Ursprung zum Ansatz über die Mm. teres major und minor angelegt. Dadurch erzielt man im Schultergelenk einen verbesserten Kaudalisierungsreiz. Die Anlage wird durch leichtes Reiben anmodelliert, aktiviert und fixiert.

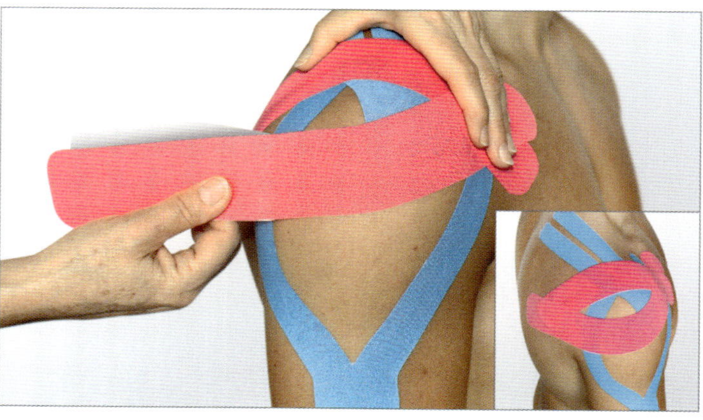

Alternative Kombinationsanlage mit zwei Y- und zwei I-Tapes
ASTE: Sitzende Position, der Arm ist in leichter Außenrotation und im Ellenbogen gestreckt.
Anlage: Blaues Y-Tape über dem Delta und dem M. supraspinatus. Rotes Quer-I-Tape mit einer zentralen Insertionstechnik über dem ACG. Abschließend wird ein rotes I-Tape am Humeruskopf mit einer mechanischen Korrekturtechnik angelegt (s. kl. Abb.). Der Humerus wird manuell korrigiert, und das Tape mit maximalem Zug und Innendruck akromionnah um den Humeruskopf angelegt. Das I-Tapeende kreuzt das Quer-I-Tape und läuft dehnungsfrei über die Skapula aus.

Impingementsyndrom – Lymph-, Muskel- u. Spaceanlage (Abb. 1), Lymph-, Muskel-, Space- u. Faszienanl. (Abb. 2), Muskel- u. Gelenkanlage (Abb. 3, 4)

Wirkung: Entzündungs-, Schmerz- und Ödemreduktion; Detonisierung der Schultermuskulatur; Stabilisation des Kapsel-Band-Apparats; Verbesserter Traktions- und Kaudalisierungsreiz

Material
Abb. 1 und 2: blaues und rotes Fächertape (4 Zügel mit je 1,25 cm), blaues Y-Tape, blaues I-Tape

Abb. 2: blaues und rotes Fächertape (4 Zügel mit je 1,25 cm), blaues Y-Tape, blaues I-Tape, rotes Y-Tape
Abb. 3 und Abb. 4: blaues Y-Tape, 2 rote I-Tapes

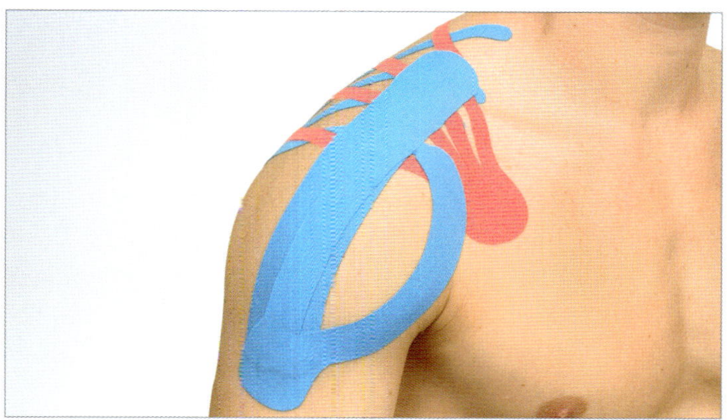

Kombinationsanlage akute bis subakute Phase (1.–4. Tag)
ASTE: Aufrecht sitzende Position, der Arm ist in Neutralstellung.
Anlage: Um eine Entzündung oder Schwellung zu lindern, wird zuerst eine Lymphanlage aus zwei Fächertapes angebracht. Die beiden Anker liegen ventral und dorsal auf Höhe der Axillarfalte in der Nähe axillärer Lymphknoten. Danach wird als detonisierende Muskelanlage ein Y-Tape auf dem M. deltoideus, Pars clavicularis, vom Ansatz zum Ursprung unter Zug angebracht. Um eine Entlastung im subakromialen Raum zu erreichen, wird ein blaues I-Tape mit seinem zentralen Anker als Spaceanlage direkt über die schmerzhafte Region angelegt. Die Anlage wird durch Reiben anmodelliert, aktiviert und fixiert.

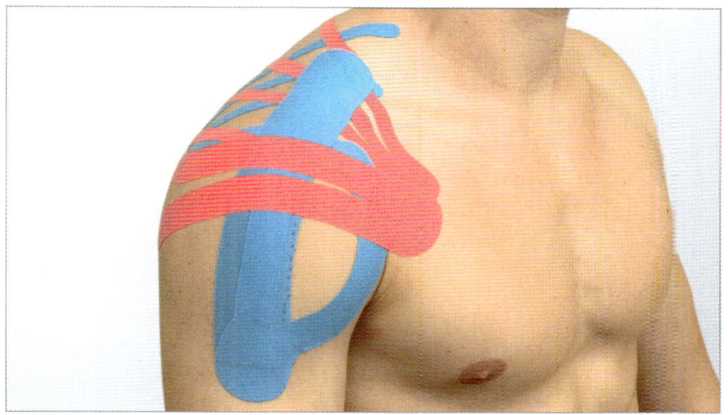

Kombinationsanlage subakute bis chronische Phase (ab 5. Tag)
ASTE: Die Ausgangsstellung wird beibehalten.
Anlage: Um eine Translation des Humeruskopfes nach ventral zu reduzieren, wird zusätzlich zu den Anlagen aus Abb. 1 eine Faszienanlage mit einem Y-Tape angelegt. Dessen Anker wird kaudal des Os coracoideum angebracht und fixiert. Durch die beiden Y-Zügel, die um den Humeruskopf angebracht werden, wird dieser im Gelenk zentriert.

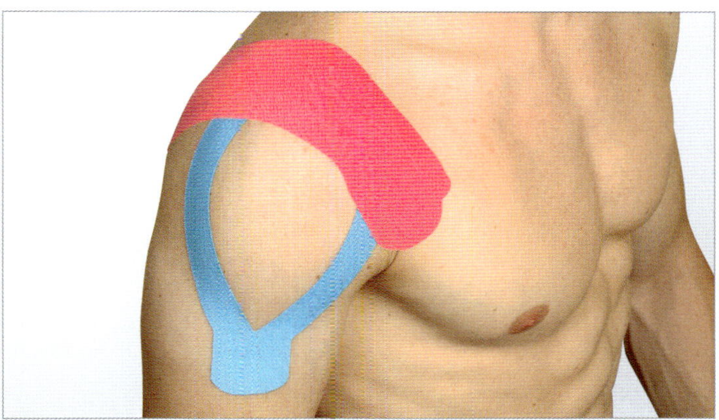

Kombinationsanlage mit einem Y-Tape und zwei I-Tapes in der chronischen Phase
ASTE: Wie bei Schritt 1
Anlage: Die Kombinationsanlage setzt sich zusammen aus einem detonisierenden Y-Tape über dem M. deloideus (s. S. 43) und zwei I-Tapes, die eine Kaudalisierung und Stabilisierung des Humeruskopfes bewirken. Der zentrale Anker des ersten Quer-I-Tapes wird mit maximalem Zug und Innendruck am ACG angelegt. Das zweite Quer-I-Tape wird mit mechanischer Korrekturtechnik am Schultergelenk, kaudal des Akromions angelegt.

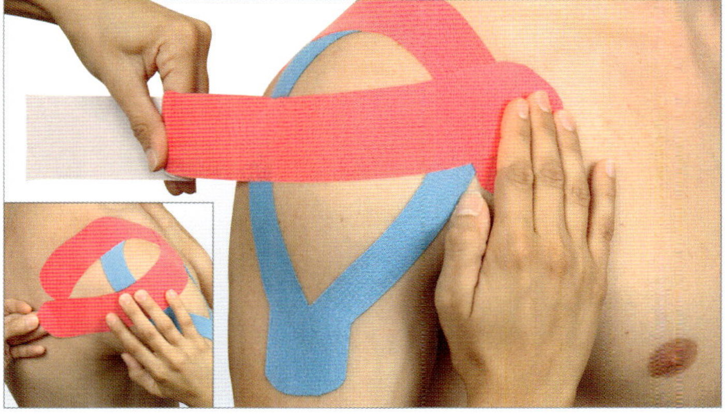

Alternative Kombinationsanlage in der chronischen Phase
ASTE: Sitzende Position, der Arm ist in Retraktion und leichter Außenrotation und im Ellenbogen gestreckt.
Anlage: Die Kombinationsanlage setzt sich zusammen aus einem detonisierenden Y-Tape über dem M. deltoideus (s. S. 43), einem stabilisierenden Quer-I-Tape am Akromion (s. erstes I-Tape unter Abb. 3) und einem korrigierenden I-Tape am Humeruskopf. Das zweite I-Tape wird mit maximalem Zug und Innendruck, den Humeruskopf umrundend, von ventral nach dorsal angelegt. Das Tapeende läuft dehnungsfrei an der Skapula aus (s. kl. Abb.).

Inferiore Schulterinstabilität

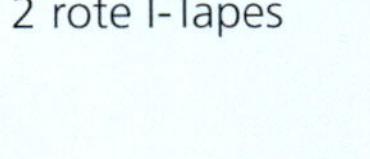

– Gelenkanlage

Wirkung: Stabilisierung des ACG und des Glenohumeralgelenks; Korrektur und Stabilisierung des Humeruskopfes nach kranial; Verbesserung der Propriosensorik

Material
2 rote I-Tapes

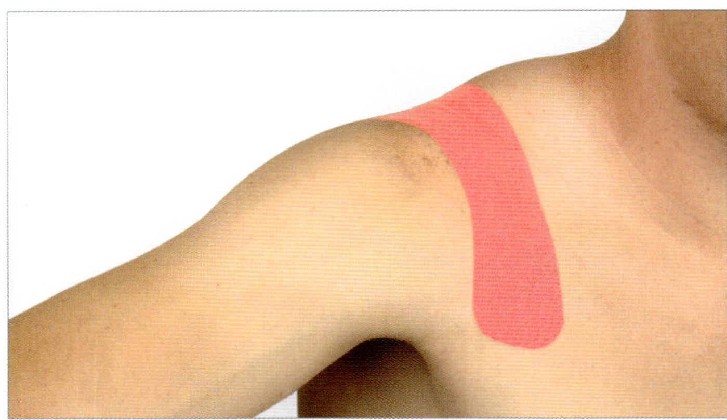

Anlage eines Quer-I-Tapes
ASTE: Aufrecht sitzende Position, der Arm befindet sich im Schultergelenk in Abduktion.
Schritt 1: Es erfolgt eine mechanische Korrekturtechnik des ACG mit einer zentralen Anlage. Der mittlere Anteil des I-Tapes wird als Anker mit starkem Zug und Innendruck quer über das ACG angelegt. Während der Patient den Arm in die Abduktion bewegt, werden die beiden I-Tapeenden dehnungsfrei anmodelliert, aktiviert und fixiert.

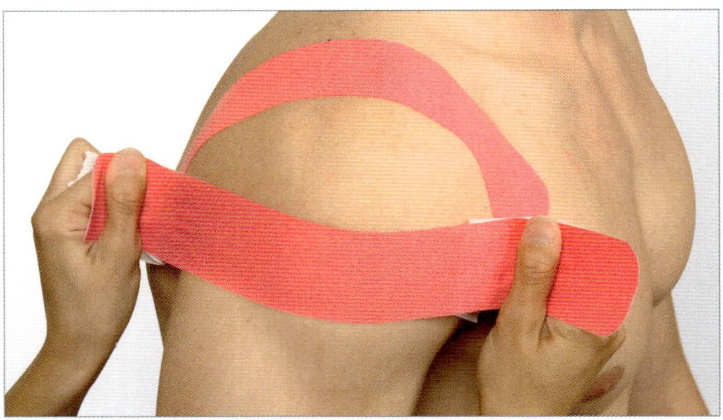

Anlage des Ankers eines zweiten I-Tapes
ASTE: Der Arm ist im Schultergelenk in leichter Außenrotation.
Schritt 2: Die Abmessung des I-Tapes erfolgt in 90°-Abduktion. Die Mitte des I-Tapes wird als Anker unter starkem Zug und Innendruck oberhalb der Tuberositas deltoidea mit einer Korrekturtechnik angelegt. Es kommt zur Korrektur des Humeruskopfes im Glenohumeralgelenk nach kranial. Dadurch wird eine Kompression auf den Humeruskopf in Richtung der Cavitas glenoidalis ausgeübt und ein erhöhter propriosensorischer Reiz im Schultergelenk gesetzt.

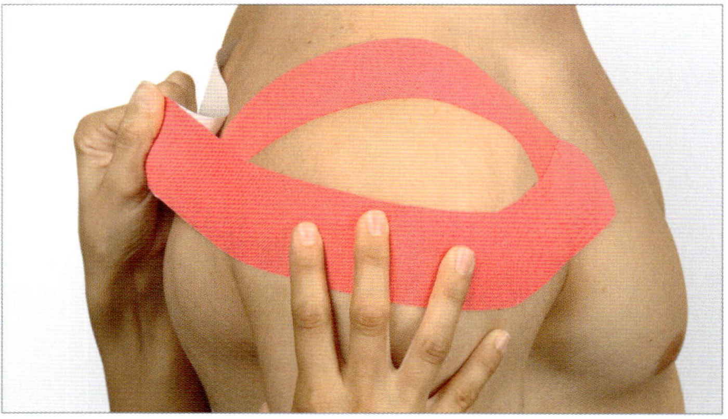

Anlage des dorsalen I-Zügels
ASTE: Der Schultergürtel befindet sich in Protraktion.
Schritt 3: Der zentrale Anker des I-Tapes wird fixiert, während der Patient aktiv eine Protraktion der Schulter durchführt. Das dorsale Zügelende läuft dehnungsfrei über der Skapula aus und kreuzt das erste I-Tape.

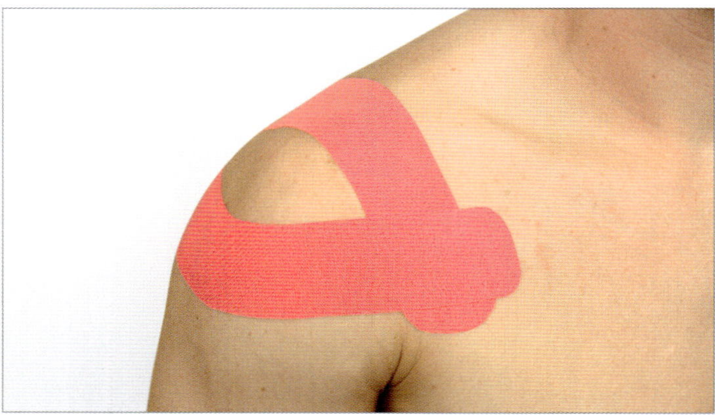

Komplette Kombinationsanlage zweier I-Tapes
ASTE: Der Schultergürtel befindet sich in Retraktion.
Schritt 4: Der zentrale Anker wird fixiert, während der ventrale Zügel dehnungsfrei über das Quer-I-Tapeende hinaus ventral angelegt wird. Die gesamte Anlage wird durch leichtes Reiben anmodelliert, aktiviert und fixiert.

- **Anstatt der mechanischen Korrekturtechnik mit einem I-Tape ist im Akutfall (Schmerzen, Ödeme) auch eine Spaceanlage möglich.**

Multiaxiale Schulterinstabilität I

– Gelenkanlage

Wirkung: Zentrierung des Humeruskopfes in der Gelenkpfanne; Optimierung der Propriosensorik; Stimulation und Stabilisierung des Kapsel-Band-Apparats

Material
rotes I-Tape

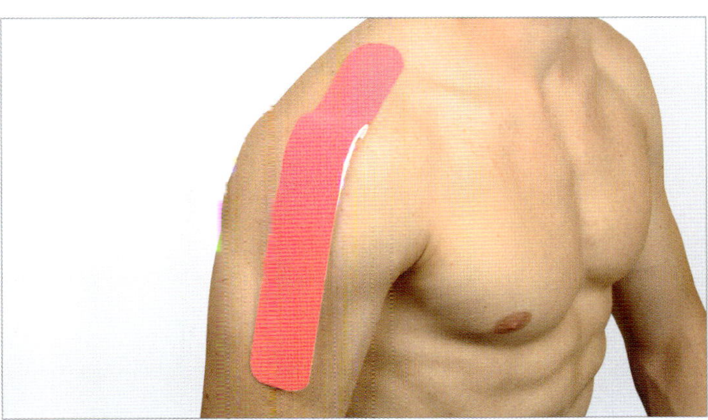

Abmessen des Tapes und Anlage des proximalen I-Ankers
ASTE: Aufrechter Sitz. Der Arm befindet sich im Schultergelenk in Neutralstellung.
Schritt 1: Zuerst wird ein I-Tape von ca. 10 cm oberhalb bzw. ca. 15 cm unterhalb des ACG ausgemessen und zurechtgeschnitten. Der proximale Anker des I-Tapes wird ohne Zug kranial des ACG auf den M. trapezius, Pars descendens, angelegt.

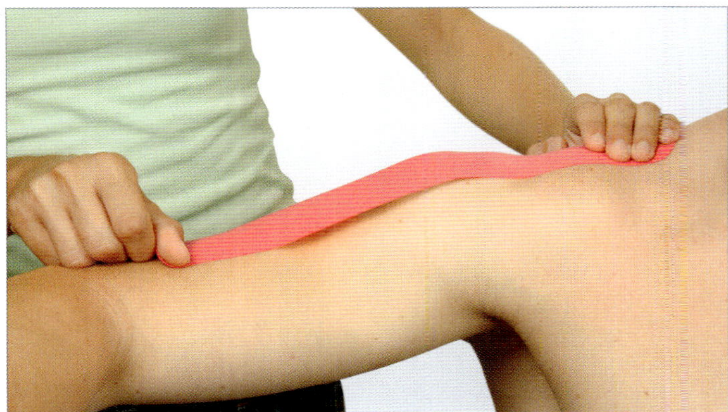

Anlage des distalen I-Ankers
ASTE: Der Arm befindet sich im Schultergelenk zu 90° bis 100° in Abduktion.
Schritt 2: Der proximale Anker des I-Tapes wird durch einen Haut-Gleitschub fixiert, während man das I-Tape mit mittlerem bis starkem Zug unter Spannung bringt und mit dem distalen Anker auflegt. Der distale Anker wird ohne Zug unterhalb der Tuberositas deltoidea angelegt. Dadurch entsteht oberhalb der Schulter-/Oberarmseite ein Spalt zwischen Tape und Haut.

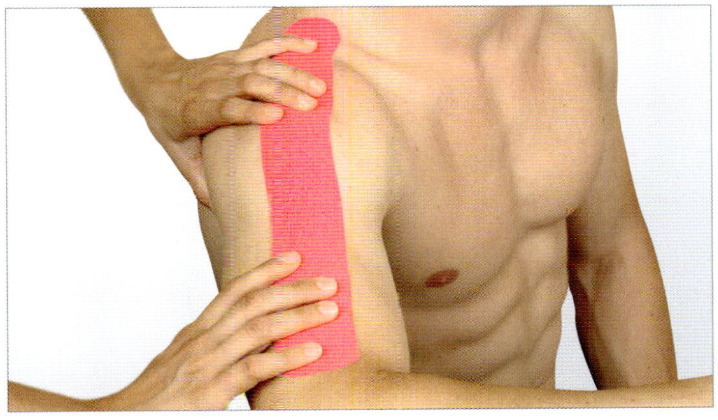

Anlage des mittleren I-Tape-Teils
ASTE: Der Patient bewegt den Arm während der Anlage im Schultergelenk in Adduktion.
Schritt 3: Beide Anker werden proximal und distal durch einen Haut-Gleitschub mit den Fingern fixiert, während der Patient eine aktive Adduktion bis zur Neutralstellung durchführt. Es kommt zu einer Anhaftung des mittleren I-Tape-Anteils auf der Haut.

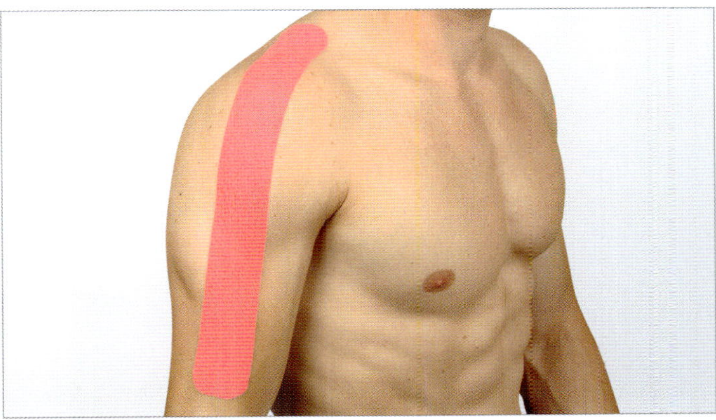

Komplette I-Tapeanlage
ESTE: Der Arm befindet sich im Schultergelenk in Neutralstellung.
Schritt 4: Die komplette I-Tapeanlage mit einer funktionellen Korrektur stabilisiert das Schultergelenk und korrigiert den Humeruskopf nach kranial und posterior, er wird in der Cavitas glenoidalis zentriert. Das gesamte I-Tape wird durch leichtes Reiben anmodelliert, aktiviert und fixiert.

▸ **Die Spannung des mittleren Anteils des I-Tapes ist immer abhängig von der gewünschten Limitierung des Bewegungsgrades im Schultergelenk. Zur besseren Stabilisierung des Schultergelenks sollte man Kombinationsanlagen mit Muskeltechniken für die Rotatorenmanschette anlegen.**

Multiaxiale Schulterinstabilität II

– Gelenkanlage

Wirkung: Zentrierung und Stütze des Humeruskopfes in der Gelenkpfanne; Stimulation des Kapsel-Band-Apparats

Material
blaues und rotes I-Tape

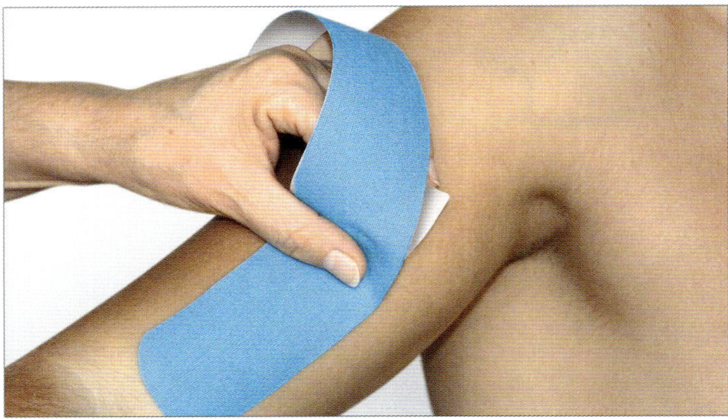

Anlage des I-Tape Ankers
ASTE: Aufrecht sitzende Position, der Arm befindet sich unterstützt in 45°-Abduktion und leichter Außenrotation und im Ellenbogen in Flexion.
Schritt 1: Der Anker des Längs-I-Tapes wird ohne Zug oberhalb der Ellenbeuge angebracht. Danach wird der Humeruskopf manuell durch den Therapeuten in der Cavitas glenoidalis justiert und zentriert.

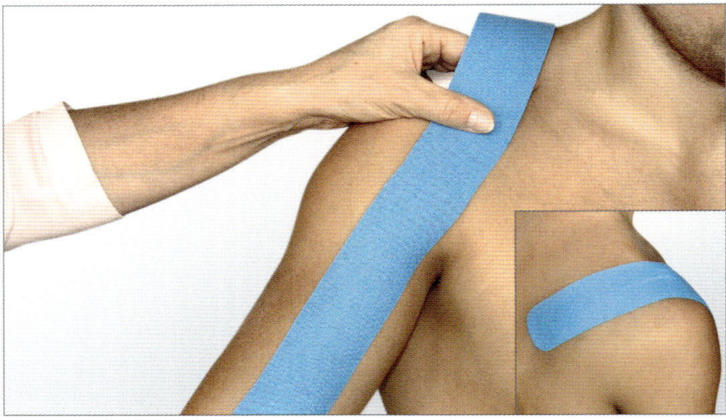

Anlage des Längs-I-Tapes
ASTE: Die Armstellung wird beibehalten.
Schritt 2: Das I-Tape verläuft mit maximalem Zug in einer mechanischen Korrekturtechnik aufsteigend zum Akromion hin und positioniert den Humeruskopf nach dorsal. Während der Arm in eine Anteversion gebracht wird, wird das I-Tape dorsal über die Skapula angelegt. Das I-Tapeende läuft dehnungsfrei am Margo medialis scapulae aus (s. kl. Abb.). Die Anlage wird in Vordehnung durch leichtes Reiben anmodelliert, aktiviert und fixiert.

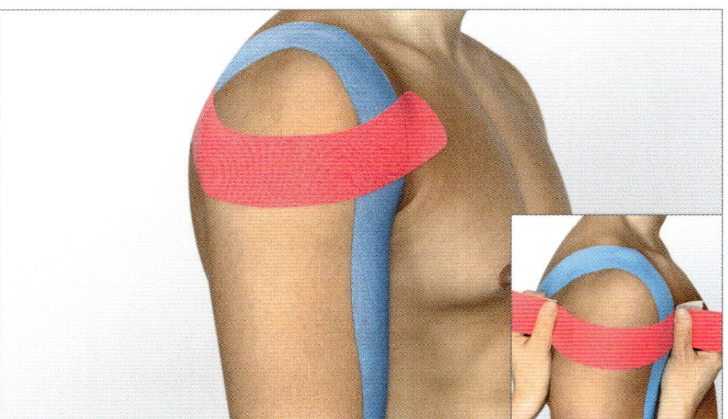

Anlage zur Stabilisation nach kaudal bei inferiorer Subluxation
ASTE: Der Arm befindet sich in Neutralstellung neben dem Körper.
Schritt 3: Das zweite I-Tape wird quer unterhalb des Humeruskopfes mit einer zentralen mechanischen Korrekturtechnik angebracht. Der Anker des I-Tapes wird unter starkem Zug und Innendruck angelegt; er justiert den Humeruskopf in der Fossa glenoidalis nach kranial und hält ihn in dieser Position (s. kl. Abb.). Der ventrale und der dorsale Teil des I-Tapes werden in Vordehnung (leichte Retroversion bzw. Anteversion des Arms) dehnungsfrei angelegt. Die Anlage wird durch leichtes Reiben anmodelliert, aktiviert und fixiert.

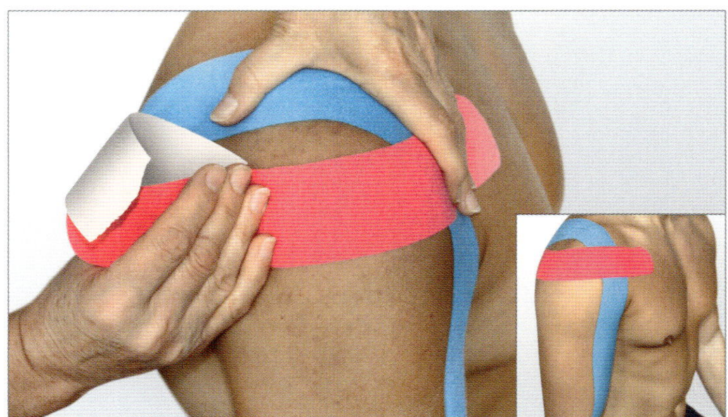

I-Tapeanlage bei ventraler Subluxation
ASTE: Der Arm befindet sich in Neutralstellung neben dem Körper.
Anlage: In einer leichten Außenrotation der Schulter wird der Anker des I-Tapes ohne Zug unterhalb des Proc. coracoideus angelegt und fixiert. Der Anker wird mit den Fingern fixiert, und gleichzeitig wird eine manuelle Korrektur des Humeruskopfes nach dorsal vorgenommen. Das Tape wird mit maximalem Zug und Innendruck, den Humeruskopf akromionnah umrundend, nach dorsal unter der Spina scapulae verlaufend angelegt. Es korrigiert und fixiert den Humeruskopf in dorsaler Richtung. Das Tapeende läuft dehnungsfrei aus. Die Anlage wird durch leichtes Reiben anmodelliert, aktiviert und fixiert.

Bursitis olecrani

– Spaceanlage

Wirkung: Schmerz-, Entzündungs- und Ödemreduktion; Limitierung der Beweglichkeit in die Ellenbogenflexion

Material
2 rote und 2 blaue I-Tapes

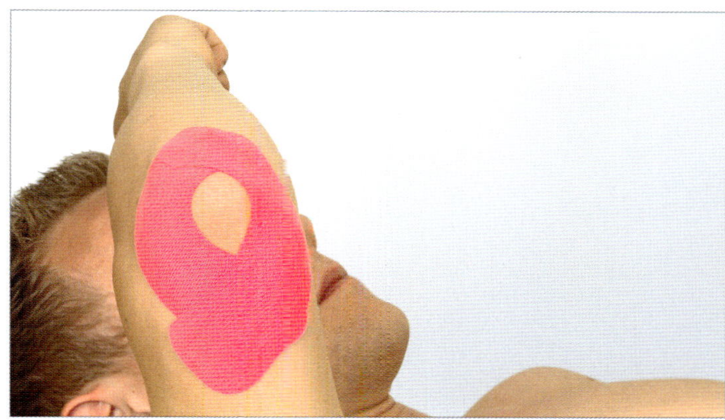

Anlage von zwei I-Tapes
ASTE: Rückenlage, der Ellenbogen ist flektiert, der Unterarm in Mittelstellung zwischen Pro- und Supination, die Hand wird auf der Stirn abgestützt.
Schritt 1: Als Spaceanlage wird je ein rotes I-Tape lateral und medial um die schmerzhafte und geschwollene Region angebracht. Die zentralen Anker werden mit mäßigem Zug über dem lateralen bzw. medialen Ellenbogenareal positioniert. Die I-Tapeenden laufen dehnungsfrei aus und überlappen sich proximal und distal des Ellenbogens.

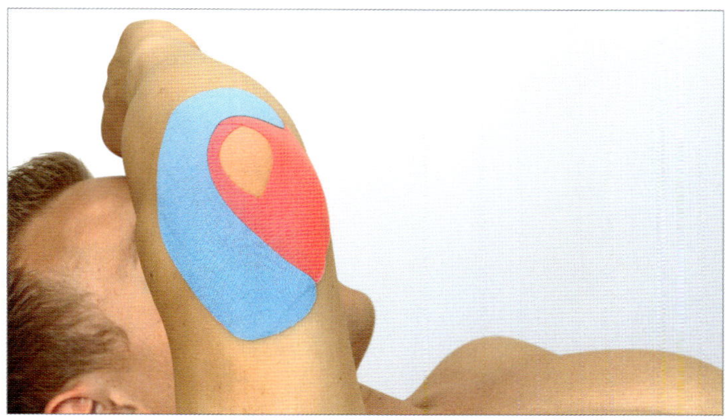

Anlage eines weiteren lateralen I-Tapes
ASTE: Die Ausgangsstellung wird beibehalten.
Schritt 2: Zur stärkeren Entlastung wird lateral ein blaues I-Tape mit der gleichen zentralen Liftingtechnik angelegt. Der zentrale Anker wird mit mäßigem Zug lateral des Ellenbogens seitlich versetzt angelegt, sodass das rote laterale Tape zu drei Vierteln überlappt wird. Die Tapeenden laufen dehnungsfrei aus.

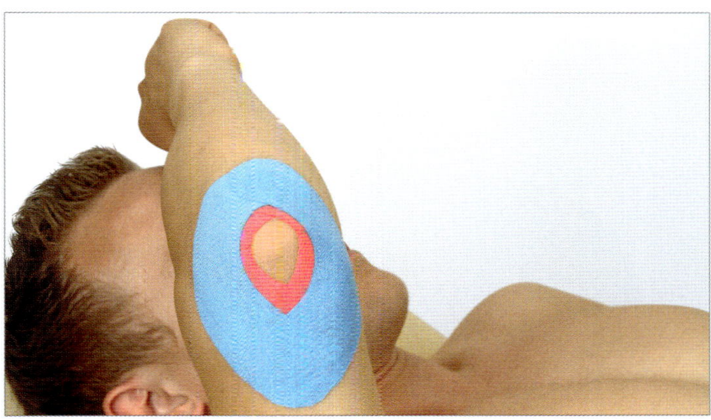

Anlage eines weiteren medialen I-Tapes
ASTE: Die Ausgangsstellung wird beibehalten.
Schritt 3: Ein weiteres blaues I-Tape wird mit gleicher Technik angelegt. Der zentrale Anker wird mit mäßigem Zug medial des Ellenbogens seitlich versetzt angelegt, sodass das rote mediale Tape zu drei Vierteln überlappt wird. Die I-Tapeenden laufen dehnungsfrei aus und überlappen sich proximal und distal des Ellenbogens.

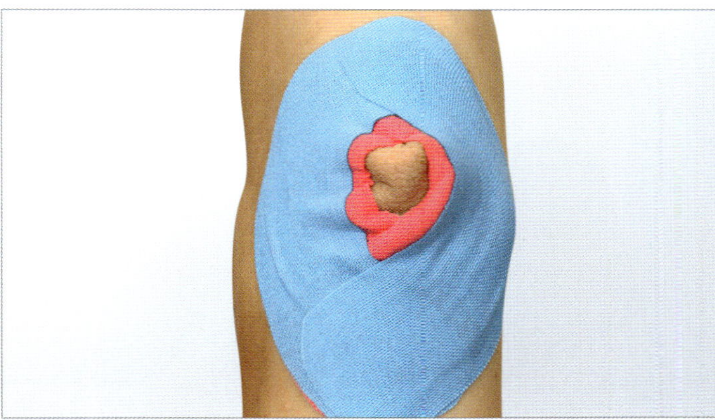

Komplette Kombinationsanlage
ESTE: Der Ellenbogen ist extendiert.
Schritt 4: Die gesamte Anlage wird bei Ellenbogenflexion durch leichtes Reiben anmodelliert, aktiviert und fixiert. Die Anlage sorgt dafür, dass die Haut im Bereich der Bursa olecrani bei Extension in Mikrofalten gelegt wird.

Epicondylitis lateralis humeri I

– Muskelanlage

Wirkung: Abb. 1 bis 3: detonisierend für die Extensoren, **tonisierend** für den M. supinator.
Abb. 4: detonisierend für die Extensoren, Schmerzreduktion für den M. supinator

Material
Abb. 1 bis 3: blaues Y-Tape, rotes I-Tape
Abb. 4: blaues und rotes Y-Tape

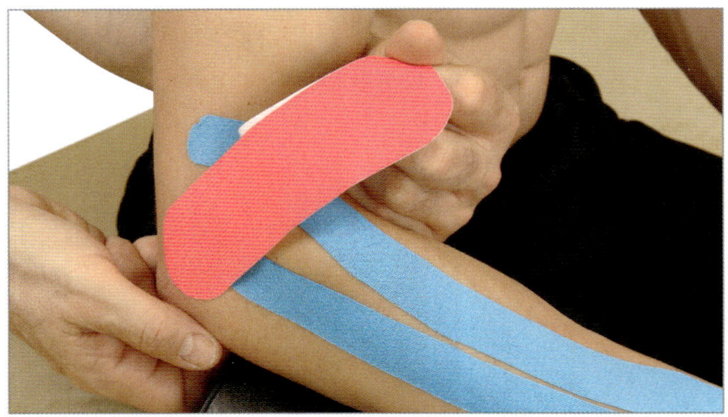

Anlage des Y-Tapes und des Ankers des I-Tapes
ASTE: Aufrecht sitzende Position, der Ellenbogen befindet sich in leichter Flexion, der Unterarm in Neutralstellung.
Schritt 1: Zuerst wird ein Y-Tape über die Extensoren des Unterarms mit einer detonisierenden Muskeltechnik angelegt. Danach erfolgt die Anlage eines I-Tapes mit einer tonisierenden Muskeltechnik über den M. supinator. Der Anker des I-Tapes wird ohne Zug an den Epicondylus lateralis humeri angelegt.

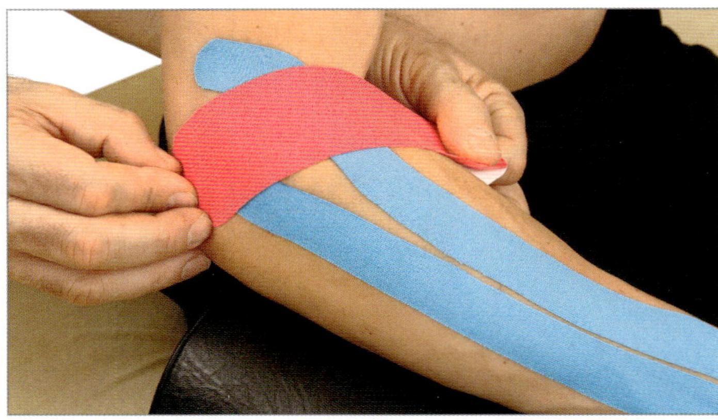

Anlage des I-Tapes
ASTE: Der Ellenbogen befindet sich in leichter Flexion, der Unterarm in Pronation.
Schritt 2: Der Anker wird durch einen Haut-Gleitschub fixiert, während das I-Tape mit leichtem Zug schräg über den Muskelbauch nach radial-volar zum proximalen Drittel des Unterarms angelegt wird.

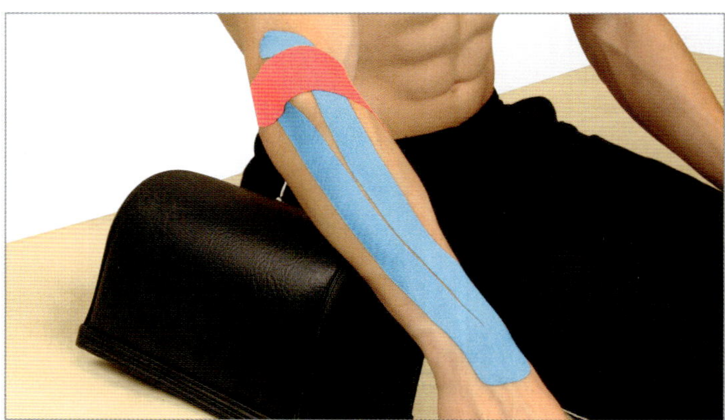

Komplette Kombinationsanlage mit Y- und I-Tape
ESTE: Der Ellenbogen befindet sich in Extension, der Unterarm in Pronation.
Schritt 3: Der Patient führt aktiv eine Ellenbogenstreckung und eine Pronation aus. Das I-Tapeende läuft dehnungsfrei aus. Die gesamte Anlage wird durch leichtes Reiben in Vordehnung anmodelliert, fixiert und aktiviert.

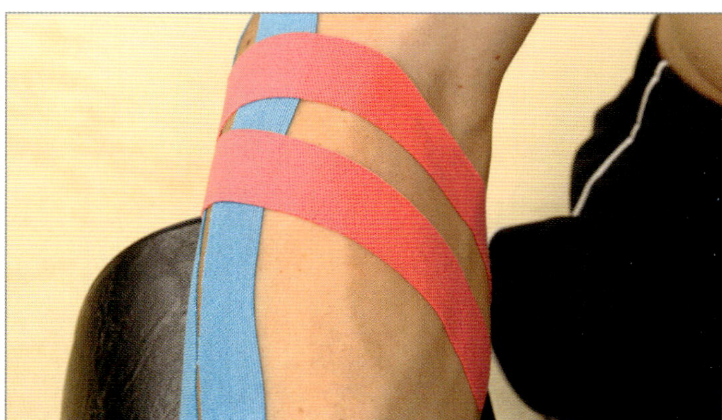

Alternativanlage mit Y-Tape
ASTE: Der Ellenbogen befindet sich in leichter Flexion, der Unterarm in Neutralstellung.
Anlage: In gleicher Weise kann statt des unter Abb. 1 und 3 beschriebenen I-Tapes eine Muskelanlage aus einem zweiten Y-Tape über dem M. supinator angebracht werden.

Epicondylitis lateralis humeri II – Muskelanlage (Abb. 1), Muskel- und Spaceanlage (Abb. 2 und 3), Muskel- und Faszienanlage (Abb. 4)

Wirkung: Schmerz- und Ödemreduktion; Detonisierung der Unterarm- und Handextensoren; Unterstützung und Verbesserung der Beweglichkeit; Lösen von verklebten Faszien

Material
Abb. 1: blaues Y-Tape, rotes I-Tape
Abb. 2: blaues Y-Tape, zwei rote I-Tapes
Abb. 3: blaues Y-Tape, rotes I-Tape, Sterntape aus vier roten I-Tapes
Abb. 4: blaues Y-Tape, rotes Y-Tape

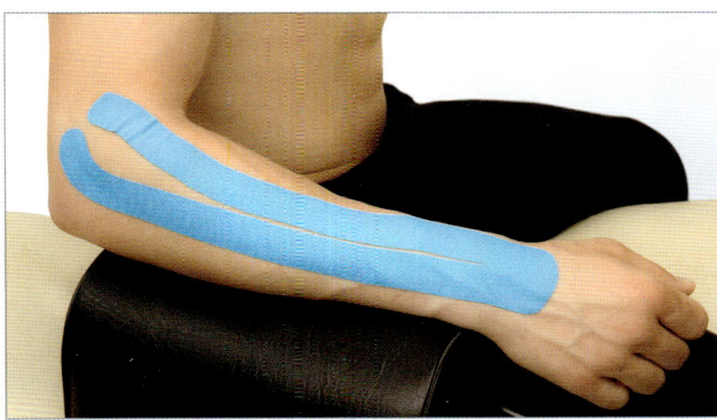

Anlage in der akuten Phase (1. und 2. Tag)
ASTE: Der Ellenbogen befindet sich in leichter Flexion, das Handgelenk in Neutralstellung.
Anlage: Es wird eine detonisierende Muskelanlage aus einem Y-Tape auf den Extensoren des Unterarms angebracht (s. S. 97). Zusätzlich wird mit einer Muskeltechnik ein tonisierendes I-Tape über dem M. supinator (s. S. 87, auf der Abb. nicht zu sehen) angelegt. Die Anlage wird durch leichtes Reiben anmodelliert, aktiviert und fixiert.

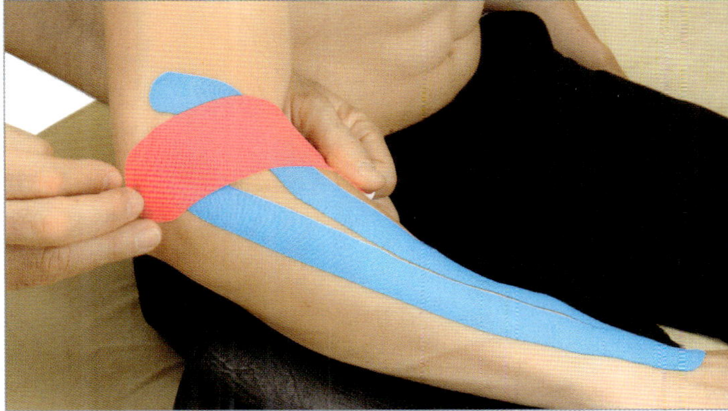

Anlage in der subakuten Phase (3. und 4. Tag)
ASTE: Der Ellenbogen befindet sich in leichter Flexion, im Unterarm in Pronation und das Handgelenk in Neutralstellung.
Schritt 1: Zusätzlich zur Anlage für die akute Phase wird eine Spaceanlage aus einem I-Tape über den schmerzhaften Extensoren angebracht. Hierzu wird sein zentraler Anker mit starkem Zug direkt über der schmerzhafte Region angebracht; die I-Tapeenden laufen medial und lateral dehnungsfrei aus.

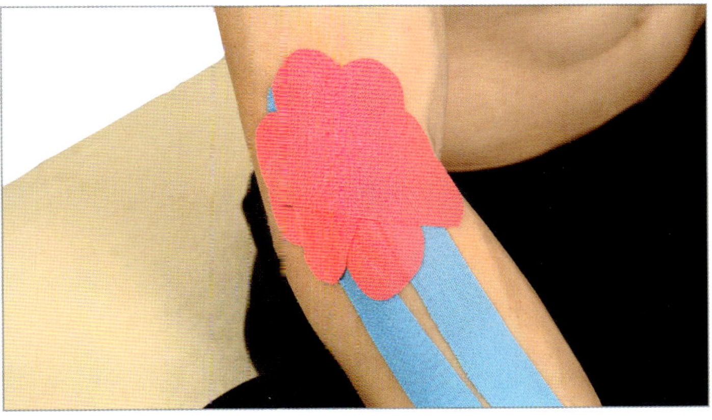

Komplette Anlage eines Sterntapes
ASTE: Der Ellenbogen befindet sich in leichter Flexion.
Schritt 2: Bei starken Schmerzen können bis zu vier I-Tapes als Spaceanlage in zentraler Lifttechnik über der schmerzhaften Region angelegt werden. Die zentralen Anker der I-Tapes werden mit mäßigem Zug über den Extensoren angelegt. Die I-Tapeenden laufen dehnungsfrei aus. Die gesamte Anlage wird durch leichtes Reiben anmodelliert, aktiviert und fixiert.

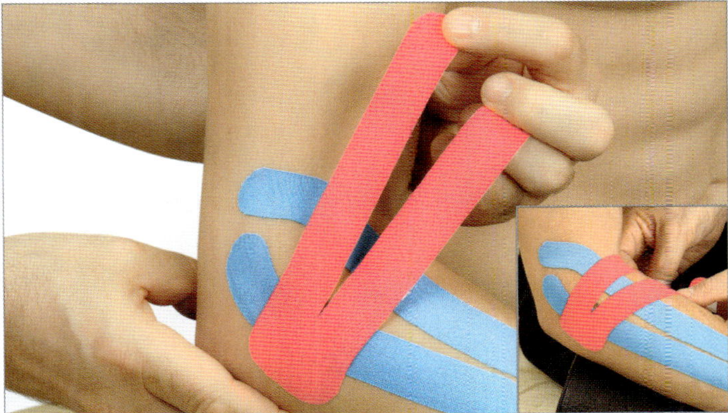

Anlage in der chronischen Phase (ab dem 5. Tag)
ASTE: Der Ellenbogen befindet sich in leichter Flexion, der Unterarm ist in Mittelstellung zwischen Pro- und Supination.
Anlage: Zunächst wird ein blaues Y-Tape wie unter Abb. 1 beschrieben angelegt. Der Anker eines weiteren, roten Y-Tapes wird als Faszienanlage ohne Zug an der Lateralseite des Unterarms unterhalb der Schmerzregion angebracht. Die beiden Y-Zügel werden so in medialer Richtung angelegt, dass der Schmerzpunkt zwischen der Gabelung der Y-Zügel liegt. Die Zügelenden laufen dehnungsfrei aus (s. kl. Abb.). Die gesamte Tapeanlage wird durch leichtes Reiben anmodelliert, aktiviert und fixiert.

Epicondylitis medialis humeri I

– Muskelanlage

Wirkung: detonisierend für die Flexoren, **tonisierend** für den M. pronator teres.

Material
blaues X-Tape, rotes I-Tape

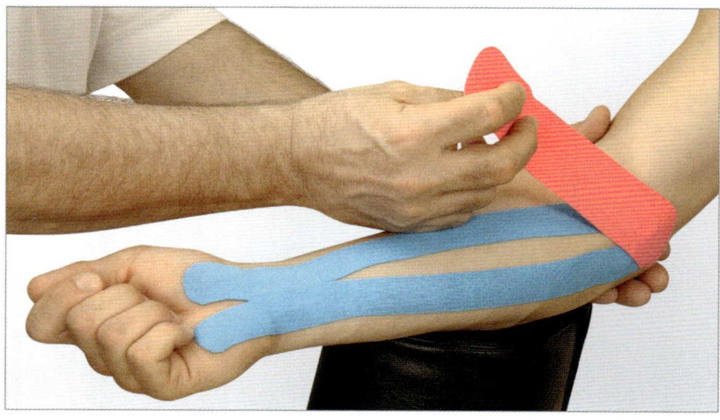

Anlage des X-Tapes und I-Ankers
ASTE: Aufrecht sitzende Position, der Ellenbogen befindet sich in Flexion, der Unterarm in Neutralstellung.
Schritt 1: Zuerst wird ein detonisierendes X-Tape auf den Mm. flexores carpi radialis und ulnaris angelegt (s. S. 99). Dann wird der Anker des I-Tapes ohne Zug auf den Epicondylus medialis humeri angelegt.

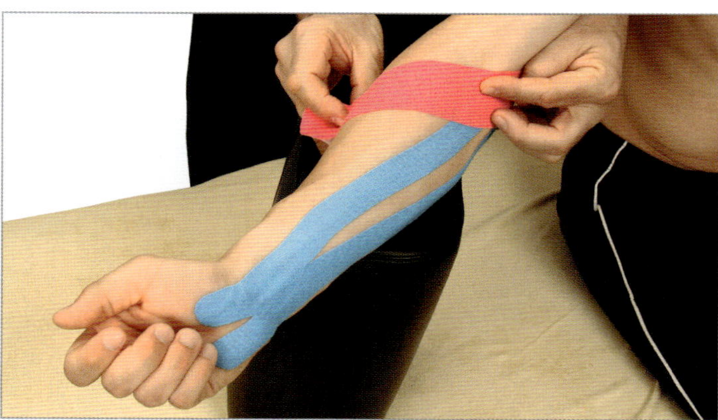

Anlage des I-Tapes auf dem M. pronator teres
ASTE: Der Ellenbogen befindet sich in 30°-Flexion, der Unterarm in Supination.
Schritt 2: Der Anker wird durch einen Haut-Gleitschub fixiert, während das I-Tape mit leichtem Zug nach radial-distal angelegt wird. Der Patient führt während der Anlage in Supinationsstellung eine aktive Ellenbogenstreckung durch.

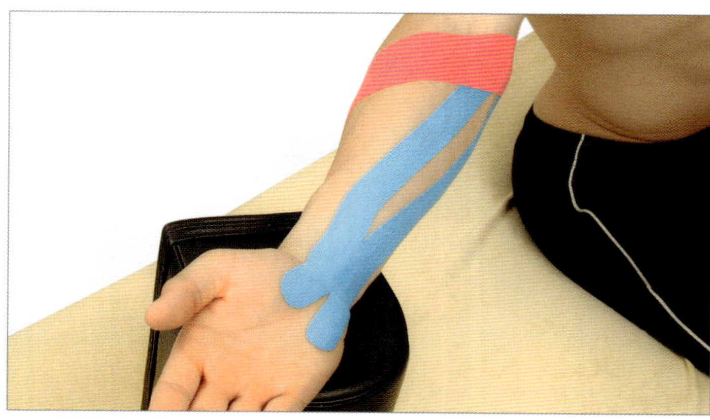

Komplette Kombinationsanlage mit X- und I-Tape
ESTE: Ellenbogen, Unterarm und Handgelenk befinden sich abstützend in Extension und Supination.
Schritt 3: Das Tapeende läuft dehnungsfrei aus. Die gesamte Anlage wird durch leichtes Reiben in Vordehnung anmodelliert, fixiert und aktiviert.

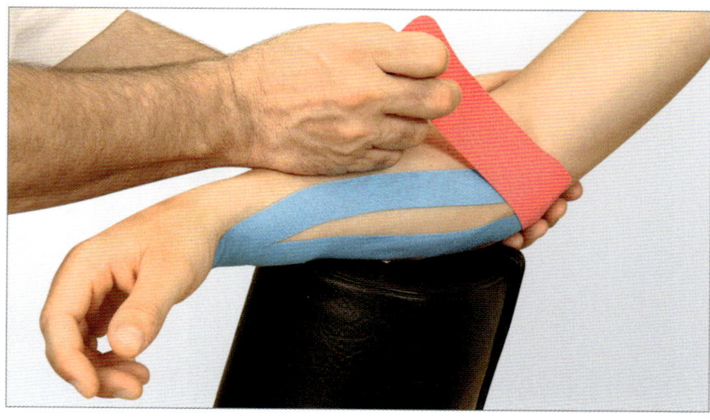

Variante: Anlage während einer Pronationsbewegung
ASTE: Der Ellenbogen befindet sich in Flexion, der Unterarm in Pronation und das Handgelenk in Palmarflexion
Anlage: Zuerst wird ein X-Tape auf die Unterarmflexoren angelegt (s. Abb. 1), dann ein tonisierendes I-Tape auf den M. pronator teres. Dessen Anker wird ohne Zug auf dem Epicondylus medialis humeri positioniert. Während der Patient den Unterarm proniert und extendiert, wird das I-Tape nach lateral distal unter Zug angelegt.

Epicondylitis medialis humeri II – Muskelanlage (Abb. 1), Muskel- und Spaceanlage (Abb. 2), Muskel- und Faszienanlage (Abb. 3)

Wirkung: Schmerz- und Ödemreduktion; Detonisierung/Tonisierung der Unterarm- und Handflexoren; Limitierung der Beweglichkeit; Lösen von verklebten Faszien

Material
Abb. 1: blaues X-Tape, rotes I-Tape
Abb. 2: blaues X-Tape, Sterntape aus 4 roten I-Tapes (Breite: 2,5 cm)
Abb. 3: blaues X-Tape, rotes Y-Tape
Abb. 4: Gittertape aus 8 beigen I-Tapes (Breite: 0,5 cm)

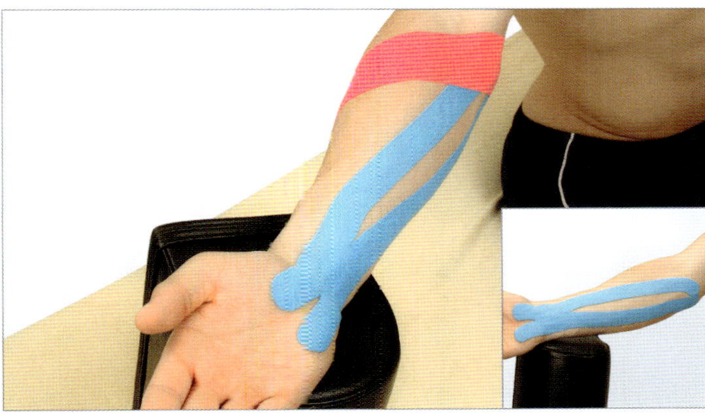

Anlage in der akuten Phase (1. und 2. Tag)
ASTE: Aufrecht sitzende Position, der Ellenbogen befindet sich in Flexion, der Unterarm in Neutralstellung.
Anlage: Zuerst wird ein detonisierendes X-Tape auf den Mm. flexores carpi radialis und ulnaris angelegt. Der Anker liegt auf dem Handgelenk, die vier Zügel folgen mit leichtem Zug nach distal und proximal dem Muskelverlauf. Zusätzlich wird der Anker eines I-Tapes ohne Zug auf den Epicondylus medialis humeri und das Tape mit Zug auf dem M. pronator teres angelegt.

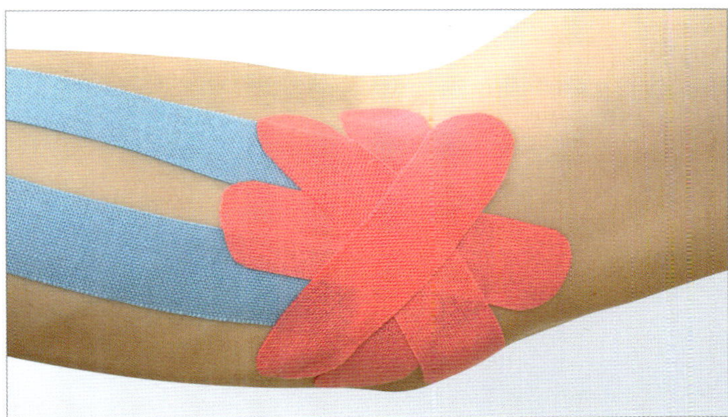

Anlage in der subakuten Phase (3. und 4. Tag)
ASTE: Der Ellenbogen ist extendiert, der Unterarm supiniert und das Handgelenk in Neutralstellung.
Anlage: Nach der Anlage des detonisierenden Flexoren-X-Tapes (Abb. 1) werden als Spaceanlage vier rote I-Tapes über der schmerzhaften Region angebracht. Hierzu wird jeweils der zentrale Anker des I-Tapes mit mäßigem Zug direkt über dem Schmerzareal angelegt. Die I-Tapeenden laufen dehnungsfrei aus. Der Druck im Gewebe-Zwischenraum wird reduziert und der Schmerz gelindert. Die Anlage wird in Vordehnung durch leichtes Reiben anmodelliert, aktiviert und fixiert.

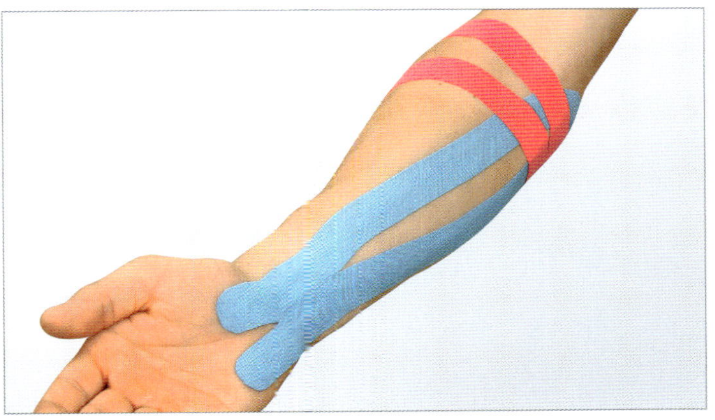

Anlage in der chronische Phase (ab dem 6. Tag)
ASTE: Der Ellenbogen ist extendiert, der Unterarm supiniert und das Handgelenk in Neutralstellung.
Anlage: Nach der Anlage des detonisierenden Flexoren-X-Tapes (Abb. 1) wird als Faszienanlage mit einer Oszillationstechnik ein rotes Y-Tape angelegt. Dessen Anker wird ulnar an den Unterarm angelegt und fixiert. Die Zügel werden nach radial angelegt, sodass sich das Schmerzgebiet zwischen den Zügeln befindet. Die Zügelenden laufen dehnungsfrei aus. Die Anlage wird in Vordehnung durch leichtes Reiben anmodelliert, aktiviert und fixiert.

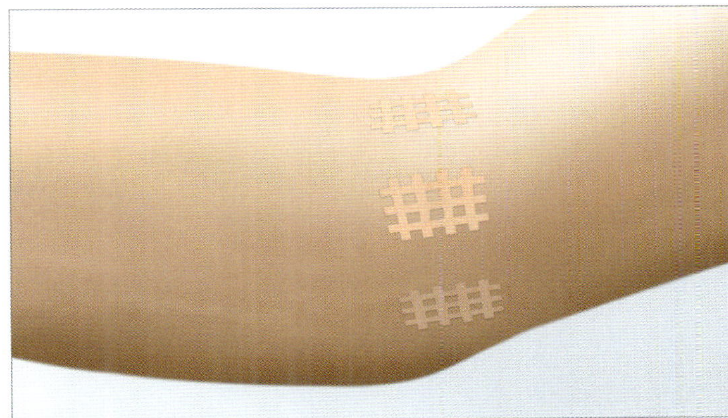

Komplette Anlage mit Gittertape
ASTE: Der Ellenbogen ist extendiert, der Unterarm supiniert und das Handgelenk in Neutralstellung.
Anlage: Bei einer Epicondylitis medialis humeri ist neben der Muskulatur und den Sehnen auch häufig der N. medianus betroffen, da er vom M. pronator teres komprimiert werden kann. In diesem Fall kann zusätzlich zu den bereits angelegten Tapes ein Gittertape aus 8 schmalen I-Tapes über dem Schmerzbereich angelegt werden.

Karpaltunnelsyndrom

– Muskelanlage (Abb. 1), Muskel- und Ligamentanlage (Abb. 2 bis 4)

Wirkung: Schmerz- und Ödemreduktion; Detonisierung der Handgelenkflexoren; Limitierung der Beweglichkeit in die Extension; Entlastung des N. medianus

Material
blaues X-Tape, rotes I-Tape

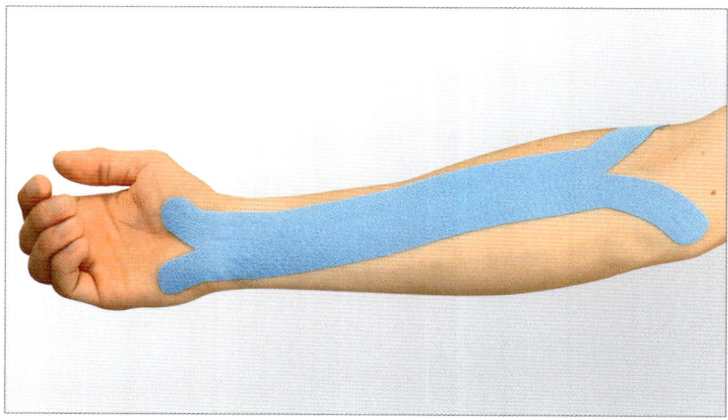

Anlage eines palmaren X-Tapes
ASTE: Der Ellenbogen ist extendiert, das Handgelenk befindet sich in Neutralstellung.
Schritt 1: Der Anker des X-Tapes wird ohne Zug über dem Handgelenk angelegt, die beiden distalen X-Zügel werden über die Thenarseite und Hypothenarseite angebracht. Der mittlere Teil des Tapes wird mit sehr leichtem Zug aufsteigend am Unterarm über dem M. palmaris longus mit einer detonisierenden Technik angelegt. Die proximalen X-Zügelenden laufen dehnungsfrei zum medialen bzw. lateralen Epicondylus aus. Die Anlage wird in Vordehnung durch leichtes Reiben anmodelliert, aktiviert und fixiert.

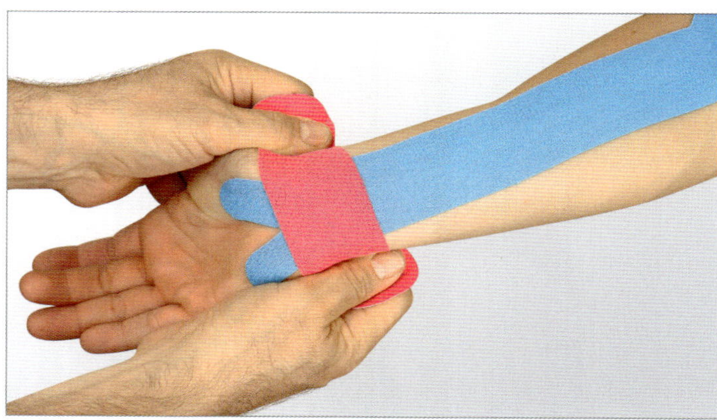

Kombinationsanlage mit X- und I-Tape
ASTE: Das Handgelenk befindet sich in einer schmerzfreien Stellung in Dorsalextension.
Schritt 2: Zusätzlich zu dem X-Tape wird ein Quer-I-Tape mit einer zentralen Ligamenttechnik unter starkem Zug mittig über der Palmarseite des Handgelenks angelegt.

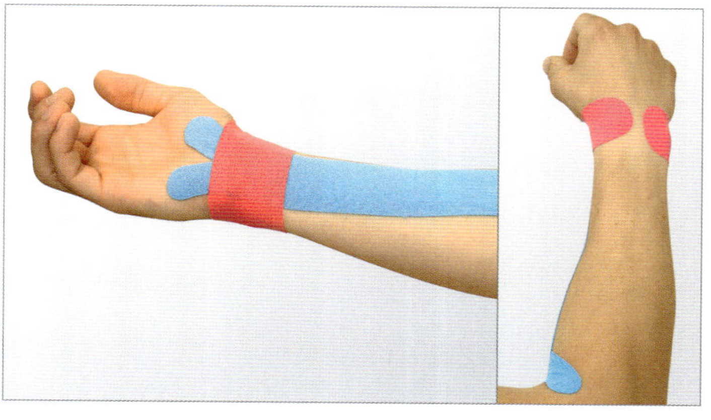

Komplette Kombinationsanlage mit X- und I-Tape
ESTE: Das Handgelenk befindet sich in entspannter Stellung.
Schritt 3: Die beiden I-Tapeenden werden zur Dorsalseite hin dehnungsfrei angelegt. Sie dürfen sich dorsal nicht überlappen, es soll eine fingerbreite Öffnung verbleiben (s. kl. Abb.). Die Anlage wird durch leichtes Reiben anmodelliert, aktiviert und fixiert.

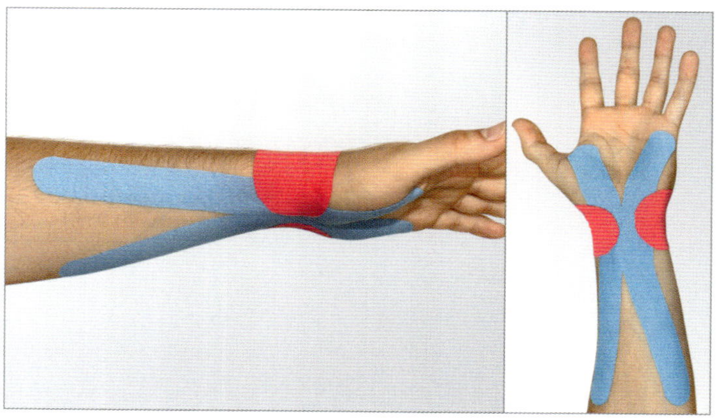

Alternative Kombinationsanlage eines X- und eines dorsalen I-Tapes
ASTE: Handgelenk und Finger befinden sich in gestreckter Stellung.
Anlage: Der mittlere Anker eines detonisierenden X-Tapes wird mit mäßigem Zug direkt auf dem Lig. carpi transversum angelegt; die X-Zügel laufen dehnungsfrei nach distal und proximal aus. Mit einer zentralen Ligamenttechnik wird ein I-Tape unter starkem Zug mittig auf die Dorsalseite des Handgelenks angelegt. Die beiden I-Tapeenden werden zur Palmarseite hin dehnungsfrei so angelegt, dass eine Öffnung bleibt (s. kl. Abb.).

Skidaumen und Rhizarthrose

– Lymphanlage (Abb. 1), Ligamentanlage (Abb. 2 bis 4)

Wirkung: Schmerz- und Ödemreduktion; Stabilisation des Lig. collaterale ulnare; Stabilisation der Gelenkkapsel; Limitierung der Beweglichkeit des Daumens in die Abduktion

Material
Abb. 1: rotes und blaues Fächertape
(4 Zügel mit je 1,25 cm)
Abb. 2 bis 4: rotes und blaues I-Tape
(Breite: 2,5 cm)

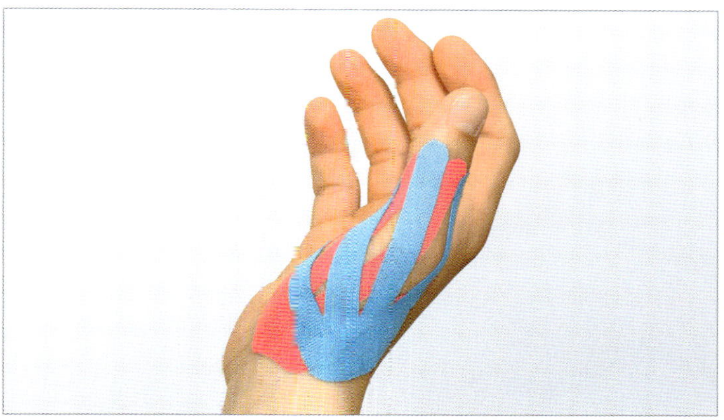

Lymphtape in der Akutphase: Anlage zweier Fächertapes
ASTE: Der Daumen befindet sich in einer schmerzfreien Haltung möglichst nahe der Neutralstellung.
Anlage: Bei einer Schwellung wird zunächst eine Lymphanlage aus zwei Fächertapes um das Daumensattelgelenk und das MCP I angebracht. Die Zügel überkreuzen sich volar und dorsal über den Daumengelenken.

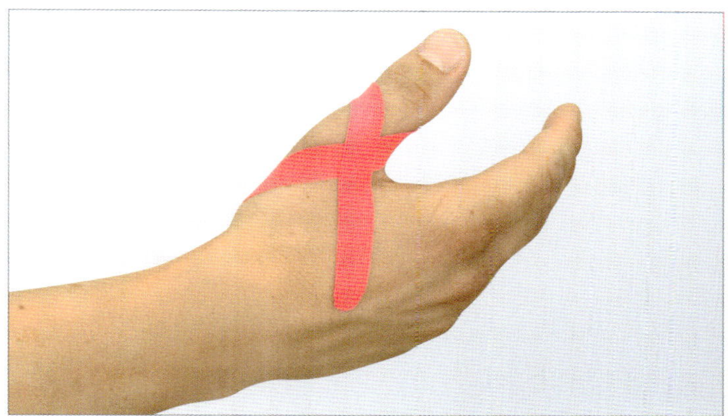

Anlage eines I-Tapes
ASTE: Der Daumen befindet sich in einer schmerzfreien Haltung möglichst nahe der Neutralstellung.
Schritt 1: Nach einer Lymphanlage des Daumens in der akuten Phase folgt die Applikation eines roten I-Tapes als Ligamentanlage. Die beiden Zügel überkreuzen sich exakt über dem Lig. collaterale ulnare.

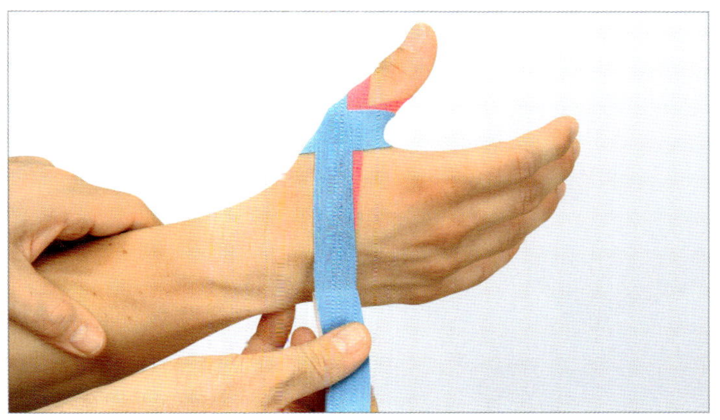

Gelenkanlage: Anlage des I-Tapes in Achtertour
ASTE: Der Daumen befindet sich in einer schmerzfreien Haltung möglichst nahe der Neutralstellung.
Schritt 2: Um die Abduktion und Extension des MCP I zu limitieren und die Gelenkkapsel zu stabilisieren, wird ein zweites I-Tape in Achtertour mit einer funktionell-mechanischen Korrekturtechnik appliziert. Dessen Anker wird ohne Zug palmar am Daumengrundglied angebracht. Das I-Tape umrundet mit mittlerem Zug und Innendruck das MCP I und zieht, den Anker überkreuzend, über die Dorsalseite schräg nach proximal-ulnar.

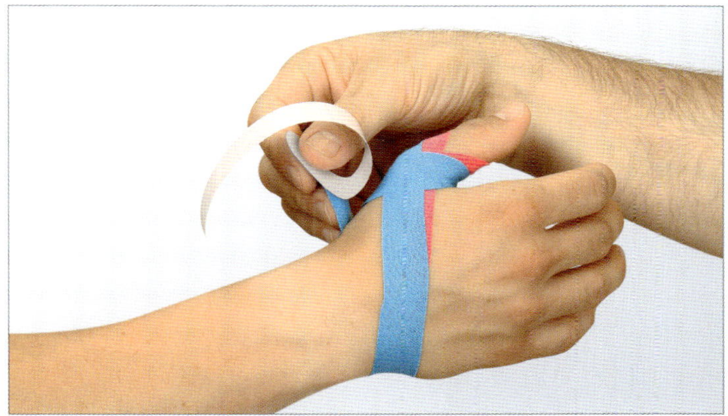

Anlage des I-Tapes in Achtertour (Fortsetzung)
ASTE: Die Daumenstellung wird beibehalten.
Schritt 3: Das I-Tape verläuft mit leichtem Zug ulnarwärts über den Proc. styloideus ulnae, über die Palmarseite und über das Daumensattelgelenk zum MCP I. Es kreuzt den bereits angelegten Tapeteil. Die komplette Kombinationsanlage wird durch leichtes Reiben anmodelliert, aktiviert und fixiert. Es ist zu beachten, dass der Daumen nicht in eine schmerzhafte Abduktionsstellung gezogen wird.

Morbus de Quervain – Gelenkanlage (Abb. 1), Gelenk- und Faszienanlage (Abb. 2), Muskel- und Faszienanlage (Abb. 3 und 4)

Wirkung: Stabilisierung des Lig. collaterale ulnare; Stabilisation der Gelenkkapsel; Limitierung der Beweglichkeit des Daumens in die Abduktion; Stimulierung der Daumenadduktion

Material
Abb. 1 und 2: rotes I-Tape (Breite: 2,5 cm), blaues Y-Tape
Abb. 3 und 4: blaues I-Tape (Breite: 2,5 cm) und rotes Y-Tape

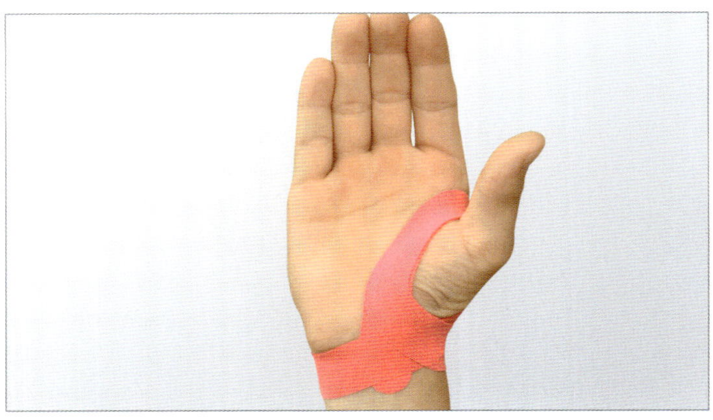

Anlage eines radialen I-Tapes
ASTE: Das Handgelenk befindet sich in einer Radialabduktion, der Daumen in Extension des Sattelgelenks (schmerzfreie Haltung).
Schritt 1: Die beiden Anker des I-Tapes werden ohne Zug proximal und distal mit einer funktionellen Korrekturtechnik angebracht. Der distale Anker wird am Interphalangealgelenk des Daumens radialseitig angelegt, während der proximale Anker entlang des Radius in der Mitte des Unterarms angelegt wird. Die beiden Anker werden fixiert, während der Patient den Daumen aktiv in die schmerzfrei maximal mögliche Flexionsstellung bewegt. Dadurch kommt es zur radialseitigen Anhaftung des I-Tapes und Limitierung der Daumenflexion.

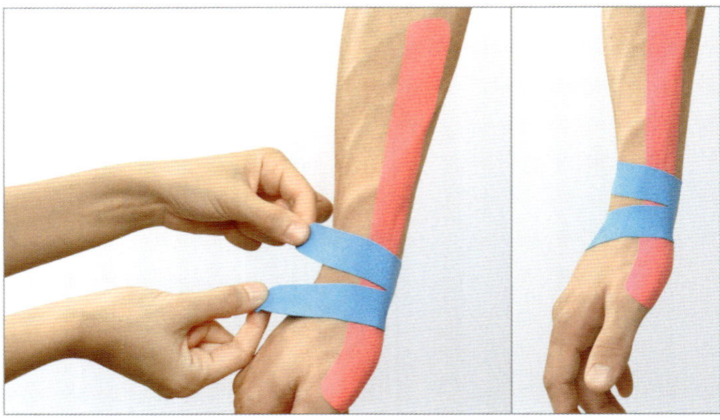

Kombinationsanlage mit I- und Y-Tape
ASTE: Der Arm ist abgestützt, im Unterarm proniert und im Handgelenk in leichter Extension und Ulnarabduktion.
Schritt 2: Über das radiale I-Tape aus Abb. 1 wird mit einer Oszillationstechnik eine Faszienanlage aus einem Y-Tape so angebracht, dass das schmerzhafte Areal im Spalt zwischen den Y-Zügeln liegt. Der Anker wird ohne Zug auf der Palmarseite des Handgelenks angebracht. Die beiden Y-Zügel werden mit leichtem Zug so über der Tabatière angelegt, dass sie die schmerzhafte dorsale Sehnenscheide im ersten Sehnenfach kreuzen. Die Zügelenden laufen dehnungsfrei aus. Durch leichtes Reiben anmodellieren.

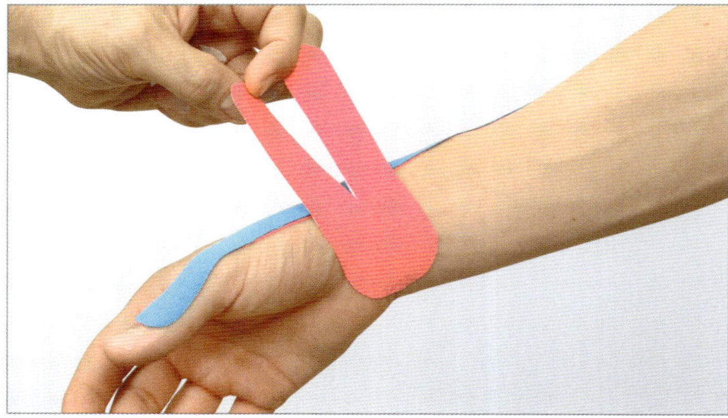

Alternative Kombinationsanlage: Anlage eines I-Tapes und eines Y-Ankers
ASTE: Der Unterarm ist supiniert, der Ellenbogen gestreckt.
Schritt 1: Die Anlage setzt sich aus einem detonisierenden I-Tape über M. abductor pollicis longus und M. extensor pollicis brevis und einer Faszienanlage aus einem Y-Tape zusammen. Der Anker des I-Tapes wird ohne Zug an der Radialseite des Daumensattelgelenks angebracht; das Tape verläuft über das erste dorsale Sehnenfach der Muskeln schräg nach oben bis zur Mitte des dorsalen Unterarms. Der Anker des Y-Tapes wird an der Palmarseite angelegt.

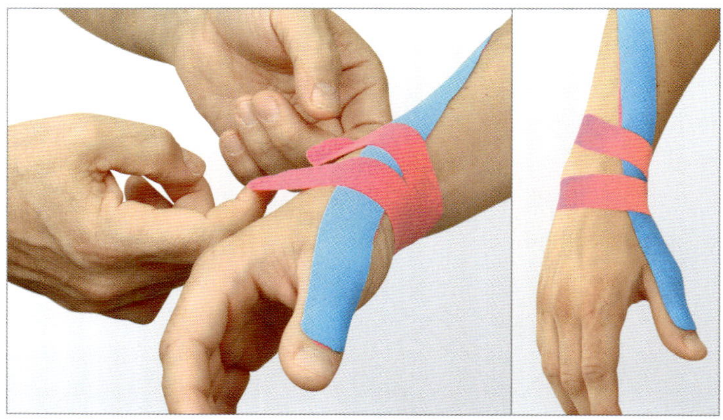

Komplettierung der alternativen Kombinationsanlage
ASTE: Der Unterarm bewegt sich langsam in Pronation.
Schritt 2: Die beiden Y-Zügel werden oszillierend mit leichtem Zug auf der Dorsalseite des Unterarms angelegt. Die Schmerzstelle liegt in der Gabelung zwischen den Y-Zügeln. Die Zügelenden laufen ulnar dehnungsfrei auf der Haut aus. Die Anlage wird durch leichtes Reiben anmodelliert, aktiviert und fixiert (s. kl. Abb.).

Fingerdistorsion, Fingerkontusion

– Gelenkanlage

Wirkung: Schmerz- und Ödemreduktion; Limitierung der schmerzhaften Flexion im MCP; Fazilitation einer funktionellen Fingerkorrektur; Stimulierung und Stabilisierung des Kapsel-Band-Apparats des MCP

Material
rotes und blaues I-Tape (Breite: 2,5 cm)

Vorbereiten des T-Tapes
Schritt 1: Es werden zwei schmale Tapes zugeschnitten: ein kurzes, rotes Quer-I-Tape und ein langes, blaues Längs-I-Tape. Beide Tapes werden T-förmig zusammengefügt: Die Klebefläche des Längstapes wird mittig mit der Klebefläche des Quertapes verbunden.

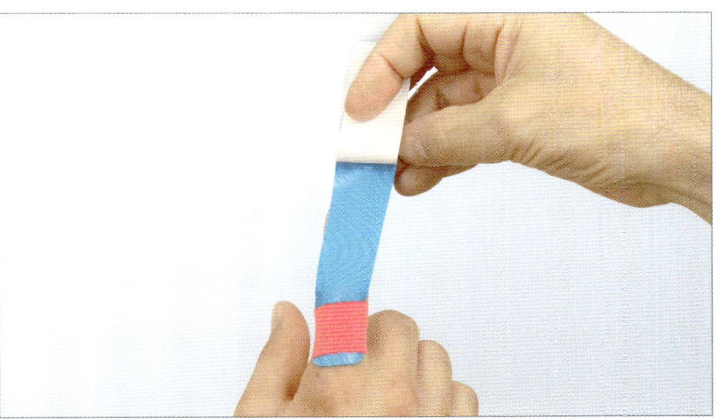

Anlage des distalen T-Ankers
ASTE: Der Finger befindet sich in Neutralstellung.
Schritt 2: Das T-förmige Ende wird als Anker ohne Zug quer um das proximale Fingerglied angelegt. Die Klebefläche des senkrechten Längs-I-Tapes ist von der Dorsalseite der Finger abgewandt.

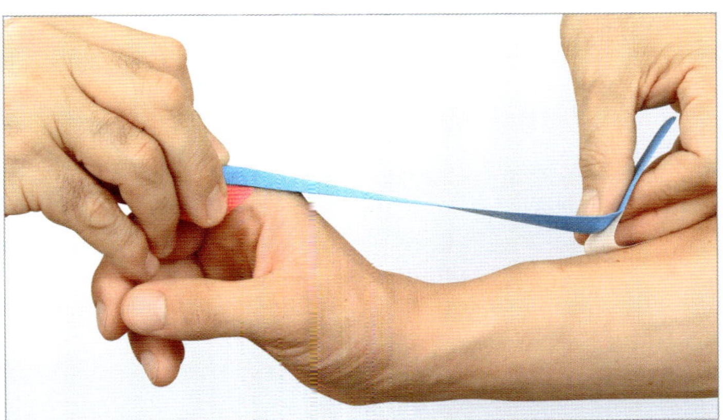

Anlage des proximalen T-Ankers
ESTE: Der Finger befindet sich in einer möglichst schmerzfreien Position, das Handgelenk befindet sich in leichter Dorsalextension.
Schritt 3: Das T-Tape wird mit einer funktionellen Korrekturtechnik angelegt. Das Tape wird umgestülpt, nach proximal zum distalen Unterarm hin angelegt, und das Ende als proximaler Anker fixiert. Dabei entsteht ein Spalt zwischen dem Handgelenk und dem Tape.

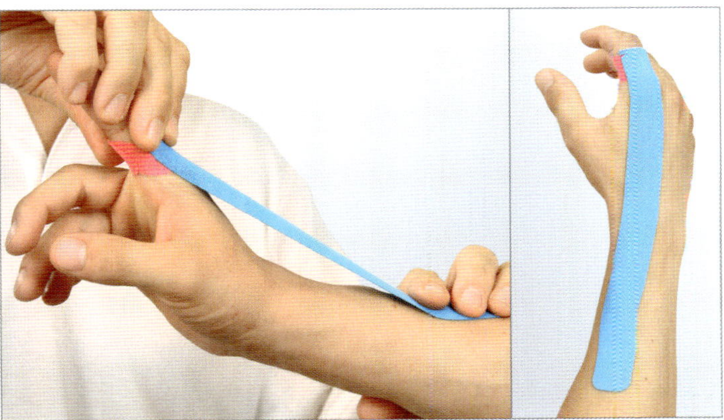

Komplette T-Tapeanlage
ASTE: Handgelenk in Dorsalextension, Zeigefinger in Extension.
Schritt 4: Der Therapeut fixiert den distalen und proximalen Anker, es wird eine aktive oder passive Volarflexion des Handgelenks und eine schmerzfreie Fingerflexion durchgeführt. Dadurch kommt es zu einer Anhaftung des Tapes auf der Haut. Die Anlage wird durch leichtes Reiben anmodelliert, aktiviert und fixiert (s. kl. Abb.).

► **Bei Verletzungen der palmaren Strukturen oder DIP-/PIP-Verletzungen kann die Anlage entsprechend von volar erfolgen.**

Sensotape®-Techniken bei spezifischen Krankheitsbildern

XI. Spezifische Krankheitsbilder von Kopf, HWS und BWS

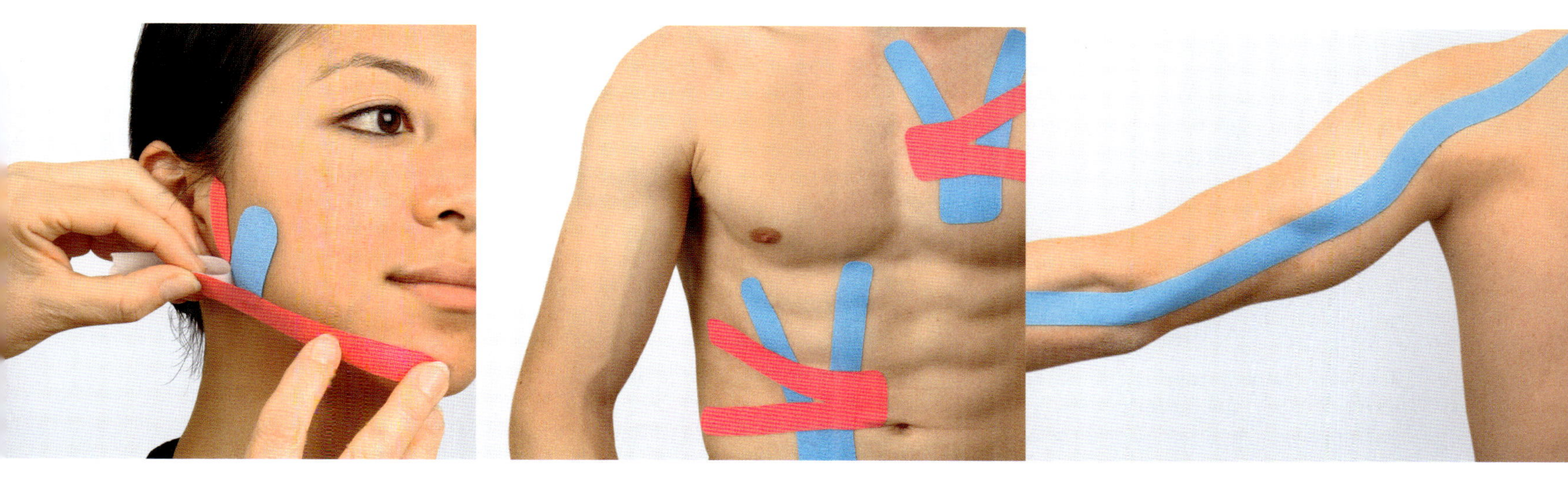

Sinusitis und Rhinitis

– Muskel- und Faszienanlage (Abb. 1 bis 3), Meridiananlage (Abb. 4)

Wirkung: detonisierend, Schmerz- und Ödemreduktion

Material
Abb. 1 und 2: 4 blaue I-Tapes (Breite: 2 cm), blaues I-Tape (Breite: 3 cm)
Abb. 3 und 4: 1 bzw. 2 Gittertapes aus beigen I-Tapes (Breite: 0,5 cm)

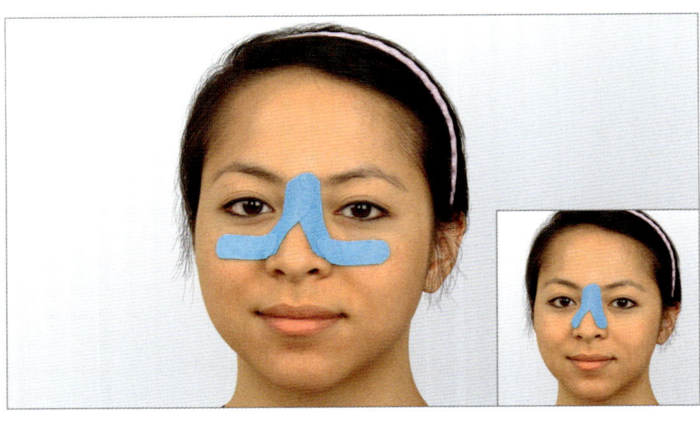

Bilaterale Kombinationsanlage bei Sinusitis
ASTE: Der Kopf ist in Neutralstellung.
Anlage: Zwei schmale, detonisierende Längs-I-Tapes werden seitlich an den Nasenflügeln über den Mm. nasalis angelegt (s. kl. Abb.). Es folgt ein schmales Quer-I-Tape auf jeder Seite über den Ossa zygomatica (s. S. 201).

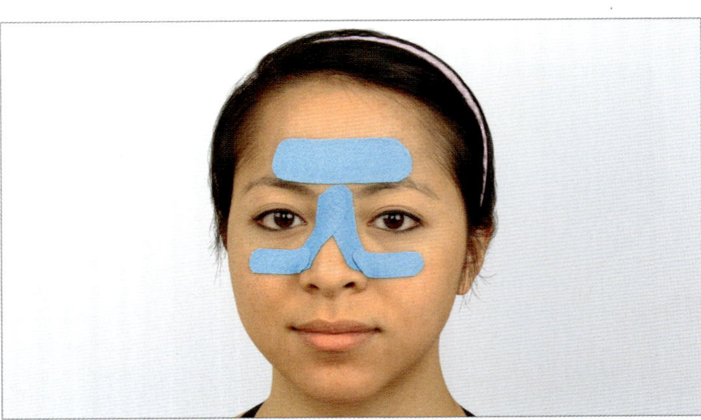

Anlage bei Sinusitis frontalis
ASTE: Der Kopf ist in Neutralstellung.
Anlage: Zusätzlich zur Anlage aus Abb. 1 wird im Stirnbereich über M. procerus und M. epicranius, venter frontalis, ein etwas breiteres Quer-I-Tape angelegt (s. S. 203).

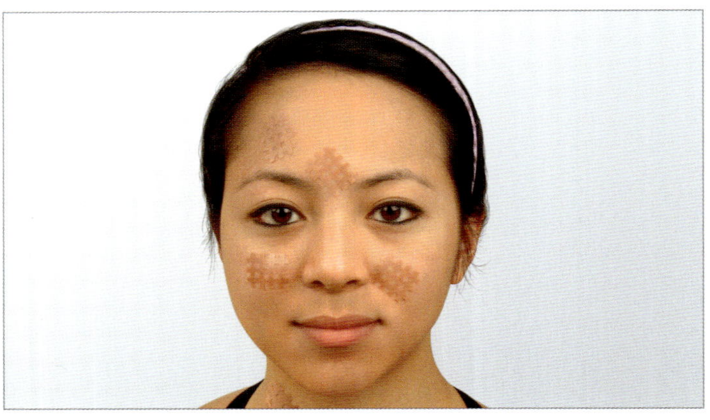

Anlage bei akuter Sinusitis und Rhinitis
ASTE: Sitzende Position, der Kopf ist in Neutralstellung.
Schritt 1: Zuerst wird ein Gittertape oberhalb der Nasenwurzel auf der Stirn angelegt. Anschließend werden zwei Gittertapes unterhalb der Pupillen, auf einer Höhe mit dem Unterrand der Nasenflügel (lateral der Foramina infraorbitalia) angebracht.

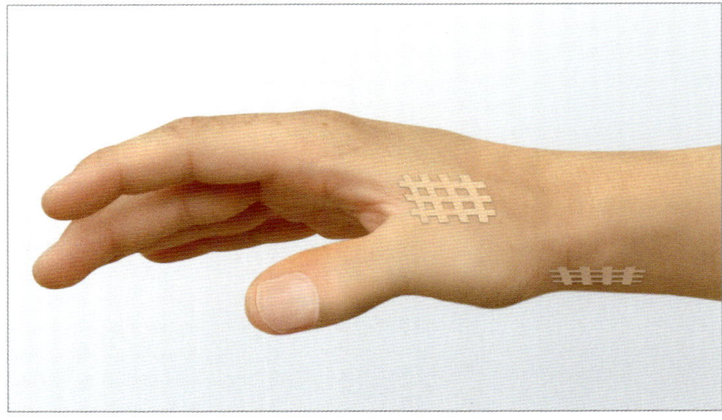

Zusätzliche Gittertapeanlage am radialen Unterarm
ASTE: Sitzende Position, Hand und Finger sind in Neutralstellung.
Schritt 2: Bei Sinusitis und Rhinitis haben sich Anlagen auf folgenden Fernpunkten bewährt: Das distale Gittertape liegt auf dem Handrücken zwischen den Ossa metacarpalia I und II auf dem höchsten Punkt über dem M. abductor policis. Das proximale Gittertape liegt oberhalb der distalen Handgelenks-Beugefalte (proximal des Proc. styloideus radii) auf der Radialiskante.

HWS-Syndrom – Muskelanlage (Abb. 1), Muskel- und Ligamentanlage (Abb. 2), Muskel- und Spaceanlage (Abb. 3 und 4)

Wirkung: Abb. 1 und 2: detonisierend, Schmerzreduktion. **Abb. 3 und 4:** Schmerz- und Ödemreduktion

Material
Abb. 1: blaues Y-Tape
Abb. 2: blaues Y-Tape, rotes I-Tape
Abb. 3 und 4: blaues Y-Tape, Sterntape aus 4 roten I-Tapes

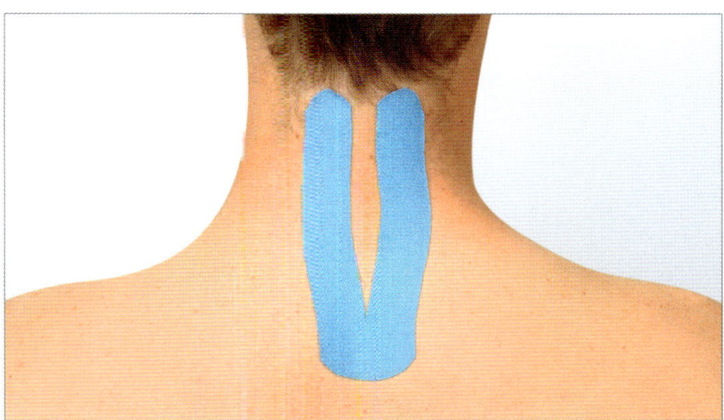

Anlage eines Y-Tapes
ASTE: Sitzende Position, Kopf und HWS befinden sich in Neutralstellung.
Anlage: Ein detonisierendes Y-Tape wird über die Nackenexensoren angebracht. Der Anker wird im Bereich der DF von TH 2 angelegt und fixiert. Die beiden Zügel werden mit leichtem Zug zum Hinterkopf hin angelegt.

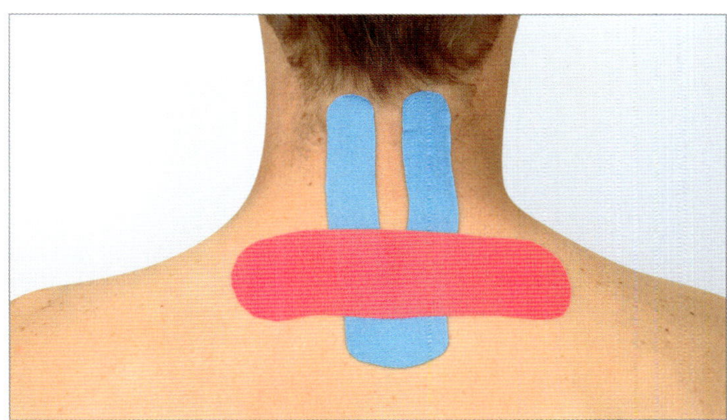

Kombinationsanlage mit Y- und I-Tape
ASTE: Sitzende Position, Kopf und HWS befinden sich in Neutralstellung.
Anlage: Zusätzlich zum unter Abb. 1 beschriebenen Y-Tape wird ein I-Tape mit einer Ligamenttechnik mit starkem Zug mittig über dem DF von C7 horizontal angelegt. Die I-Tapeenden laufen nach lateral dehnungsfrei auf der Haut aus. Die Anlage wird durch leichtes Reiben aktiviert, anmodelliert und fixiert. Bei starken Schmerzen können zusätzlich bilateral je zwei blaue I-Tapes über dem M. trapezius descendens oder dem M. levator scapulae angelegt werden (s. S. 67 und 73).

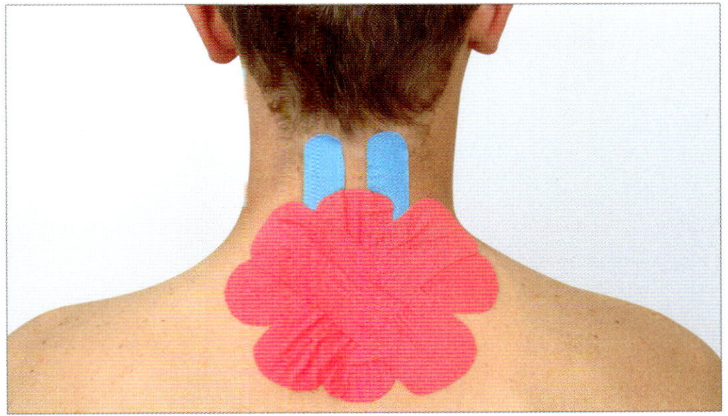

Kombinationsanlage (Muskel- und Spaceanlage)
ASTE: Sitzende Position, Kopf und HWS befinden sich in Neutralstellung.
Schritt 1: Zuerst wird ein detonisierendes Y-Tape über die Nackenmuskulatur angelegt (s. Abb. 1), dann eine Spaceanlage aus einem Sterntape. Hierfür werden vier I-Tapes mit mittlerem Zug mittig über dem DF von C7 angelegt; die Tapeenden werden dehnungsfrei horizontal, vertikal und diagonal positioniert.

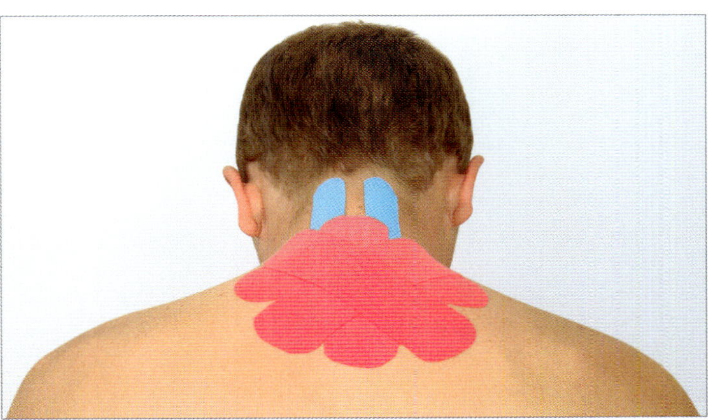

Komplette Kombinationsanlage mit Y- und Sterntape
ASTE: Sitzende Position, Kopf und HWS befinden sich in einer Ventralflexion.
Schritt 2: Die Kombinationsanlage wird in Vordehnung durch leichtes Reiben, anmodelliert, aktiviert und fixiert.

Zervikale Spondylitis

– Muskelanlage (Abb. 1), Nervenanlage (Abb. 2 bis 4)

Wirkung: Schmerz- und Ödemreduktion; Limitierung des Drucks auf das Nervengewebe; Entlastung des Plexus brachialis

Weitere Indikationen für eine Sensotape-Anlage
- in den Arm ausstrahlende Schmerzen
- Schulter-Arm-Nacken-Syndrom

Material
Abb. 1: 2 blaue Y-Tapes (Breite: 2,5 cm, Zügel je 1,25 cm)
Abb. 2 bis 4: blaues X-Tape (Breite: 2,5 cm, Zügel je 1,25 cm)

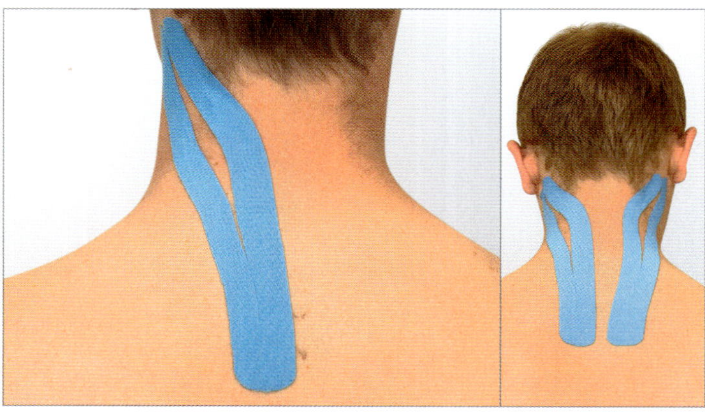

Anlage zweier detonisierender Y-Tapes
ASTE: Aufrecht sitzende Position, der Kopf befindet sich in Neutralstellung.
Anlage: Mit einer detonisierenden Muskeltechnik wird ein Y-Tape über den HWS-Extensoren angebracht. Der Anker des Y-Tapes liegt über den QF von Th3 und C7, die Y-Zügel ziehen in einer aufsteigenden Kurve zum Os occipitale (s. S. 219). Ein zweites Y-Tape wird symmetrisch auf der Gegenseite angelegt. Die bilaterale Tapeanlage (s. kl. Abb.) wird durch leichtes Reiben aktiviert, anmodelliert und fixiert.

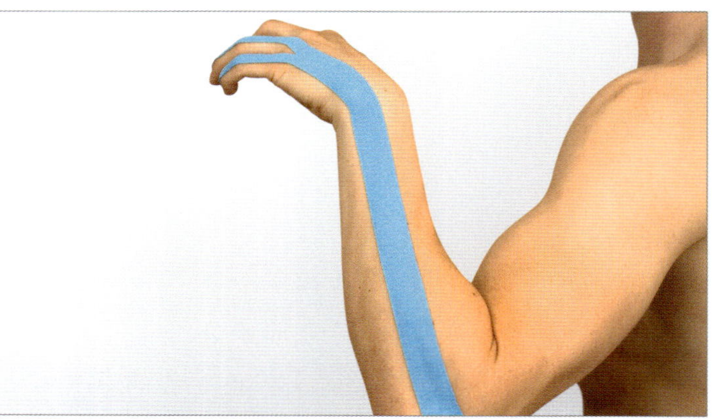

X-Tape-Anlage zur Entlastung des Plexus brachialis
ASTE: Sitzende Position, der Arm befindet sich im Ellenbogengelenk in Flexion, im Handgelenk in Volarflexion, und die Finger sind flektiert.
Schritt 1: Der Anker eines X-Tapes wird ohne Zug am dorsalen Handrücken angelegt. Die beiden distalen X-Zügelenden laufen dehnungsfrei über den kleinen Finger und den Ringfinger aus.

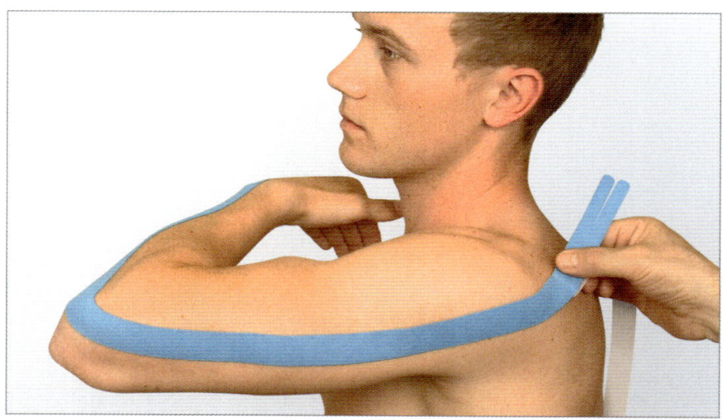

Anlage des X-Tapes
ASTE: Die Fingerstellung wird beibehalten, hinzu kommt eine Anteversion und horizontale Adduktion im Schultergelenk.
Schritt 2: Im Bereich des Unterarms zieht das X-Tape mit sehr leichtem Zug nach proximal über den lateralen Epicondylus des Ellenbogens, am dorsalen Humerus vorbei über die Schulter, parallel zur Spina scapulae bis zum Angulus superior scapulae.

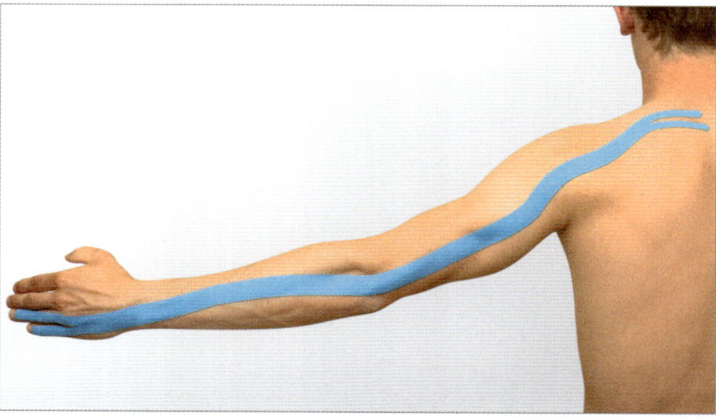

Komplette X-Tapeanlage
ASTE: Die HWS befindet sich in Rotation mit Lateralflexion zur symptomfreien Seite
Schritt 3: Die X-Zügelenden laufen dehnungsfrei an den DF von C5 bis Th1 aus. Die Anlage wird durch leichtes Reiben anmodelliert, aktiviert und fixiert. Die Dorsalansicht (s. Abb.) zeigt den Verlauf des Tapes über den M. trapezius descendens zur WS.

Migräne – Muskelanlage (Abb. 1 und 2), Muskel- und Ligamentanlage (Abb. 3), Muskel- und Spaceanlage (Abb. 4)

Wirkung: Schmerzreduktion; Entlastung und Stabilisation der HWS und des CTÜ; Detonisierung der HWS-Muskulatur

Material
Abb. 1 und 2: blaues Y-Tape (Breite: 2,5 cm, Zügel je 1,25 cm)
Abb. 3: 4 blaue I-Tapes, rotes I-Tape
Abb. 4: blaues Y-Tape, Sterntape aus 4 roten I-Tapes

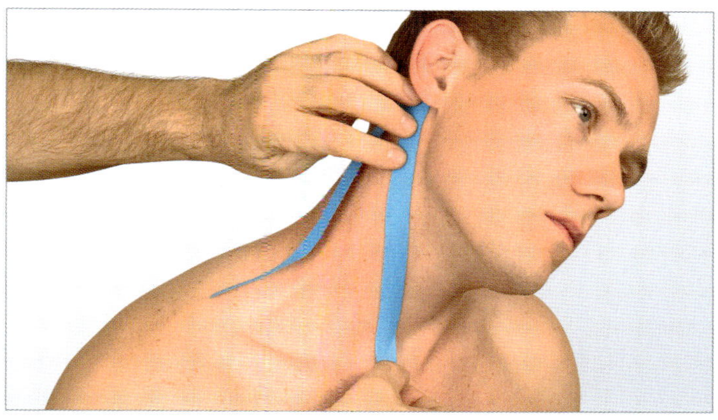

Anlage eines Y-Tapes auf dem M. sternocleidomastoideus
ASTE: Sitzende Position. Kopf und HWS befinden sich in Lateralflexion zur Gegenseite und Rotation zur betroffenen Seite.
Schritt 1: Der Anker eines detonisierenden Y-Tapes wird ohne Zug am Proc. mastoideus angelegt. Er wird durch einen kranialen Haut-Gleitschub fixiert, während der mediale Y-Zügel ohne Zug nach distal zum Manubrium sterni angebracht wird.

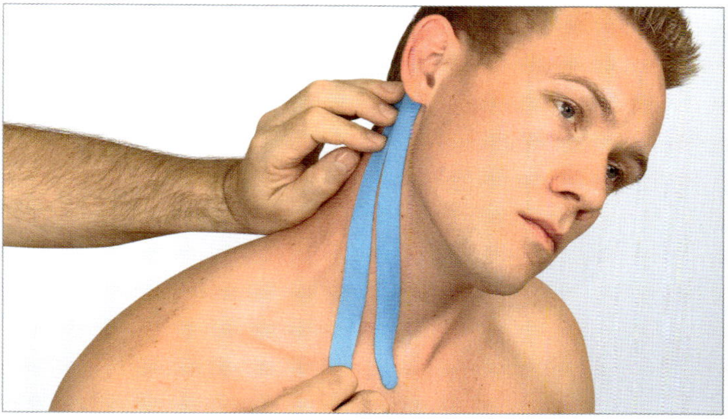

Ventrale Anlage des lateralen Y-Zügels
ASTE: Die Ausgangsstellung wird beibehalten.
Schritt 2: Der Anker wird durch einen kranialen Haut-Gleitschub fixiert, während der laterale Y-Zügel ohne Zug an das mediale Drittel der Klavikula angelegt wird. Die beiden Y-Zügelenden laufen dehnungsfrei über die Klavikula aus. Das gesamte Tape wird in Vordehnung durch leichtes Reiben aktiviert, anmodelliert und fixiert.

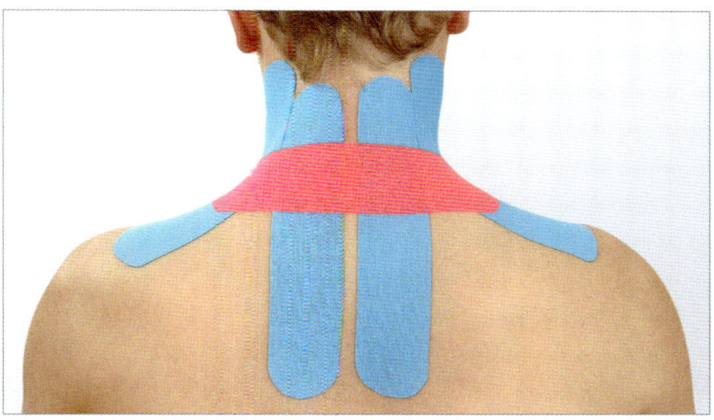

Dorsale Kombinationsanlage bei starken Schmerzen
ASTE: Aufrecht sitzende Position
Anlage: Zuerst werden in Muskeltechnik bilateral je zwei detonisierende I-Tapes über dem M. erector spinae und über dem M. trapezius descendens angelegt. Anschließend wird als zentrale Ligamentanlage der mittlere Anker eines roten I-Tapes unter starkem Zug quer über dem schmerzhaften hypermobilen Segment angelegt. Die beiden I-Tapeenden überlappen die bilateral über dem M. tapezius angelegten I-Tapes und überragen diese dehnungsfrei nach ventral. Die gesamte Anlage wird durch leichtes Reiben anmodelliert, aktiviert und fixiert.

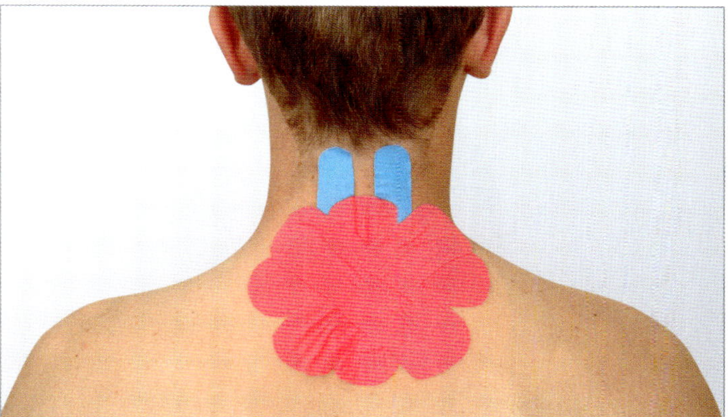

Dorsale Kombinationsanlage bei Schmerzen und Schwellung
ASTE: Sitzende Position, der Kopf befindet sich in Neutralstellung.
Anlage: Zuerst wird ein detonisierendes Y-Tape über den HWS-Extensoren angelegt, dann eine Spaceanlage mit einem Sterntape. Die vier I-Tapes des Sterntapes überkreuzen einander über dem schmerzhaften und geschwollenen Areal der HWS oder des CTÜ.

Kiefergelenkdysfunktionen (Diskussubluxation)

– Muskel- und Gelenkanlage

Wirkung: Abb. 1: Schmerzreduktion und Stabilisation des TMG
Abb. 2 bis 4: Verbesserung der Kiefermechanik

Material
Abb. 1: blaues und rotes I-Tape (Breite: 2,5 cm)
Abb. 2 bis 4: blaues und rotes I-Tape (Breite: 2,5 cm), rotes I-Tape (Breite: 1,25 cm)

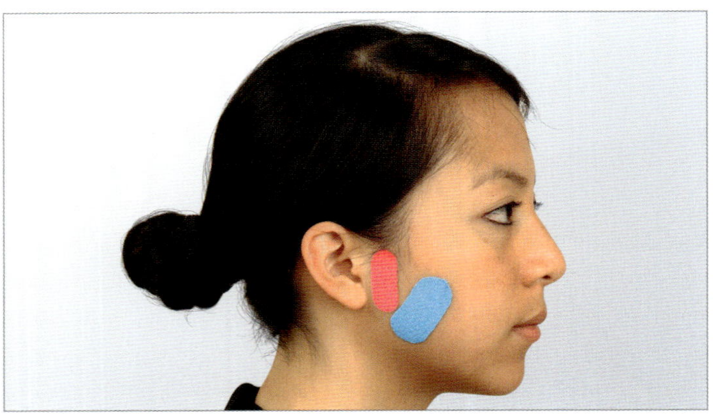

Kombinationsanlage mit zwei I-Tapes
ASTE: Kopf und HWS befinden sich in Neutralstellung.
Anlage: Ein detonisierendes Muskel-I-Tape wird mit leichtem Zug vom Kieferbogen zum Arcus zygomaticus auf dem M. masseter angelegt. Zusätzlich wird der Anker eines roten I-Tapes mit einer zentralen mechanischen Gelenkkorrekturtechnik auf dem TMG angebracht. Die Anlage wird durch leichtes Reiben aktiviert, anmodelliert und fixiert.

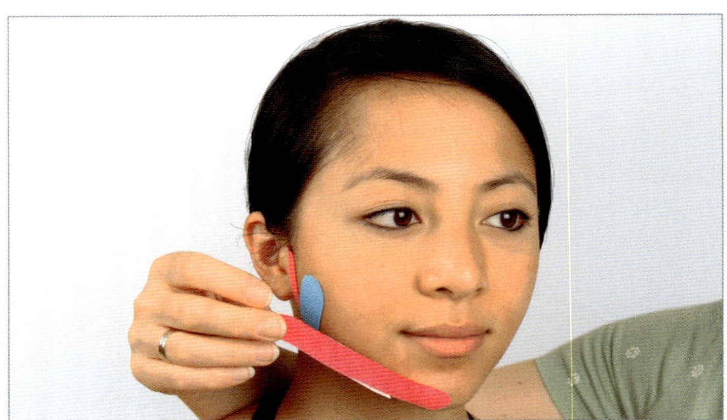

Alternativanlage: I-Tape mit Gelenkkorrekturtechnik
ASTE: Kopf und HWS befinden sich in Neutralstellung.
Schritt 1: Zusätzlich zur auf Abb. 1 beschriebenen Anlage wird ein schmales I-Tape von der Protuberantia mentalis bis zum Angulus mandibulae abgemessen. Der Anker des I-Tapes wird ohne Zug am Kinn in der Mitte der Mandibula angelegt.

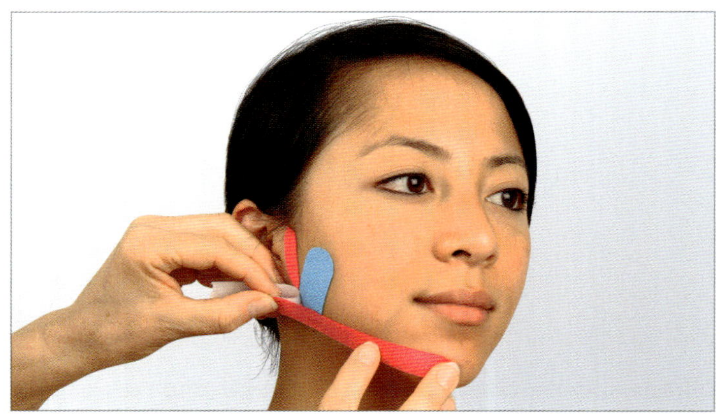

Anlage des I-Tapes
ASTE: Kopf und HWS befinden sich in Neutralstellung.
Schritt 2: Der Anker wird mit einem Haut-Gleitschub fixiert. Das I-Tape wird unter mittlerem Zug an den Kiefer angelegt, das Zügelende läuft dehnungsfrei zum Kieferbogen aus. Durch den Rückstelleffekt des Sensotapes® erfolgt die Korrektur des Unterkiefers auf der Abb. nach links, um eine Abweichung des Unterkiefers nach rechts auszugleichen.

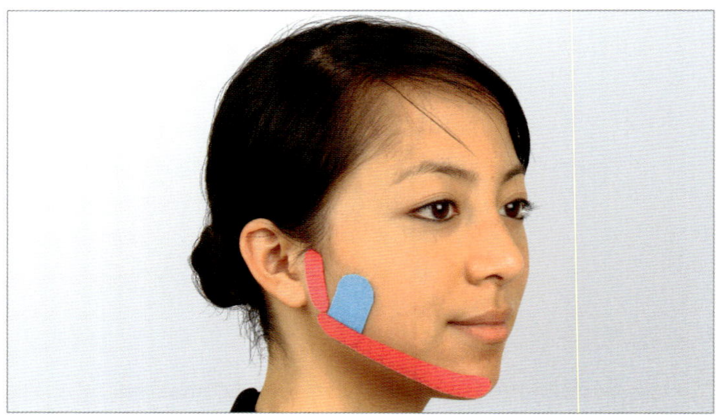

Komplette Kombinationsanlage mit drei I-Tapes
ASTE: Kopf und HWS befinden sich in Neutralstellung.
Schritt 3: Die Anlage wird durch leichtes Reiben aktiviert, anmodelliert und fixiert.

Idiopathische Skoliose und Schmerzskoliose I

– Muskelanlage (Abb. 1), Muskel- und Gelenkanlage (Abb. 2 bis 4)

Wirkung: Abb. 1: detonisierend auf der konkaven; **tonisierend** auf der konvexen WS-Seite
Abb. 2 bis 4: mechanische Korrektur der BWS-Konvexität und LWS-Konvexität

Material
2 blaue und 2 rote I-Tapes,
2 rote Y-Tapes

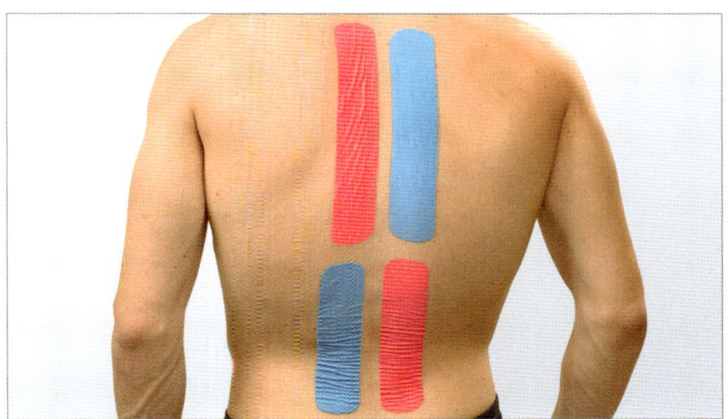

Tonusregulierende bilaterale I-Tapeanlage
ASTE: Aufrechter Stand
Schritt 1: Zuerst werden zwei detonisierende, blaue I-Tapes auf der hypertonen thorakalen bzw. lumbalen Rückenmuskulatur angelegt (konkave Seite), dann zwei tonisierende, rote auf der hypotonen thorakalen bzw. lumbalen Rückenmuskulatur (konvexe Seite). Die Anker der blauen I-Tapes werden kaudal angelegt und fixiert, die Tapes paravertebral mit leichtem Zug nach kranial angebracht. Die Anker der roten I-Tapes werden kranial angelegt und fixiert, die Tapes paravertebral nach kaudal angebracht. Die Anlage wird durch leichtes Reiben anmodelliert, aktiviert und fixiert.

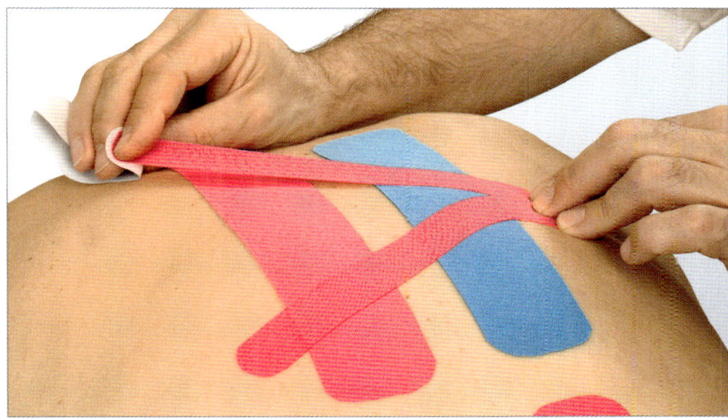

Zusätzliche Anlage des Y-Tapes auf der konkaven Seite der BWS
ASTE: Stehende Position, der Rumpf befindet sich in einer Ventralflexion.
Schritt 2: Der Anker eines Y-Tapes wird ohne Zug auf der konkaven Thorakalseite angelegt und durch einen lateralen Haut-Gleitschub fixiert. Beide Y-Zügel werden mit einer mechanischen Korrekturtechnik nacheinander unter starkem Zug diagonal zur BWS-Gegenseite angelegt. Die beiden Y-Zügelenden laufen dehnungsfrei auf der Haut aus.

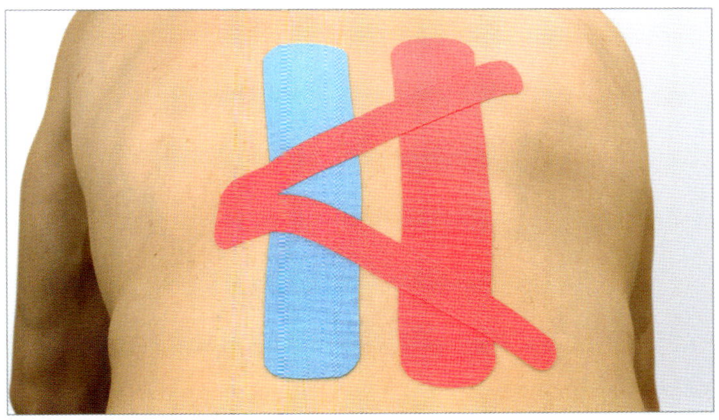

Anlage des Y-Tapes auf der konkaven Seite der LWS
ASTE: Stehende Position, der Rumpf befindet sich in einer Ventralflexion.
Schritt 3: Der Anker des zweiten Y-Tapes wird ohne Zug auf der konkaven Lumbalseite angebracht. Der Anker wird fixiert, während die beiden Y-Zügel mit starkem Zug diagonal zur LWS-Gegenseite angelegt werden. Die Y-Zügelenden laufen dehnungsfrei auf der Haut aus.

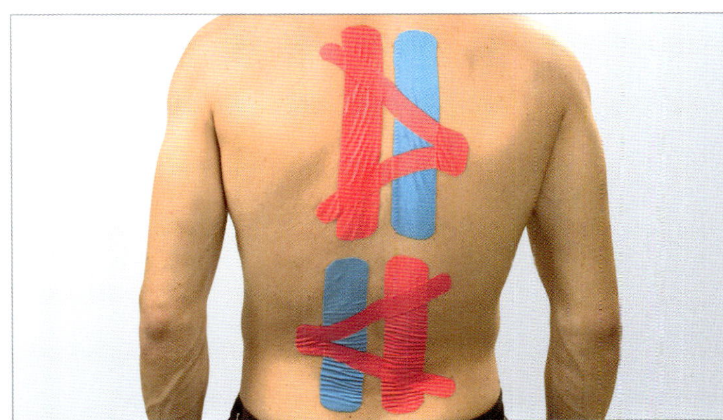

Komplette Kombinationsanlage mit I- und Y-Tapes
ASTE: Aufrechter Stand
Schritt 4: Die gesamte Kombinationsanlage wird in Vordehnung durch leichtes Reiben anmodelliert, aktiviert und fixiert. Durch den starken sensomotorischen Stimulus werden die Haut und die Strukturen in Richtung Anker gezogen (Rückstelleffekt). Der höchste Punkt des WS-Bogens bzw. die Schmerzstelle sollte immer in der Gabelung der beiden Y-Zügeln liegen. Dadurch wird die Aufrichtungstendenz verstärkt und eine verbesserte Stabilität der WS erreicht.

Idiopathische Skoliose und Schmerzskoliose II

– Muskel- und Faszienanlage

Wirkung: Schmerzreduktion; Lösen von Adhäsionen/Verbesserung der Elastizität der Oberflächenfaszie; Detonisierung der verkürzten WS-Muskulatur; Stimulierung der WS-Aufrichtung; Entdrehung der WS

Material
4 blaue und 4 rote Y-Tapes

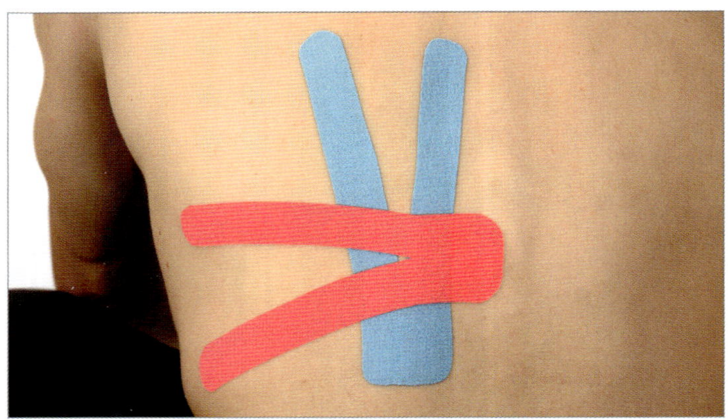

Dorsale WS-Kombinationsanlage mit zwei Y-Tapes
ASTE: Sitzende Position, der Oberkörper befindet sich in einer Ventralflektion mit WS-Rotation entgegen der Korrekturrichtung.
Schritt 1: Bei einer Rechtskonvexität werden zwei im 90°-Winkel übereinanderliegende Y-Tapes angewandt. Das detonisierende Längs-Y-Tape wird lumbal paravertebral über dem hypertonen M. erector spinae angelegt. Das Quer-Y-Tape wird als Faszenanlage so angebracht, dass der Anker des Tapes am Ort der stärksten Lateralflexion/Rotation liegt, um eine Entdrehung der WS zu fördern.

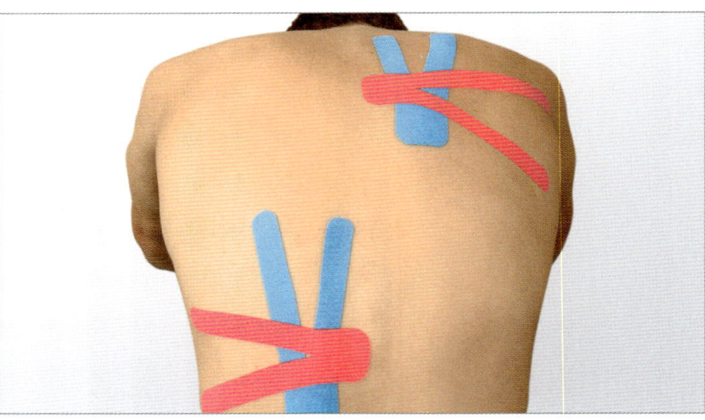

Komplette dorsale WS-Kombinationsanlage
ASTE: Sitzende Position, der Oberkörper befindet sich in Ventralflexion.
Schritt 2: Ein detonisierendes Längs-Y-Tape wird thorakal paravertebral über dem hypertonen M. erector spinae angelegt. Das zugehörige Quer-Y-Tape wird als Faszienanlage so angebracht, dass der Anker des Tapes am Ort der stärksten Lateralflexion/Rotation angelegt wird, um eine Entdrehnung der WS zu fördern. Die komplette dorsale Anlage wird durch leichtes Reiben anmodelliert, aktiviert und fixiert.

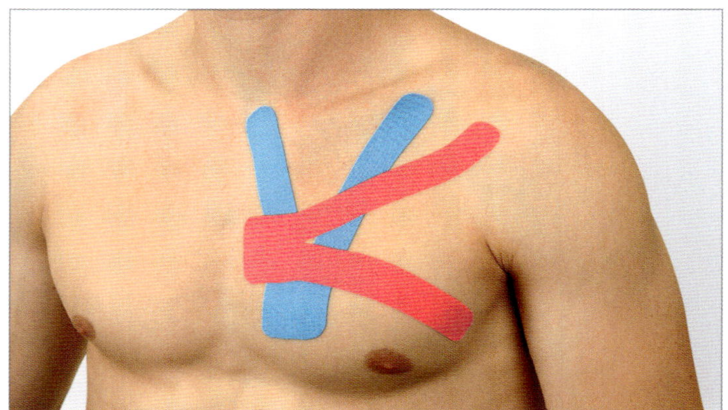

Ventrale Kombinationsanlage mit zwei Y-Tapes in der BWS-Region
ASTE: Aufrecht sitzende Position, gestreckter Oberkörper.
Schritt 3: An der ventralen parasternalen Region werden zwei sich überkreuzende Y-Tapes an der Gegenseite der dorsalen thorakalen Anlage angelegt. Zur Korrektur der BWS-Krümmung wird das erste Y-Tape wiederum mit einer detonisierenden Muskeltechnik und das zweite Y-Tape als Faszienanlage angebracht.

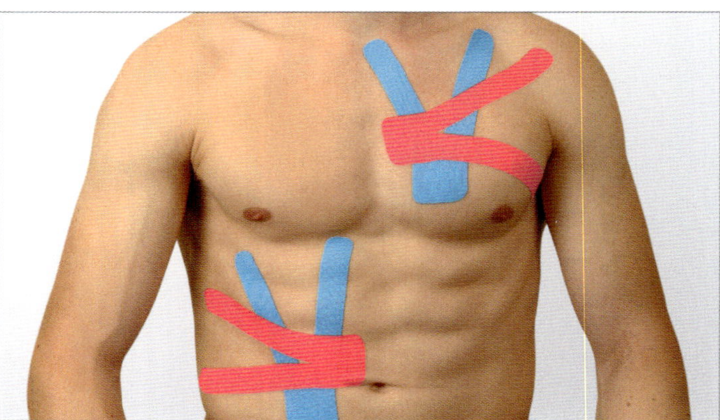

Komplette ventrale WS-Kombinationsanlage mit Y-Tapes
ASTE: Stand, der Oberkörper befindet sich in einer entspannten Stellung.
Schritt 4: Abschließend wird zur Korrektur der WS-Rotation eine ventrale lumbale Anlage aus zwei Y-Tapes angelegt. Die Anlage wird durch leichtes Reiben anmodelliert, aktiviert und fixiert. Die dorsale und ventrale Anlage sollte immer zusammen erfolgen.

▸ **Zur sicheren Beurteilung des Krümmungsverlaufs einer Skoliose ist eine vorausgehende fachärztliche Diagnostik mit einer Standard-Röntgenaufnahme im Stehen unbedingt notwendig.**

BWS-Syndrom mit Rotationseinschränkungen

– Muskel- und Ligamentanlage (Abb. 1 bis 3), Muskel- und Spaceanlage (Abb. 4)

Wirkung: Abb. 1 bis 3: detonisierend; Entlastung und Stabilisation der BWS.
Abb. 4: Schmerz- und Ödemreduktion

Material
Abb. 1 bis 3: blaues Y-Tape, rotes I-Tape
Abb. 4: blaues Y-Tape, Sterntape aus
4 roten I-Tapes

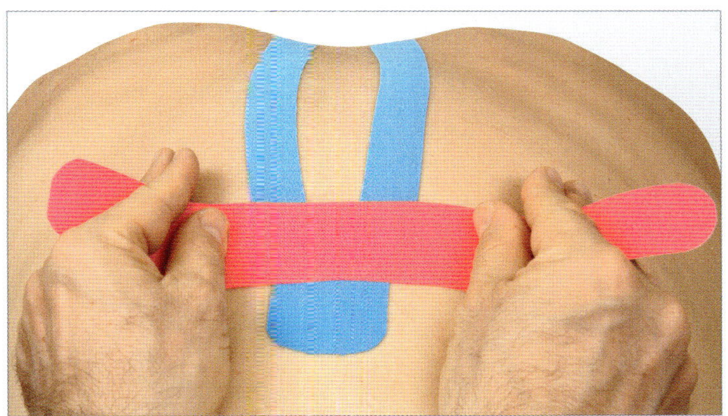

Anlage des Y-Tapes und des I-Ankers
ASTE: Stehende Position, der Oberkörper befindet sich in Ventralflexion.
Schritt 1: Zuerst wird eine detonisierende Muskelanlage aus einem Y-Tape paravertebral im Bereich der BWS angebracht (s. S. 221). Dann wird ein I-Tape mit seinem zentralen Anker unter starkem Zug über dem DF von Th12 angelegt, sodass es direkt über der Gabelung des Y-Tapes positioniert ist (Ligamenttechnik).

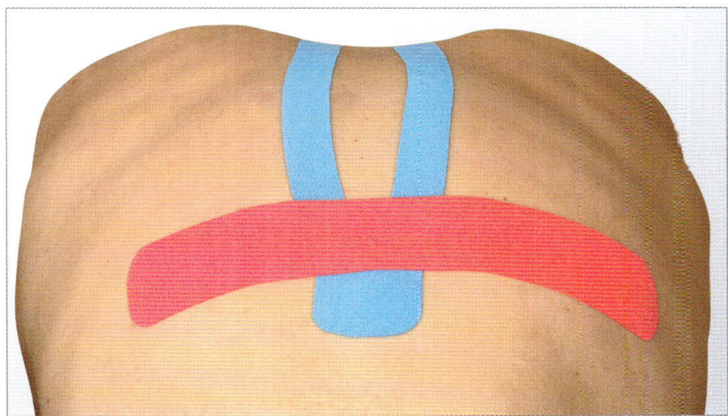

Anlage des I-Tapes
ASTE: Die Ausgangsstellung wird beibehalten.
Schritt 2: Die beiden I-Tapeenden werden dehnungsfrei nach lateral angelegt. Das gesamte Tape wird durch leichtes Reiben aktiviert, anmodelliert und fixiert.

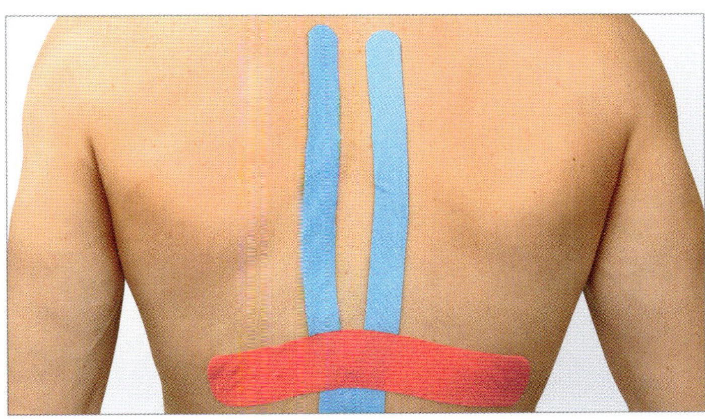

Komplette Kombinationsanlage mit Y- und I-Tape
ASTE: Stand
Schritt 3: Soll das horizontale I-Tape als Rotationszügel angewandt werden, dann werden die Zügel deutlich länger abgemessen und unter Zug nach lateral angelegt.

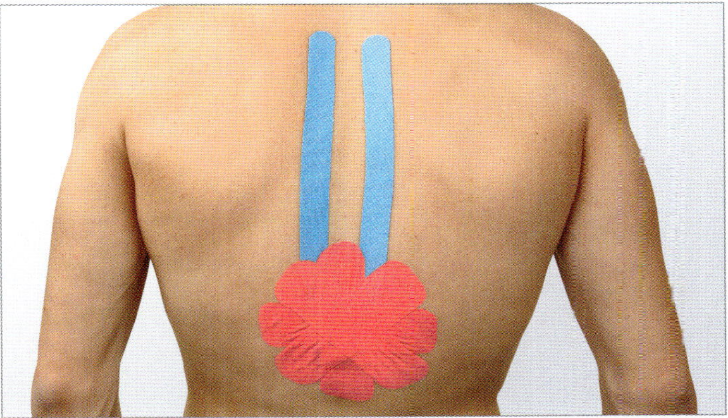

Kombinationsanlage mit Y-Tape und Sterntape
ASTE: Aufrechter Stand
Anlage: Bei starken Schmerzen in der unteren BWS werden zusätzlich zu dem Y-Tape von Abb. 1 vier I-Tapes als Spaceanlage mit ihren zentralen Ankern direkt über dem Th12-Schmerzareal angelegt, sodass sie ein Sterntape bilden. Die Zügel laufen jeweils dehnungsfrei aus.

Bandscheiben-Protrusion oder -Prolaps der HWS oder BWS – Muskel- und Spaceanlage

Wirkung: Schmerz- und Ödemreduktion; Entlastung der BS-Region; Detonisierung der WS-Muskulatur; Stimulieren der WS-Aufrichtung

Material
Abb. 1 und 2: blaues Y-Tape (Breite: 2,5 cm, Zügel je 1,25 cm), 4 rote I-Tapes (Breite: 2,5 cm)
Abb. 3 und 4: 1 bis 2 blaue Y-Tapes (Breite: 2,5 cm, Zügel je 1,25 cm), 4 rote I-Tapes (Breite: 2,5 cm)

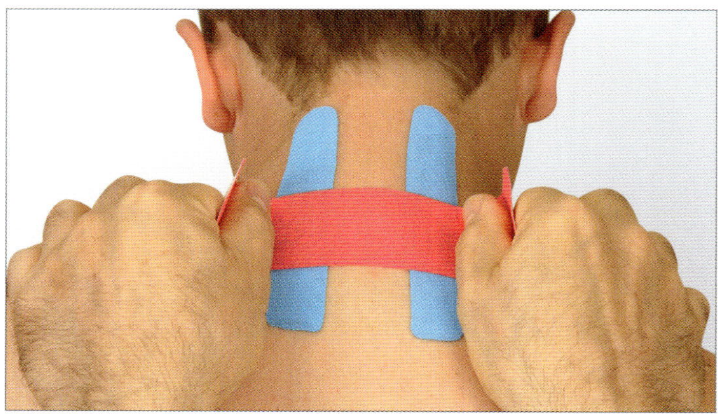

Anlage bei BS-Protrusion/-Prolaps der HWS
ASTE: Sitzende Position, Kopf und Oberkörper befinden sich so in Ventralflexion, dass größtmögliche Schmerzfreiheit erzielt wird.
Schritt 1: Zuerst wird ein bilateral detonisierendes I-Tape im Bereich der HWS-Exensoren angebracht. Dann wird der zentrale Anker eines I-Tapes als Spaceanlage unter starkem Zug direkt über der schmerzhaften HWS-Region angelegt. Die I-Tapeenden laufen dehnungsfrei aus.

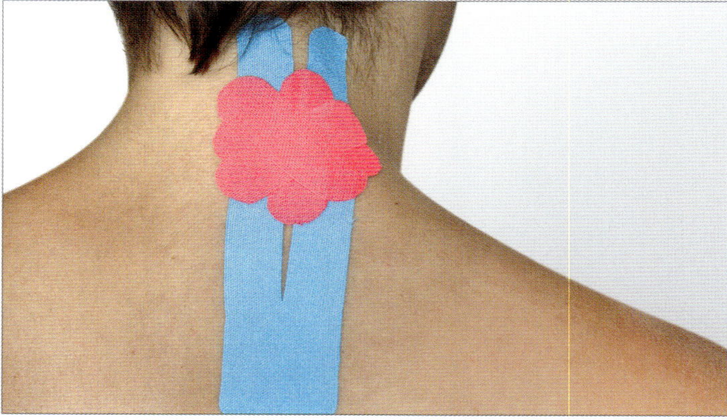

Komplette Kombinationsanlage mit Y- und Sterntape
ASTE: Sitzende Position, Kopf und Oberkörper befinden sich in einer entspannten Haltung.
Schritt 2: Drei weitere schmale I-Tapes werden als Spaceanlage mit zentraler Liftingtechnik diagonal angelegt. Alle vier I-Tapes überkreuzen einander direkt über der BS-Läsionsstelle und formen ein Sterntape. In Vordehnung wird die gesamte Anlage durch leichtes Reiben anmodelliert, aktiviert und fixiert.

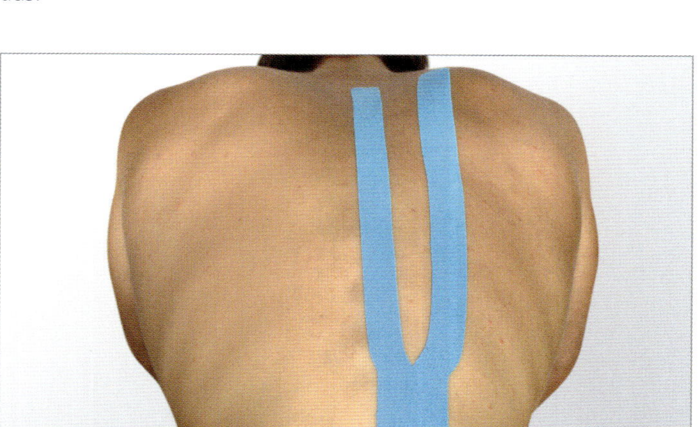

Anlage bei BS-Protrusion/-Prolaps der BWS
ASTE: Stehende Position, der Oberkörper befindet sich in Ventralflexion, der Patient stützt sich ab.
Schritt 1: Zuerst wird auf der nicht betroffenen Seite ein detonisierendes Y-Tape paravertebral im Bereich der BWS-Muskulatur angelegt. Der Anker des Y-Tapes wird ohne Zug in Höhe des DF von L2 angebracht. Die beiden Zügel werden mit leichtem Zug in einer schmerzfreien WS-Vordehnung nach kranial hin angelegt. Die Y-Tapeenden laufen dehnungsfrei aus.

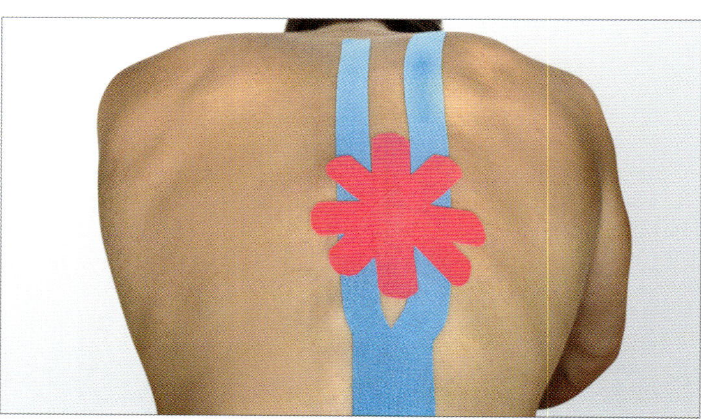

Komplette Kombinationsanlage mit Y- und Sterntape
ASTE: Die Ausgangsstellung wird während der Anlage beibehalten.
Schritt 2: Zusätzlich wird als Spaceanlage mit zentraler Liftigtechnik ein Sterntape angelegt. Die Anker der vier schmalen I-Tapes überkreuzen einander über der schmerzhaften BWS-Region, die gesamte Anlage wird durch leichtes Reiben anmodelliert, aktiviert und fixiert. Darüber hinaus kann ein zweites Y-Tape mit einer detonisierenden Muskeltechnik im Bereich der BWS-Strecker der Gegenseite angelegt werden.

Register

TEIL 2

SENSOTAPE® IN DER PRAXIS

UNTERER RUMPF, BECKEN,
OBER- UND UNTERSCHENKEL, FUSS

Inhalt Teil 2

Sensotape® in der Praxis – Unterer Rumpf, Becken, Ober- und Unterschenkel, Fuß

Sensotape®-Techniken für Rumpf, LWS und ISG

Sensotape®-Techniken für die untere Extremität

VI. Gelenke und Ligamente der unteren Extremität 416

XI. Krankheitsbilder der unteren Extremität 540

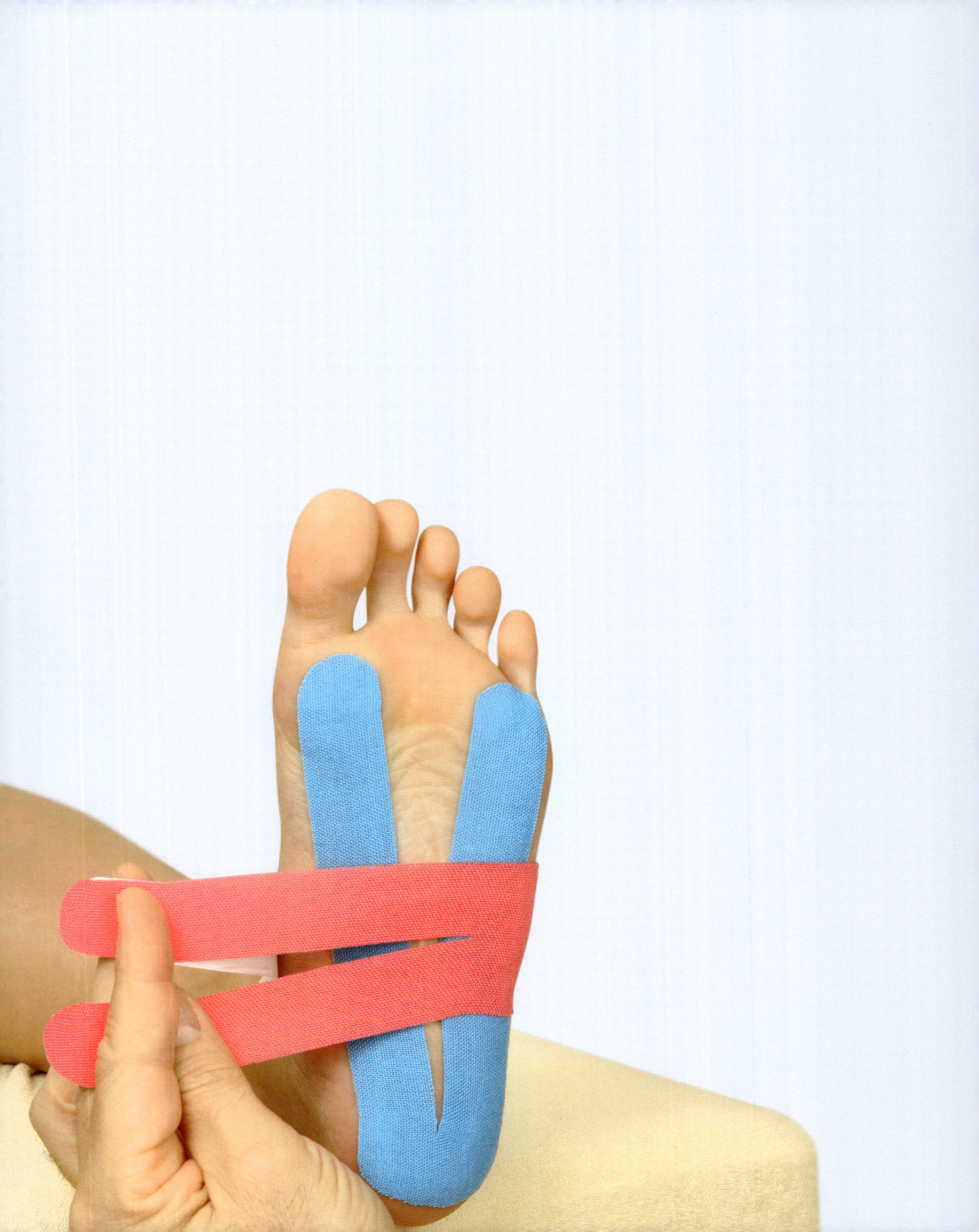

SENSOTAPE® IN DER PRAXIS

UNTERER RUMPF, BECKEN, OBER- UND UNTERSCHENKEL, FUSS

Sensotape®-Techniken für Rumpf, LWS und ISG

I. Muskulatur des Rumpfs und der LWS

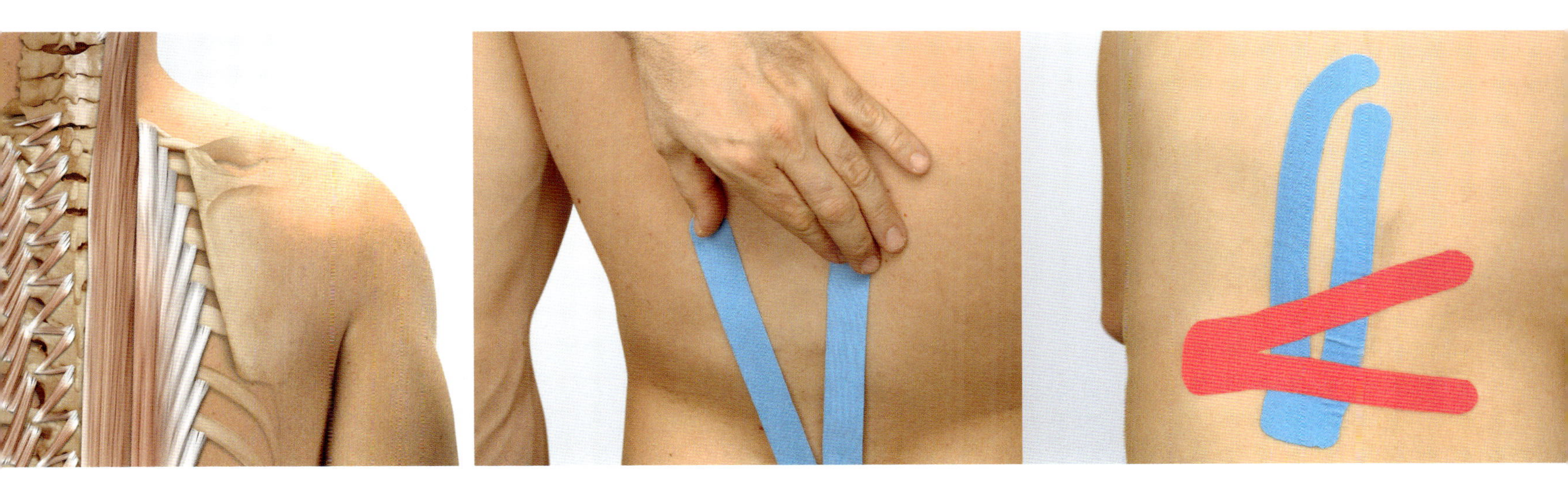

M. rectus abdominis

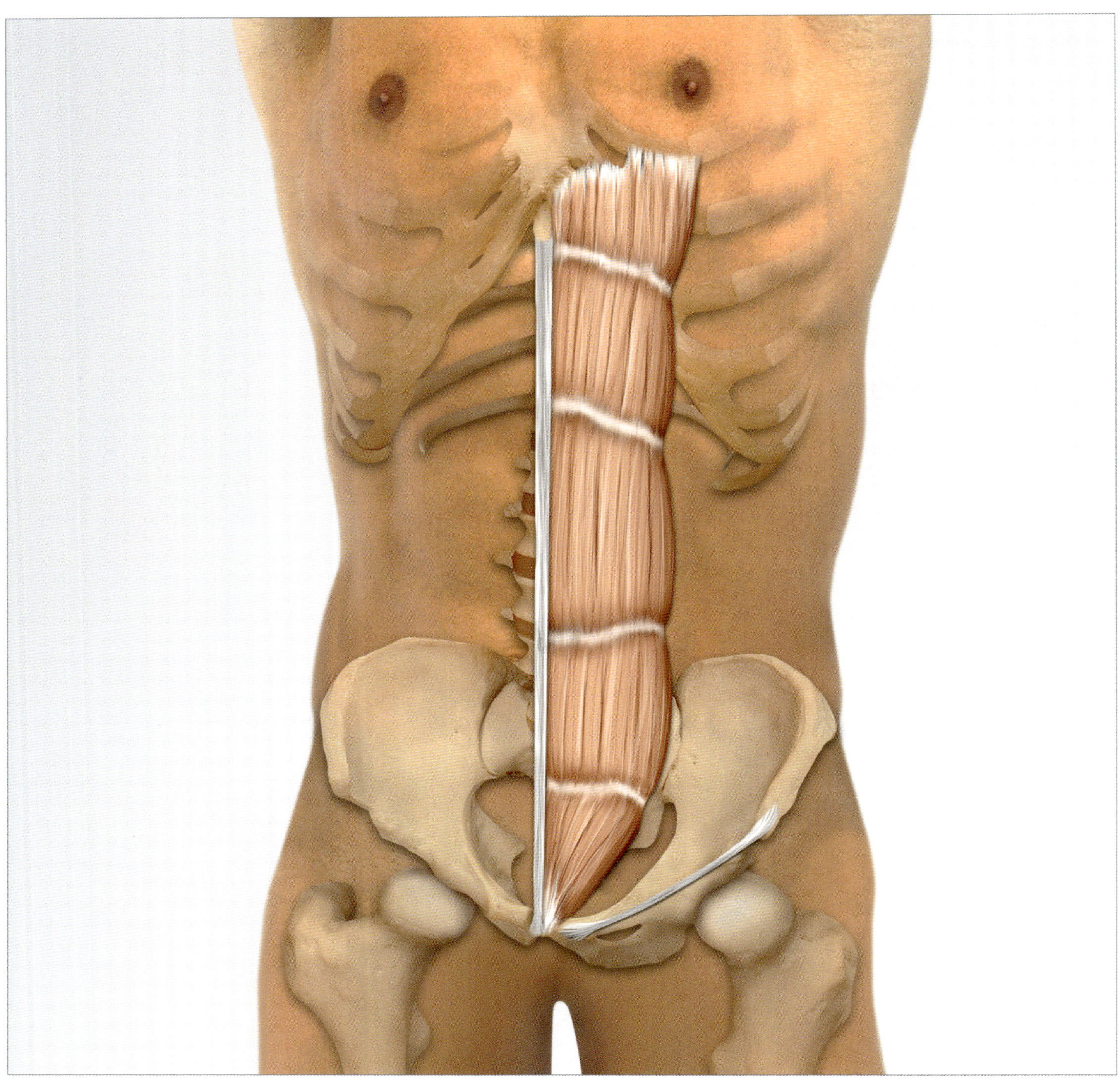

U: Außenfläche der 5. bis 7. Rippenknorpel, Proc. xiphoideus
A: Crista pubica zwischen Tuberculum pubicum und der Symphyse
I: Nn. intercostales T5–T12
F: Flexion des Rumpfs, Beckenaufrichtung, Exspirationshilfmuskel

M. rectus abdominis – Muskelanlage

Wirkung: Abb. 1 und 2: tonisierend. Die Anlage erfolgt vom Ursprung zum Ansatz.
Abb. 3 und 4: detonisierend. Die Anlage erfolgt vom Ansatz zum Ursprung.

Indikationen für die Sensotape-Anlage
- Spondylolysis
- Spondylolisthesis
- Hyperlordose
- Muskelzerrungen/Muskelfaserrisse des M. rectus abdominis

Material
rotes I-Tape (Abb. 1 und 2)
blaues I-Tape (Abb. 3 und 4)

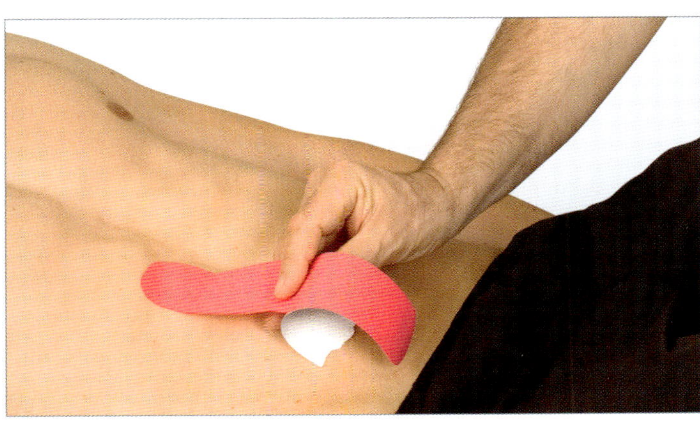

Anlage des I-Ankers
ASTE: Rückenlage, die Hüft- und Kniegelenke befinden sich in 45°-Flexion.
Schritt 1: Der Anker des I-Tapes wird ohne Zug einseitig lateral der Linea alba, am Proc. xiphoideus bzw. an den 5.–7. Rippenknorpel in der Regio epigastrica angelegt.

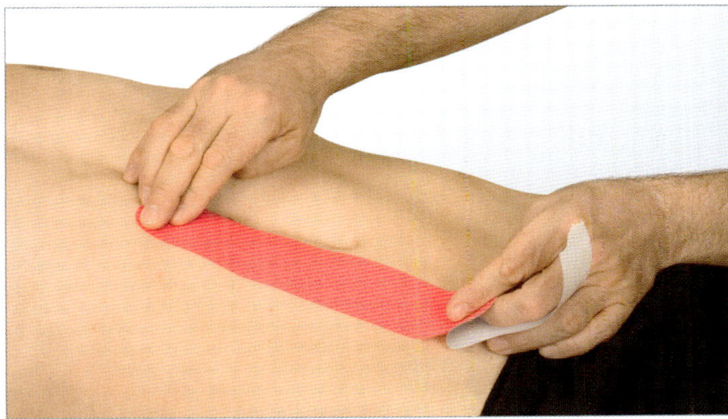

Anlage des I-Tapes
ESTE: Rückenlage, die Hüft- und Kniegelenke sind gestreckt, die LWS wird unterlagert und befindet sich somit in Extension.
Schritt 2: Der Anker des I-Tapes wird durch einen Haut-Gleitschub fixiert, während das I-Tape unter leichtem Zug nach distal zur Crista des Os pubis, zwischen Symphyse und Tuberculum pubicum, angelegt wird. Das I-Tapeende soll dehnungsfrei auslaufen. Die gesamte Muskelanlage wird in Vordehnung durch leichtes Reiben anmodelliert, aktiviert und auf der Haut fixiert.

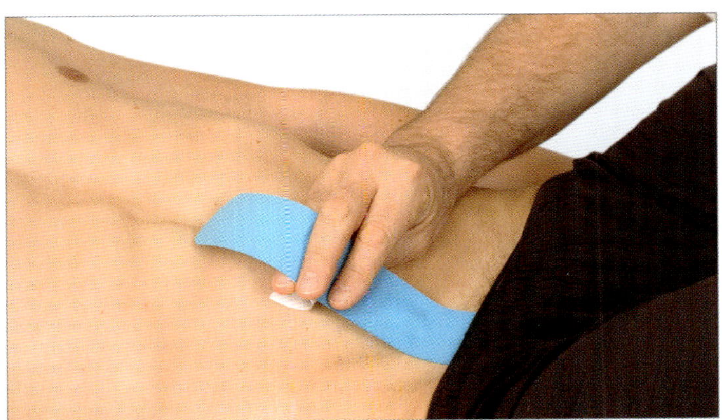

Anlage des I-Ankers
ASTE: Rückenlage, die Hüft- und Kniegelenke befinden sich in 45°-Flexion.
Schritt 1: Der Anker des I-Tapes wird ohne Zug auf einer Seite der Linea alba an der Crista des Os pubis in der Regio hypogastrica angelegt.

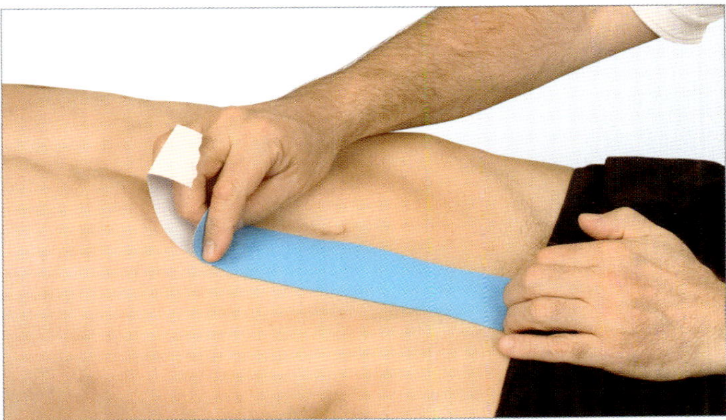

Anlage des I-Tapes
ESTE: Rückenlage, die Hüft- und Kniegelenke werden gestreckt, die LWS wird unterlagert und befindet sich in Extension.
Schritt 2: Der Anker des I-Tapes wird durch einen Haut-Gleitschub fixiert, während das I-Tape unter leichtem Zug nach proximal zum Proc. xiphoideus bzw. Rippenknorpel angelegt wird. Das I-Tapeende soll dehnungsfrei auslaufen. Die gesamte Muskelanlage wird in Vordehnung durch leichtes Reiben anmodelliert, aktiviert und auf der Haut fixiert.

► **Diese I-Tapes des M. rectus abdominis werden immer beidseitig angelegt.**

M. obliquus externus abdominis

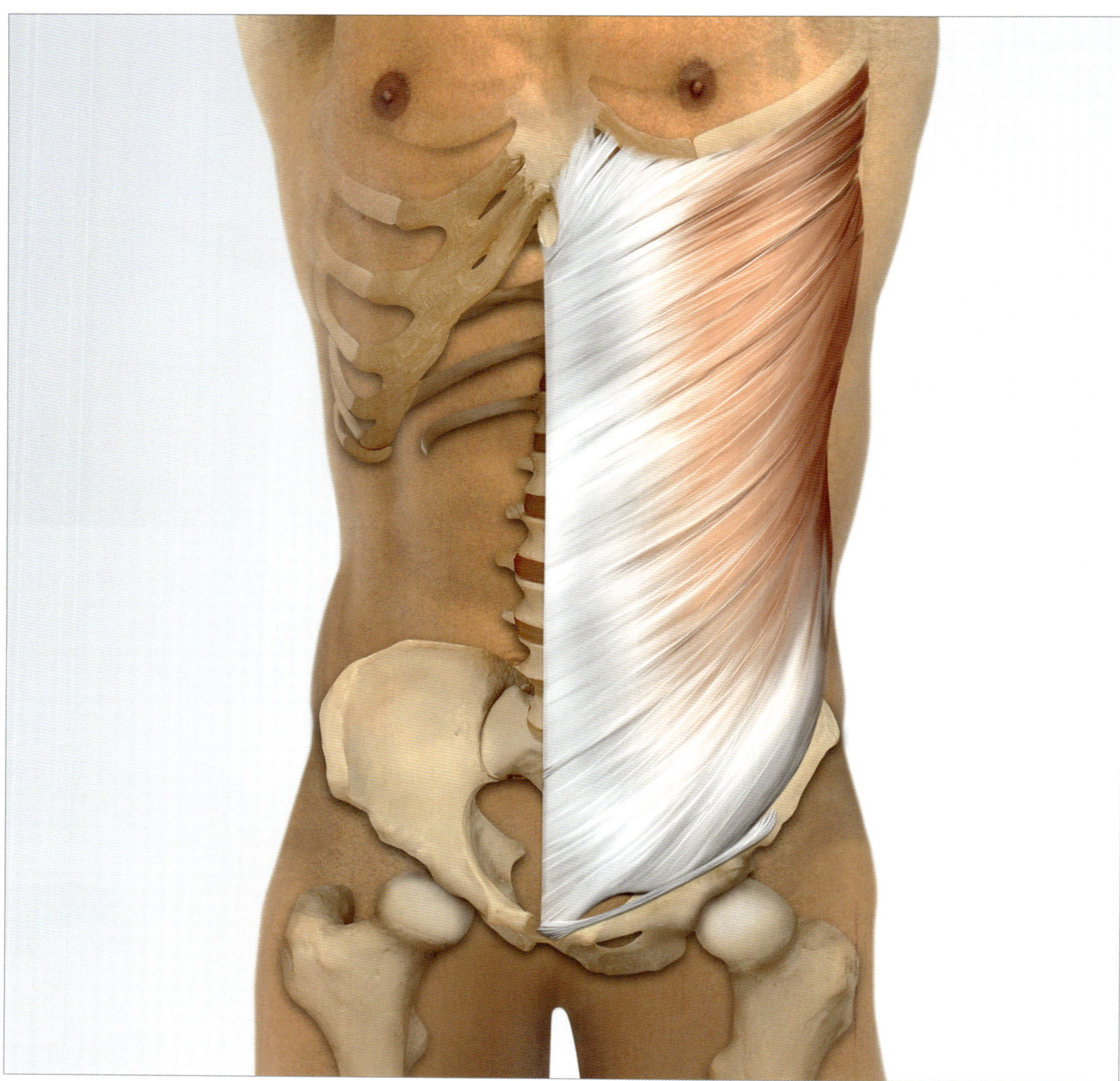

U: Außenfläche der 5. bis 12. Rippe
A: Crista iliaca, Labium externum; vorderes Blatt der Rektusscheide und Linea alba
I: Nn. intercostales T5–T12, N. iliohypogastricus
F: ***einseitig:*** Lateralflexion des Rumpfs zur gleichen Seite und Rotation des Rumpfs zur Gegenseite
beidseitig: Flexion des Rumpfs, Beckenaufrichtung und Expiration

M. obliquus externus abdominis – Muskelanlage

Wirkung: detonisierend. Die Anlage erfolgt vom Ansatz zum Ursprung.

Indikationen für die Sensotape-Anlage
- Lumbago/LWS-Schmerzen
- Lumbale BSV
- Ossifikation der Rippenknorpel
- Beckentorsion/Beckenschiefstand
- Skoliose
- Muskelfaserriss/Zerrungen des M. obliquus externus abdominis

Material
2 blaue I-Tapes

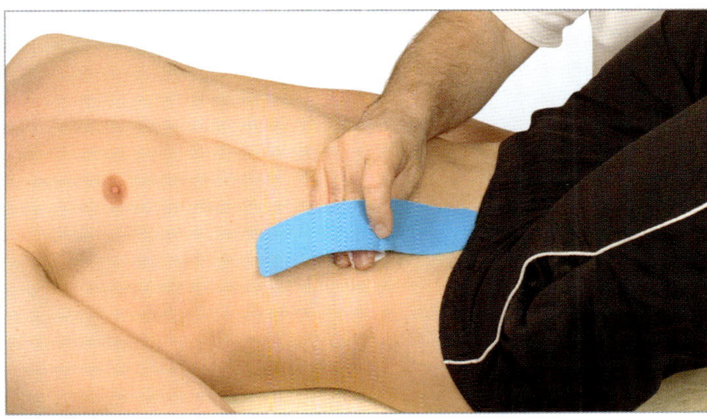

Anlage des I-Ankers
ASTE: Rückenlage, die Hüft- und Kniegelenke befinden sich in 45°-Flexion.
Schritt 1: Der Anker des I-Tapes wird ohne Zug schräg an der Crista des Os pubis lateral der Linea alba und medial der Crista iliaca angelegt.

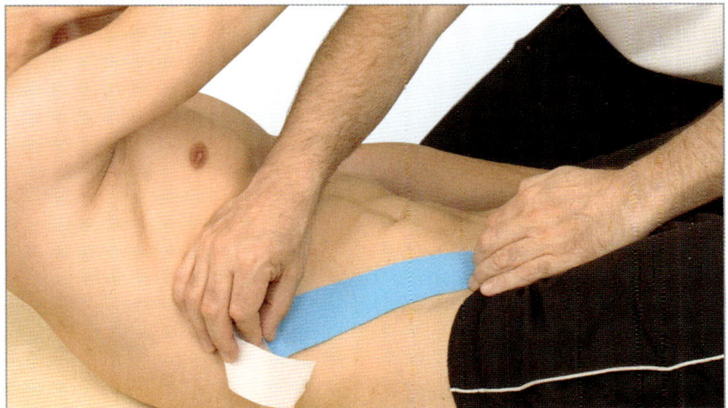

Anlage des I-Tapes
ASTE: Rückenlage, die Hand der betroffenen Seite wird in den Nacken gelegt und der Rumpf in Flexion, Lateralflexion und Rotation zur Gegenseite bewegt. Inspirationsstellung.
Schritt 2: Der Anker wird medio-kaudal durch einen Haut-Gleitschub fixiert, während das I-Tape unter leichtem Zug nach kranial-lateral entlang des Muskelverlaufs zur Taille hin aufgelegt wird

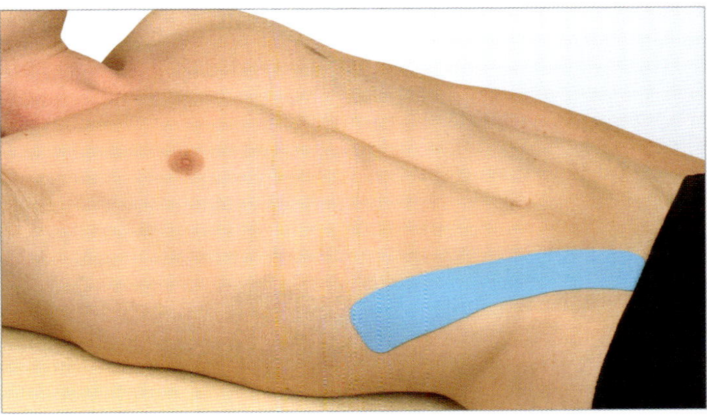

Komplette I-Tapeanlage
ESTE: Rückenlage, der Arm der betroffenen Seite befindet sich im Nacken.
Schritt 3: Während sich der Patient stufenweise zurücklegt und die Beine streckt, ist das I-Tape unter Dehnung zwischen Ansatz und Ursprung angelegt. Das I-Tapeende soll lateral dehnungsfrei über die Außenflächen der 5.–12. Costae auslaufen.

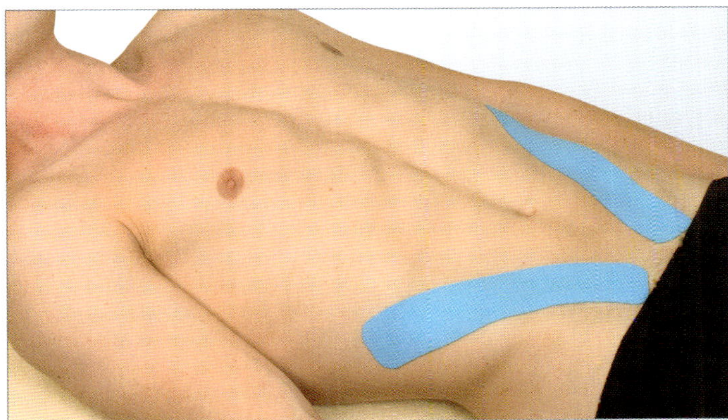

Bilaterale I-Tapeanlage
ESTE: Rückenlage, die Beine sind gestreckt.
Schritt 4: Das I-Tape der Gegenseite wird spiegelbildlich zum ersten Tape, in gleicher detonisierender Technik angelegt. Die gesamte Muskelanlage wird in Vordehnung durch leichtes Reiben anmodelliert, aktiviert und auf der Haut fixiert.

M. obliquus internus abdominis

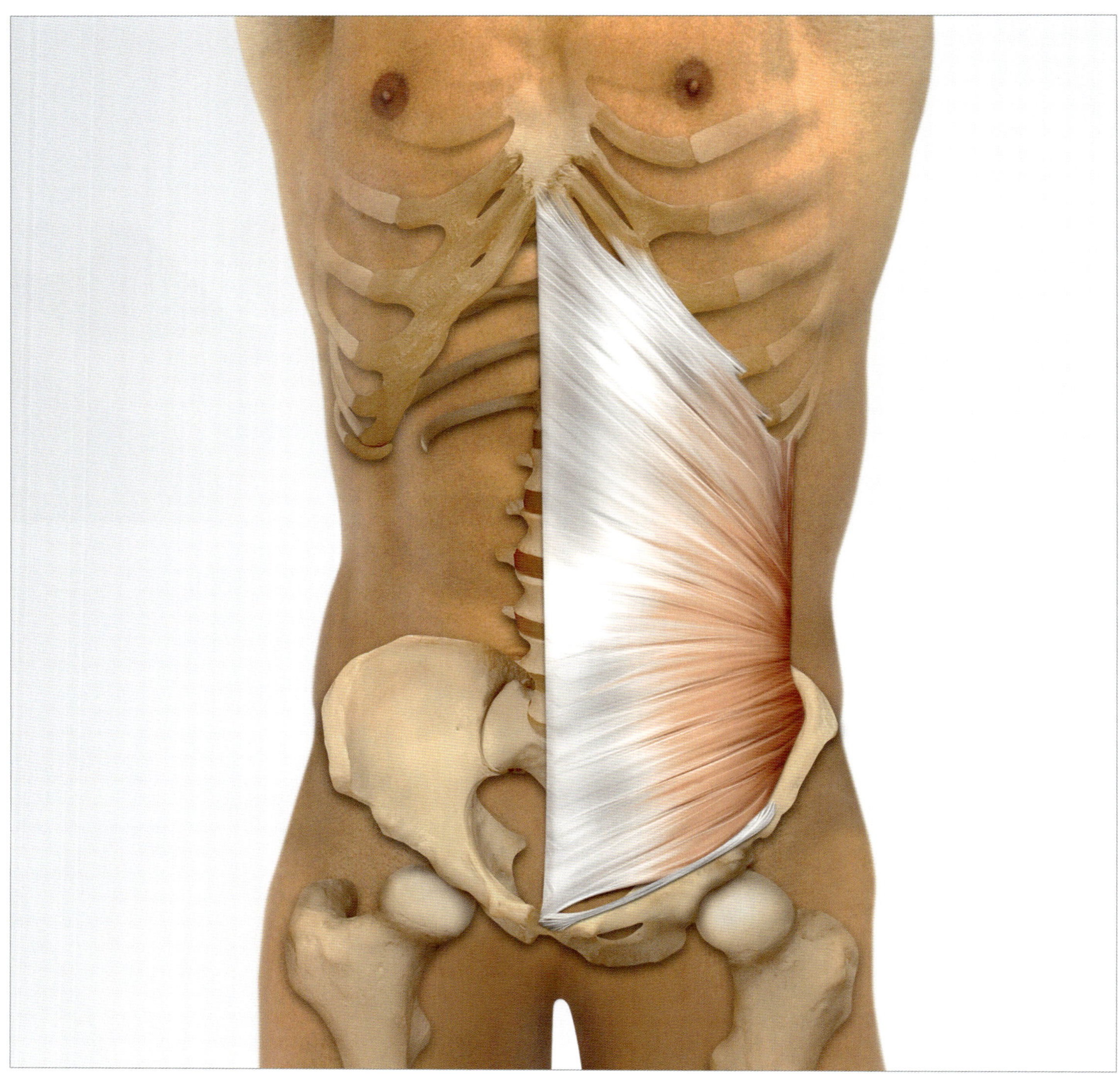

U: lateraler Rand des Lig. inguinale, Spina iliaca anterior superior, Crista iliaca, tiefes Blatt der Fascia thoracolumbalis
A: Unterrand der 10. bis 12. Rippe; Rektusscheide und Linea alba
I: Nn. intercostales T8–T12, N. iliohypogastricus, N. ilioinguinalis

F: ***einseitig:*** Lateralflexion des Rumpfs zur gleichen Seite, Rotation des Rumpfs zur gleichen Seite
beidseitig: Flexion des Rumpfs, Beckenaufrichtung und Exspiration

M. obliquus internus abdominalis – Muskelanlage

Wirkung: tonisierend. Die Anlage erfolgt vom Ursprung zum Ansatz.

Indikationen für die Sensotape-Anlage
- Lumbago/LWS-Schmerzen, Lumbale BSV
- Ossifizierung der Rippenknorpel
- Haltungskorrektur (z. B. bei Hyperlordose)
- Beckentorsion, Beckenschiefstand, Skoliose
- Muskelfaserrisse/Zerrungen des M. obliquus internus abdominis

Material
2 rote I-Tapes

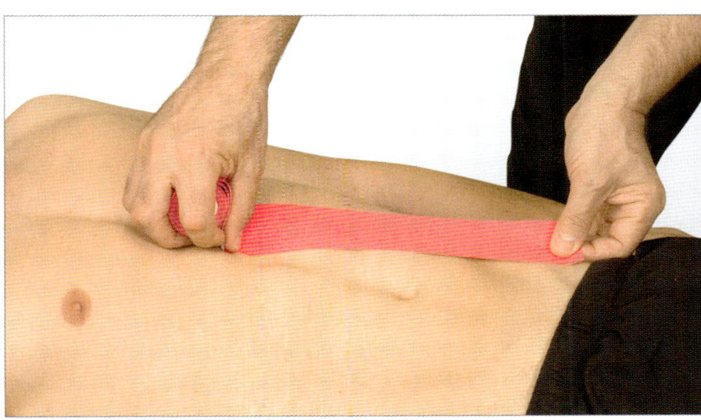

Abmessung des I-Tapes
ASTE: Rückenlage, die Beine sind gestreckt.
Schritt 1: Das I-Tape wird zwischen der Crista iliaca bzw. der Spina iliaca anterior superior (SIAS) und dem Proc. xiphoideus abgemessen.

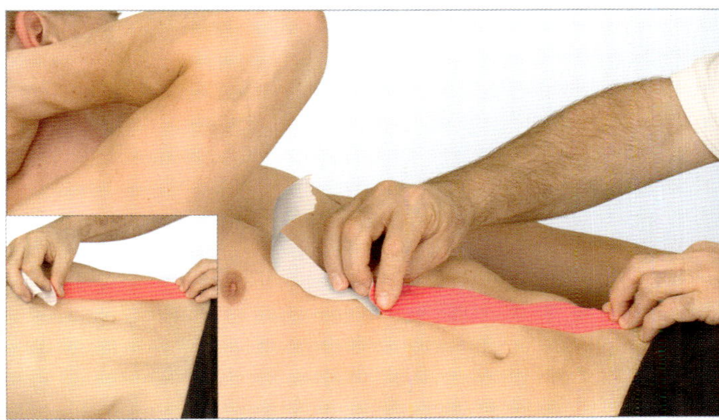

Anlage des I-Ankers und des I-Tapes
ASTE: Rückenlage, die Beine befinden sich zuerst in 45°-Flexion. Dann wird die Schulter der Gegenseite leicht abgehoben, der Rumpf befindet sich in leichter Flexion, Lateralflexion und Rotation zur betroffenen Seite. Exspirationsstellung.
Schritt 2: Der Anker des I-Tapes wird ohne Zug am Ursprung in der linken Regio iliaca angelegt (s. kl. Abb.). Der Anker wird durch einen Haut-Gleitschub fixiert, während das I-Tape mit leichtem Zug nach proximal zum Proc. xiphoideus hin angelegt wird.

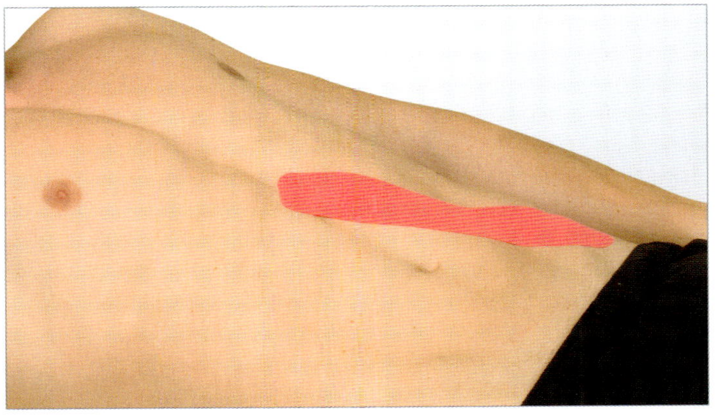

Komplette I-Tapeanlage
ESTE: Rückenlage, die Beine sind gestreckt, die Hand der Gegenseite befindet sich im Nacken.
Schritt 3: Während der Patient langsam in die Rückenlage zurückkehrt, wird das I-Tape unter Dehnung zwischen Ursprung und Ansatz angelegt. Das I-Tapeende soll dehnungsfrei median an der Linea alba auslaufen.

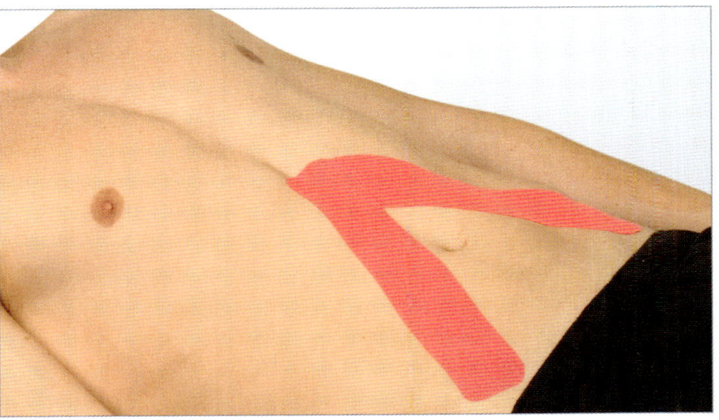

Bilaterale I-Tapeanlage
ESTE: Rückenlage, die Beine sind gestreckt.
Schritt 4: Mit der gleichen tonisierenden Muskel-Technik wird das rechte I-Tape so angebracht, dass es mit dem linken I-Tape ein V bildet. Das V liegt in der Mitte der Regio epigastrica und läuft in die Regio iliaca links bzw. rechts aus. Die gesamte Muskelanlage wird in Vordehnung durch leichtes Reiben anmodelliert, aktiviert und auf der Haut fixiert.

M. quadratus lumborum

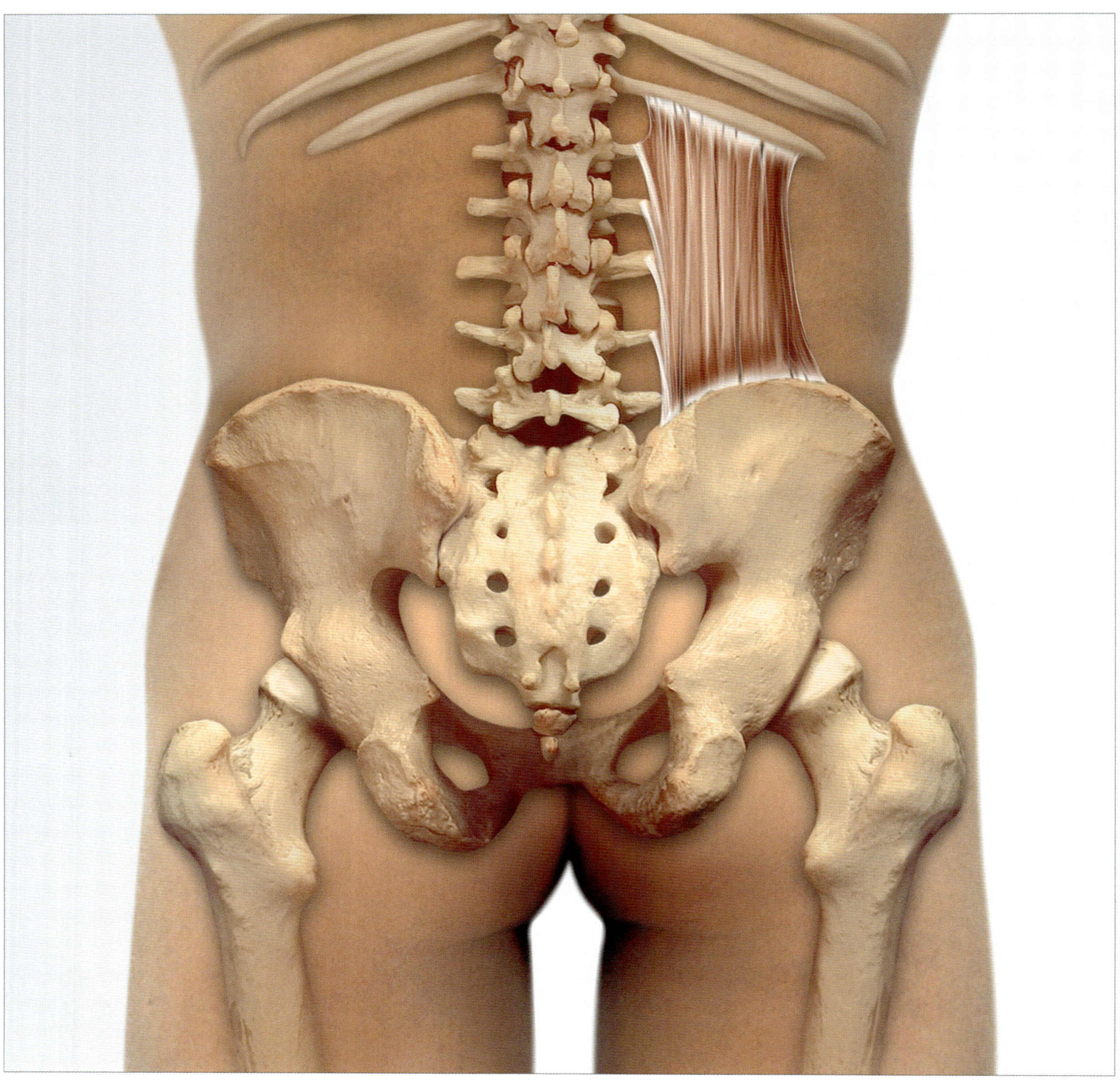

U: dorsale Crista iliaca
A: Unterrand der 12. Rippe, Procc. costales des 1. bis 4. Lendenwirbels
I: N. subcostalis (N. intercostalis XII)
F: ***einseitig:*** Lateralflexion der WS zur gleichen Seite
beidseitig: unterstützt die Bauchpresse

M. quadratus lumborum – Muskelanlage

Wirkung: tonisierend. Die Anlage erfolgt vom Ursprung zum Ansatz.

Indikationen für die Sensotape-Anlage
- Hypotonie des Muskels
- LWS-Läsionen
- ISG-Läsionen

Material
rotes Y-Tape

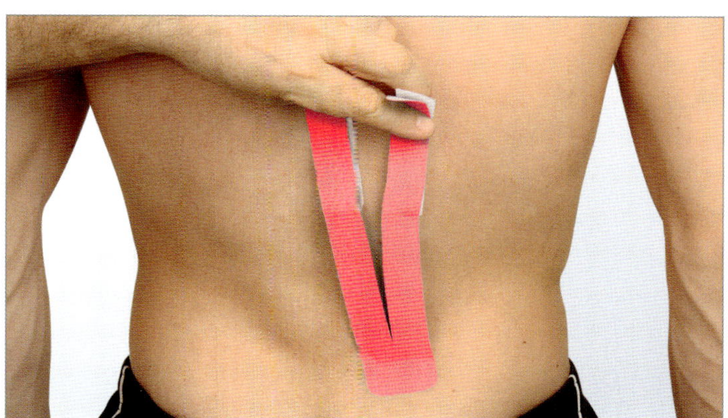

Anlage des Y-Ankers
ASTE: Im Stand.
Schritt 1: Der Anker des Y-Tapes wird ohne Zug auf der Spina iliaca posterior superior und der angrenzenden dorsalen Crista iliaca angelegt.

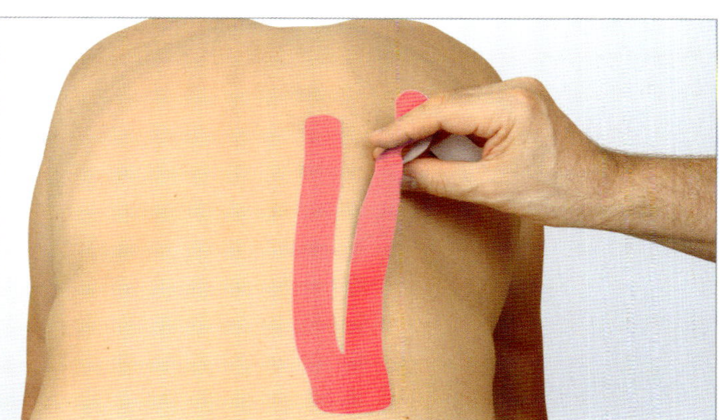

Anlage des medialen Y-Zügels
ASTE: Im Stand, der Rumpf befindet sich in Ventralflexion und leichter Lateralflexion zur Gegenseite.
Schritt 2: Der Anker des Y-Tapes wird durch einen Haut-Gleitschub fixiert, während der mediale Y-Zügel mit leichtem Zug paravertebral nach kranial bis L1 angelegt wird.

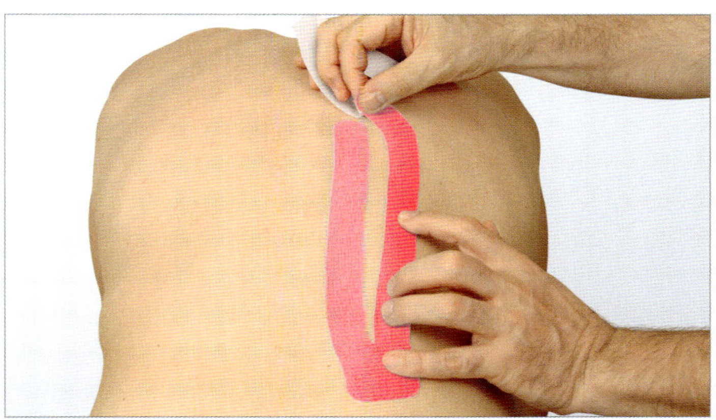

Anlage des lateralen Y-Zügels
ASTE: Im Stand, der Rumpf befindet sich in Ventralflexion und leichter Lateralflexion zur Gegenseite.
Schritt 3: Der Anker wird durch einen Haut-Gleitschub fixiert, während der laterale Y-Zügel mit leichtem Zug nach kranial bis T12 angelegt wird.

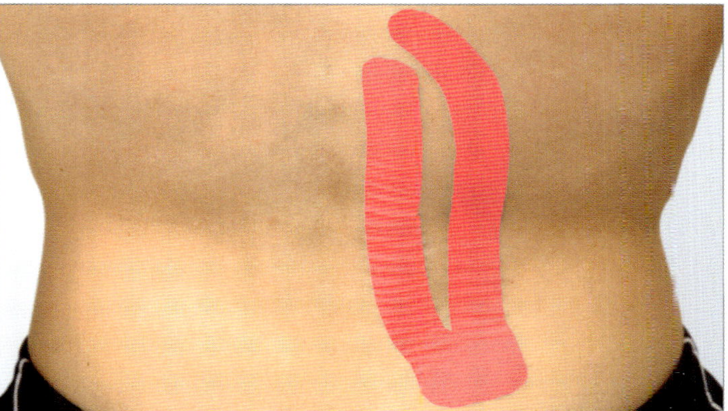

Komplette Y-Tapeanlage
ESTE: Im Stand.
Schritt 4: Die beiden Y-Tapeenden dehnungsfrei in der Regio thoracolumbalis auslaufen lassen. Die gesamte Muskelanlage wird in Vordehnung durch leichtes Reiben anmodelliert, aktiviert und auf der Haut fixiert.

▸ **Eine deutliche »Hautfaltenbildung« sollte erkennbar sein.**

M. erector spinae – LWS

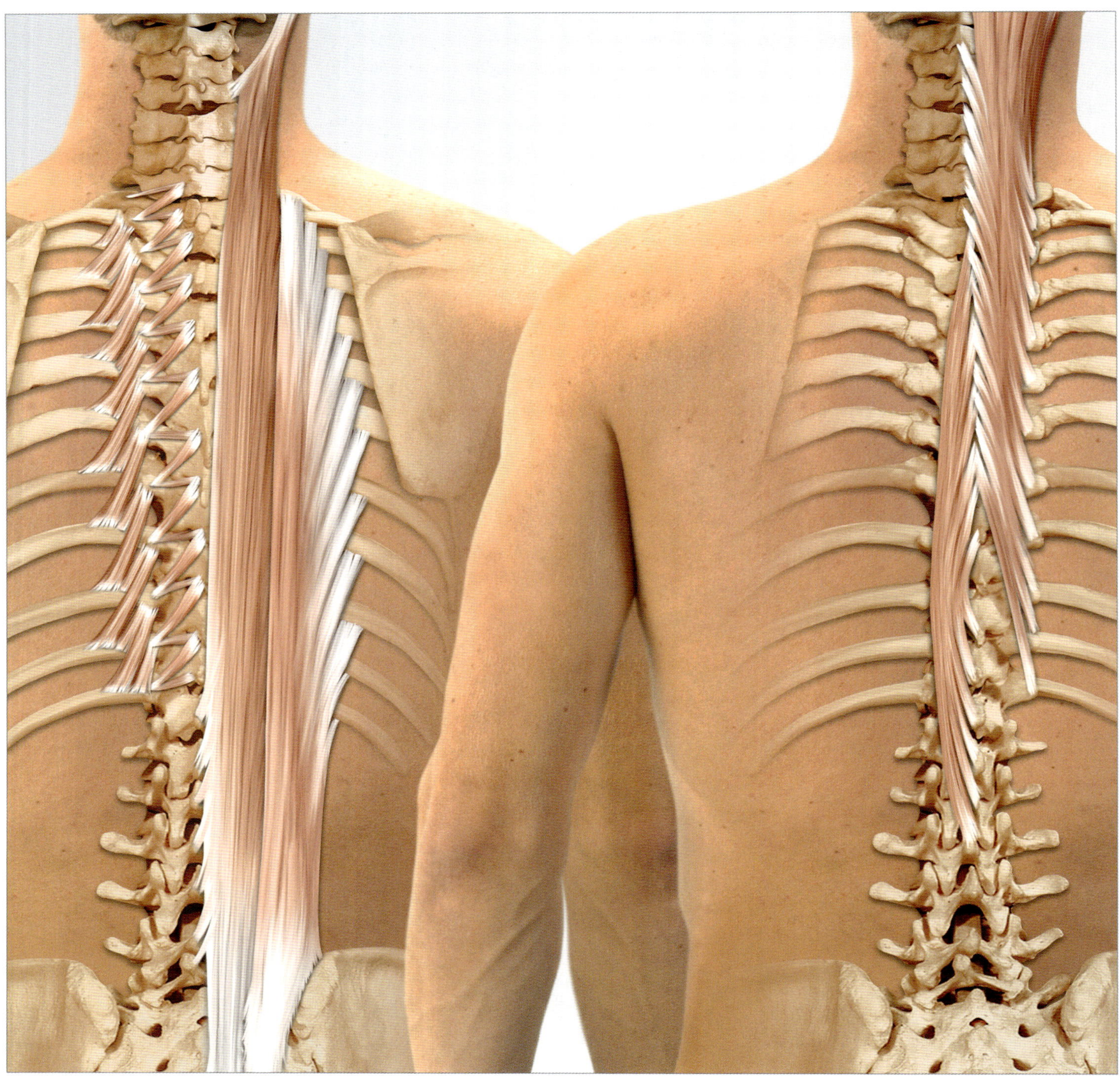

U: Os sacrum, dorsale Crista iliaca, Fascia thoracolumbalis
A: 6. bis 12. Rippe, tiefes Blatt der Fascia thoracolumbalis, Procc. transversi der oberen LWS
I: Rr. dorsales der Spinalnerven der entsprechenden Segmente
F: ***einseitig:*** Lateralflexion der Wirbelsäule zur gleichen Seite
beidseitig: Extension der Wirbelsäule

M. erector spinae – LWS – Muskelanlage

Wirkung: detonisierend. Die Anlage erfolgt vom Ansatz zum Ursprung.

Indikationen für die Sensotape-Anlage
- Myofasziale Schmerzsyndrome
- Lumbale BSV, Lumbago
- LWS-Dysfunktionen
- LWS-Deformitäten
- Schmerzhafte freie Rippen 11 + 12

Material
blaues Y-Tape

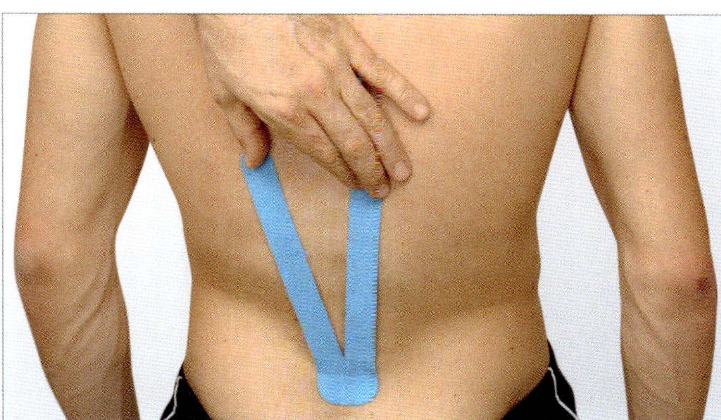

Anlage des Y-Ankers
ASTE: Im Stand.
Schritt 1: Der Anker des Y-Tapes wird ohne Zug auf dem Sakrum angelegt. Die beiden Y-Zügel bilden ein V nach kranial hin in die Regio thoracolumbalis.

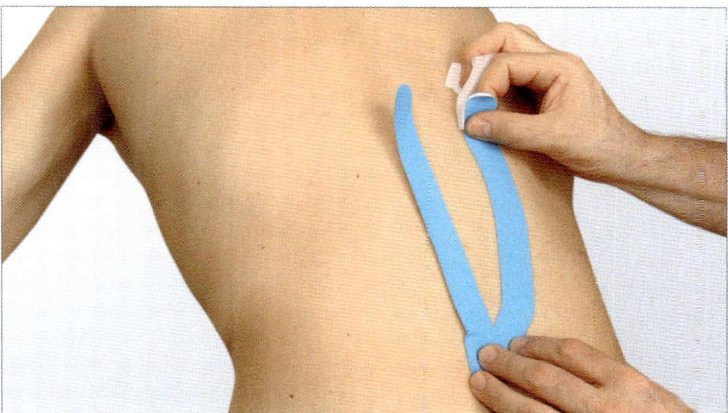

Anlage des rechten Y-Zügels
ASTE: Der Rumpf befindet sich in Ventralflexion, die Muskulatur ist somit in Vordehnung.
Schritt 2: Der Anker wird durch einen Haut-Gleitschub fixiert, während der rechte Y-Zügel mit leichtem Zug entlang des medialen Trakts des Muskelverlaufs nach kranial bis L1 angelegt wird.

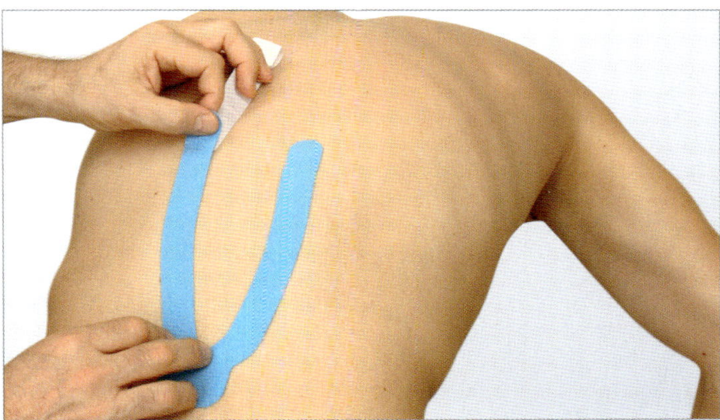

Anlage des linken Y-Zügels
ASTE: Die Ausgangsstellung wird beibehalten.
Schritt 3: Der Anker wird durch einen Haut-Gleitschub fixiert, während der linke Y-Zügel mit leichtem Zug paravertebral entlang des Muskelverlaufs nach kranial bis L1 angelegt wird.

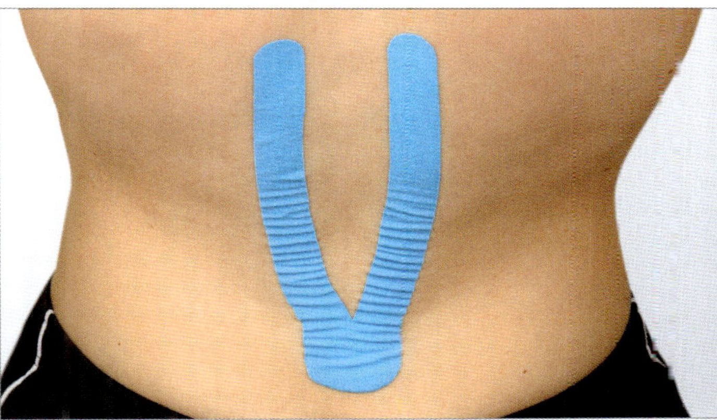

Komplette Y-Tapeanlage
ESTE: Aufrechter Stand in Ruhestellung.
Schritt 4: Die Tapeenden beider Y-Zügel sollen dehnungsfrei über den thorakolumbalen Übergang Th 12 auslaufen. Die gesamte Muskelanlage wird in Vordehnung durch leichtes Reiben anmodelliert, aktiviert und auf der Haut fixiert.

▸ **Es sollte ein deutlicher »Hautfalteneffekt« sichtbar sein.**
Die Abmessung des Y-Tapes erfolgt in maximaler Flexion der LWS.

M. erector spinae – Muskelanlage

Wirkung: detonisierend. Die Anlage erfolgt vom Ansatz zum Ursprung.

Indikationen für die Sensotape-Anlage
- Bandscheibenvorfall oder -vorwölbung im Bereich der LWS
- Rückenschmerzen

Material
2 blaue I-Tapes

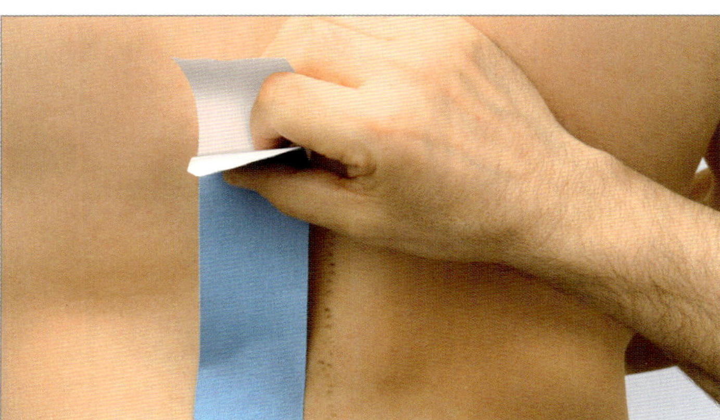

Anlage des I-Ankers
ASTE: Im Stand.
Schritt 1: Der Anker des I-Tapes wird ohne Zug paravertebral im Bereich der lumbalen Dornfortsätze angelegt.

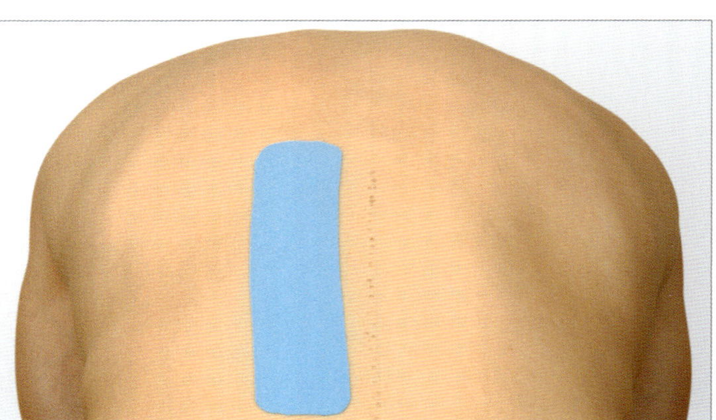

Anlage des linken I-Tapes
ASTE: Der Rumpf befindet sich in maximaler Ventralflexion und in Rotation zur Gegenseite.
Schritt 2: Der Anker wird durch einen Haut-Gleitschub fixiert, während das I-Tape unter leichtem Zug paravertebral entlang der Wirbelsäule nach kranial bis Th 12 angelegt wird. Die beiden Y-Tapeenden dehnungsfrei in der Regio thoracolumbalis auslaufen lassen.

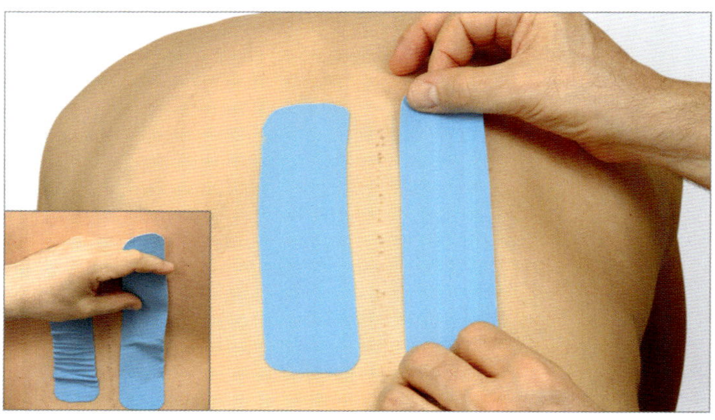

Anlage des rechten I-Tapes
ASTE: Aufrechter Stand, der Rumpf befindet sich in maximaler Ventralflexion und in Rotation zur Gegenseite.
Schritt 3: Der Anker wird ohne Zug in aufrechter Haltung auf das Sakrum angelegt (s. kl. Abb.). Danach wird der Anker durch einen Haut-Gleitschub fixiert, während das I-Tape mit leichtem Zug paravertebral nach kranial bis Th 12 angelegt wird.

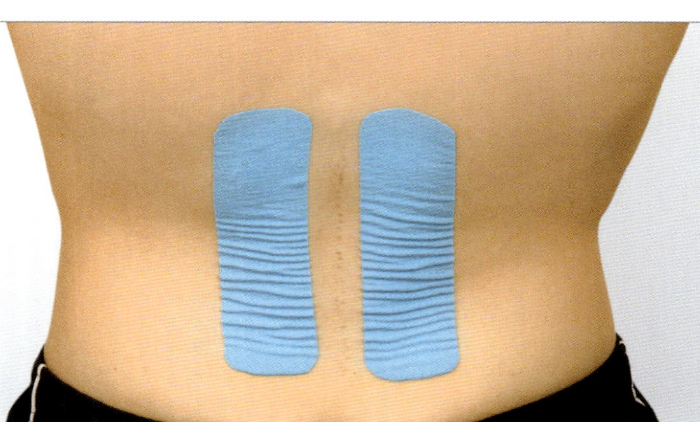

Komplette bilaterale I-Tapeanlage
ESTE: Aufrechter Stand in Ventralflexion.
Schritt 4: Die beiden I-Tapeenden sollen dehnungsfrei über den Muskelbauch in der Regio thoracolumbalis auslaufen. Die gesamte Muskelanlage wird in Vordehnung durch leichtes Reiben anmodelliert, aktiviert und auf der Haut fixiert.

▶ **Es sollte ein deutlicher »Hautfalteneffekt« sichtbar sein.**
Bei der Anwendung eines I-Tapes besteht ebenso die Möglichkeit, die WS nicht nur in Flexion, sondern auch in Rotation zur schmerzfreien Seite hin einzustellen.

M. erector spinae – Muskelanlage

Wirkung: detonisierend. Die Anlage erfolgt vom Ansatz zum Ursprung.

Indikationen für die Sensotape-Anlage
- Schwäche der Rückenmuskulatur
- Instabilitäten

Material
4 blaue Y-Tapes

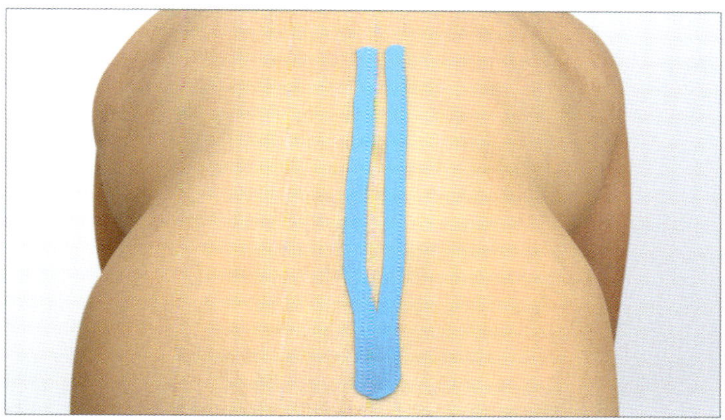

Unilaterale Y-Tapeanlage
ASTE: Vom aufrechten Stand erfolgt ein Wechsel in Ventralflexion, wodurch der Muskel in Vordehung kommt.
Schritt 1: Der Anker des rechten Y-Tapes wird ohne Zug auf das Sakrum angelegt. Der Anker wird mit einem kaudalen Haut-Gleitschub fixiert und im Wechsel werden die beiden Y-Zügel paravertebral mit leichtem Zug über dem medialen Trakt des M. erector spinae angelegt. Die beiden Y-Zügelenden laufen dehnungsfrei kranialwärts aus.

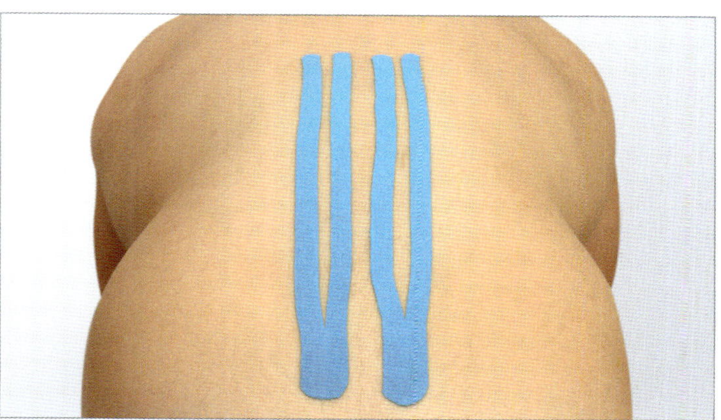

Bilaterale Y-Tapeanlage
ASTE: Im Stand, der Rumpf befindet sich in maximaler Ventralflexion.
Schritt 2: Der Anker des linken Y-Tapes wird ohne Zug auf das Sakrum angelegt. Der Anker wird durch einen kaudalen Haut-Gleitschub fixiert, während die Y-Tapezügel unter leichtem Zug paravertebral entlang der Wirbelsäule nach kranial bis Th 12 angelegt werden. Die beiden Y-Zügelenden laufen dehnungsfrei kranialwärts aus.

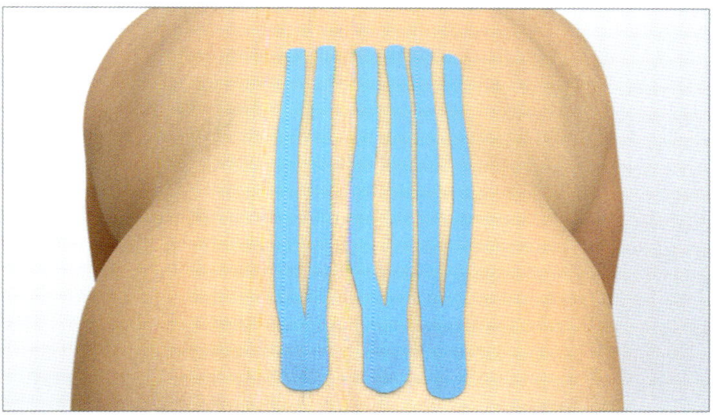

Anlage des rechten gepaarten Y-Tapes
ASTE: Im Stand, der Rumpf befindet sich in maximaler Ventralflexion.
Schritt 3: Der Anker wird ohne Zug in aufrechter Haltung auf das Sakrum angelegt. Danach wird der Anker durch einen Haut-Gleitschub fixiert, während das Y-Tape mit leichtem Zug paravertebral, nur über dem lateralen Trakt des M. erector spinae bis Th12 angelegt wird. Die beiden Y-Züge enden laufen dehnungsfrei nach kranial aus.

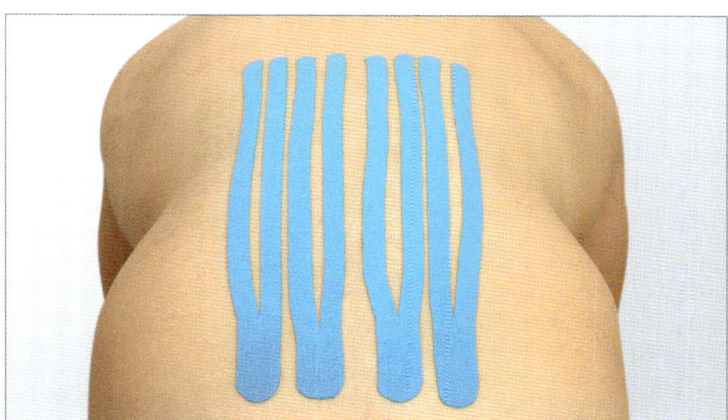

Komplette bilaterale, paarige Kombinations-Y-Tapeanlage
ESTE: Im Stand, der Rumpf befindet sich in maximaler Ventralflexion.
Schritt 4: Das linke paarige Y-Tape wird in gleicher Weise wie bisher mit der gleichen Muskeltechnik, nur über dem lateralen Trakt des M. erector spinae angebracht. Die gesamte doppelseitige Y- Muskelanlage wird in Vordehnung durch leichtes Reiben anmodelliert, aktiviert und auf der Haut fixiert.

Sensotape®-Techniken für Rumpf, LWS und ISG

II. Gelenke und Ligamente der LWS, des Rumpfs und des ISG

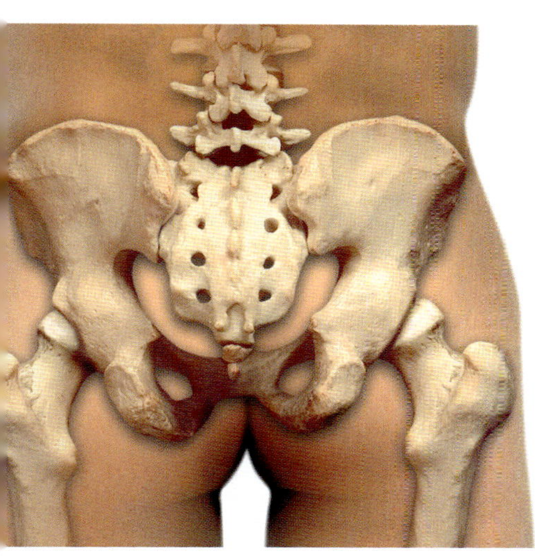

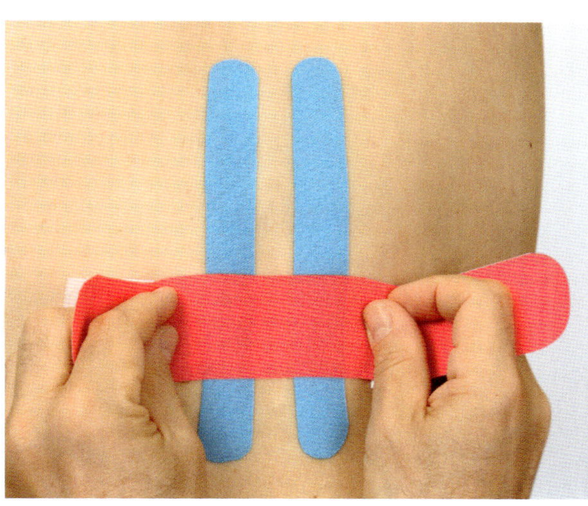

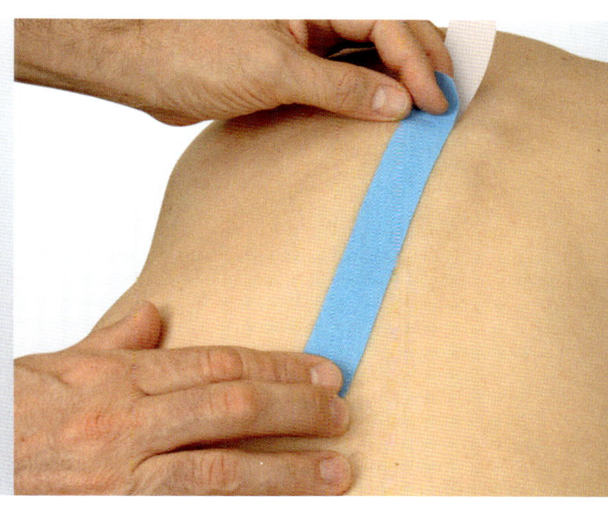

LWS

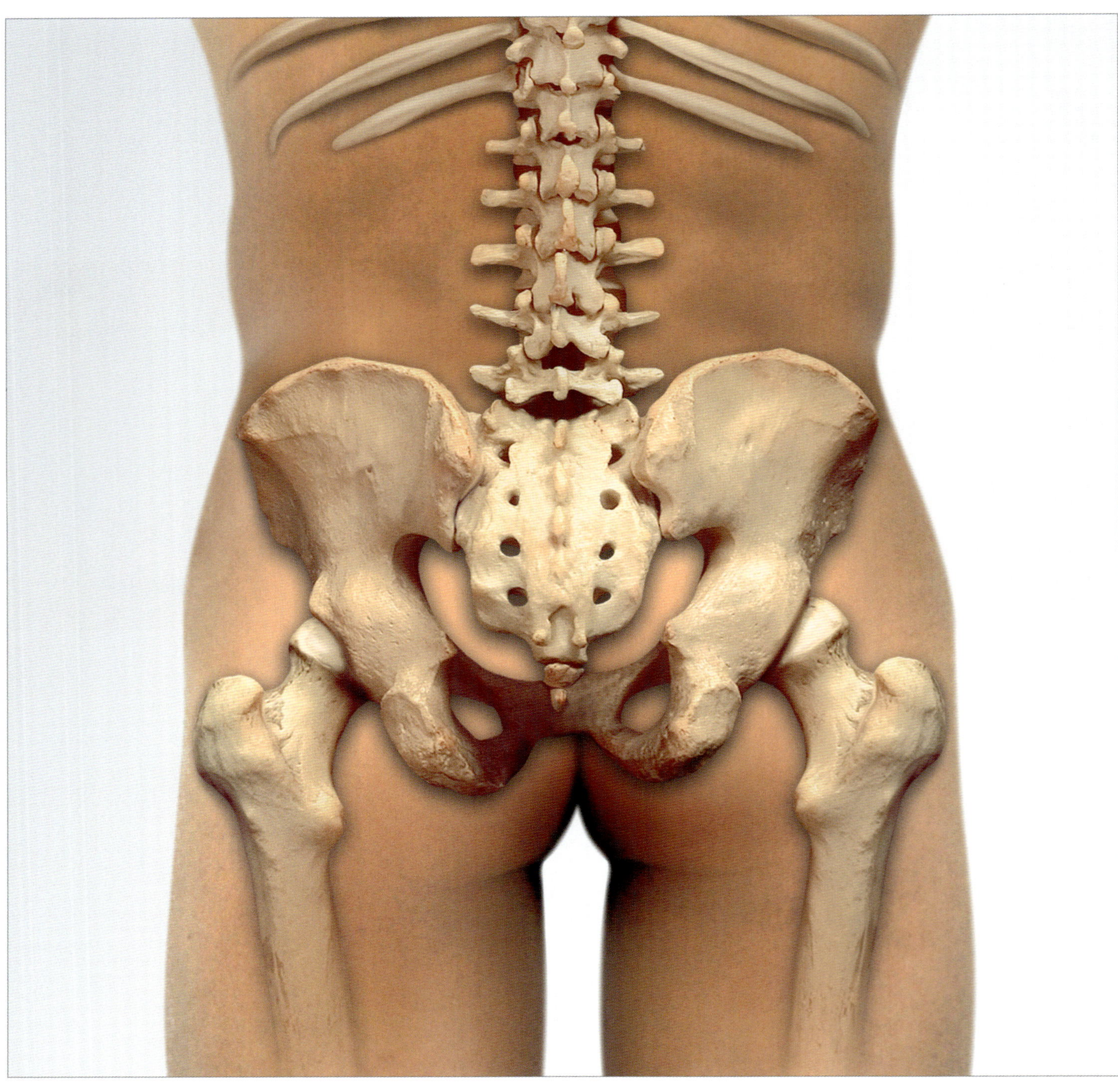

Die LWS besteht aus den Wirbeln L1 bis L5, den dazugehörigen Bandscheiben und Intervertebralgelenken. Die Gelenkkapseln der Wirbelbogengelenke entspringen an den Rändern der Gelenkflächen. Im Bereich der LWS sind die Gelenkkapseln straffer als im Bereich der HWS. In den Gelenkkapseln befinden sich meniskoide Synovialfalten, die sichelförmig in den Gelenkspalt hineinragen und somit Inkongruenzen der Gelenkflächen ausgleichen.

LWS – Gelenk- (Abb. 1–4), und Muskelanlage (Abb. 2–4)

Wirkung: Schmerz- und Ödemreduktion; bessere Durchblutung und Normalisierung des Tonus; Unterstützung und Limitierung der LWS-Beweglichkeit; starke sensorische Reize auf die LWS-Segmente; Stimulierung und Stabilisierung des lumbalen Kapsel-Band-Apparats

Indikationen für die Sensotape-Anlage
- Rückenschmerzen, LWS-Protrusio/-Prolaps
- Lumbago, Lumbalgie, Ischialgie
- Verletzung des M. erector spinae

Material
Abb. 1: 2 rote und 2 blaue I-Tapes, 5 cm und 2,5 cm
Abb. 2–4: zusätzlich 1 blaues Y-Tape

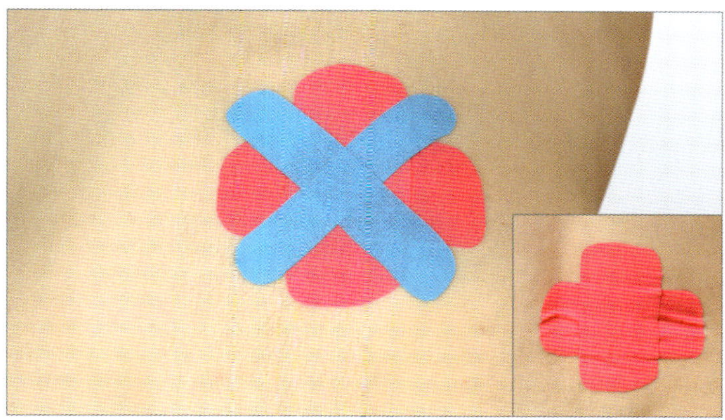

Komplette Anlage eines Sterntapes
ASTE: Im Stand, der Oberkörper befindet sich abstützend in Ventralflexion, in der die größtmögliche Schmerzfreiheit erzielt wird.
Schritt 1: Es werden zwei I-Tapes senkrecht zueinander angebracht (s. kl. Abb.). Die Konstruktion mit zwei diagonalen I-Tapes zu einer Stern-Form wird nun zu einer kompletten I-Tapeanlage geschlossen. Dabei wird der zentrale Anker aller I-Tapes unter maximalem Zug und Innendruck direkt über die Wurzel L5, kranial der Bandscheibe L5/S1 angelegt. Die I-Tapeenden dehnungsfrei auslaufen lassen.

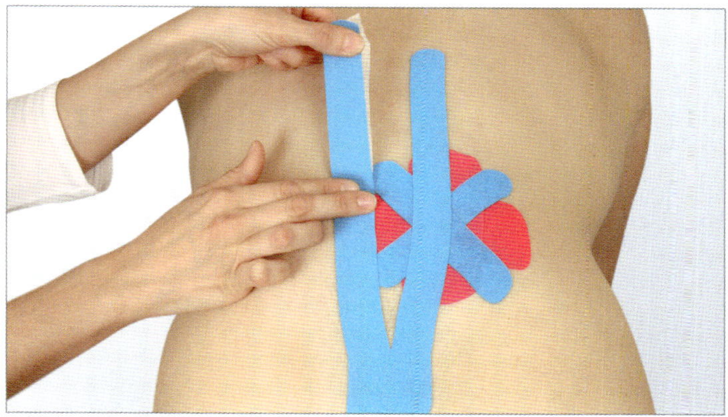

Kombinationsanlage: Anlage der Y-Zügel
ASTE: Im Stand, der Oberkörper befindet sich abstützend in Ventralflexion mit gegenseitiger Rotation, in der die größtmögliche Schmerzfreiheit erzielt wird.
Schritt 2: Zusätzlich zur Stern-Konstruktion appliziert man ein detonisierendes Y-Tape, das die paraspinale WS-Muskulatur unterstützt. Das Y-Tape wird mit dem Anker ohne Zug am Sakrum angebracht. In Vordehnung werden bei fixem Anker beide Zügel mit leichtem Zug nach kranial paravertebral der DF angelegt.

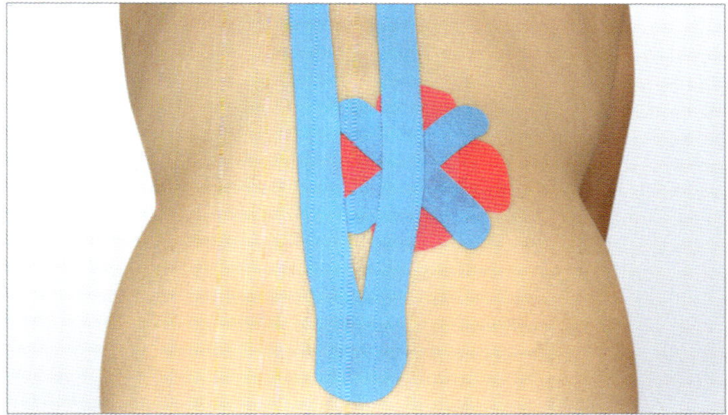

Komplette Kombinationsanlage: Anlage des bilateralen Y-Tapes
ESTE: Im Stand, der Oberkörper befindet sich abstützend in Ventralflexion, in der die größtmögliche Schmerzfreiheit erzielt wird.
Schritt 3: Die Kombinationsanlage setzt sich aus einem Stern-Tape in zentraler mechanischer Korrektur-Technik und aus einem lumbalen, detonisierenden Y-Tape zusammen. Die I-Tapeenden dehnungsfrei auslaufen lassen. Die gesamte Anlage wird in Vordehnung durch leichtes Reiben anmodelliert, aktiviert und auf der Haut fixiert.

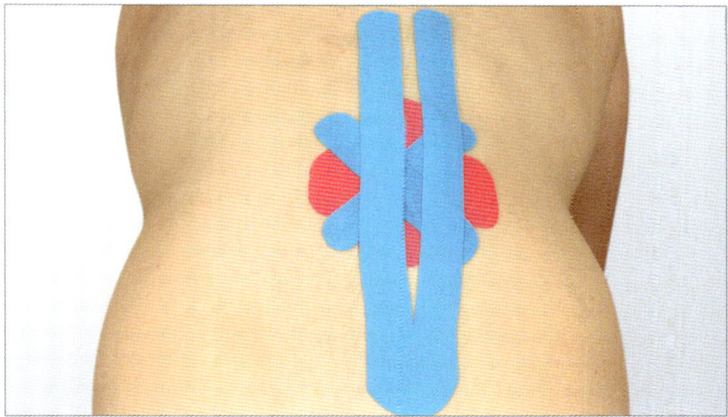

Alternative Kombinationsanlage mit Stern- und unilateralem Y-Tape
ESTE: Im Stand, der Oberkörper befindet sich abstützend in Ventralflexion, in der die größtmögliche Schmerzfreiheit erzielt wird.
Schritt 4: Bei dieser Variante wird analog ein detonisierendes, Y-Tape angelegt. Das Y-Tape wird nur rechtsseitig über dem M. erector spinae angebracht. Dadurch ist es möglich, zusätzlich ein linksseitiges Y-Tape anzubringen.

▸ **Diese dorsale Tape-Konstruktion sollte von ventral her mit einer tonisierenden Bauchmuskel-Tapeanlage für eine größtmögliche Rumpf-Stabilisation kombiniert werden.**

LWS – Muskel- (Abb. 1–4), Ligament- (Abb. 1) und Spaceanlage (Abb. 2–4)

Wirkung: Schmerz- und Ödemreduktion; bessere Durchblutung und Normalisierung des Tonus; Unterstützung und Limitierung der LWS-Beweglichkeit; starke sensorische Reize auf die LWS-Segmente; Stimulierung und Stabilisierung des lumbalen Kapsel-Band-Apparats

Indikationen für die Sensotape-Anlage
- LWS-Schmerzen, akute Mikrotraumata
- LWS-Protrusio/-Prolaps
- Lumbago, Lumbalgie
- postoperative LWS-Zustände

Material
Abb.1: blaues Y-Tape und rotes I-Tape
Abb. 2: blaues Y-Tape und 2 rote I-Tapes
Abb. 3 und 4:
blaues Y-Tape und 4 rote I-Tapes

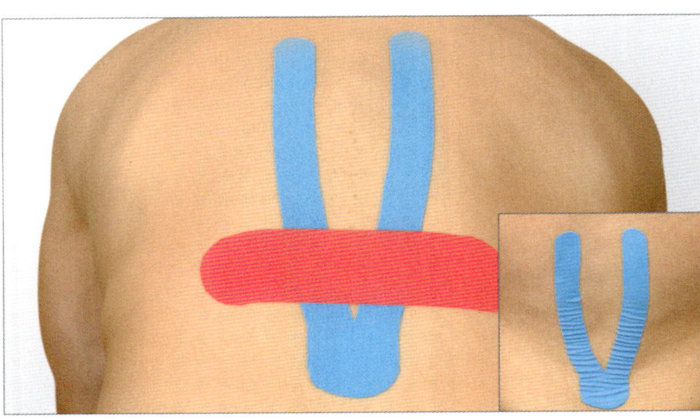

Kombinationsanlage: Anlage des Y- und Quer-I-Tapes
ASTE: Im Stand, der Oberkörper befindet sich in Ventralflexion.
Schritt 1: Mit einer detonisierenden Muskelanlage über dem M. erector spinae wird ein bilaterales Y-Tape angelegt (s. kl. Abb.). Zusätzlich zu der Y-Tapeanlage wird ein I-Tape mit einer Ligamentanlage über den DF der LWS-Läsion angebracht. Der zentrale Anker des I-Tapes wird mit starkem Zug horizontal verlaufend über das LWS-Schmerzareal angelegt. Die Tapeenden laufen dehnungsfrei aus.

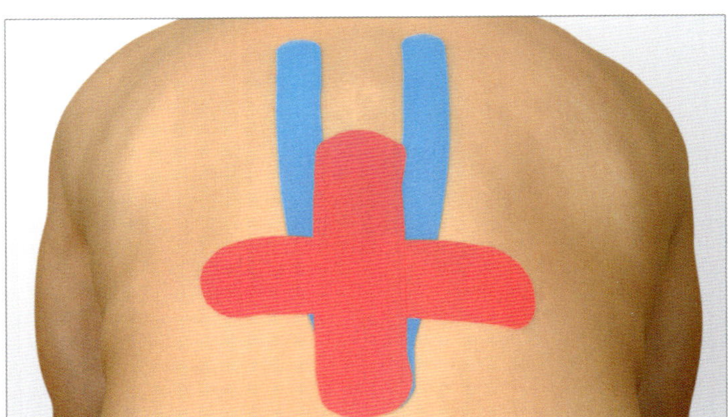

Kombinationsanlage: Anlage eines Kreuz-Tapes
ASTE: Im Stand, der Oberkörper befindet sich in Ventralflexion.
Schritt 2: Analog zur Muskelanlage (Schritt 1) wird ein Längs- und ein Quer-I-Tape in Lifting-Technik longitudinal verlaufend in Schmerzhöhe median über die DF der LWS angelegt. Die I-Tapeenden dehnungsfrei auslaufen lassen. Die beiden I-Tapes bilden ein Kreuz.

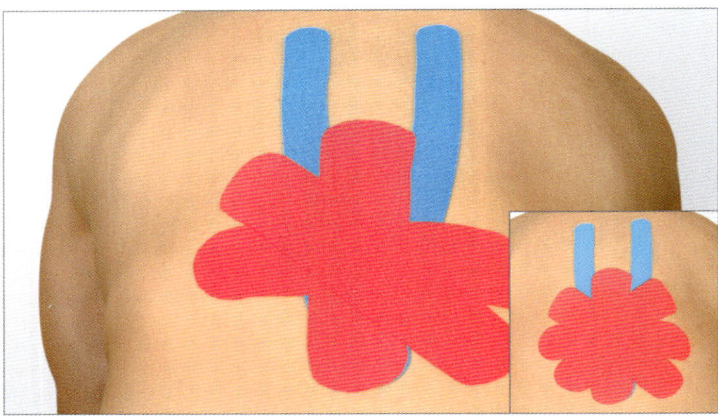

Kombinationsanlage: Anlage des diagonalen I-Tapes
ASTE: Im Stand, der Oberkörper befindet sich in Ventralflexion.
Schritt 3: Ein linksseitiges I-Tape wird ebenfalls mit einer Spaceanlage und in Lifting-Technik diagonal über das Zentrum der beiden ersten I-Tapes angelegt. Ein rechtsseitiges I-Tape formt als letztes diagonal angelegtes Tape zusammen mit den anderen ein Stern-Tape (s. kl. Abb.). Die I-Tapeenden dehnungsfrei auslaufen lassen.

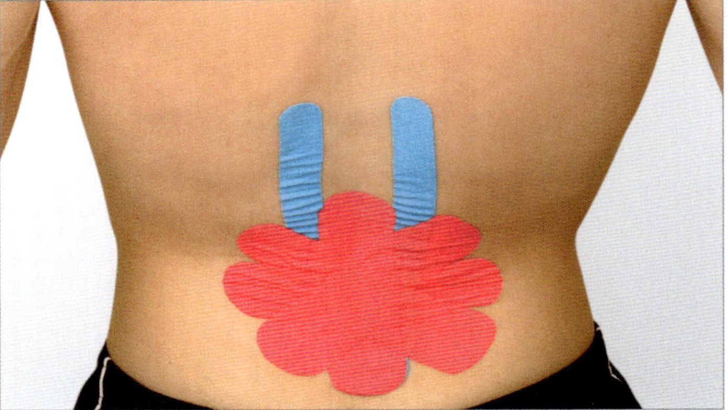

Komplette Kombinationsanlage mit Y- und Stern-Tape
ESTE: Im Stand, der Oberkörper befindet sich in entspannter aufrechter Haltung.
Schritt 4: Die gesamte Anlage wird in Vordehnung durch leichtes Reiben anmodelliert, aktiviert und auf der Haut fixiert. Die Kombinationsanlage unterstützt die Ligamente bei der Stabilisation des Gelenks und sorgt für eine Schmerzreduktion.

▸ **Deutlich erkennbare Faltenbildung. Primär ist die Zwischenraum-Korrektur zur Schmerzlinderung das Therapieziel, sekundär Effekte auf die dorsale Faszie.**

LWS – Muskel- (Abb. 1–4) und Gelenkanlage (Abb. 2)

Wirkung: Schmerz- und Ödemreduktion; bessere Durchblutung und Normalisierung des Tonus; Unterstützung und Limitierung der LWS-Beweglichkeit; starke sensorische Reize auf die LWS-Segmente; Stimulierung und Stabilisierung des lumbalen Kapsel-Band-Apparats

Indikationen für die Sensotape-Anlage

- Rückenschmerzen
- LWS-Protrusio/-Prolaps
- Lumbago, Lumbalgie, Lumbcischialgie
- ISG-Läsionen bzw. -Dysfunktionen

Material

Abb. 1: 2 blaue I-Tapes
Abb. 2 bis 4: 2 rote I-Tapes

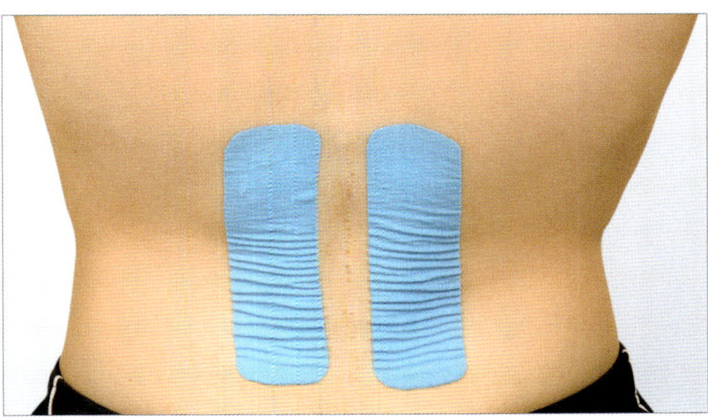

Anlage der bilateralen I-Tapes
ASTE: Im Stand, der Oberkörper befindet sich in Ventralflexion und Rotation.
Schritt 1: Mit einer detonisierenden Muskeltechnik werden die bilateralen I-Tapes paravertebral und longitudinal über die Gelenkfacetten verlaufend in WS-Vordehnung angelegt.
Deutlich erkennbare Faltenbildung.

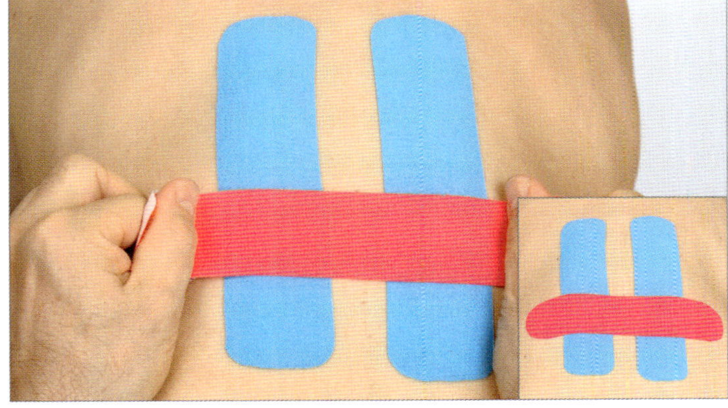

Kombinationsanlage: Anlage des ersten Quer-I-Tapes
ASTE: Im Stand, der Oberkörper befindet sich in Ventralflexion.
Schritt 2: Zusätzlich zur vorherigen Muskelanlage wird mit einer mechanischen Korrekturtechnik ein Quer-I-Tape angebracht. Der zentrale Anker des quer verlaufenden I-Tapes wird mit starkem Zug bei gleichzeitigem Innendruck direkt über die DF des lädierten LWS-Segments angelegt. Die I-Tapeenden dehnungsfrei rechts- bzw. linksseitig auslaufen lassen (s. kl. Abb.).

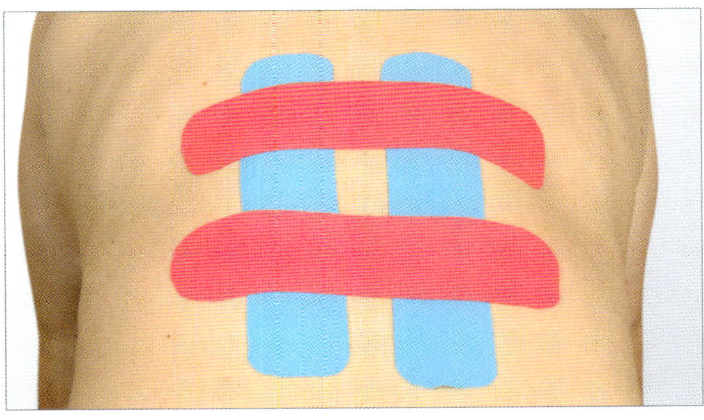

Kombinationsanlage: Anlage des zweiten Quer-I-Tapes
ASTE: Im Stand, der Oberkörper befindet sich in Ventralflexion.
Schritt 3: Sind mehrere LWS-Segmente betroffen, wird zusätzlich und parallel zum ersten ein zweites Quer-I-Tape mit einer identischen zentralen mechanischen Korrekturtechnik angelegt. Die I-Tapeenden beidseitig dehnungsfrei auslaufen lassen.

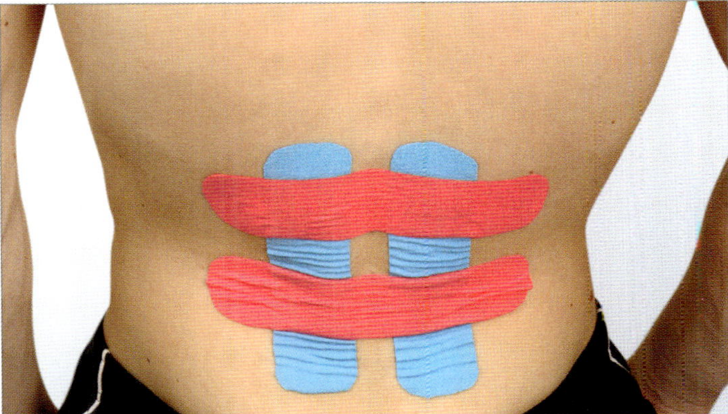

Komplette Kombinationsanlage
ESTE: Im Stand, der Oberkörper befindet sich in aufrechter Haltung.
Schritt 4: Die gesamte Kombinationsanlage wird in Vordehnung durch leichtes Reiben anmodelliert, aktiviert und auf der Haut fixiert.

▸ **Deutlich erkennbare Faltenbildung.**

ISG/LWS – Muskel- (Abb. 1–4), Space- (Abb. 2–3) und Gelenkanlage (Abb. 4)

Wirkung: Schmerz- und Ödemreduktion; bessere Durchblutung und Normalisierung des Tonus; Unterstützung und Limitierung der LWS-Beweglichkeit; starke sensorische Reize auf die LWS-Segmente; Stimulierung und Stabilisierung des lumbalen Kapsel-Band-Apparats; Reduktion von akuten bzw. chronischen Schmerzen und Muskelspasmen

Indikationen für die Sensotape-Anlage
- Rückenschmerzen
- LWS-Protrusio/-Prolaps
- Lumbago, Lumbalgie, Lumboischialgie
- ISG-Läsionen bzw. -Dysfunktionen

Material
Abb. 1 und 2:
2 blaue I-Tapes (Breite: 2,5 cm)
Abb. 2 bis 4:
1 rotes I-Tape (Breite: 5 cm)

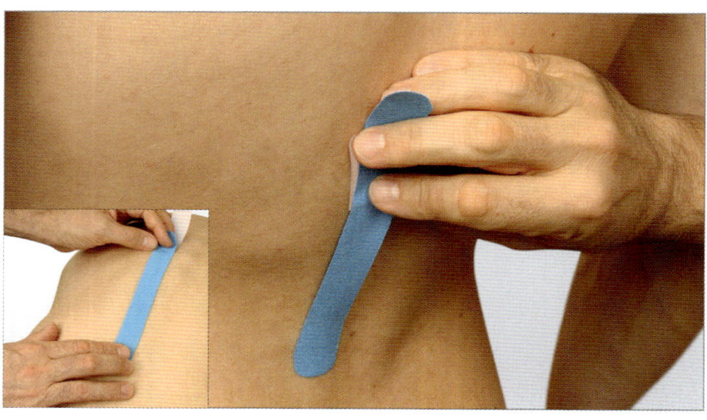

Anlage des unilateralen I-Tapes
ASTE: Im Stand, der Oberkörper befindet sich in Ventralflexion.
Schritt 1: Der Anker des I-Tapes wird ohne Zug mit einer detonisierenden Muskel-Technik unilateral linksseitig in der Lumbosakralregion angebracht (s. kl. Abb.). In Vordehnung wird der Anker mit einem Haut-Gleitschub fixiert, während das I-Tape mit leichtem Zug paravertebral angelegt wird.

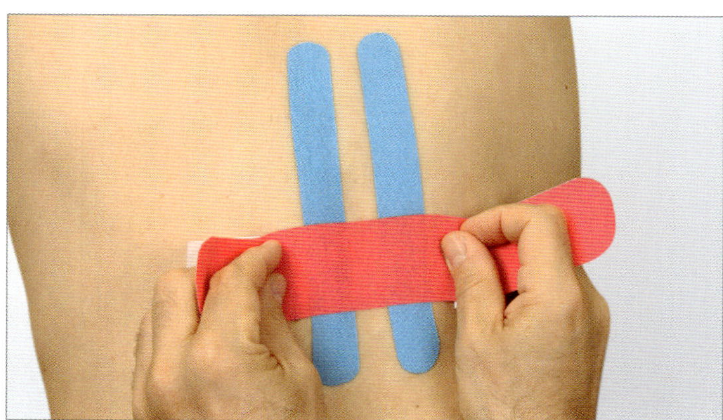

Bilaterale Kombinationsanlage: Anlage des Quer I-Ankers
ASTE: Im Stand, der Oberkörper befindet sich in Ventralflexion.
Schritt 2: Analog zur linken LWS-Seite appliziert man zuerst ein zweites rechtsseitiges detonisierendes Längs-I-Tape. Mit einer Spaceanlage wird der zentrale Anker des Quer-I-Tapes mit mittlerem Zug direkt über den DF angelegt.

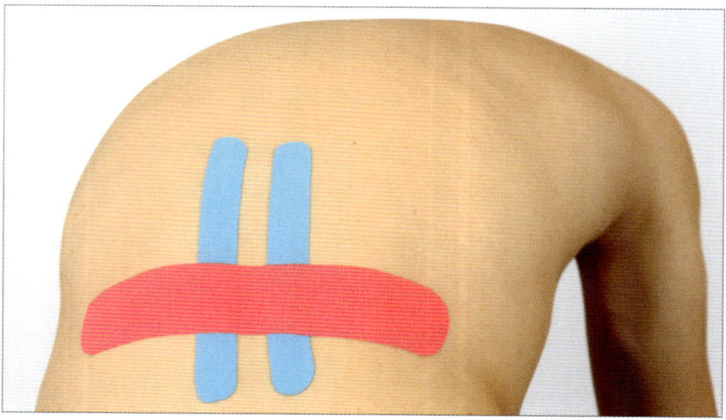

Komplette bilaterale Kombinationsanlage: Anlage des Quer-I-Tapes
ESTE: Im Stand, der Oberkörper befindet sich in Ventralflexion.
Schritt 3: Die Kombinationsanlage besteht aus zwei symmetrischen bilateralen I-Tapes über dem M. erector spinae lumbalis und einem Quer-I-Tape direkt über dem schmerzhaften lumbalen Segment. Die beiden I-Tapeenden beidseitig dehnungsfrei auslaufen lassen. Die gesamte Anlage wird in Vordehnung durch leichtes Reiben anmodelliert, aktiviert und auf der Haut fixiert.

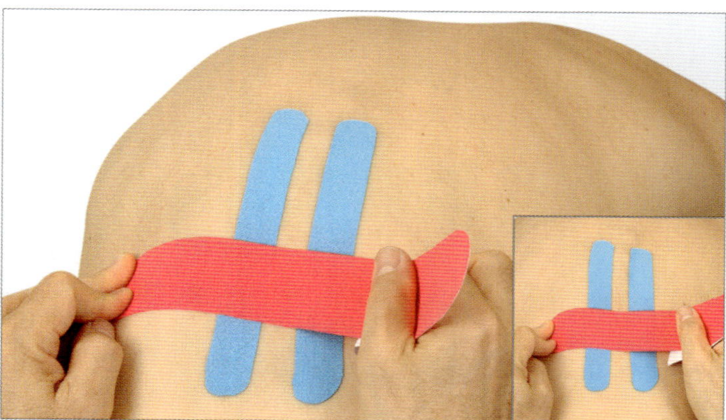

Alternative bilaterale Kombinationsanlage: Anlage des I-Tapes
ASTE: Im Stand, der Oberkörper befindet sich in Ventralflexion und je nach Anlage der I-Tapehälfte in homolateraler Rotation.
Schritt: Diese alternative Variante besteht aus bilateralen detonisierenden Längs-I-Tapes, angebracht über dem M. erector spinae, und aus einem Rotations-Zügel-Tape in mechanischer Korrektur-Technik für die WS-Schmerzseite. Der Anker des I-Tapes wird ohne Zug linksseitig vor dem Querfortsatz des Lumbalsegments angelegt (s. kl. Abb.). Den Anker fixieren, während man das I-Tape mit maximalem Zug und Innendruck bis zur Medianlinie über die LWS-DF anlegt. Die I-Tapeenden dehnungsfrei auslaufen lassen.

Thorakolumbaler (TLÜ), lumbosakraler Übergang (LSÜ) und ISG – Muskel- (Abb. 1–4), Gelenk- (Abb. 3–4) u. Ligamentanlage (Abb. 1–4)

Wirkung: Schmerz- und Ödemreduktion; bessere Durchblutung und Normalisierung des Tonus; Unterstützung und Limitierung der LSÜ- und ISG-Beweglichkeit; starke sensorische Reize auf die ISG-Ligamente und den ISG-Spalt

Indikationen für die Sensotape-Anlage
- BWS- und LWS-Syndrome, Lumbago
- Überlastungen in TLÜ und LSÜ
- ISG-Läsionen, ISG-Dysfunktionen

Material
Abb. 1: 2 blaue I-Tapes (Breite: 2,5 cm), 1 rotes I-Tape (Breite: 5 cm)
Abb. 2: 1 rotes I-Tape (Breite: 5 cm)
Abb. 3: 3 blaue I-Tapes, 3 rote I-Tapes (Breite: 5 cm)
Abb. 4: 2 blaue I-Tapes (Breite: 5 cm)

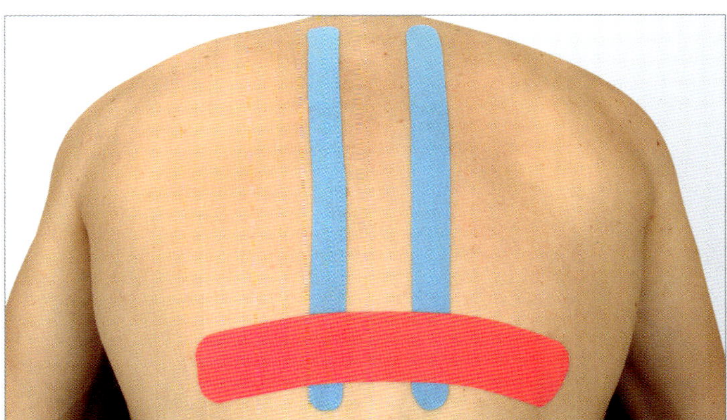

Kombinationsanlage: Anlage über dem TLÜ
ASTE: Im Stand, der Oberkörper befindet sich abstützend in Ventralflexion.
Schritt 1: Die Kombinationsanlage setzt sich aus einer bilateralen detonisierenden I-Tape-Muskelanlage und aus einer Ligamentanlage mit einem I-Tape als Rotationszügel zusammen. Das horizontale I-Tape wird mit seinem zentralen Anker unter starkem Zug über dem TLÜ, direkt über den DF von Th 12, angelegt. Die I-Tapeenden dehnungsfrei auslaufen lassen.

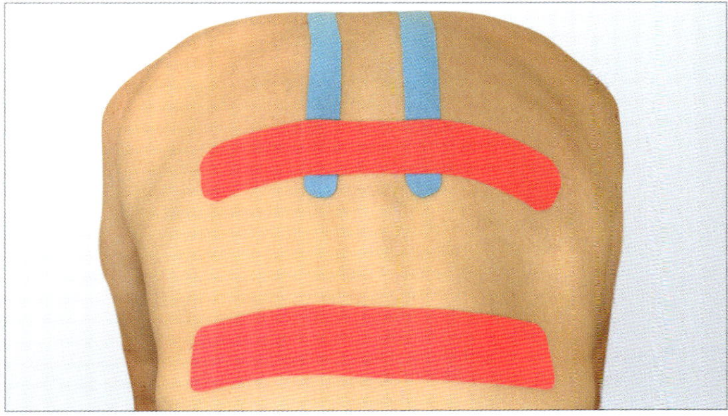

Komplette Kombinationsanlage: Anlage über dem LSÜ
ESTE: Im Stand, der Oberkörper befindet sich abstützend in Ventralflexion.
Schritt 2: Zusätzlich zu Schritt 1 wird mit einer Ligamentanlage ein horizontales I-Tape über dem LSÜ zur Stabilisationsverbesserung als Rotationszügel angelegt. Die I-Tapeenden dehnungsfrei auslaufen lassen. Die gesamte Anlage wird in Vordehnung durch leichtes Reiben anmodelliert, aktiviert und auf der Haut fixiert.

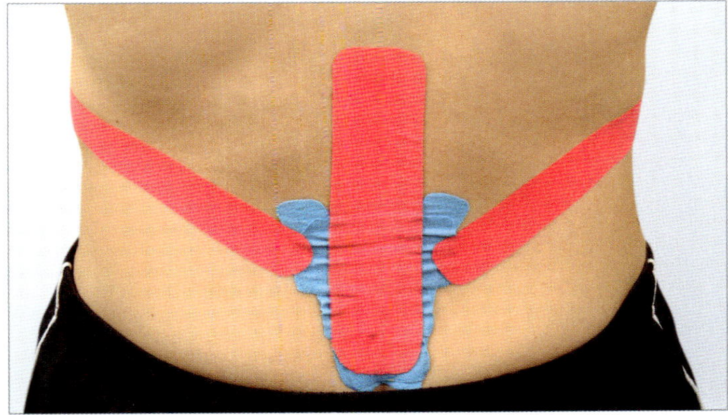

Alternative komplette Kombinationsanlage mit I-Tapes über dem ISG/LSÜ
ASTE: Im Stand, der Rumpf befindet sich in aufrechter Haltung.
Schritt 1: Zur besseren Stabilisation des LSÜ besteht die Kombinationsanlage aus drei Quer-I-Tapes über dem ISG, aus einem Längs-I-Tape über dem schmerzhaften LSÜ-Areal und aus bilateralen I-Tapes, die mit einer Ligamenttechnik über dem Ilium angelegt werden. Das Längs-I-Tape wird mit einer Lifting-Technik über den DF des LSÜ und den schmerzhaften Ligg. interspinales lumbales angebracht. Die bilateralen schmalen I-Tapes werden von der SIPS über die Crista iliaca zur SIAS angelegt.

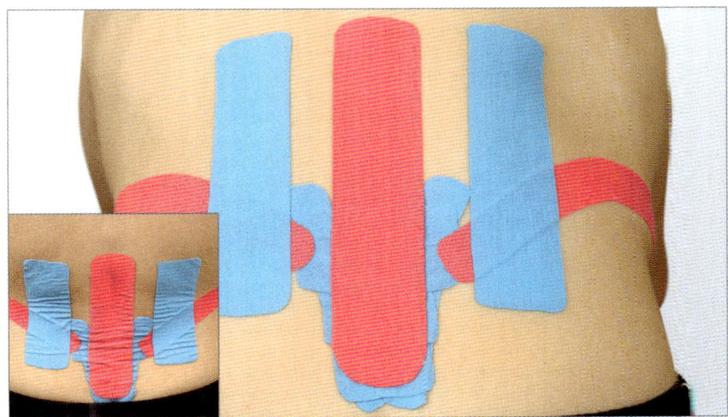

Alternative komplette Kombinationsanlage mit I-Tapes über dem ISG/LSÜ
ESTE: Im Stand, der Oberkörper befindet sich abstützend in Ventralflexion.
Schritt 2: Zusätzlich zu Schritt 1 werden noch zwei bilaterale Längs-I-Tapes detonisierend über dem M. quadratus lumborum angelegt. Die Längs-I-Tapes werden mit dem Anker auf Höhe der 12. Rippe mit leichtem Zug zum Ursprung des Muskels an der Crista iliaca angelegt. Die gesamte Anlage wird in Vordehnung durch leichtes Reiben anmodelliert, aktiviert und auf der Haut fixiert (s. kl. Abb.).

Iliosakralgelenk (ISG)

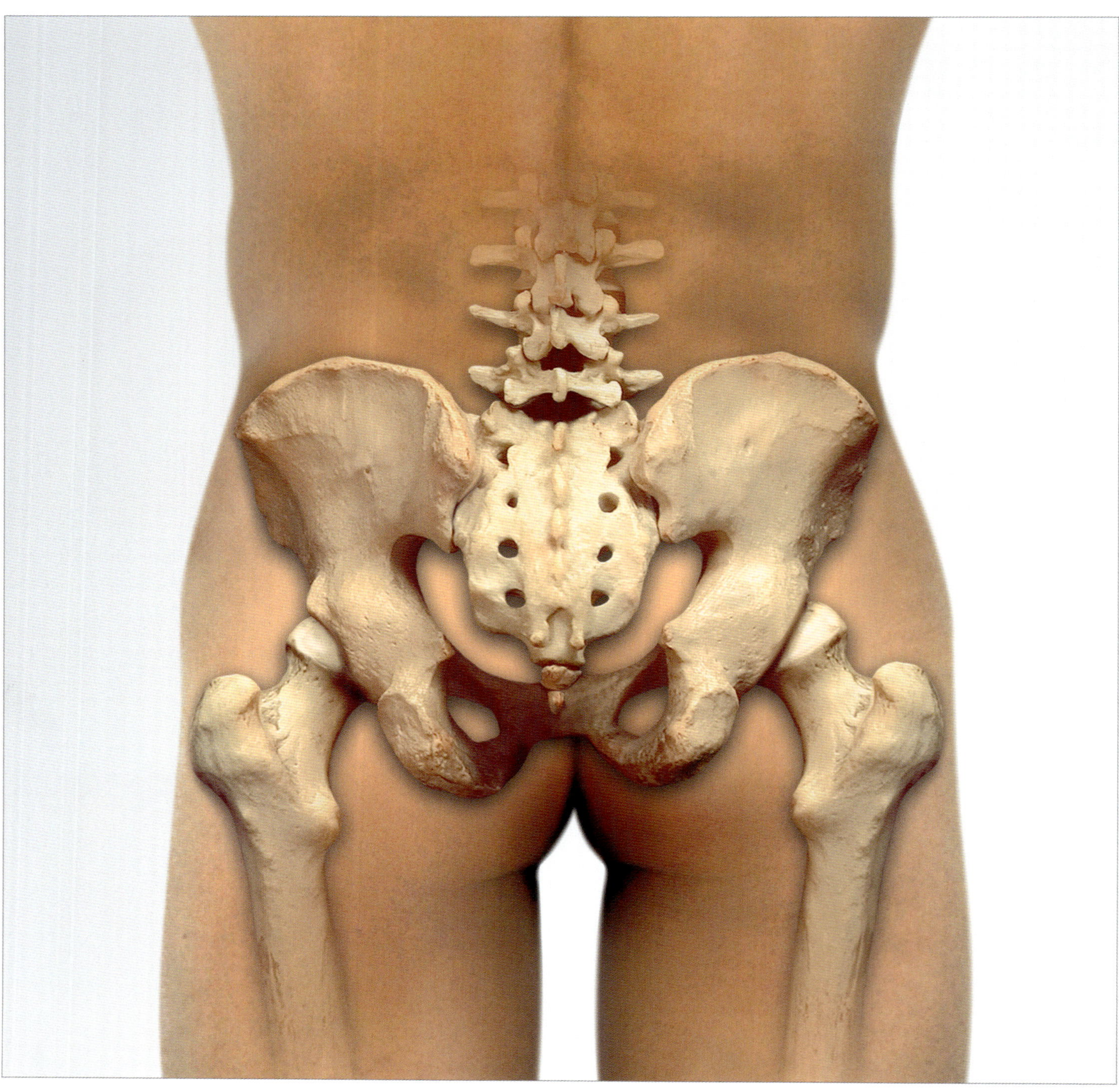

Beim Iliosakralgelenk handelt es sich um eine Amphiarthrose. Es ist ein extrem straffes Gelenk mit einer sehr geringen Beweglichkeit. Die Gelenkflächen werden von den Facies articulares des Os ilium und Os sacrum gebildet. Die Gelenkflächen sind hinsichtlich Größe, Form und Oberflächengestaltung individuell sehr unterschiedlich ausgebildet. Die straffe Gelenkkapsel wird von den Bändern direkt (Lig. sacroiliacum und Ligg. interossea) oder indirekt (Lig. sacrotuberale, Lig. sacrospinale) weiter verstärkt.

Iliosakralgelenk (ISG) – Space- (Abb. 1–4) und Gelenkanlage (Abb. 3–4)

Wirkung: Schmerz- und Ödemreduktion; bessere Durchblutung und Normalisierung des Tonus; Unterstützung und Limitierung der ISG-Beweglichkeit; starke sensorische Reize auf die ISG-Ligamente und den ISG-Spalt; Stimulierung und Stabilisierung des sakralen Kapsel-Band-Apparats

Indikationen für die Sensotape-Anlage
- ISG-Läsionen, ISG-Dysfunktionen
- Entzündungen des ISG
- Überlastungen des ISG, Lumbago

Material
2 blaue I-Tapes (Breite: 2,5 cm),
1 rotes I-Tape (Breite: 5 cm)

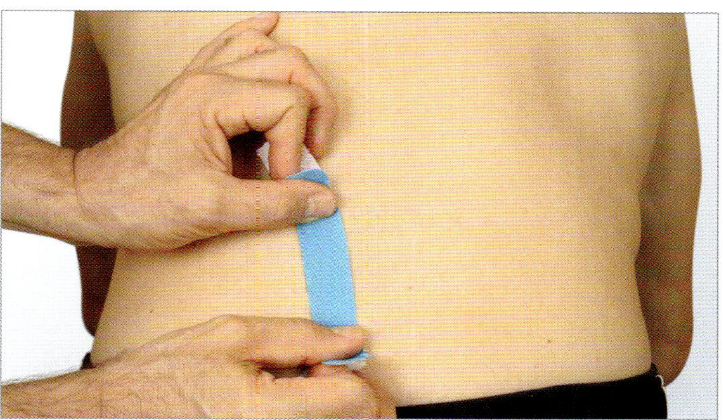

Anlage des linken I-Tapes
ASTE: Im Stand, der Oberkörper befindet sich abstützend in Ventralflexion.
Schritt 1: Mit einer Spaceanlage wird ein schmales I-Tape diagonal über dem Schmerzareal des ISG verlaufend angebracht. Das I-Tape wird mit seinem zentralen Anker mit mittlerem Zug über den linken Sakralsulkus angelegt. Die beiden I-Tapeenden dehnungsfrei nach kranial über die SIPS bzw. kaudal bis zum lateralen Sakrumwinkel auf der Haut auslaufen lassen.

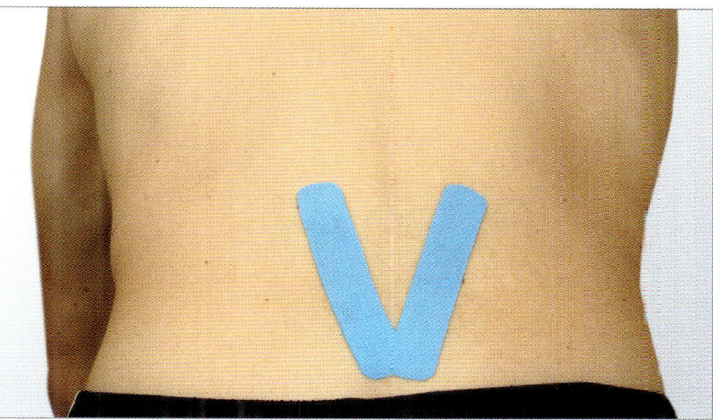

Anlage des rechten I-Tapes
ASTE: Im Stand, der Oberkörper befindet sich abstützend in Ventralflexion.
Schritt 2: Analog zum ersten wird in Lifting-Technik rechtsseitig ein I-Tape angelegt, das diagonal über den Sakralsulkus verläuft. Die beiden I-Tapes folgen dem ISG-Verlauf in der Tiefe und überziehen oberflächlich die kurzen Ligg. sacroiliaca interossea. Beide I-Tapes bilden zusammen ein V. Die I-Tapeenden dehnungsfrei auf der Haut auslaufen lassen.

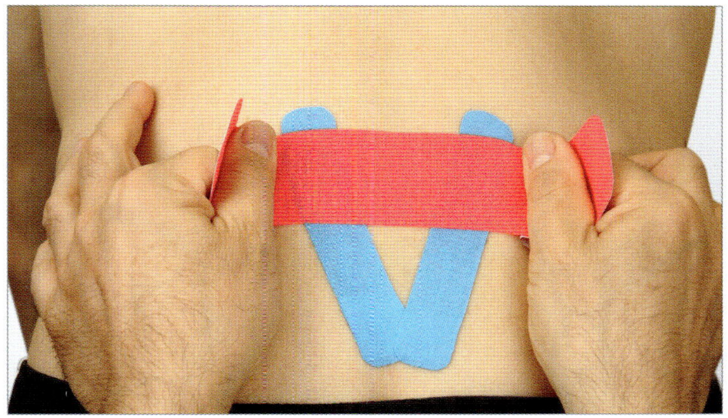

Kombinationsanlage: Anlage des Quer I-Ankers
ASTE: Im Stand, der Oberkörper befindet sich abstützend in Ventralflexion.
Schritt 3: Die Kombinationsanlage in der Regio sacralis besteht aus einer asymmetrisch bilateralen I-Tapeanlage und einem Quer-I-Tape. Das Quer-I-Tape wird horizontal in mechanischer Korrekturtechnik angebracht. Der zentrale Anker des I-Tapes wird mit starkem Zug bei gleichzeitigem Innendruck in Höhe von S 2 angelegt.

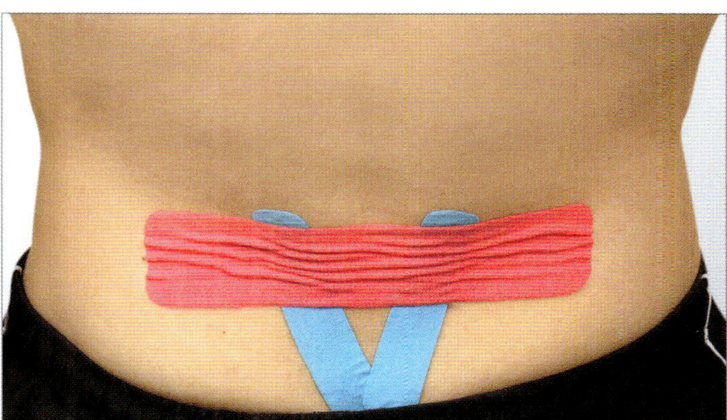

Komplette Kombinationsanlage
ESTE: Im Stand, der Oberkörper befindet sich in aufrechter Haltung.
Schritt 4: Die I-Tapeenden beidseitig dehnungsfrei über die SIPS hinaus auslaufen lassen. Das Quer-I-Tape verläuft parallel mit der frontalen Bewegungsachse, um welche die Nutations- und Gegennutationsbewegungen stattfinden, um somit die auftretenden Fehlstellungen bzw. Funktionsstörungen des ISG auszugleichen. Die gesamte Anlage wird in Vordehnung durch leichtes Reiben anmodelliert, aktiviert und auf der Haut fixiert.

Iliosakralgelenk (ISG) – Space- und Ligamentanlage

Wirkung: Schmerz- und Ödemreduktion; bessere Durchblutung und Normalisierung des Tonus; Unterstützung und Limitierung der ISG-Beweglichkeit; starke sensorische Reize auf die ISG-Ligamente und den ISG-Spalt; Stimulierung und Stabilisierung des sakralen Kapsel-Band-Apparats

Indikationen für die Sensotape-Anlage
- ISG-Läsionen, ISG-Dysfunktionen
- Entzündungen des ISG
- Überlastungen und posteriorer Tilt
- Lumbago

Material
Abb. 1: 2 blaue I-Tapes (Breite: 2,5 cm), 2 blaue I-Tapes (Breite: 5 cm)
Abb. 2 bis 3: 1 blaues I-Tape (Breite: 5 cm)
Abb. 4: zusätzlich 1 rotes I-Tape (Breite: 5 cm)

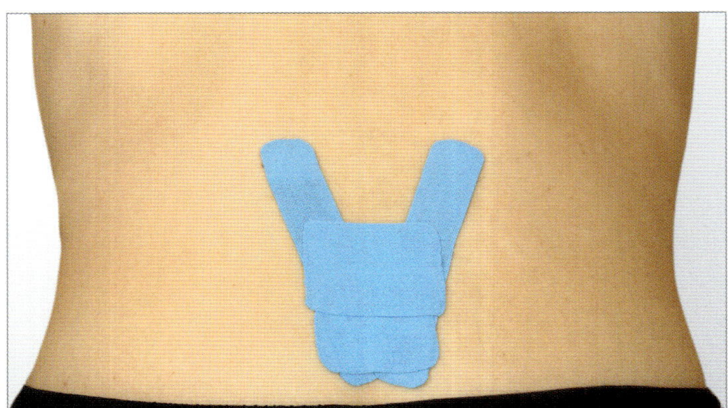

Kombinationsanlage: Anlage mit zwei I-Tapes
ASTE: Im Stand, der Oberkörper befindet sich abstützend in Ventralflexion.
Schritt 1: Die Kombinationsanlage setzt sich aus einem V-Tape über dem Sakralsulkus und aus zwei Quer-I-Tapes zusammen. Es werden zwei I-Tapes mit einer Ligamentanlage angelegt. Ihr zentraler Anker verläuft horizontal von Sulkus zu Sulkus. Das erste Quer-I-Tape beginnt distal auf Höhe der kaudalen lateralen Sakrumwinkel. Das zweite I-Tape wird über das Erste halb überlappend angebracht.

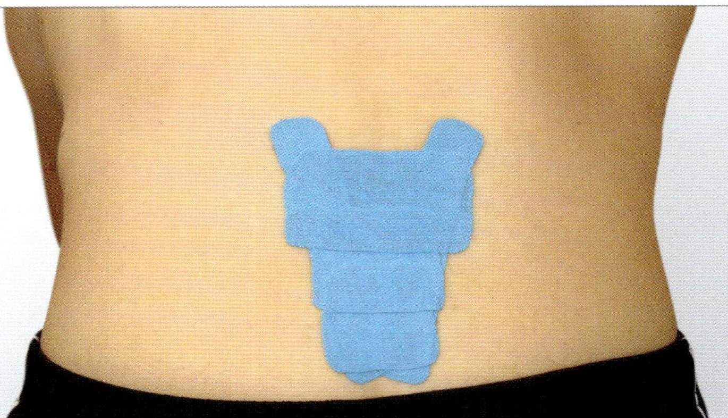

Kombinationsanlage: Anlage mit drei I-Tapes
ASTE: Im Stand, der Oberkörper befindet sich abstützend in Ventralflexion.
Schritt 2: Um die Kombinationsanlage zu komplettieren, wird ein drittes Quer-I-Tape proximal zur Hälfte mit dem zweiten überlappend in zentraler ligamentärer Insertions-Technik am Os sacrum angelegt. Die I-Tapeenden dehnungsfrei auslaufen lassen.

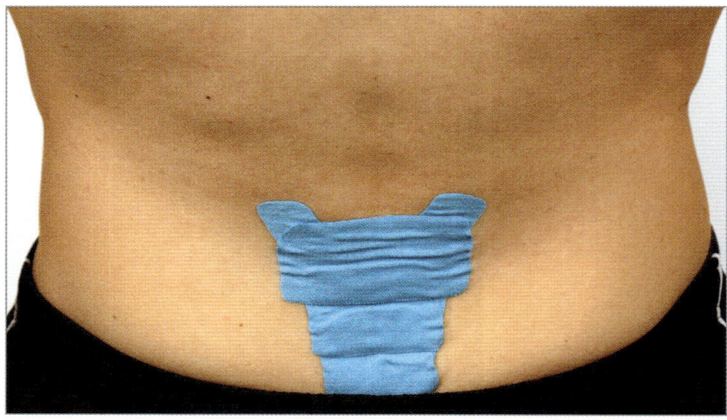

Komplette Kombinationsanlage mit den I-Tapes
ESTE: Im Stand, der Oberkörper befindet sich in aufrechter Haltung.
Schritt 3: Die Kombinationsanlage wird zuerst mit einer Spaceanlage und dann mit einer Ligamentanlage appliziert. Die gesamte Anlage wird in Vordehnung durch leichtes Reiben anmodelliert, aktiviert und auf der Haut fixiert.

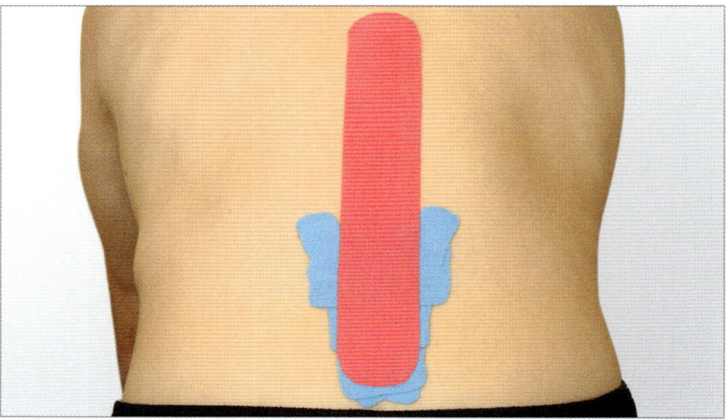

Alternative Kombinationsanlage: Anlage des vertikalen I-Tapes
ESTE: Im Stand, der Oberkörper befindet sich abstützend in Ventralflexion.
Schritt 4: Bei Schmerzen im lumbosakralen Bereich bis zur Coccygealregion wird zusätzlich zu Schritt 1 und 2 ein longitudinales I-Tape mit einer Spaceanlage angebracht. Während man eine aktive Ventralflexion ausführen lässt, wird der zentrale Anker des I-Tapes mit mäßigem Zug über die DF L3/S3 angelegt. Die I-Tapeenden dehnungsfrei nach kranial/kaudal auslaufen lassen. Die gesamte Anlage wird in Vordehnung durch leichtes Reiben anmodelliert, aktiviert und auf der Haut fixiert.

ISG-Gelenkbewegung u. LBH-Muskelzüge

– Gelenk- (Abb. 1–4) und Muskelanlage (Abb. 3–4)

Wirkung: Schmerz- u. Ödemreduktion; bessere Durchblutung u. Normalisierung d. Muskeltonus i. d. Lenden-Becken-Hüft-Region (LBH); Unterstützung u. Limitierung d. ISG-Beweglichkeit; starke sensorische Reize a. d. ISG-Ligamente u. d. ISG-Spalt

Indikationen für die Sensotape-Anlage

- Dysfunktion des Os ilium in Posteriorität – ISG in Nutation
- Dysfunktion des Os ilium in Anteriorität – ISG in Gegen-Nutation
- Überlastungsschmerzen, Läsionen des ISG

Material

Abb. 1 und 2: rotes I-Tape
Abb. 3: rotes I-Tape und rotes Y-Tape, 2 blaue I-Tapes
Abb. 4: 3 rote I-Tapes, 1 blaues I-Tape

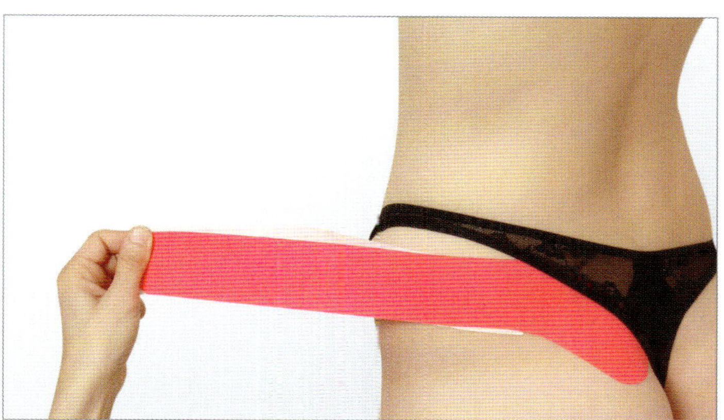

Anlage des I-Ankers

ASTE: Im Stand, Ansicht von links-lateral. Das linke Ilium steht in einer posterioren Rotation, das Sakrum in einer blockierten Nutationsstellung.

Schritt 1: Um einen Mobilitätsverlust des Ilium nach vorn im Verhältnis zum Sakrum zu fazilitieren, wird ein I-Tape mit einer mechanischen Korrekturtechnik in einer Längs-Applikationsform angebracht. Der Anker des I-Tapes wird ohne Zug dorsal und linksseitig der Crista sacralis in Höhe von S3 leicht schräg ausgerichtet und angelegt.

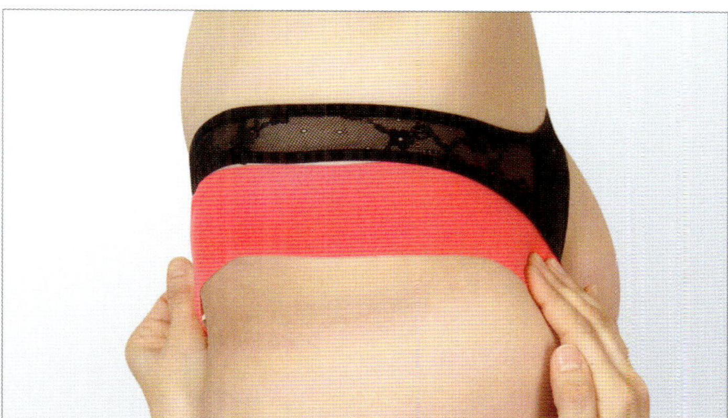

Komplette Anlage des I-Tapes

ASTE: Im Stand, Ansicht von links-lateral.

Schritt 2: Den Anker durch einen kaudalen Haut-Gleitschub fixieren und das I-Tape mit bis zu maximalem Zug über der SIPS, dann bogenförmig über die Crista iliaca und nach ventral unterhalb der SIAS anlegen. Das I-Tapeende dehnungsfrei kaudalwärts zur SIAI auslaufen lassen. Die gesamte Anlage bewirkt eine anteriore Bewegung des Ilium gegenüber dem Sakrum bei blockierter Nutationsstellung.

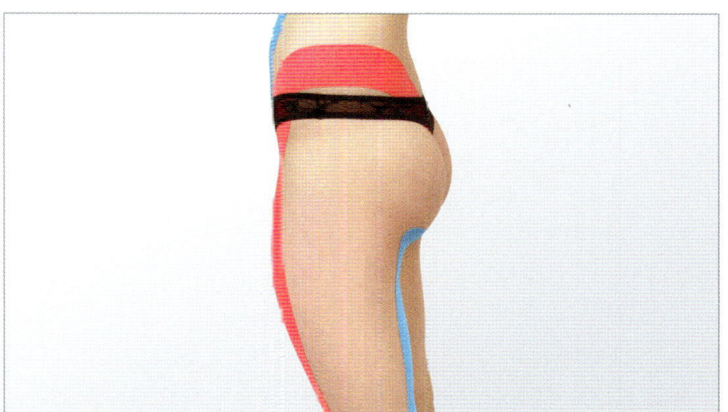

Nutation: Komplette Kombinationsanlage mit I- und Y-Tape

ESTE: Im Stand, Ansicht von links-lateral.

Schritt 3: Die Kombinationsanlage setzt sich aus einem I-Tape für eine Dysfunktion des Os ilium in Posteriorität und aus muskulären I-Tapes zusammen, die im ISG die Gegen-Nutations-Bewegung zulassen. Die beiden I-Tapes werden detonisierend über den ischiokruralen Hamstrings und den Bauchmuskeln angebracht. Das dritte Y-Tape wird tonisierend über dem Rectus femoris angelegt. Die gesamte Anlage wird in Vordehnung durch leichtes Reiben anmodelliert, aktiviert und auf der Haut fixiert.

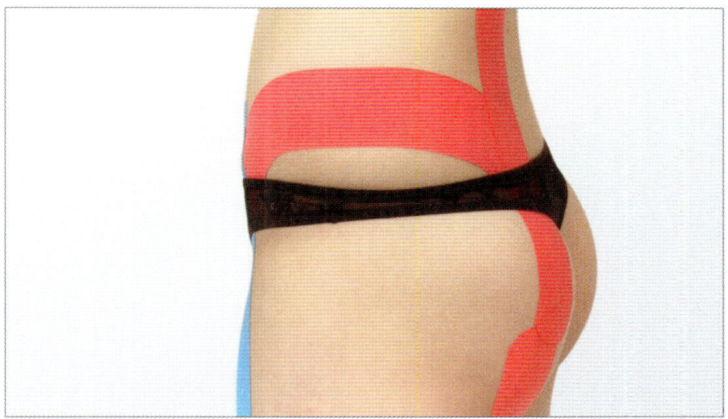

Gegennutation: Komplette Kombinationsanlage mit I- u. Y-Tape

ESTE: Im Stand, Ansicht von links-lateral. Das linke Ilium steht in einer anterioren Rotation, das Sakrum in einer blockierten Gegen-Nutationsstellung.

Schritt: Um einen Mobilitätsverlust des Ilium im Verhältnis zum Sakrum nach hinten zu verhindern, wird ein I-Tape in mechanischer Korrekturtechnik nach posterior angebracht. Der Anker des I-Tapes sitzt ventral unterhalb der SIAS, zieht über die Crista iliaca und endet dorsal schräg über dem Sakrum. Die beiden I-Tapes über dem M. latissimus dorsi und über der ischiokruralen Muskulatur werden tonisierend angelegt, das Y-Tape über dem M. rectus femoris bzw. M. sartorius hingegen detonisierend.

Sensotape®-Techniken für Rumpf, LWS und ISG

III. Faszien des Rumpfs

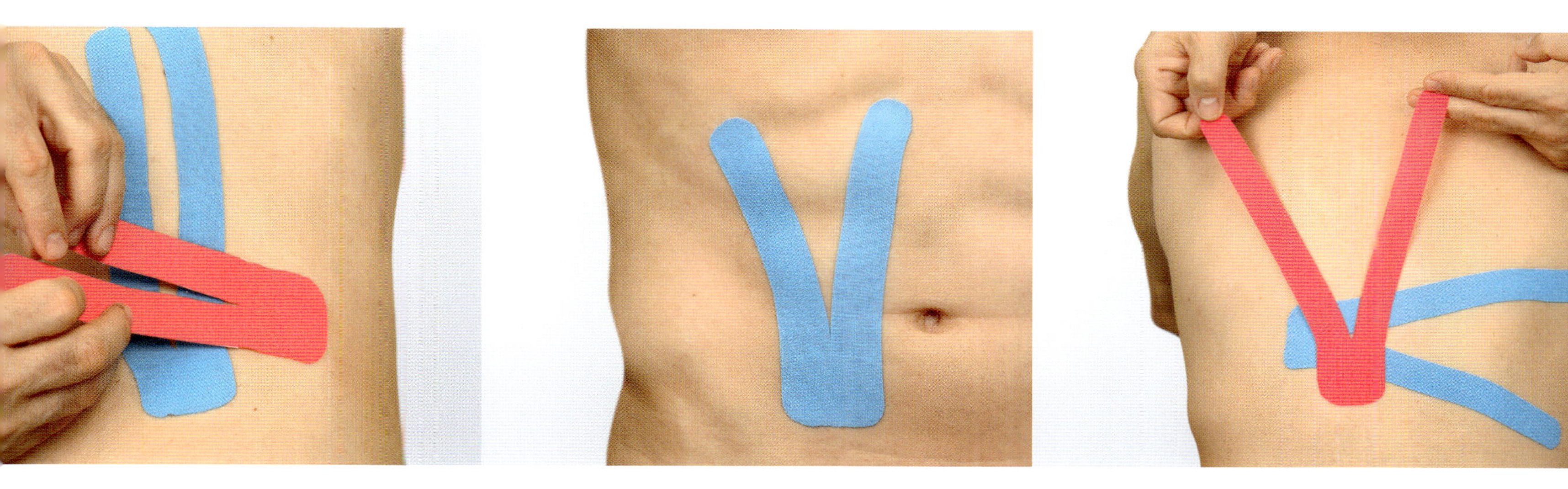

Fascia transversalis mit Fascia iliaca und Fascia abdominalis superficialis

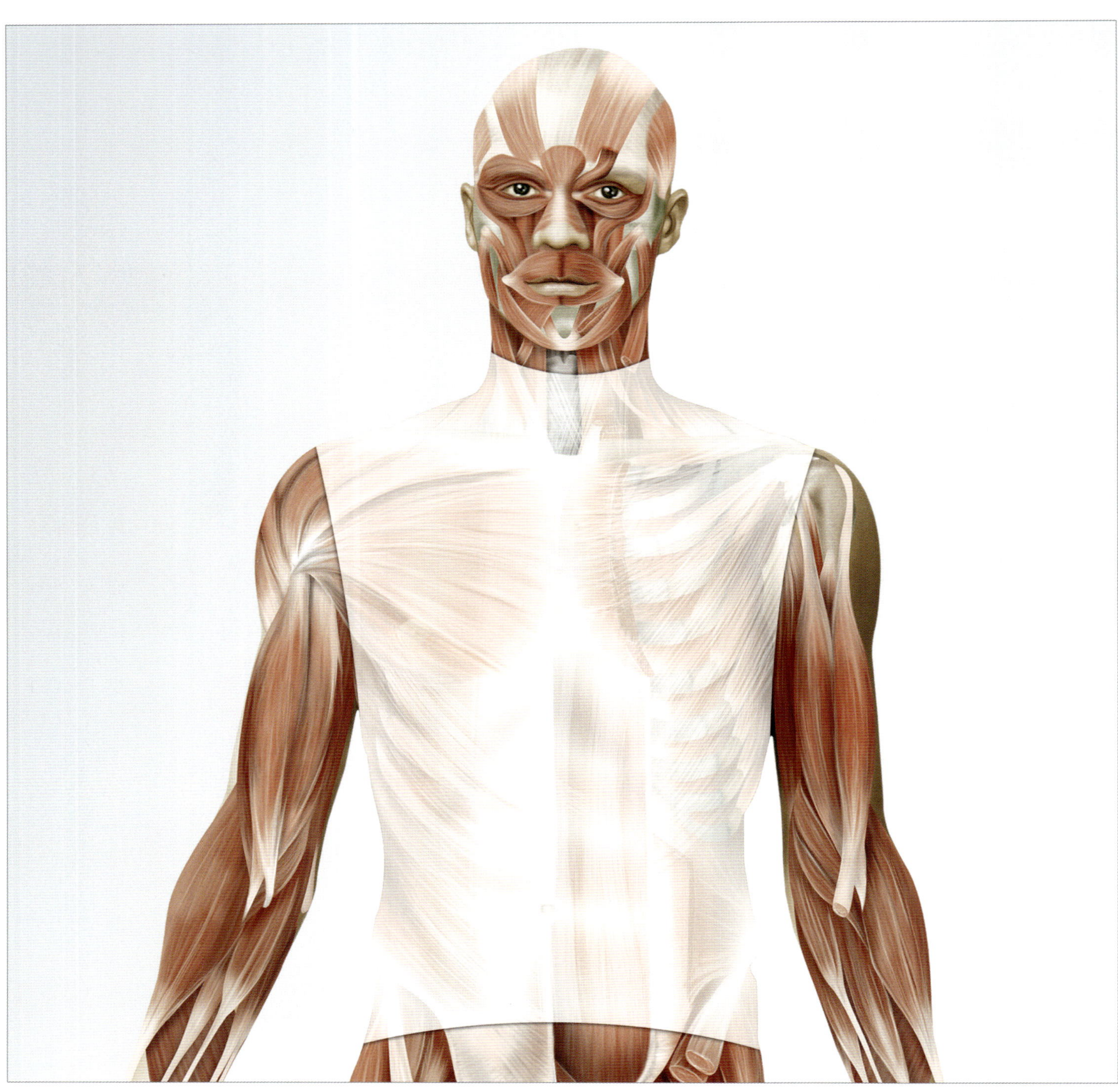

Die Fascia transversalis ist die Fortsetzung der Fascia endothoracica, setzt distal an der Fascia iliaca an und ist vorn seitlich mit den Abdominalfaszien verbunden.

Die Fascia abdominalis superficialis bedeckt oberflächlich die vordere Bauchwand – daher wird sie auch oberflächliche Bauchfaszie genannt – und liegt über den Bauchmuskeln und deren Aponeurosen. Sie setzt sich nach oben in die Fascia pectoralis, nach lateral in die Fascia axillaris und unterhalb des Leistenbands, mit dem sie verwachsen ist, in die Fascia femoralis fort.

Fascia transversalis mit Fascia iliaca und Fascia abdominalis superficialis – Faszienanlage

Wirkung: Schmerz- und Ödemreduktion; Auflockerung und Lösen von Adhäsionen bzw. Fixierungsstellen und Verbesserung der Elastizität der abdominalen Oberflächenfaszie; Entlastung der Faszienknoten und Faszienstränge; Stimulation und Harmonisierung der Faszienmotilität; Funktionsverbesserung und Erleichterung der faszialen Schmerzen

Indikationen für die Sensotape-Anlage

- Haltungskorrektur: Hyperlordose, Skoliose
- LWS-Dysfunktionen und Beschwerden
- ISG-Dysfunktion: S-Torsionen
- Rücken-/Bauchschmerzen nach Laparotomien

Material

blaues und rotes Y-Tape

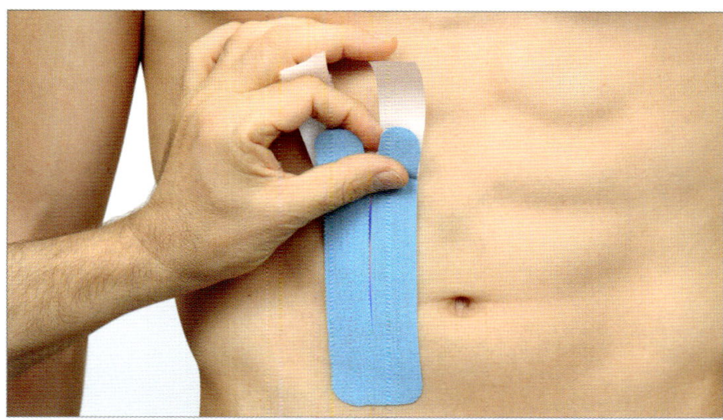

Anlage des ersten Y-Ankers

ASTE: Im Stand, der Oberkörper befindet sich in Neutralstellung.

Schritt 1: Zuerst werden mit einem Palpationstest der abdominalen und iliakalen Faszien stark verspannte und schmerzhafte Faszienstränge aufgesucht. Der Anker des Y-Tapes wird ohne Zug unterhalb der Schmerzstelle an der myofaszialen Grenze der rechten Regio iliaca zur Regio hypogastrica in Höhe der SIAS des Beckens angelegt.

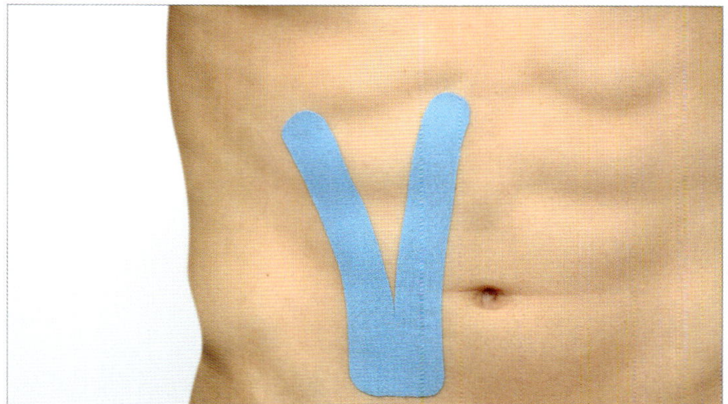

Anlage des ersten Y-Tapes

ASTE: Im Stand, der Oberkörper befindet sich in Extensionsstellung und die Schulterblätter in Retraktion.

Schritt 2: Mit einer Faszienanlage werden die beiden Y-Zügel mit mäßig bis starkem Zug und mit oszillierenden Bewegungen nach kranial in die homolaterale Regio umbilicalis angelegt. Die Zügelenden dehnungsfrei im Epigastrium auslaufen lassen.

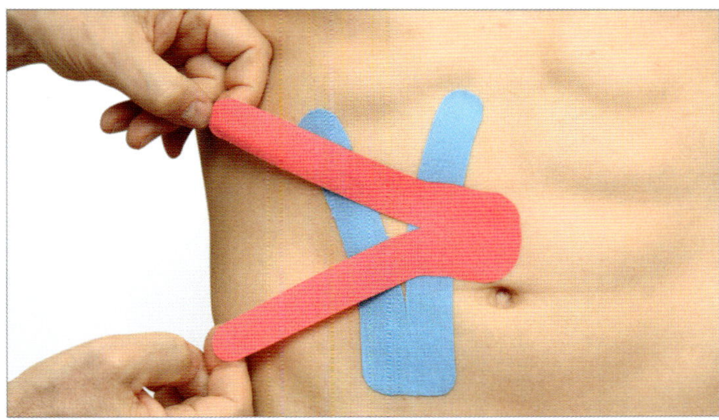

Anlage des zweiten Y-Tapes

ASTE: Im Stand, der Oberkörper befindet sich in Extensionsstellung und die Schulterblätter in Retraktion.

Schritt 3: Es wird ein zweites Y-Tape mit seinem Anker ohne Zug medial des Schmerzareals in der Regio umbilicalis angelegt. Die beiden Y-Zügel werden analog zum ersten Tape in Oszillationstechnik in die rechte Regio lumbalis angelegt. Die Zügelenden dehnungsfrei nach latero-dorsal auslaufen lassen.

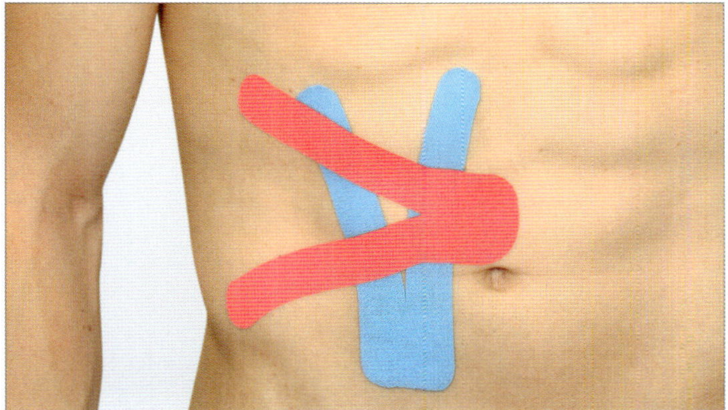

Komplette Kombinationsanlage mit zwei Y-Tapes

ESTE: Im Stand, der Oberkörper befindet sich in entspannter Stellung.

Schritt 4: Es ist zu beachten, dass das Schmerzareal der Faszie in der Mitte beider Y-Tape-Zügel liegt. Die gesamte Anlage wird in Vordehnung durch leichtes Reiben anmodelliert, aktiviert und auf der Haut fixiert.

► **Die Fascia iliaca steht in enger Verbindung mit dem Lig. inguinale und besitzt vorne eine faserige widerstandsfähige und schmerzhafte Verdickung, den Arcus iliopectineus.**

Fascia thoracolumbalis, Fascia transversalis und Fascia lumbodorsalis

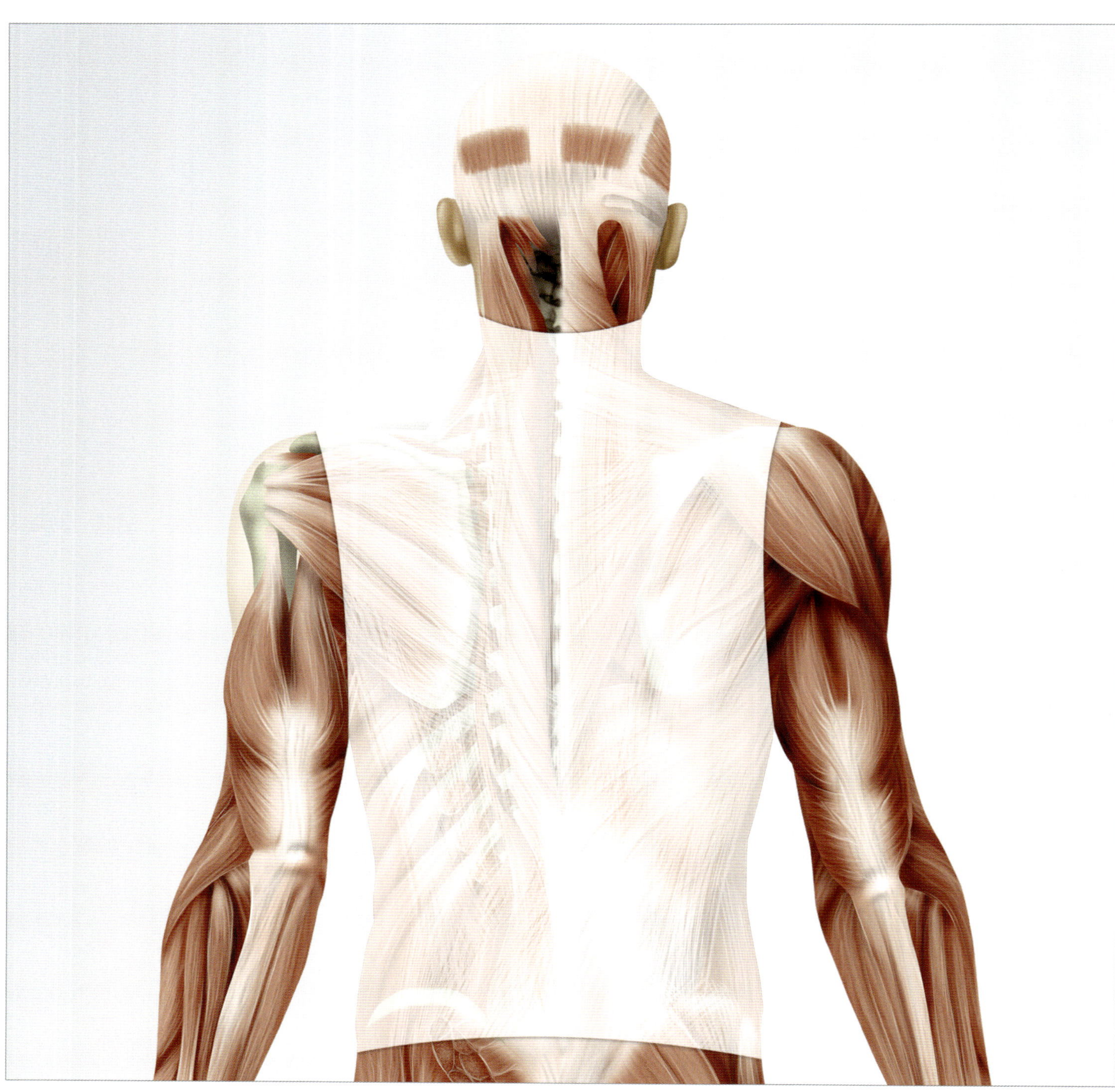

Die Fascia lumbalis ist der kaudalste Teil der Fascia thoracolumbalis. Die Fascia thoracolumbalis ist mit ihrer Lamina profunda bzw. anterior, welche bis an die Crista iliaca reicht, gleichzeitig die Ursprungsaponeurose für den M. transversus abdominis und den M. obliquus abdominis. Die Lamina profunda überzieht den M. quadratus lumborum und grenzt ihn vom M. erector spinae ab. Die Lamina superficialis bzw. posterior bildet die Ursprungsaponeurose für den M. latissimus dorsi und den M. serratus posterior inferior.

Die Fascia transversalis überzieht nicht nur die gesamte Bauchraumwand und die abdominale Oberfläche des Zwerchfells, sondern überkleidet auch mit der Fascia iliaca, dem M. iliopsoas und der Fascia lumbodorsalis den M. quadratus lumborum.

Die Fascia lumbodorsalis kann somit über verschiedene Muskeln in Bewegung gesetzt werden: über den M. quadratus lumborum, über die Mm. obliqui, über den M. latissimus dorsi und über die Ligg. sacroiliaca dorsalia bzw. das Lig. sacrotuberale durch den M. gluteus maximus und die Mm. ischiocrurales.

Fascia thoracolumbalis – Faszienanlage

Wirkung: Schmerz- und Ödemreduktion; Auflockerung und Lösen von Adhäsionen bzw. Fixierungsstellen und Verbesserung der Elastizität der Fascia clavipectoralis; Entlastung der Faszienknoten und Faszienstränge; Stimulation und Harmonisierung der Faszienmotilität; Funktionsverbesserung und Erleichterung der faszialen Schmerzen

Indikationen für die Sensotape-Anlage
- Lumbosakrale Übergangs-Dysfunktionen
- ISG-Läsionen, thorakolumbale Übergangs-Dysfunktionen
- Myofaszialschmerz im Rücken, lumbosakraler Übergang
- Lateraler Skapularand: Faszienfixierungsstellen und schmerzhafte Verspannungen

Material
blaues und rotes Y-Tape

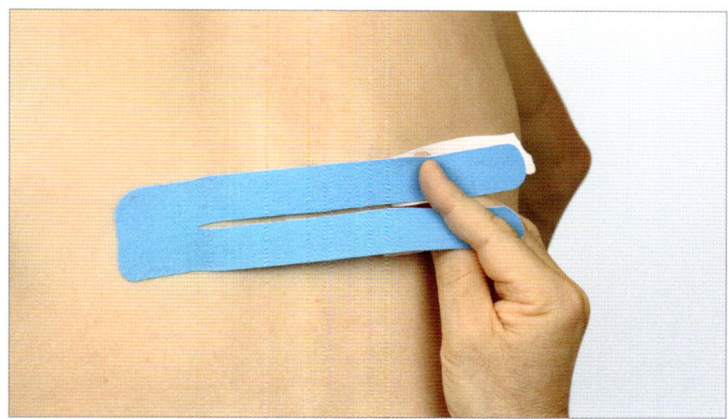

Anlage des ersten Y-Ankers
ASTE: Im Sitz, der Oberkörper befindet sich in Neutralstellung.
Schritt 1: Zuerst werden mit einem Palpationstest der paravertebralen Faszien stark verspannte und schmerzhafte Faszienstränge, die die Mechanik der Wirbelsäule stören, aufgesucht. So können schmerzhafte Läsionen diagnostiziert werden. An der dorsolateralen Fasziengrenze, wo die Thorakolumbal-Faszie durch die Aponeurose des M. latissimus dorsi verstärkt wird, legt man den Anker des Y-Tapes ohne Zug linksseitig vor dem Schmerzareal an.

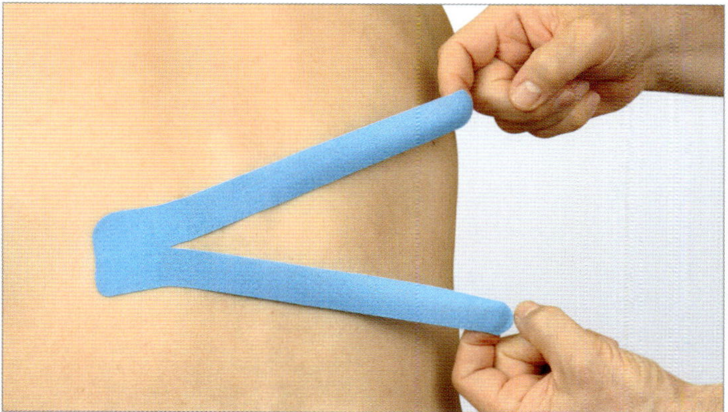

Anlage der Y-Zügel
ASTE: Im Sitz, der Oberkörper befindet sich in Vordehnung, in Ventralflexion und in leichter Linkslateralflexion.
Schritt 2: Mit einer Faszienanlage werden die beiden Y-Zügel mit mäßig bis starkem Zug und in kleinen Phasen oszillierend in Faszien-Korrekturrichtung nach rechts verlaufend über den DF und der Regio lumbalis angebracht. Die Zügelenden dehnungsfrei auf der Gegenseite auslaufen lassen.

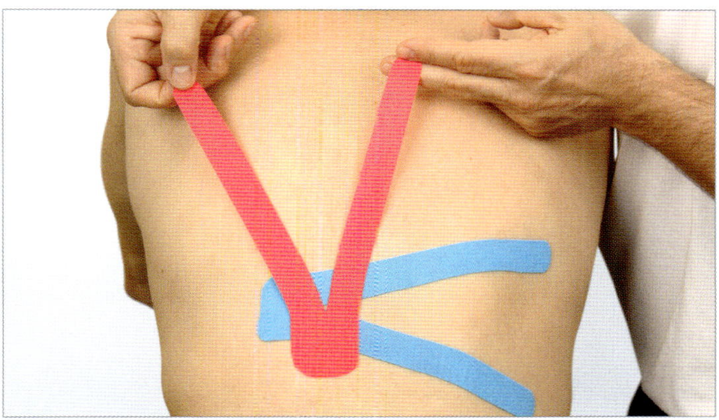

Anlage des zweiten Y-Tapes
ASTE: Im Sitz, der Oberkörper befindet sich in Vordehnung und in Ventralflexion.
Schritt 3: Analog zum ersten Y-Tape werden in Oszillations-Technik die beiden Y-Zügel in kranialer Richtung angelegt. Sie umschließen das Schmerzareal. Die Y-Zügelenden dehnungsfrei über die Region des thorakolumbalen Übergangs auslaufen lassen.

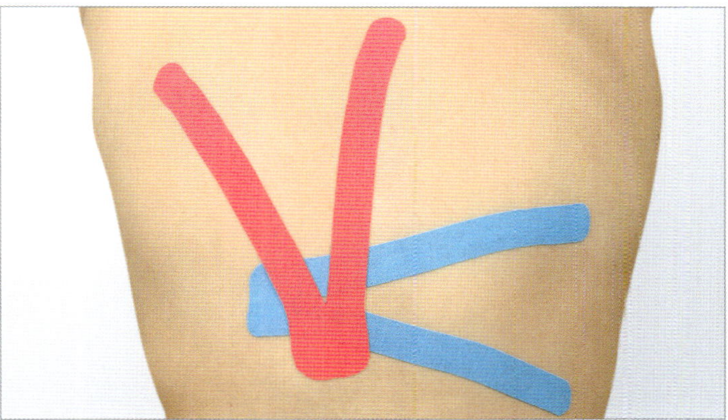

Komplette Kombinationsanlage mit zwei Y-Tapes
ESTE: Im Sitz, der Oberkörper befindet sich in aufrechter Haltung.
Schritt 4: Der Schmerzpunkt der Fascia thoracolumbalis liegt im Spalt zwischen den beiden Y-Zügeln. Somit wird die fasziale Verbindung der Fascia thoracolumbalis, die die Kräfte zwischen Wirbelsäule, Becken und Extremität überträgt, entlastet. Die Kombinationsanlage mit zwei Y-Tapes, die im 90°-Winkel zueinander stehen, wird anmodelliert, aktiviert und auf der Haut angerieben.

► **Da sich die schräg nach unten und quer verlaufenden Fasern der Fascia thoracolumbalis überkreuzen, stehen ihre thorakalen Läsionen immer mit LWS- Blockaden zusammen. Trigger-Point-Schmerzen stellen eine Kontraindikation dar!**

Fascia transversalis und Fascia lumbodorsalis

– Muskel- und Faszienanlage (Abb. 1–4)

Wirkung: Schmerz- und Ödemreduktion; Auflockerung und Lösen von Adhäsionen bzw. Fixierungsstellen und Verbesserung der Elastizität der Fascia lumbodorsalis und transversalis; Entlastung der Faszienknoten und Faszienstränge; Stimulation und Harmonisierung der Faszienmotilität; Funktionsverbesserung und Erleichterung der faszialen Schmerzen

Indikationen für die Sensotape-Anlage
- ISG-Dysfunktionen
- Lumboischialgie
- akute und chron. Rückenschmerzen
- Traumata
- Haltungsanomalien
- Dermatomyositis, Polymyositis
- rheumatische u. arthrotische Erkrankungen

Material
blaues und rotes Y-Tape

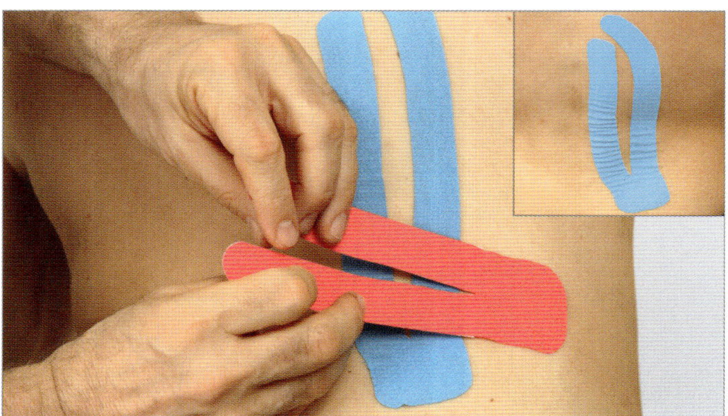

Kombinationsanlage: Anlage des Y-Ankers
ASTE: Im Stand, der Oberkörper ist in Neutralstellung.
Schritt 1: Zuerst wird in Muskelvordehnung (in Ventralflexion mit Rotation zur Gegenseite) ein detonisierendes Y-Tape über dem M. quadratus lumborum angebracht (s. kl. Abb.). Der Anker des Y-Muskel-Tapes wird ohne Zug, direkt neben dem lateralen Rand des M. erector spinae an der Crista iliaca angelegt, während die beiden Y-Zügel nach kranial am QF von Th12 bzw. QF von L2/L3 angelegt werden. Es folgt das Anlegen des zweiten Y-Tape.

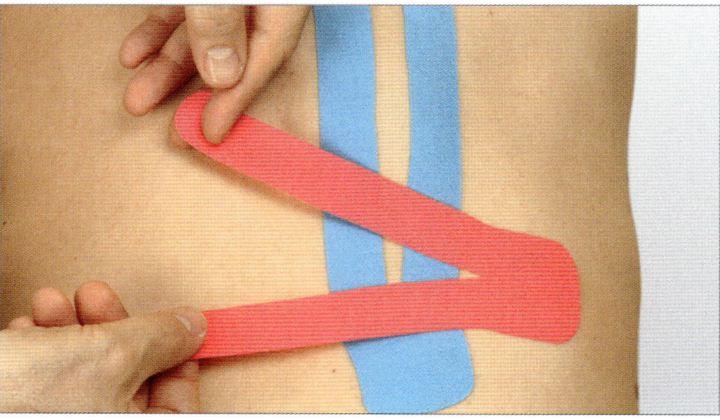

Kombinationsanlage: Anlage der Y-Zügel
ASTE: Im Stand, der Oberkörper befindet sich in muskulärer Vordehnung.
Schritt 2: Zusätzlich erfolgt das Anlegen eines Y-Tapes mit einer Faszienanlage, um die Fascia lumbodorsalis wie auch die Fascia transversalis mit den darunter liegenden Muskeln in die gewünschte Position zu bewegen. Der Anker wird ohne Zug, dorsolateral vor der Schmerzstelle, lateral vom Trigonum lumbale superior angebracht.

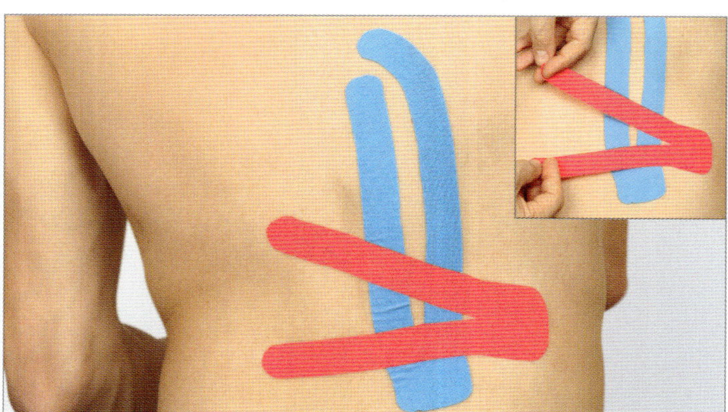

Komplette Kombinationsanlage: Anlage der Y-Zügel
ASTE: Im Stand, der Oberkörper befindet sich in einer leichten Vordehnung.
Schritt 3: Um einen tieferen Effekt zu erreichen, werden die beiden Y-Zügel in einem gespreizten Muster oszillierend mit leichtem Innendruck angelegt (s. kl. Abb.). Die (Abb. 1–4) beiden Y-Tapeenden dehnungsfrei auslaufen lassen. Die gesamte Anlage wird in Vordehnung durch leichtes Reiben anmodelliert, aktiviert und auf der Haut fixiert.

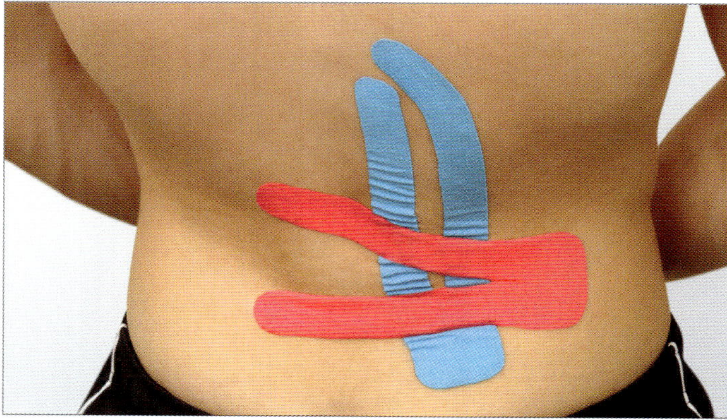

Komplette Kombinationsanlage mit zwei Y-Tapes
ESTE: Im Stand, der Oberkörper befindet sich in neutraler Stellung.
Schritt 4: Die Kombinationsanlage setzt sich aus einer Y-Muskel-Tapeanlage über dem M. quadratus lumborum und aus einem Y-Tape über der Fascia lumbodorsalis und Fascia transversalis zusammen. An den zwei Y-Tapes, die in einem 90°-Winkel angebracht sind, werden auf der Haut Mikrofalten sichtbar.

Fascia lumbosacralis, Fascia iliosacralis und Fascia thoracolumbalis – Faszienanlage

Wirkung: Schmerz- u. Ödemreduktion; Auflockerung u. Lösen von Adhäsionen bzw. Fixierungsstellen u. Verbesserung der Elastizität der Fascia thoracolumbalis; Entlastung der Faszienknoten u. Faszienstränge; Stimulation u. Harmonisierung der Faszienmotilität; Funktionsverbesserung u. Erleichterung der faszialen bzw. ligamentären Schmerzen im ISG-Areal

Indikationen für die Sensotape-Anlage
- Lumbalhernie im Trigonum lumbale superior und inferior
- chronische Dauerbelastungen, Traumata
- Rückenschmerzen nach Laparotomien

Material
Abb. 1–3: 2 blaue I-Tapes und 1 rotes Y-Tape
Abb. 4: 2 blaue I-Tapes und 1 rotes Y-Tape

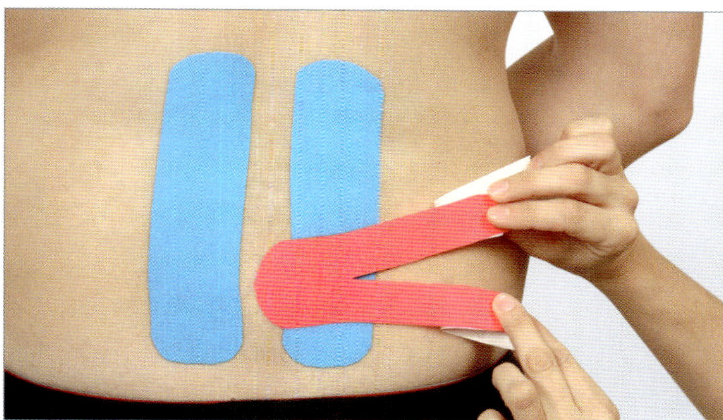

Kombinationsanlage: Anlage eines Y-Ankers
ASTE: Im Stand, der Oberkörper befindet sich in Ruhestellung.
Schritt 1: Zuerst werden zwei detonisierende, blaue, bilaterale I-Tapes auf der hypertonen lumbalen Rückenmuskulatur angelegt. Dann wird ein Y-Tape mit einer Faszienanlage über den schmerzhaften Ligg. iliolumbalia superius und inferius angebracht. Der Anker des Y-Tapes wird ohne Zug über den DF von L4/L5 angelegt.

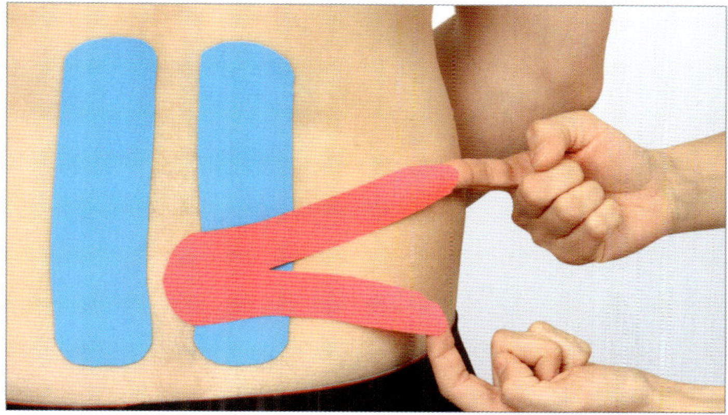

Kombinationsanlage: Anlage der Y-Zügel
ASTE: Im Stand, der Oberkörper befindet sich abstützend in Ventralflexion und leichter Lateralflexion links.
Schritt 2: Abhängig von der faszialen Verspannung über den Ligg. iliolumbalia werden die beiden Y-Zügel gleichzeitig mit mittlerem bis starkem Zug oszillierend in kleinen Phasen nach lateral angelegt. Der inferiore Zügel zieht über die Crista iliaca, während der superiore Zügel das Trigonum lumbale inferius begrenzt. Dabei bilden die beiden Y-Zügel die Form eines weiten V nach lateral.

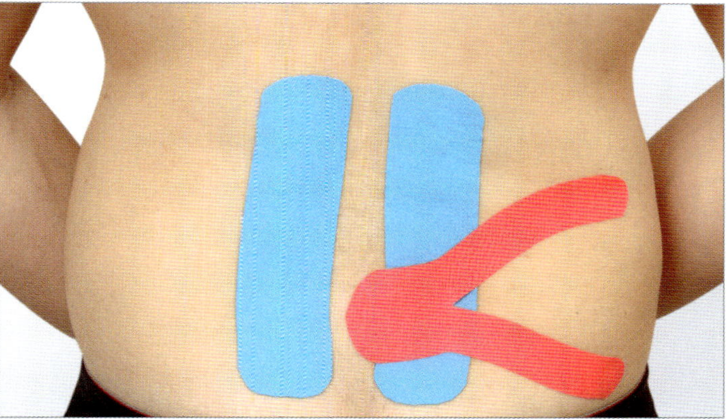

Komplette Kombinationsanlage mit I- und Y-Tape
ESTE: Im Sitzen, der Oberkörper befindet sich abstützend in Ventralflexion.
Schritt 3: Die Kombinationsanlage über das Schmerzareal der Ligg. iliolumbalia hat für die Stabilität in der Regio lumbosacralis und in der Regio iliosacralis eine wichtige Funktion. Die Y-Zügelenden laufen dehnungsfrei aus und das gesamte Tape wird in Vordehnung durch leichtes Reiben anmodelliert, aktiviert und fixiert.

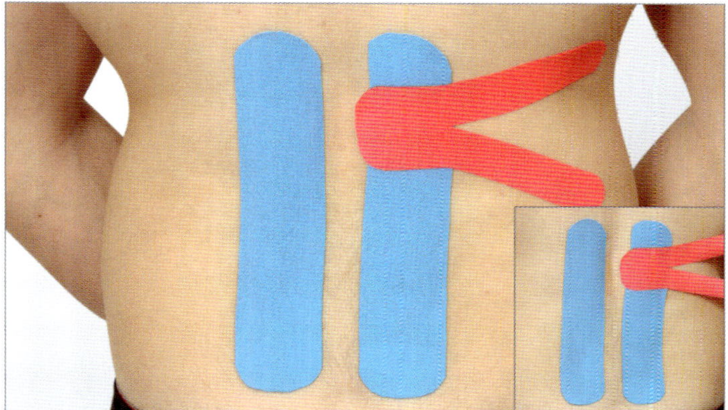

Alternative komplette Kombinationsanlage mit I- und Y-Tape
ESTE: Im Sitzen, der Oberkörper befindet sich abstützend in Ventralflexion.
Schritt: Die Kombinationsanlage setzt sich zusammen aus einer bilateralen detonisierenden I-Tape-Technik und aus einem Y-Tape mit einer Faszienanlage. Der Anker des Y-Tapes wird ohne Zug median über den DF L2/L3 angelegt (s. kl. Abb.). Die beiden Y-Zügel werden mit mittlerem Zug oszillierend über dem M. erector spinae zur 12ten Rippe bzw. Fascia transversalis (Ursprung der Mm. obliqui interni) angelegt. Der Schmerzpunkt der knotigen Fascia thoracolumbalis liegt im Spalt beider Y-Zügel. Somit wird die fasziale Verbindung über dem Trigonum lumbale superius entlastet.

ISG und Band- und Membranverbindungen des Beckens

– Faszien- (Abb. 1–4) und Spaceanlage (Abb. 3–4)

Wirkung: Schmerz- u. Ödemreduktion; Auflockerung u. Lösen von Adhäsionen bzw. Fixierungsstellen u. Verbesserung der Elastizität der Fascia thoracolumbalis; Entlastung der Faszienknoten u. Faszienstränge; Stimulation u. Harmonisierung der Faszienmotilität; Funktionsverbesserung u. Erleichterung der faszialen bzw. ligamentären Schmerzen im ISG-Areal

Indikationen für die Sensotape-Anlage
- chronische Dauerbelastungen, Traumata
- Rückenschmerzen nach Laparotomien, Lumbalgien, Ischialgien, ISG- Läsionen und Dysfunktionen

Material
rotes und blaues Y-Tape und blaues Stern-Tape

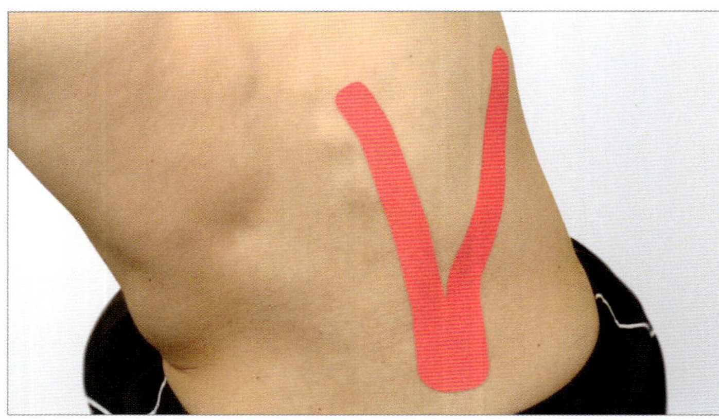

Anlage des vertikalen Y-Tapes
ASTE: Im Sitz, der Oberkörper ist in Vordehnung, Ventralflexion und Lateralflexion links.
Schritt 1: Mit einer Faszienanlage wird der Anker des Y-Tapes ohne Zug unterhalb des ISG-Schmerzpunktes an deren Fasziengrenze paravertebral angebracht. Die beiden Y-Zügel umfassen das Schmerzareal in ihrem Y-Spalt und werden mit mäßig bis starkem Zug in kleinen Phasen oszillierend auf der Haut nach kranial hin angelegt.

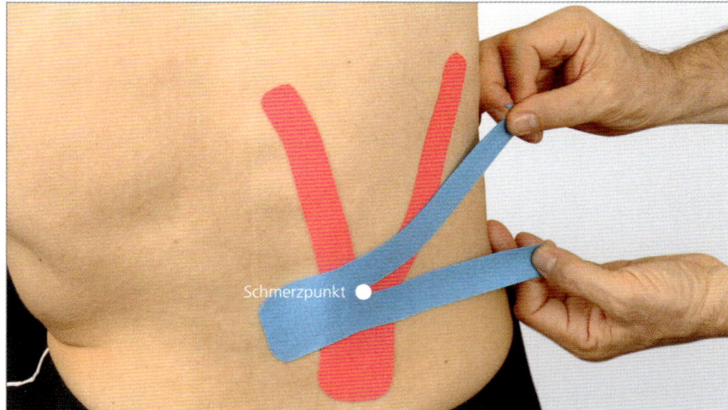

Anlage der horizontalen Y-Tapes
ASTE: Im Sitz, der Oberkörper ist in Vordehnung, Ventralflexion und Lateralflexion links.
Schritt 2: Analog zu Schritt 1 wird in Oszillationstechnik ein Quer-Y-Tape im 90°-Winkel darüber angebracht. Der Anker des Y-Tapes liegt medial vor dem Schmerzpunkt und die beiden Y-Zügel verlaufen horizontal in einem gespreizten Muster zur Rumpftaille. Die Zügelenden dehnungsfrei in der Regio lumbalis auslaufen lassen.

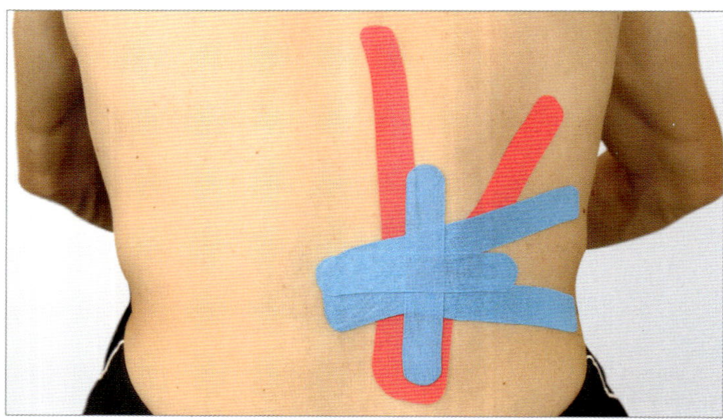

Alternative Kombinationsanlage: Anlage des Kreuz-I-Tapes
ASTE: Im Sitzen, der Oberkörper befindet sich abstützend in Ventralflexion.
Schritt 3: Zusätzlich zu Schritt 1 und 2 werden zwei I-Tapes mit einer Spaceanlage in zentraler Lifting-Technik direkt über die schmerzhafte Stelle angelegt. Die beiden I-Tapes, vertikal und horizontal verlaufend, bilden ein Kreuz.

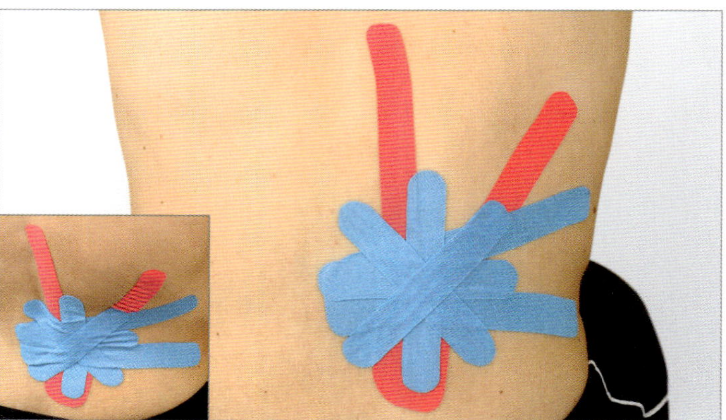

Komplette alternative Kombinationsanlage: Anlage des Stern-Tapes
ESTE: Im Sitz, der Oberkörper ist in Vordehnung, Ventralflexion und Lateralflexion links.
Schritt 4: Zwei weitere I-Tapes bilden ein Stern-Tape, indem sie mit der gleichen Spaceanlage sich mittig überlappend mit den ersten angelegt werden. Die dargestellte ESTE (s. kl. Abb.) zeigt die Bildung von Mikrofalten auf der Haut.

- **Die Verstärkungszüge in der Fascia thoracolumbalis am lumbosakralen Übergang bzw. ISG bilden die Ligg. sacroiliaca dorsalia.**

Sensotape®-Techniken für Rumpf, LWS und ISG

IV. Lymphbahnen im Bereich des Rumpfs

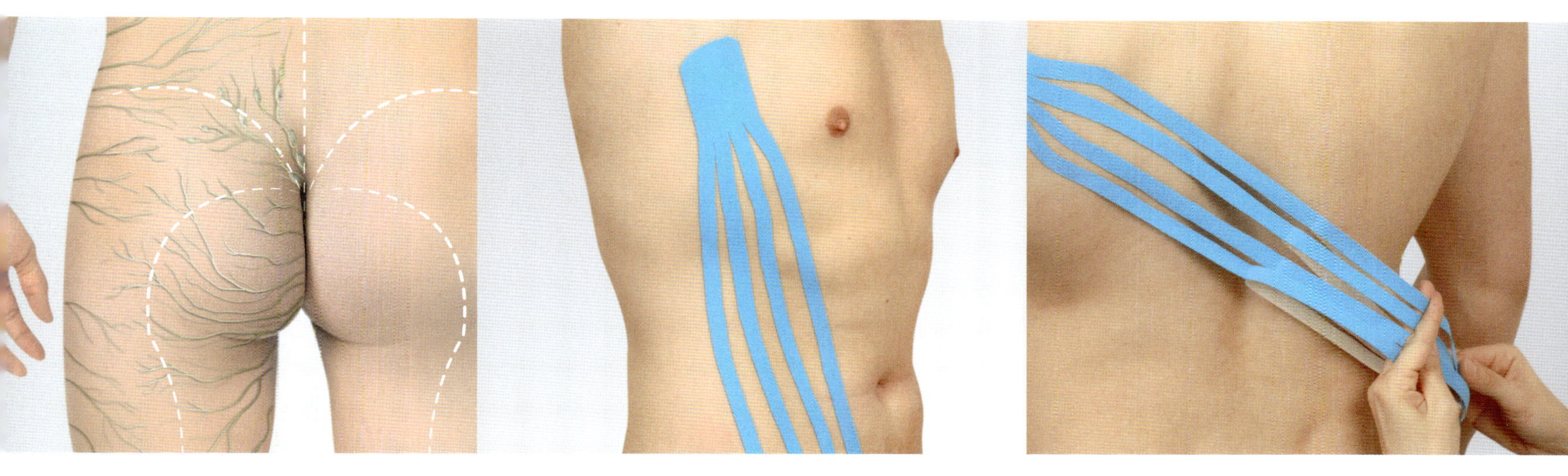

Lymphbahnen im Bereich des Rumpfs

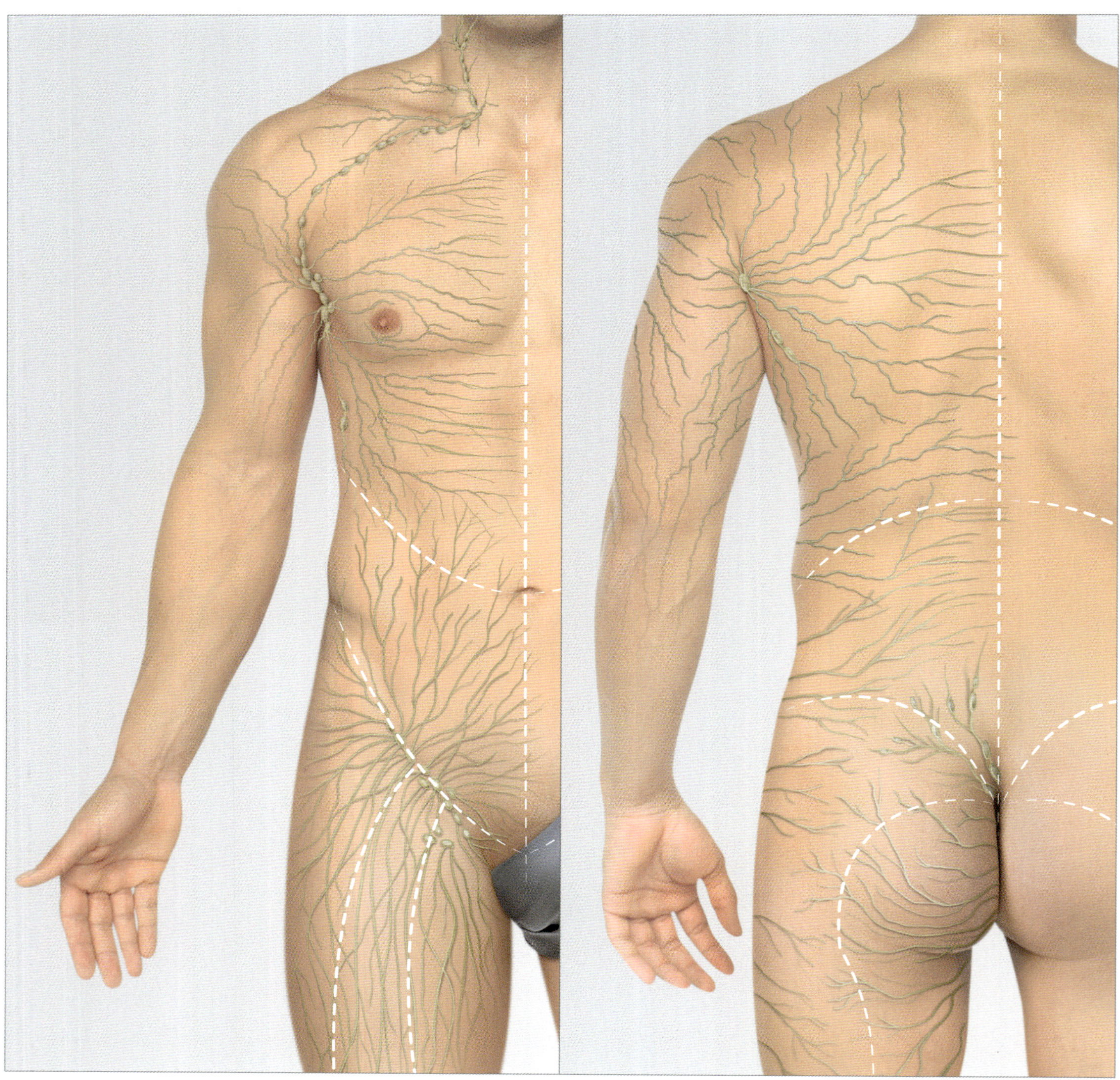

Zu sehen sind die Drainageterritorien des Rumpfs und der angrenzenden Beine bzw. Arme (nach Földi). Dargestellt sind außerdem die sagittalen bzw. horizontalen lymphatischen Wasserscheiden an den Territoriumsgrenzen und die Lymphabflussgebiete der Haut, über Umleitungs- oder Umgehungswege (Anastomosen oder Collateralgefäße), darunter in der ventralen Ansicht homolaterale axillo-inguinale, homolaterale inguino-axilläre und homolaterale lumbo-inguinale Anastomosewege. In der dorsalen Ansicht sind vor allem heterolaterale inguino-axilläre, homolaterale axillo-lumbale, homolaterale lumbo-iliacale und homolaterale lumbo-inguinale Anastomosewege gezeigt.

Oberer ventraler Rumpf – Lymphanlage

Wirkung: Aktivierung des Lymphsystems und Umleitung des Lymphflusses; Schmerz- und Ödemreduktion der Axilla und des oberen Rumpfs; Stimulierung der Lymphmenge und des Lymphflusses; Reduktion des interstitiellen Drucks

Indikationen für die Sensotape-Anlage
- traumatische Ödeme im Armbereich
- Ödeme bei chronisch-venösen Stauungen
- Schwellungen im Bereich des Arms und des oberen Rumpfs
- bei insuffizienten Lnn. axillares (Abfluss zu den intakten Lymphknoten der Leiste)

Material
blaues Fächertape (4 Zügel)

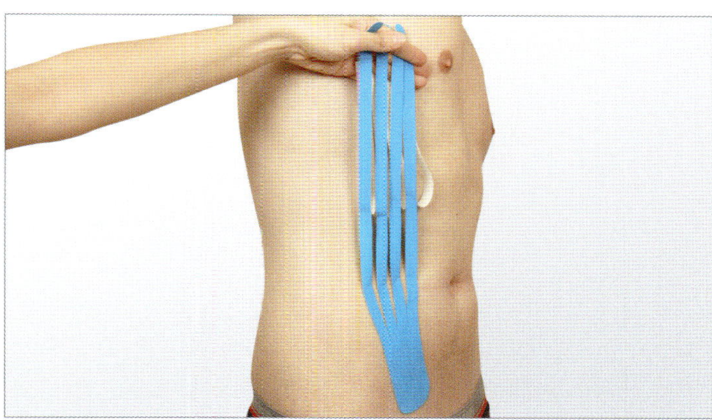

Anlage des Ankers des ventralen Fächertapes
ASTE: Im Stand, der Oberkörper befindet sich in aufrechter Haltung mit dem Arm im Nacken.
Schritt 1: Der Anker des ventralen Fächertapes wird ohne Zug in neutraler WS-Stellung in der Nähe des intakten rechten Leistenlymphknotens in der Regio iliaca angebracht. Nach dem Entfernen der rückseitigen Trägerfolie wird das Fächertape mit einer Lymphtechnik nach proximal auf der Haut lose abgelegt.

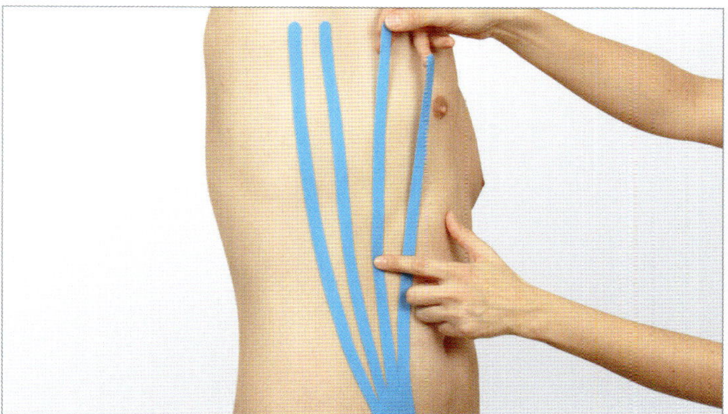

Anlage der ventralen Fächerzügel
ASTE: Im Stand, WS-Extension und Lateralflexion nach links.
Schritt 2: Den Anker fixieren, während man die Zügel einzeln löst und mit sehr leichtem Zug über die Regiones abdominis und hypochondriaca zur Regio axillaris dextra nach proximal verteilt und anlegt. Man beginnt dorsal lateral mit dem ersten Zügel und endet medial.

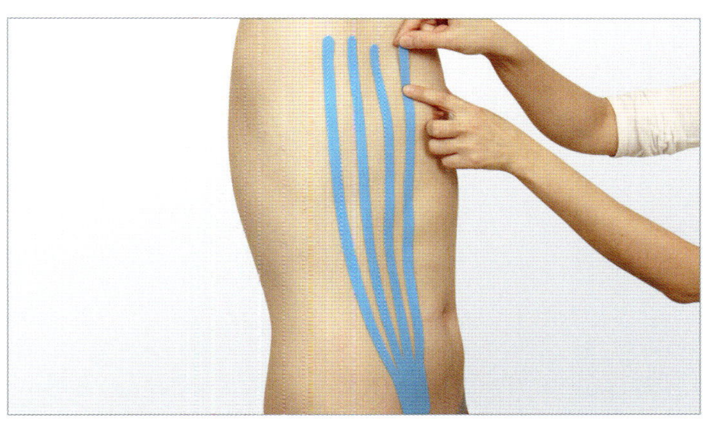

Anlage der ventralen Fächerzügelenden
ASTE: Im Stand, der Körper befindet sich in Neutralstellung.
Schritt 3: Die Zügelenden des Fächertapes laufen dehnungsfrei zu den insuffizienten Achsellymphknoten nach kranial aus. Man beginnt dorsal lateral mit dem ersten Zügelende und endet medial.

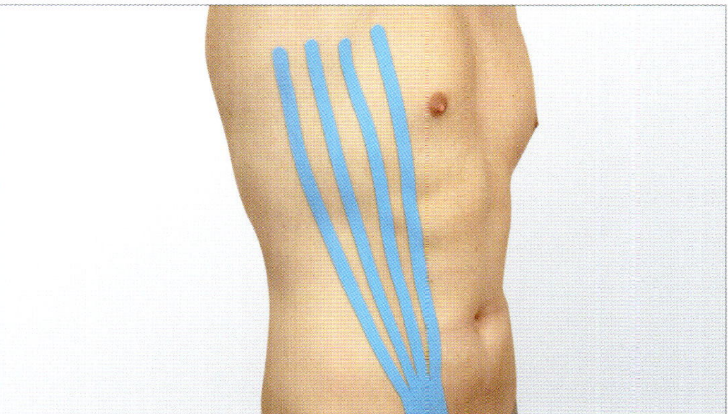

Komplette Fächertapeanlage
ESTE: Im Stand, der Oberkörper befindet sich in einer entspannten, aufrechten Haltung.
Schritt 4: Die komplette ventrale Lymphanlage zeigt eine Umleitung und Anwendung eines homolateralen Fächertapes von den insuffizienten Achsellymphknoten zu den intakten Lnn. inguinales. Die gesamte Anlage wird durch leichtes Reiben anmodelliert, aktiviert und fixiert.

Unterer ventraler Rumpf – Lymphanlage

Wirkung: Aktivierung des Lymphsystems und Umleitung des Lymphflusses; Schmerz- und Ödemreduktion der Leiste und des unteren Rumpfs; Stimulierung der Lymphmenge und des Lymphflusses; Reduktion des interstitiellen Drucks

Indikationen für die Sensotape-Anlage
- traumatische Ödeme im Beinbereich
- Ödeme bei chronisch-venösen Stauungen
- Schwellung im Bein
- bei insuffizienten Lnn. inguinales Abfluss zur intakten Axilla

Material
blaues Fächertape (4 Zügel)

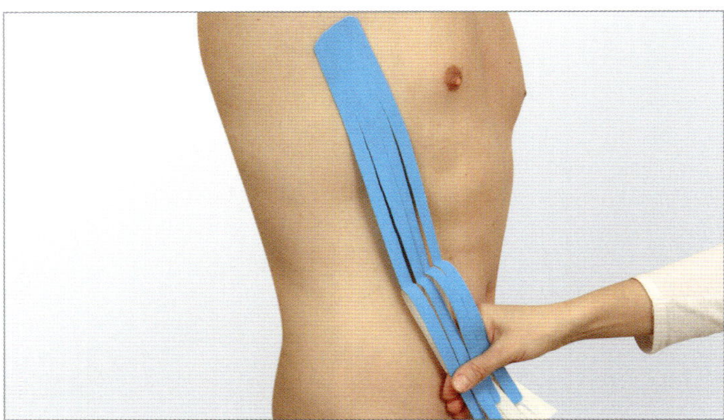

Anlage des Ankers des ventralen Fächertapes
ASTE: Im Stand, der Oberkörper befindet sich in aufrechter Haltung mit dem Arm im Nacken.
Schritt 1: Der Anker des ventralen Fächertapes wird ohne Zug in neutraler WS-Stellung in der Nähe des intakten rechten Achsellymphknotens in der Regio axillaris angebracht. Nach dem Entfernen der rückseitigen Trägerfolie wird das Fächertape mit einer Lymphtechnik nach distal auf der Haut lose abgelegt.

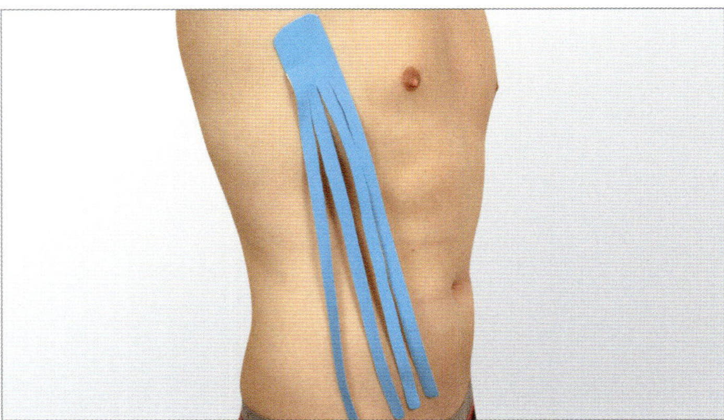

Anlage der ventralen Fächerzügels
ASTE: Im Stand, WS-Extension und Lateralflexion nach links.
Schritt 2: Den Anker fixieren, während man die Zügel einzeln mit sehr leichtem Zug über die Regiones hypochondriaca und abdominis zur Regio inguinalis dextra nach distal verteilt anlegt. Man beginnt ventral-medial mit dem ersten Zügel und endet lateral.

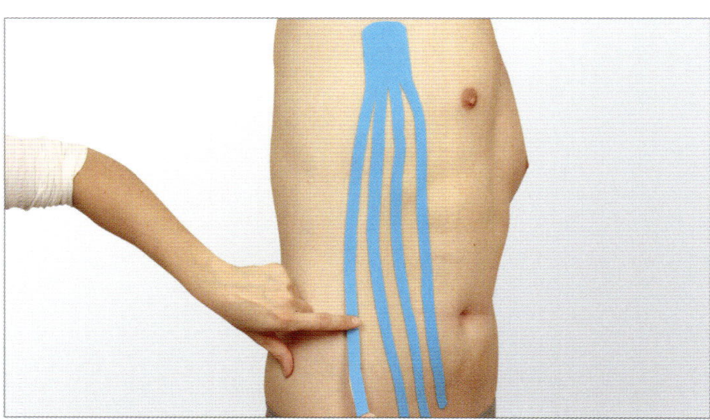

Anlage der ventralen Fächerzügelenden
ASTE: Im Stand, der Körper befindet sich in Neutralstellung.
Schritt 3: Die Zügelenden des Fächertapes laufen dehnungsfrei zu den insuffizienten Leistenlymphknoten nach kaudal aus. Man beginnt ventral-medial mit dem ersten Zügelende und endet lateral.

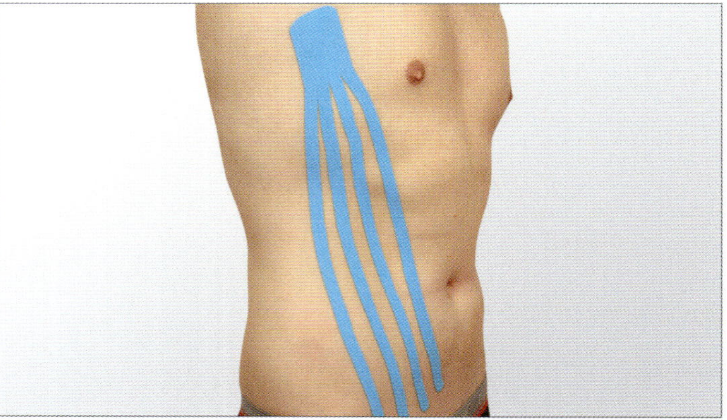

Komplette Fächertapeanlage
ESTE: Im Stand, der Oberkörper befindet sich in einer entspannten, aufrechten Haltung.
Schritt 4: Die komplette ventrale Lymphanlage zeigt eine Umleitung und Anwendung eines homolateralen Fächertapes von den insuffizienten Lnn. inguinales zu den intakten Lnn. axillares. Die gesamte Anlage wird durch leichtes Reiben anmodelliert, aktiviert und fixiert.

Oberer dorsaler Rumpf – Lymphanlage

Wirkung: Aktivierung des Lymphsystems und Umleitung des Lymphflusses; Schmerz- und Ödemreduktion der Axilla und des oberen Rumpfs; Stimulierung der Lymphmenge und des Lymphflusses; Reduktion des interstitiellen Drucks

Indikationen für die Sensotape-Anlage
- traumatische Ödeme im Armbereich
- Ödeme bei chronisch-venösen Stauungen
- Schwellung im Arm und oberen Rumpf
- bei insuffizienten Lnn. axillares: Abfluss zur intakten Lumbalregion
- axillo-ipsilateral-lumbaler Lymphabfluss

Material
blaues Fächertape (4 Zügel)

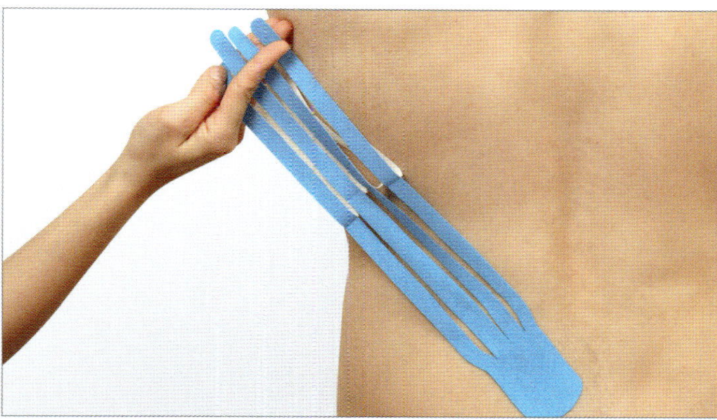

Anlage des Ankers des dorsalen Fächertapes
ASTE: Im Stand, der Oberkörper befindet sich in aufrechter Haltung mit dem Arm im Nacken.
Schritt 1: Der Anker des dorsalen Fächertapes wird ohne Zug in neutraler WS-Stellung in der Nähe des intakten linken Lendenlymphknotens in der Regio lumbalis angebracht. Das Fächertape wird mit einer Lymphtechnik nach proximal homolateral angelegt.

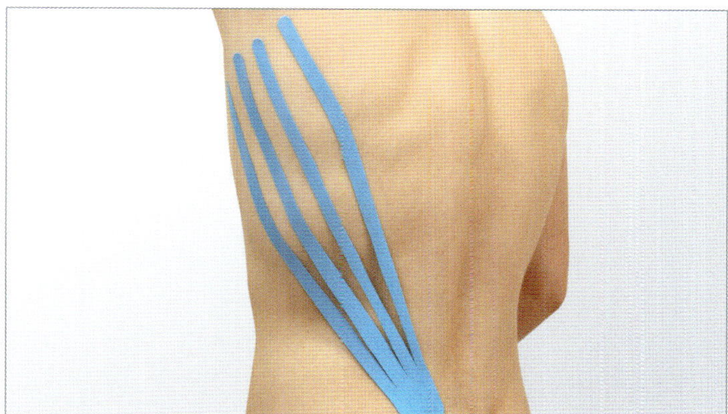

Anlage der dorsalen Fächerzügel
ASTE: Im Stand, der Oberkörper befindet sich in Neutralstellung.
Schritt 2: Nach dem Entfernen der rückseitigen Trägerfolie wird das Fächertape nach proximal-kranial ausgerichtet und lose auf der Haut abgelegt. Den Anker fixieren, während man die Zügel einzeln löst und mit sehr leichtem Zug in Vordehnung über die Regiones hypochondriaca und pectoralis lateralis zur Regio axillaris sinistra proximal anlegt. Man beginnt lateral mit dem ersten Zügel und endet medial.

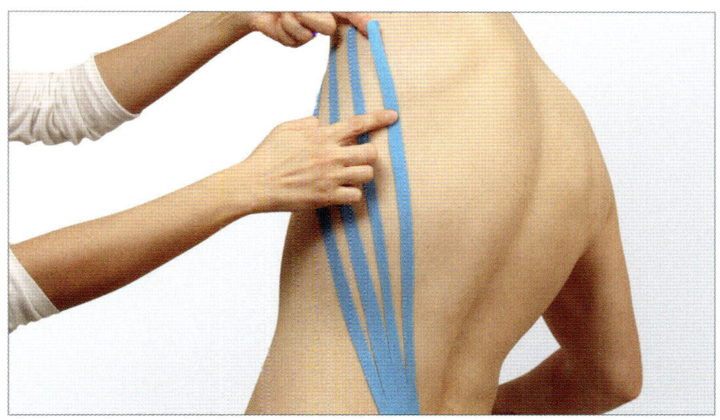

Anlage der Zügelenden des dorsalen Fächertapes
ASTE: Im Stand, WS-Extension und Lateralflexion nach links.
Schritt 3: Die Zügelenden des Fächertapes laufen dehnungsfrei zu den dorsalen insuffizienten Achsellymphknoten nach kranial aus. Man beginnt lateral mit dem ersten Zügelende und endet medial.

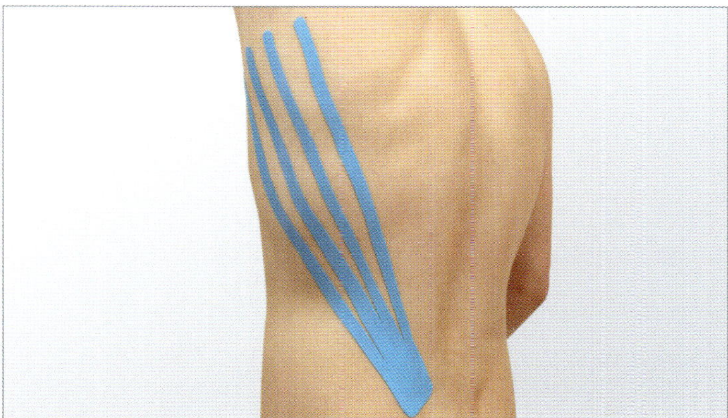

Komplette Fächertapeanlage
ESTE: Im Stand, der Oberkörper befindet sich in einer entspannten, aufrechten Haltung.
Schritt 4: Die komplette dorsale Lymphanlage zeigt eine Umleitung und Anwendung eines homolateralen Fächertapes von den insuffizienten Lnn. axillares zur intakten Lumbalregion. Die gesamte Anlage wird durch leichtes Reiben anmodelliert, aktiviert und fixiert.

Unterer dorsaler Rumpf I – Lymphanlage

Wirkung: Aktivierung des Lymphsystems und Umleitung des Lymphflusses; Schmerz- und Ödemreduktion der Hüfte und des Beins; Stimulierung der Lymphmenge und des Lymphflusses; Reduktion des interstitiellen Drucks

Indikationen für die Sensotape-Anlage
- traumatische Ödeme im Beinbereich
- Ödeme bei chronisch venösen Stauungen
- Schwellung in der Hüfte und im Bein
- bei insuffizienten Lymphknoten im Bereich der Hüfte/Bein: Lymphabfluss zu den axillären Lymphknoten der Gegenseite

Material
blaues Fächertape (4 Zügel)

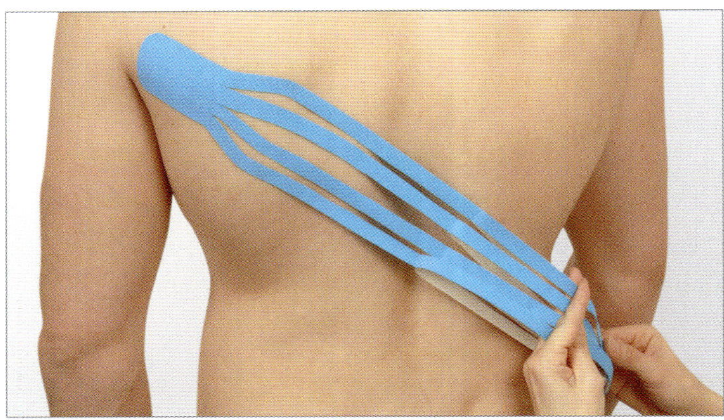

Anlage des Ankers des dorsalen Fächertapes
ASTE: Im Stand, der Oberkörper befindet sich in aufrechter Haltung mit dem Arm im Nacken.
Schritt 1: Der Anker des dorsalen Fächertapes wird ohne Zug in neutraler WS-Stellung in der Nähe des linken intakten Achsellymphknotens in der Regio axillaris und scapularis angebracht. Das Fächertape wird mit einer Lymphtechnik nach distal diagonal und kontralateral angelegt.

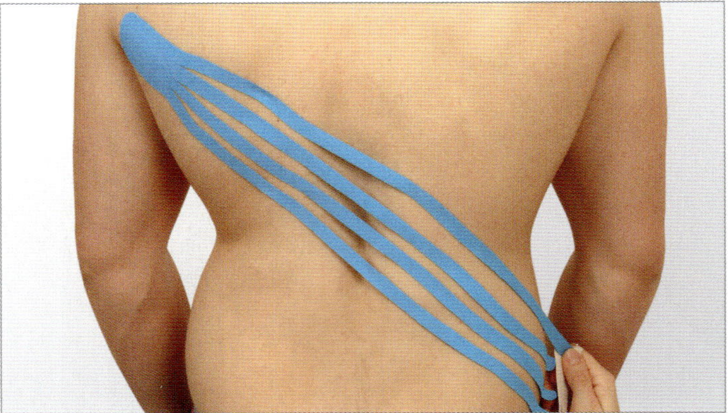

Anlage der dorsalen Fächerzügel
ASTE: Im Stand, WS-Extension und Lateralflexion nach links.
Schritt 2: Nach dem Entfernen der rückseitigen Trägerfolie wird das Fächertape kontralateral distal nach rechts ausgerichtet und auf der Haut lose abgelegt. Den Anker fixieren, während man die Zügel einzeln löst und mit sehr leichtem Zug in Vordehnung über die Regio vertebralis zur Regio lumbalis dextra verteilt anlegt.

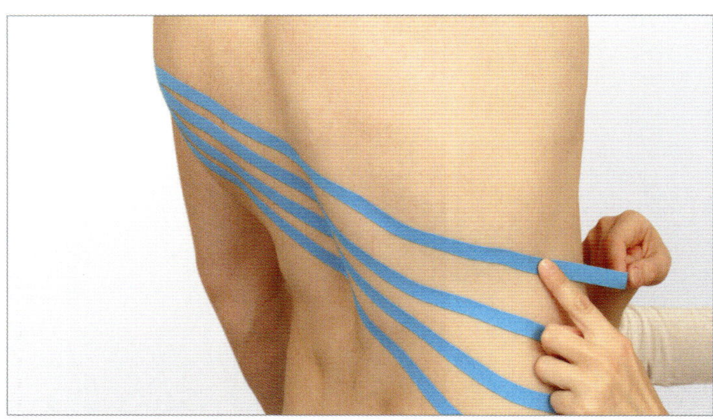

Anlage der Zügelenden des dorsalen Fächertapes
ASTE: Im Stand, der Körper befindet sich in Neutralstellung.
Schritt 3: Die Zügelenden des Fächertapes laufen dehnungsfrei zu den intakten Achsellymphknoten nach kranial aus. Man beginnt mit dem unteren Fächerzügel und endet mit dem oberen.

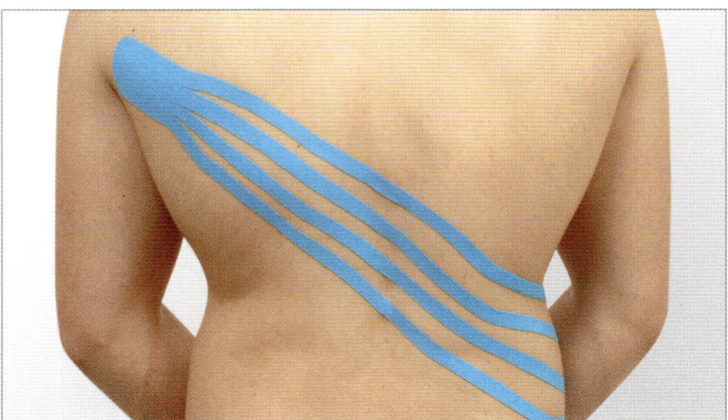

Komplette Fächertapeanlage
ESTE: Im Stand, der Oberkörper befindet sich in einer entspannten, aufrechten Haltung.
Schritt 4: Die komplette dorsale Lymphanlage zeigt eine Umleitung und Anwendung eines kontralateralen Fächertapes von der geschwollenen Hüfte und dem Bein zur intakten Axilla. Die gesamte Anlage wird durch leichtes Reiben anmodelliert, aktiviert und fixiert.

Unterer dorsaler Rumpf II – Lymphanlage

Wirkung: Aktivierung des Lymphsystems und Umleitung des Lymphflusses; Schmerz- und Ödemreduktion des unteren Rumpfs; Stimulierung der Lymphmenge und des Lymphflusses; Reduktion des interstitiellen Drucks

Indikationen für die Sensotape-Anlage
- traumatische Ödeme im unteren Rückenbereich
- Ödeme bei chronisch-venösen Stauungen
- Schwellung im unteren Rücken
- bei insuffizienten Lnn. lumbales: Abfluss zu intakten ventralen Beckenlymphknoten
- lumbo-ipsilateral-iliakaler Lymphabfluss

Material
blaues Fächertape (4 Zügel)

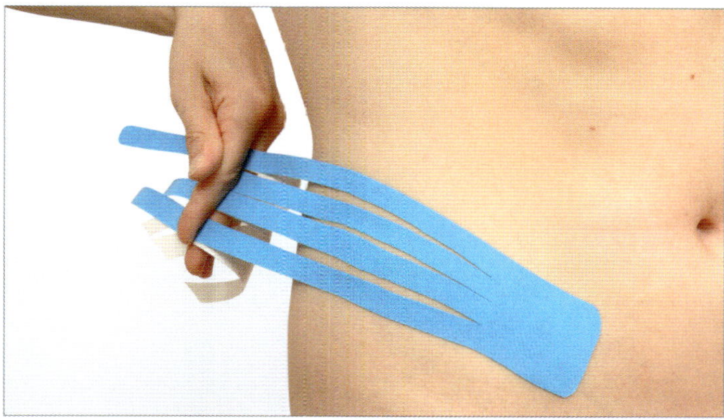

Anlage des Ankers des ventralen Fächertapes
ASTE: Im Stand, der Oberkörper befindet sich in aufrechter Haltung mit dem Arm im Nacken.
Schritt 1: Der Anker des ventralen Fächertapes wird ohne Zug in neutraler WS-Stellung in der Nähe des intakten rechten Leistenlymphknotens in der Regio iliacalis angebracht. Das Fächertape wird mit einer Lymphtechnik nach dorsal angelegt.

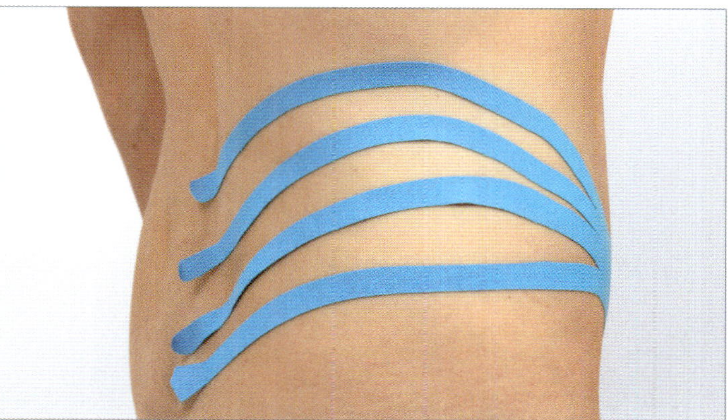

Anlage der ventralen Fächerzügel
ASTE: Im Stand, WS-Extension und Lateralflexion nach links.
Schritt 2: Nach dem Entfernen der rückseitigen Trägerfolie wird das Fächertape nach dorsal ausgerichtet und lose auf der Haut abgelegt. Den Anker fixieren, während man die Zügel einzeln mit sehr leichtem Zug in Vordehnung über die Regio lateralis dorsal zur Regio lumbalis dextra anlegt. Man beginnt mit dem oberen ersten Zügel und endet mit dem unteren.

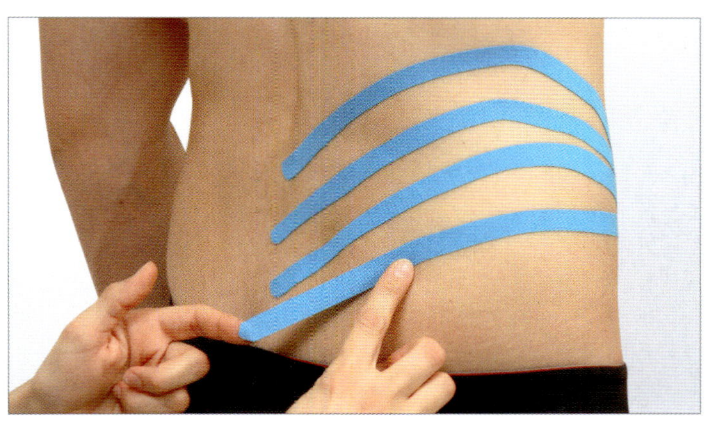

Anlage der Zügelenden des ventralen Fächertapes
ASTE: Im Stand, der Körper befindet sich in Neutralstellung.
Schritt 3: Die Zügelenden des Fächertapes laufen dehnungsfrei zu den dorsalen insuffizienten Lendenlymphknoten nach medial in der Regio vertebralis aus. Man beginnt superior mit dem ersten Zügelende und endet inferior.

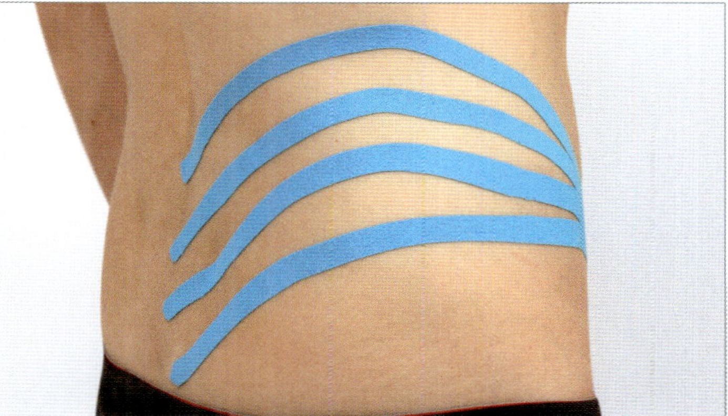

Komplette Fächertapeanlage
ESTE: Im Stand, der Oberkörper befindet sich in einer entspannten, aufrechten Haltung.
Schritt 4: Die komplette dorsale Lymphanlage zeigt eine Umleitung der Schwellung im unteren Rücken und Anwendung eines homolateralen Fächertapes von den insuffizienten Lnn. lumbales zur ventralen intakten Beckenregion. Die gesamte Anlage wird durch leichtes Reiben anmodelliert, aktiviert und fixiert.

Lateraler Rumpf/Taille – Lymphanlage

Wirkung: Aktivierung des Lymphsystems und Umleitung des Lymphflusses; Schmerz- und Ödemreduktion lumbal und in der Taille; Stimulierung der Lymphmenge und des Lymphflusses; Reduktion des interstitiellen Drucks

Indikationen für die Sensotape-Anlage
- traumatische Ödeme im LWS-Bereich
- Ödeme bei chronisch-venösen Stauungen
- Schwellung lumbal und in der Taille
- bei insuffizienten Lnn. lumbales Abfluss zur intakten ventralen Leiste
- lumbo-ipsilateral-iliakaler Lymphabfluss

Material
blaues Fächertape (4 Zügel)

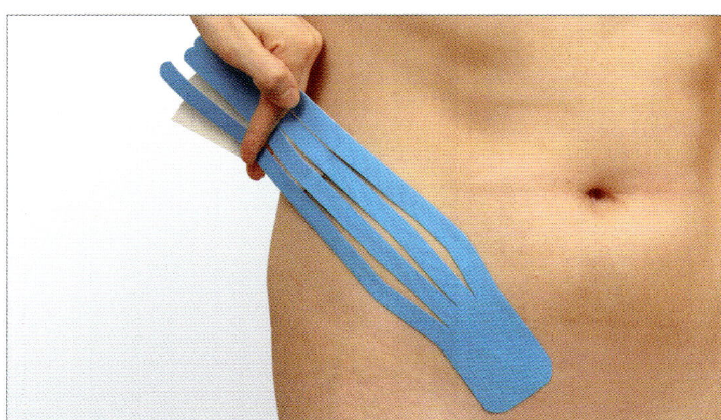

Anlage des Ankers des ventralen Fächertapes
ASTE: Im Stand, der Oberkörper befindet sich in aufrechter Haltung mit dem Arm im Nacken.
Schritt 1: Der Anker des ventralen Fächertapes wird ohne Zug in neutraler WS-Stellung in der Nähe des rechten intakten Leistenlymphknotens in der Regio inguinalis angebracht. Das Fächertape wird mit einer Lymphtechnik nach lateral und dorsal angelegt.

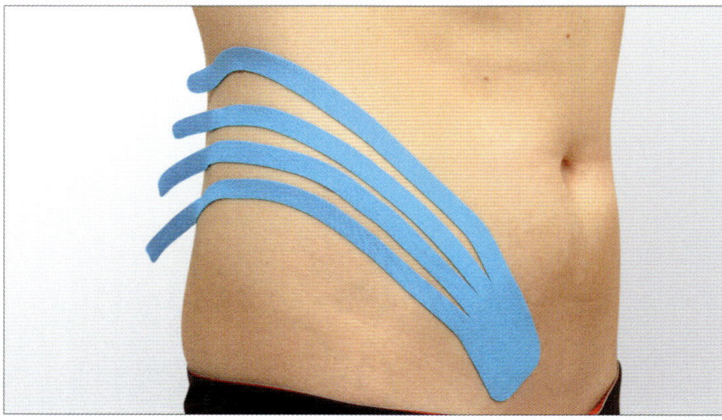

Anlage der ventralen Fächerzügel
ASTE: Im Stand, WS-Vordehnung.
Schritt 2: Nach dem Entfernen der rückseitigen Trägerfolie wird das Fächertape nach dorso-lateral ausgerichtet und auf der Haut abgelegt. Den Anker fixieren, während man die Zügel einzeln mit sehr leichtem Zug in Vordehnung über die Taille dorsal zur Regio lumbalis dextra anlegt. Man beginnt mit dem unteren Zügel und endet mit dem oberen.

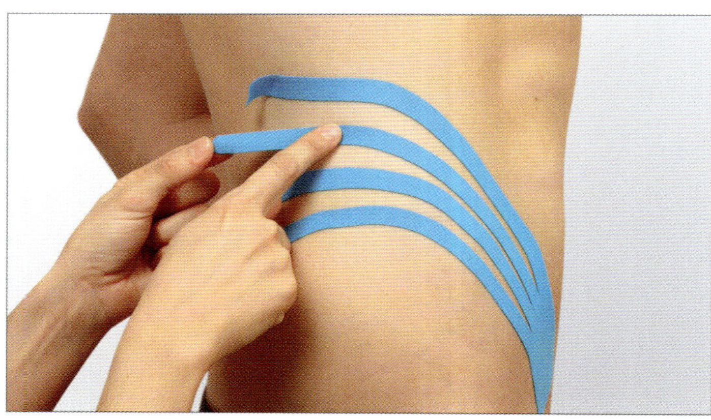

Anlage der Zügelenden des ventralen Fächertapes
ASTE: Im Stand, der Körper befindet sich in Neutralstellung.
Schritt 3: Die Zügelenden des Fächertapes laufen dehnungsfrei zu den dorsalen insuffizienten Lendenlymphknoten nach kaudal in der Regio lumbalis aus. Man beginnt inferior mit dem ersten Zügelende und endet superior.

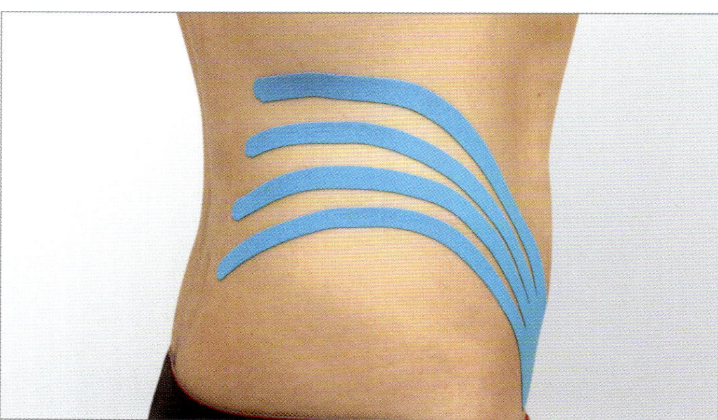

Komplette Fächertapeanlage
ESTE: Im Stand, der Oberkörper befindet sich in einer entspannten, aufrechten Haltung.
Schritt 4: Die komplette dorsale Lymphanlage zeigt eine Umleitung der Schwellung lumbal und in der Taille und Anwendung eines homolateralen Fächertapes von den insuffizienten Lnn. lumbales zur ventralen intakten Leistenregion. Die gesamte Anlage wird durch leichtes Reiben anmodelliert, aktiviert und fixiert.

Abdomen I – Lymphanlage

Wirkung: Aktivierung des Lymphsystems und Umleitung des Lymphflusses; Schmerz- und Ödemreduktion der Leiste und des unteren Rumpfs; Stimulierung der Lymphmenge und des Lymphflusses; Reduktion des interstitiellen Drucks

Indikationen für die Sensotape-Anlage
- traumatische Ödeme im unteren Rumpfbereich/Abdomen
- Ödeme bei chronisch-venösen Stauungen
- Schwellung in der linken Leiste und dem unteren ventralen Rumpf
- bei insuffizienten linken Lnn. inguinales: Abfluss zur rechten intakten Leiste

Material
blaues Fächertape (4 Zügel)

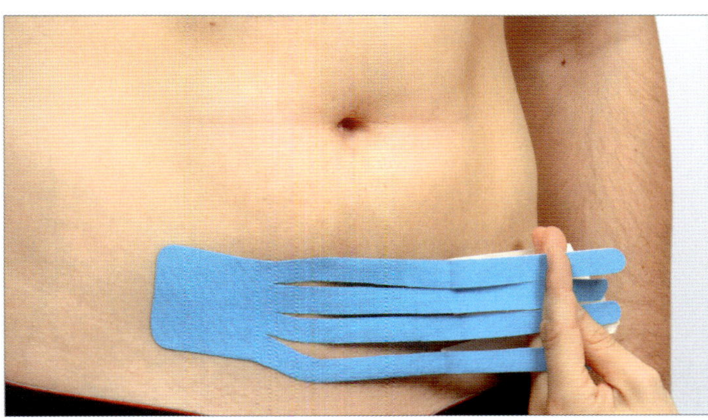

Anlage des Ankers des ventralen Fächertapes
ASTE: Im Stand, der Körper befindet sich in Neutralstellung.
Schritt 1: Der Anker des ventralen Fächertapes wird ohne Zug in neutraler WS-Stellung in der Nähe des rechten intakten Leistenlymphknotens in der Regio inguinalis angebracht. Das Fächertape wird mit einer Lymphtechnik nach ventral angelegt.

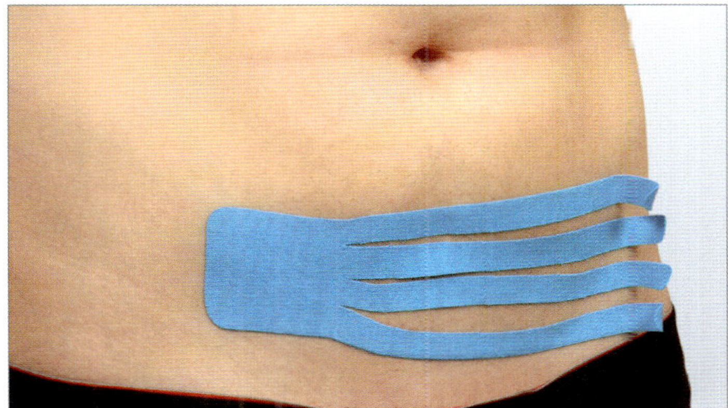

Anlage der ventralen Fächerzügel
ASTE: Im Stand, WS-Vordehnung.
Schritt 2: Nach dem Entfernen der rückseitigen Trägerfolie wird das Fächertape nach links ausgerichtet und auf der Haut abgelegt. Den Anker fixieren, während man die Zügel einzeln mit sehr leichtem Zug in Vordehnung über die Regio pubica ventral zur linken Leiste anlegt.

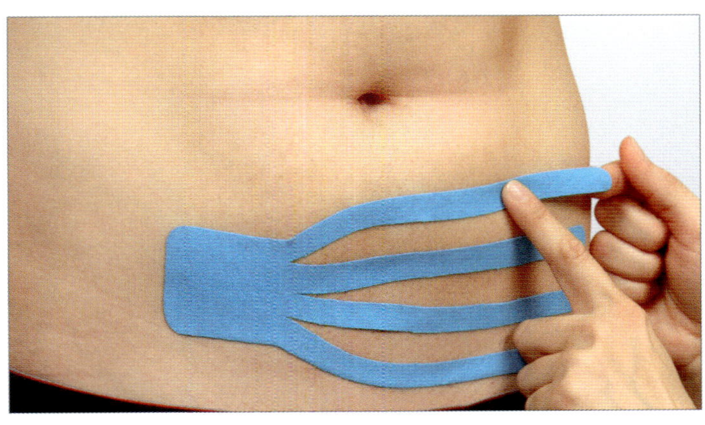

Anlage der Zügelenden des ventralen Fächertapes
ASTE: Im Stand, der Körper befindet sich in Neutralstellung.
Schritt 3: Die Zügelenden des Fächertapes laufen dehnungsfrei zu den ventralen insuffizienten Leistenlymphknoten in der Regio inguinalis sinistra aus. Man beginnt inferior mit dem ersten Zügelende und endet superior.

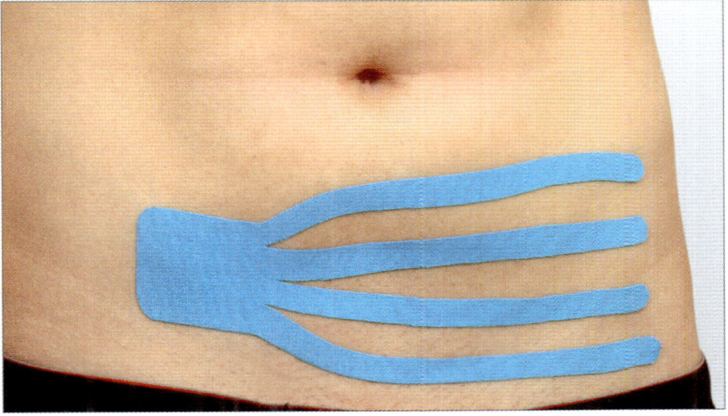

Komplette Fächertapeanlage
ESTE: Im Stand, der Oberkörper befindet sich in einer entspannten, aufrechten Haltung.
Schritt 4: Die komplette ventrale Lymphanlage zeigt eine Umleitung der Schwellung in der linken Leiste und Anwendung eines ventralen Fächertapes von den linken insuffizienten Lnn. inguinales zur ventralen intakten rechten Leiste. Die gesamte Anlage wird durch leichtes Reiben anmodelliert, aktiviert und fixiert.

Abdomen II – Lymphanlage

Wirkung: Aktivierung des Lymphsystems u. Umleitung des Lymphflusses; Schmerz- u. Ödemreduktion des Abdomens und des unteren Rumpfs; Stimulierung der Lymphmenge und des Lymphflusses; Reduktion des interstitiellen Drucks

Indikationen für die Sensotape-Anlage
- traumatische Ödeme im Abdomenbereich
- Ödeme bei chronisch-venösen Stauungen
- Schwellung im Abdomen
- bei insuffizienten abdominalen Lnn.: Abfluss zur intakten Leiste

Material
blaues Fächertape (4 Zügel)

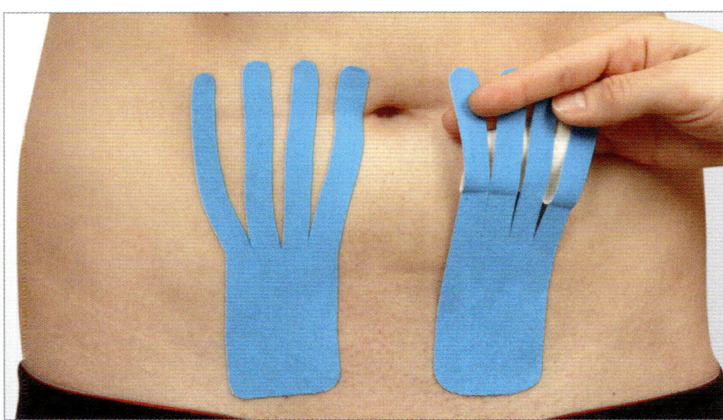

Kombinationsanlage: Anlage des Ankers des linken Fächertapes
ASTE: Im Stand, der Körper befindet sich in Neutralstellung.
Schritt 1: Zusätzlich zu einem rechtsseitig angelegten Fächertape wird mit der gleichen Lymphtechnik ein linksseitiges Fächertape angebracht. Der Anker des linken Fächertapes wird ohne Zug in neutraler WS-Stellung in der Nähe des intakten Leistenlymphknotens in der Regio inguinalis angebracht.

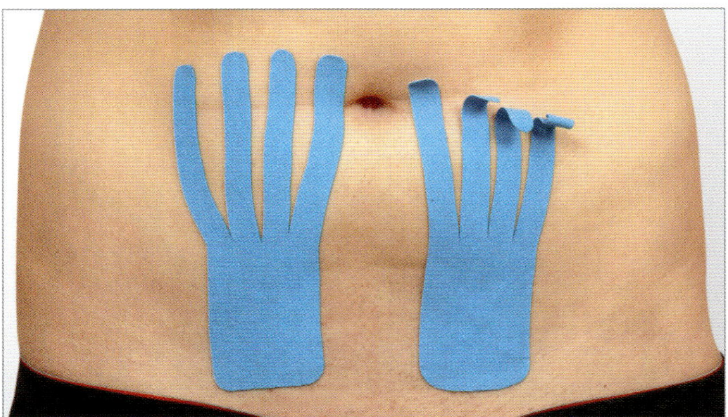

Kombinationsanlage: Anlage der linken Fächerzügel
ASTE: Im Stand, in WS-Vordehnung.
Schritt 2: Nach dem Entfernen der rückseitigen Trägerfolie wird das Fächertape nach kranial ausgerichtet und auf der Haut abgelegt. Den Anker fixieren, während man die Zügel einzeln mit sehr leichtem Zug in Vordehnung unilateral und paramedian zur Linea alba über die Bauchregion anlegt.

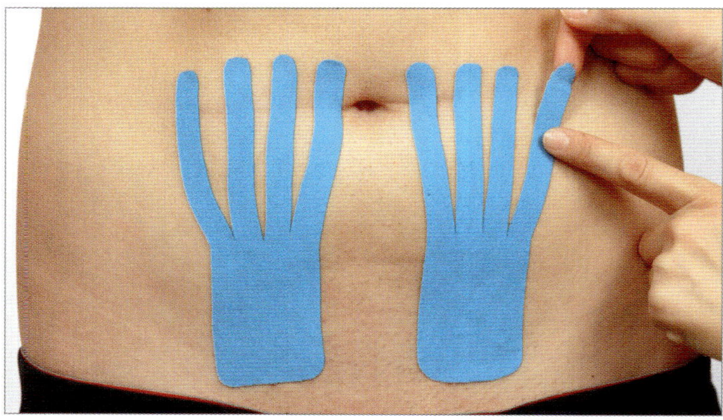

Kombinationsanlage: Anlage der Zügelenden des linken Fächertapes
ASTE: Im Stand, der Körper befindet sich in Neutralstellung.
Schritt 3: Die Zügelenden des Fächertapes laufen dehnungsfrei zu den ventralen abdominalen insuffizienten Lymphknoten in der Regio umbilicalis sinistra aus. Man beginnt medial mit dem ersten Zügelende und endet lateral.

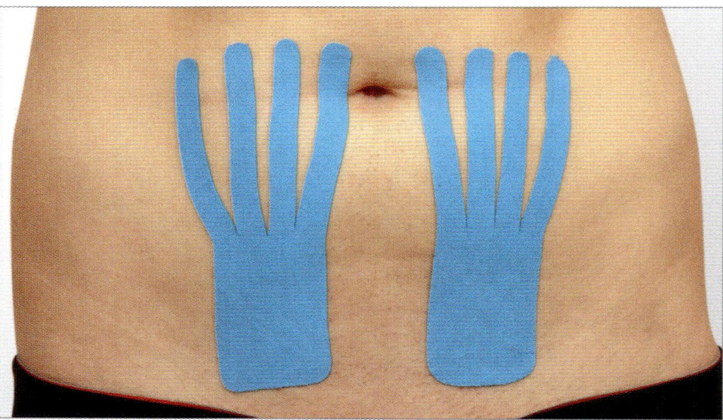

Komplette bilaterale Kombinationsanlage mit Fächertapes
ESTE: Im Stand, der Oberkörper befindet sich in einer entspannten, aufrechten Haltung.
Schritt 4: Die ventrale bilaterale Kombinationsanlage setzt sich aus zwei Fächertapes zusammen und zeigt eine Umleitung der Schwellung im Abdomen zu beiden Leisten. Die gesamte Anlage wird durch leichtes Reiben anmodelliert, aktiviert und fixiert.

Unterer Rumpf/ Ventrales Abdomen – Lymphanlage

Wirkung: Aktivierung des Lymphsystems u. Umleitung des Lymphflusses; Schmerz- u. Ödemreduktion der Leiste, des Abdomens u. des Rumpfs; Stimulierung der Lymphmenge u. des Lymphflusses; Reduktion des interstitiellen Drucks

Indikationen für die Sensotape-Anlage
- traumatische Ödeme im Rumpfbereich
- Ödeme bei chronisch-venösen Stauungen
- Schwellung in Leiste und Abdomen
- bei insuffizienten Lnn. inguinales Abfluss zur intakten Cisterna chyli

Material
rotes Fächertape (4 Zügel)

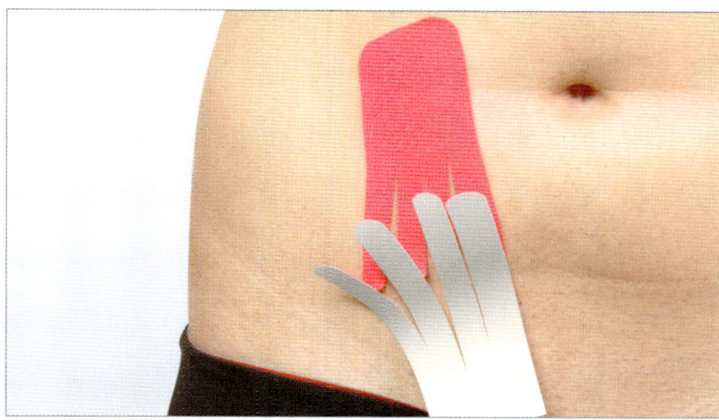

Anlage des Ankers des rechten Fächertapes
ASTE: Im Stand, der Körper befindet sich in Neutralstellung.
Schritt 1: Der Anker des rechten Fächertapes wird ohne Zug in neutraler WS-Stellung in der Nähe der Cisterna chyli in der Regio umbilicalis angebracht. Das Fächertape wird mit einer Lymphtechnik nach distal angelegt.

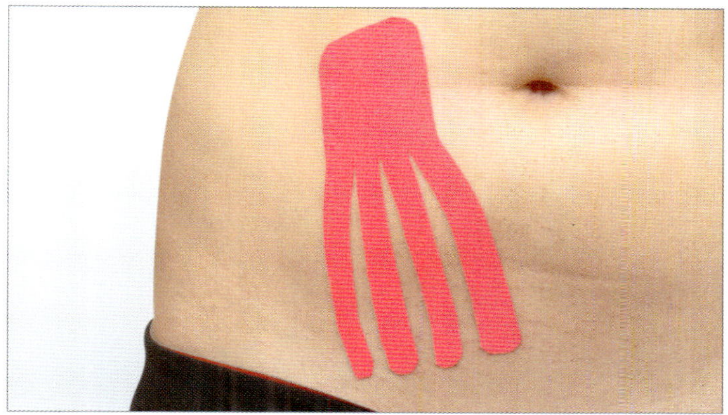

Unilaterale Anlage des rechten Fächertapes
ASTE: Im Stand, WS-Vordehnung.
Schritt 2: Nach dem Entfernen der rückseitigen Trägerfolie wird das Fächertape über die Linea semilunaris ausgerichtet und auf der Haut abgelegt. Den Anker fixieren, während man die Zügel einzeln mit sehr leichtem Zug in Vordehnung über die Regio hypogastrica zur rechten Leiste anlegt. Die Zügelenden dehnungsfrei über der Regio inguinalis auslaufen lassen.

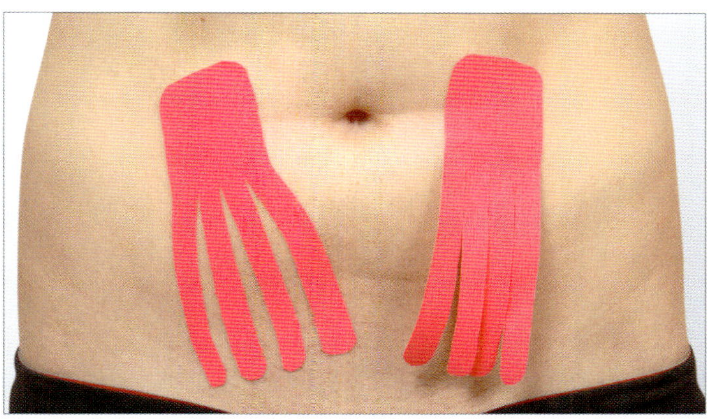

Anlage des Ankers des linken Fächertapes
ASTE: Im Stand, der Körper befindet sich in Neutralstellung.
Schritt 3: Zusätzlich zu einem rechtsseitig angelegten Fächertape wird analog in Lymphtechnik ein linksseitiges Fächertape angebracht. Der Anker des linken Fächertapes wird ohne Zug in neutraler WS-Stellung in gleicher Höhe und in der Nähe des Umbilikus angebracht.

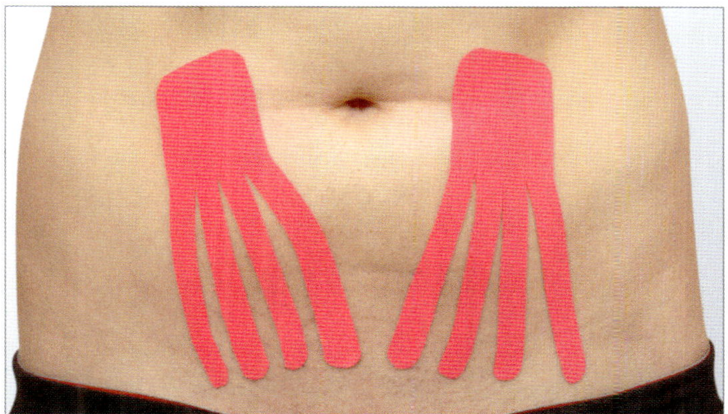

Komplette bilaterale Fächertapeanlage
ESTE: Im Stand, der Oberkörper befindet sich in einer entspannten, aufrechten Haltung.
Schritt 4: Die ventrale bilaterale Kombinationsanlage setzt sich aus zwei Fächertapes zusammen und zeigt eine Umleitung der Schwellung von den insuffizienten Leistenlymphknoten zur intakten Cisterna chyli. Die gesamte Anlage wird durch leichtes Reiben anmodelliert, aktiviert und fixiert.

Oberer Rumpf/Brust – Lymphanlage

Wirkung: Aktivierung des Lymphsystems und Umleitung des Lymphflusses; Schmerz- und Ödemreduktion der Brust und des oberen Rumpfs; Stimulierung der Lymphmenge und des Lymphflusses; Reduktion des interstitiellen Drucks

Indikationen für die Sensotape-Anlage
- traumatische Ödeme im Brustbereich
- Schwellung der Mamma und des oberen Rumpfs
- ventraler mamma-axillärer Lymphabfluss

Material
blaues Fächertape (4 Zügel)

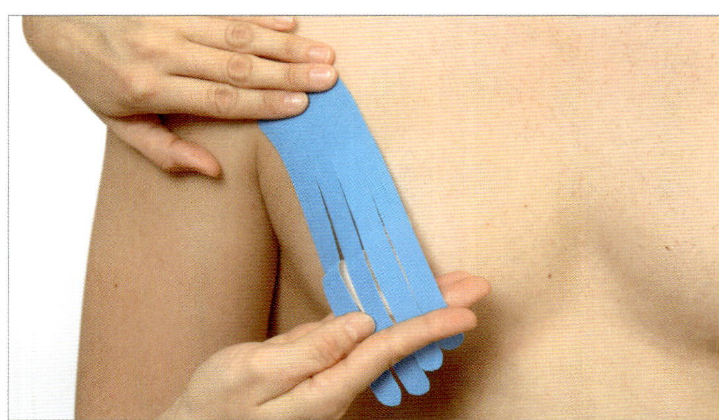

Anlage des Ankers des ersten Fächertapes
ASTE: Im Stand, der Oberkörper befindet sich in Neutralstellung.
Schritt 1: Der Anker des rechten Fächertapes wird ohne Zug in der Regio infraclavicularis, unterhalb der Klavikula angebracht. Die Fächerzügel werden diagonal über die Mamilla nach distal ausgerichtet und mit einer Lymphtechnik angelegt.

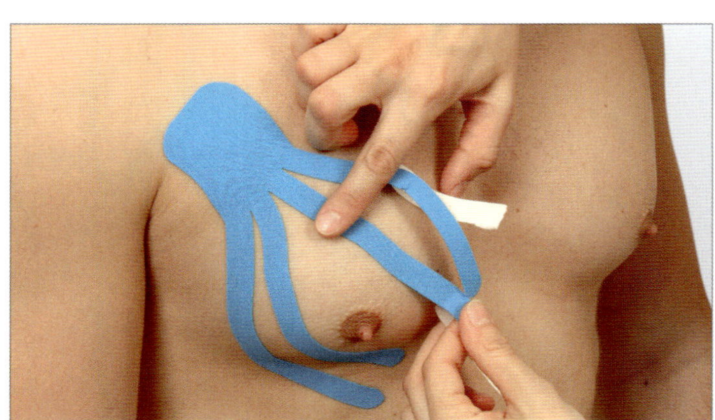

Anlage der Fächerzügel
ASTE: Im Stand, Außenrotation und leichte Abduktion des Arms.
Schritt 2: Die Trägerfolie auf der Rückseite des Fächertapes wird entfernt und die Zügel werden um die Mamilla auf der Haut abgelegt. Den Anker fixieren und alle Zügel einzeln mit sehr leichtem Zug in der Regio mammaria dextra von lateral nach medial anlegen.

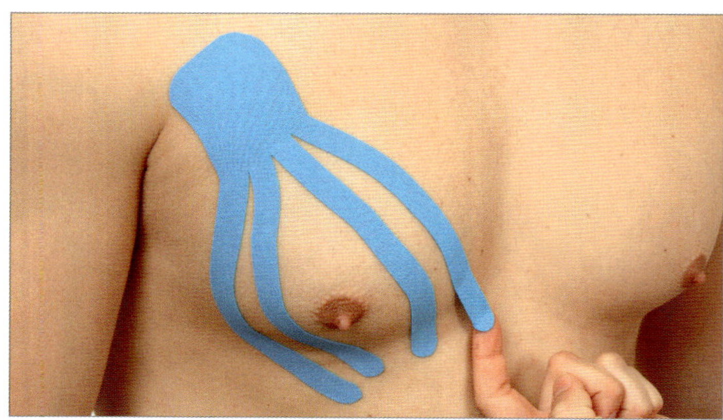

Anlage der Zügelenden des Fächertapes
ESTE: Im Stand, der Oberkörper befindet sich in aufrechter Haltung.
Schritt 3: Die Zügelenden des Fächertapes laufen dehnungsfrei über die Regio mammaria nach distal aus. Man beginnt lateral mit dem ersten Zügelende und endet medial.
Komplette erste Fächertapeanlage
ESTE: Im Stand, der Oberkörper befindet sich in einer aufrechten Haltung.

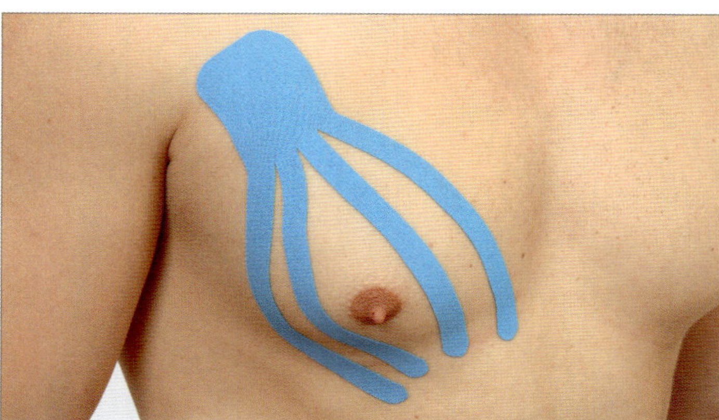

Schritt 4: Die Fächertapeanlage zeigt eine Entstauung der rechten Brust, die Lymphabflussrichtung führt von der rechten Brust zur Axilla. Die gesamte Anlage wird durch leichtes Reiben anmodelliert, aktiviert und fixiert.

Oberer Rumpf/Brust – Lymphanlage (Fortsetzung)

Indikationen für die Sensotape-Anlage
- traumatische Ödeme im Arm- und Brustbereich
- Schwellung des Arms, der Mamma und des oberen Rumpfs
- bei insuffizienten Lnn. axillares
- ventraler axillo-axillärer Lymphabfluss

Material
blaues Fächertape (4 Zügel)

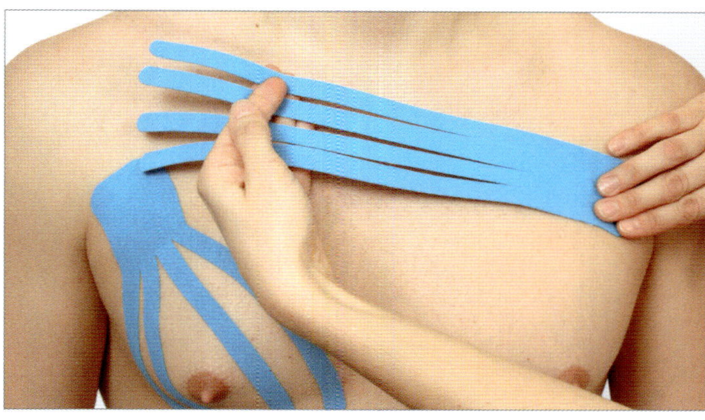

Anlage des Ankers des zweiten Fächertapes
ASTE: Im Stand, der Oberkörper befindet sich in Neutralstellung.
Schritt 5: Der Anker des zweiten Fächertapes wird ohne Zug in der Regio axillaris sinistra und infraclavicularis, vor der intakten Axilla angebracht. Die Fächerzügel werden mit einer Lymphtechnik angelegt.

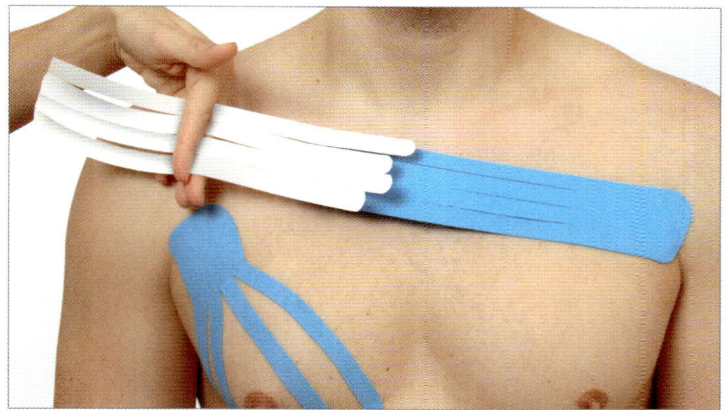

Anlage der Fächerzügel
ASTE: Im Stand, WS-Extension und Arme in Außenrotation.
Schritt 6: Die Trägerfolie auf der Rückseite des Fächertapes wird entfernt und die Zügel werden horizontal über die Regiones infraclavicularis, mammaria und sternalis nach rechts ausgerichtet und lose auf der Haut abgelegt.

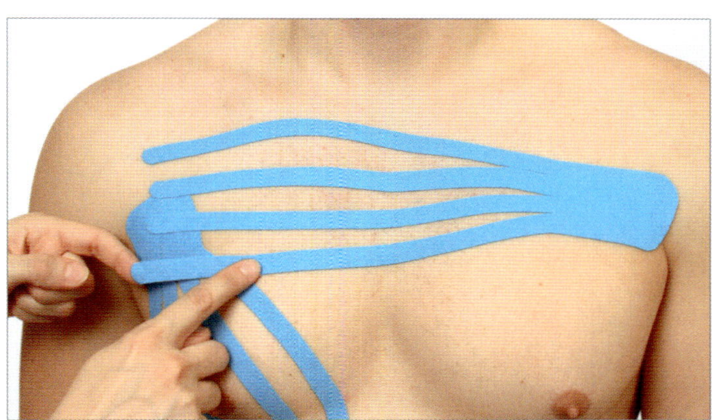

Anlage der Zügelenden des Fächertapes
ESTE: Im Stand, der Oberkörper befindet sich in aufrechter Haltung.
Schritt 7: Den Anker fixieren und alle Zügel einzeln mit sehr leichtem Zug quer über den Brustkorb zur insuffizienten Axilla anlegen. Die Zügelenden des Fächertapes laufen dehnungsfrei zur Axilla aus. Man beginnt superior mit dem ersten Zügelende und endet inferior.

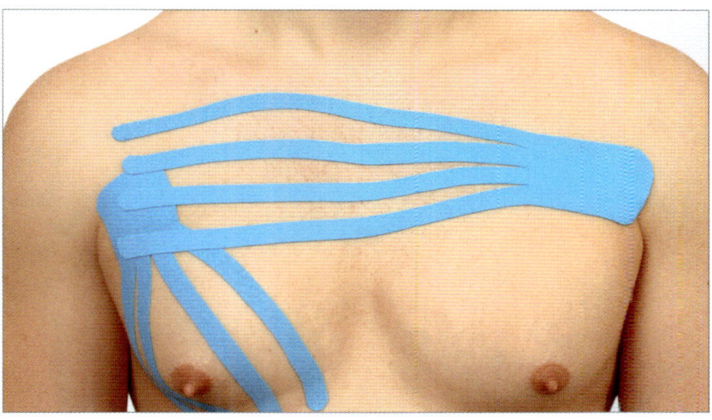

Komplette Kombinationsanlage mit zwei Fächertapes
ESTE: Im Stand, der Oberkörper befindet sich in aufrechter Haltung.
Schritt 8: Die komplette Kombinationsanlage mit zwei Fächertapes zeigt eine Entstauung der rechten Brust und Schulter, die Lymphabflussrichtung ist von der rechten insuffizienten Axilla zur linken intakten Axilla. Die gesamte Anlage wird durch leichtes Reiben anmodelliert, aktiviert und fixiert.

Gesamtes Bein: Hüfte/Oberschenkel – Lymphanlage

Wirkung: Aktivierung des Lymphsystems und Umleitung des Lymphflusses; Schmerz- und Ödemreduktion des Bein-Lymph-Ödems; Stimulierung der Lymphmenge und des Lymphflusses; Reduktion des interstitiellen Drucks

Indikationen für die Sensotape-Anlage
- traumatische Ödeme im Beinbereich
- einseitiges sekundäres Bein-Lymph-Ödem
- Ödeme bei chronisch-venösen Stauungen
- Schwellung im Oberschenkel, gesamten Bein
- bei insuffizienten Lnn. inguinales: Abfluss zur intakten Axilla

Material
3 rote Fächertapes (4 Zügel)

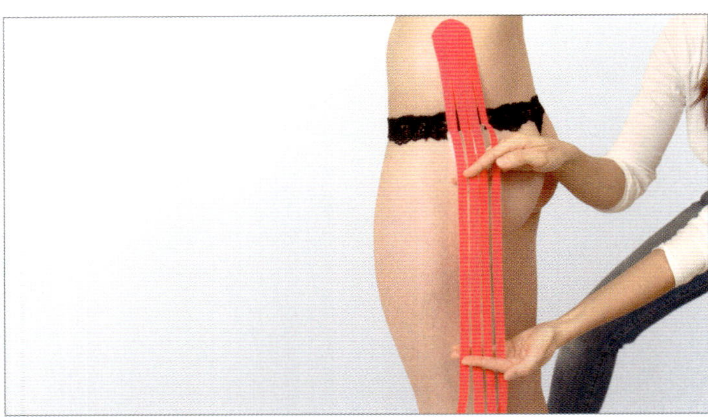

Anlage des Ankers des Fächertapes
ASTE: Im Stand, der Körper befindet sich in Neutralstellung.
Schritt 1: Der Anker des ersten Fächertapes beginnt ohne Zug in neutraler WS-Stellung in der Regio lateralis, kranial der lymphatischen transversalen Wasserscheide an den Territoriumsgrenzen des linken unteren Rumpf- und dorsolateralen Oberschenkelterritoriums. Das Fächertape wird mit einer Lymphtechnik nach distal angelegt.

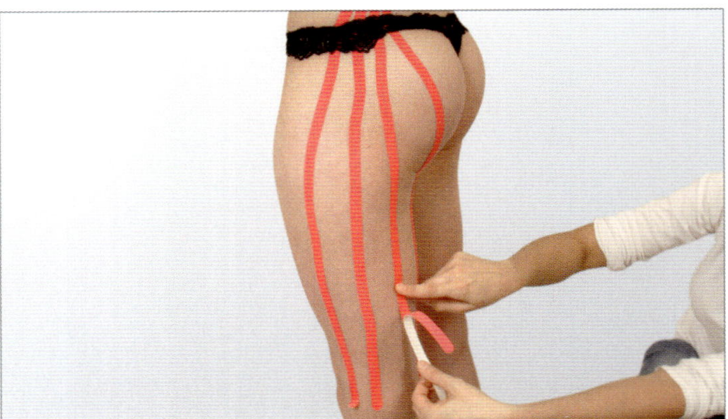

Anlage der Fächerzügel
ASTE: Im Stand, WS-Vordehnung.
Schritt 2: Nach dem Entfernen der rückseitigen Trägerfolie wird das Fächertape links dorsolateral nach distal hin ausgerichtet und lose auf der Haut abgelegt. Den Anker fixieren, während man die Zügel einzeln löst und mit sehr leichtem Zug in Vordehnung über die Regio femoris posterolateralis anlegt. Man beginnt dorsal mit dem ersten Zügel und endet lateral.

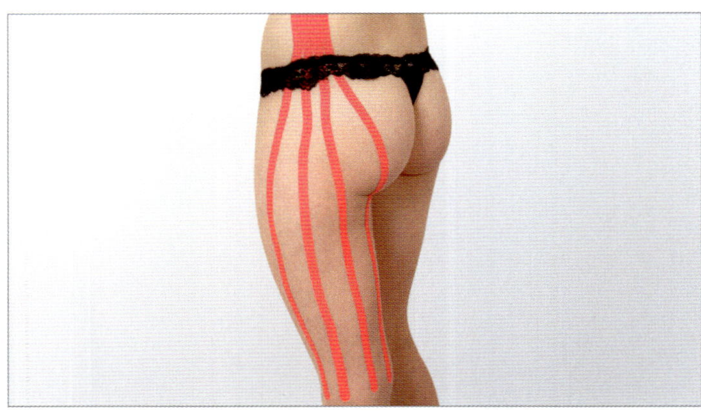

Komplette Anlage des ersten Fächertapes
ESTE: Im Stand, der Oberkörper befindet sich in einer entspannten, aufrechten Haltung.
Schritt 3: Die Zügelenden des Fächertapes laufen dehnungsfrei in der Regio genus posterolateralis sinistra aus. Die komplette Lymphanlage zeigt eine Umleitung der Schwellung im Bein und wird durch leichtes Reiben anmodelliert, aktiviert und fixiert.

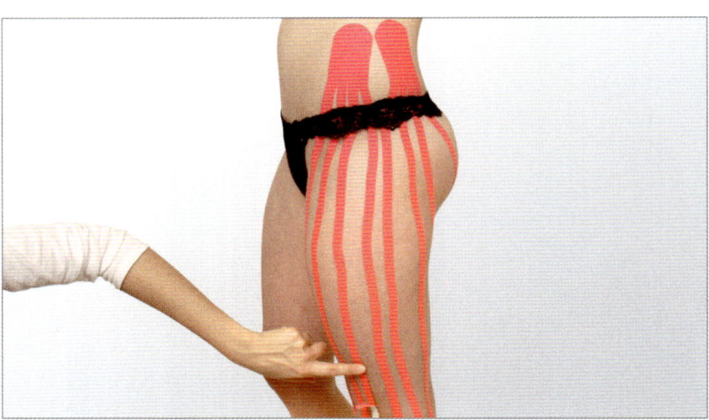

Kombinationsanlage: Anlage des zweiten Fächertapes
ASTE: Im Stand, Vordehnung im Bein bzw. in der WS.
Schritt 4: Der Anker des zweiten Fächertapes liegt ventral-medial in gleicher Höhe des ersten. Er wird fixiert, während die Zügel einzeln mit sehr leichtem Zug in Lymphtechnik angelegt werden. Die Zügelenden des Fächertapes laufen dehnungsfrei in der Regio genus anteromedialis sinistra aus.

Gesamtes Bein: Hüfte/Oberschenkel – Lymphanlage
(Fortsetzung)

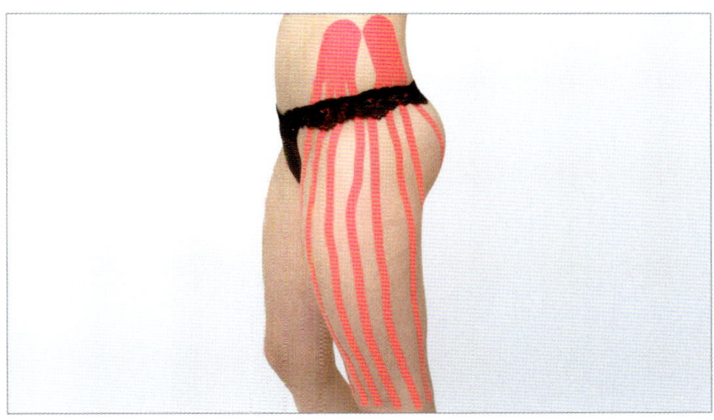

Komplette Kombinationsanlage zweier Fächertapes
ASTE: Im Stand, der Oberkörper befindet sich in einer entspannten, aufrechten Haltung.
Schritt 5: Die komplette unilaterale Lymphanlage zeigt eine Entstauung im linken Oberschenkel bzw. gesamten Bein und Anwendung zweier unilateraler Fächertapes zur intakten linken Axilla hin. Die gesamte Anlage wird durch leichtes Reiben anmodelliert, aktiviert und fixiert.

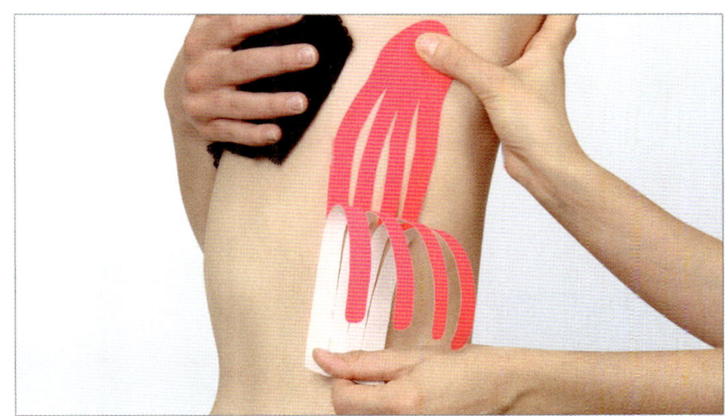

Anlage des Ankers des dritten Fächertapes
ASTE: Im Stand, der Körper befindet sich in Neutralstellung.
Schritt 6: Zusätzlich zur Kombinationsanlage wird ein drittes Fächertape linksseitig mit der gleichen Lymphtechnik angelegt. Der Anker des dritten Fächertapes wird ohne Zug in der Regio axillaris in neutraler WS-Stellung angebracht.

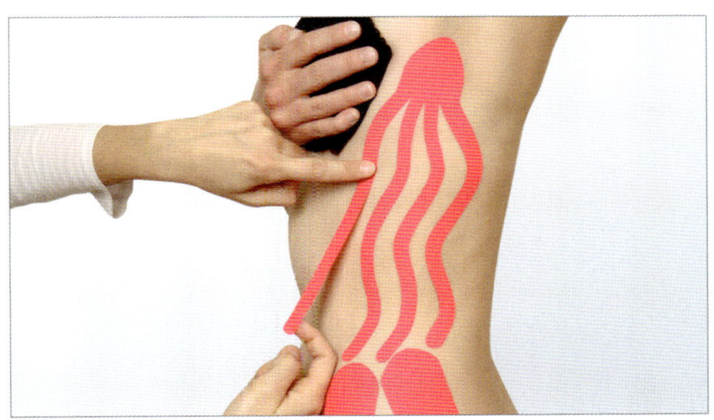

Anlage der Zügelenden des dritten Fächertapes
ASTE: Im Stand, WS-Vordehnung.
Schritt 7: Nach dem Entfernen der rückseitigen Trägerfolie wird das Fächertape linksseitig nach distal hin ausgerichtet und auf der Haut abgelegt. Den Anker fixieren, während man die Zügel einzeln mit sehr leichtem Zug in Vordehnung über die Regiones pectoralis lateralis und hypochondriaca wellenförmig anlegt. Man beginnt dorsal mit dem ersten Zügel und endet ventral.

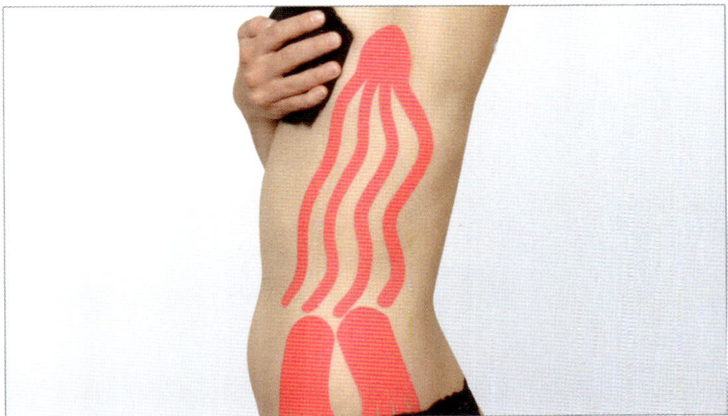

Komplette Kombinationsanlage dreier Fächertapes
ESTE: Im Stand, der Oberkörper befindet sich in einer entspannten, aufrechten Haltung.
Schritt 8: Die Zügelenden des Fächertapes laufen dehnungsfrei in der Regio lumbolateralis im unteren Rumpfterritorium kranial der lymphatischen transversalen Wasserscheide aus. Die gesamte Anlage wird durch leichtes Reiben anmodelliert, aktiviert und fixiert.

Unterer Rumpf/LBH-Region – Lymphanlage

Wirkung: Aktivierung des Lymphsystems und Umleitung des Lymphflusses; Schmerz- und Ödemreduktion des Beins und des unteren Rumpfs; Stimulierung der Lymphmenge und des Lymphflusses; Reduktion des interstitiellen Drucks

Indikationen für die Sensotape-Anlage
- traumatische Ödeme im Beinbereich
- Ödeme bei chronisch-venösen Stauungen
- Schwellung im Bein und unteren Rumpf
- einseitiges sekundäres Beinlymphödem
- bei insuffizienten Lnn. inguinales Abfluss über die ipsilaterale Axilla sowie dorsal-lumbale Lymphknoten

Material
5 rote Fächertapes (4 Zügel)

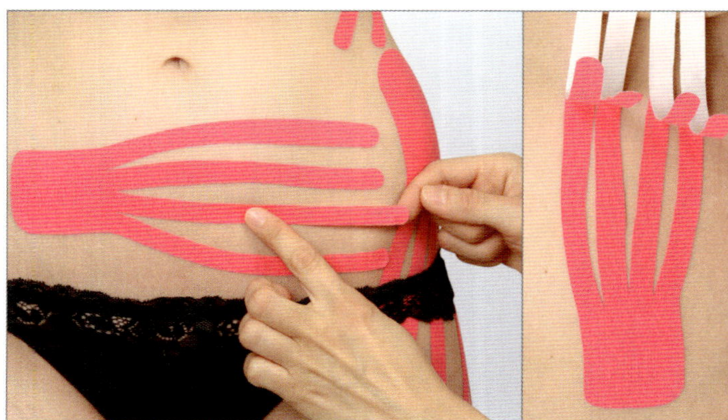

Anlage des ventralen Fächertapes
ASTE: Im Stand, der Körper befindet sich in Neutralstellung und dann in WS-Vordehnung.
Schritt 1: Der Anker des ventralen Fächertapes wird ohne Zug in neutraler WS-Stellung in der Nähe des rechten intakten Leistenlymphknotens in der Regio inguinalis angebracht (s. kl. Abb.). Trägerfolie entfernen und das Tape lateralwärts auf der Haut ablegen. Den Anker fixieren und die Zügel mit sehr leichtem Zug in Vordehnung über die Regio pubica zur linken Leiste Anlegen.

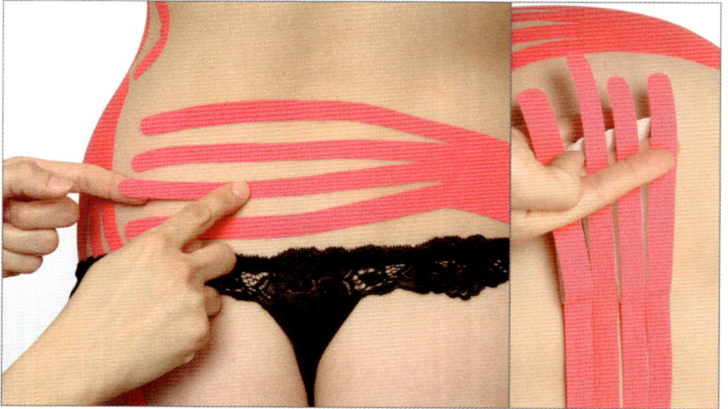

Anlage des dorsalen Fächertapes
ASTE: Im Stand, der Körper befindet sich in Neutralstellung und dann in WS-Vordehnung.
Schritt 3: Der Anker des dorsalen Fächertapes wird ohne Zug in neutraler WS-Stellung in der Nähe des Lendenlymphknotens in der Regio lumbalis angebracht (s. kl. Abb.). Nach dem Entfernen der rückseitigen Trägerfolie wird das Fächertape nach links ausgerichtet und auf der Haut abgelegt. Den Anker fixieren, während man die Zügel einzeln mit sehr leichtem Zug in Vordehnung über die Regio vertebralis dorsal zur linken insuffizienten Leiste anlegt. Die gesamte Anlage wird durch leichtes Reiben anmodelliert, aktiviert und fixiert.

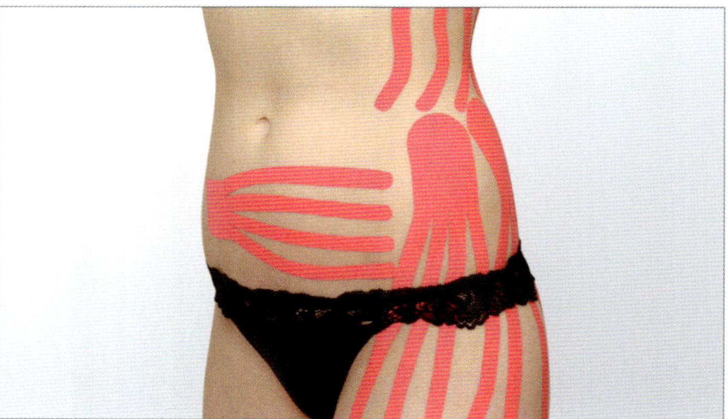

Ventrolaterale komplette Kombinationsanlage von vier Fächertapes
ASTE: Im Stand, der Körper befindet sich in aufrechter Haltung.
Schritt 2: Die komplette Kombinationsanlage besteht aus vier Fächertapes, die mit einer Lymphtechnik angelegt werden und zeigt alternative Entstauungswege für Schwellungen in der unteren Extremität bei insuffizienten linken Leistenlymphknoten. Die gesamte Anlage wird durch leichtes Reiben anmodelliert, aktiviert und fixiert.

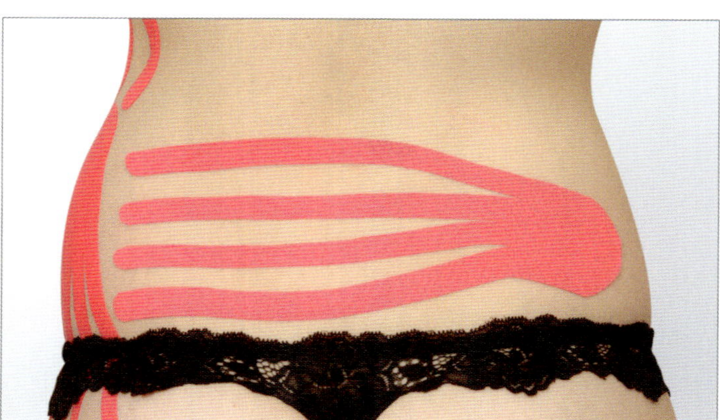

Dorsolaterale komplette Kombinationsanlage von vier Fächertapes
ESTE: Im Stand, der Körper befindet sich in aufrechter Haltung.
Schritt 4: Die komplette Kombinationsanlage besteht aus vier Fächertapes, die mit einer Lymphtechnik angelegt werden und zeigt alternative Entstauungswege für Schwellung in der unteren Extremität bei insuffizienten linken Leistenlymphknoten. Die gesamte Anlage wird durch leichtes Reiben anmodelliert, aktiviert und fixiert.

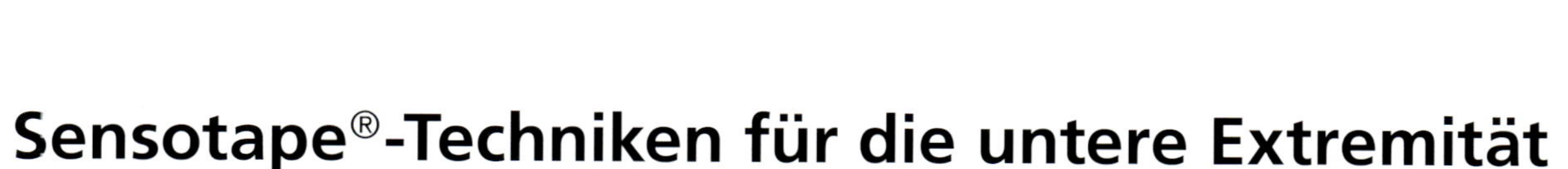

Sensotape®-Techniken für die untere Extremität

V. Muskulatur der unteren Extremität

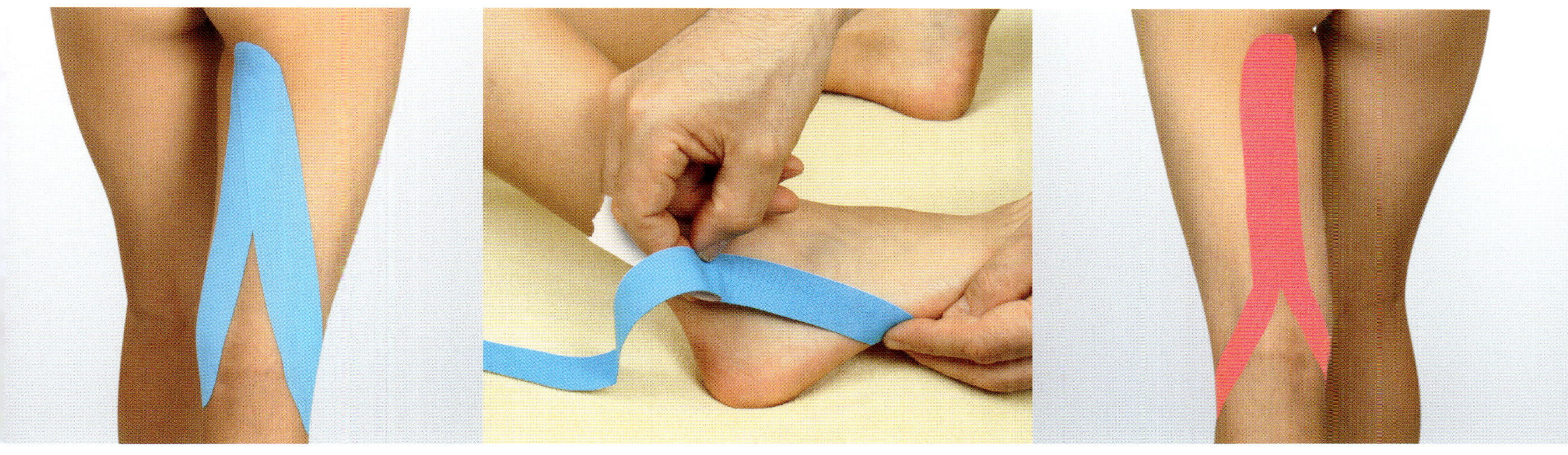

M. iliopsoas (M. iliacus und M. psoas major)

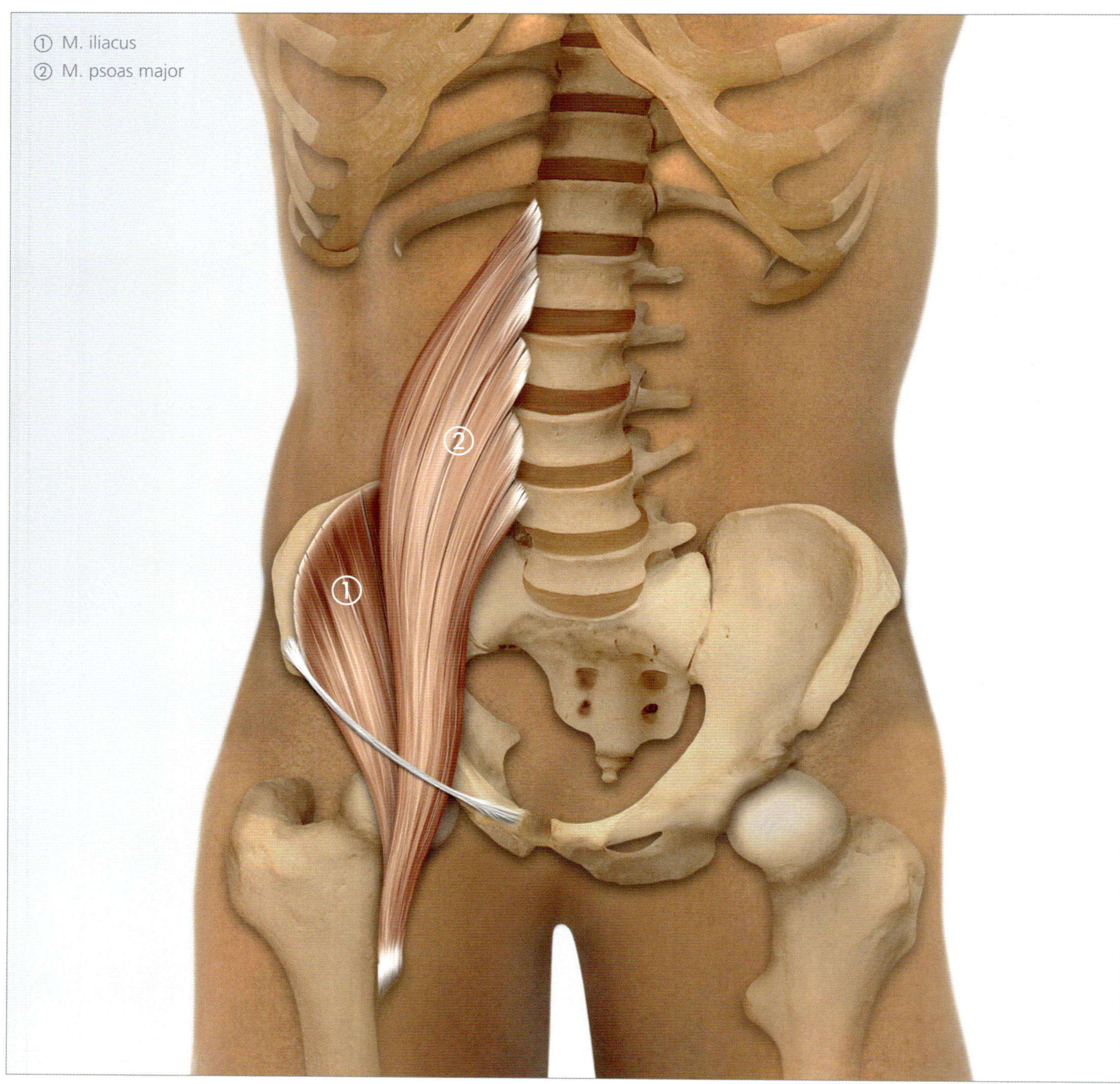

U: Seitenflächen von T12 bis L4 und entsprechende Bandscheiben, Procc. costales von L1 bis L5, Fossa iliaca
A: Trochanter minor am Os femoris
I: N. femoralis (T12–L4), direkte Äste aus dem Plexus lumbalis

F: Flexion und Außenrotation des Hüftgelenks
einseitig: Lateralflexion der LWS zur gleichen Seite
beidseitig: Heben des Rumpfs aus der Rückenlage

Der M. iliopsoas ist ein Kennmuskel für das Segment L1.

M. iliopsoas (M. iliacus und M. psoas major) – Muskelanlage

Wirkung: detonisierend. Die Anlage erfolgt vom Ansatz zum Ursprung.

Indikationen für die Sensotape-Anlage
- Hypertonie des Muskels/ITP
- Hyperlordose, Hyperkyphose, Spondylolysthesis, Coxarthrose/Beckenschiefstand
- ISG/LWS-Schmerz

Material
zwei blaue I-Tapes

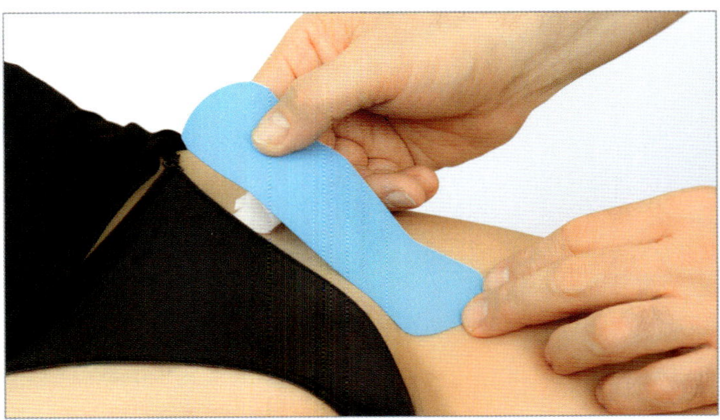

Anlage des ersten gemeinsamen I-Ankers
ASTE: Rückenlage, das Bein ist im Hüftgelenk gestreckt und befindet sich in leichter Außenrotation.
Schritt 1: Der Anker des ersten -Tapes wird ohne Zug auf dem Trochanter minor angelegt, zwischen der Pulsation der A. femoralis und dem M. pectineus angelegt.

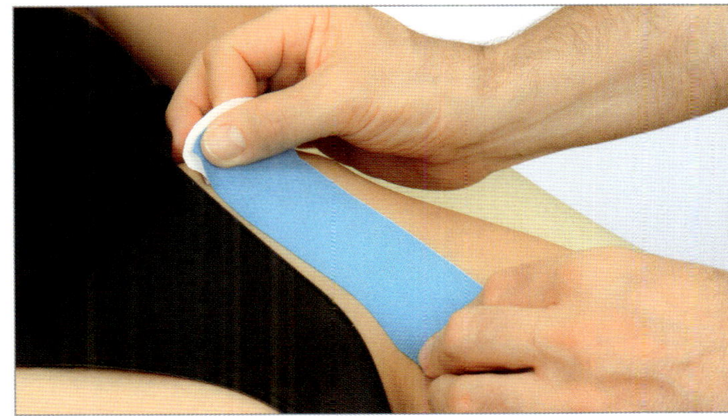

Anlage des I-Tapes auf dem M. iliacus
ASTE: Rückenlage, das Bein ist im Hüftgelenk gestreckt und befindet sich in leichter Außenrotation, das Knie wird in Flexion gebracht, indem das Bein locker über die Bankkante hängt.
Schritt 2: Der Anker wird durch einen distalen Haut-Gleitschub fixiert, während das I-Tape unter leichtem Zug nach kranial zum höchsten Punkt der Crista illiaca angelegt wird. Das I-Tapeende soll dehnungsfrei auslaufen.

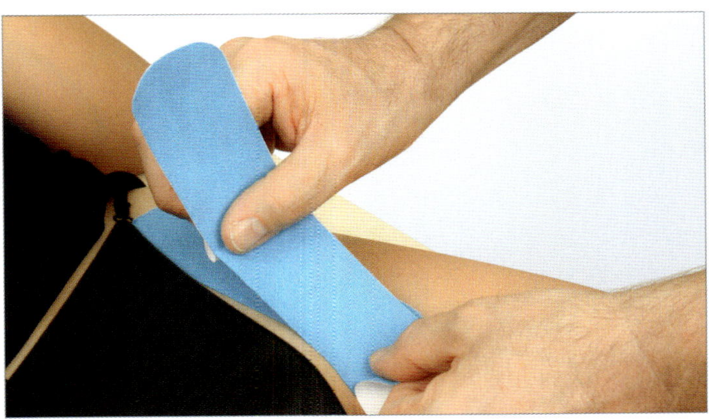

Anlage des zweiten gemeinsamen I-Ankers
ASTE: Rückenlage, das Bein ist im Hüftgelenk gestreckt und befindet sich in leichter Außenrotation.
Schritt 3: Der Anker des zweiten I-Tapes wird ohne Zug auf dem Trochanter minor angelegt. Der Anker wird durch einen distalen Haut-Gleitschub fixiert.

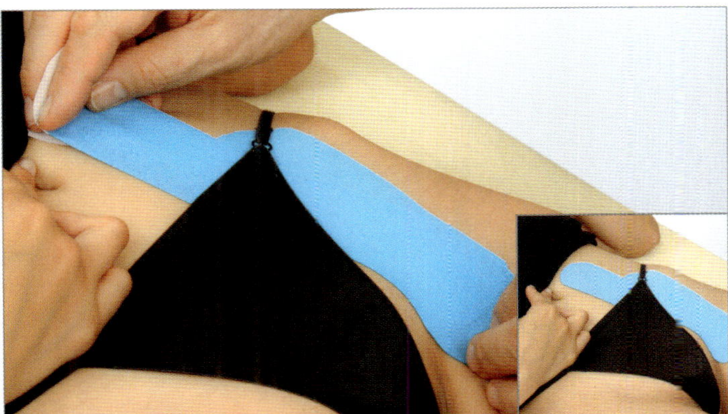

Anlage des I-Tapes auf dem M. psoas
ESTE: Rückenlage, das Knie über der Bankkante hängend flektiert. Die LWS in Lateralflexion zur Gegenseite.
Schritt 4: Das I-Tape unter leichtem Zug nach kranial über die Bauchdecke bis zum Nabel (Höhe TH12) angelegt wird. Die Anlage wird durch leichtes Reiben anmodelliert, aktiviert und fixiert (s. kl. Abb.).

- **Zur Lokalisation des M. iliopsoas wird zuerst der Puls der A. femoralis palpiert, leicht lateral liegt in der Tiefe der Muskelansatz. Bei aktiver Anspannung in die Hüftflexion ist er in der Tiefe deutlich zu palpieren.**
- **Obwohl die Muskulatur in der Tiefe liegt, wird das Tape im kurvenförmigen Verlauf detonisierend auf der Ventralseite der Hüfte und Bauchdecke angelegt.**

M. gluteus maximus

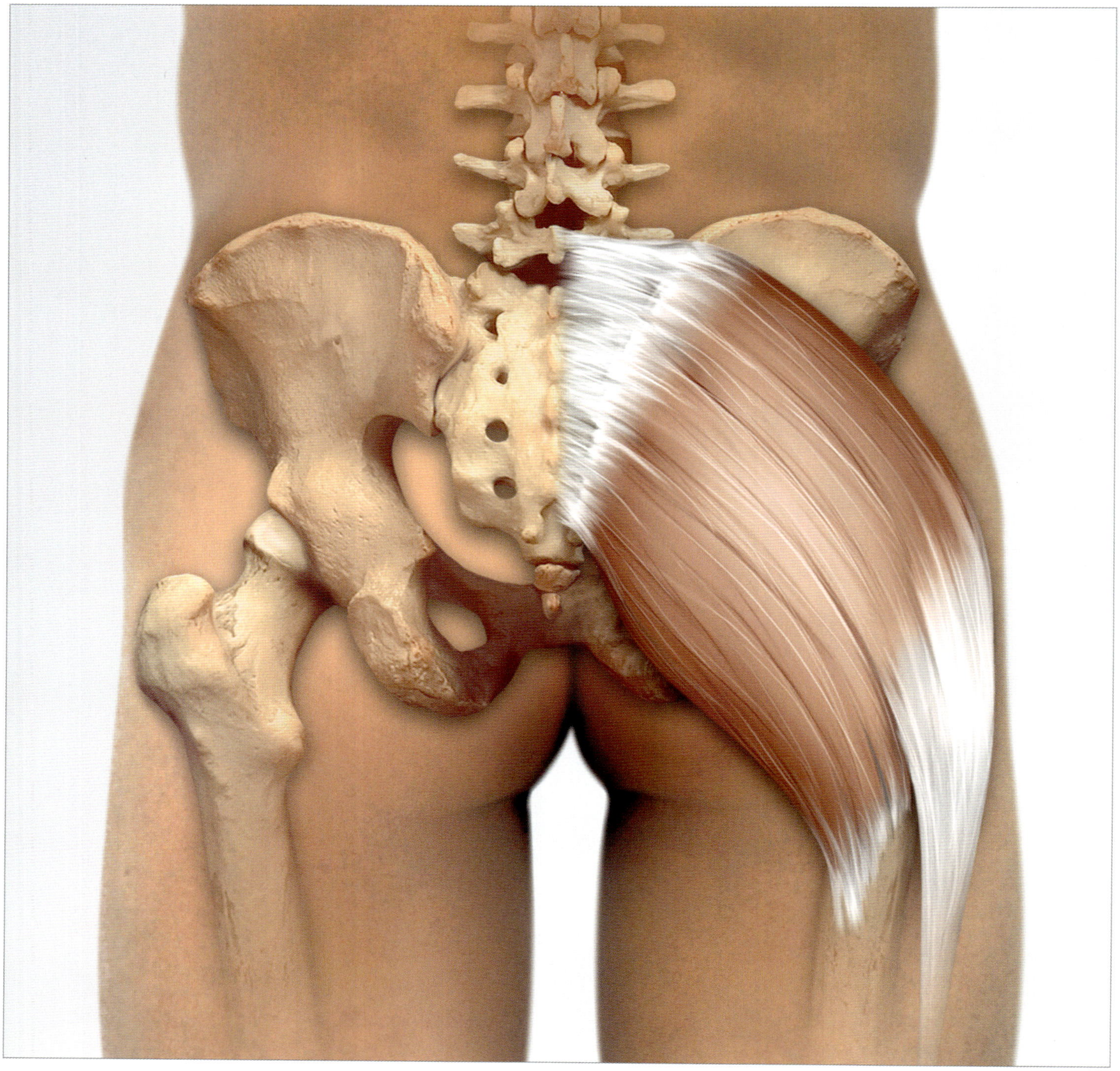

U: dorsaler Anteil des Os ilium, Fascia thoracolumbalis, Os sacrum, Os coccygis und Lig. sacrotuberale
A: Tractus iliotibialis und Tuberositas glutea
I: N. gluteus inferior (L4–S2)

F: Extension und Außenrotation des Hüftgelenks
Stabilisation des Beckens in der Frontal- und Sagittalebene
kraniale Fasern: Abduktion des Hüftgelenks
kaudale Fasern: Adduktion des Hüftgelenks

Der M. gluteus maximus ist ein Kennmuskel für das Segment S2.

M. gluteus maximus – Muskelanlage

Wirkung: detonisierend. Die Anlage erfolgt vom Ansatz zum Ursprung.

Indikationen für die Sensotape-Anlage

- Coxitis
- ISG-Entzündung
- Lumbago/Ischialgie
- Beckenschiefstand

Material

blaues Y-Tape

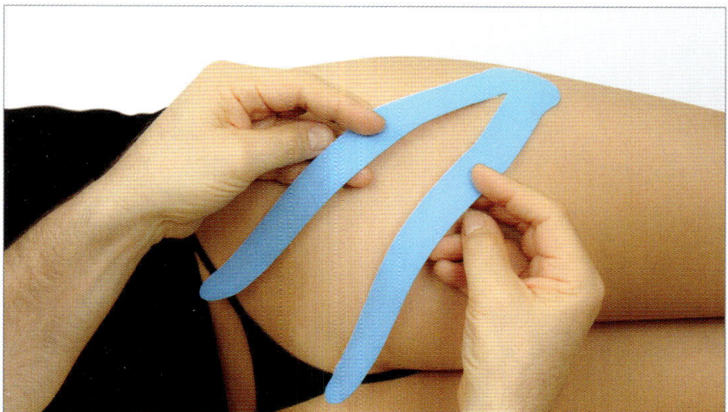

Anlage des Y-Ankers

ASTE: Seitenlage, die Hüfte und das Knie befinden sich in leichter Flexion.

Schritt 1: Der Anker des Y-Tapes wird ohne Zug im Bereich des Trochanter major auf dem Tractus iliotibialis und der Tuberositas glutea angelegt.

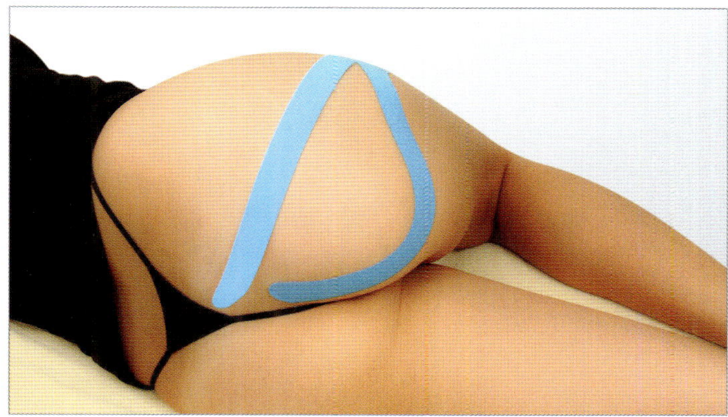

Anlage des inferioren Y-Zügels

ASTE: Seitenlage, die Hüfte befindet sich in 90°-Flexion und Adduktion, das unterlagerte Knie ist flektiert.

Schritt 2: Der Anker wird fixiert, während der inferiore Y-Zügel mit leichtem Zug den kaudalen Muskelbauch umrandend nach dorsal-medial an das Sakrum (AIL) angelegt wird.

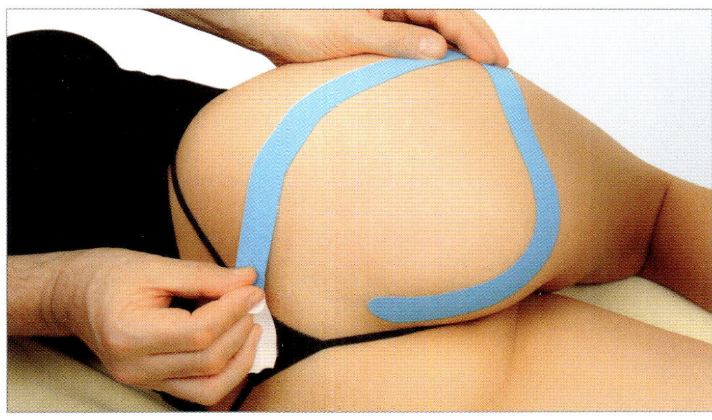

Anlage des superioren Y-Zügels

ASTE: Seitenlage, die Hüfte befindet sich in 90°-Flexion und Adduktion, das unterlagerte Knie ist flektiert.

Schritt 3: Der Anker wird fixiert, während der superiore Y-Zügel mit leichtem Zug den kranialen Muskelbauch umrandend nach dorsal-medial zum Apex des Os sacrum angelegt wird.

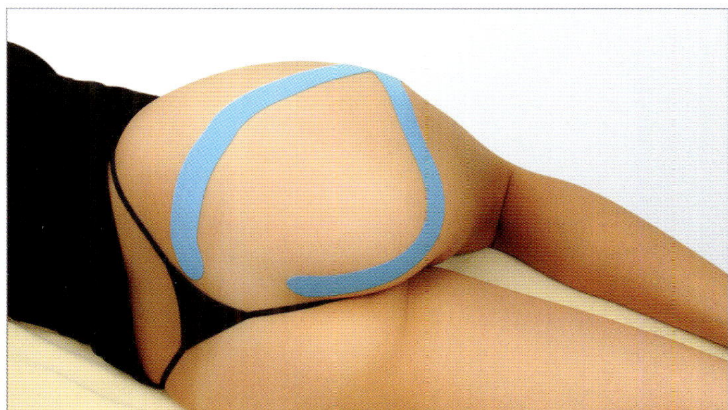

Komplette Y-Tapeanlage

ESTE: Seitenlage, entspannte Stellung.

Schritt 4: Die beiden Y-Zügel sollen dehnungsfrei auslaufen. Das gesamte Tape wird durch leichtes Reiben anmodelliert, aktiviert und fixiert.

- **Das Abmessen der Tapeanlage erfolgt in Muskelvordehnung vom Os sacrum bis ca. fünf Querfinger breit kaudal des Trochanter major.**
- **Beide Y-Tapezügel sollen den Muskelbauch voll umranden.**

M. gluteus medius und minimus

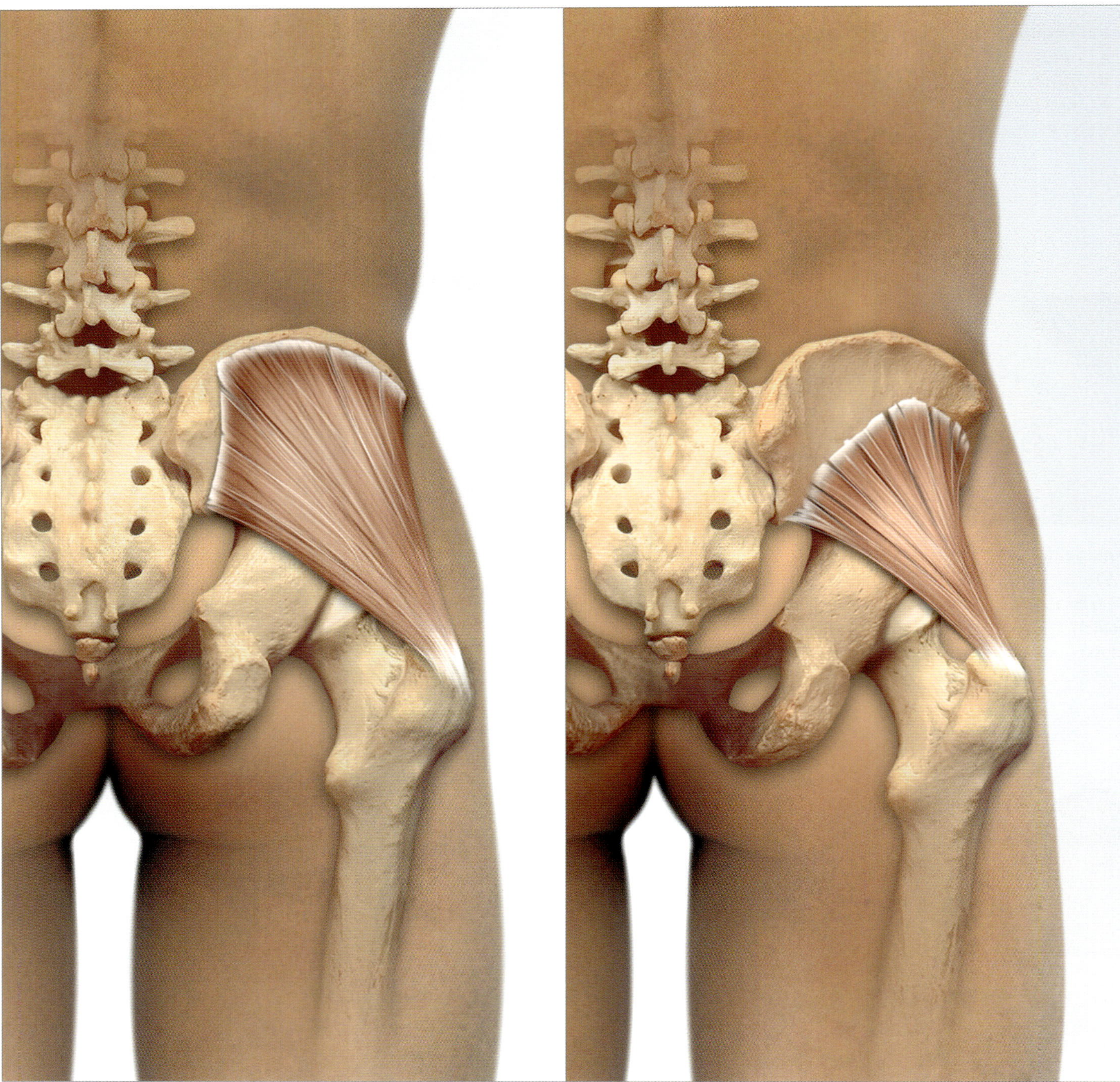

M. gluteus medius
U: Facies glutea am Os ilium
A: Trochanter major
I: N. gluteus superior (L4–S1)
F: Abduktion des Hüftgelenks
Stabilisation des Beckens in der Frontalebene
ventrale Fasern: Flexion und Innenrotation des Hüftgelenks
dorsale Fasern: Extension und Außenrotation des Hüftgelenks

M. gluteus minimus
U: kaudaler Anteil der Facies glutea am Os ilium
A: Trochanter major
I: N. gluteus superior (L4–S1)
F: Abduktion des Hüftgelenks
Stabilisation des Beckens in der Frontalebene
ventrale Fasern: Flexion und Innenrotation des Hüftgelenks
dorsale Fasern: Extension und Außenrotation des Hüftgelenks

Der M. gluteus medius ist ein Kennmuskel für das Segment L5.

M. gluteus medius und minimus – Muskelanlage

Wirkung: detonisierend. Die Anlage erfolgt vom Ansatz zum Ursprung.

Indikationen für die Sensotape-Anlage
- Coxarthritis
- Kongenitale Dislokation des Hüftgelenks
- Schmerzhafte Triggerpunkte rund um die LBH-Region

Material
blaues Y-Tape

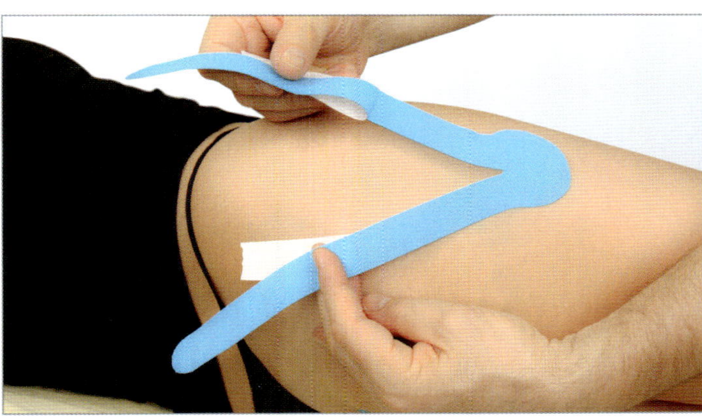

Anlage des Y-Ankers
ASTE: Seitenlage, die Beine sind gestreckt.
Schritt 1: Der Anker wird ohne Zug über den Trochanter major angelegt. Die Y-Zügel zeigen in etwa die Ausrichtung des getapten Muskels.

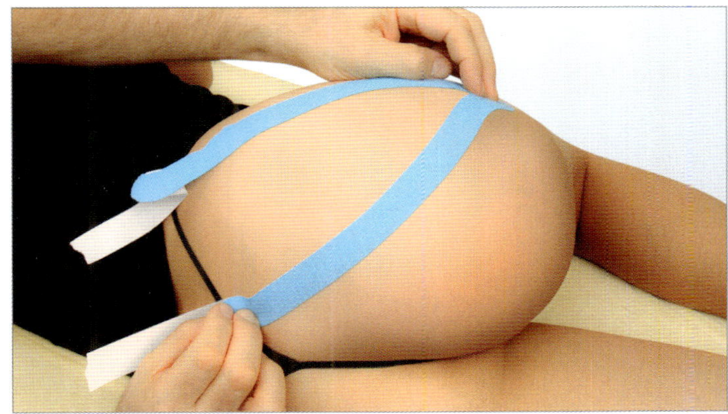

Anlage des inferioren Y-Zügels
ASTE: Seitenlage, die Hüfte befindet sich in 45°-Flexion und Adduktion.
Schritt 2: Der Anker wird durch einen distalen Haut-Gleitschub fixiert, während der inferiore Y-Zügel mit leichtem Zug entlang des Muskelbauchs nach dorsal-medial zur Spina iliaca posterior superior (SIPS) angelegt wird.

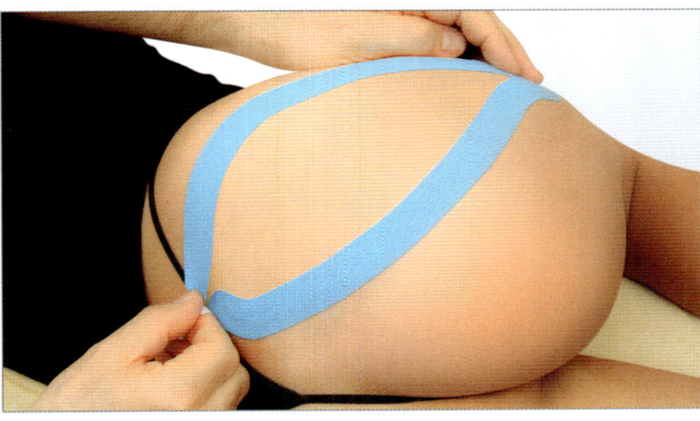

Anlage des superioren Y-Zügels
ASTE: Seitenlage, die Hüfte befindet sich in 45°-Flexion und Adduktion.
Schritt 3: Der Anker wird mit den Fingern der linken Hand fixiert, während der superiore Y-Zügel mit leichtem Zug unterhalb der Crista iliaca nach dorsal-medial zur SIPS angelegt wird.

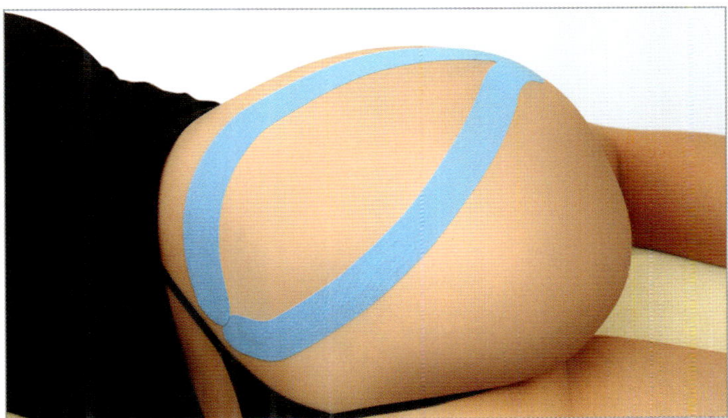

Komplette Kombinationsanlage
ESTE: Seitenlage, entspannte Stellung.
Schritt 4: Alle Y-Tapezügelenden sollen dehnungsfrei auslaufen. Das gesamte Tape wird durch leichtes Reiben anmodelliert, aktiviert und fixiert.

- ▸ **Das Abmessen der Tapeanlage erfolgt in Muskelvordehnung auf der Verbindungslinie von der SIPS zur Spitze des Trochanter major. Es sollte zu Beginn der Anlage auf die Ausrichtung des Y-Tape-Ankers geachtet werden.**
- ▸ **Da der Gluteus medius oft schwach (hypoton) ist, kann auch ein tonisierendes Tape vom Ursprung zum Ansatz angelegt werden, z. B. durch zwei I-Tapes.**

M. tensor fasciae latae

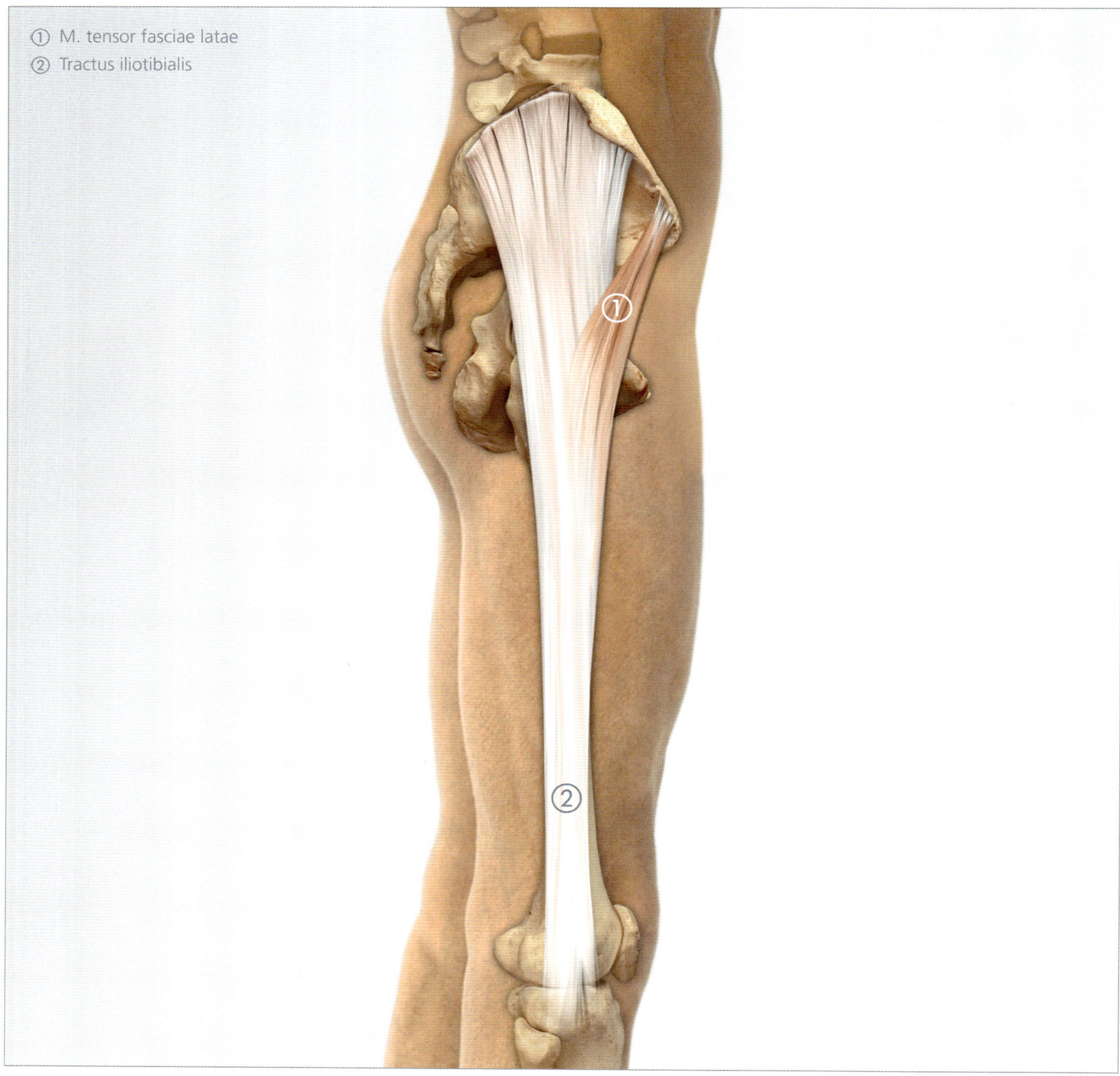

U: Spina iliaca anterior superior des Beckens
A: Tractus iliotibialis, im Bereich des oberen Femurdrittels
I: N. gluteus superior (L4–S1)
F: Flexion, Abduktion und Innenrotation des Hüftgelenks, spannt die Fascia lata und komprimiert somit den Hüftkopf in die Pfanne

M. tensor fasciae latae – Muskelanlage

Wirkung: detonisierend. Die Anlage erfolgt vom Ansatz zum Ursprung.

Indikationen für die Sensotape-Anlage
- Coxitis
- Tractus-iliotibialis-Friktionssyndrom/ Reizung im Knie
- Lumbaler Bandscheibenvorfall
- Ischialgie
- Schmerzhafte Triggerpunkte

Material
blaues Y-Tape

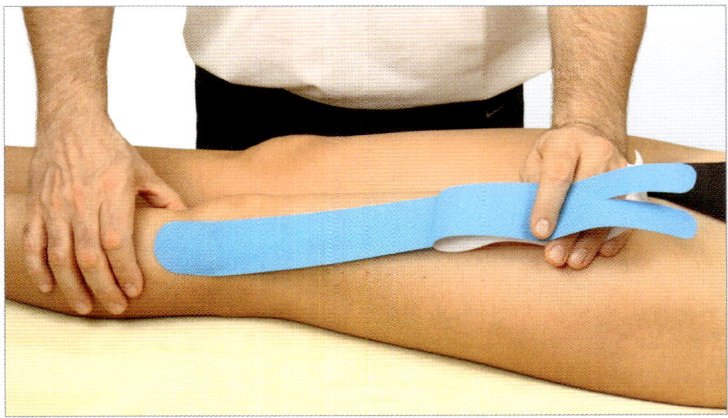

Anlage des Y-Ankers
ASTE: Rückenlage, das Bein befindet sich in Extension des Hüft- und Kniegelenks.
Schritt 1: Der Anker des Y-Tapes wird ohne Zug lateral am prominenten Tuberculum Gerdy (Condylus lateralis tibiae) angelegt.

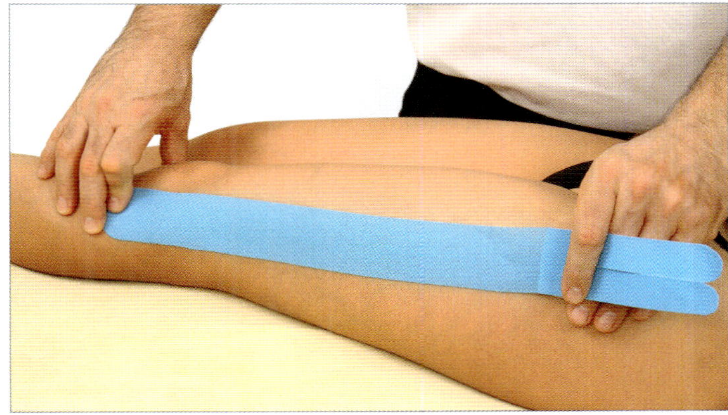

Anlage des Y-Tapes auf dem Tractus iliotibialis
ASTE: Rückenlage, das Bein befindet sich in Extension und Adduktion des Hüftgelenks, die LWS in Lateralflexion zur Gegenseite.
Schritt 2: Der Anker wird durch einen distalen Haut-Gleitschub fixiert, während das Y-Tape mit leichtem Zug über dem straffen Tractus iliotibialis nach kranial zum M. tensor fasciae latae angelegt wird.

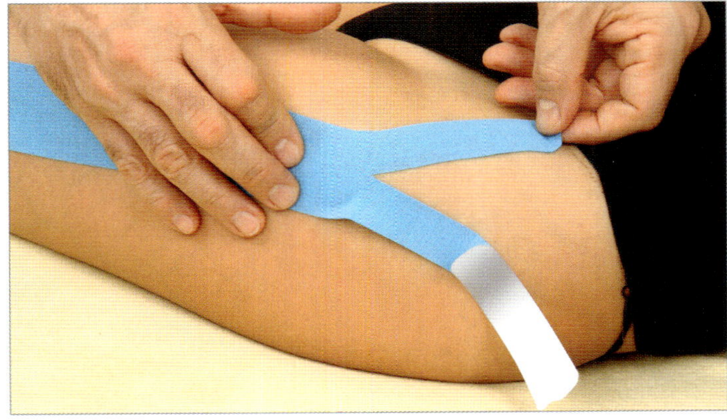

Anlage des superioren Y-Zügels auf dem M. tensor fasciae latae
ASTE: Rückenlage, das Bein befindet sich in Extension und Adduktion des Hüftgelenks, die LWS in Lateralflexion zur Gegenseite.
Schritt 3: Das applizierte Y-Tape wird fixiert, während der superiore Y-Zügel mit leichtem Zug um den oberen Muskelbauch nach kranial zur Spina iliaca anterior superior (SIAS) angelegt wird. Das Y-Zügelende soll über der SIAS dehnungsfrei auslaufen.

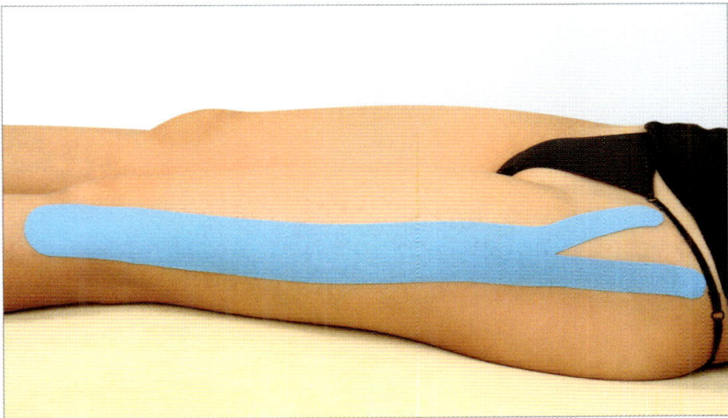

Komplette Kombinationsanlage
ESTE: Rückenlage, entspannte Haltung.
Schritt 4: Der inferiore Y-Zügel verläuft direkt ventral des M. gluteus medius und wird zur Crista iliaca angelegt. Das Y-Zügelende soll über der Crista dehnungsfrei auslaufen. Die gesamte Anlage wird durch leichtes Reiben anmodelliert, aktiviert und fixiert.

M. piriformis

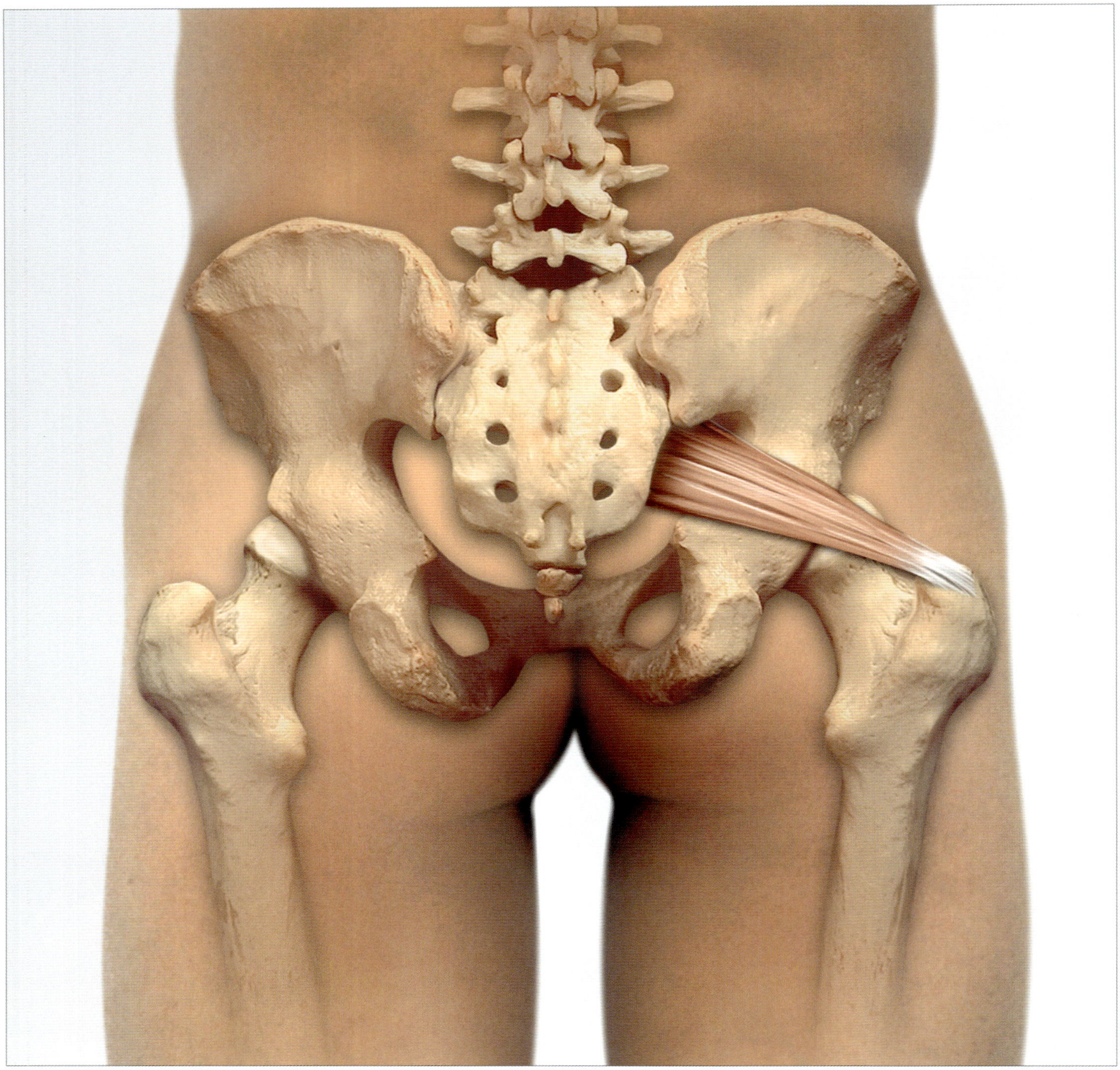

U: Ventralseite des Os sacrum
A: Spitze des Trochanter major
I: direkte Äste aus dem Plexus sacralis (L5–S2)
F: Abduktion, geringe Außenrotation und Extension des Hüftgelenks

M. piriformis – Muskelanlage

Wirkung: tonisierend. Die Anlage erfolgt vom Ursprung zum Ansatz.

Indikationen für die Sensotape-Anlage
- Hypotonie des Muskels
- Piriformis-Syndrom (Kompression des N. ischiadicus)
- Dysfunktion des Hüftgelenks, Ischialgie
- Dysfunktionen der kleinen Beckenorgane (z. B. Blase, Mensesbeschwerden)

Material
zwei rote I-Tapes (Breite: 2,5 cm)

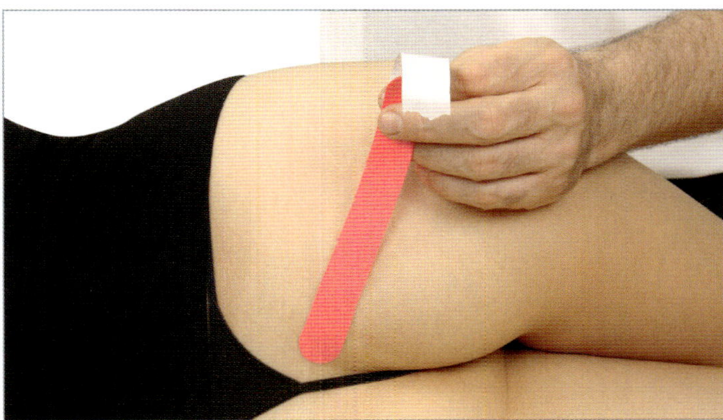

Anlage des inferioren I-Ankers
ASTE: Seitenlage, die Hüfte befindet sich in leichter Flexion und Adduktion.
Schritt 1: Der inferiore I-Anker wird ohne Zug am Sakrum (S4) angelegt.

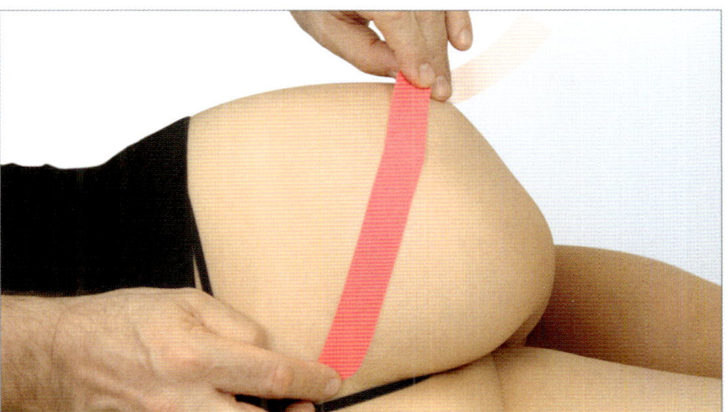

Anlage des inferioren I-Tapes
ASTE: Seitenlage, die Hüfte befindet sich in Flexion und Adduktion.
Schritt 2: Der Anker wird durch einen medialen Haut-Gleitschub fixiert, während das inferiore I-Tape mit leichtem Zug nach lateral zur Oberkante des Trochanter major angelegt wird.

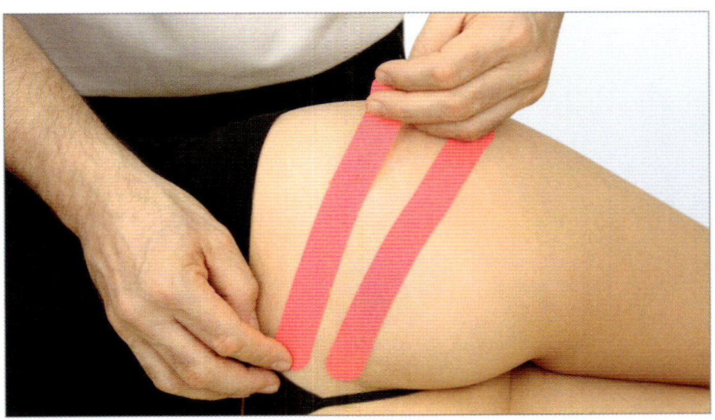

Anlage des superioren I-Tapes
ASTE: Seitenlage, die Hüfte befindet sich in Flexion und Adduktion.
Schritt 3: Der superiore I-Anker wird ohne Zug am Sakrum (S2) angelegt. Der Anker wird durch einen medialen Haut-Gleitschub fixiert, während das superiore I-Tape mit leichtem Zug nach lateral zur Oberkante am gemeinsamen Ansatz angelegt wird.

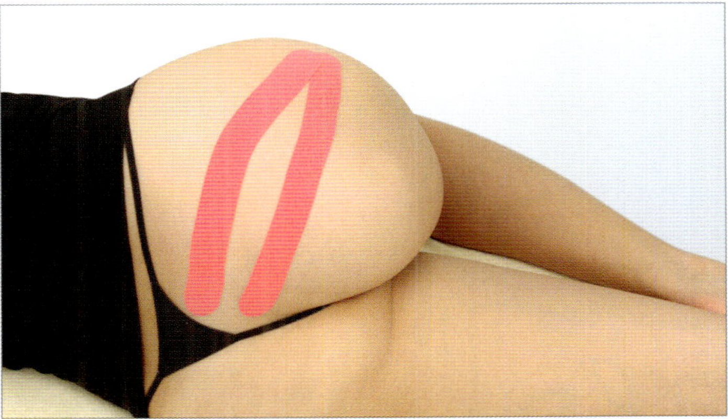

Komplette I-Tapeanlage
ESTE: Seitenlage, entspannte Stellung.
Schritt 4: Die lateralen I-Tapeenden sollen sich am gemeinsamen Ansatz am Trochanter major leicht überlappen und dehnungsfrei auslaufen. Das gesamte Tape wird durch leichtes Reiben anmodelliert, aktiviert und fixiert.

M. piriformis

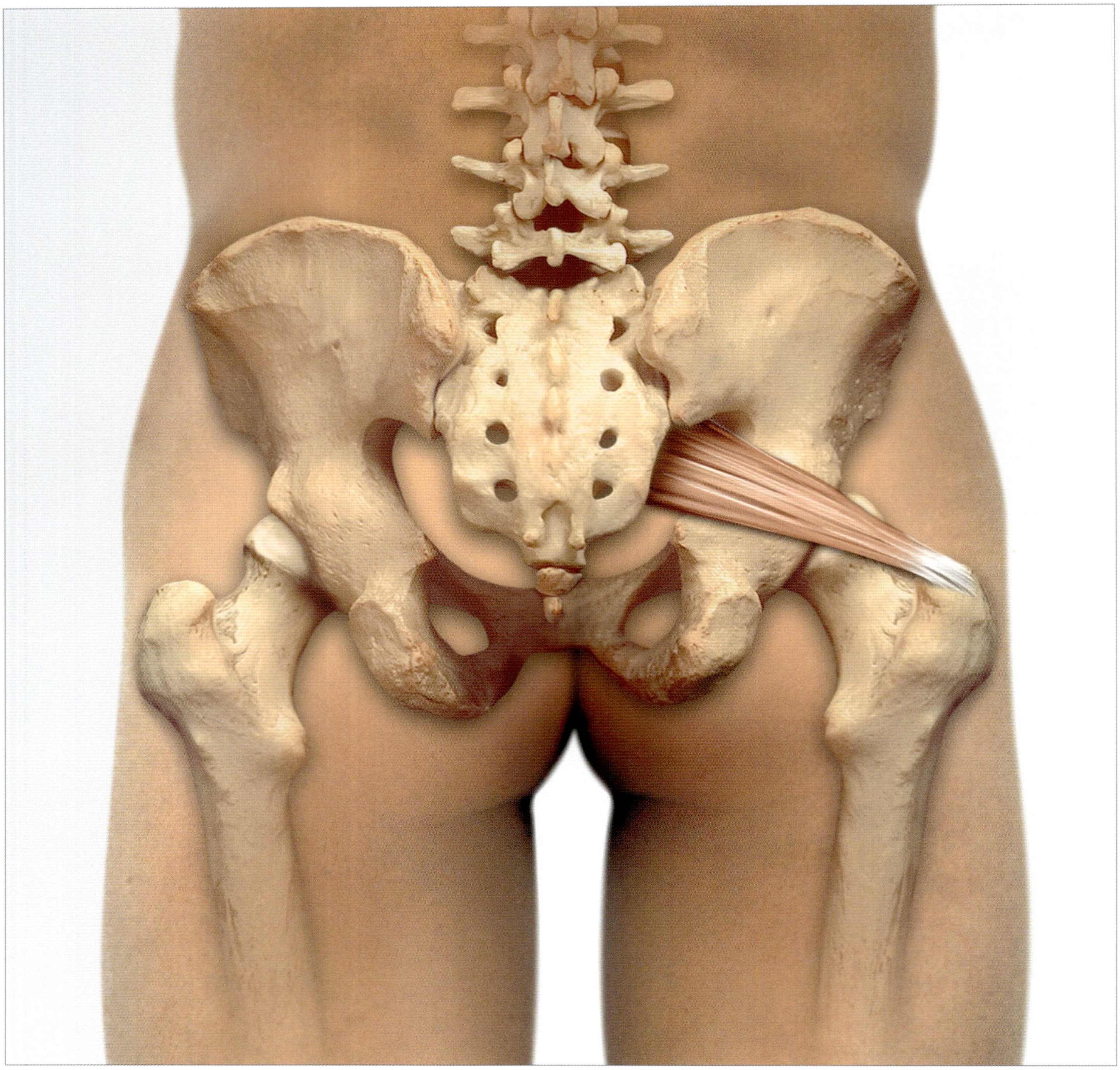

U: Ventralseite des Os sacrum
A: Spitze des Trochanter major
I: direkte Äste aus dem Plexus sacralis (L5–S2)
F: Abduktion, geringe Außenrotation und Extension des Hüftgelenks

M. piriformis – Muskelanlage

Wirkung: detonisierend. Die Anlage erfolgt vom Ansatz zum Ursprung.

Indikationen für die Sensotape-Anlage

- Hypertonie des Muskels
- Piriformis-Syndrom (Kompression des N. ischiadicus)
- Dysfunktion des Hüftgelenks
- Ischialgie
- Dysfunktionen der kleinen Beckenorgane (z. B. Blase, Mensesbeschwerden)

Material

blaues Y-Tape

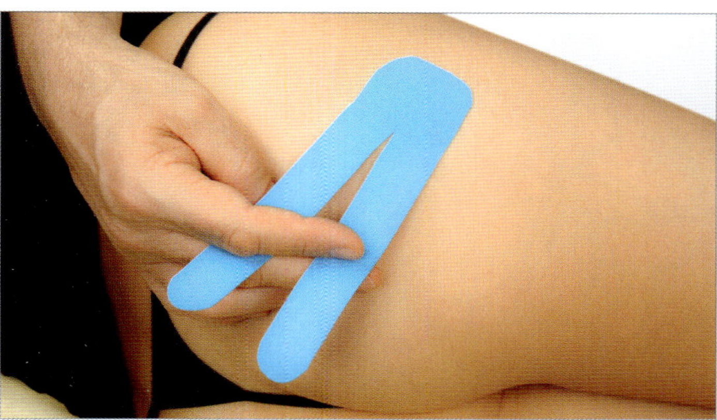

Anlage des Y-Ankers
ASTE: Seitenlage, die Hüfte befindet sich in leichter Flexion.
Schritt 1: Der Anker wird ohne Zug auf dem oberen Rand des Trochanter major angelegt. Das I-Tape verläuft dem Muskelverlauf entsprechend von medial/kranial nach lateral/kaudal.

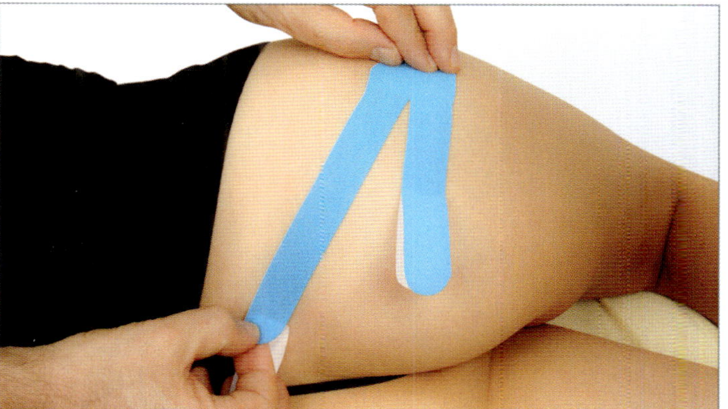

Anlage des superioren Y-Zügels
ASTE: Seitenlage, die Hüfte befindet sich in leichter Flexion und Adduktion. Das Kniegelenk ist flektiert.
Schritt 2: Der Anker wird durch einen Haut-Gleitschub an der Spitze des Trochanter major fixiert, während der superiore Y-Zügel mit leichtem Zug nach dorsal zum Sakrum (S2) angelegt wird.

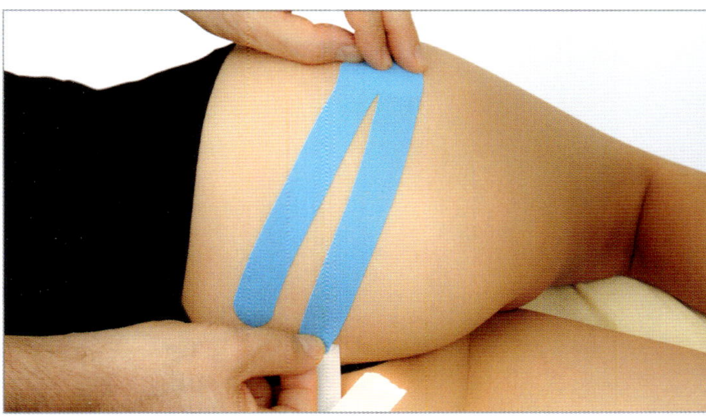

Anlage des inferioren Y-Zügels
ASTE: Die Hüft- und Kniegelenkstellung wird beibehalten.
Schritt 3: Der Anker wird durch einen Haut-Gleitschub am Ansatz fixiert, während der inferiore Y-Zügel mit leichtem Zug nach dorsal zum Sakrum (S4) angelegt wird, kranial vom Latgero inferioren Sakrumwinkel (AIL).

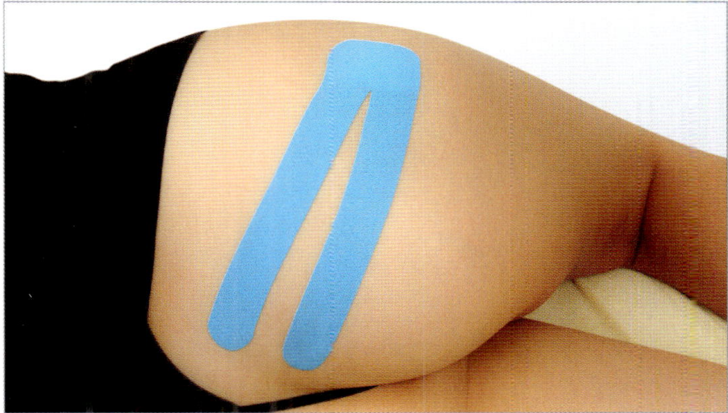

Komplette Y-Tapeanlage
ESTE: Die Hüft- und Kniegelenkstellung wird beibehalten.
Schritt 4: Beide Y-Tapeenden sollen über das Sakrum dehnungsfrei auslaufen. Das gesamte Tape wird durch leichtes Reiben anmodelliert, aktiviert und fixiert.

- **Da der Muskel in der Tiefe von der Glutealmuskulatur überdeckt wird, orientiert man sich an der Projektionslinie der Dornfortsätze des Sakrums zur Spitze des Trochanter major.**
- **Die Abmessung des Y-Tapes erfolgt in Vordehnung der Muskulatur.**

M. sartorius

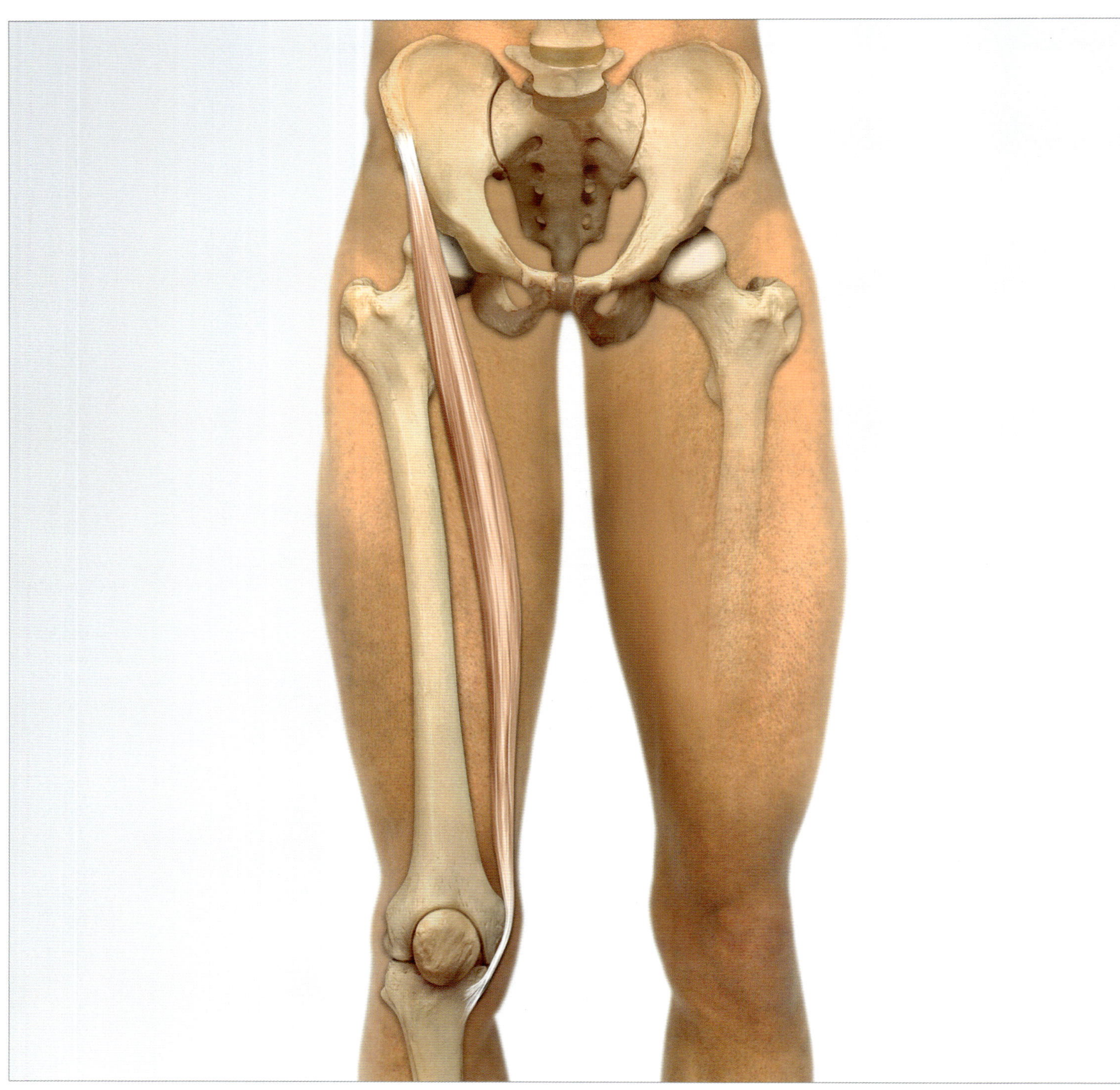

U: Spina iliaca anterior superior des Beckens
A: Pes anserinus superficialis
I: N. femoralis (L2–L4)
F: Flexion, Abduktion und Außenrotation des Hüftgelenks
Flexion und Innenrotation des Kniegelenks

M. sartorius – Muskelanlage

Wirkung: Abb. 1 und 2: detonisierend. Die Anlage erfolgt vom Ansatz zum Ursprung.
Abb. 3 und 4: tonisierend, die Anlage erfolgt vom Ursprung zum Ansatz.

Indikationen für die Sensotape-Anlage

- Hyper- oder Hypotonie des Muskels
- Coxarthrose
- Kniebeschwerden
- Schmerzhafte Triggerpunkte

Material

Abb. 1 und 2: blaues I-Tape
Abb. 3 und 4: rotes I-Tape

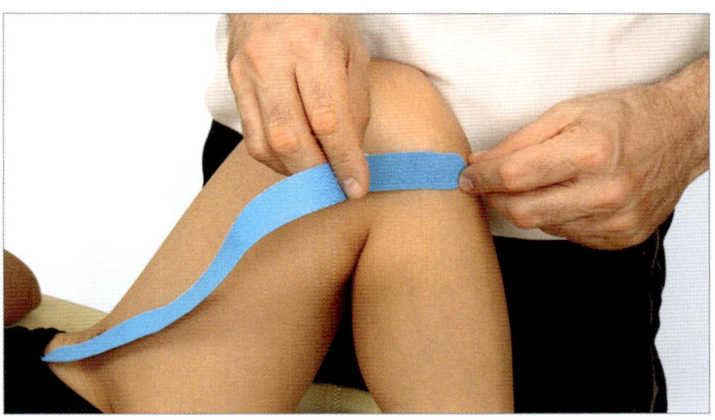

Detonisierend: Anlage des I-Ankers
ASTE: Rückenlage, das Hüft- und Kniegelenk befinden sich in Flexion.
Schritt 1: Der Anker des I-Tapes wird ohne Zug an der Ansatzsehne des M. sartorius medialseitig des Knies angelegt. Die Ansatzsehne bildet den oberflächlichen Teil des Pes anserinus superficialis.

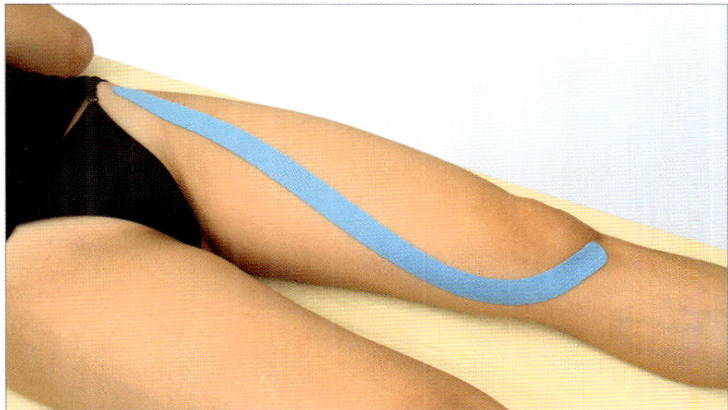

Detonisierend: Anlage des I-Tapes
ESTE: Rückenlage, das Hüft- und Kniegelenk befinden sich in Extension.
Schritt 2: Der Anker wird mit den Fingern durch einen distalen Haut-Gleitschub fixiert, während das I-Tape unter leichtem Zug über dem Muskelbauch nach medial, dann nach proximal-lateral zur Spina iliaca anterior superior (SIAS) angelegt wird. Das I-Tapeende soll dehnungsfrei auslaufen.

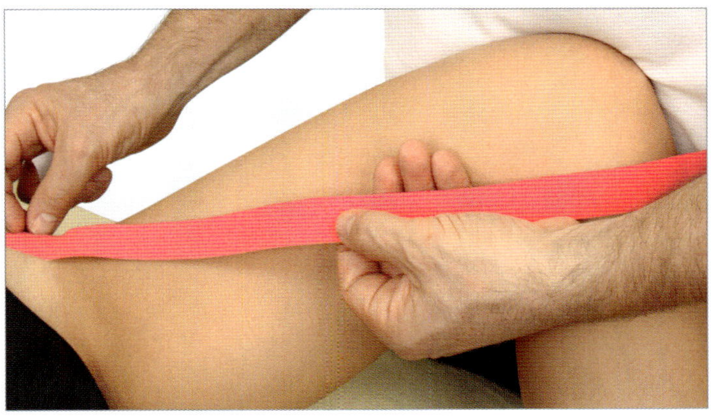

Tonisierend: Anlage des I-Ankers
ASTE: Rückenlage, das Hüft- und Kniegelenk befinden sich in Flexion.
Schritt 1: Der Anker wird ohne Zug auf der Spitze der SIAS angelegt.

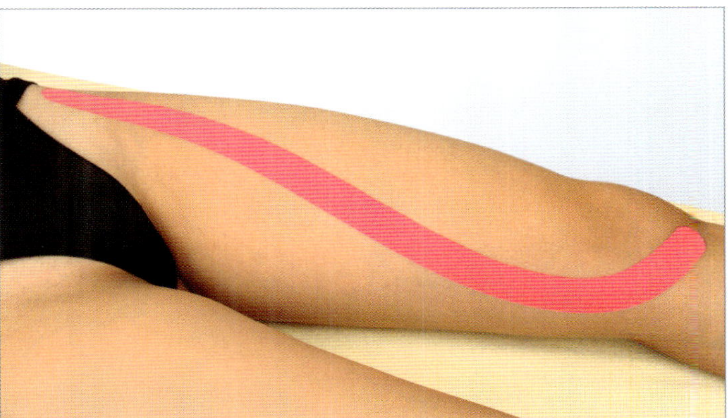

Tonisierend: Anlage des I-Tapes
ESTE: Rückenlage, das Hüft- und Kniegelenk befinden sich in Extension.
Schritt 2: Der Anker wird durch einen proximalen Haut-Gleitschub fixiert, während das I-Tape unter leichtem Zug spiralig über den Oberschenkel nach distal-medial zur Ansatzsehne und Fascia medialis tibiae am Pes anserinus angelegt wird. Das I-Tapeende soll dehnungsfrei auslaufen. Das gesamte Tape wird durch leichtes Reiben anmodelliert, aktiviert und fixiert.

▸ **Die Abmessung des Y-Tapes erfolgt in Vordehnung der Muskulatur.**

Mm. adductores

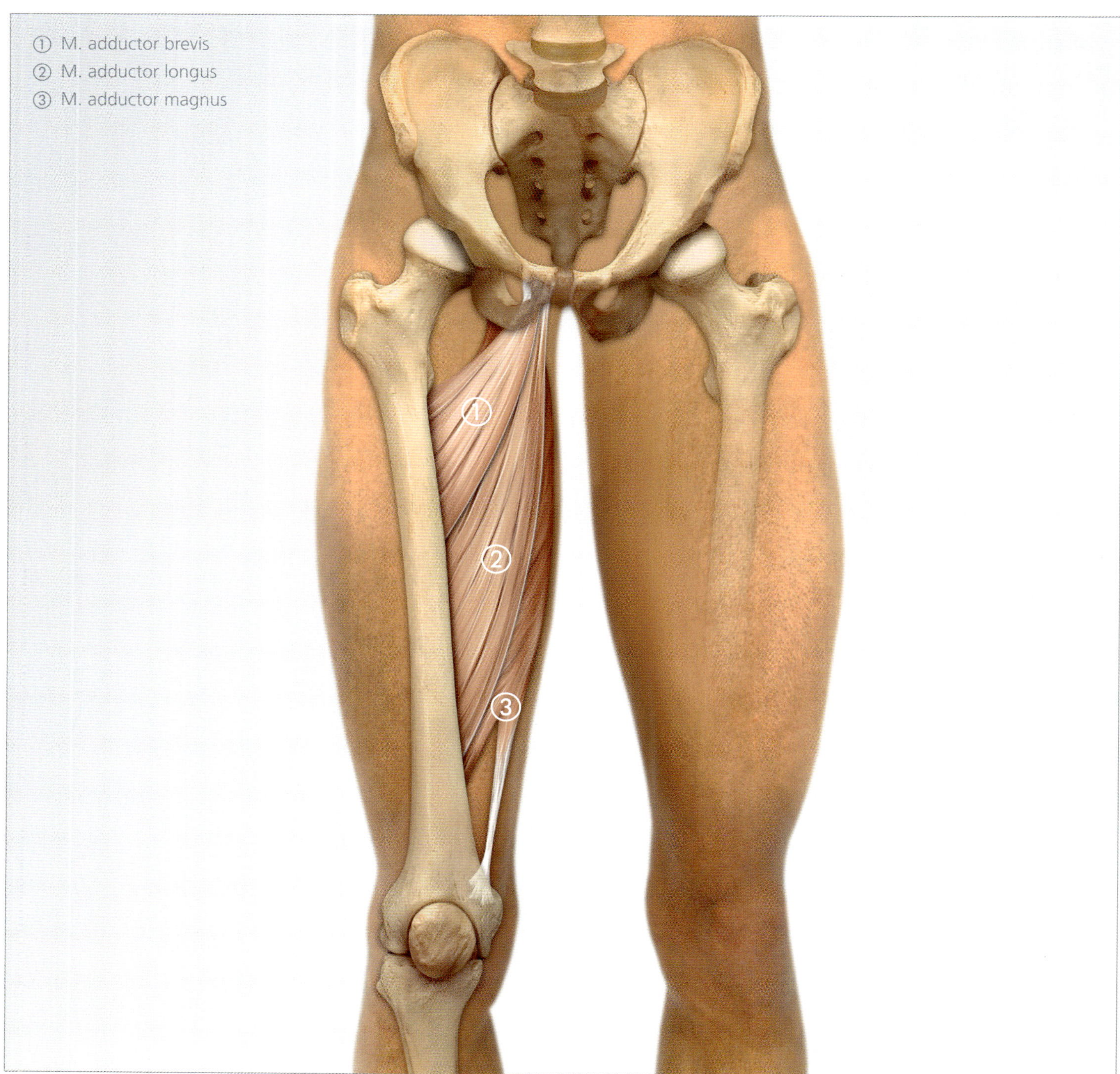

M. adductor longus
U: Ventralseite der Symphyse, Ramus superior des Os pubis
A: Linea aspera im Bereich des mittleren Femurdrittels
I: N. obturatorius (L2–L4)
F: Adduktion und Flexion bis 70° des Hüftgelenks
Stabilisation des Beckens in der Frontalebene

M. adductor brevis
U: Ramus inferior des Os pubis
A: Linea aspera im Bereich des oberen Femurdrittels
I: N. obturatorius (L2–L4)
F: Adduktion, Außenrotation und Flexion bis 70° des Hüftgelenks
Stabilisation des Beckens in der Frontalebene

M. adductor magnus
U: Ramus inferior des Os pubis, Ramus ossis ischii und Tuber ischiadicum
A: Linea aspera (proximaler, muskulärer Anteil), Tuberculum adductorium am Epicondylus medialis (distaler, sehniger Anteil)
I: ***proximaler Anteil:*** N. obturatorius (L2–L4)
distaler Anteil: N. tibialis (L4–L5)
F: Adduktion, Außenrotation und Extension des Hüftgelenks
Stabilisation des Beckens in der Frontal- und Sagittalebene

Die Mm. adductores sind Kennmuskeln für das Segment L2.

Mm. adductores – Muskelanlage

Wirkung: detonisierend. Die Anlage erfolgt vom Ansatz zum Ursprung.

Indikationen für die Sensotape-Anlage
- Schmerzen im Bereich des Hüftgelenks, Kniegelenks, des ISG oder des Beckens
- Pubalgie, Adduktorenläsionen
- Bursitis anserina
- Verbindung mit oberen Schulter-/Nackenbeschwerden

Material
3 blaue I-Tapes

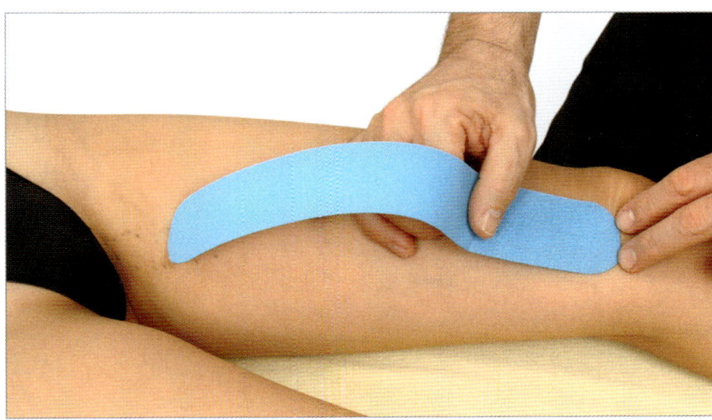

Anlage des I-Ankers
ASTE: Rückenlage, das Hüftgelenk befindet sich in Extension, das Kniegelenk in leichter Flexion.
Schritt 1: Der Anker des I-Tapes wird ohne Zug auf dem Tuberculum adductorium im Bereich des medialen Femurkondylus angelegt.

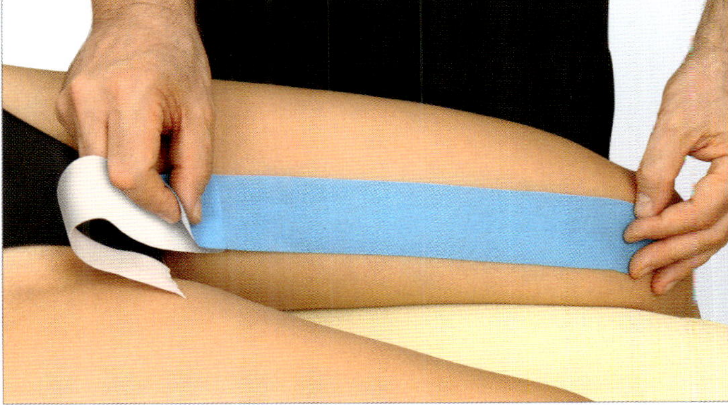

Anlage des I-Tapes
ESTE: Rückenlage, das Hüftgelenk befindet sich in Extension und Abduktion, das Kniegelenk in Flexion. Der Muskel befindet sich somit in Vordehnung.
Schritt 2: Der Anker wird durch einen distalen Haut-Gleitschub fixiert, während das I-Tape mit leichtem Zug entlang des Muskelbauchs nach kranial-medial zum Os pubis angelegt wird. Das I-Tapeende dehnungsfrei auslaufen lassen. Das gesamte Tape wird durch leichtes Reiben anmodelliert, aktiviert und fixiert.

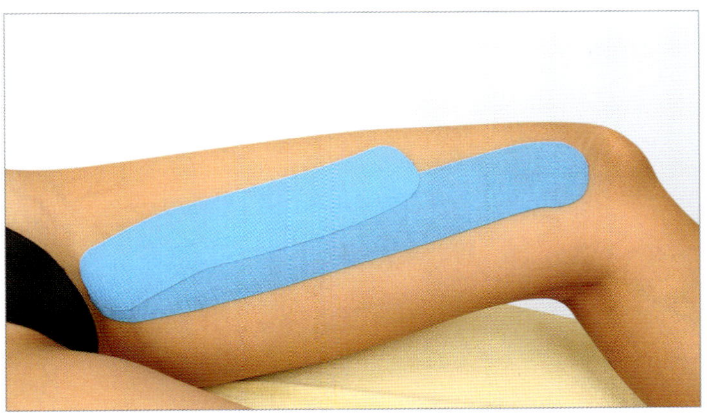

Komplette Kombinations-I-Tapeanlage
ESTE: Rückenlage, das Hüftgelenk befindet sich in leichter Flexion und Abduktion, das Kniegelenk in Flexion.
Schritt 3: Das I-Tape für den M. adductor brevis wird wie das erste I-Tape angelegt, mit dem Unterschied, dass das Hüftgelenk unter der Anlage stärker abduziert wird.

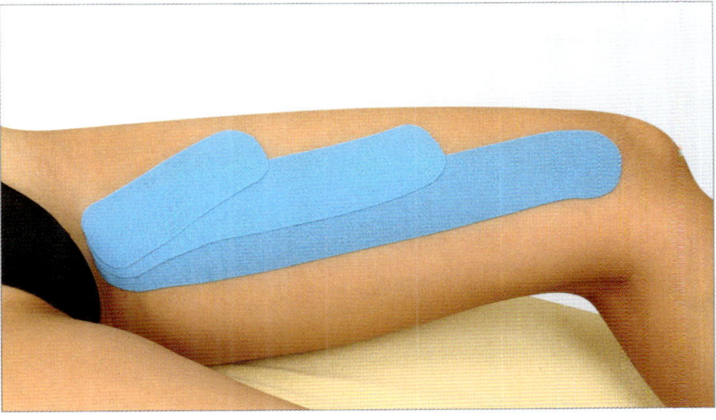

Komplette Kombinations-I-Tapeanlage
ESTE: Rückenlage, das Hüftgelenk befindet sich in leichter Flexion und Abduktion, das Kniegelenk in Flexion.
Schritt 4: Das I-Tape des M. pectineus wird auf die gleiche Weise wie die vorherigen angelegt, es befindet sich medial der A. femoralis und verläuft zum Ramus superior des Os pubis.

M. quadriceps femoris

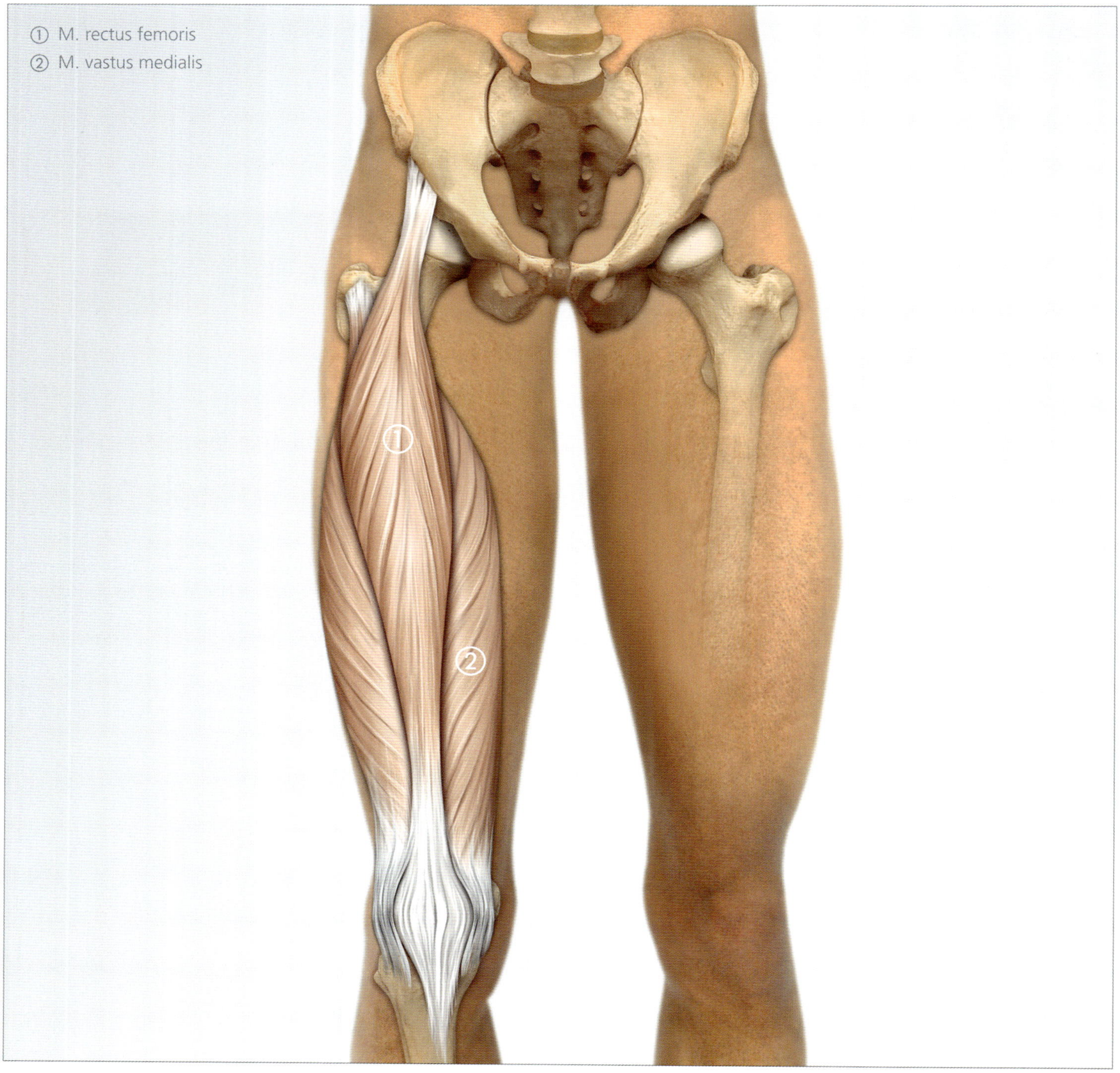

U: Spina iliaca anterior inferior, Linea aspera und distaler Anteil der Linea intertrochanterica, Ventralseite des Femurschafts, Linea aspera und laterale Fläche des Trochanter major
A: über das Lig. patellae an der Tuberositas tibiae
I: N. femoralis (L2–L4)
F: Flexion des Hüftgelenks
Extension des Kniegelenks

Der M. quadriceps femoris ist ein Kennmuskel für das Segment L2.

M. quadriceps femoris – Muskelanlage

Wirkung: tonisierend. Die Anlage erfolgt vom Ursprung zum Ansatz.

Indikationen für die Sensotape-Anlage
- Muskelkontusion, Muskelzerrung, Muskelfaserriss, Bluterguss, Pferdekuss
- Visceroptosis
- mittlere Rückenschmerzen
- Arthritis/Arthrose des Kniegelenks
- Chondropathia patellae
- ACL-Rupturen

Material
rotes Y-Tape

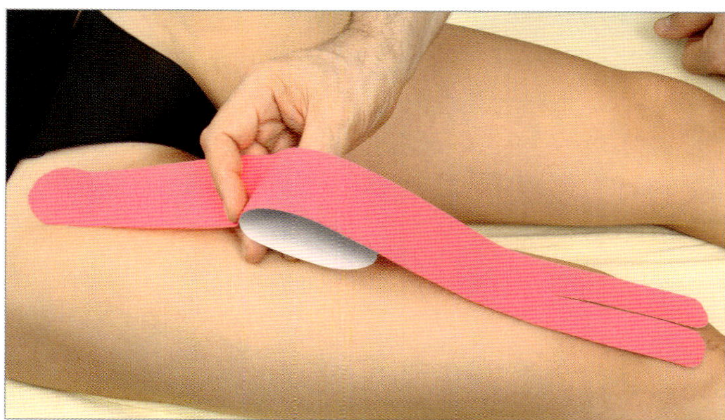

Anlage des Y-Ankers
ASTE: Rückenlage, das Hüft- und das Kniegelenk befinden sich in Extension.
Schritt 1: Der Anker des Y-Tapes wird ohne Zug über der Spina iliaca anterior inferior (SIAI) angelegt (sie liegt in der Tiefe unter dem V-förmigen Spalt, der von dem M. sartorius und dem M. tensor fasciae latae gebildet wird).

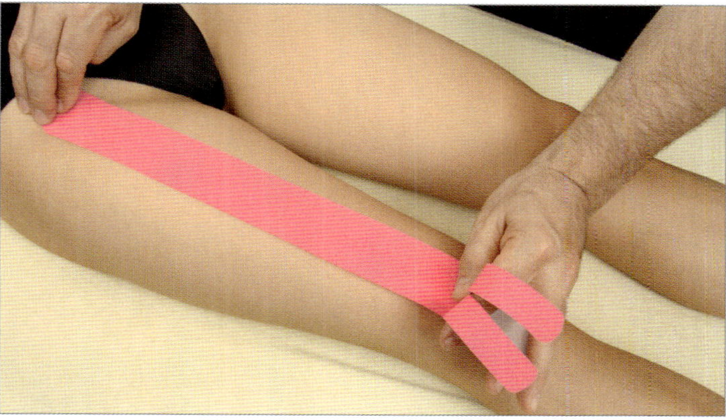

Anlage des mittleren Y-Tapes
ASTE: Rückenlage, das Hüft- und das Kniegelenk befinden sich in Extension.
Schritt 2: Der Anker wird durch einen Haut-Gleitschub fixiert, während das Y-Tape mit leichtem Zug nach kaudal im Verlauf des Muskelbauchs zum Oberrand der Patella angelegt wird.

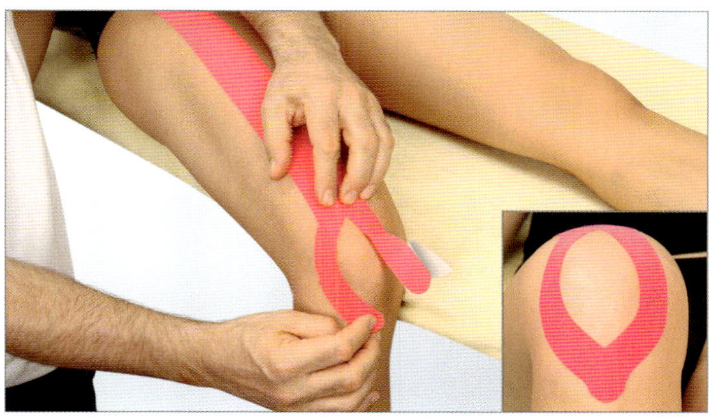

Komplette Y-Zügelanlage
ESTE: Rückenlage, das Hüftgelenk ist gestreckt, das Kniegelenk befindet sich in Flexion.
Schritt 3: Die Beiden Y-Zügel werden nun in Muskelvordehnung um die Patella herum angelegt, zuerst der laterale, dann der mediale Zügel. Die beiden Y-Zügelenden, die die Patella umrunden, sollen gemeinsam dehnungsfrei über der Tuberositas tibiae auslaufen.

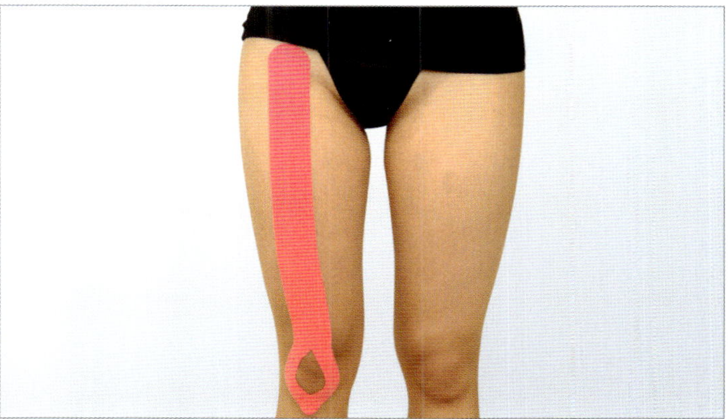

Komplette Y-Tapeanlage
ESTE: Ansicht im Stand.
Schritt 4: Das gesamte Tape wird durch leichtes Reiben anmodelliert, aktiviert und fixiert. Ventrale Ansicht der Y-Tapeanlage.

- **Zuerst werden die Basis, der Apex und die Patellaränder markiert. Die Abmessung des Y-Tapes erfolgt in Muskelvordehnung (im Überhang) von der SIAI über die Patella zur Tuberositas tibiae. Das distale Y-Tapeende wird ca. 1–2 Finger oberhalb der Patella zurechtgeschnitten.**

M. semimembranosus

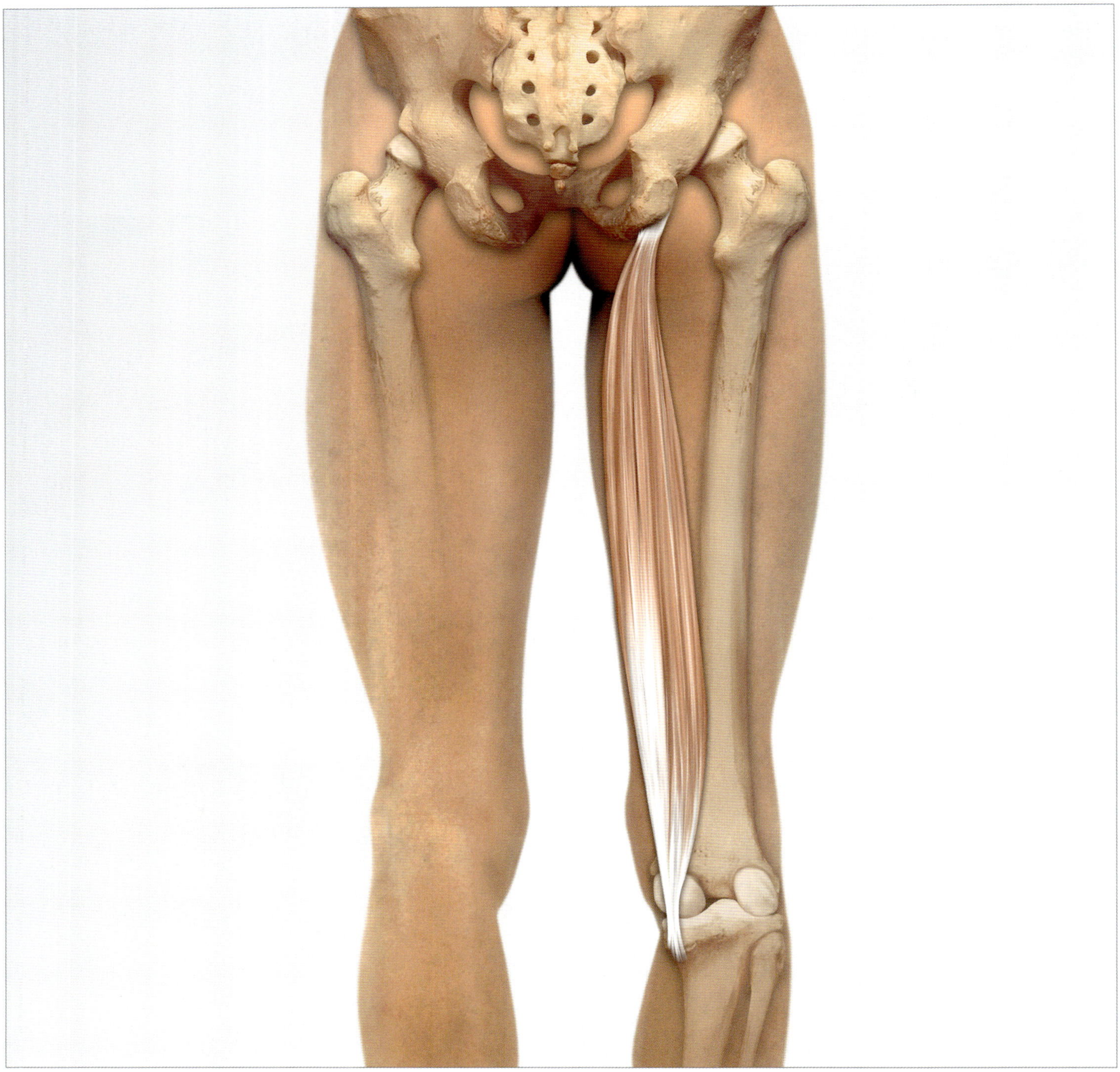

U: Tuber ischiadicum
A: Pes anserinus profundus am Condylus medialis tibiae, Lig. popliteum obliquum und der Faszie des M. popliteus
I: N. tibialis (L5–S2)
F: Extension und leichte Adduktion des Hüftgelenks
Flexion und Innenrotation des Kniegelenks

Der M. semimembranosus ist ein zweigelenkiger Muskel.

M. semimembranosus – Muskelanlage

Wirkung: detonisierend. Die Anlage erfolgt vom Ansatz zum Ursprung.

Indikationen für die Sensotape-Anlage
- Hypertonie oder Verkürzung des Muskels
- Muskelfaserriss, Muskelzerrung
- LWS- und ISG-Läsionen
- Haltungskorrektur
- Shin splints (Tibiakantensyndrom)
- Kniebeschwerden – Meniskus oder Läsionen der Kollateralligamente
- Osteoarthritis des Kniegelenks

Material
blaues I-Tape

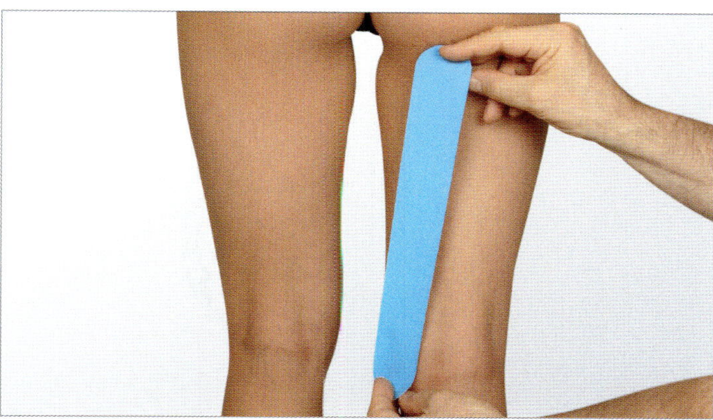

Markieren und Abmessen des I-Tapes
ASTE: Schrittstellung, der Oberkörper wird mit den Armen auf der Bank abgestützt.
Schritt 1: Das Markieren und die Abmessung der I-Tapelänge erfolgt in Muskelvordehnung vom Ansatz Condylus medialis tibiae und dorsaler Kniekapsel zum Ursprung Tuber ischiadicum.

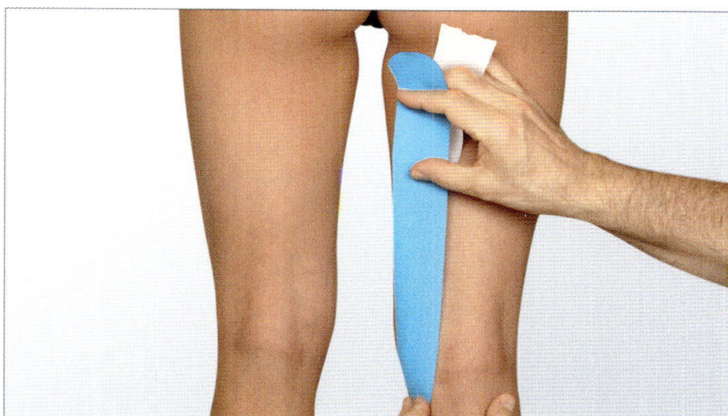

Anlage des I-Ankers
ASTE: Aufrechter Stand.
Schritt 2: Der Anker des I-Tapes wird ohne Zug auf dem breit gefächerten medialen Ansatz des Pes anserinus profundus angelegt. Das I-Tape zeigt die Ausrichtung von mediokaudal nach kraniolateral.

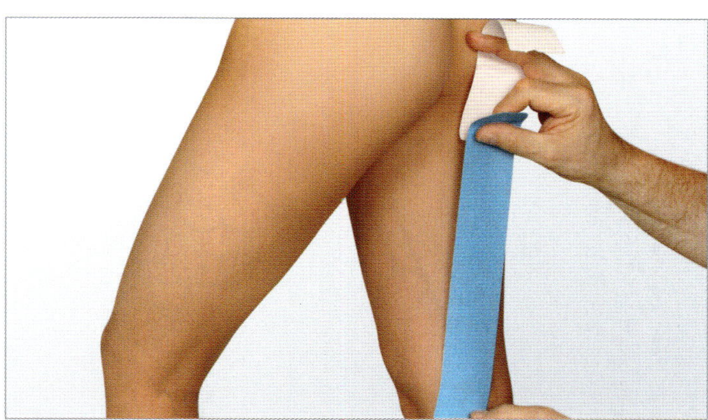

Anlage des I-Tapes
ASTE: Schrittstellung, der Oberkörper wird mit den Armen auf der Bank abgestützt.
Schritt 3: Der Anker wird mit einem distalen Haut-Gleitschub am Ansatz fixiert, während das I-Tape mit leichtem Zug im Verlauf des Muskelbauchs nach kranioproximal zum Tuber ischiadicum angelegt wird.

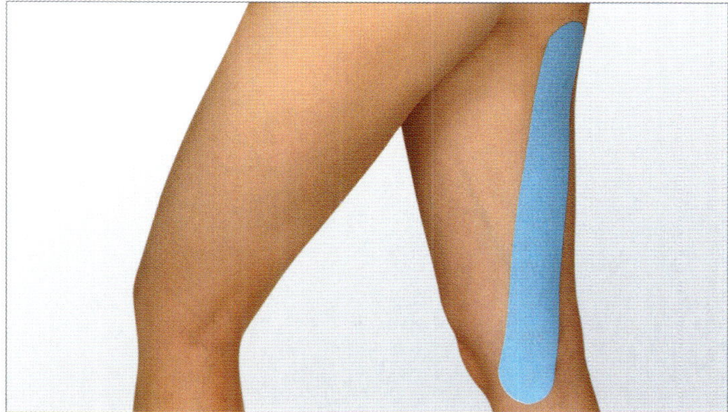

Komplette I-Tapeanlage
ESTE: Schrittstellung, der Oberkörper wird mit den Armen auf der Bank abgestützt.
Schritt 4: Das I-Tapeende soll dehnungsfrei auslaufen. Das gesamte Tape wird durch leichtes Reiben anmodelliert, aktiviert und fixiert.

M. biceps femoris

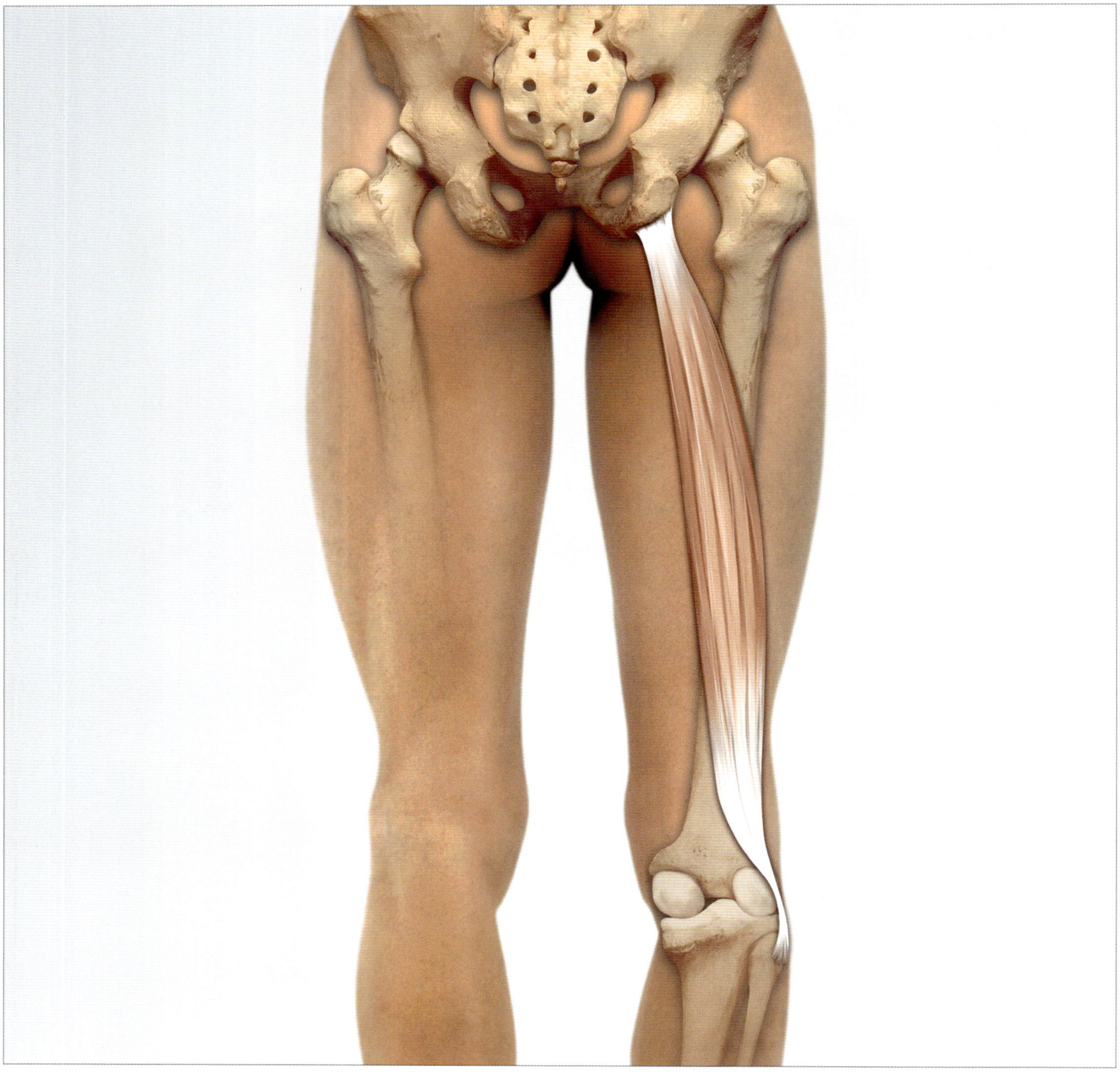

U: ***Caput longum:*** Tuber ischiadicum und Lig. sacrotuberale
Caput breve: Labium laterale der Linea aspera im mittleren Drittel des Femurs
A: Caput fibulae
I: ***Caput longum:*** N. tibialis (L5–S2)
Caput breve: N. peroneus communis (L5–S2)
F: ***Caput longum:*** Extension des Hüftgelenks
Caput longum und Caput breve: Flexion und Außenrotation des Kniegelenks

Der M. biceps femoris ist ein zweigelenkiger Muskel.

M. biceps femoris – Muskelanlage

Wirkung: detonisierend. Die Anlage erfolgt vom Ansatz zum Ursprung.

Indikationen für die Sensotape-Anlage
- Hypertonie des Muskels
- Muskelfaserriss, Zerrung, Läsion des fibulären Kollateralbands
- ISG-Läsion
- Hüftarthrose
- laterale Knieinstabilität
- Haltungskorrektur
- schmerzhafte Triggerpunkte

Material
Abb. 1 bis 3: blaues I-Tape
Abb. 4: 2 blaue I-Tapes

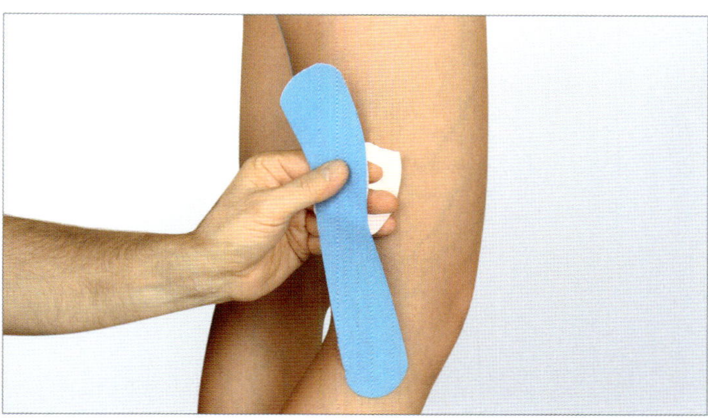

Anlage des I-Ankers
ASTE: Im Stand, leichte Knieflexion.
Schritt 1: Der Anker des I-Tapes wird ohne Zug im dorso-lateralen Kniebereich an das Caput fibulae angelegt.

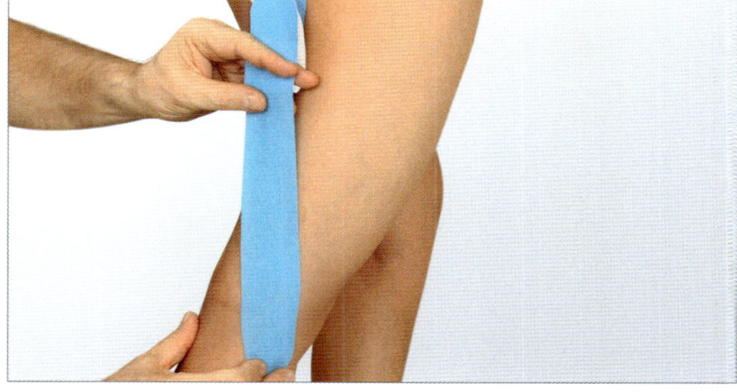

Anlage des I-Tapes
ASTE: Schrittstellung, Knieextension und Hüftflexion, der Oberkörper wird mit den Armen auf der Bank abgestützt.
Schritt 2: Der Anker wird durch einen distalen Haut-Gleitschub fixiert, während das I-Tape mit leichtem Zug lateral der Fossa poplitea dem Muskelbauch folgend zum Tuber ischiadicum angelegt wird.

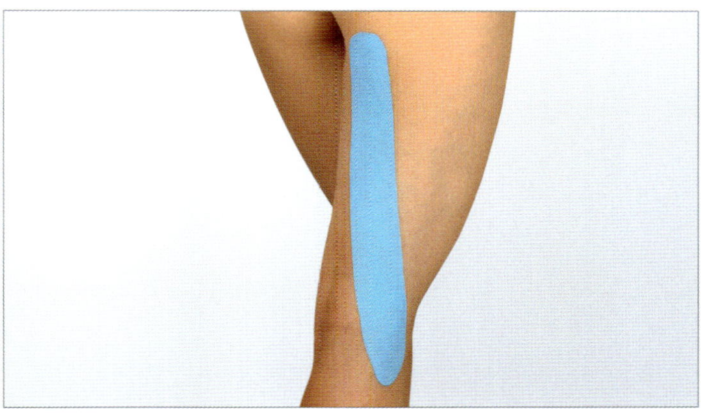

Komplette I-Tapeanlage
ESTE: Schrittstellung, Knieextension und Hüftflexion, der Oberkörper wird über die Arme auf der Bank abgestützt.
Schritt 3: Das I-Tapeende soll dehnungsfrei auslaufen. Das gesamte Tape wird durch leichtes Reiben anmodelliert, aktiviert und fixiert.

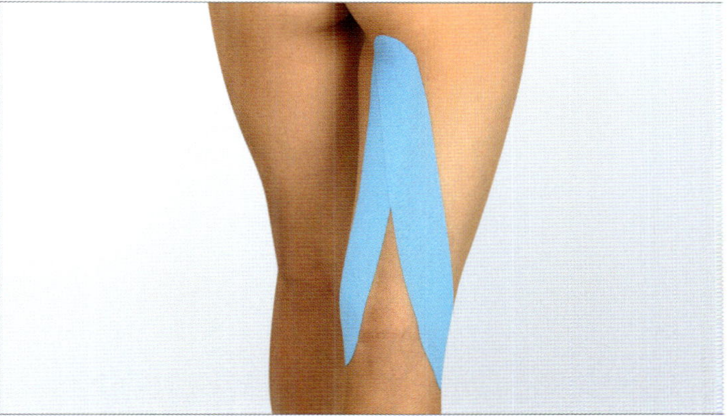

Komplette Kombinationsanlage mit I-Tapes über der ischiokruralen Muskulatur
ESTE: Schrittstellung, der Oberkörper wird über die Arme auf der Bank abgestützt.
Schritt 4: Die komplette Kombinationsanlage zeigt die in V-Form angelegten I-Tapes mit dem gemeinsamen kranialen Ursprung am Tuber und dem nach kaudal offenen bilateralen Anteil, der die Fossa poplitea medial bzw. lateral begrenzt.

M. semitendinosus, M. semimembranosus und M. biceps femoris

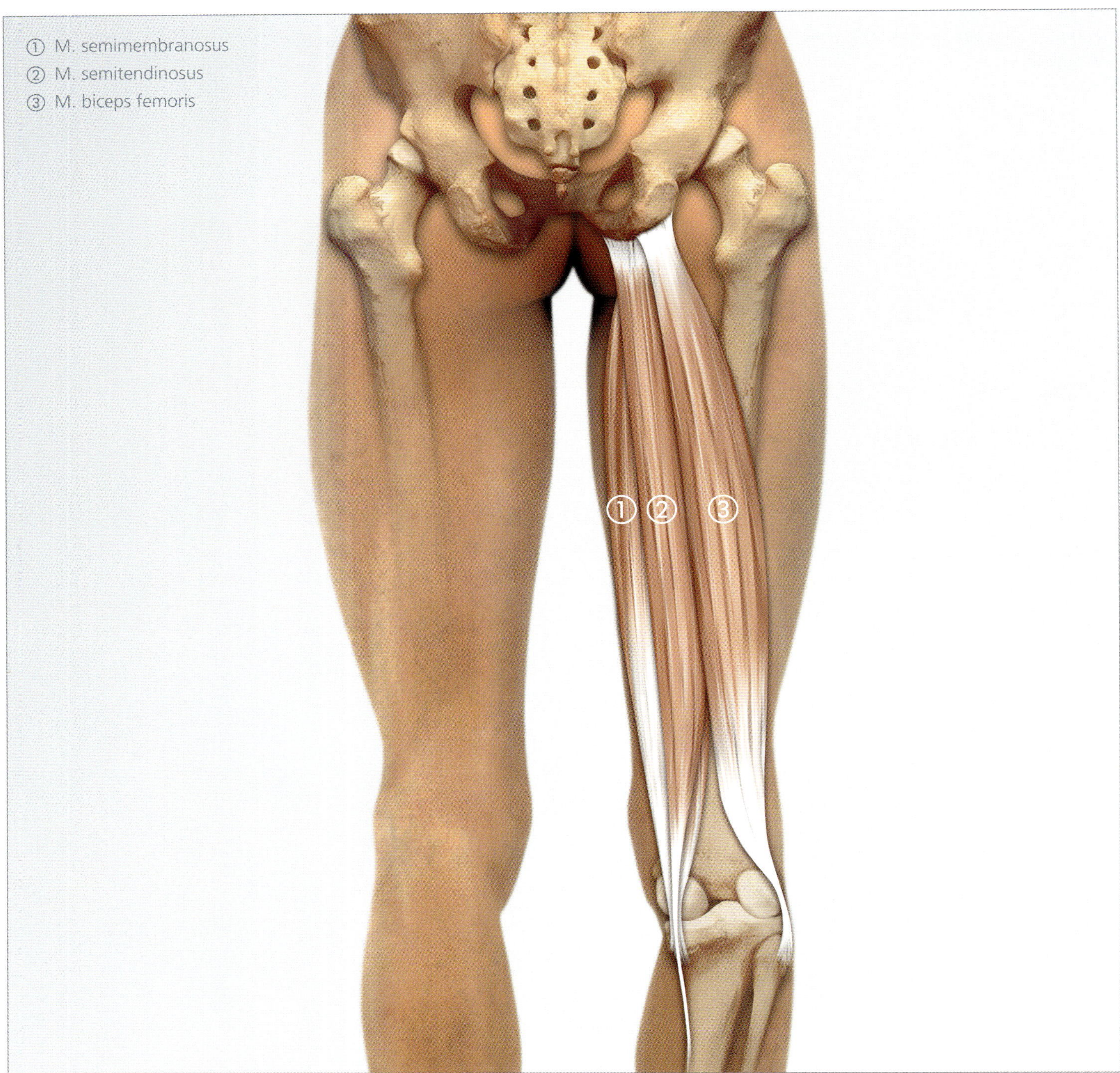

M. semitendinosus
U: Tuber ischiadicum und Lig. sacrotuberale
A: Pes anserinus superficialis (gemeinsam mit dem M. gracilis und M. sartorius)
I: N. tibialis (L5–S2)
F: Extension und leichte Adduktion des Hüftgelenks, Flexion und Innenrotation des Kniegelenks

M. semimembranosus
U: Tuber ischiadicum
A: Pes anserinus profundus am Condylus medialis tibiae, Lig. popliteum obliquum und an der Faszie des M. popliteus
I: N. tibialis (L5–S2)
F: Extension und leichte Adduktion des Hüftgelenks
Flexion und Innenrotation des Kniegelenks

M. biceps femoris
U: ***Caput longum:*** Tuber ischiadicum und Lig. sacrotuberale
Caput breve: Labium laterale der Linea aspera im mittleren Drittel des Femurs
A: Caput fibulae
I: ***Caput longum:*** N. tibialis (L5–S2)
Caput breve: N. peroneus communis (L5–S2)
F: ***Caput longum:*** Extension des Hüftgelenks
Caput longum und Caput breve: Flexion und Außenrotation des Kniegelenks

Ischiokrurale Muskulatur – Muskelanlage

Wirkung: tonisierend. Die Anlage erfolgt vom Ursprung zum Ansatz.

Indikationen für die Sensotape-Anlage
- Muskelfaserriss, Osteoarthritis des Knies
- Verletzungen des Lig. collaterale
- Knorpel- und Meniskusläsionen

Material
rotes Y-Tape

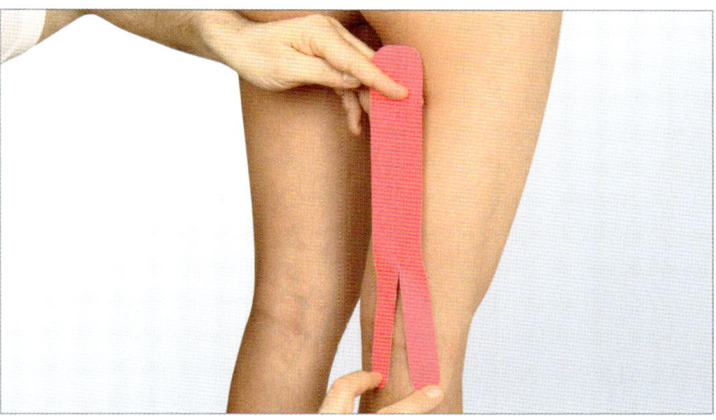

Markieren und Abmessen des Y-Tapes
ASTE: Stand, Knieextension und Hüftflexion, der Oberkörper wird mit den Armen auf der Bank abgestützt.
Schritt 1: Proximal wird das Tuber ischiadicum markiert, distal werden das Caput fibulae, der laterale Femurkondylus und der mediale Femurkondylus markiert. Die Abmessung des Y-Tapes erfolgt vom Ursprung zum Ansatz.

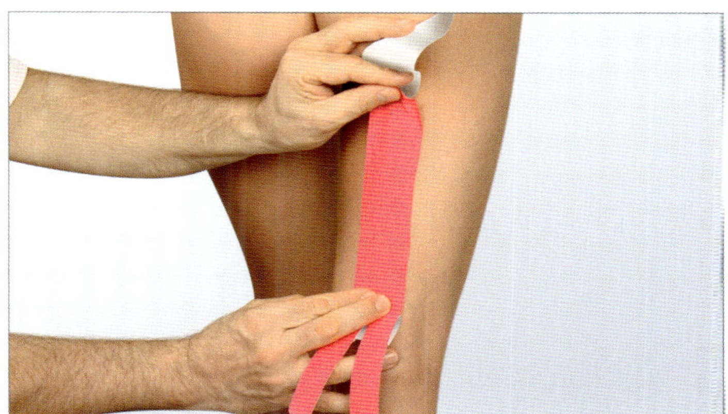

Anlage des Y-Tapes
ASTE: Die Ausgangsstellung wird beibehalten.
Schritt 2: Der Anker des Y-Tapes wird ohne Zug am Ursprung angelegt und durch einen Haut-Gleitschub fixiert, während das Y-Tape mit leichtem Zug nach distal bis oberhalb der Fossa poplitea angelegt wird.

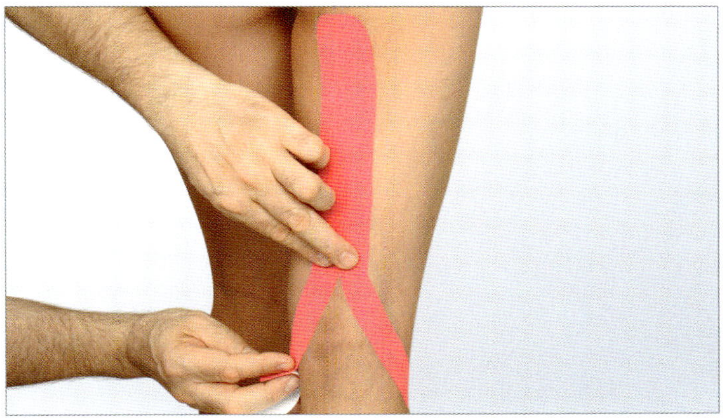

Anlage beider Y-Zügel
ASTE: Die Ausgangsstellung wird beibehalten.
Schritt 3: Das Tape wird fixiert, während die beiden Y-Zügel mit leichtem Zug nach lateral bzw. medial zum Ansatz hin angelegt werden.

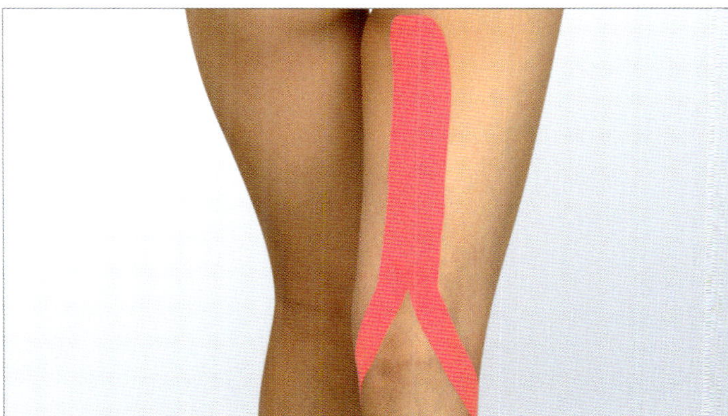

Komplette Y-Tapeanlage
ESTE: Schrittstellung.
Schritt 4: Beide Y-Zügelenden sollen dehnungsfrei auslaufen. Das gesamte Tape wird durch leichtes Reiben anmodelliert, aktiviert und fixiert.

M. triceps surae (M. gastrocnemius und M. soleus)

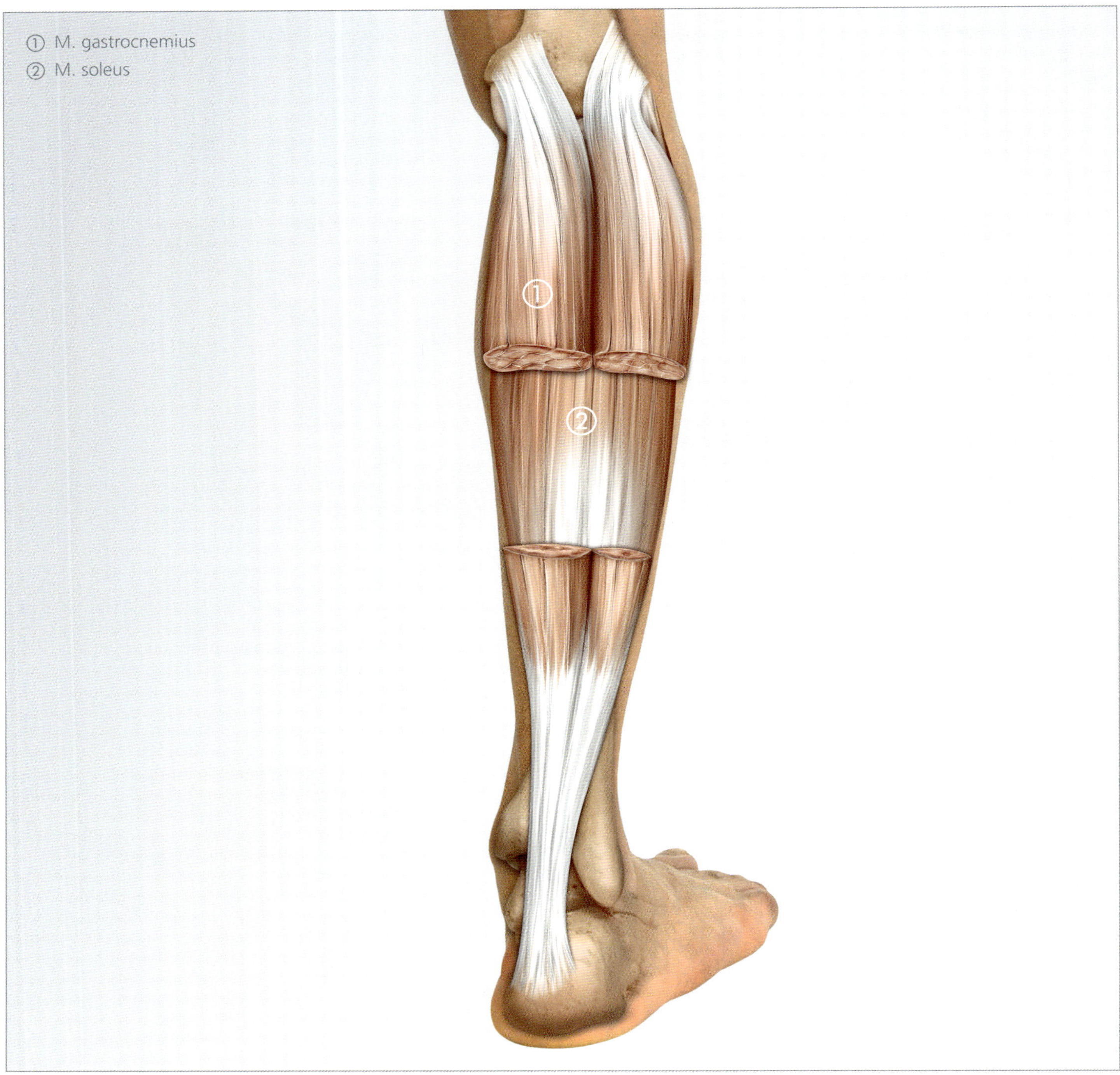

M. gastrocnemius
U: ***Caput mediale:*** Epicondylus medialis femoris
Caput laterale: Epicondylus lateralis femoris
A: über die Achillessehne am Tuber calcanei
I: N. tibialis (S1–S2)
F: Flexion des Kniegelenks
Plantarflexion des oberen und Inversion des unteren Sprunggelenks

M. soleus
U: dorsalseitig von Caput und Collum fibulae von der Dorsalseite der Tibia
A: über die Achillessehne am Tuber calcanei
I: N. tibialis (S1–S2)
F: Plantarflexion des oberen und Inversion des unteren Sprunggelenks

M. triceps surae (M. gastrocnemius und M. soleus)

– Muskelanlage

Wirkung: detonisierend. Die Anlage erfolgt vom Ansatz zum Ursprung.

Indikationen für die Sensotape-Anlage
- Entzündung der Achillessehne
- Achillodynie
- Achillessehnenrisse
- Muskelzerrung und -rupturen
- Fußgelenksschmerzen
- Inversionstrauma
- Plantaraponeurosen-Schmerz
- Bursitis der Bursa tendinis calcanei

Material
blaues Fächertape (3 Zügel)

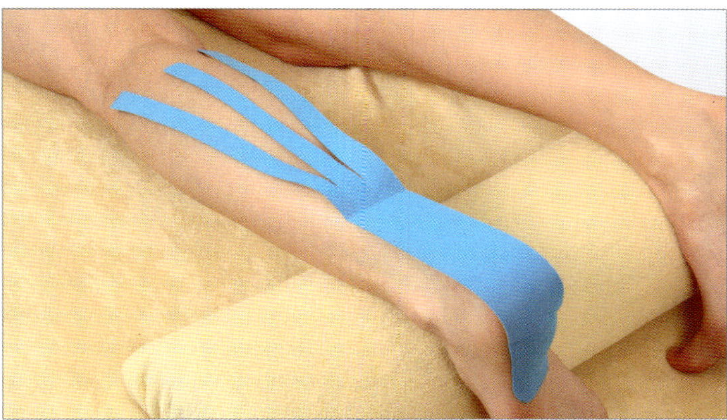

Anlage des Ankers
ASTE: In Bauchlage, der Fuß ist unterlagert und befindet sich in Neutralstellung.
Schritt 1: Der Anker des Fächertapes wird ohne Zug an der gemeinsamen Endsehne (Tendo calcaneus) am Tuber calcanei plantar angelegt.

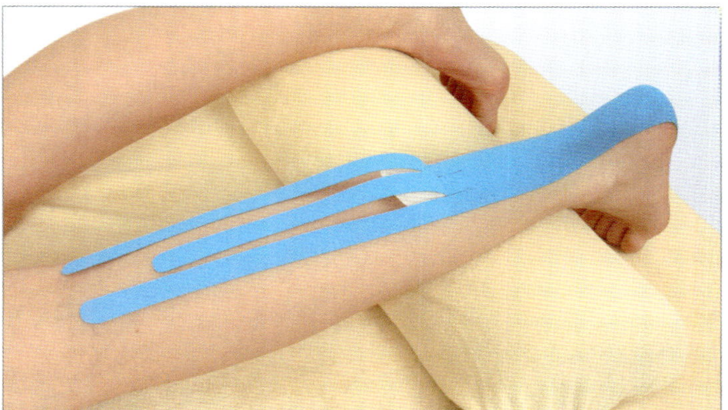

Anlage des Fächertapes an der Achillessehne
ASTE: In Bauchlage, der Fuß ist in Dorsalextension und die Zehen in Extension.
Schritt 2: Der Anker des Fächertapes wird durch einen Haut-Gleitschub fixiert, während das weitere Tape unter leichtem Zug über die Achillessehne nach proximal bis zum Muskel-Sehnenübergang angelegt wird.

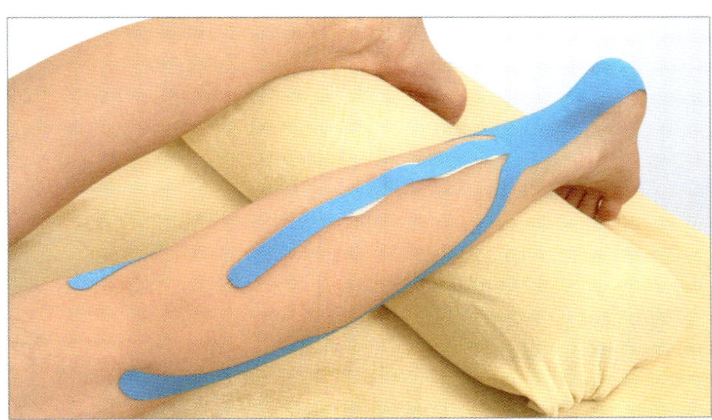

Anlage des medialen und des lateralen Tapezügels
ASTE: Die Gelenkstellung wird beibehalten.
Schritt 3: Der mediale und laterale Zügel des Fächertapes werden im Wechsel mit leichtem Zug um die beiden Gastrocnemiusbäuche bis zum kranialen Ursprungsbereich am Epicondylus medialis bzw. lateralis femoris angelegt. Die Tapeenden laufen dehnungsfrei aus.

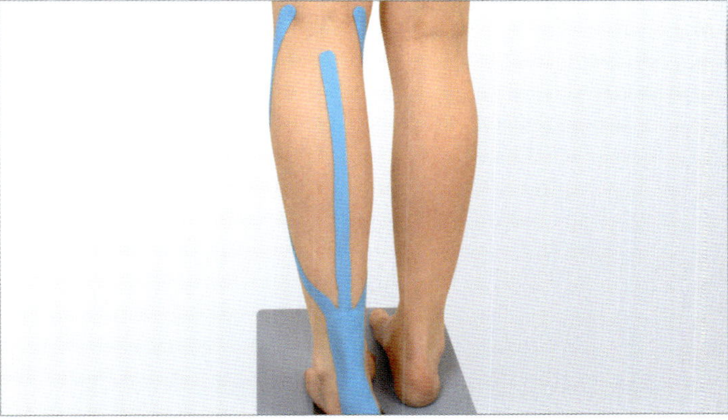

Komplette Fächertapeanlage
ESTE: Im Stand, das Bein befindet sich in Neutralstellung.
Schritt 4: Der mittlere Fächerzügel wird in gleicher Weise nur median bis zum Arcus tendineus m. solei angelegt. Das Tapeende läuft dehnungsfrei poplitealwärts aus. Die gesamte Anlage wird durch leichtes Reiben in Vordehnung anmodelliert, fixiert und aktiviert.

M. gastrocnemius

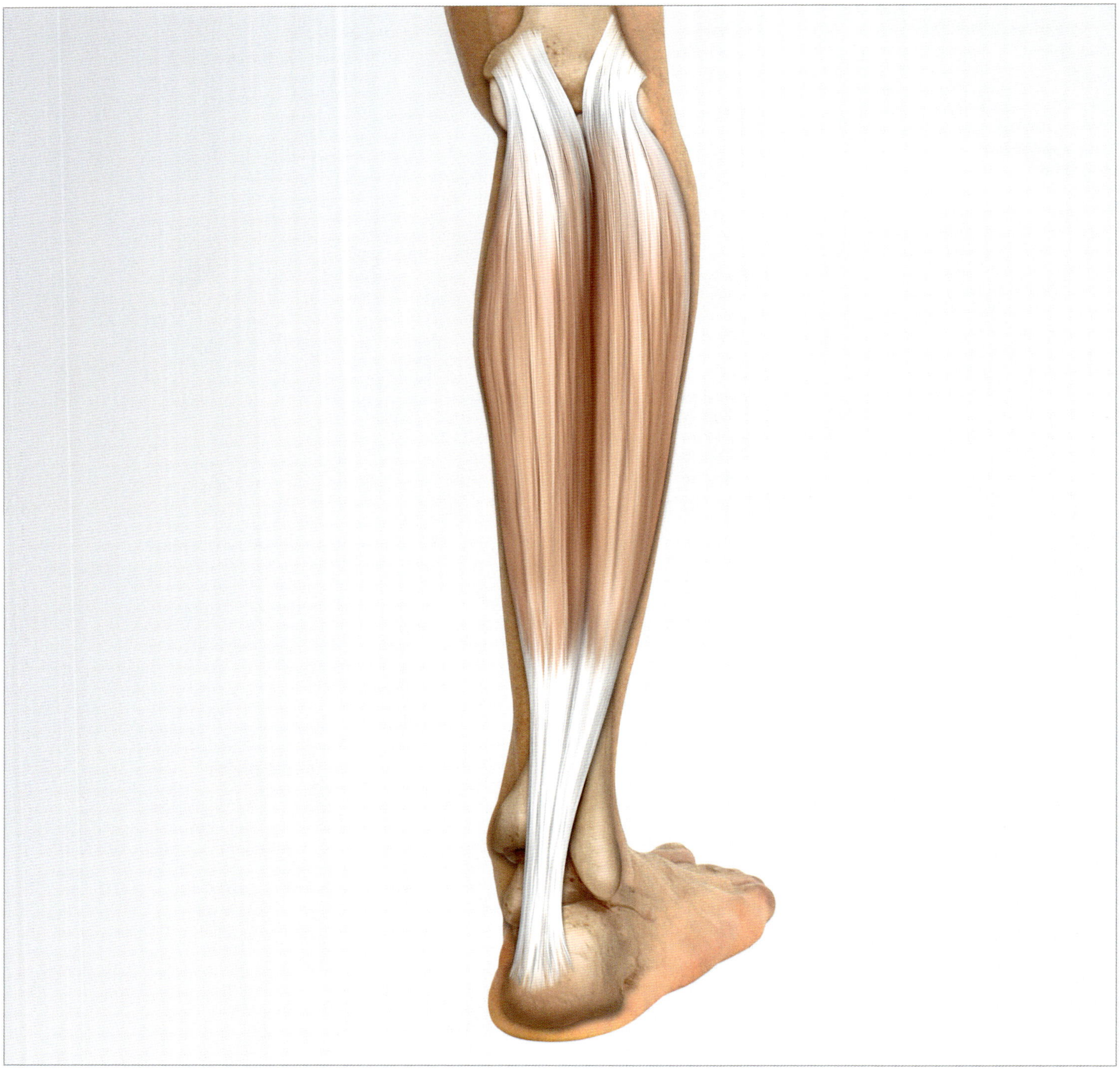

M. gastrocnemius
U: ***Caput mediale:*** Epicondylus medialis femoris
Caput laterale: Epicondylus lateralis femoris
A: über die Achillessehne am Tuber calcanei
I: N. tibialis (S1–S2)
F: Flexion des Kniegelenks
Plantarflexion des oberen und Inversion des unteren Sprunggelenks

M. soleus
U: Dorsalseite des Caput und Collum fibulae; über den Arcus tendineus von der Dorsalseite der Tibia
A: über die Achillessehne am Tuber calcanei
I: N. tibialis (S1–S2)
F: Plantarflexion des oberen und Inversion des unteren Sprunggelenks

Der M. gastrocnemius ist ein Kennmuskel für das Segment S1.
Der M. gastrocnemius ist ein zweigelenkiger Muskel.

M. gastrocnemius – Muskelanlage

Wirkung: detonisierend. Die Anlage erfolgt vom Ansatz zum Ursprung.

Indikationen für die Sensotape-Anlage
- Muskelriss, Muskelzerrung, Muskelkrämpfe
- Peritendinitis achillea
- Achillodynie
- Fußgelenksschmerzen (USG)
- Schmerzen im Bereich der Plantaraponeurose

Material
blaues Y-Tape

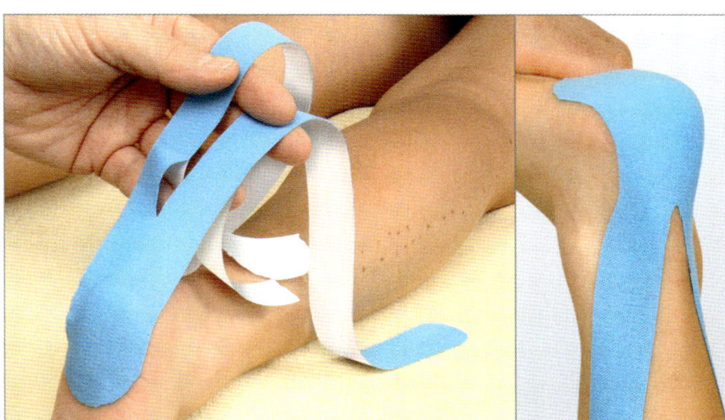

Anlage des Y-Ankers
ASTE: Bauchlage, der Fuß befindet sich in Neutralstellung.
Schritt 1: Der Anker des Y-Tapes wird ohne Zug plantar an der Ferse vor dem Tuber calcanei angelegt. Die Ausrichtung des Y-Ankers verläuft über die Ferse und teils über die Achillessehne. Der Y-Anker wird über die Ferse zur Achillessehne hin angelegt (s. kl. Abb.).

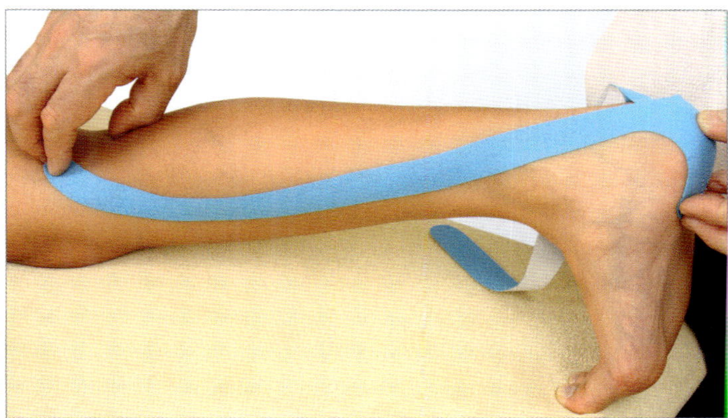

Anlage des medialen Y-Zügels
ASTE: Bauchlage, der Fuß befindet sich in Dorsalflexion.
Schritt 2: Der Anker des Y-Tapes wird durch einen distalen Haut-Gleitschub fixiert, während der mediale Y-Zügel mit leichtem Zug entlang der Achillessehne den Muskelbauch umrandend bis zur Kniekehle hin angelegt wird. Das Zügelende läuft proximal der Femurkondylen dehnungsfrei aus.

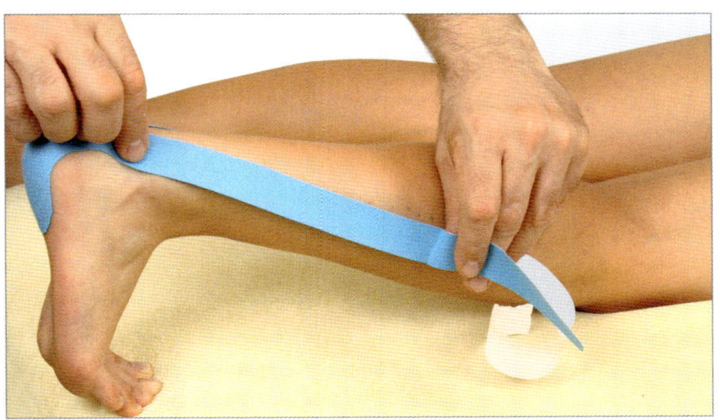

Anlage des lateralen Y-Zügels
ASTE: Die Gelenkstellung wird beibehalten.
Schritt 3: Der Anker wird durch einen distalen Haut-Gleitschub fixiert, während der laterale Y-Zügel mit leichtem Zug entlang der Achillessehe den Muskelbauch umrandend bis zur Kniekehle hin angelegt wird. Das Zügelende läuft proximal der Femurkondylen dehnungsfrei aus, wo es dorsal am Epicondylus lateralis femoris angelegt wird.

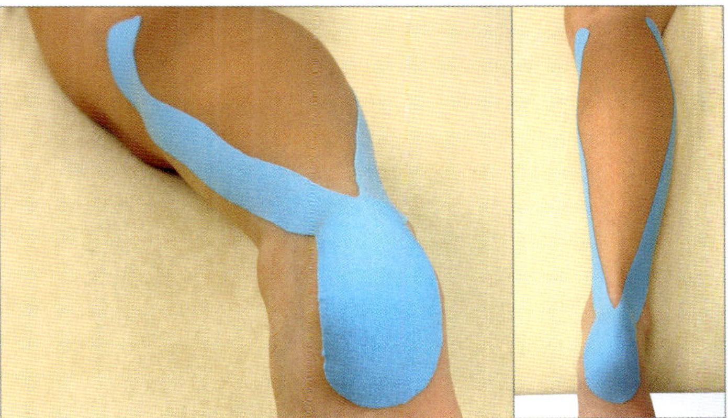

Komplette Y-Tapeanlage
ESTE: Bauchlage, der Fuß befindet sich in Neutralstellung.
Schritt 4: Die beiden Y-Zügelenden sollen dehnungsfrei über dem Caput mediale bzw. Caput laterale des M. gastrocnemius auslaufen. Die gesamte Anlage wird durch leichtes Reiben in Vordehnung einmodelliert, fixiert und aktiviert.

▸ **Die Abmessung des Tapes erfolgt in Muskelvordehnung, von der Mitte des Calcaneus bis oberhalb der Kniekehle. Das Tape sollte den medialen bzw. lateralen Muskelbauch umfassen.**

M. popliteus

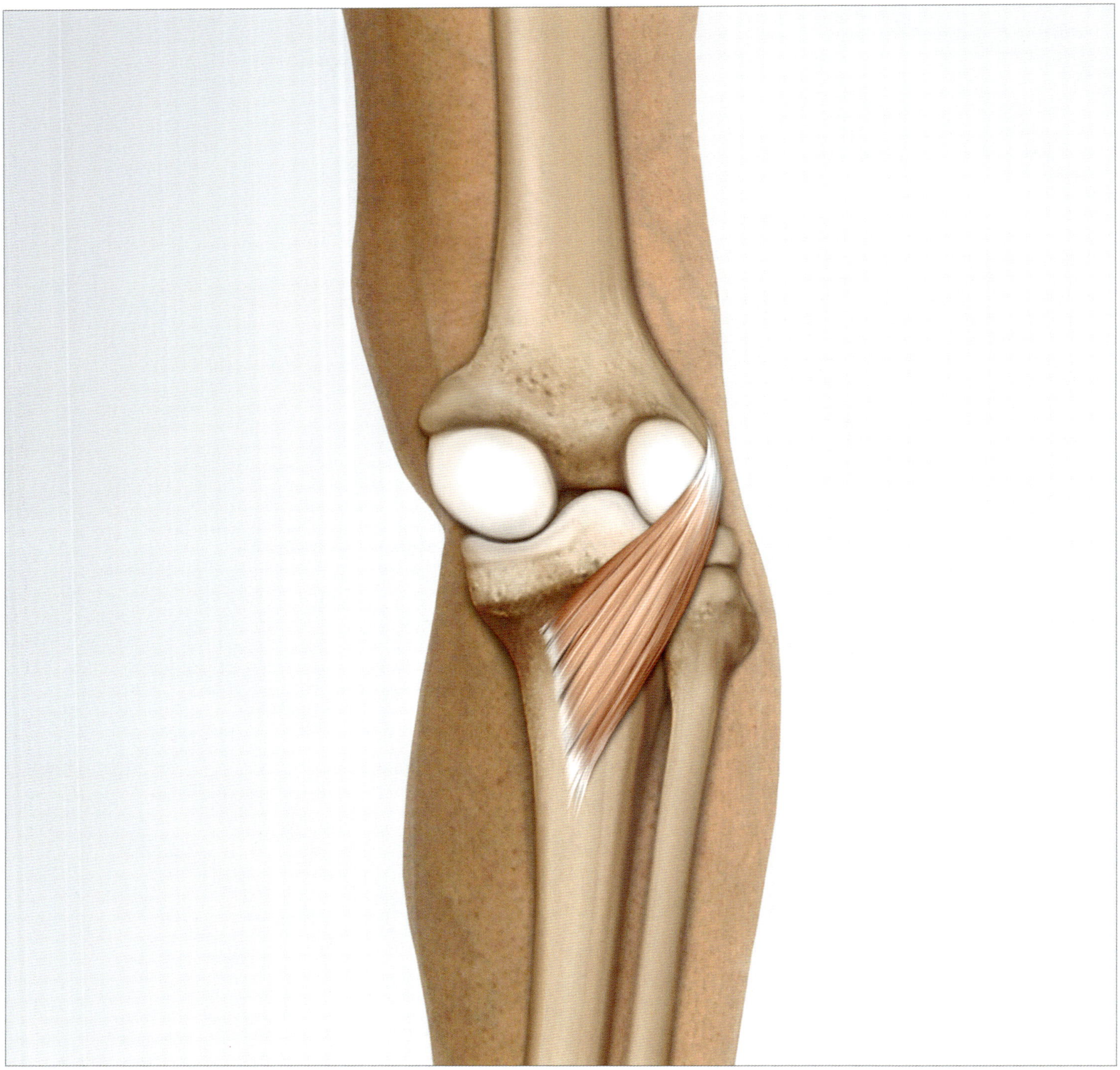

M. popliteus
U: Condylus lateralis femoris und Hinterhorn des Außenmeniskus
A: Oberhalb der Ursprungssehne des M. soleus an der Facies posterior tibiae
I: Caput longum: N. tibialis (L5–S2)
F: Flexion und Innenrotation des Kniegelenks

M. popliteus – Muskelanlage

Wirkung: detonisierend. Die Anlage erfolgt vom Ansatz zum Ursprung.

Indikationen für die Sensotape-Anlage
- Schmerzen in der Kniekehle (Treppen abwärts gehen), Vorbeugung eines Impingements des posterioren Horns des Meniscus lateralis
- Begrenzung der Außenrotation der Tibia
- Verstärkung der posterolateralen Gelenkkapsel
- Limitierung der Hyperextension
- Bursitis poplitea
- Baker-Zyste
- Nervenkompression in der Fossa poplitea

Material
blaues I-Tape

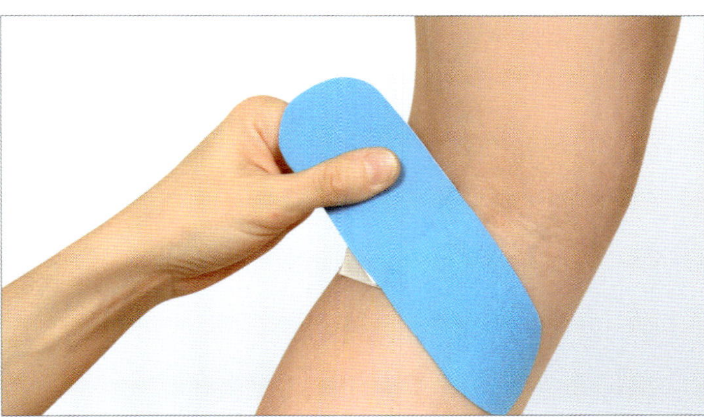

Anlage des I-Ankers
ASTE: Im aufrechten Stand, das Knie befindet sich in Neutralstellung.
Schritt 1: Der Anker des I-Tapes wird ohne Zug kaudal-medial an der Facies posterioris tibiae angelegt. Die Ausrichtung des I-Tapes verläuft von mediokaudal nach laterokranial.

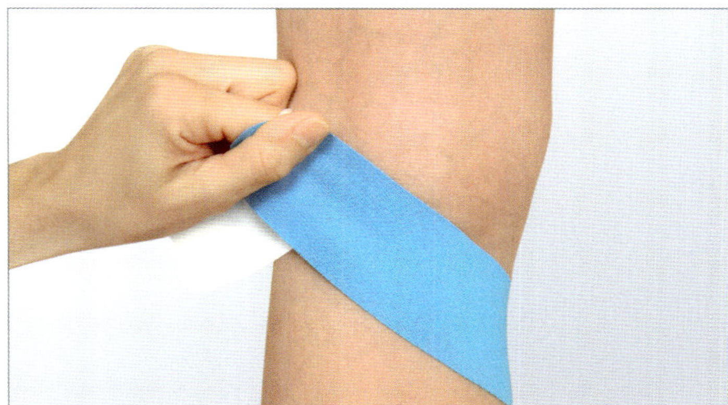

Anlage des I-Tapes nach proximal
ASTE: Das Knie befindet sich in Extension und Außenrotation.
Schritt 2: Der Anker des I-Tapes wird durch einen kaudalen Haut-Gleitschub fixiert, während das Tape unter leichtem Zug nach proximal von der medialen Tibiakante über die dorsale Gelenkkapsel bis zum lateralen Ursprungsbereich angelegt wird.

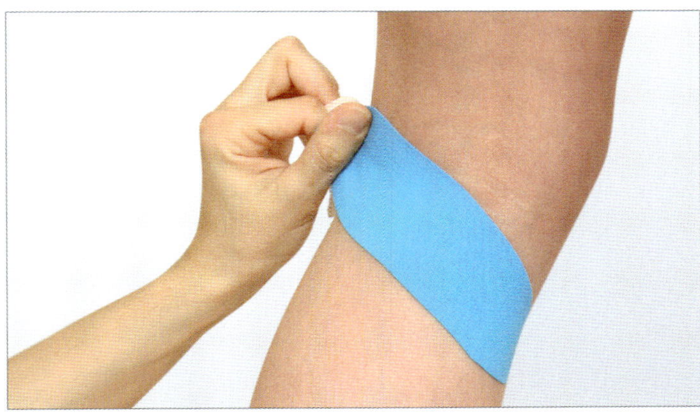

Anlage des I-Tapeendes
ASTE: Die Gelenkstellung wird beibehalten.
Schritt 3: Das I-Tapeende läuft dehnungsfrei distal-ventral der Insertion des Außenbands am Epicondylus lateralis aus.

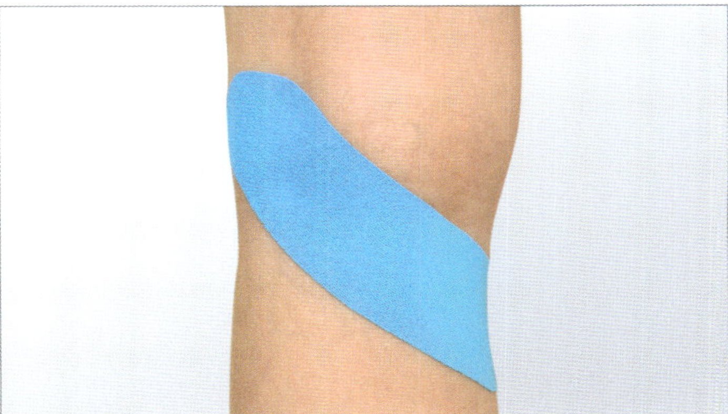

Komplette I-Tapeanlage
ASTE: Das Knie befindet sich in Neutralstellung.
Schritt 4: Die gesamte Anlage zeigt die detonisierende Tapeanlage über dem Verlauf des Muskels von medial-kaudal nach lateral-kranial. Die Anlage wird durch leichtes Reiben in Vordehnung anmodelliert, fixiert und aktiviert.

M. tibialis anterior

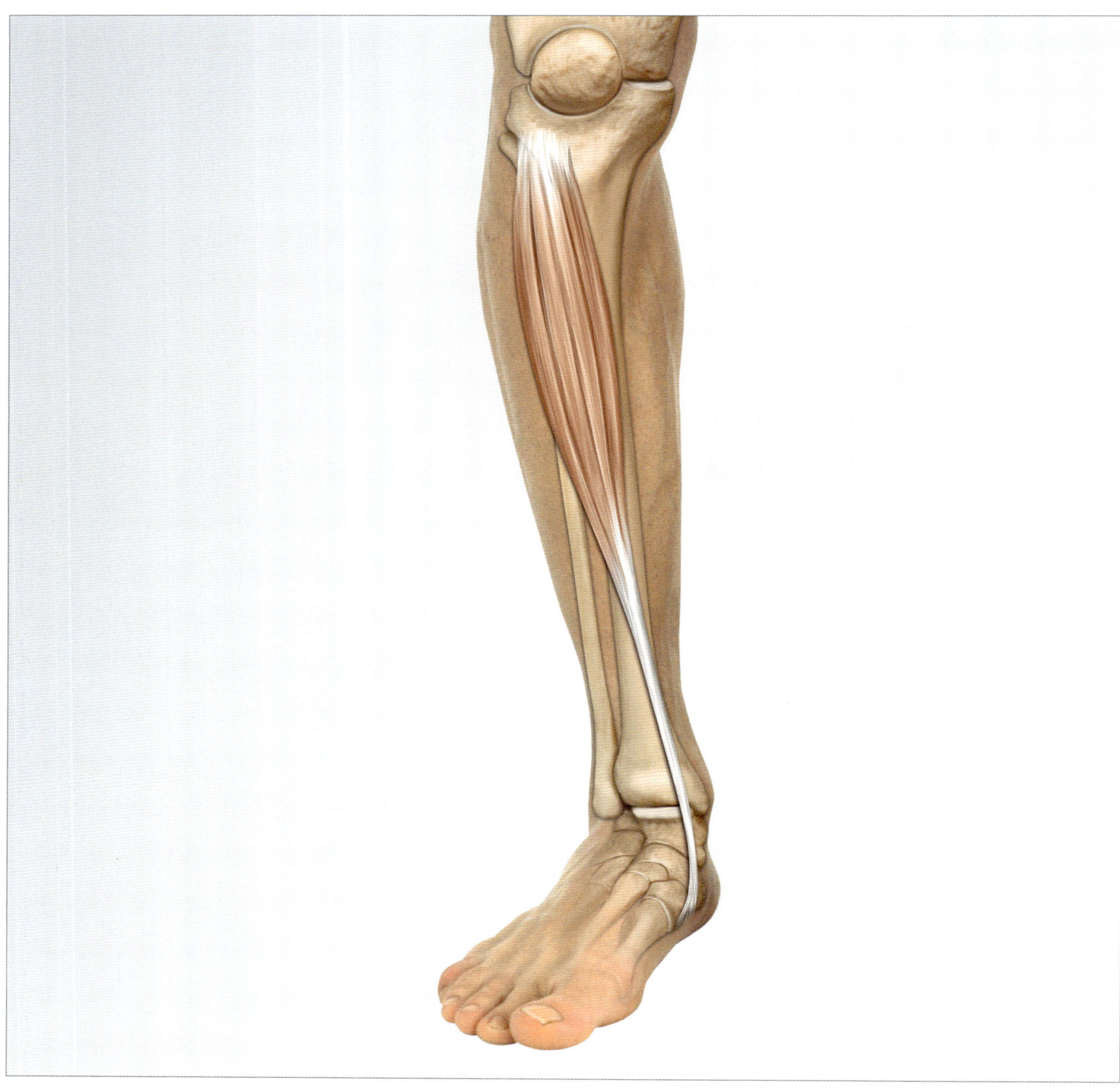

U: proximale zwei Drittel der Facies lateralis tibiae und Membrana interossea
A: Basis des Os metatarsi I, mediale und plantare Seite des Os cuneiforme mediale
I: N. peroneus profundus (L4–L5)
F: Dorsalextension, Supination und Inversion des oberen und unteren Sprunggelenks

Der M. tibialis anterior ist ein Kennmuskel für das Segment L4.

M. tibialis anterior – Muskelanlage

Wirkung: tonisierend. Die Anlage erfolgt vom Ursprung zum Ansatz.

Indikationen für die Sensotape-Anlage
- Hypotonie des Muskels
- Kompartment-Syndrom
- Plattfuß, Senkfuß, Fallfuß, Fußinstabilitäten
- Achillodynie
- Distorsionen (Verstauchungen, Bandverletzungen)

Material
rotes I-Tape

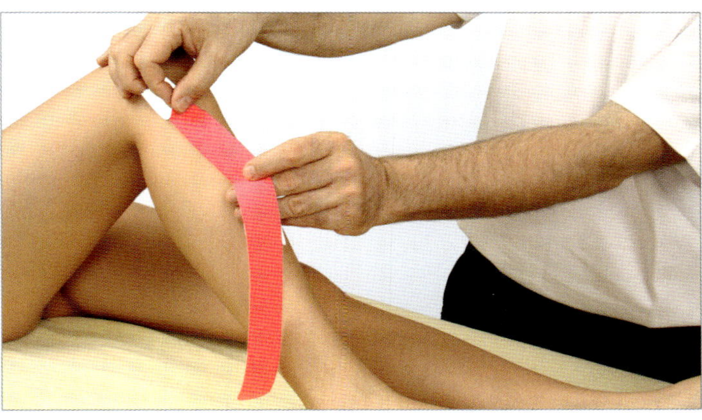

Anlage des I-Ankers
ASTE: Rückenlage, das Kniegelenk befindet sich in Flexion, der Fuß in Dorsalextension.
Schritt 1: Der Anker des I-Tapes wird ohne Zug direkt unterhalb des lateralen Tibiakondylus an der Facies lateralis tibiae angelegt.

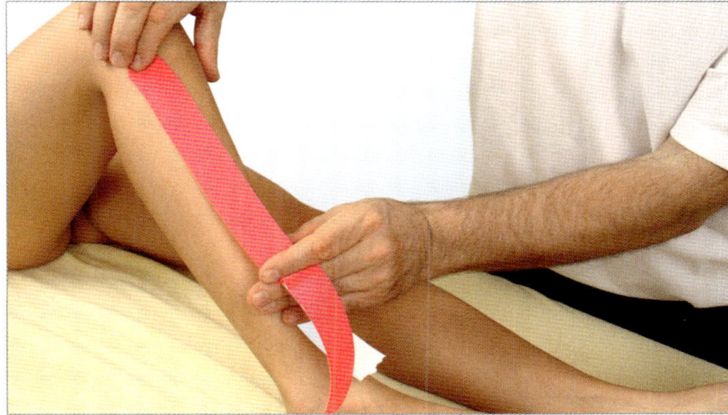

Anlage des I-Tapes
ASTE: Die Gelenkstellung wird beibehalten.
Schritt 2: Der Anker wird durch einen kranialen Haut-Gleitschub fixiert, während das I-Tape mit leichtem Zug nach distal zur medialen Fußkante hin angelegt wird.

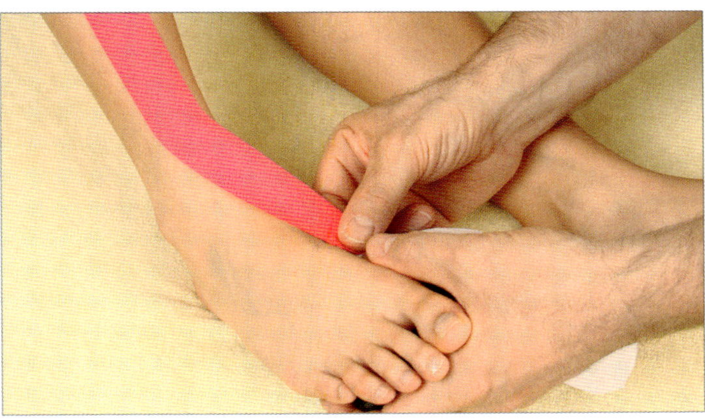

Anlage des I-Tapes
ASTE: Rückenlage, das Kniegelenk befindet sich in Flexion, der Fuß in Dorsalextension und Supination.
Schritt 3: Während der Vorfuß in die Dorsalextension und Supination bewegt wird, wird das I-Tape entlang der prominenten Sehne medial am Os cuneiforme und der Basis ossis metatarsalis I angelegt.

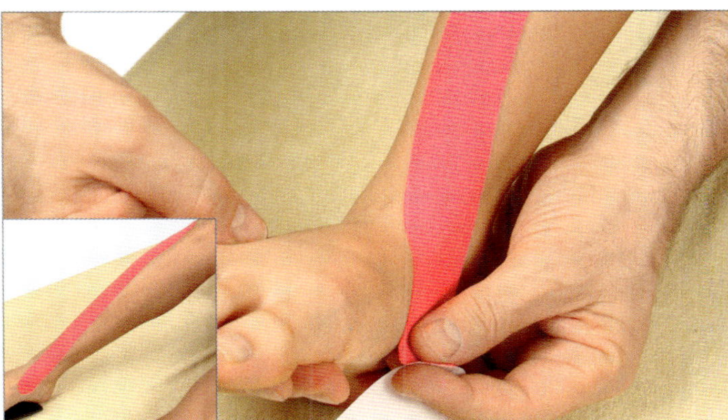

Komplette I-Tapeanlage
ESTE: Rückenlage, der Vorfuß wird unterlagert.
Schritt 4: Das distale I-Tapeende soll dehnungsfrei nach medial-plantar auslaufen (s. kl. Abb.). Die Anlage wird durch leichtes Reiben in Vordehnung anmodelliert, fixiert und aktiviert.

▸ **Die Anlage des Tapes dient gleichzeitig der funktionellen Gelenkkorrektur (z. B. beim Fallfuß).**

M. tibialis anterior

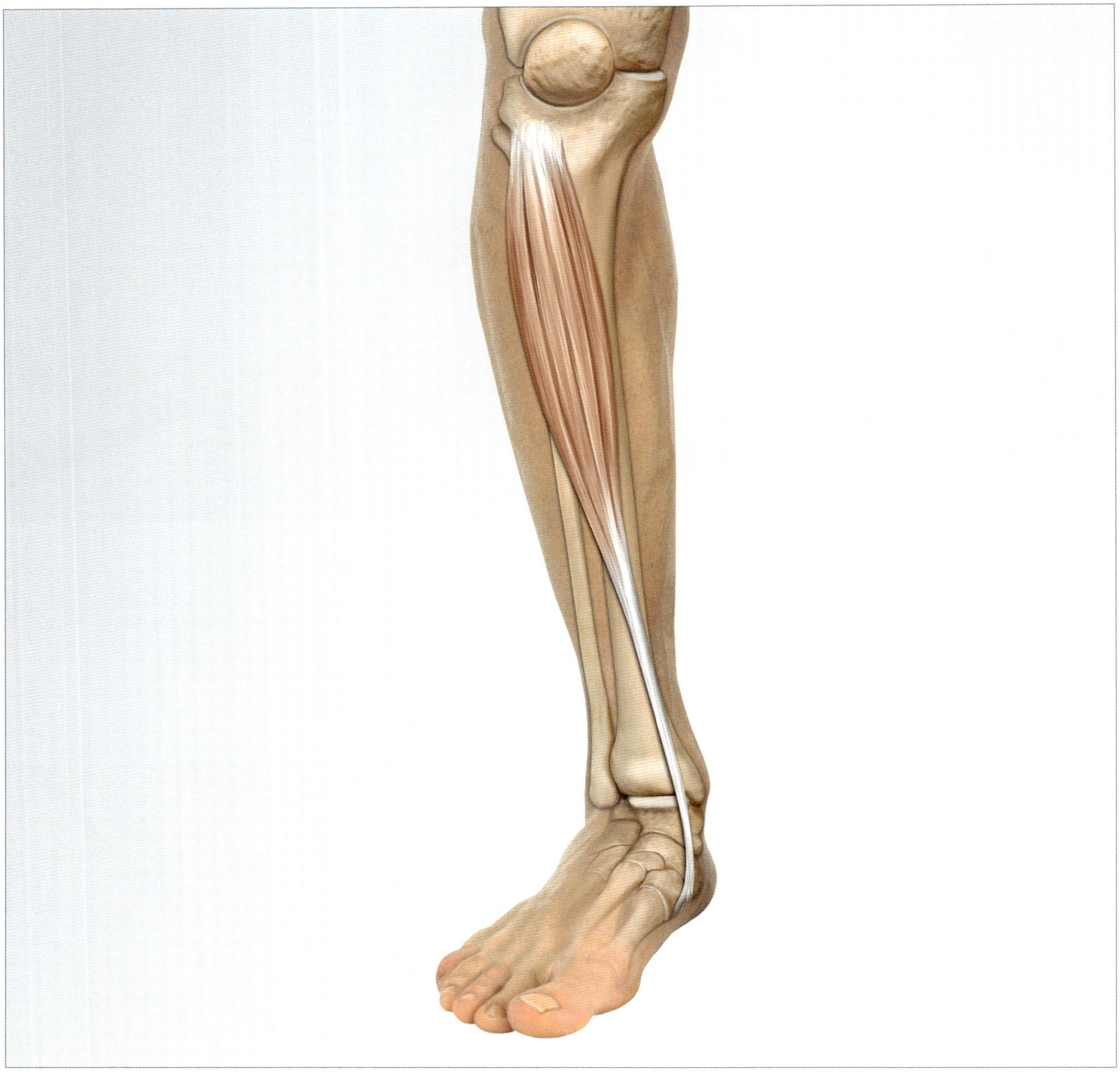

U: proximale zwei Drittel der Facies lateralis tibiae und Membrana interossea
A: Basis des Os metatarsi I, mediale und plantare Seite des Os cuneiforme mediale
I: N. peroneus profundus (L4–L5)
F: Dorsalextension, Supination und Inversion des oberen und unteren Sprunggelenks

Der M. tibialis anterior ist ein Kennmuskel für das Segment L4.

M. tibialis anterior – Muskelanlage

Wirkung: detonisierend. Die Anlage erfolgt vom Ansatz zum Ursprung.

Indikationen für die Sensotape-Anlage
- Hypotonie des Muskels
- Shin splints (Tibiakantensyndrom)
- anteriores Kompartment-Syndrom
- Achillodynie

Material
blaues I-Tape

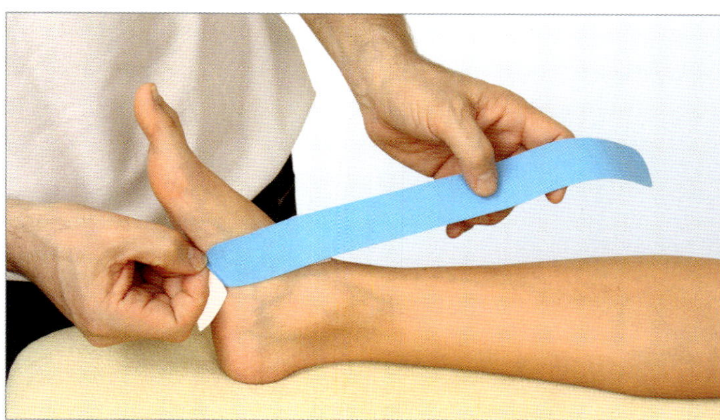

Anlage des I-Ankers
ASTE: Rückenlage, der Fuß befindet sich in Neutralstellung.
Schritt 1: Der Anker des I-Tapes wird ohne Zug plantar-medial am Os cuneiforme I und Os metatarsale I angelegt.

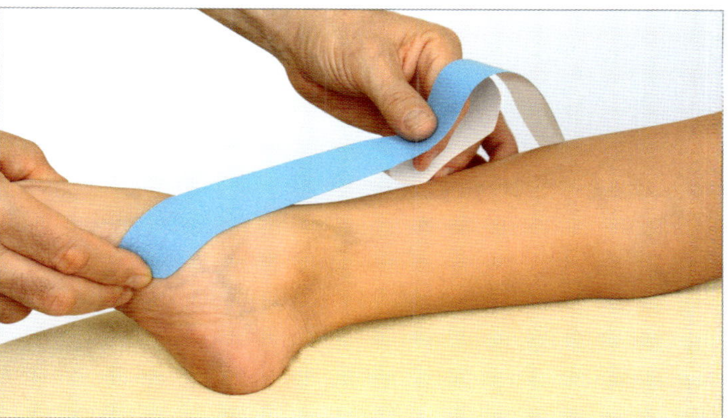

Anlage des distalen I-Tapes
ASTE: Rückenlage, der Fuß befindet sich in Plantarflexion und Pronation.
Schritt 2: Der Anker wird durch einen plantaren Haut-Gleitschub fixiert, während das I-Tape unter leichtem Zug über das Retinaculum mm. extensorum inferius und über das Retinaculum mm. extensorum superius angelegt wird.

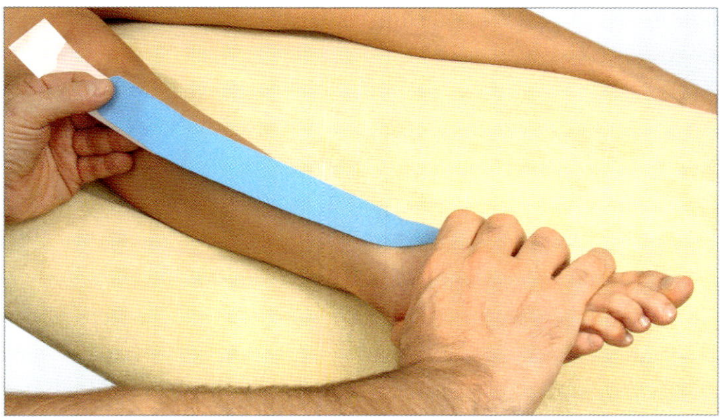

Anlage des proximalen I-Tapes
ASTE: Die Gelenkstellung wird beibehalten.
Schritt 3: Das restliche I-Tape wird fixiert, während das Tape nach proximal und lateral entlang des Muskelbauchs im anterioren Kompartment zum Ursprung hin angelegt wird.

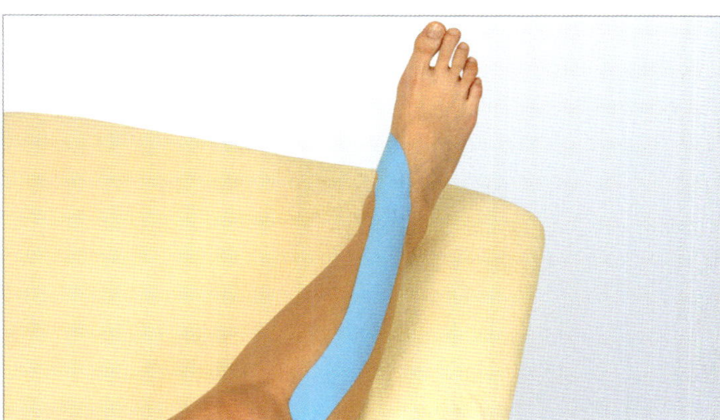

Komplette I-Tapeanlage
ESTE: Rückenlage, Neutralstellung.
Schritt 4: Das proximale I-Tapeende soll dehnungsfrei auslaufen. Die komplette I-Tapeanlage wird durch leichtes Reiben in Vordehnung anmodelliert, fixiert und aktiviert.

M. tibialis posterior

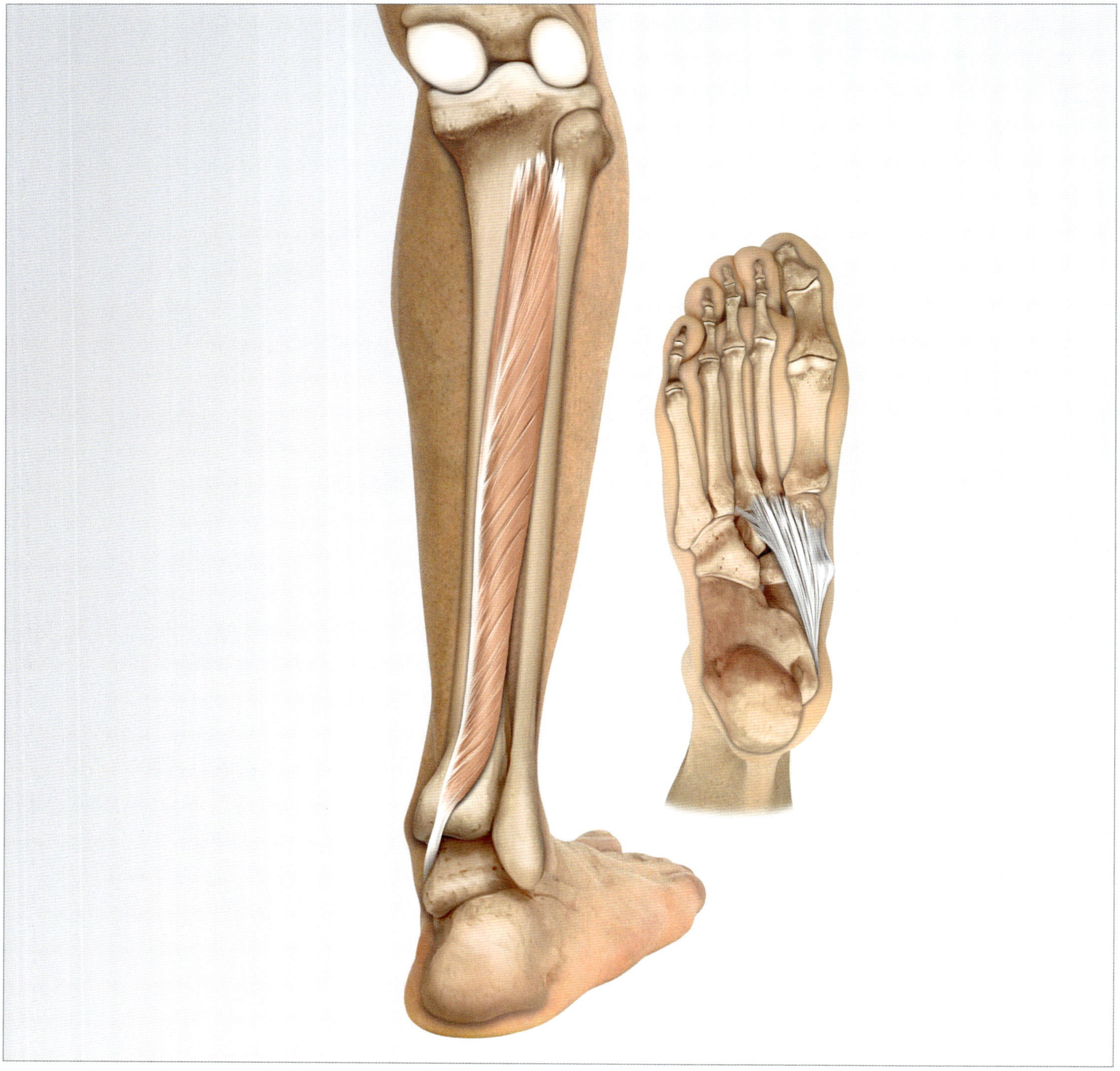

U: Membrana interossea und angrenzende Flächen der Tibia und Fibula
A: Tuberositas ossis navicularis, Ossa cuneiformia mediale, intermedium und laterale sowie Basen der Ossa metatarsi II–V
I: N. tibialis (L4–S1)

F: Plantarflexion, Supination und Inversion des oberen und unteren Sprunggelenks
Spannung der Quer- und Längsgewölbe des Fußes

M. tibialis posterior – Muskelanlage

Wirkung: tonisierend. Die Anlage erfolgt vom Ursprung zum Ansatz.

Indikationen für die Sensotape-Anlage
- Insertionstendopathie M. tibialis posterior
- Tibiakantensyndrom (Shin Splints)
- Senkfuß
- Kompartmentsyndrom
- Tendosynovitis des M. tibialis posterior

Material
rotes I-Tape

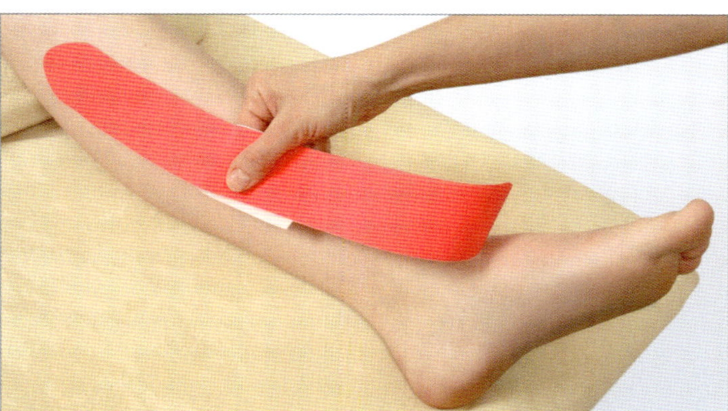

Anlage des I-Ankers
ASTE: Im aufrechten Stand, das Knie befindet sich in Neutralstellung.
Schritt 1: Der Anker des I-Tapes wird ohne Zug kaudal der Membrana interossea zwischen Tibia und Fibula und medial an der Facies posterioris tibiae angelegt.

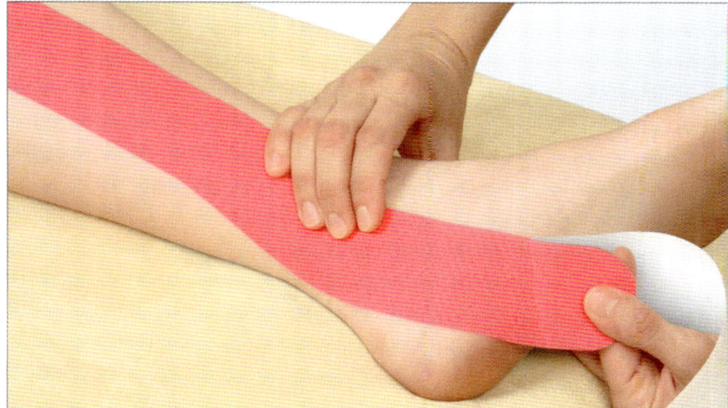

Anlage des I-Tapes
ASTE: Das Knie befindet sich in Extension, Außenrotation und leichter Plantarflexion.
Schritt 2: Der Anker des I-Tapes wird durch einen kranialen Haut-Gleitschub fixiert und das I-Tape wird mit leichtem Zug an der Unterschenkelinnenseite oberhalb des Malleolus medialis angelegt. Danach wird das mittlere I-Tape, welches unter leichtem Zug nach distal hinter dem Innenknöchel und über dem Tarsaltunnel zur Fußsohle zieht, wieder fixiert.

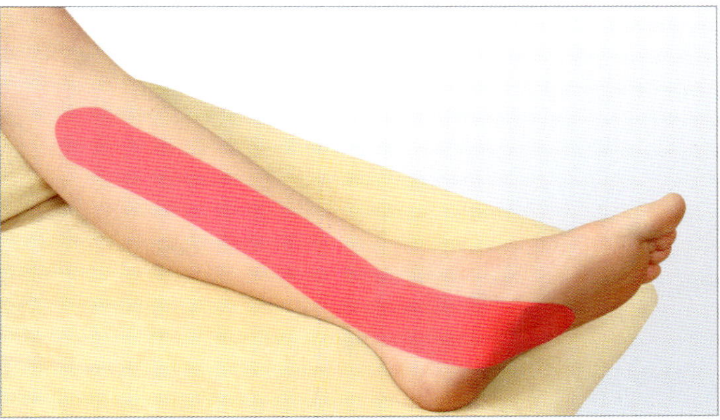

Komplette I-Tapeanlage von medial
ESTE: Die Gelenkstellung wird beibehalten.
Schritt 3: Im tiefen Fußsohlenbereich läuft das I-Tape von medial über die Tuberositas ossis navicularis und Ossa cuneiformia II bis III und zieht distal zu den Basen der Ossa metatarsi II bis V. Das I-Tapeende läuft dehnungsfrei plantar lateral aus.

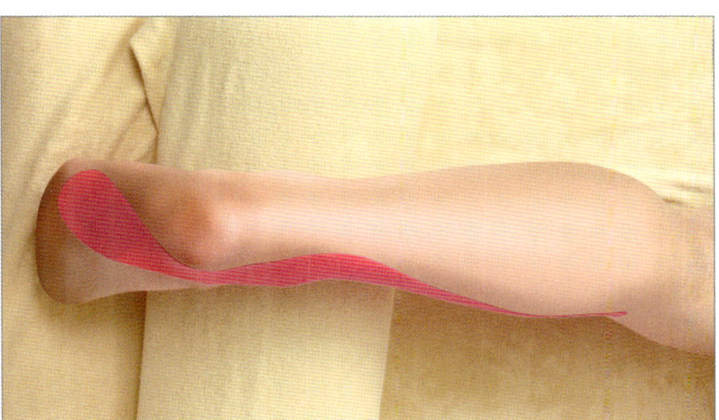

Komplette I-Tapeanlage von plantar
ESTE: Das Bein befindet sich in Neutralstellung.
Schritt 4: Die gesamte Anlage – hier aus posteriorer plantarer Ansicht – wird durch leichtes Reiben in Vordehnung anmodelliert, fixiert und aktiviert.

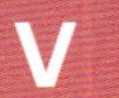

M. peroneus longus und brevis

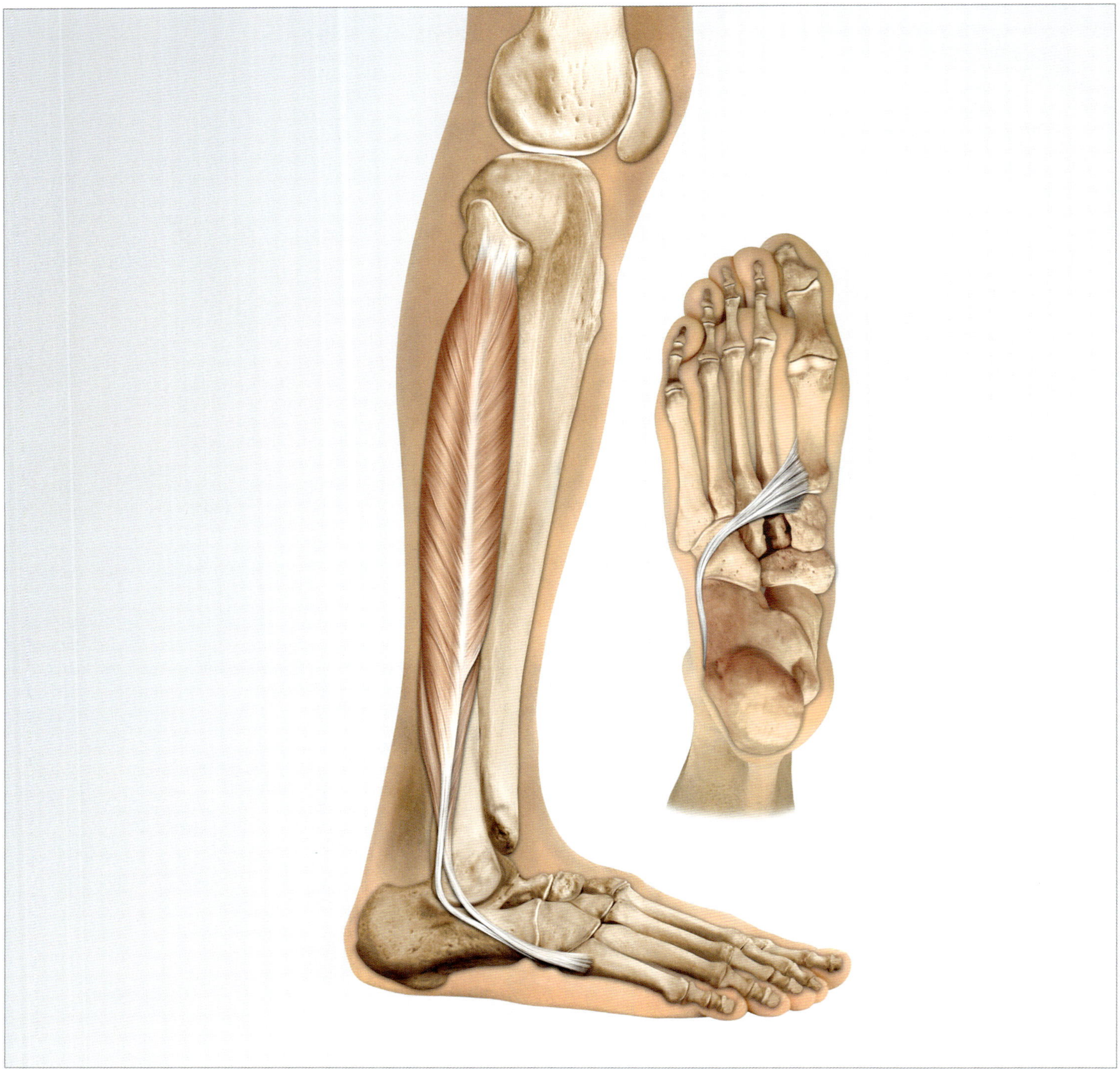

M. peroneus longus
U: Caput fibulae und proximale zwei Drittel der Fibula
A: Basis des Os metatarsi I und Plantarseite des Os cuneiforme mediale
I: N. peroneus superficialis (L5–S1)
F: Plantarflexion, Pronation und Eversion des oberen und unteren Sprunggelenks

M. peroneus brevis
U: distaler Anteil der Fibula und des Septum intermusculare
A: Tuberositas ossis metatarsi V
I: N. peroneus superficialis (L5–S1)
F: Plantarflexion, Pronation und Eversion des oberen und unteren Sprunggelenks

Der M. peroneus longus ist ein Kennmuskel für das Segment S1.

M. peroneus longus und brevis – Muskelanlage

Wirkung: detonisierend. Die Anlage erfolgt vom Ansatz zum Ursprung.

Indikationen für die Sensotape-Anlage
- Distorsion des Fußes, Verstauchung, Fußinstabilitäten
- Entzündungen des N. peroneus, Paresen durch Hemiplegie
- OSG-Instabilitäten
- Hemiplegie

Material
blaues I-Tape

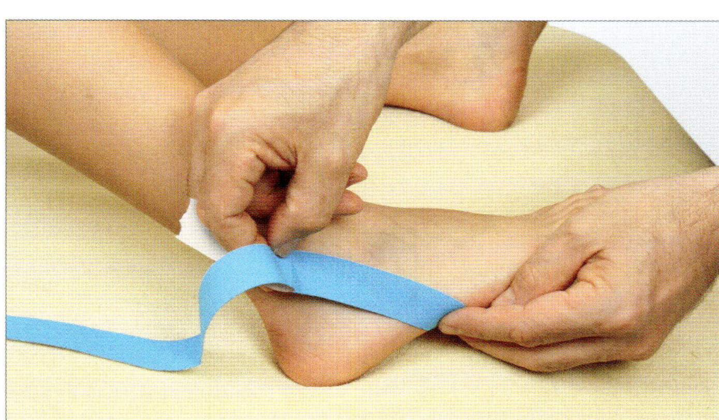

Anlage des I-Ankers: M. peroneus brevis
ASTE: Rückenlage, das Kniegelenk befindet sich in 30°-Flexion, der Fuß in Plantarflexion.
Schritt 1: Der Anker des I-Tapes wird ohne Zug an der Tuberositas ossis metatarsale V angelegt.

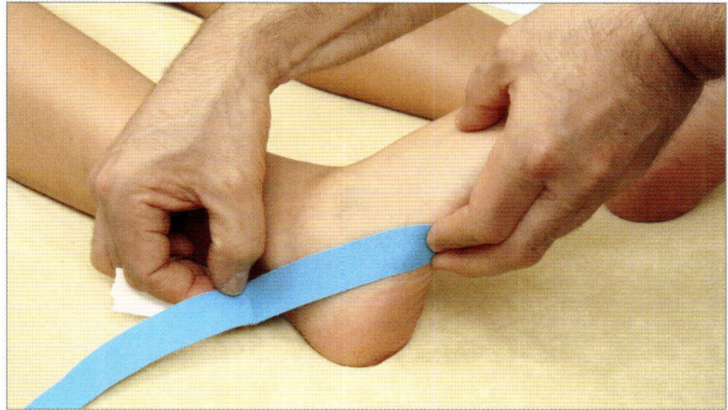

Anlage des I-Tapes
ASTE: Rückenlage, der Fuß befindet sich in Dorsalextension und Supination.
Schritt 2: Der Anker wird durch einen distalen Haut-Gleitschub fixiert, während das I-Tape mit leichtem Zug über die Trochlea peronealis, über dem Retinaculum mm. peroneorum inferius und dann retromalleolär angelegt wird.

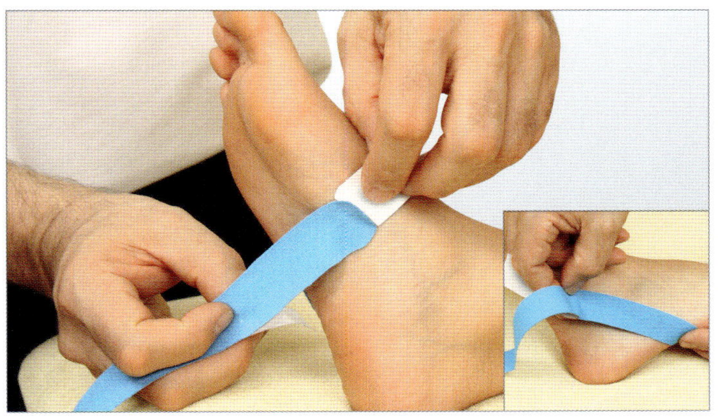

Anlage des I-Ankers: M. peroneus longus
ASTE: Rückenlage, der Fuß befindet sich in leichter Plantarflexion und Inversion.
Schritt 1: Der Anker des I-Tapes wird ohne Zug an den plantaren Basen des Os metatarsale I und am Os cuneiforme mediale angelegt. Der Anker wird auf dem Vorfuß in Inversion durch einen Haut-Gleitschub fixiert, während das I-Tape unter der Fußsohle nach lateral über das Kuboid und diagonal weiter nach posterior zum Malleolus lateralis hin angelegt wird (s. kl. Abb.).

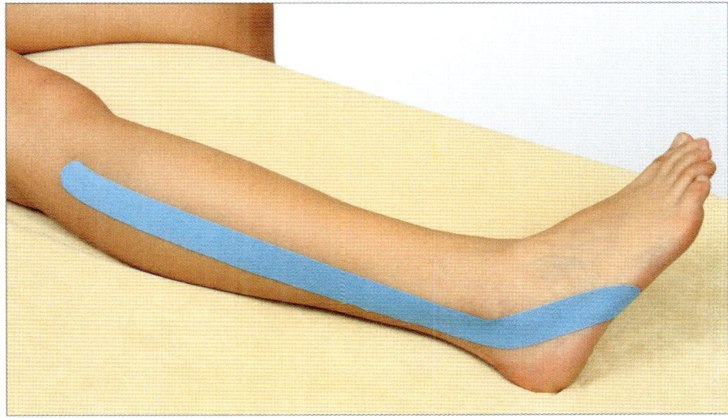

Komplette I-Tapeanlage
ESTE: Rückenlage, das Bein und der Fuß befinden sich in Neutralstellung.
Schritt 2: Die Anlage verläuft um den Malleolus lateralis und zum Caput fibulae. Das proximale I-Tapeende des M. peroneus longus soll dehnungsfrei auslaufen.
Die gesamte Anlage wird durch leichtes Reiben in Vordehnung anmodelliert, fixiert und aktiviert.

M. extensor hallucis longus

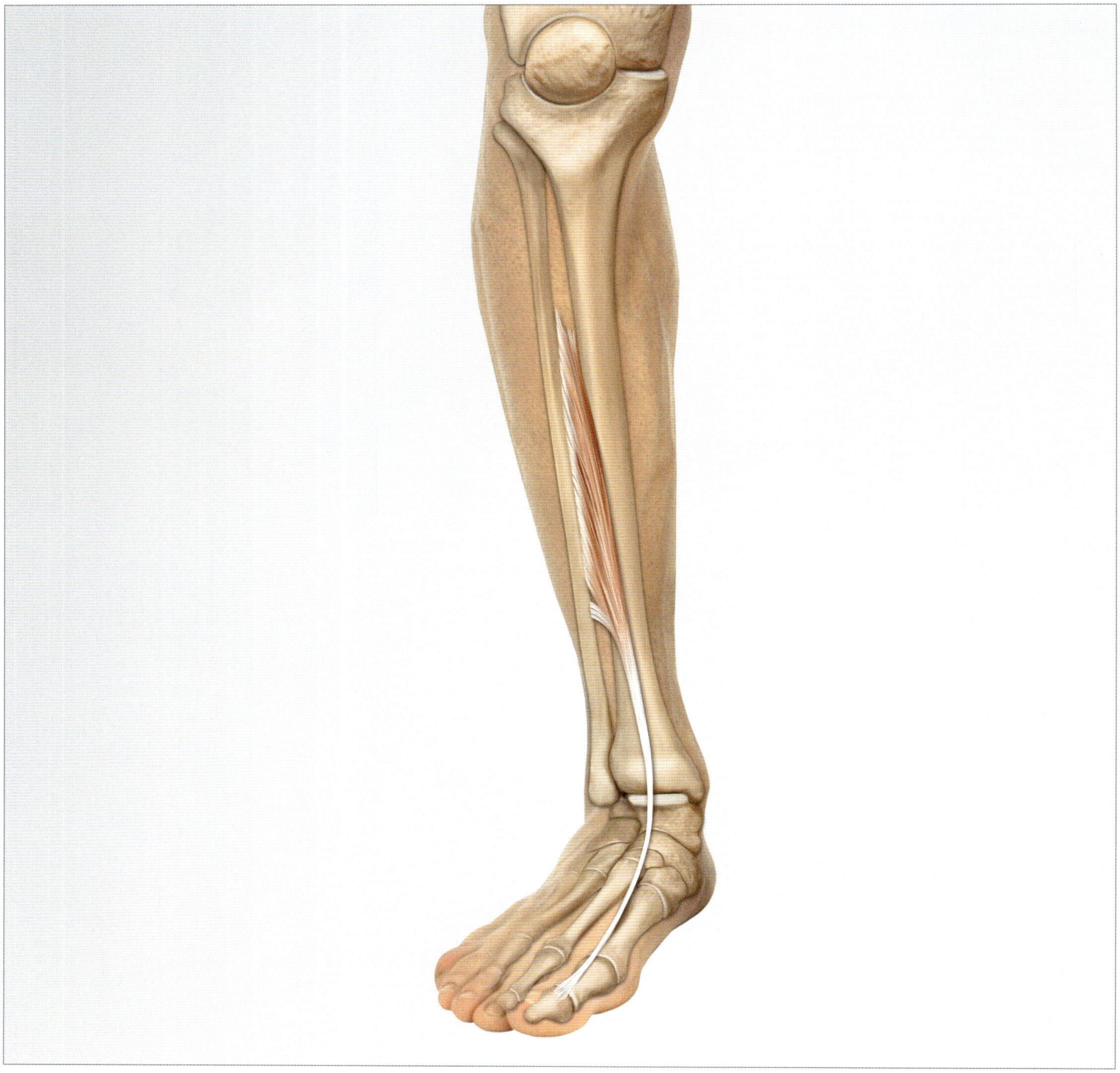

U: mittleres Drittel der Fibula und der Membrana interossea
A: Dorsalaponeurose und Basis der Endphalanx des Hallux
I: N. peroneus profundus (L5–S1)
F: Extension des Hallux im Grund- und Endgelenk
Dorsalextension im oberen Sprunggelenk

Der M. extensor hallucis longus ist ein Kennmuskel für das Segment L5.

M. extensor hallucis longus – Muskelanlage

Wirkung: detonisierend. Die Anlage erfolgt vom Ansatz zum Ursprung.

Indikationen für die Sensotape-Anlage
- Osteoarthritis von D I
- Hallux valgus
- Osteoarthritis der Fußgelenke
- Verstauchung des Fußes
- Parese des M. extensor hallucis longus
- Tendovaginitiden

Material
Abb. 1 bis 3: 1 blaues Y-Tape
Abb. 4: blaues »Knopfloch«-Tape

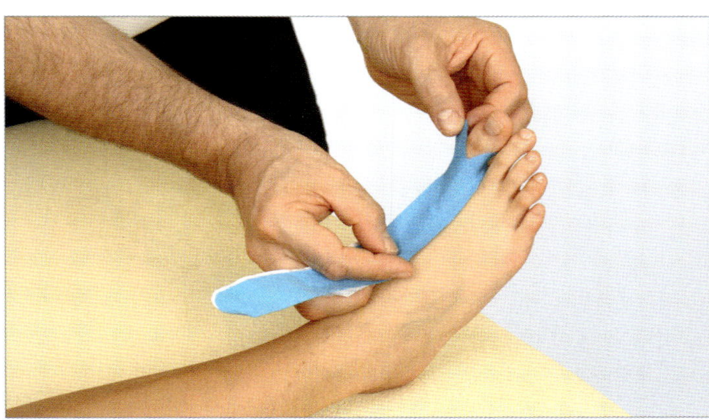

Anlage des Y-Ankers
ASTE: Rückenlage, der Fuß befindet sich in Neutralstellung.
Schritt 1: Die beiden kleinen Y-Zügel und der Anker des Y-Tapes werden ohne Zug um die plantare Fläche der Phalanx distalis der Großzehe angelegt.

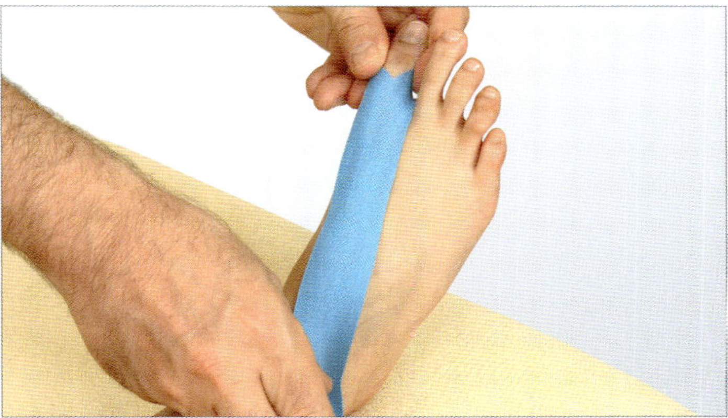

Anlage des Y-Tapes
ASTE: Rückenlage, der Fuß befindet sich in Plantarflexion, der Hallux in Flexion des Grundgelenks.
Schritt 2: Der Anker wird am Hallux durch einen distalen Haut-Gleitschub fixiert, während das I-Tape unter leichtem Zug auf dem Fußrücken über dem Retinaculum extensorum und über die Malleolengabel nach proximal hin im mittleren Drittel des fibularen Unterschenkels angelegt wird.

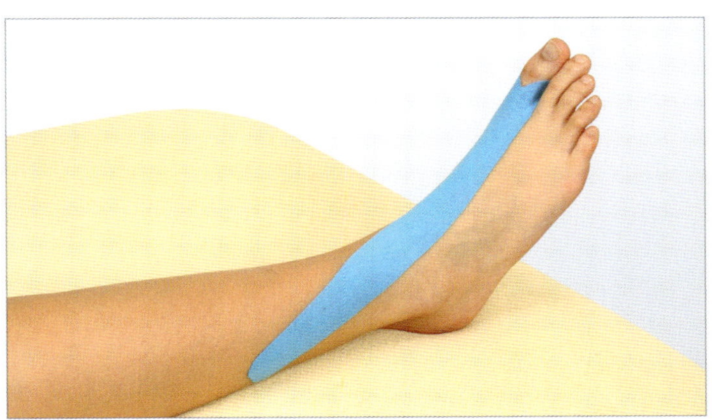

Komplette I-Tapeanlage
ASTE: Rückenlage, der Fuß befindet sich in Neutralstellung.
Schritt 3: Das I-Tapeende soll dehnungsfrei über Facies medialis und die Mitte der Fibula angelegt werden. Das gesamte Tape wird durch leichtes Reiben anmodelliert, aktiviert und fixiert.

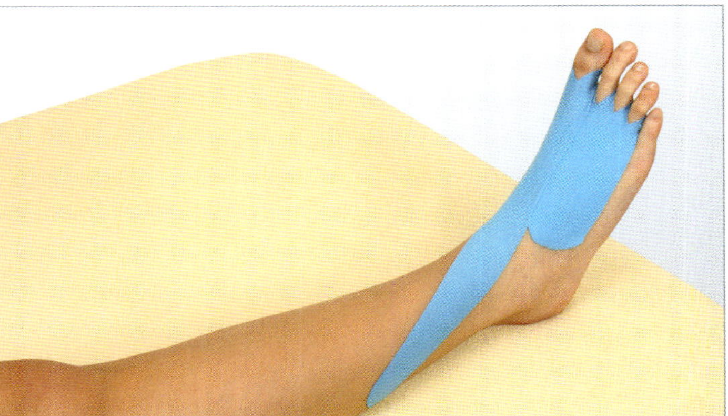

Komplettes Kombinationstape: M. extensor hallucis longus bzw. brevis und M. extensor digitorum brevis
ESTE: Rückenlage, der Fuß befindet sich in Neutralstellung.
Schritt 4: Da der M. extensor hallucis brevis zwischen dem M. extensor hallucis longus und dem M. extensor digitorum brevis liegt, ist er in beiden Tapeanlagen involviert (Tapeanlage des M. extensor digitorum brevis s. S. 415).

M. flexor hallucis longus

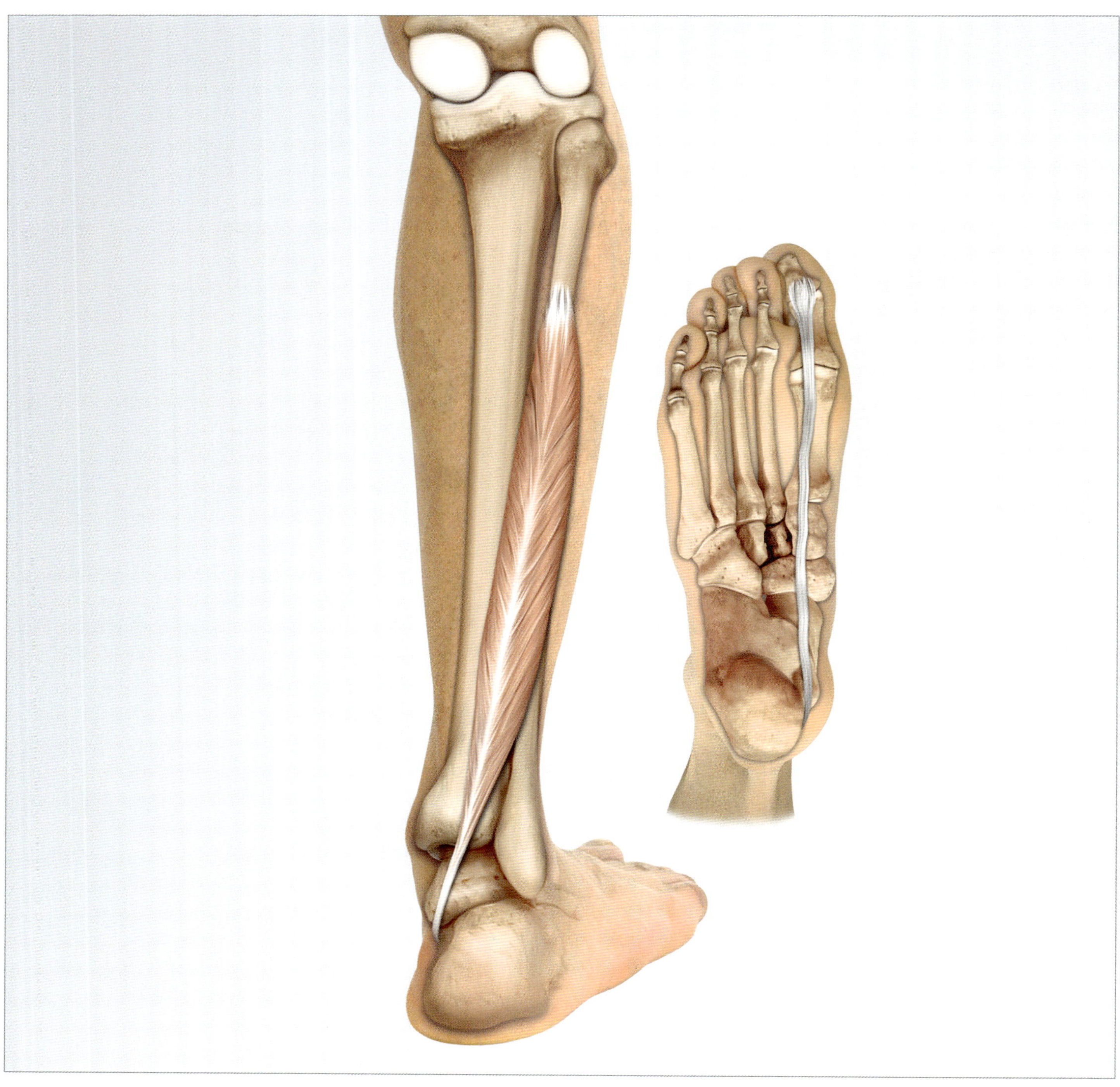

U: distale zwei Drittel der Fibula und Membrana interossea
A: Basis der Endphalanx der I. Zehe
I: N. tibialis (L5–S2)
F: Flexion des Grund- und Endgelenks der I. Zehe
Plantarflexion, Inversion und Supination des Sprunggelenks, verspannt die mediale Längswölbung des Fußes

M. flexor hallucis longus – Muskelanlage

Wirkung: detonisierend. Die Anlage erfolgt vom Ansatz zum Ursprung.

Indikationen für die Sensotape-Anlage
- Tendinitis der Flexorensehne
- Kompressionsneuropathien am medialen Fußrand

Material
blaues Y-Tape

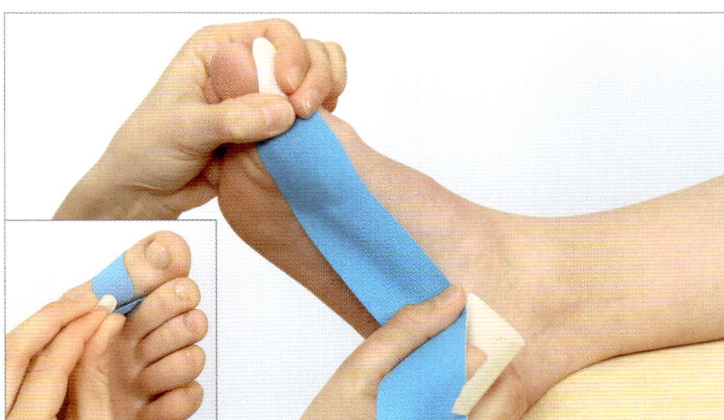

Anlage des Y-Ankers
ASTE: In Rückenlage, das Bein befindet sich in Neutralstellung.
Schritt 1: Der Anker des Y-Tapes wird ohne Zug plantar an der Basis der Grundphalanx des Hallux angelegt. Das zurechtgeschnittene distale Y-Tape wird mit seinen beiden Zügeln ohne Zug an der Basis der I. Zehe angelegt (s. kl. Abb.).

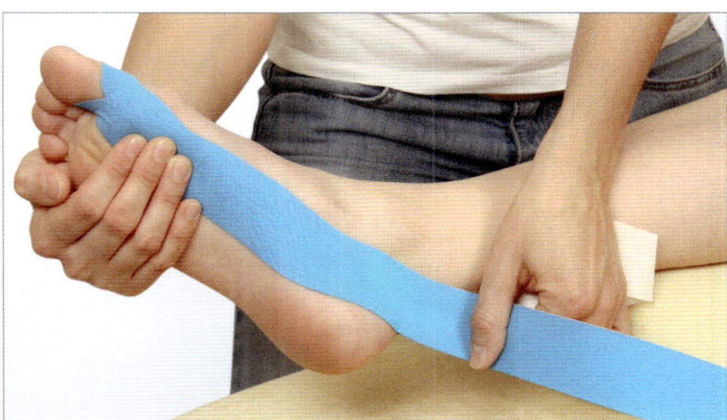

Anlage des distalen Y-Tapes
ASTE: In Rückenlage, der Fuß befindet sich in Dorsalextension, ebenso die Zehen.
Schritt 2: Der Anker des Y-Tapes wird durch einen distalen Haut-Gleitschub fixiert, während das Tape unter leichtem Zug nach proximal im medialen Fußsohlenbereich über das Subtalargelenk zur Achillessehne hin angelegt wird.

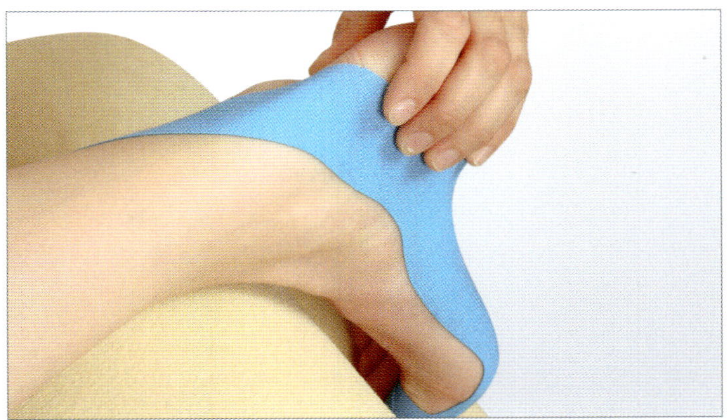

Anlage des proximalen Y-Tapes
ASTE: In Bauchlage, die Fuß-/Zehenstellung wird beibehalten.
Schritt 3: Mit einer weiteren medialen Fixation überkreuzt das Y-Tape posterior die Achillessehne (Chiasma achillei) und verläuft an der äußeren, hinteren Unterschenkelseite hoch bis unterhalb des Caput fibulae. Das I-Tapeende soll dehnungsfrei auslaufen.

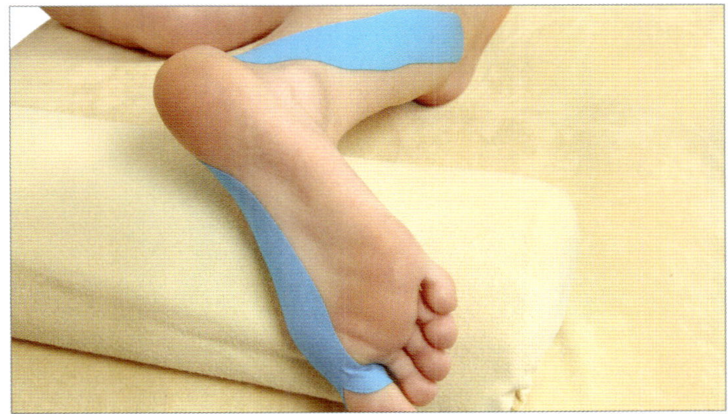

Komplette Y-Tapeanlage
ESTE: In Bauchlage, der Fuß ist mit einer Rolle unterlagert.
Schritt 4: Die gesamte detonisierende Tape-Anlage verläuft über dem Tarsaltunnel (Chiasma plantare), unterkreuzt die Achillessehne posterior und zieht posterolateral zur Facies posterior fibulae. Die Anlage wird durch leichtes Reiben in Vordehnung anmodelliert, fixiert und aktiviert.

M. flexor hallucis brevis

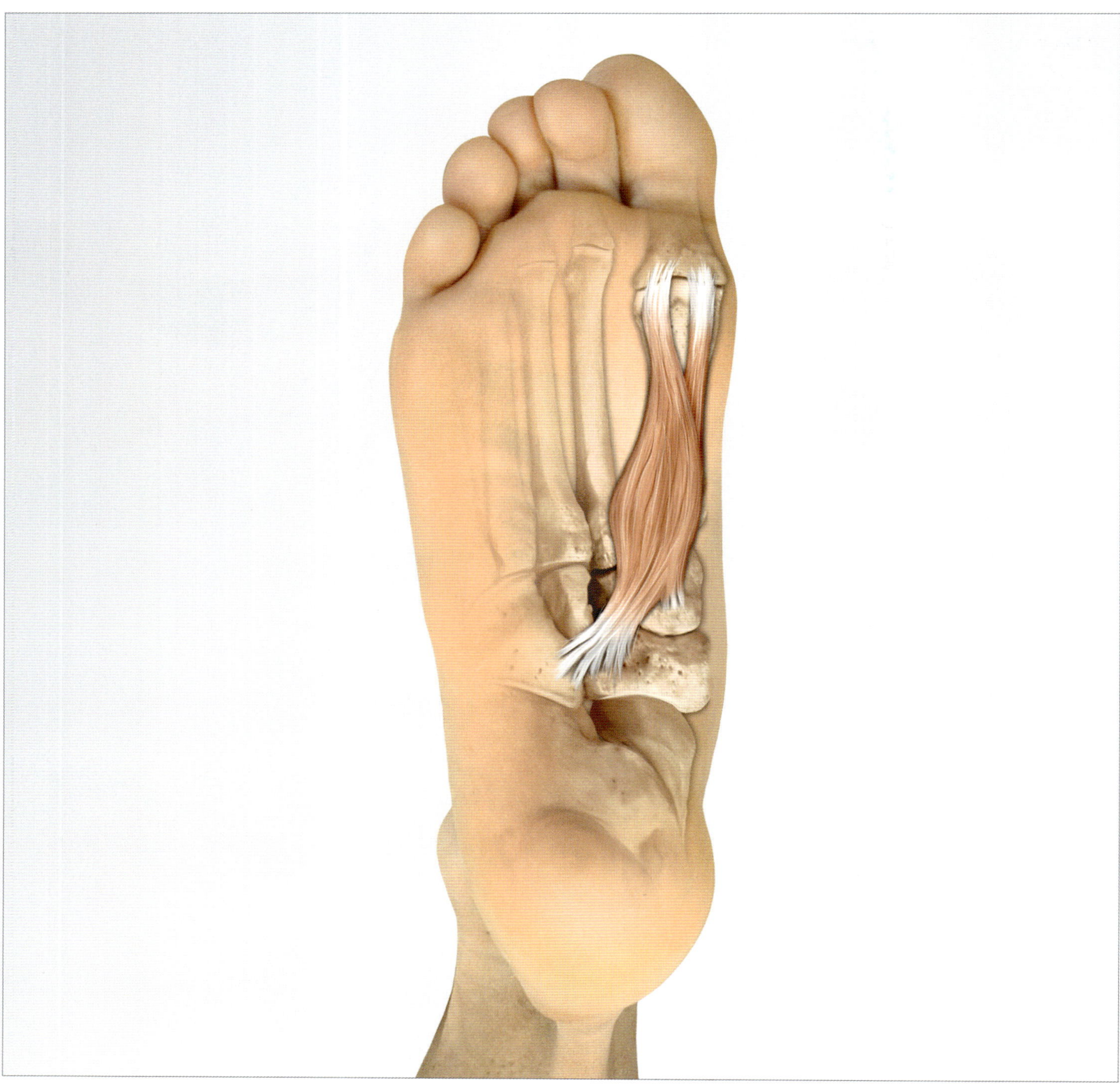

U: Ossa cuneiformia mediale und intermedium, Lig. plantare longum
A: ***Caput mediale:*** über das mediale Sesambein an der Basis der Grundphalanx des Hallux
Caput laterale: über das laterale Sesambein an der Basis der Grundphalanx des Hallux

I: ***Caput mediale:*** N. plantaris medialis (L5–S1)
Caput laterale: N. plantaris lateralis (S1–S2)
F: Flexion des Hallux im Grundgelenk
stabilisiert das mediale Längsgewölbe des Fußes

M. flexor hallucis brevis – Muskelanlage

Wirkung: detonisierend. Die Anlage erfolgt vom Ansatz zum Ursprung.

Indikationen für die Sensotape-Anlage
- Fersenschmerz
- Senk-Spreizfuß
- Hallux valgus

Material
blaues Y-Tape

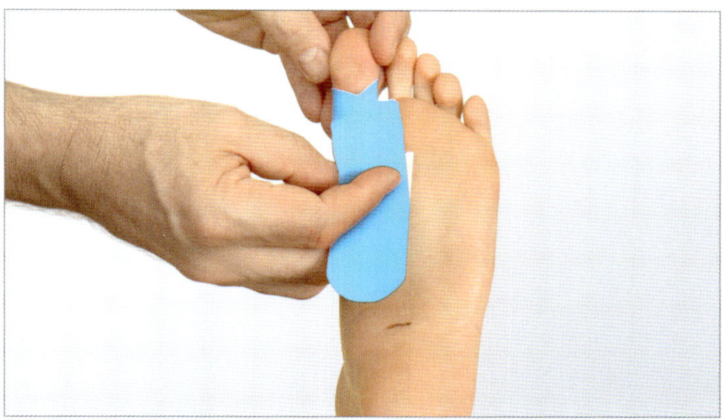

Anlage des Y-Ankers
ASTE: Bauchlage, der Fuß befindet sich in Neutralstellung.
Schritt 1: Der Anker des Y-Tapes wird mit den beiden Y-Zügeln ohne Zug um den Hallux an der Dorsalfläche der Grundphalanx und an der Gelenkkapsel des Großzehengrundgelenks angelegt.

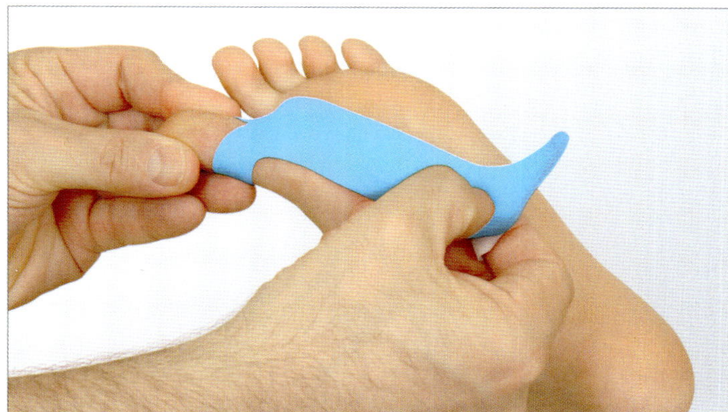

Anlage des Y-Tapes
ASTE: Bauchlage, der Hallux befindet sich in Extension im Grund- und Endgelenk.
Schritt 2: Der Anker des Y-Tapes wird in maximaler Extension des Grundgelenks D I durch einen Haut-Gleitschub fixiert, während das folgende Y-Tape mit leichtem Zug plantar über dem Großzehengrundgelenk angelegt wird.

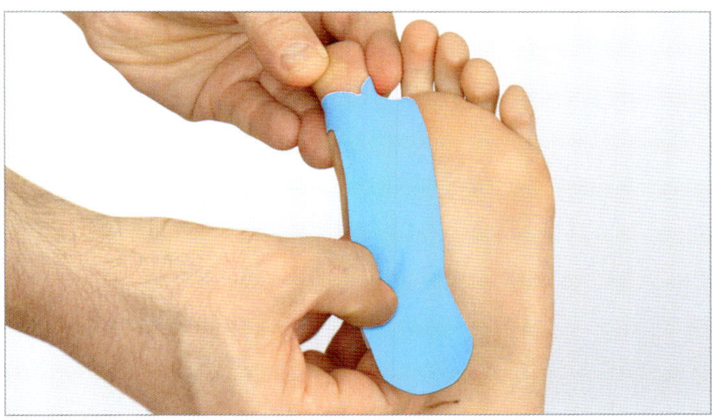

Anlage des restlichen Y-Tapes
ASTE: Bauchlage, der Hallux befindet sich in Extension im Grund- und Endgelenk, das OSG wird stufenweise dorsal extendiert.
Schritt 3: Der Anker des Y-Tapes bleibt distal fixiert und der Fuß wird in maximale Dorsalextension eingestellt, während das Y-Tape plantar-medial über der Fußsohle zur Ferse hin angelegt wird.

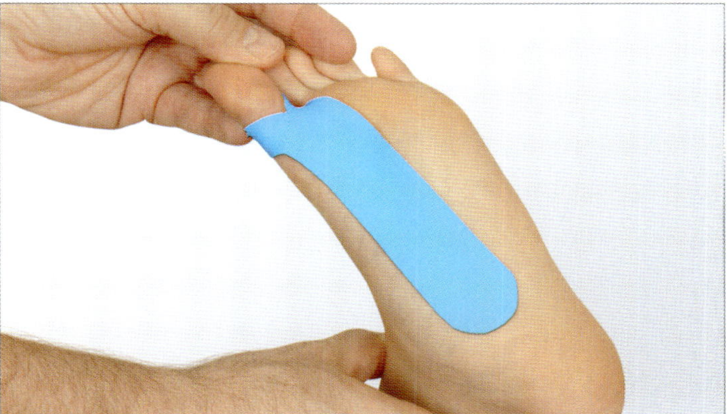

Komplette Y-Tapeanlage
ESTE: Bauch- oder Rückenlage, der Fuß befindet sich in Neutralstellung.
Schritt 4: Das Y-Tapeende soll fersenwärts dehnungsfrei auslaufen. Das gesamte Tape wird durch leichtes Reiben anmodelliert, aktiviert und fixiert.

▶ **Da sich der M. flexor hallucis brevis mit dem Kapselbandapparat des Großzehengrundgelenks verbindet, wird plantar über dem Grundgelenk das Y-Tape gesondert angelegt.**

M. abductor hallucis

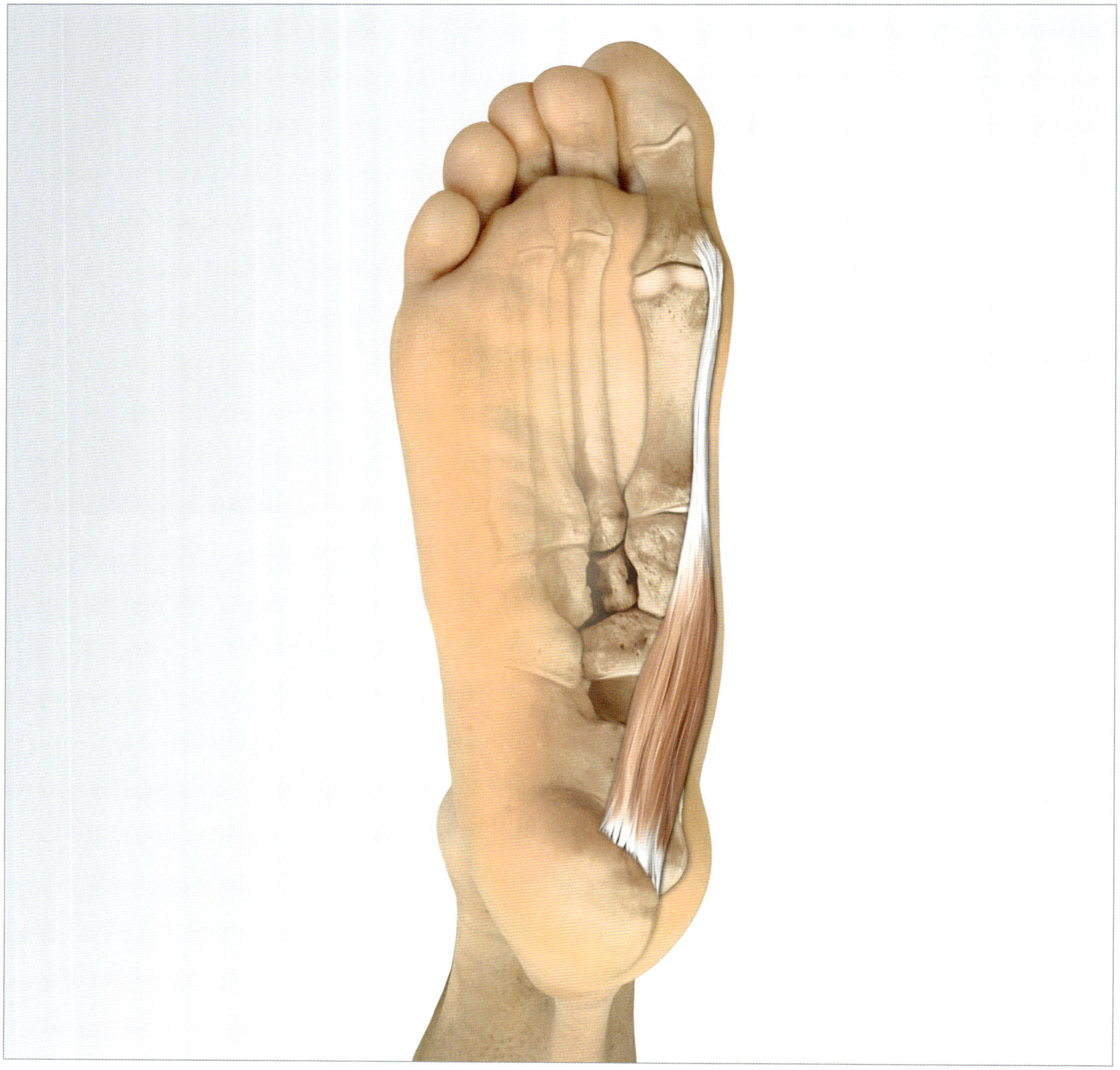

U: Proc. medialis des Tuber calcanei und Plantaraponeurose
A: über das mediale Sesambein an der Grundphalanx des Ha lux
I: N. plantaris medialis (L5–S1)
F: Flexion und Abduktion des Hallux im Grundgelenk stabilisiert das mediale Längsgewölbe des Fußes

M. abductor hallucis – Muskelanlage

Wirkung: tonisierend. Die Anlage erfolgt vom Ursprung zum Ansatz.

Indikationen für die Sensotape-Anlage
- Fersenschmerz
- Senk-Spreizfuß
- Hallux valgus
- Hypotonie des Muskels

Material
Abb. 1: 1 rotes und 1 blaues Fächertape
Abb. 2 bis 4: rotes Y-Tape

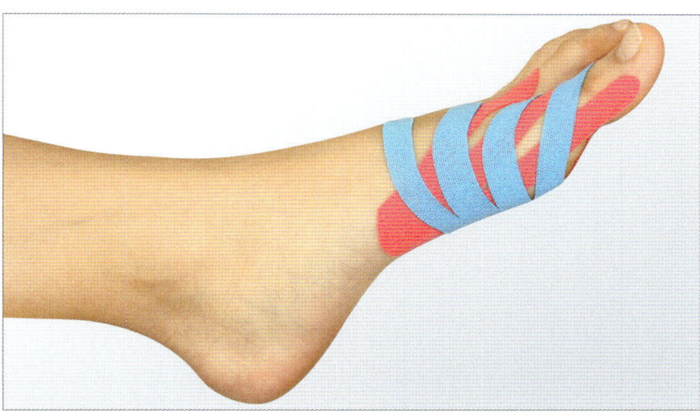

Anlage zweier Fächertapes
ASTE: In Rückenlage, das Bein ist gestreckt, Fuß und Zehen sind in Neutralstellung.
Schritt 1: Durch die Achsenabweichung des Hallux in Adduktionsrichtung kommt es zu einer muskulären Dysbalance mit Schwellung und Schmerzen. Daher werden zwei Fächertapes von medial bzw. plantar mit einer Lymphanlage über den Kapselbandapparat des Großzehengrundgelenks angelegt.

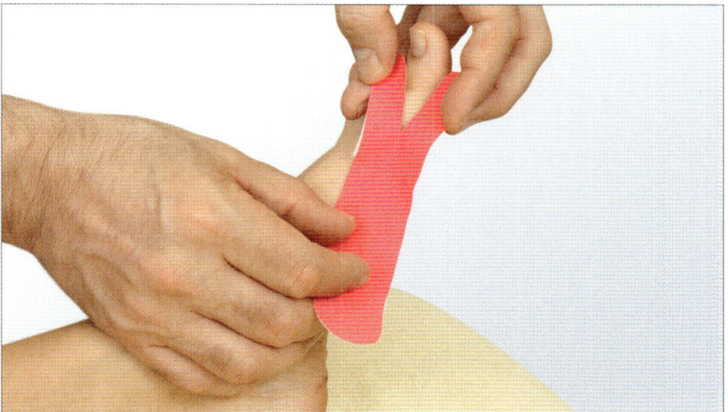

Markieren und Abmessen des Y-Tapes
ASTE: Rückenlage, der Fuß befindet sich in Neutralstellung, der Hallux in Adduktion und somit in einer Muskelvordehnung.
Schritt 2: Das Y-Tape wird in Muskelvordehnung vom Ursprung plantar und medial am Tuber calcanei zum Ansatz, Basis der Grundphalanx I, markiert und abgemessen.

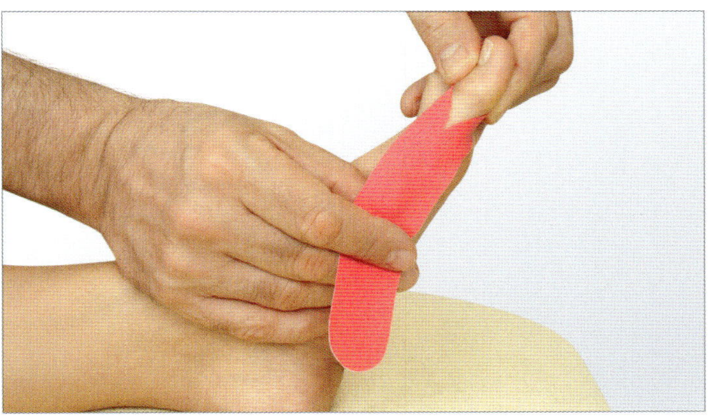

Anlage des Y-Ankers
ASTE: In Rückenlage, die Großzehe wird manuell in Neutralstellung korrigiert.
Schritt 3: Der Anker des Y-Tapes wird ohne Zug über dem Großzehengrundgelenk, die beiden Y-Zügel ohne Zug um die laterale Fläche der Grundphalanx der Großzehe angelegt.

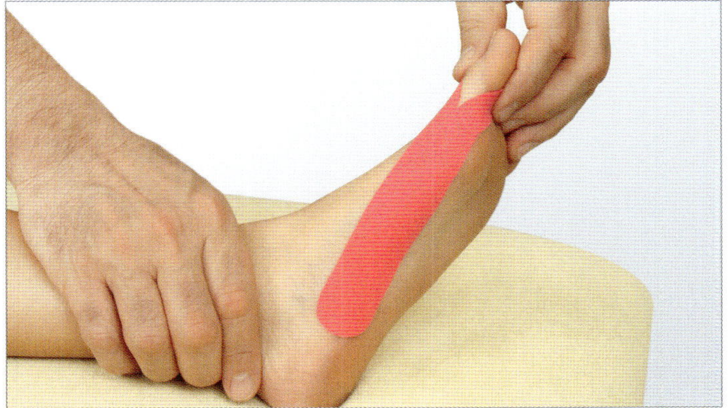

Komplette Y-Tapeanlage
ESTE: Rückenlage, der Fuß befindet sich in leichter Plantarflexion.
Schritt 4: Nach einer manuellen Korrektur des Hallux wird das Y-Tape am Fußinnenrand bis zum Tuber calcanei mediale angelegt. Das Y-Tapeende soll dehnungsfrei auslaufen. Das gesamte Tape wird durch leichtes Reiben anmodelliert, aktiviert und fixiert.

M. flexor digitorum brevis

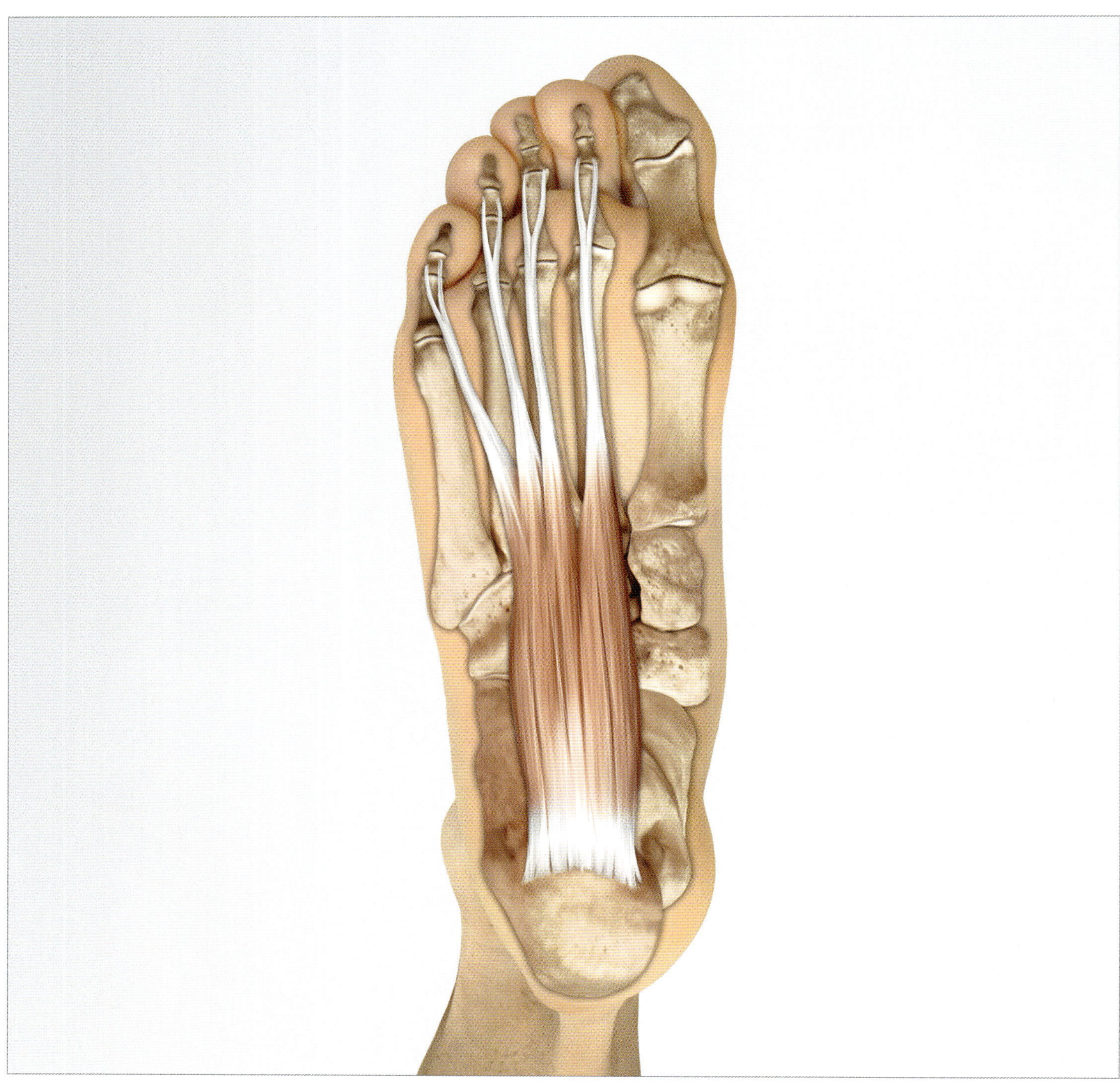

U: Plantarseite des Tuber calcanei, Plantaraponeurose
A: seitlich der Mittelphalangen der Zehen II bis V
I: N. plantaris medialis (L5–S1)
F: Flexion der Zehen in den Grund- und Mittelgelenken
stabilisiert das Fußlängsgewölbe

M. flexor digitorum brevis – Muskelanlage

Wirkung: detonisierend. Die Anlage erfolgt vom Ansatz zum Ursprung.

Indikationen für die Sensotape-Anlage
- Hypertonie oder Verkürzung des Muskels
- Hammerzehe

Material
2 blaue Y-Tapes

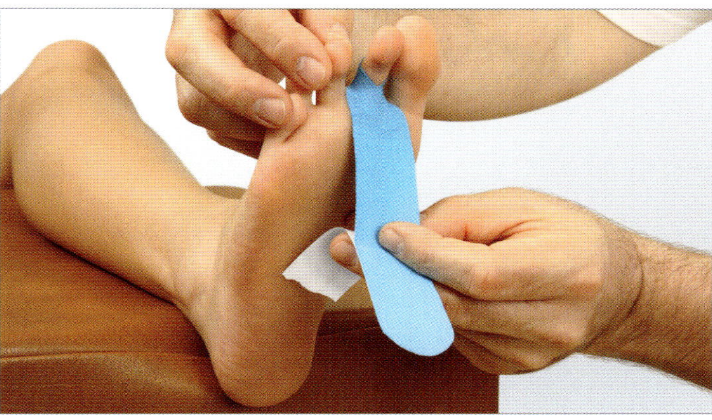

Anlage des ersten Y-Ankers an Zehe II
ASTE: Rückenlage, der Fuß und die Zehen befinden sich in Neutralstellung.
Schritt 1: Der Anker wird mit den Y-Zügeln ohne Zug um die Interphalanx von D II angelegt.

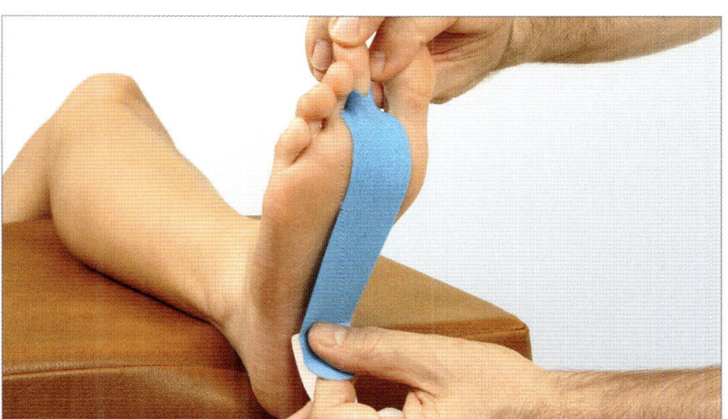

Anlage des ersten Y-Tapes an Zehe II
ASTE: Rückenlage, der Fuß befindet sich im Sprunggelenk in Dorsalextension, D II in Extension, der Muskel ist somit in Vordehnung.
Schritt 2: Der Anker wird distal fixiert, während das Y-Tape nach proximal an der Fußsohle zur Ferse hin angelegt wird. Das Y-Tapeende läuft dehnungsfrei am Tuber calcanei aus. Das gesamte Tape wird durch leichtes Reiben anmodelliert, aktiviert und fixiert.

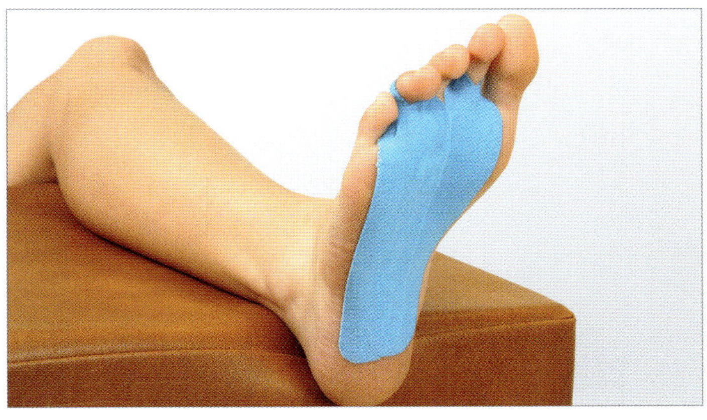

Anlage des zweiten Y-Tapes an Zehe IV
ESTE: Die Gelenkstellung wird beibehalten.
Schritt 3: Das zweite Y-Tape wird in gleicher Form wie das erste Tape an D IV angelegt. Das gesamte Tape wird durch leichtes Reiben anmodelliert, aktiviert und fixiert.

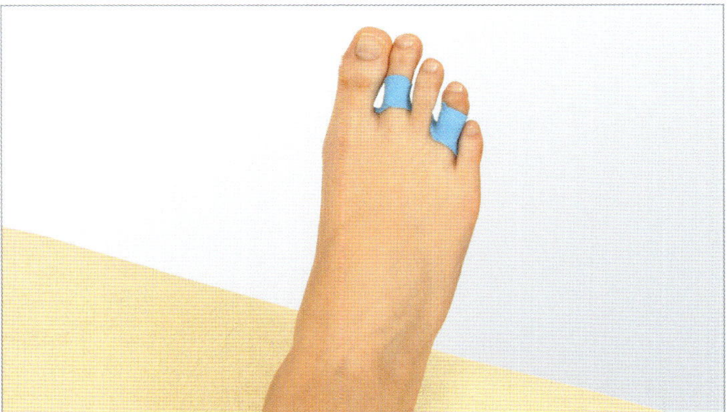

Anlage der dorsalen Y-Zügel
ESTE: Rückenlage, der Fuß und die Zehen befinden sich in Neutralstellung.
Schritt: Ansicht der Y-Zügel von dorsal.

- **Zusätzlich können zwei weitere Y-Tapes an D III bzw. D V auf die gleiche Weise angelegt werden. Es sollte auf die Funktion der Zehenstellung geachtet werden.**

M. extensor digitorum brevis

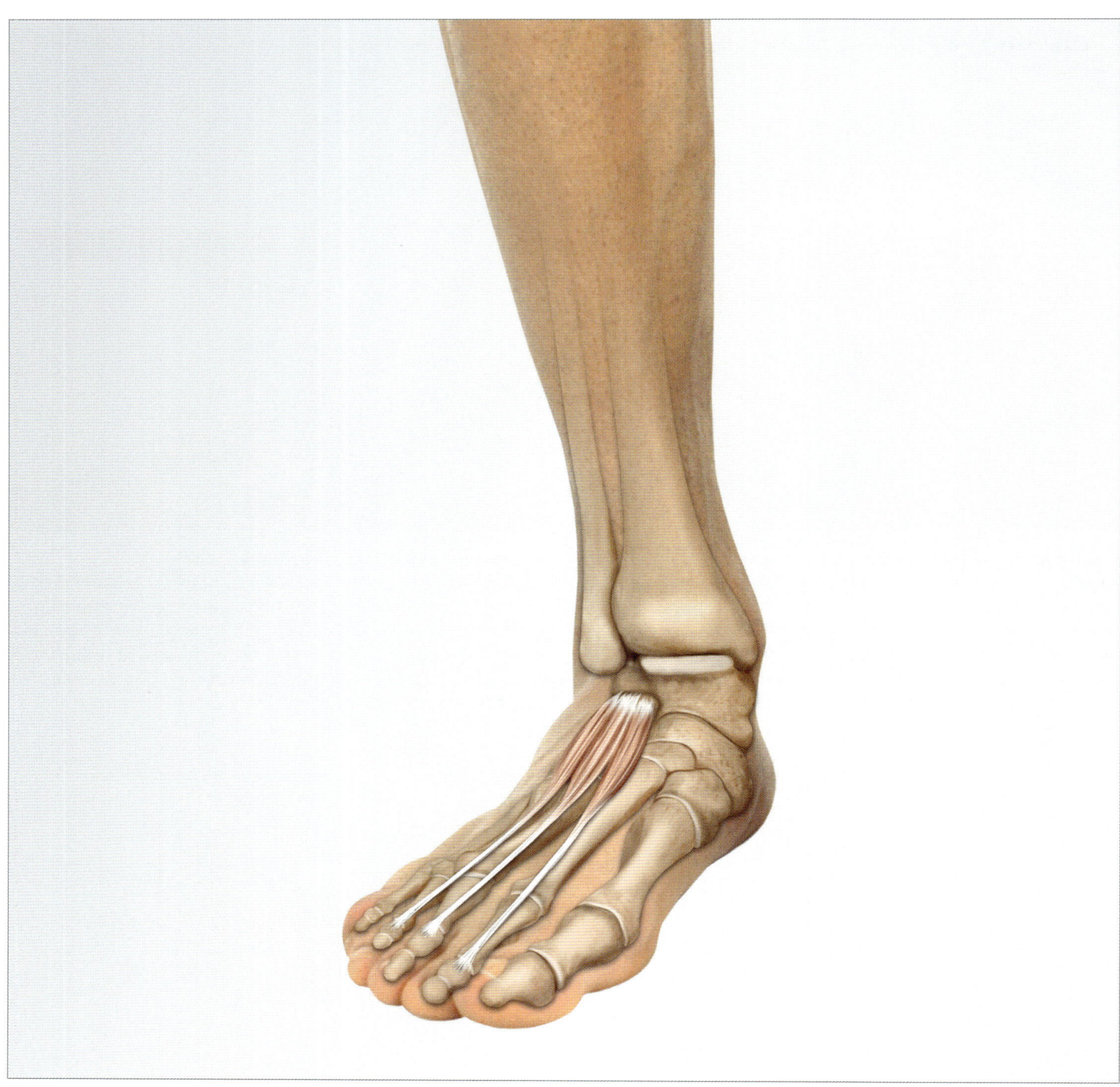

U: lateraler Calcaneus und Retinaculum extensorum inferius
A: Dorsalaponeurosen und Basen der Mittelphalangen II bis IV
I: N. peroneus profundus (L5–S1)
F: Extension der Zehen II bis IV in den Grund- und Mittelgelenken

M. extensor digitorum brevis – Muskelanlage

Wirkung: detonisierend. Die Anlage erfolgt vom Ansatz zum Ursprung.

Indikationen für die Sensotape-Anlage
- Hypertonie oder Verkürzung des Muskels
- Tendovaginitiden

Material
Abb. 1 bis 3: blaues Rhombtape (»Knopflochtape«)
Abb. 4: blaues I-Tape

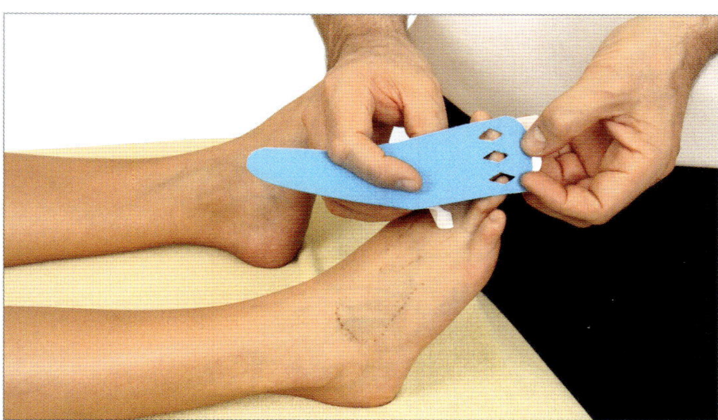

Zuschneiden des Rhombtapes
ASTE: Rückenlage, der Fuß und die Zehen befinden sich in Neutralstellung.
Schritt 1: Es wird eine Serie von drei rautenförmigen Löchern (»Knopflöcher«) in das distale I-Tape geschnitten. Für jede der 3 Zehen entsteht ein »Knopfloch«.

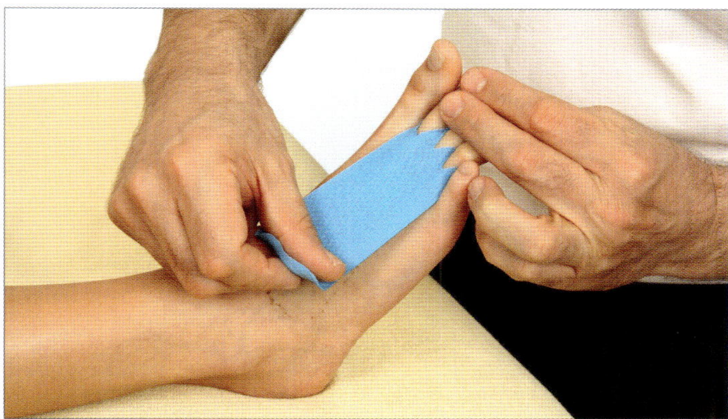

Anlage des rautenförmigen Tapeendes
ASTE: Rückenlage, der Fuß befindet sich im Sprunggelenk in Plantarflexion, die Zehen in Flexion, der Muskel ist somit in Vordehnung.
Schritt 2: Die Zehen werden durch die 3 Knopflöcher geführt. Mit den Fingern der linken Hand werden der Anker und die Zehen fixiert, während das Rhombtape über dem Dorsum pedis zum Sinus tarsi hin angelegt wird.

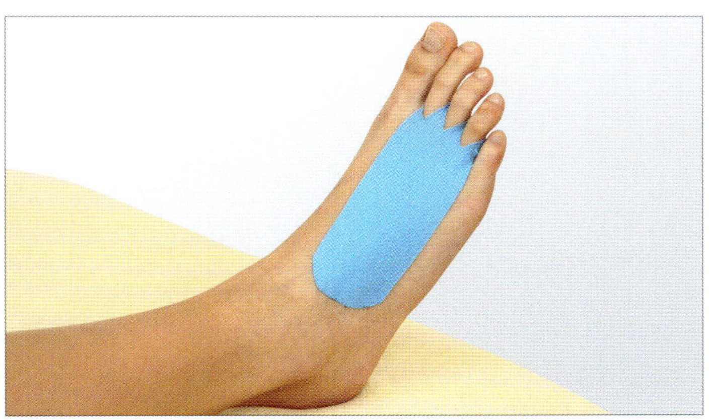

Komplette Rhombtapeanlage
ESTE: Rückenlage, der Fuß und die Zehen befinden sich in Neutralstellung.
Schritt 3: Das Rhombtapeende soll dorsal dehnungsfrei angelegt werden. Das gesamte Tape wird durch leichtes Reiben anmodelliert, aktiviert und fixiert.

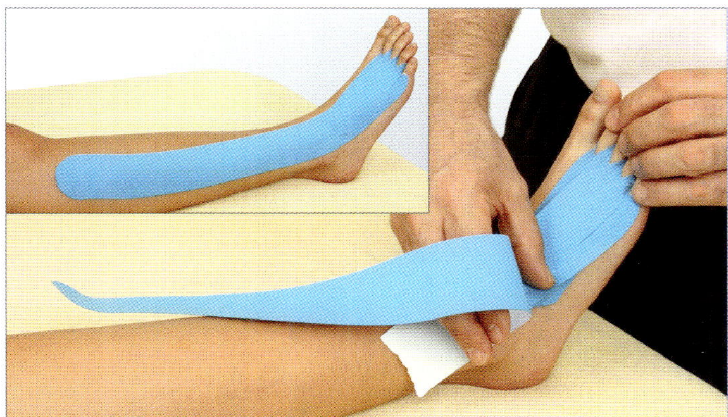

Komplette Kombinationsanlage der Mm. extensor digitorum longus und brevis
ESTE: Rückenlage, der Fuß und die Zehen befinden sich in Neutralstellung.
Schritt 4: Die I-Tapeanlage des M. extensor digitorum longus wird am gemeinsamen Ansatz über dem M. extensor digitorum brevis angelegt und verläuft über dem Retinaculum mm. extensorum inferius und superius nach proximal über den anterioren lateralen Unterschenkel zum Condylus lateralis tibiae bzw. Caput fibulae hin.
Kleines Bild: Anlage des I-Tapeankers auf dem gemeinsamen Ansatz

Sensotape®-Techniken für die untere Extremität

VI. Gelenke und Ligamente der unteren Extremität

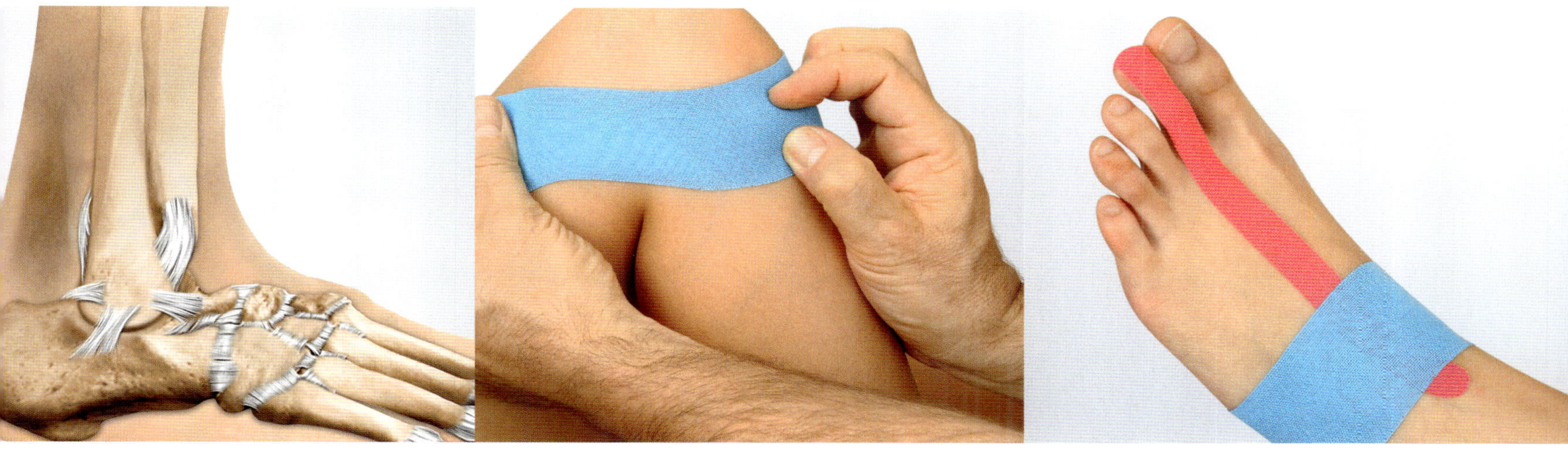

Hüftgelenk und Bandstrukturen

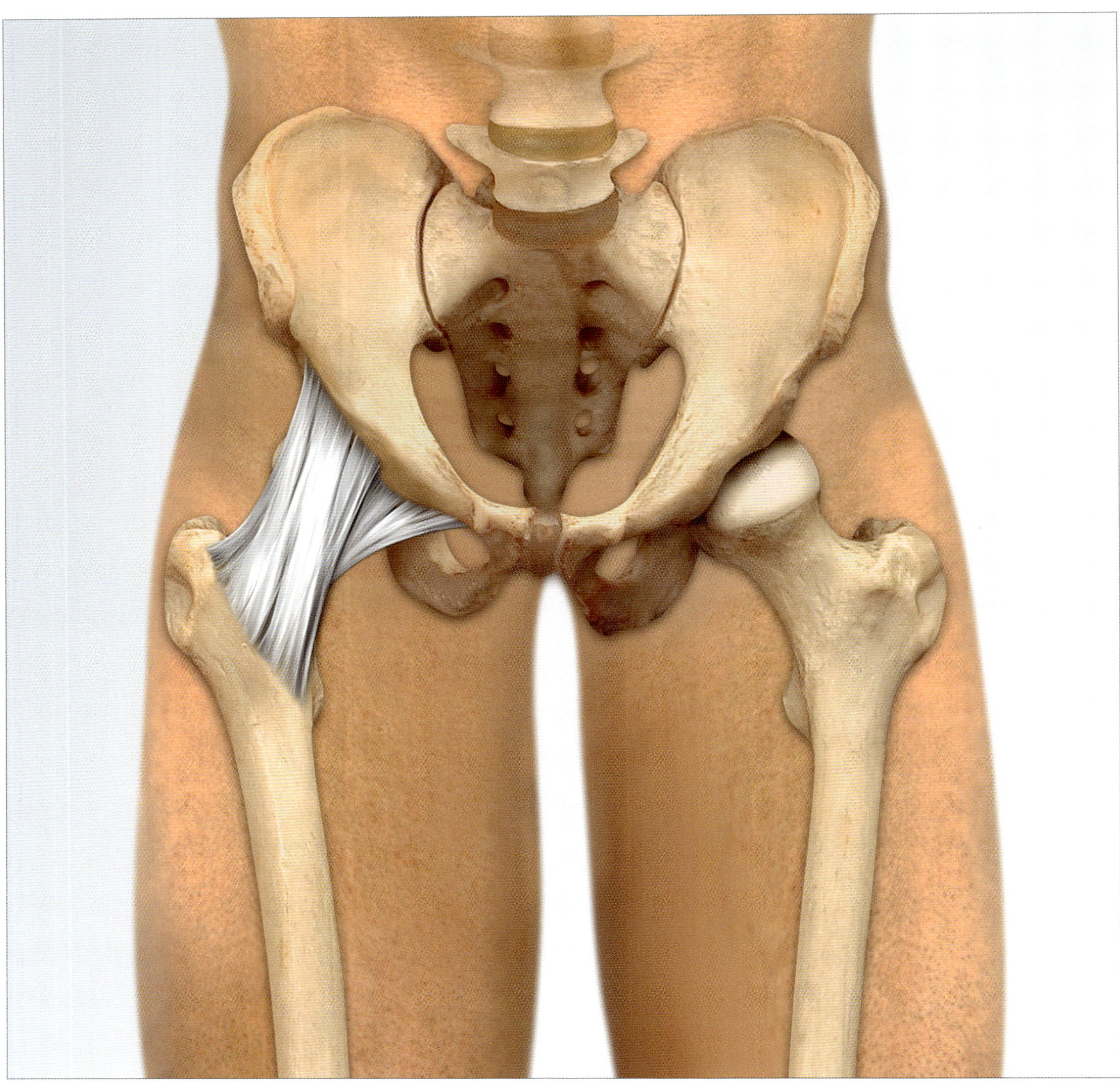

Die Gelenkflächen des Hüftgelenks werden von der Facies lunata acetabuli und vom Caput femoris gebildet. Die Facies lunata wird durch das Labrum acetabuli über den Äquator des Hüftkopfs vergrößert.

Die Gelenkkapsel des Hüftgelenks erstreckt sich vom Rand des Acetabulums bis zum Schenkelhals. Sie wird durch mehrere Bandstrukturen verstärkt. Das Lig. iliofemorale besteht aus der Pars lateralis und Pars medialis, die ein umgekehrtes V bilden. Die Pars lateralis verläuft vom Unterrand der Spina iliaca anterior inferior und zieht ventralseitig zur lateralen Linea intertrochanterica.

Die Pars medialis zieht von unterhalb der Spina iliaca anterior inferior zum kaudalen Anteil der Linea intertrochanterica. Das Lig. pubofemorale entspringt an der Crista obturatoria. Das Band strahlt von kaudal kommend in die Zona orbicularis ein und vereinigt sich mit dem Lig. iliofemorale.

Hüftgelenk – Gelenk- und Ligamentanlage

Wirkung: Zentrierung des Femurkopfs in der Gelenkpfanne; Stimulation des Kapsel-Band-Apparats; Schmerz-, Schwellungs- und Ödemreduktion; Stabilisierung und Entlastung des Kapsel-Band-Apparats

Indikationen für die Sensotape-Anlage
- Arthritis/Arthrose des Hüftgelenks
- Osteoarthritis des Hüftgelenks (degenerativ)
- Morbus Perthes
- Bursitis trochanterica

Material
Abb. 1: blaues I-Tape
Abb. 2: 2 blaue I-Tapes
Abb. 3: rotes X-Tape
Abb. 4: Sterntape aus 3 blauen I-Tapes

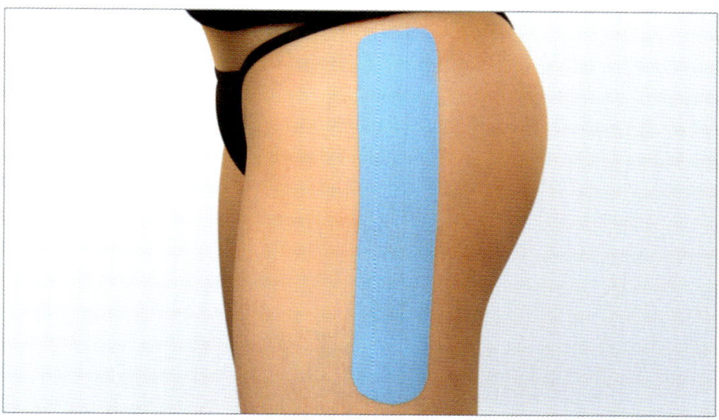

Anlage des Längs-I-Tapes
ASTE: Im Stand, das Hüftgelenk befindet sich in Neutralstellung.
Schritt 1: Mit einer mechanischen Korrektur wird das Zentrum des I-Tapes als Anker mit starkem Zug und Innendruck direkt über dem Hüftgelenk angelegt. Die beiden I-Tapeenden dehnungsfrei kranial über den Tractus medianus zur Crista iliaca bzw. distal entlang der Längsachse des Oberschenkels über den Tractus iliotibialis auslaufen lassen.

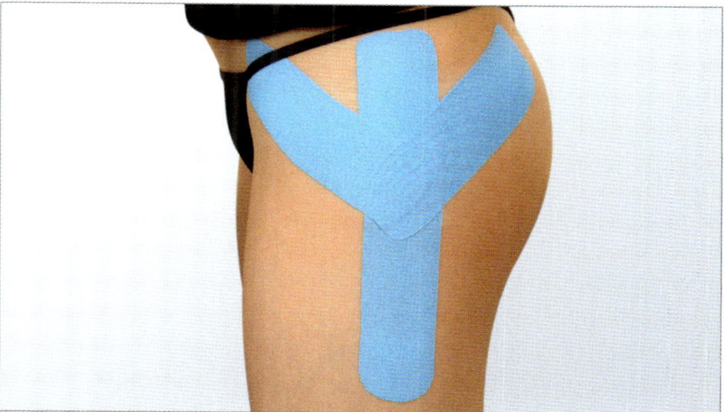

Anlage zweier schräger I-Tapes
ESTE: Im Stand, das Hüftgelenk befindet sich in Neutralstellung.
Schritt 2: Mit einer mechanischen Korrektur werden zwei schräge I-Tapes angelegt. Das anteriore I-Tape wird mit dem Anker posterior des Trochanter major angelegt. Während man den Anker fixiert, wird das I-Tape mit starkem Zug und Innendruck über dem ventral en M. tensor fasciae latae angelegt. In gleicher Weise wird das posteriore I-Tape über dem dorsal liegenden M. gluteus maximus angelegt. Die I-Tapeenden dehnungsfrei auslaufen lassen.

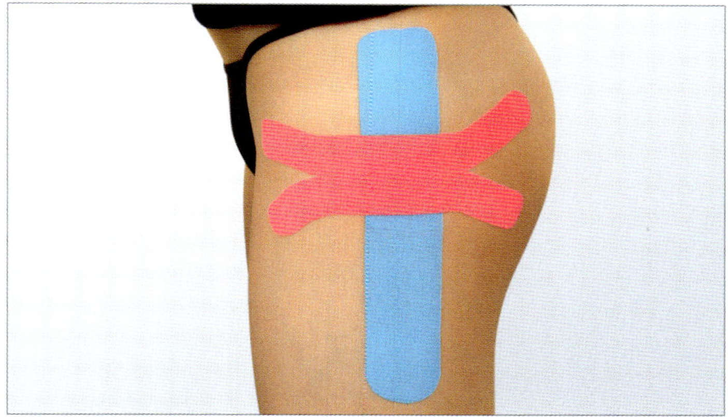

Alternative Kombinationsanlage mit einem I- und einem X-Tape
ESTE: Im Stand, das Hüftgelenk befindet sich in Neutralstellung.
Schritt 3: Das I- und X-Tape werden mit einer zentralen Ligamenttechnik längs bzw. quer angelegt. Der mittig eingerissene Anker beider Tapes wird mit starkem Zug direkt über dem schmerzhaften Hüftgelenk zur Entlastung angelegt. Die X-Zügel dehnungsfrei anterior bzw. posterior auslaufen lassen.

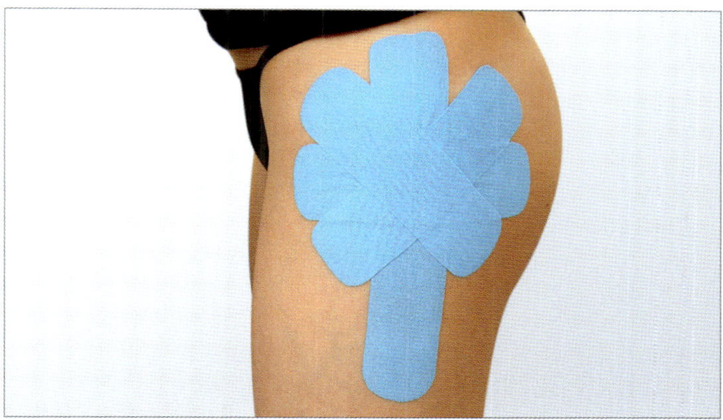

Alternative Kombinationsanlage mit Sterntape
ESTE: Im Stand, das Hüftgelenk befindet sich in Neutralstellung.
Schritt 4: Optional werden über dem Längs-I-Tape zusätzlich drei I-Tapes mit einer zentralen Ligamenttechnik direkt über dem Schmerzgebiet der Hüfte angelegt. Die gesamte Anlage wird durch leichtes Reiben anmodelliert, aktiviert und fixiert.

▸ **Eine detonisierende Muskeltapeanlage für den Tractus iliotibialis über den M. gluteus maximus und M. tensor fasciae latae ist auch möglich.**

Kniegelenk und Bandstrukturen

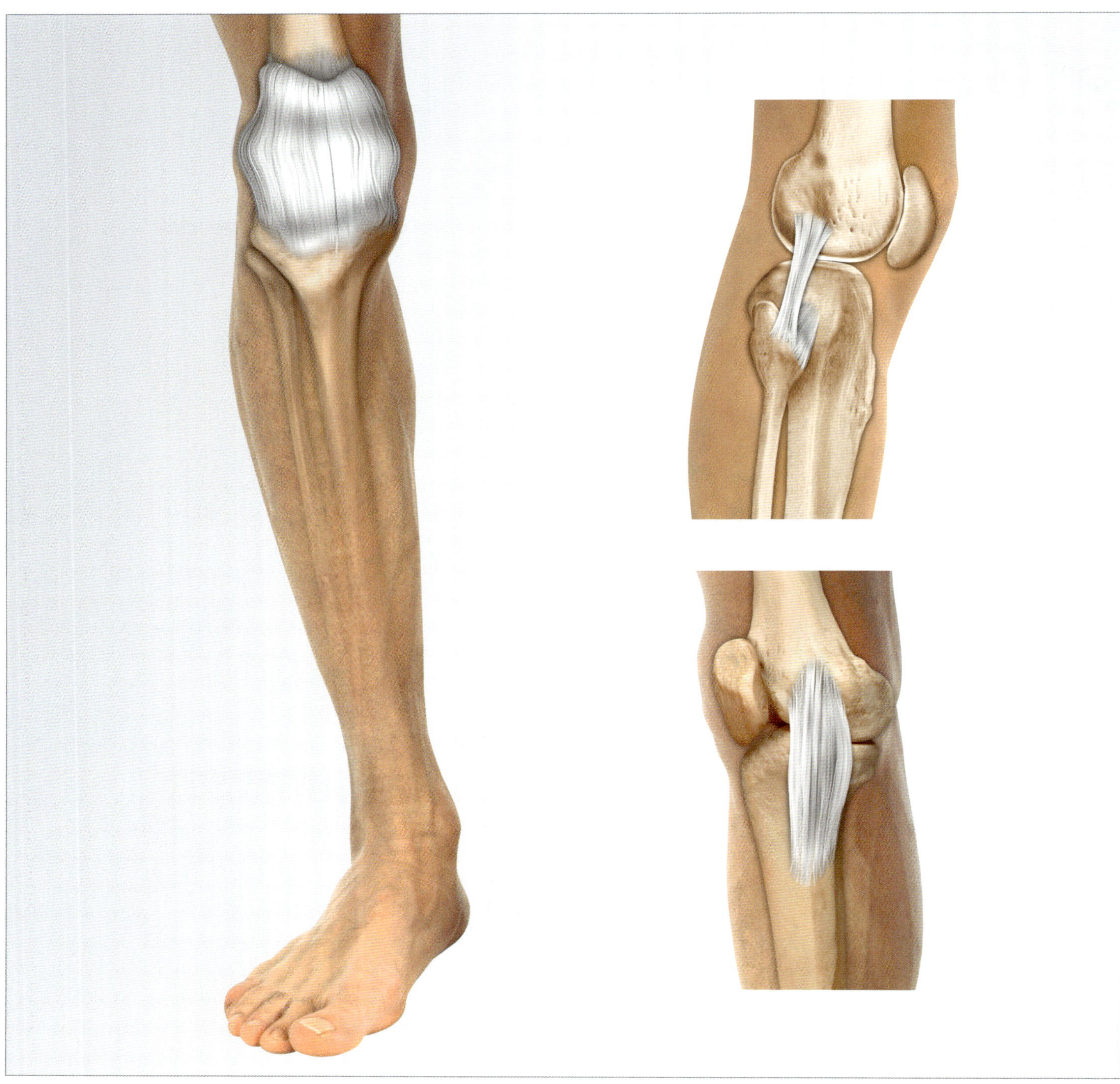

Das Kniegelenk wird aus den Gelenkpartnern Femur, Tibia und der Patella gebildet. Die Gelenkkapsel entspringt am Femur oberhalb der Knorpelgrenze. Tibial setzt die Gelenkkapsel an der Knorpelgrenze an und lässt das Fibulaköpfchen aus. In die Vorderwand der Gelenkkapsel ist die Kniescheibe eingelassen.

Das Lig. collaterale fibulare verläuft als rundes Band vom Epicondylus lateralis femoris zum Caput fibulae. Bei Extension des Knies wird das Band gestrafft. In Flexion ist es locker und ermöglicht die Rotation des Kniegelenks. Im Weiteren verhindert das Band das laterale »Aufklappen« des Knies (Varusstress). Das Lig. collaterale tibiale ist in die Gelenkkapsel eingelassen und verstärkt diese. Das Band ist flach und verläuft in drei Faserzügen vom Condylus medialis femoris zur medialen Tibia. Bei Extension des Knies wird das Band gestrafft. In Flexion sind die ventralen Fasern locker und ermöglichen die Rotation des Kniegelenks. Im Weiteren verhindert das Band das mediale »Aufklappen« des Knies (Valgusstress).

Kniegelenk – Lymphanlage (Abb. 1), Muskelanlage (Abb. 2) und funktionelle Gelenkanlage (Abb. 3–4)

Wirkung: Schmerz-, Schwellungs- und Ödemreduktion; Detonisieren der Hamstrings; Limitierung der Knieextensionsfähigkeit

Indikationen für die Sensotape-Anlage
- Hyperextensionstrauma
- Gonarthrosen
- Subluxation der Patella
- Chondromalacia patellae
- Patella-Fehlstellungen (Patella alta)
- Genu varum, valgum, recurratum
- Schwäche des M. quadriceps femoris, vastus medialis

Material
Abb. 1: rotes und blaues Fächertape
Abb. 2: blaues Y-Tape
Abb. 3 und 4: rotes I-Tape

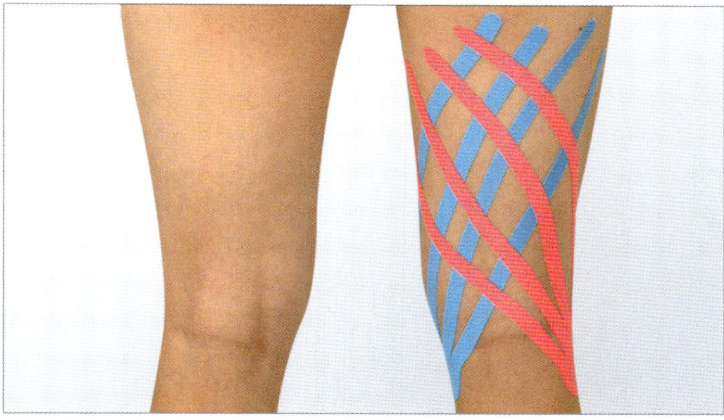

Anlage zweier Fächertapes
ESTE: Im Stand, das Kniegelenk befindet sich in Neutralstellung.
Schritt 1: Mit einer Lymphanlage werden zwei Fächertapes mit ihren Ankern unterhalb der medialen und lateralen Tibiakondylen ohne Zug angelegt. Die Zügel beider Fächertapes bilden über der Kniekehle und dem Oberschenkel ein Überkreuzmuster.

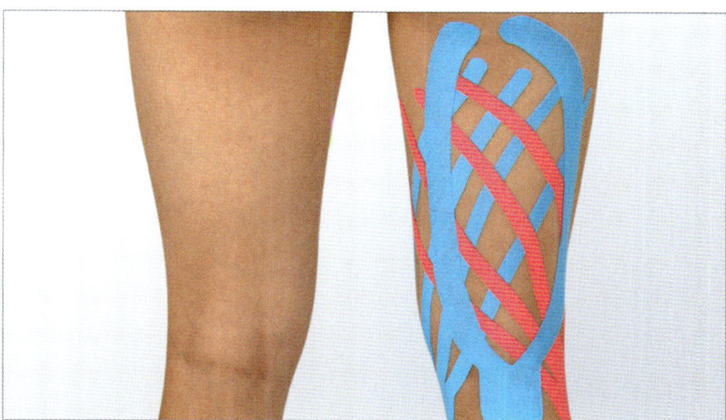

Anlage eines Y-Tapes
ESTE: Im Stand, das Kniegelenk befindet sich in Neutralstellung.
Schritt 2: Es folgt die Anlage des Y-Tapes mit einer detonisierenden Muskeltechnik der Hamstrings.

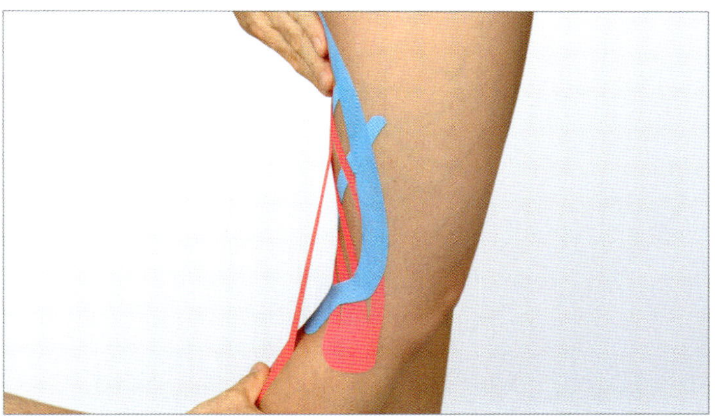

Anlage der beiden I-Anker
ASTE: Im Stand, das Kniegelenk befindet sich in Schrittstellung, in 30°-Flexion.
Schritt 3: Zusätzlich folgt eine funktionelle Gelenkanlage, um die Knieextension zu limitieren. Der proximale Anker wird ohne Zug in der Mitte des dorsalen Oberschenkels angelegt. Während man den proximalen Anker fixiert, bringt man das I-Tape unter starken Zug und legt den distalen Anker in der Mitte des dorsalen oberen Drittels des Unterschenkels auf. Dabei entsteht ein Spalt in der Kniekehle.

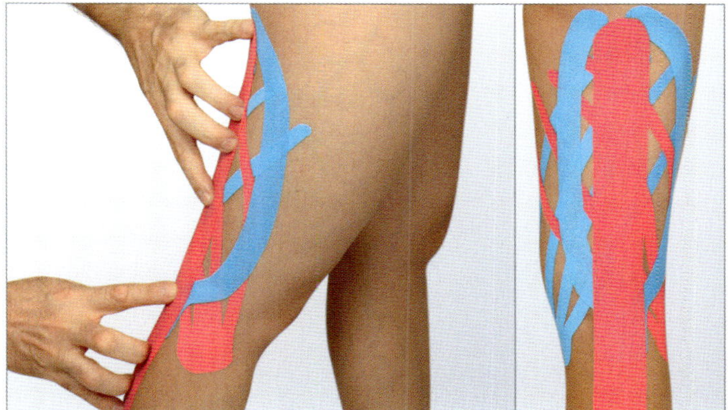

Anlage des I-Tapes
ESTE: Im Stand, das Kniegelenk befindet sich in Extension.
Schritt 4: Während man proximal und distal die beiden Anker fixiert, führt man eine aktive Knieextension durch. Dadurch kommt es zu einer Anhaftung des mittleren I-Tapes in der Kniekehle. Die komplette Kombinationsanlage (Lymph-, Muskel-, Gelenkanlage) wird durch leichtes Reiben anmodelliert, aktiviert und fixiert (s. kl. Abb.).

▸ **Der distale Anker wird ohne Zug kaudal angelegt.**

Kniegelenk: anteriorer Funktionskomplex

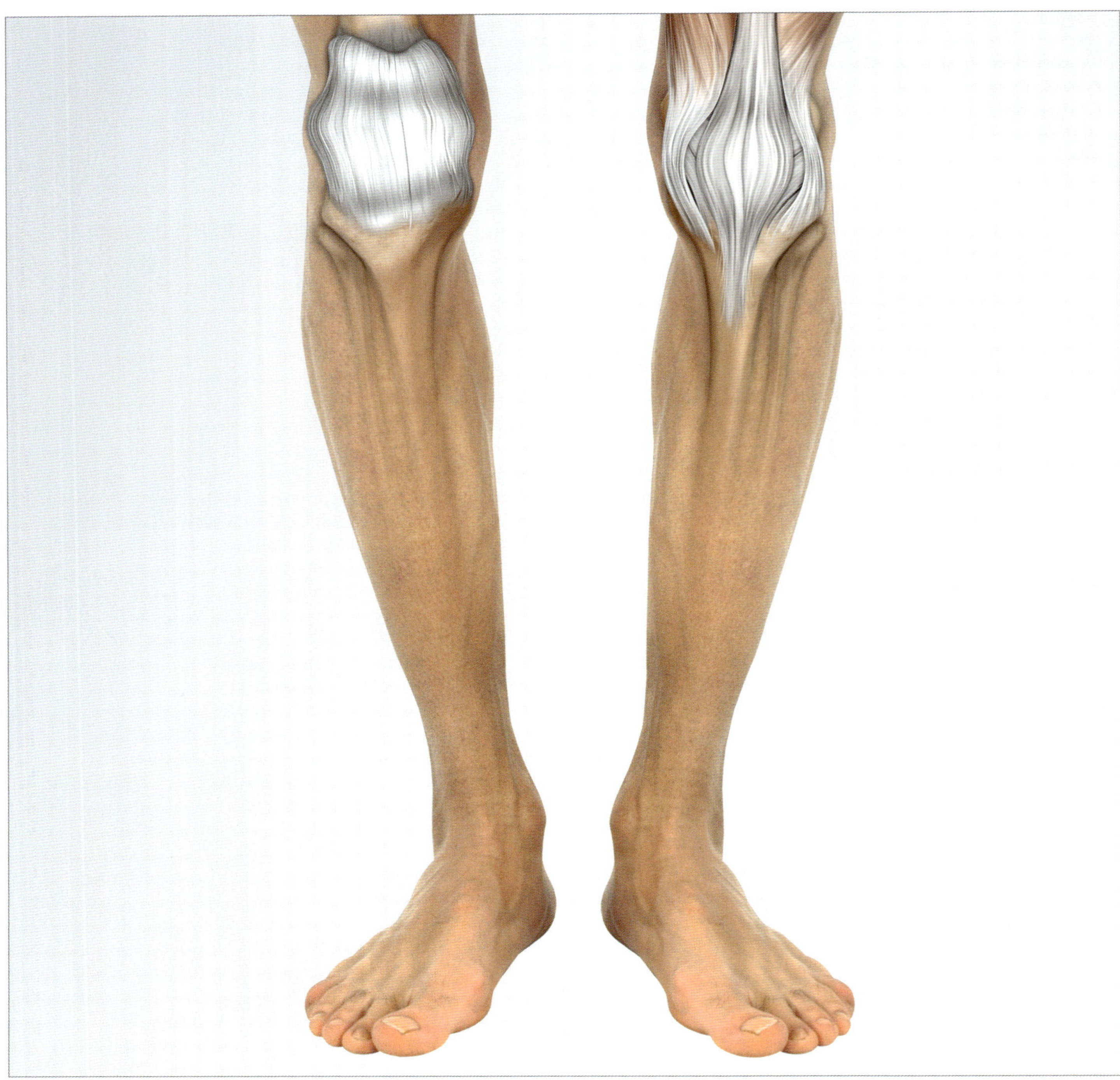

Recessus suprapatellaris, Retinacula patellae laterale und mediale, Lig. patellae

In die Vorderwand der Gelenkkapsel des Kniegelenks ist die Kniescheibe eingelassen. Mehrere Zentimeter oberhalb der Kniescheibe befindet sich die Umschlagstelle der Membrana synovialis. Sie wird durch den Recessus suprapatellaris gebildet, der mit der Gelenkhöhle kommuniziert. Er verhindert das Reiben der Quadrizepssehne auf dem Femur und ermöglicht die vollständige Kapselentfaltung bei Knieflexion.

Das Retinaculum patellae laterale wird aus Sehnenzügen des M. vastus lateralis und des M. rectus femoris gebildet. Das Retinaculum patellae mediale bildet sich aus Sehnenzügen des M. vastus medialis. Die Retinacula verlaufen seitlich der Patella von kranial nach kaudal und inserieren an den Condyli tibiae. Von der Patellaspitze geht nach kaudal das Lig. patellae ab, welches an der Tuberositas tibiae endet.

Kniegelenk: Kapsel u. Bandstrukturen (Recessus suprapatellaris, Retinacula patellae laterale u. mediale) – Ligamentanlage

Wirkung: Entzündungs- und Ödemreduktion; Schmerzlinderung und Durchblutungsförderung; Stimulierung der Propriozeption im Kniegelenk und Patellofemoralgelenk; Stimulierung und Stabilisierung des Kapsel-Band-Apparats

Indikationen für die Sensotape-Anlage
- Gonarthrose, Gelenkerguss, Synovialitis
- Patella-Tracking-Syndrom
- Chondropathia patellae
- Plica-Syndrom
- Bursitis
- para-/infrapatellare Insertionstendopathien

Material
2 rote I-Tapes
2 blaue I-Tapes

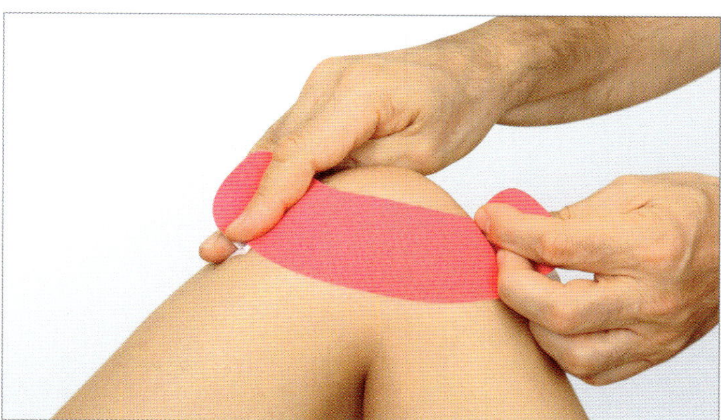

Anlage eines lateralen I-Tapes
ASTE: In Rückenlage, das Kniegelenk befindet sich in Flexion.
Schritt 1: Mit einer zentralen Ligamentanlage wird der Anker des I-Tapes mittig mit starkem Zug lateral um die Patella herum bis zum superioren bzw. inferioren Pol angelegt. Die I-Tapeenden laufen danach dehnungsfrei aus.

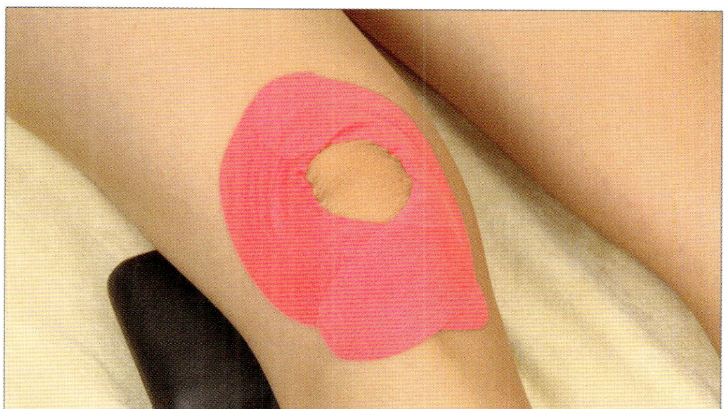

Anlage eines medialen I-Tapes
ASTE: In Rückenlage, das Kniegelenk befindet sich in Neutralstellung.
Schritt 2: Analog zum lateralen wird ein mediales I-Tape mittig den medialen Patellarand umfassend angelegt. Die Enden des zweiten I-Tapes überkreuzen die des ersten und sollen dehnungsfrei auslaufen.

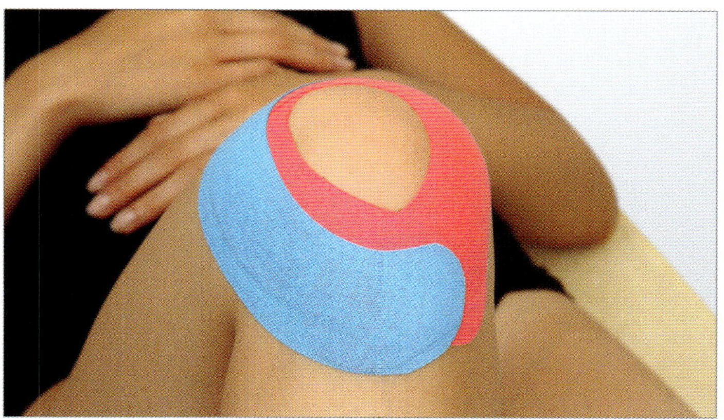

Anlage eines zweiten lateralen I-Tapes
ASTE: In Rückenlage, das Kniegelenk befindet sich in Flexion.
Schritt 3: In Ligamentanlage und zentraler Applikationsform wird ein zweites laterales I-Tape, das erste halb überlappend, angelegt. Die I-Tapeenden laufen danach dehnungsfrei aus.

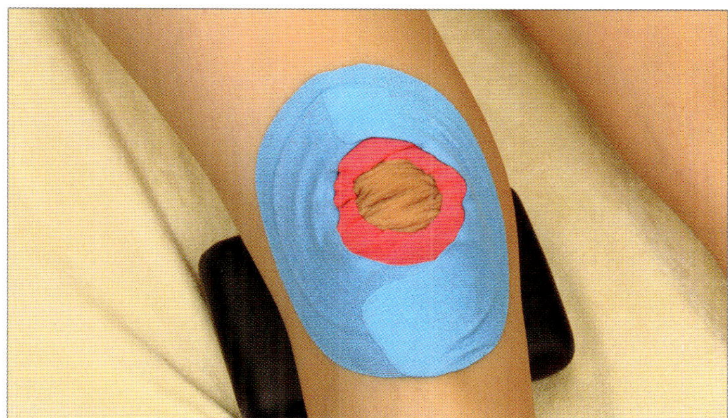

Komplette bilaterale I-Tapeanlage
ESTE: In Rückenlage, das Kniegelenk befindet sich in Neutralstellung.
Schritt 4: In gleicher Art und Weise wird zur Vervollständigung der Anlage das zweite mediale I-Tape, das erste halb überlappend, distal von diesem angelegt. Die gesamte Anlage wird durch leichtes Reiben anmodelliert, aktiviert und fixiert.

Patello-Femoralgelenk, Kapsel und Bandstrukturen, Retinacula patellae laterale und mediale – Sehnenanlage

Wirkung: Entzündungs- und Ödemreduktion; Schmerzlinderung und Durchblutungsförderung; Stimulierung der Propriozeption im Kniegelenk und Patellofemoralgelenk; Stimulierung und Stabilisierung des Kapsel-Band-Apparats

Indikationen für die Sensotape-Anlage
- Gelenkerguss
- Patella-Tracking-Syndrom
- Patelladysfunktionen
- Chondropathia patellae
- Plica-Syndrom
- Bursitis
- para-/infrapatellare Insertionstendopathien

Material
blaues und rotes I-Tape

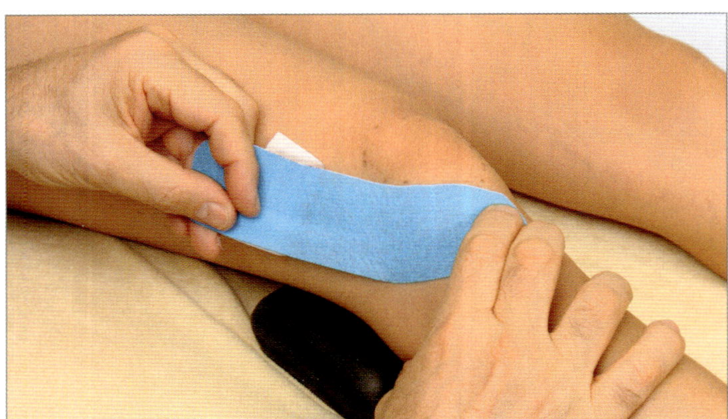

Anlage des I-Ankers
ASTE: In Rückenlage, das Kniegelenk befindet sich in Extension.
Schritt 1: Mit einer tendino-muskulären Anlage in Längsapplikationsform wird ein I-Tape so ausgerichtet, dass es die Patella semizirkulär umgrenzt. Dabei wird der Anker ohne Zug distal über der Tuberositas tibiae und über der Facies lateralis der Tibia angelegt.

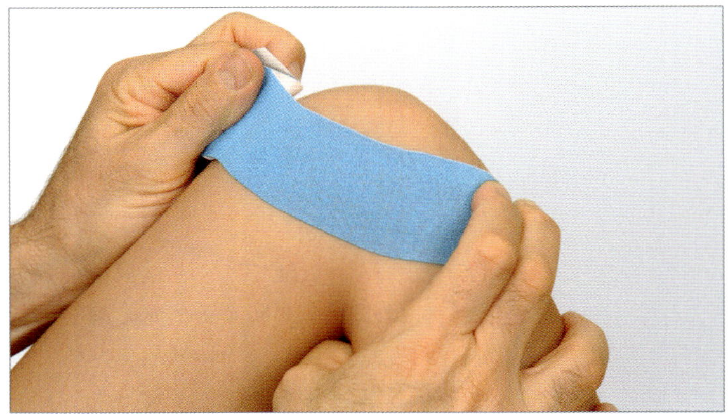

Anlage des lateralen I-Tapes
ASTE: In Rückenlage, das Kniegelenk befindet sich in Flexion.
Schritt 2: Der Anker wird distal mit den rechten Fingern durch einen Haut-Gleitschub fixiert und das I-Tape leicht unter Spannung gebracht. Während man eine aktive Knieflexion ausführen lässt, bringt man die Retinakulastrukturen in Dehnung und das I-Tape weiter unter Spannung. Das I-Tape wird dann nach kranial/proximal, den lateralen Patellarand halb überlappend, angelegt. Das I-Tapeende danach dehnungsfrei um die Patellabasis auslaufen lassen.

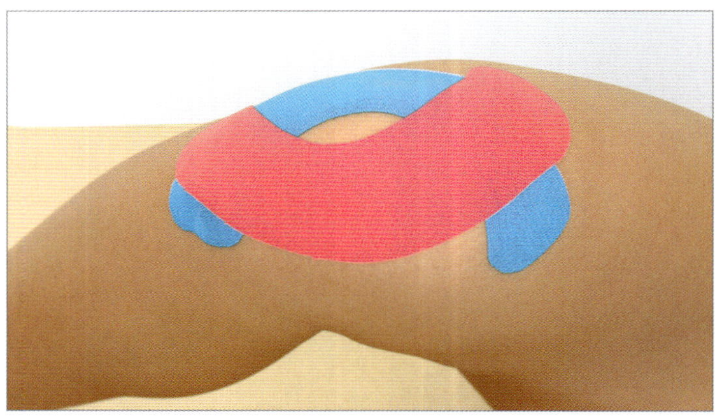

Anlage des medialen I-Tapes
ASTE: In Rückenlage, das Kniegelenk befindet sich in Flexion.
Schritt 3: Mit der gleichen Sehnenanlage wird das mediale I-Tape mit seinem Anker distal ohne Zug und sich überkreuzend mit dem lateralen angelegt. Danach bringt man aktiv die Retinakulastrukturen in Dehnung und legt das laterale I-Tape mit leichtem Zug, den medialen Patellarand halb überlappend, an. Das I-Tapeende danach dehnungsfrei um die Patellabasis auslaufen lassen.

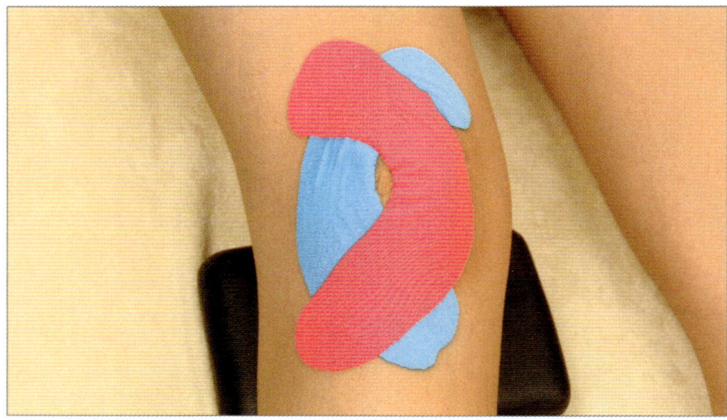

Komplette bilaterale I-Tapeanlage
ESTE: In Rückenlage, das Knie ist unterlagert in leichter Flexion.
Schritt 4: Die bilaterale symmetrische I-Tapeanlage, die die Patella zentrierend umrundet, wird durch leichtes Reiben anmodelliert, aktiviert und fixiert.

▸ **Es ist (bei sportlichen Belastungen) oft erforderlich, die Stabilität der bilateralen I-Tapeanlage durch das Anlegen zweier weiterer nach distal halb versetzter I-Tapes zu vergrößern.**

Patello-Femoralgelenk, Kapsel und Bandstrukturen

– Gelenk- und Ligamentanlage

Wirkung: Schmerz-, Schwellungs- und Ödemreduktion; Limitieren der Patellabeweglichkeit nach lateral; Stimulierung und Entlastung nach medial; Reduktion einer Plicafriktion

Indikationen für die Sensotape-Anlage
- Patellaspitzensyndrom
- Chondropathia patellae
- Patella-Femoralsyndrom
- Plica-Syndrom
- Mb. Osgood-Schlatter und Larsen-Johansson-Syndrom

Material
rotes Y-Tape

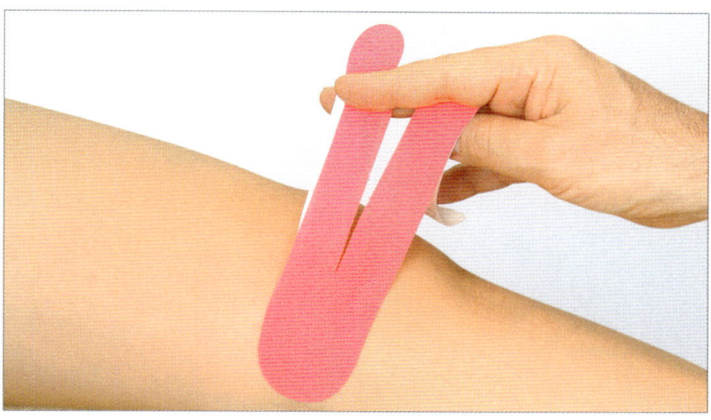

Anlage des Y-Ankers
ASTE: Im Liegen, das Knie befindet sich unterlagert in Neutralstellung.
Schritt 1: Mit einer mechanischen Korrektur wird ein Y-Tape medialseitig des Knies angebracht, dadurch werden die getapten Strukturen auf den Anker zugezogen. Der Anker des Y-Tapes wird ohne Zug am Unterrand des medialen Gelen<spalts und über dem Ligamentum collaterale mediale angelegt.

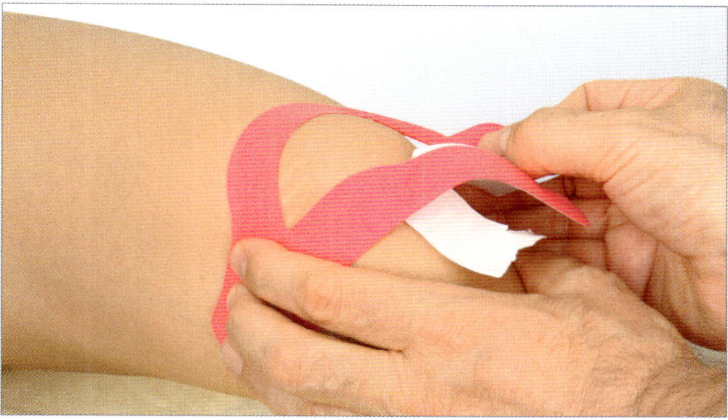

Anlage des superioren Y-Zügels
ASTE: Im Liegen, das Knie befindet sich in 20°–30°-Flexion.
Schritt 2: Den Anker mit den linken Fingern durch einen posterioren Haut-Gleitschub fixieren, während man den superioren Y-Zügel mit starkem Zug und Innendruck entlang des oberen Patellarands anlegt. Das Y-Zügelende dehnungsfrei nach lateral auslaufen lassen.

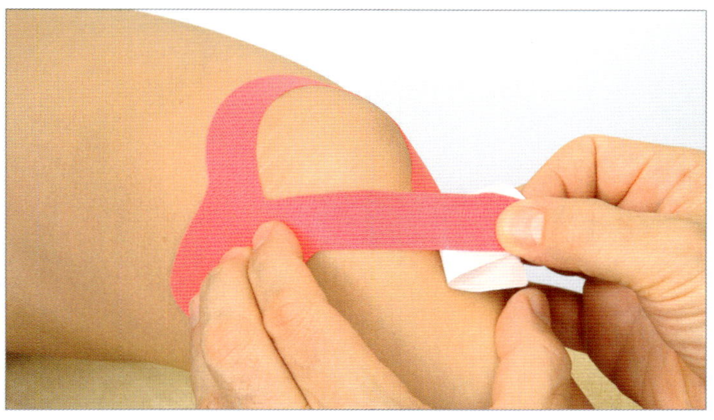

Anlage des inferioren Y-Zügels
ASTE: Im Liegen, das Knie befindet sich in 20°–30°-Flexion.
Schritt 3: Die Fixierung am Anker beibehalten, während man den inferioren Y-Zügel mit starkem Zug und Innendruck entlang des unteren Patellarands anlegt. Das Y-Zügelende dehnungsfrei nach lateral auslaufen lassen.

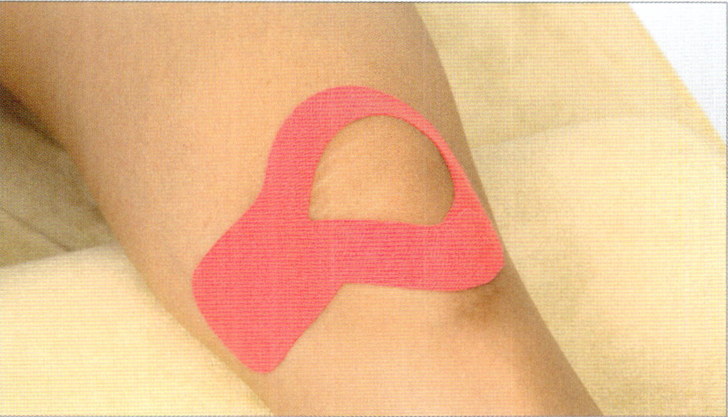

Komplette Y-Tapeanlage
ESTE: Im Liegen, das Knie befindet sich in Neutralstellung.
Schritt 4: Es folgt das Anmodellieren und Anreiben der gesamten Anlage auf der Haut. Diese komplette Y-Tapeanlage, mit Zug an den beiden Tapezügeln, kann wie die nächst folgenden Kombinationsanlagen bei einer lateralen Patellazug-Dysfunktion angewandt werden. Der Y-Zug verändert die Patella-Stellung von lateral nach medial zur Seite der mechanischen Korrektur hin.

Kniegelenk: Lig. patellae

– Gelenk- (Abb. 2–3) und Ligamentanlage (Abb. 1–4)

Wirkung: Schmerz-, Schwellungs- und Ödemreduktion; Stabilisation der Patellasehne; Stimulierung und Stabilisierung des anterioren Kapsel-Band-Apparats

Indikationen für die Sensotape-Anlage
- Überdehnung und Verletzung des Lig. patellae
- Patellaspitzensyndrom
- Patellatendonitis
- Patella-Tracking-Syndrom
- Chondropathia patellae

Material
rotes und blaues I-Tape

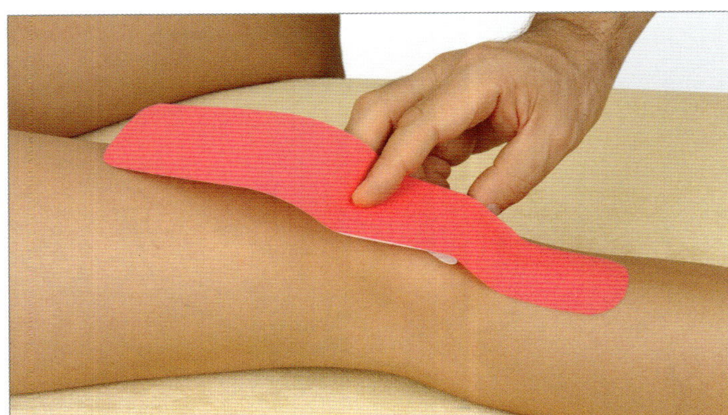

Anlage des I-Ankers
ASTE: In Rückenlage, das Knie befindet sich in Neutralstellung.
Schritt 1: Mit einer Ligamentanlage wird der Anker ohne Zug distal über der Tuberositas tibiae angelegt und ist zum Apex patellae hin ausgerichtet.

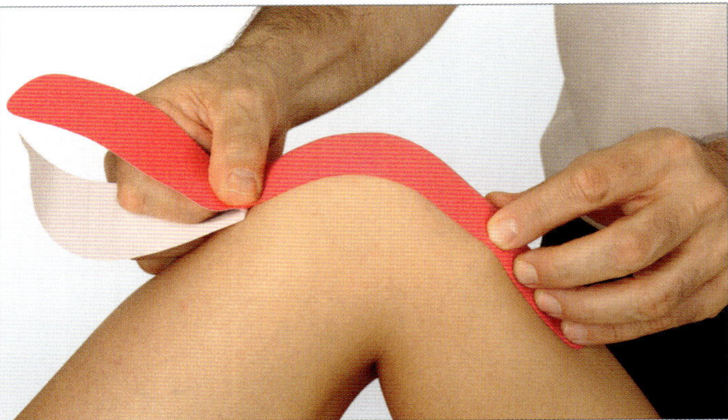

Anlage des I-Tapes
ASTE: In Rückenlage, das Knie befindet sich in 45°-Flexion.
Schritt 2: Danach halten die Finger den Anker des I-Tapes durch einen distalen Haut-Gleitschub fest, während man das Knie aktiv in Flexion bringen lässt. Dadurch bringt man das I-Tape über dem Ligamentum patellae von distal-lateral nach proximal-medial unter Spannung. Es folgt das Anlegen des I-Tapes mit starkem Zug über der Patellasehne bis zum inferioren Patellapol. Von hier aus bis über die Patella wird das I-Tape mit leichtem Zug angelegt.

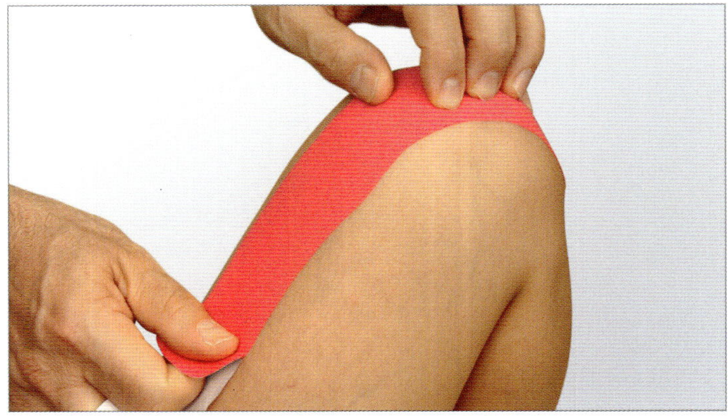

Komplette I-Tapeanlage
ESTE: In Rückenlage, das Knie befindet sich in maximal möglicher Flexion.
Schritt 3: Die fixierenden Finger folgen dem Tape bis zur Patellamitte hin, während das I-Tape mit leichtem Zug bis zum proximalen Oberschenkeldrittel hin angelegt wird. Das I-Tapeende lässt man ohne Zug auf dem M. quadriceps auslaufen.

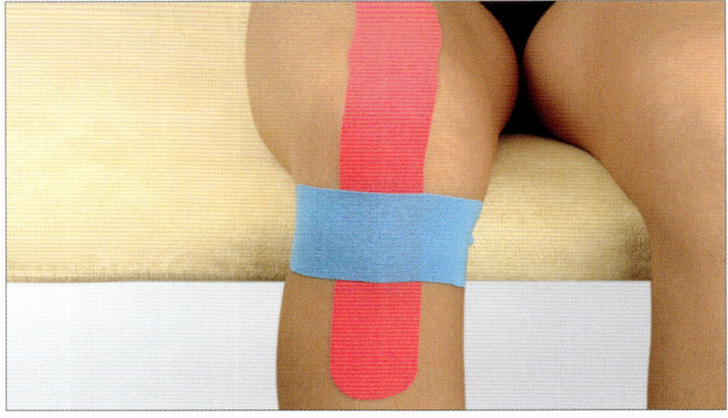

Komplette Kombinationsanlage
ESTE: Im Sitzen, das Knie befindet sich in Flexion.
Schritt 4: Zusätzlich zur ligamento-muskulären Längs-Applikationsform wird semizirkulär ein queres I-Tape mit einer mechanischen Korrekturtechnik über dem Ligamentum patellae angebracht. Das Zentrum des I-Tapes wird mit starkem Zug und Innendruck über der Patellasehne angelegt. Bevor die beiden I-Tapeenden ohne Zug medial bzw. lateral auslaufen, wird das Knie gestreckt.

- **Abhängig von der Schmerzlokalisation kann das Zentrum des I-Tapes über die Patellaspitze oder über die Ansatzstelle der Sehne an der Tuberositas tibiae angelegt werden.**

Lig. patellae – Gelenk- (Abb. 3 + 4) und Ligamentanlage (Abb. 1 + 2)

Wirkung: Schmerz-, Schwellungs- und Ödemreduktion; Durchblutungsförderung und Entlastung des Lig. patellae; Korrektur der Außenrotation der Patella; Limitierung des Drucks im Patellofemoralgelenk; Optimieren und Stimulieren des patello-femoralen Gleitens; Stimulation der Propriozeption

Indikationen für die Sensotape-Anlage

- Patellaspitzensyndrom (Jumpers-Knie)
- Tendinitis der Patellasehne
- Mb. Osgood-Schlatter

Material

Abb. 1 und 2: blaues und rotes Y-Tape
Abb. 3: blaues und rotes Y-Tape, blaues I-Tape
Abb. 4 blaues und rotes Y-Tape, blaues I-Tape, blaues I-Tape (U-förmig)

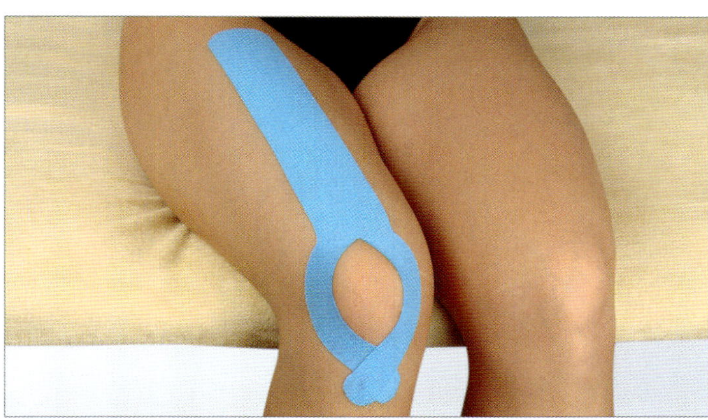

Anlage eines superioren Y-Tapes
ASTE: Im Sitzen, das Kniegelenk befindet sich in Flexion.
Schritt 1: Die Anlage ist eine modifizierte Muskelanlage über dem M. quadriceps, kombiniert mit einer Ligamentanlage längs über die Patella und ihre Sehne. Der Anker wird ohne Zug kranial der Patellabasis angelegt. Proximalwärts wird das restliche Tape detonisierend über dem Sehnenmuskelübergang und Muskelbauch angebracht. Distalwärts werden beide Y-Zügel die Patella medial bzw. lateral umfassend in ligamento-muskulärer Technik an der Tuberositas tibiae angelegt.

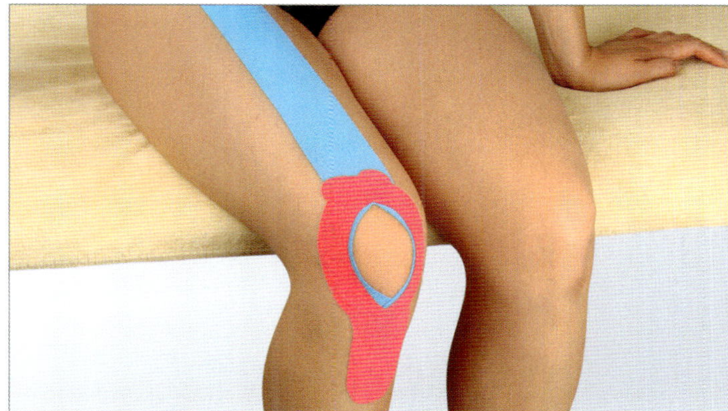

Anlage eines inferioren Y-Tapes
ASTE: Im Sitzen, das Kniegelenk befindet sich in Flexion.
Schritt 2: Zusätzlich zum superioren Y-Tape wird ein inferiores Y-Tape mit einer funktionellen Patella-Gelenk-Korrektur angebracht. Der Anker des Y-Tapes wird ohne Zug in Extension unterhalb der Tuberositas tibiae angelegt. In Flexion den Anker vor der Y-Aufteilung am inferioren Pol der Patella fixieren, dann werden die beiden korrigierenden Y-Zügel mit leichtem Zug, die Patella umrundend, angelegt. Die Zügelenden dehnungsfrei auslaufen lassen.

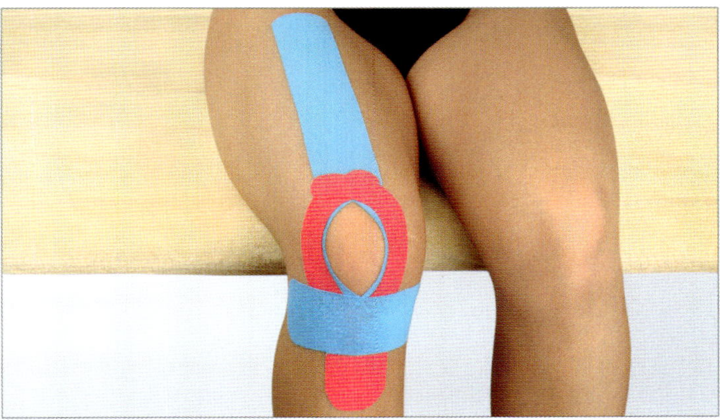

Komplette Kombinationsanlage: Anlage des queren I-Tapes
ESTE: Im Sitzen, das Kniegelenk befindet sich in Flexion.
Schritt 3: Mit einer Ligamentanlage in einer zentralen Applikatonsform wird ein I-Tape mit seinem Zentrum unter starkem Zug quer über das schmerzhafte Areal der Patellasehne angelegt. Die beiden I-Tapeenden in Knieextension dehnungsfrei auslaufen lassen.

> ▸ **Durch die Anlage erreicht man eine Kippbewegung der Patella, vermindert den Druck und entlastet am inferioren Patellapol.**

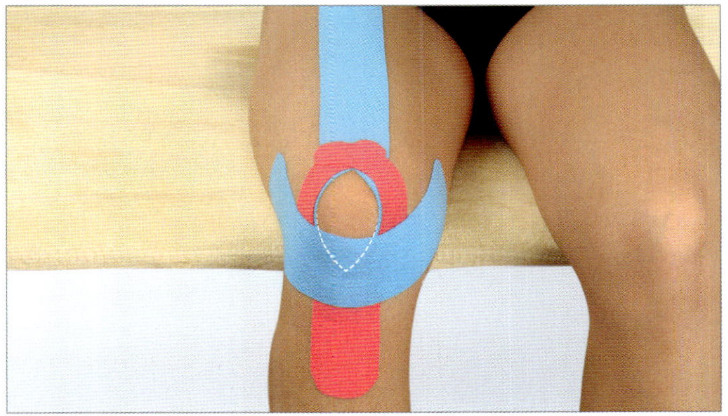

Alternative Kombinationsanlage: Anlage des U-förmigen I-Tapes
ESTE: Im Sitzen, das Kniegelenk befindet sich in Flexion.
Schritt 4: Die Kombinationsanlage korrigiert die in Außenrotation abgekippte Patella. Ein U-förmiges I-Tape wird mit einer funktionellen mechanischen Korrektur unterhalb der Patella oder die Patella umfassend angebracht. Der Anker des I-Tapes wird mit mäßigem Zug und leichtem Innendruck über dem Apex patellae angelegt. Je mehr das Knie aktiv in Flexion gebracht wird, desto mehr zieht man den medialen Tapeteil vom mittleren unteren Pol nach superior und medialwärts. Den lateralen Tapeteil mit leichtem Zug aufsteigend in Richtung M. vastus lateralis anlegen. Die beiden I-Tapeenden dehnungsfrei über die Mm. vasti medialis bzw. lateralis auslaufen lassen.

Patellofemoralgelenk: Fehlstellungen der Patella

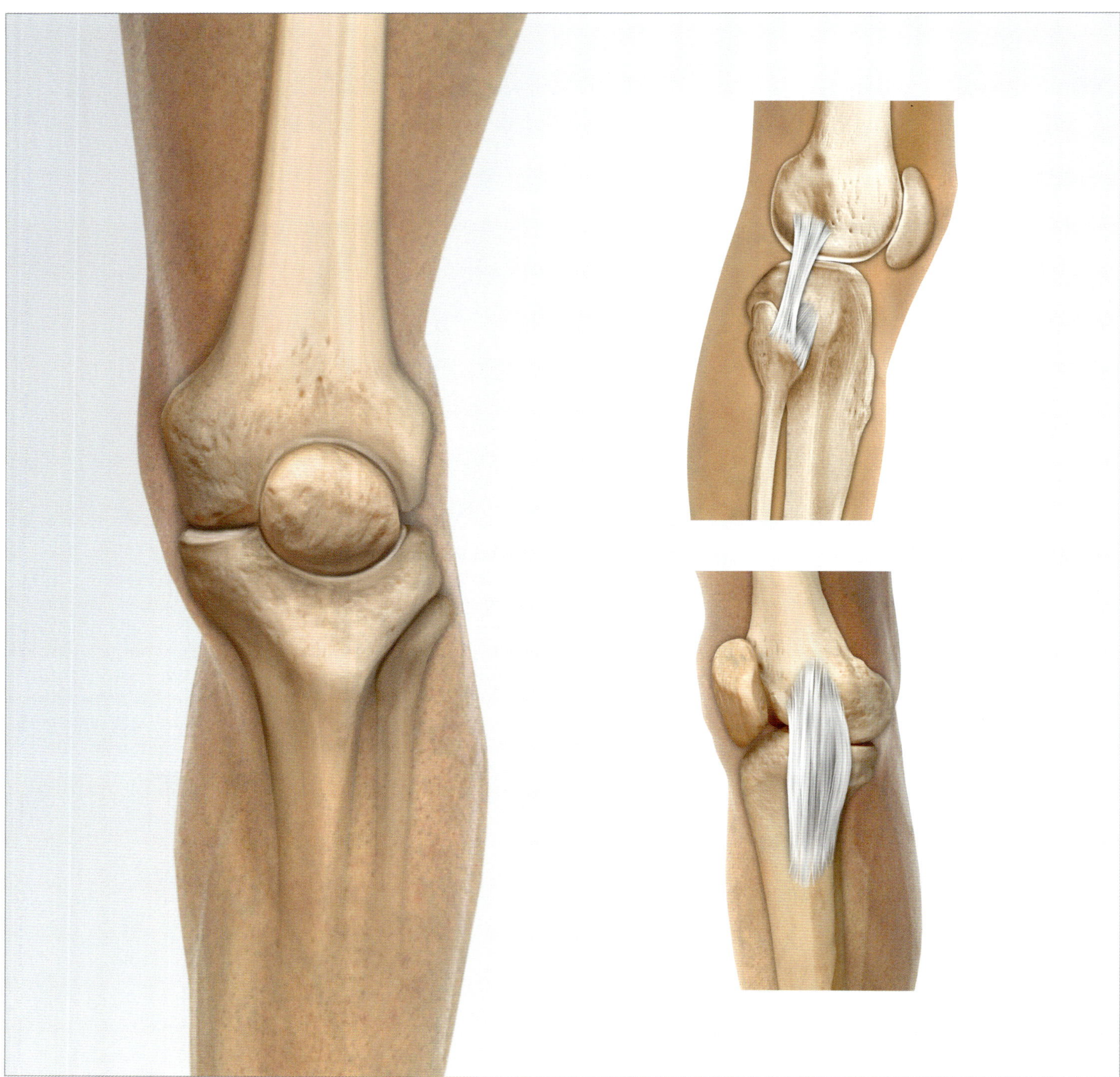

Patella

D e Patella ist das größte Sesambein des menschlichen Körpers. Ihre Form ist nahezu dreieckig, wobei die Basis nach kranial und der Apex nach kaudal gerichtet ist. An der Basis der Patella inseriert die Ansatzsehne des M. quadriceps femoris, am Apex patellae entspringt das Lig. patellae. Die Patella ist somit funktionell komplett in den M. quadriceps femoris eingebettet. Die dorsale Seite der Patella trägt die Gelenkfläche zum Femur und bildet das Patellofemoralgelenk. Sie ist in eine laterale und mediale Facette unterteilt, die mit der jeweiligen Condyle des Femurs Kontakt aufnimmt. Die Patella bewegt sich in 6 verschiedenen Freiheitsgraden. Abweichungen der Patella nach medial/lateral, nach kranial/kaudal, wie auch nach anterior/posterior, führen zu einer Fehlbelastung des Gelenks und ggf. zu Schmerzen.

Patellofemoralgelenk: Korrektur des lateralen Tilts

– Gelenkanlage mit mechanischer Korrektur

Wirkung: Schmerz-, Schwellungs- und Ödemreduktion; Durchblutungsförderung und Entlastung des Lig. patellae; Korrektur der lateral gekippten Patella nach medial; Limitierung des Drucks im Patellofemoralgelenk; Optimieren und Stimulieren des patello-femoralen Gleitens; Stimulation der Propriozeption

Indikationen für die Sensotape-Anlage
- Patellaspitzensyndrom (Jumpers-Knie)
- Patella-Tendinitis
- Mb. Osgood-Schlatter
- Insertionstendopathie der Patellasehne

Material
rotes I-Tape

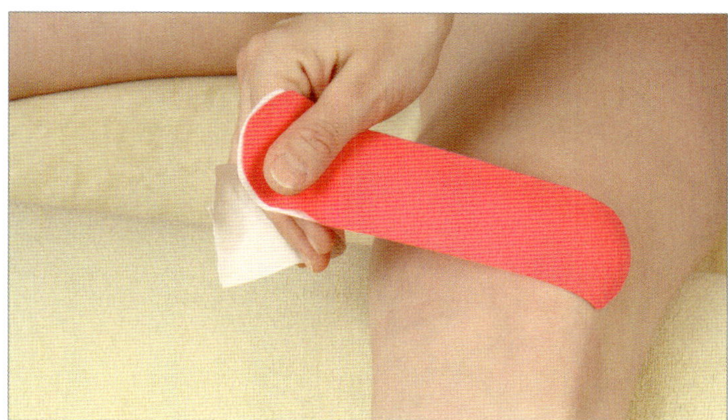

Anlage des I-Ankers
ASTE: In Rückenlage, das Kniegelenk befindet sich in Neutralstellung.
Schritt 1: Der Anker des I-Tapes wird am lateralen Patellarand ohne Zug angesetzt.

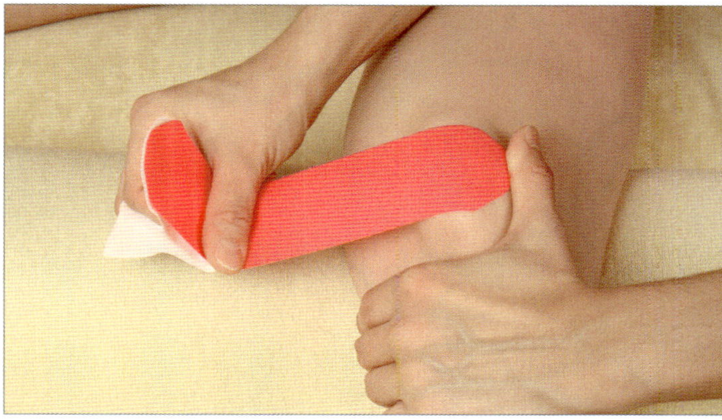

Anlage des I-Tapes
ASTE: In Rückenlage, das Kniegelenk befindet sich in Flexion.
Schritt 2: Es wird eine mechanische Korrektur in einer Längs-Applikationsform des I-Tapes und eine manuelle Korrektur der Patella nach medial durchgeführt. Das I-Tape wird bei fixiertem Anker von der Mittellinie der Patella nach medial unter Spannung gebracht. Der Daumen schiebt parallel dazu die Patella nach medial, um die laterale Patellafacette vom abgekippten Zustand anzuheben.

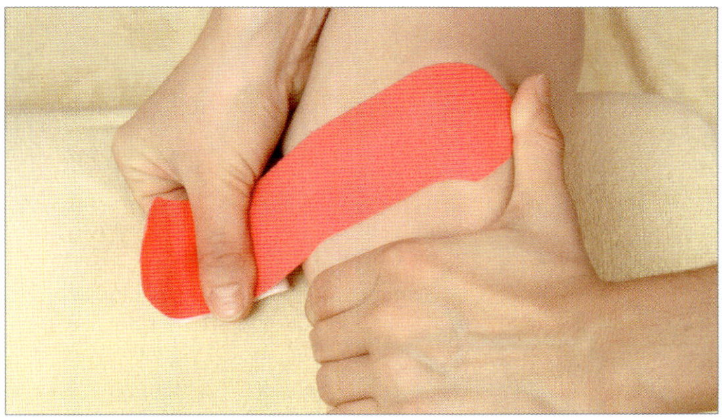

Anlage der I-Tapes
ASTE: In Rückenlage, das Kniegelenk befindet sich in Flexion.
Schritt 3: Bei gleichzeitiger manueller Korrektur der Patella zieht das I-Tape die Patella mit maximaler Spannung und mit leichtem Innendruck deutlich nach medial und in einem Zug wird das I-Tape nach posterior in Richtung Fossa poplitea angelegt.

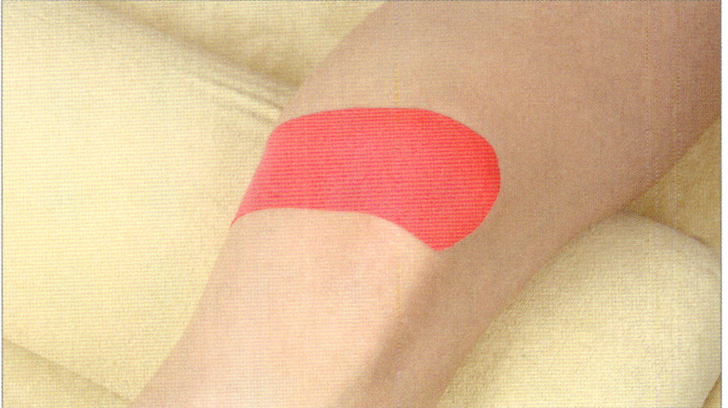

Komplette I-Tapeanlage
ESTE: In Rückenlage, das Kniegelenk befindet sich in Neutralstellung.
Schritt 4: Das I-Tapeende läuft dehnungsfrei an der Knieinnenseite und mit seinem Tapeende in der Regio genus posterior aus. Die gesamte Anlage wird durch leichtes Reiben anmodelliert, aktiviert und fixiert.

Patellofemoralgelenk: Korrektur des lateralen Glides

– Gelenkanlage mit mechanischer Korrektur

Wirkung: Schmerz-, Schwellungs- und Ödemreduktion; Durchblutungsförderung und Entlastung des Lig. patellae; Korrektur der Außenrotation der Patella; Limitierung des Drucks im Patellofemoralgelenk; Optimieren und Stimulieren des patello-femoralen Gleitens; Stimulation der Propriozeption

Indikationen für die Sensotape-Anlage
- Patellaspitzensyndrom (Jumpers-Knie)
- Patella-Tendinitis
- Mb. Osgood-Schlatter
- Insertionstendopathie der Patellasehne

Material
rotes Y-Tape

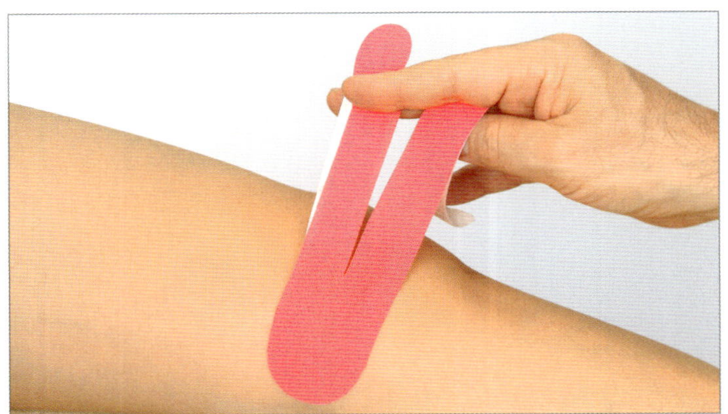

Anlage des Y-Ankers
ASTE: In Rückenlage, das Kniegelenk befindet sich in Neutralstellung.
Schritt 1: Der Anker des Y-Tapes wird ohne Zug an der Knieinnenseite in der Mitte der Regio genus medialis und unterhalb der Margo medialis patellae angelegt.

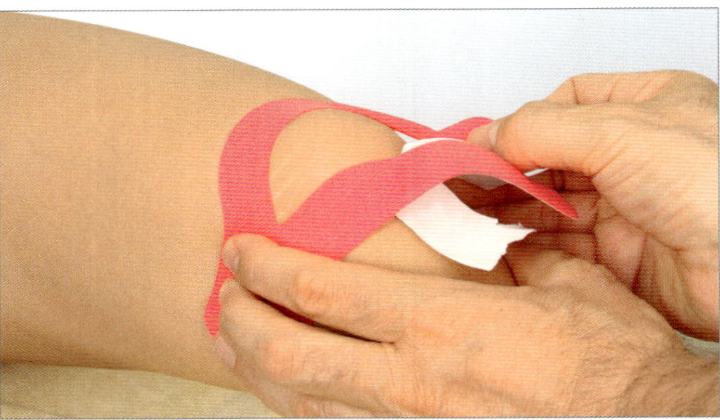

Anlage des superioren Y-Zügels
ASTE: In Rückenlage, das Kniegelenk befindet sich in 30°-Flexion.
Schritt 2: Es wird eine mechanische Korrektur mit Rückstelleffekt in einer Längs-Applikationsform des Y-Tapes angewendet. Der superiore Y-Tapezügel wird bei fixiertem Anker ab dem superioren Patellapol und an der Patellabasis mit starkem Zug und leichtem Innendruck nach lateral angelegt. Das Tapeende dehnungsfrei in der Regio genus lateralis auslaufen lassen.

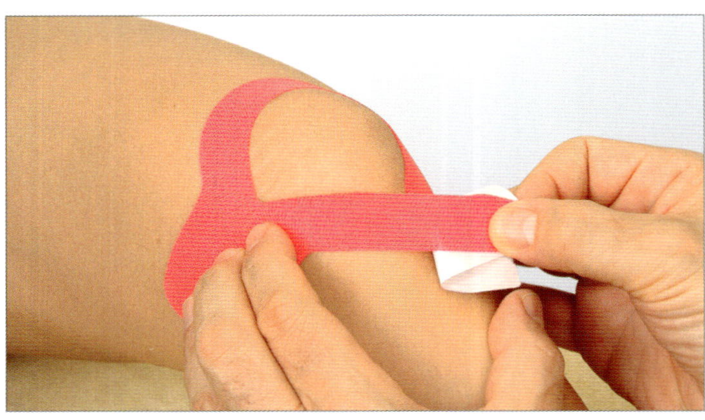

Anlage des inferioren Y-Zügels
ASTE: In Rückenlage, das Kniegelenk befindet sich in 30°-Flexion.
Schritt 3: Der inferiore Y-Tapezügel wird bei fixiertem Anker ab dem inferioren Patellapol und an der Patellabasis mit starkem Zug und leichtem Innendruck nach lateral angelegt. Das Tapeende dehnungsfrei in der Regio genus lateralis auslaufen lassen.

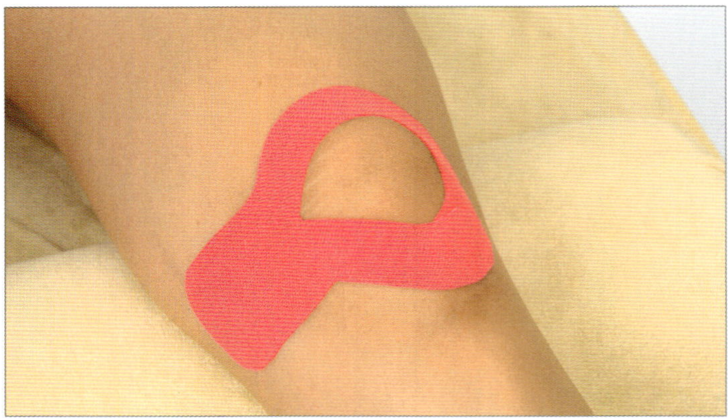

Komplette Y-Tapeanlage
ESTE: Im Sitzen, das Kniegelenk befindet sich in Neutralstellung.
Schritt 4: Da die Patella im Verhältnis zur Trochlea femoris zu weit lateral sitzt, ermöglicht die Y-Tapeanlage eine Patellamedialisierung. Die gesamte Anlage wird durch leichtes Reiben anmodelliert, aktiviert und fixiert.

Patellofemoralgelenk: Korrektur des lateralen Glides

– Gelenkanlage mit mechanischer Korrektur

Wirkung: Schmerz-, Schwellungs- und Ödemreduktion; Durchblutungsförderung und Entlastung des Lig. patellae; Korrektur der Außenrotation der Patella; Limitierung des Drucks im Patellofemoralgelenk; Optimieren und Stimulieren des patello-femoralen Gleitens; Stimulation der Propriozeption

Indikationen für die Sensotape-Anlage

- Patellaspitzensyndrom (Jumpers-Knie)
- Patella-Tendinitis
- Osgood-Schlatter-Syndrom
- Insertionstendopathie-Patella
- Tendonitis

Material

rotes I-Tape

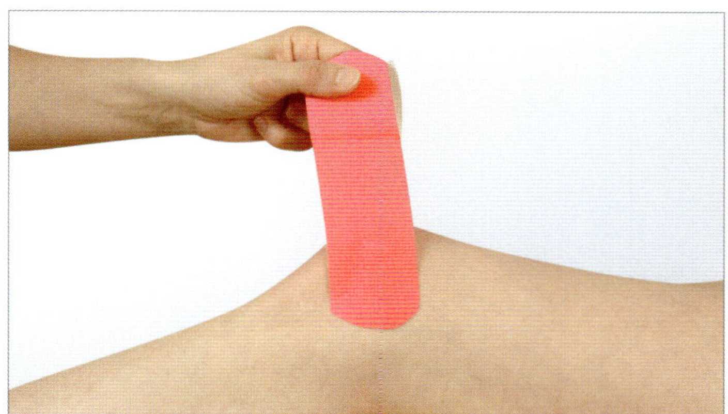

Anlage des I-Ankers

ASTE: Im Sitzen, das Kniegelenk befindet sich in Neutralstellung.

Schritt 1: Der Anker des I-Tapes wird ohne Zug an der Knieaußenseite in der Mitte der Regio genus lateralis und unterhalb des Margo lateralis patellae angelegt.

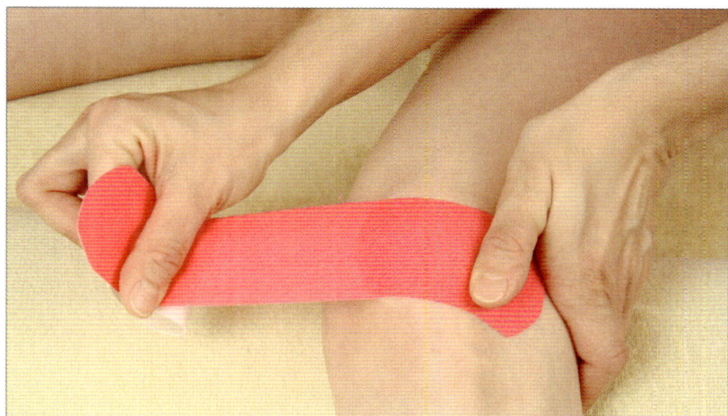

Anlage des I-Tapes

ASTE: Im Sitzen, das Kniegelenk befindet sich in Flexion.

Schritt 2: Der Daumen der einen Hand fixiert den Anker am lateralen Patellarand und schiebt gleichzeitig die Kniescheibe nach medial, während die andere Hand das I-Tape mit maximalem Zug und leichtem Innenruck, die Patella deutlich nach medial-innen ziehend, anlegt.

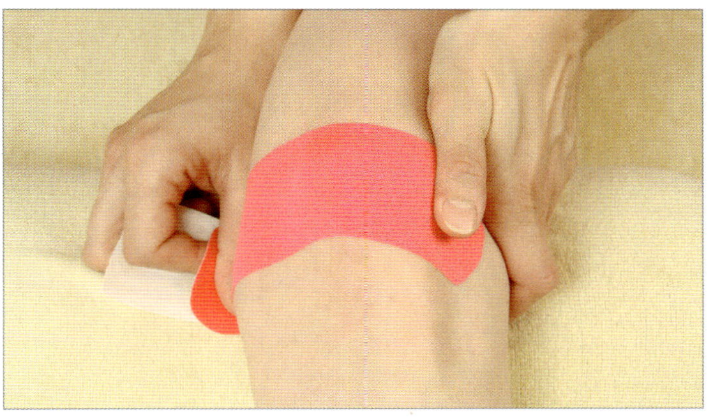

Anlage der I-Tapeenden

ASTE: Im Sitzen, das Kniegelenk befindet sich in Flexion.

Schritt 3: Das I-Tapeende läuft dehnungsfrei an der Knieinnenseite in der Regio genus medialis aus.

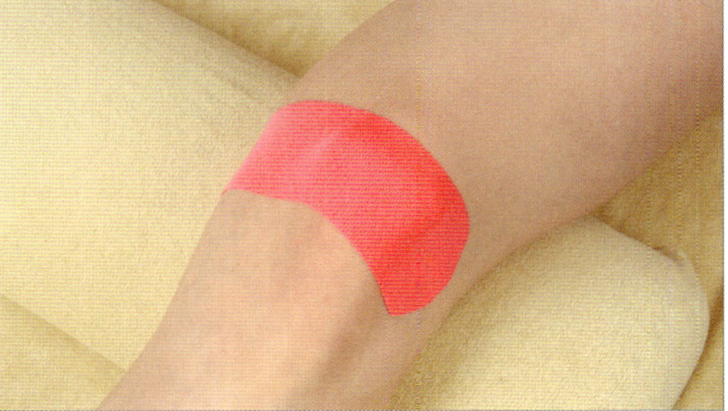

Komplette I-Tapeanlage

ESTE: Im Sitzen, das Kniegelenk befindet sich in Neutralstellung.

Schritt 4: Die gesamte Gelenkanlage wird in longitudinaler mechanischer Korrektur ohne Rückstelleffekt ausgeführt. Gleichzeitig wird die Patella mit dem Daumen nach medial korrigiert.

▸ **Vorsicht vor übermäßiger Kompression der Patella.**

Patellofemoralgelenk: Korrektur der Außenrotation der Patella – Gelenkanlage mit mechanischer Korrektur

Wirkung: Schmerz-, Schwellungs- und Ödemreduktion; Durchblutungsförderung und Entlastung des Lig. patellae; Korrektur der Außenrotation der Patella; Limitierung des Drucks im Patellofemoralgelenk; Optimieren und Stimulieren des patello-femoralen Gleitens; Stimulation der Propriozeption

Indikationen für die Sensotape-Anlage
- Patellaspitzensyndrom (Jumpers-Knie)
- Patella-Tendinitis
- Mb. Osgood-Schlatter
- Insertionstendopathie der Patellasehne

Material
rotes I-Tape, rotes Y-Tape

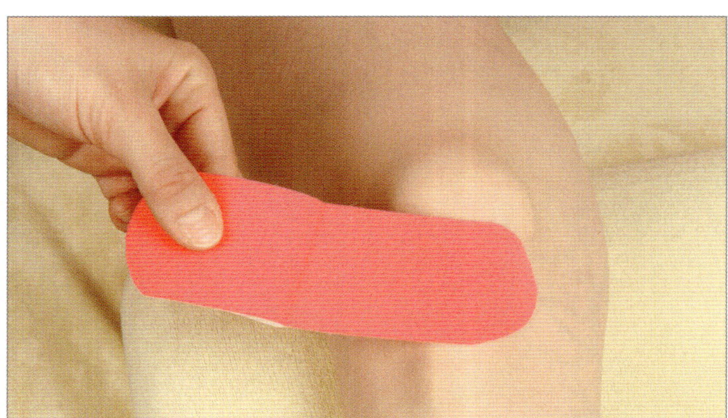

Anlage des I-Ankers
ASTE: Im Sitzen, das Kniegelenk befindet sich in Neutralstellung.
Schritt 1: Der Anker des I-Tapes wird ohne Zug an der Margo medialis patellae in der Mitte der Regio genu anterior über dem inferioren Pol der Patella angelegt. Der inferiore Pol der Patella steht lateral (AR) zur Längsachse des Femur.

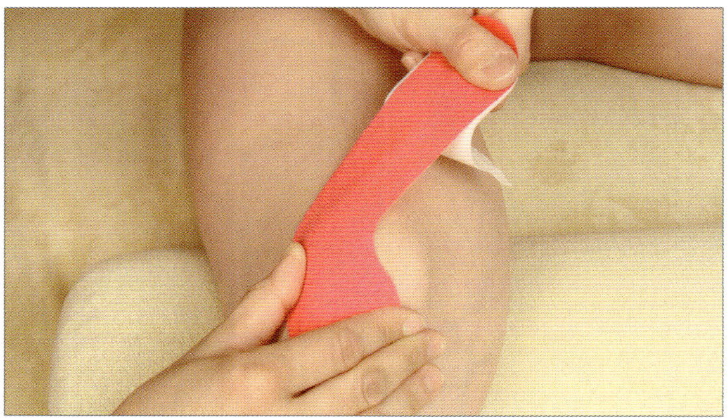

Anlage des I-Tapes
ASTE: Im Sitzen, das Kniegelenk befindet sich in Flexion.
Schritt 2: Es wird eine mechanische Korrektur in einer Längs-Applikationsform des I-Tapes und eine gleichzeitige manuelle Rotationskorrektur der Patella mit dem Daumen durchgeführt. Das I-Tape wird bei fixiertem Anker am lateralen Patellarand mit maximalem Zug und leichtem Innendruck nach superior angelegt, um die Patella zu rotieren.

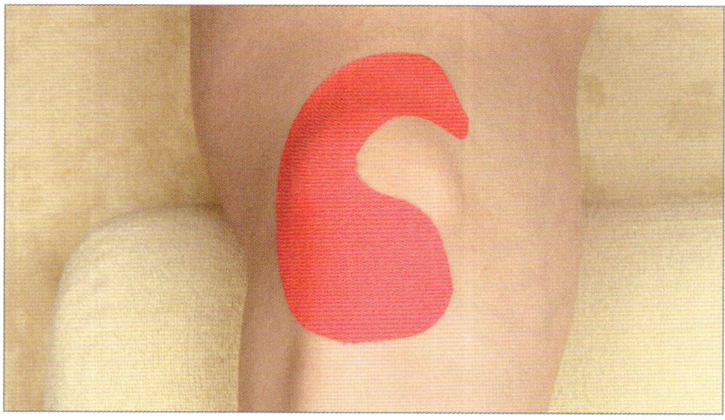

Komplette I-Tapeanlage
ASTE: Im Sitzen, das Kniegelenk befindet sich in Flexion.
Schritt 3: Das I-Tapeende läuft dehnungsfrei an der Knieinnenseite in der Regio genus medialis aus.

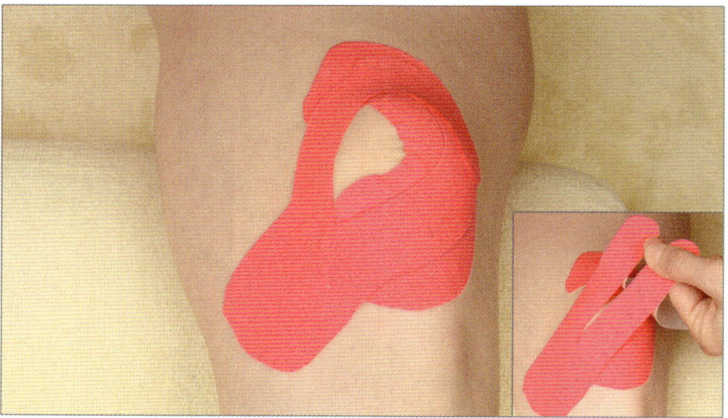

Komplette Kombinationsanlage mit I- und Y-Tape
ESTE: Im Sitzen, das Kniegelenk befindet sich in Neutralstellung.
Schritt 4: Zusätzlich zur lateralen I-Tapeanlage ist die Anlage eines Y-Tapes in mechanischer Korrekturtechnik mit Rückstelleffekt indiziert. Der Anker des diagonalen Y-Tapes liegt an der Knieinnenseite, um mit den Y-Zügeln die Rotation der Patella zu ermöglichen (s. kl. Abb.).

▸ **Steht der inferiore Patellapol medial (IR) zur Längsachse des Femur, so erfolgt eine spiegelbildliche Tapeanlage.**

Patellofemoralgelenk: Korrektur des anteroposterioren (inferioren) Tilts – Gelenkanlage mit mechanischer Korrektur

Wirkung: Schmerz-, Schwellungs- und Ödemreduktion; Durchblutungsförderung und Entlastung des Lig. patellae; Korrektur eines inferioren Tilts und Glides; Limitierung des Drucks im Patellofemoralgelenk; Optimieren und Stimulieren des patello-femoralen Gleitens; Stimulation der Propriozeption

Indikationen für die Sensotape-Anlage
- Patellaspitzensyndrom (Jumpers-Knie)
- Patella-Tendinitis
- Mb. Osgood-Schlatter
- Insertionstendopathie der Patellasehne

Material
rotes I-Tape, blaues Y-Tape

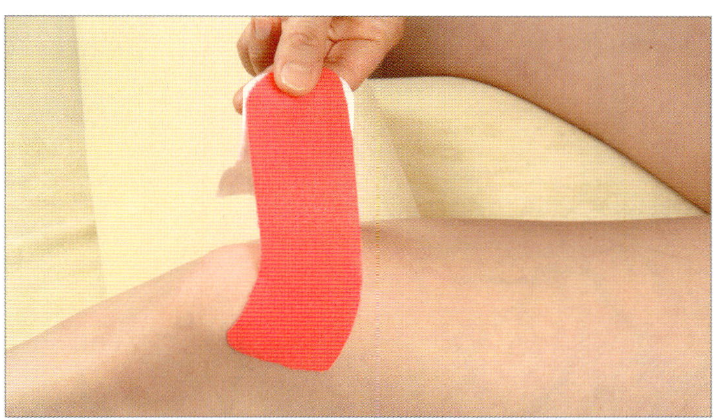

Anlage des I-Ankers
ASTE: In Rückenlage, das Kniegelenk befindet sich in Neutralstellung.
Schritt 1: Der Anker des I-Tapes wird ohne Zug in der Regio genus anterior, lateral über dem superioren Pol der Patella appliziert.

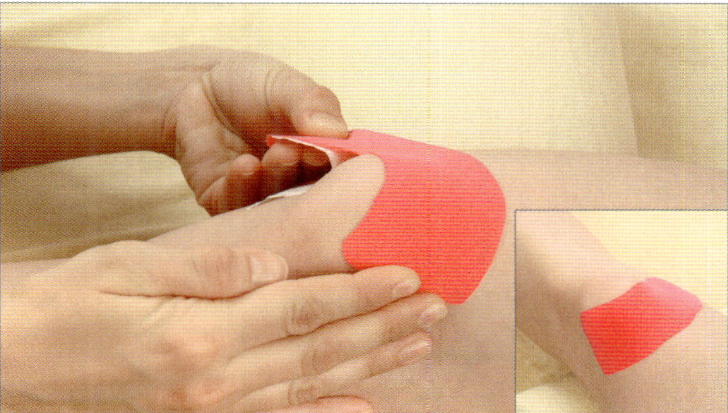

Anlage des I-Tapes
ASTE: In Rückenlage, das Kniegelenk befindet sich in 30°-Flexion.
Schritt 2: Es wird eine mechanische Korrektur in einer Längs-Applikationsform des I-Tapes durchgeführt. Das I-Tape wird bei fixiertem Anker am superioren Patellapol mit maximal nötigem Zug und leichtem Innendruck nach medial gezogen, um den inferioren Patellapol nach anterior zu elevieren. Das I-Tapeende läuft dehnungsfrei an der Knieinnenseite in der Regio genus medialis aus. Die gesamte Anlage wird durch leichtes Reiben anmodelliert, aktiviert und fixiert (s. kl. Abb.).

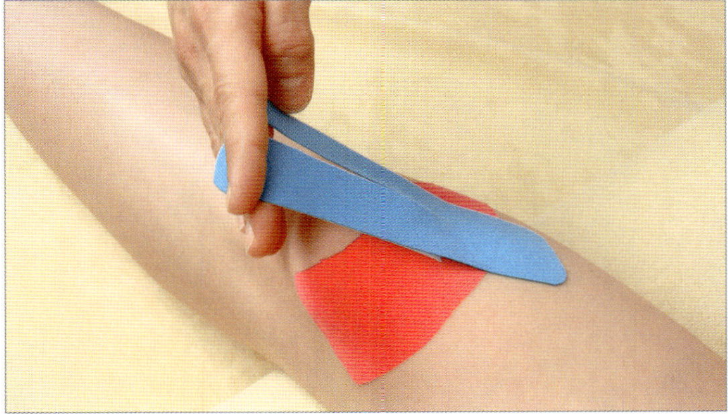

Kombinationsanlage: Anlage des Y-Ankers
ASTE: In Rückenlage, das Kniegelenk befindet sich in 30°-Flexion.
Schritt 3: Steht der inferiore Pol der Patella zu weit nach posterior gekippt, so irritiert er den Hoffa-Fettkörper. Bei solch einer Fehlstellung ist das Anbringen eines zweiten Y-Tapes in mechanischer Korrekturtechnik indiziert. Der Anker des Y-Tapes wird ohne Zug medial über dem M. vastus medialis diagonal superior angelegt.

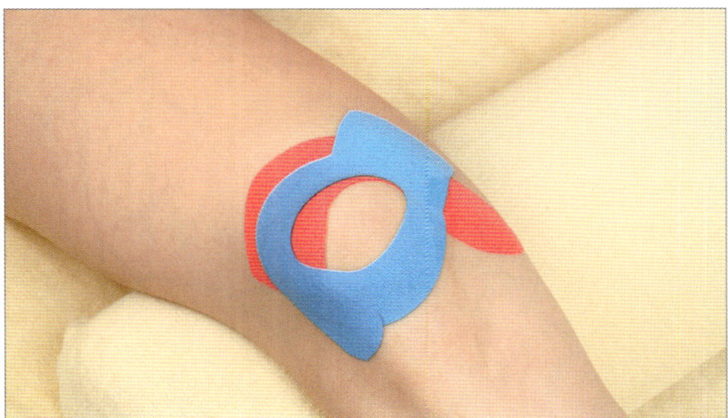

Komplette Kombinationsanlage
ESTE: In Rückenlage, das Kniegelenk befindet sich in Neutralstellung.
Schritt 4: Bei fixiertem Anker werden die Y-Zügel (erst der inferiore, dann der superiore) mit starkem Zug um die Patella herum angelegt. Die gesamte Anlage wird durch leichtes Reiben anmodelliert, aktiviert und fixiert.

Patellofemoralgelenk: Korrektur des lateralen Glides, des Tilts und der Rotation – Gelenkanlage mit mechanischer Korrektur

Wirkung: Schmerz-, Schwellungs- und Ödemreduktion; Limitieren der Patellabewegung nach lateral und Entlastung des lateralen Zugs; funktionelle mechanische Korrektur von lateral nach medial; Stimulation der Propriozeption

Indikationen für die Sensotape-Anlage
- Patella-Tracking-Syndrom
- Genu varum/valgum
- Patellaspitzensyndrom (Jumpers-Knie)
- Patella-Tendinitis
- Chondropathia patellae
- Insertionstendopathie der Patellasehne

Material
2 rote Y-Tapes

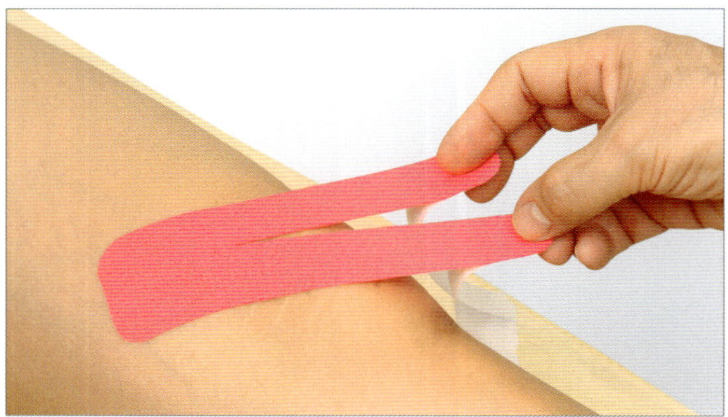

Anlage des ersten Y-Ankers
ASTE: Das Knie befindet sich in einer Neutralstellung.
Schritt 1: Zuerst werden die Patellaränder, der obere und untere Pol, sowie die Patellamitte markiert, um den genauen Drehpunkt der Patella zu bestimmen. Der Anker wird ohne Zug schräg am medio-superioren Patellawinkel angelegt. Das Y-Tape liegt in Korrekturrichtung über dem M. vastus medialis obliquus, oberhalb der Regio genus anterior.

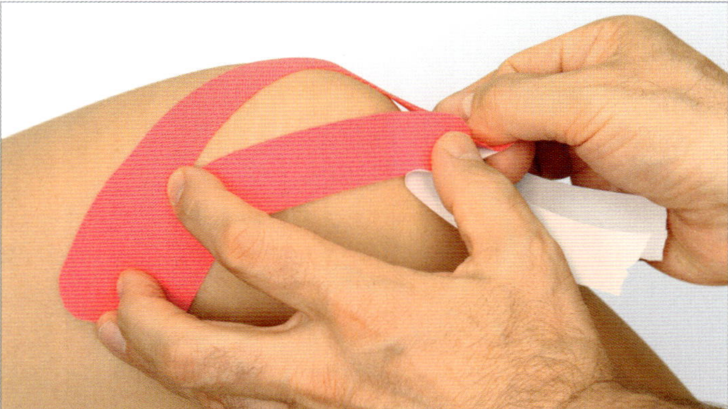

Anlage der Y-Zügel
ASTE: Das Knie befindet sich in 30°–45°-Flexion.
Schritt 2: Während man den Anker fixiert, lässt man das Knie aktiv aus der Extension in die Flexion bewegen. Dabei werden die beiden Y-Zügel einzeln durch die Bewegung unter Spannung gebracht. Beide Zügel werden so unter starken Zug gebracht und an der lateralen bzw. medialen Patellakante fixiert. In maximal möglicher Knieflexion die Y-Zügelenden dehnungsfrei auslaufen lassen.

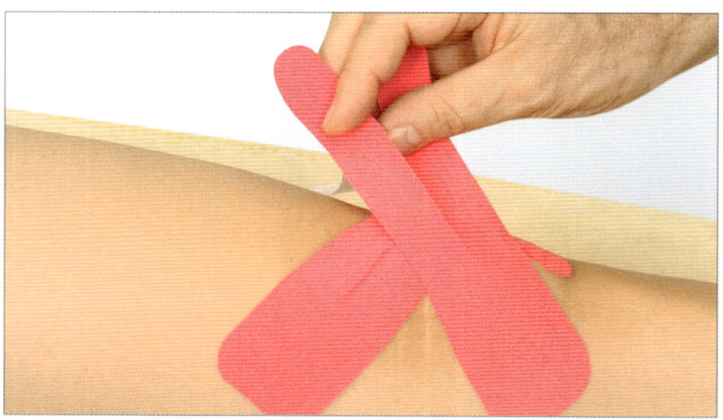

Anlage des zweiten Y-Ankers
ASTE: Das Knie befindet sich leicht unterlagert in Neutralstellung.
Schritt 3: Das zweite Y-Tape liegt ebenfalls in Korrekturrichtung und der Anker wird ohne Zug unterhalb des medio-inferioren Patellarandes über dem medialen Tibiaplateau angelegt.

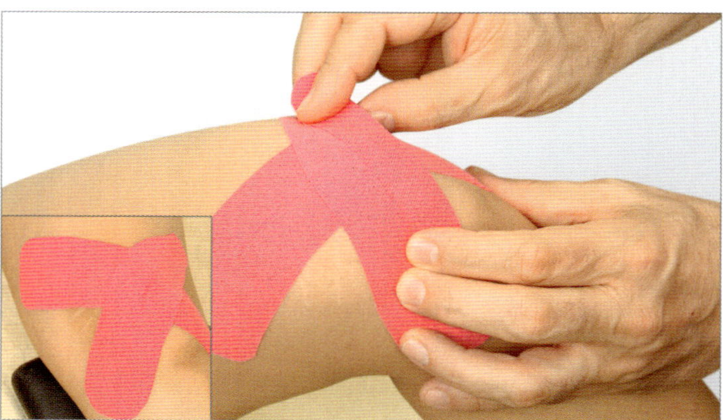

Anlage der Y-Zügel
ESTE: Das Knie befindet sich in 30°–45°-Flexion.
Schritt 4: In aktiver Knieflexion werden beide Y-Zügel über die Patella angelegt, zuerst der mediale, danach der laterale Zügel. Die Y-Zügelenden werden dehnungsfrei in maximal möglicher Knieflexion angelegt. Die komplette ipsilaterale Y-Tapeanlage wird durch leichtes Reiben anmodelliert, aktiviert und fixiert (s. kl. Abb.).

- **a) Nicht überkorrigieren, da sonst eine falsche Patellakippung entsteht.**
- **b) Beide Anker liegen medial in Korrekturrichtung und ziehen über die Y-Zügel die Patella zu sich hin. Die Patella mit ihrem mittigen Drehpunkt bekommt eine axiale gleichmäßige Verschiebung.**

Patellofemoralgelenk: Korrektur der kranialen Fehlstellung (Patella alta) – Gelenkanlage mit mechanischer Korrektur

Wirkung: Schmerz-, Schwellungs- und Ödemreduktion; Durchblutungsförderung; Korrektur des kranialen Glides; Limitierung des Drucks im Patellofemoralgelenk; Optimieren und Stimulieren des patello-femoralen Gleitens; Stimulation der Propriozeption

Indikationen für die Sensotape-Anlage
- Patella alta
- Tendinitis quadricipitale

Material
3 rote I-Tapes

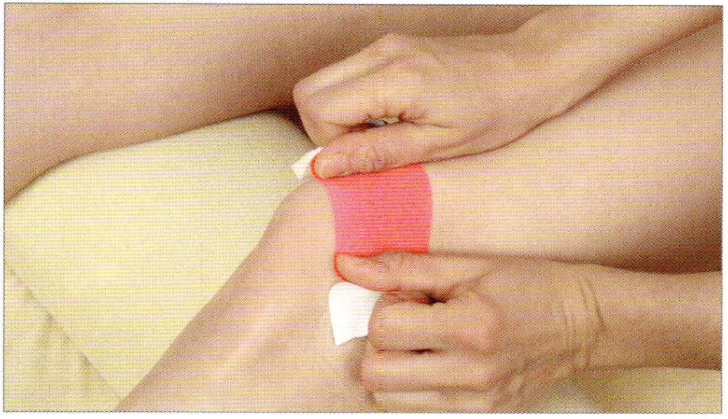

Anlage des ersten I-Ankers
ASTE: In Rückenlage, das Kniegelenk befindet sich in Flexion.
Schritt 1: Der zentrale Anker des I-Tapes wird diagonal mit mittlerem Zug an dem oberen lateralen Patellapol, den Patellarand ein Drittel überlappend, angelegt. Die fixierenden Daumen schieben parallel dazu die kraniale Patellafacette mit leichtem Innendruck abwärts. Die I-Tapeenden dehnungsfrei auslaufen lassen.

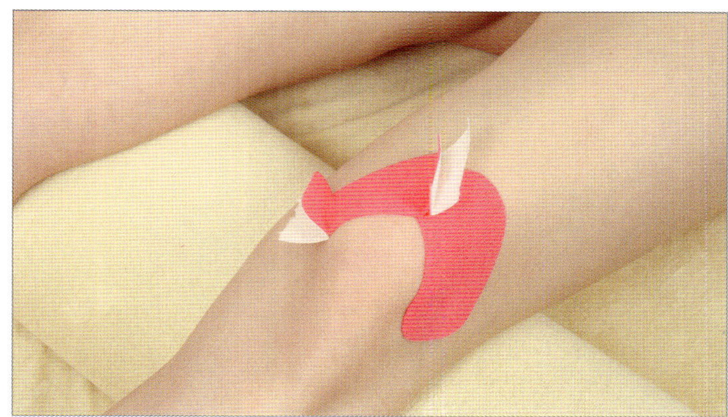

Anlage des zweiten I-Ankers
ASTE: In Rückenlage, das Kniegelenk befindet sich in Flexion.
Schritt 2: Es wird ein zweites I-Tape diagonal an der medialen Seite des oberen Patellapols auch mit einer mechanischen Korrektur in einer zentralen Applikationsform angelegt. Es wird gleichzeitig eine manuelle Korrektur der Patella nach kaudal mit dem Daumen ausgeführt. Die I-Tapeenden dehnungsfrei in Vordehnung auslaufen lassen.

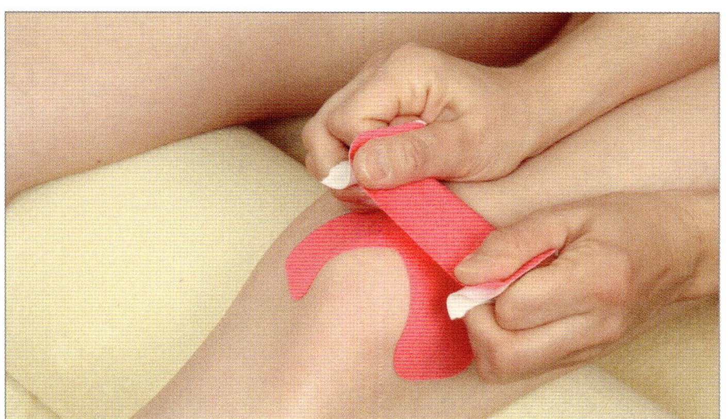

Anlage des dritten I-Tapes
ASTE: In Rückenlage, das Kniegelenk befindet sich in Flexion.
Schritt 3: Zusätzlich kombiniert man ein drittes Quer-I-Tape mit der gleichen Korrekturtechnik, welches den superioren Patellarand halb überlappt. Parallel dazu erfolgt die manuelle Korrektur der Patella nach kaudal durch den zentralen I-Tapeanker.

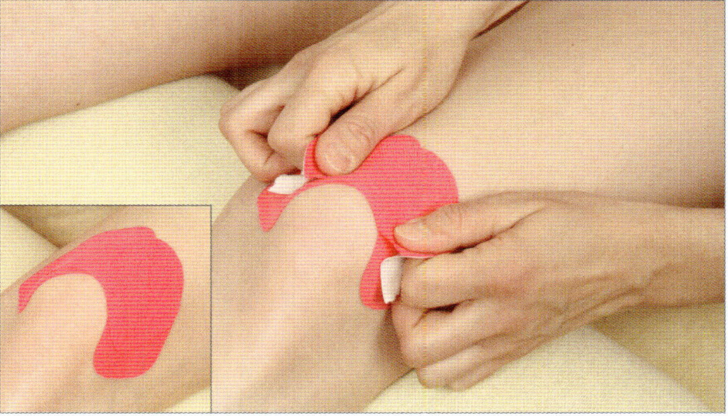

Komplette Kombinationsanlage mit 3 I-Tapes
ESTE: In Rückenlage, das Kniegelenk befindet sich in Neutralstellung.
Schritt 4: Die I-Tapeenden laufen dehnungsfrei in Vordehnung aus. Die gesamte Anlage wird durch leichtes Reiben anmodelliert, aktiviert und fixiert (s. kl. Abb.).

▸ **Vorsicht bei Kompression der Patella.**

Patella: Korrektur einer Subluxation/Luxation nach lateral

– Gelenk- (Abb. 1 + 4), Ligament- (Abb. 2), Muskel- (Abb. 3 + 4) u. Spaceanlage (Abb. 4)

Wirkung: Schmerz-, Schwellungs- und Ödemreduktion; Limitieren der Patellabewegung nach lateral; Stimulieren und Entlasten der Patella nach medial; Tonisierung chronischer Muskelschwäche des M. vastus medialis

Indikationen für die Sensotape-Anlage
- akute Subluxation der Patella
- Patella-Tracking-Syndrom
- Patella alta
- Genu varum und valgum
- muskuläre Dysbalance des M. vastus medialis

Material
Abb. 1 und 2: 2 rote I-Tapes
Abb. 3 und 4: rotes Y-Tape, rotes I-Tape, blaues I-Tape

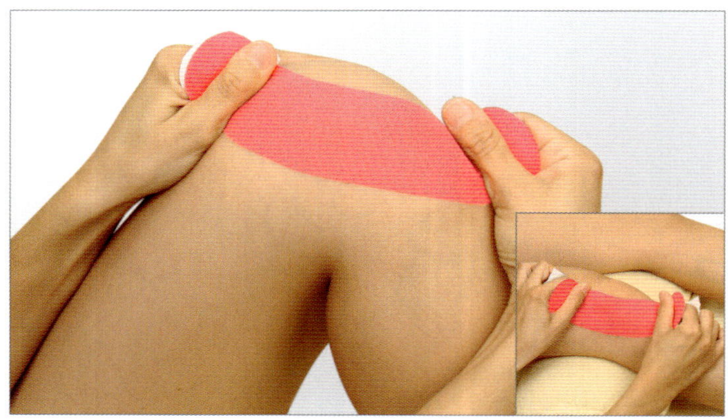

Anlage des I-Tapes
ASTE: In Rückenlage, das Knie befindet sich zuerst in Neutralstellung und dann in 45°-Flexion.
Schritt 1: Um eine laterale Patellabewegeung zu limitieren und den extremen lateralen Muskelzug zu reduzieren, wird ein I-Tape zur mechanischen Korrektur angewandt. Es wird beidhändig mit dem zentralen Anker unter Zug gebracht und mit Innendruck bei aktiver Kniebeugung über den lateralen Patellarand bis zur medianen Beinlängsachse angelegt angelegt (s. kl. Abb.).

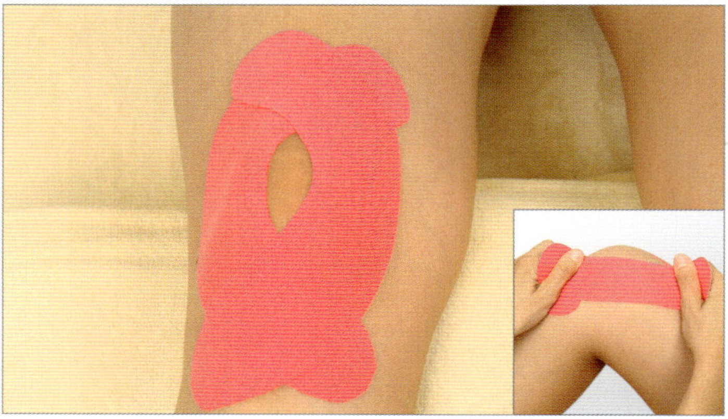

Komplette Kombinationsanlage zweier I-Tapes
ASTE: In Rückenlage, das Knie befindet sich zuerst in Flexion und dann in Neutralstellung.
Schritt 2: Dem lateralen I-Tape entgegengesetzt wird ein mediales I-Tape mit einer Ligamentanlage angelegt. Der zentrale Anker des I-Tapes wird mit leichtem Zug direkt über den medialen schmerzhaften Patellarbändern angelegt (s. kl. Abb.). Die I-Tapeenden dehnungsfrei, die ersten überkreuzend, nach lateral auslaufen lassen. Die gesamte Anlage wird durch leichtes Reiben anmodelliert, aktiviert und fixiert.

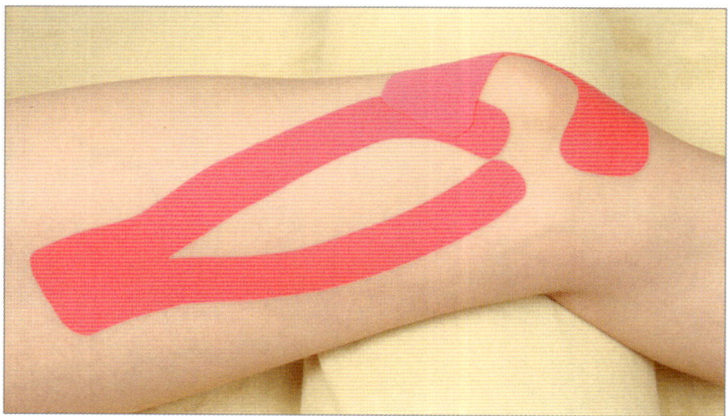

Alternative Kombinationsanlage mit Y- und I-Tape
ASTE: In Rückenlage, das Bein befindet sich in Neutralstellung.
Schritt 1: In Folge der Muskelschwäche des M. vastus medialis wird eine tonisierende Muskelanlage mit Y-Tape angelegt (s. Kap. Muskel). Zusätzlich wird ein I-Tape in zentraler mechanischer Korrektur-Technik lateral wie bei Schritt 1 angelegt.

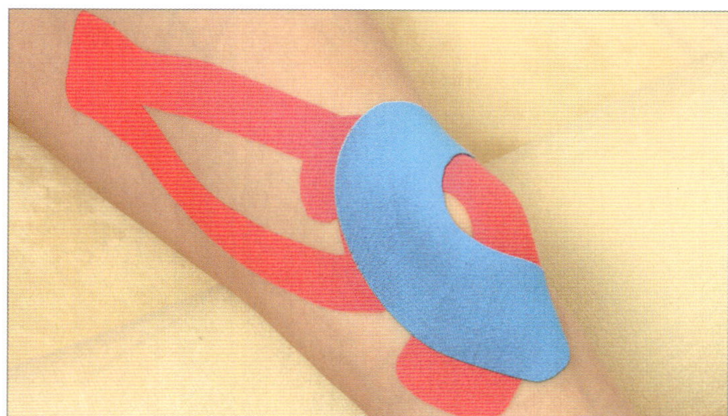

Alternative komplette Kombinationsanlage mit Y- und zwei I-Tapes
ASTE: In Rückenlage, das Bein befindet sich in Neutralstellung.
Schritt 2: Die Kombinationsanlage besteht aus einem Muskel-Y-Tape, aus einem Medialisierungs-I-Tape mit mechanischer Korrektur und aus einem medialen I-Tape mit einer Spaceanlage zur Schmerzreduktion. Der zentrale Anker des blauen I-Tapes wird mit leichtem Zug direkt über dem medialseitigen Patella-Schmerzareal angelegt. Die I-Tapeenden dehnungsfrei auslaufen lassen. Die gesamte Anlage wird durch leichtes Reiben anmodelliert, aktiviert und fixiert.

Kniegelenk und Lig. collaterale mediale und laterale

– Ligamentanlage

Wirkung: Schmerz-, Schwellungs- und Ödemreduktion; Reduktion von Hämatomen und Entzündung; Limitieren einer Varusinstabilität; Stimulieren und Optimieren einer Rotationsstabilität (AR); Propriozeptions-Training

Indikationen für die Sensotape-Anlage

- Überdehnung MCL (medial collateral ligament = mediales Kollateralband)
- Teilruptur MCL
- Knie-Bänderdehnung/-riss
- mediale bzw. laterale Instabilität des Knies

Material

2 blaue I-Tapes

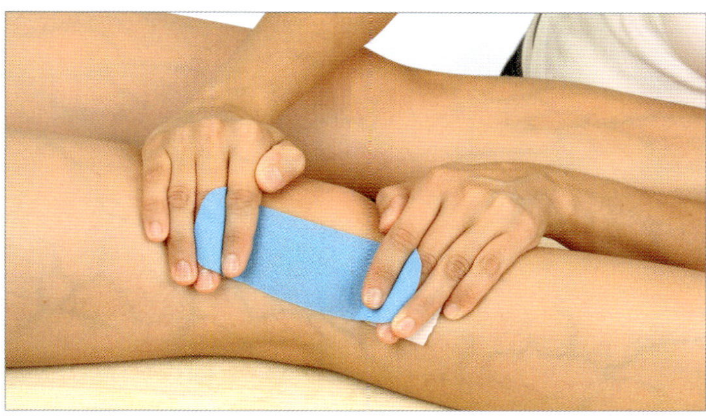

Anlage des lateralen I-Ankers

ASTE: In Rückenlage, das Kniegelenk befindet sich in Extension.

Schritt 1: Der Anker, das Zentrum des I-Tapes, wird mit einer Ligamentanlage in zentraler Applikatonsform angebracht. Dabei wird der Anker unter starkem bis maximalem Zug direkt über dem fibularen Bandverlauf vom Epicondylus lateralis femoris nach distal-dorsal zum Caput fibulae angelegt.

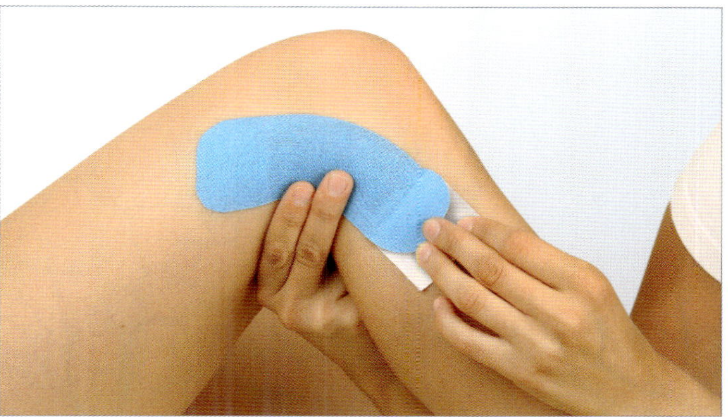

Anlage des lateralen I-Tapes

ASTE: In Rückenlage, das Kniegelenk befindet sich in 45°-Flexion.

Schritt 2: Den Anker mit den Zeigefingern immer fixieren, während man eine aktive Knieflexion ausführen lässt, sonst besteht die Gefahr, dass das I-Tape sich ablöst. Die I-Tapeenden somit einzeln dehnungsfrei nach kranial bzw. kaudal auslaufen lassen.

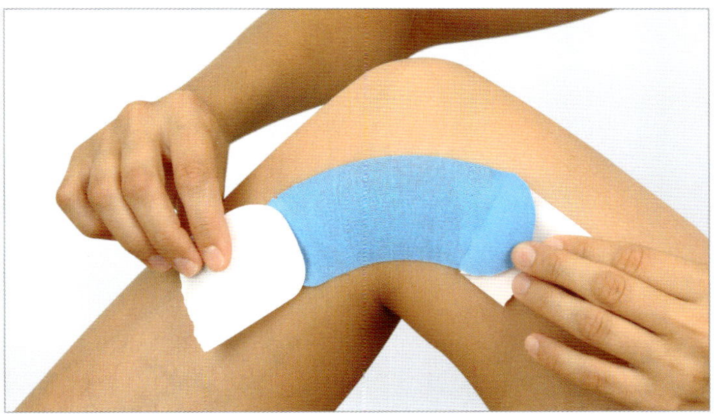

Anlage des medialen I-Tapes

ASTE: In Rückenlage, das Kniegelenk befindet sich in 90°-Flexion.

Schritt 3: In gleicher Weise wie der laterale wird auch der mediale Anker mit einer Ligamentanlage in Knieextension angelegt. Der Anker liegt auf dem Bandverlauf, vom Epicondylus medialis nach ventral-distal unter den Pes anserinus superficialis der Tibia ziehend. Während man das Knie aktiv beugen lässt, werden die beiden I-Tapeenden proximal bzw. distal ohne Zug angelegt.

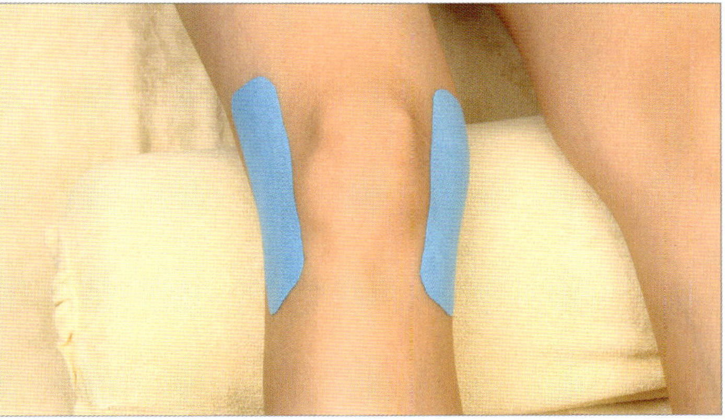

Komplette bilaterale I-Tapeanlage

ESTE: In Rückenlage, das Kniegelenk befindet sich unterlagert in leichter Flexion.

Schritt 4: Die gesamte Kombinationsanlage wird durch leichtes Reiben anmodelliert, aktiviert und fixiert. Die symmetrisch bilaterale I-Tapeanlage wirkt detonisierend auf MCL und LCL.

▸ **Bei einer Ligamentschwäche tonisierend getapt.**

Kniegelenk und Lig. collaterale mediale

– Ligamentanlage

Wirkung: Stimulierung und Stabilisierung des lateralen Kapsel-Band-Apparats; Stimulierung der Propriorezeption; Limitierung der Valgus- bzw. Varusbewegung

Indikationen für die Sensotape-Anlage
- Überdehnung MCL
- Teilruptur MCL
- Knie-Bänderdehnung/-riss
- mediale bzw. laterale Instabilität des Knies

Material
rotes I-Tape

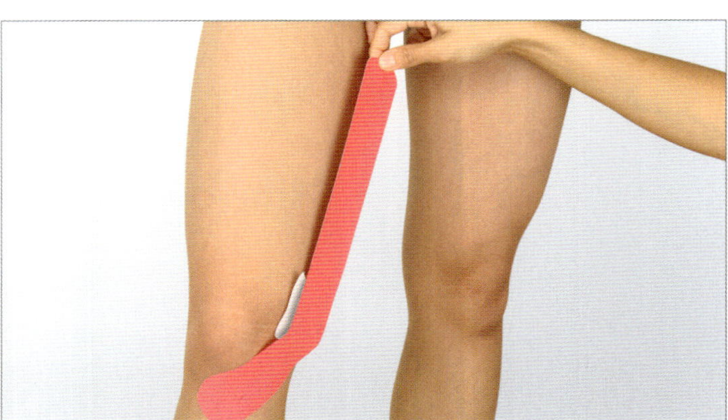

Anlage des I-Ankers
ASTE: Im Stand, das Kniegelenk befindet sich in Schrittstellung, in 30°-Flexion.
Schritt 1: Der Anker des I-Tapes wird ohne Zug unterhalb der Tuberositas tibiae über dem Ansatz des Ligamentum collaterale mediale angelegt. Das I-Tape wird nach kranial im Verlauf des Innenbands ausgerichtet.

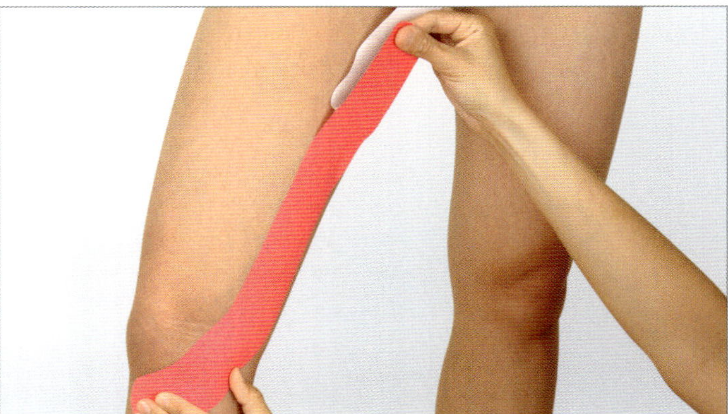

Anlage des I-Tapes
ASTE: Im Stand, das Kniegelenk befindet sich in Schrittstellung, in 30°-Flexion.
Schritt 2: Den Anker mit den linken Fingern durch einen distalen Haut-Gleitschub fixieren, während man das I-Tape mit einer ligamento-muskulären Technik in einer Längs-Applikationsform anlegt. Das I-Tape wird mit starkem Zug entlang des Ligamentverlaufs über dem Kniegelenkspalt bis zu seinem Ursprung angelegt.

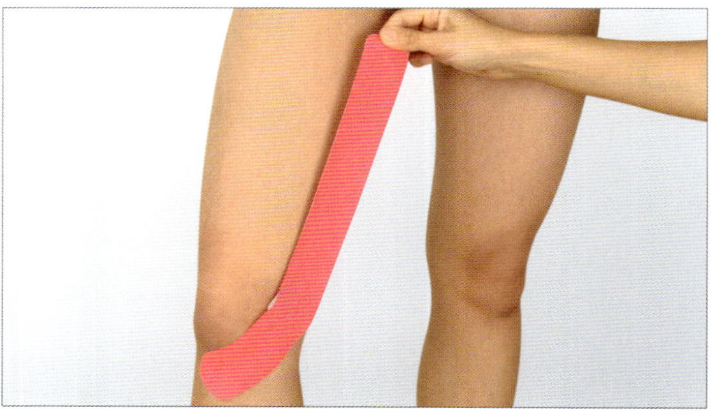

Anlage des I-Tapes
ASTE: Im Stand, das Kniegelenk befindet sich in Schrittstellung und bewegt sich aktiv in schmerzfreie Flexion.
Schritt 3: Ab dem Ursprung des Ligamentum collaterale mediale wird das I-Tape mit leichtem Zug bei einer schmerzfreien aktiven Knieflexion nach kranial hin angelegt.

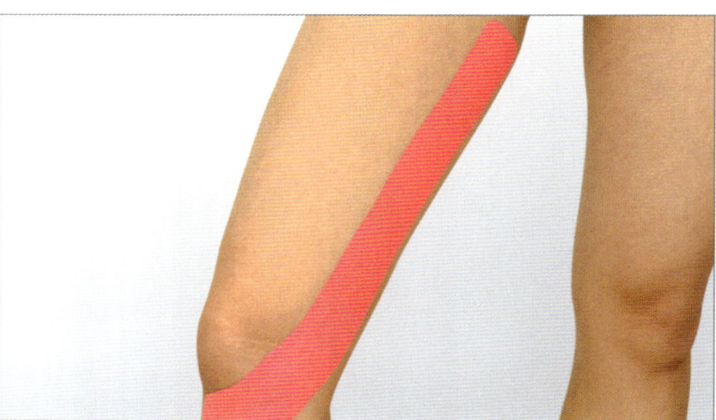

Komplette I-Tapeanlage
ESTE: Im Stand, das Kniegelenk befindet sich in Schrittstellung, in 30°-Flexion.
Schritt 4: Das I-Tapeende dehnungsfrei in Muskelvordehnung nach kranial auslaufen lassen. Die gesamte Anlage wird durch leichtes Reiben anmodelliert, aktiviert und fixiert.

Kniegelenk und Lig. collaterale mediale

– Gelenk- und Ligamentanlage

Wirkung: Stimulierung und Stabilisierung des medialen Kapsel-Band-Apparats; Stimulierung der Propriorezeption; Limitierung der Valgus- bzw. Varusbewegung

Indikationen für die Sensotape-Anlage
- Überdehnung MCL
- Teilruptur MCL
- Knie-Bänderdehnung/-riss
- mediale bzw. laterale Instabilität des Knies
- chronische Varus-/Valgus-Instabilitäten

Material
Abb. 1 bis 3: rotes I-Tape, rotes Fächertape (3 Zügel)
Abb. 4: blaues und rotes I-Tape

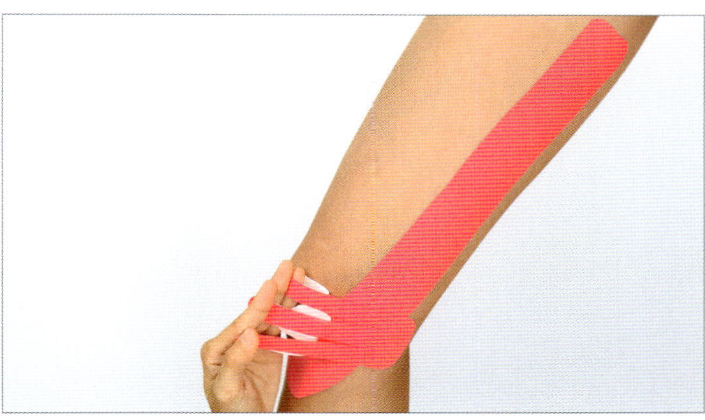

Anlage des Ankers eines Fächertapes
ASTE: Im Stand, das Kniegelenk befindet sich in 20°–30°-Flexion.
Schritt 1: Zusätzlich zum Längs-I-Tape wird mit einer mechanischen Korrektur ein tonisierendes Fächertape quer angelegt. Es folgt das Zurechtschneiden des Fächertapes mit drei Zügeln. Der Anker des Fächertapes wird ohne Zug posterior der hinteren Faseranteile des Lig. collaterale mediale posterius (Pars meniscofemorale bzw. meniscotibiale) angelegt.

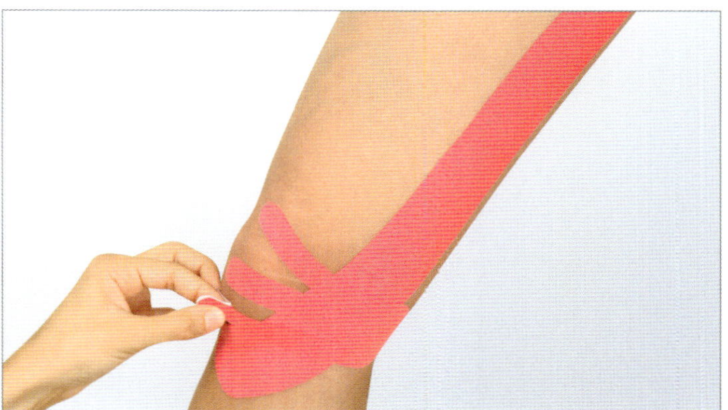

Anlage des Fächertapes
ASTE: Im Stand, das Kniegelenk befindet sich in 20°–30°-Flexion.
Schritt 2: Den Anker fixieren, während man das Fächertape mit starkem Zug und Innendruck über das MCL anlegt. Beim Anlegen der einzelnen Zügel über dem Innenband erfolgt gleichzeitig eine aktive Knieflexion. Die drei Zügelenden dehnungsfrei in Richtung Patella auslaufen lassen.

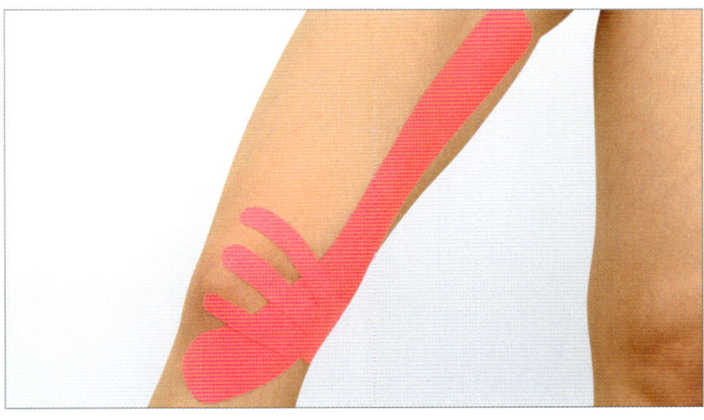

Komplette Kombinationsanlage
ESTE: Im Stand, das Kniegelenk befindet sich leicht gebeugt in Schrittstellung.
Schritt 3: Die gesamte Kombinationsanlage fazilitiert und korrigiert das in Adhäsionsläsion befindliche Innenband. Die Anlage wird durch leichtes Reiben anmodelliert, aktiviert und fixiert.

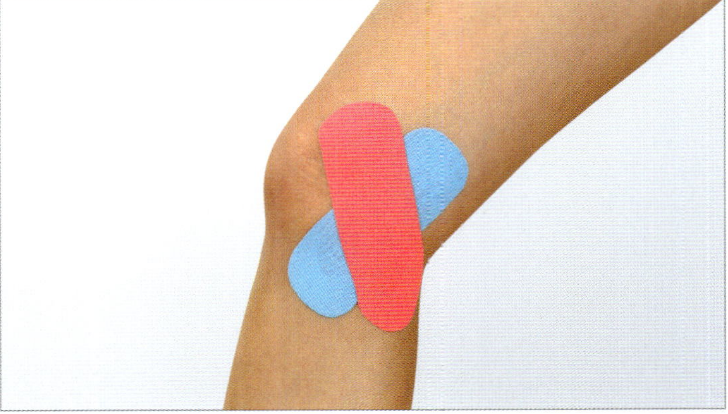

Alternative komplette Kombinationsanlage zweier I-Tapes
ESTE: Im Stand, das Kniegelenk befindet sich in Schrittstellung, in 20°–30°-Flexion.
Schritt 4: Mit einer Ligamentanlage in zentraler Applikationsform werden zwei I-Tapes angelegt. Die Anker beider I-Tapes werden mit starkem Zug über die schmerzhafteste Stelle des Innenbandes angelegt. Beide I-Tapes überkreuzen einander über dem Gelenkspalt, während die I-Tapeenden dehnungsfrei auslaufen. Die komplette Anlage wird durch leichtes Reiben anmodelliert, aktiviert und fixiert.

Posteriore Gelenkkapsel: Lig. popliteum obliquum und arcuatum

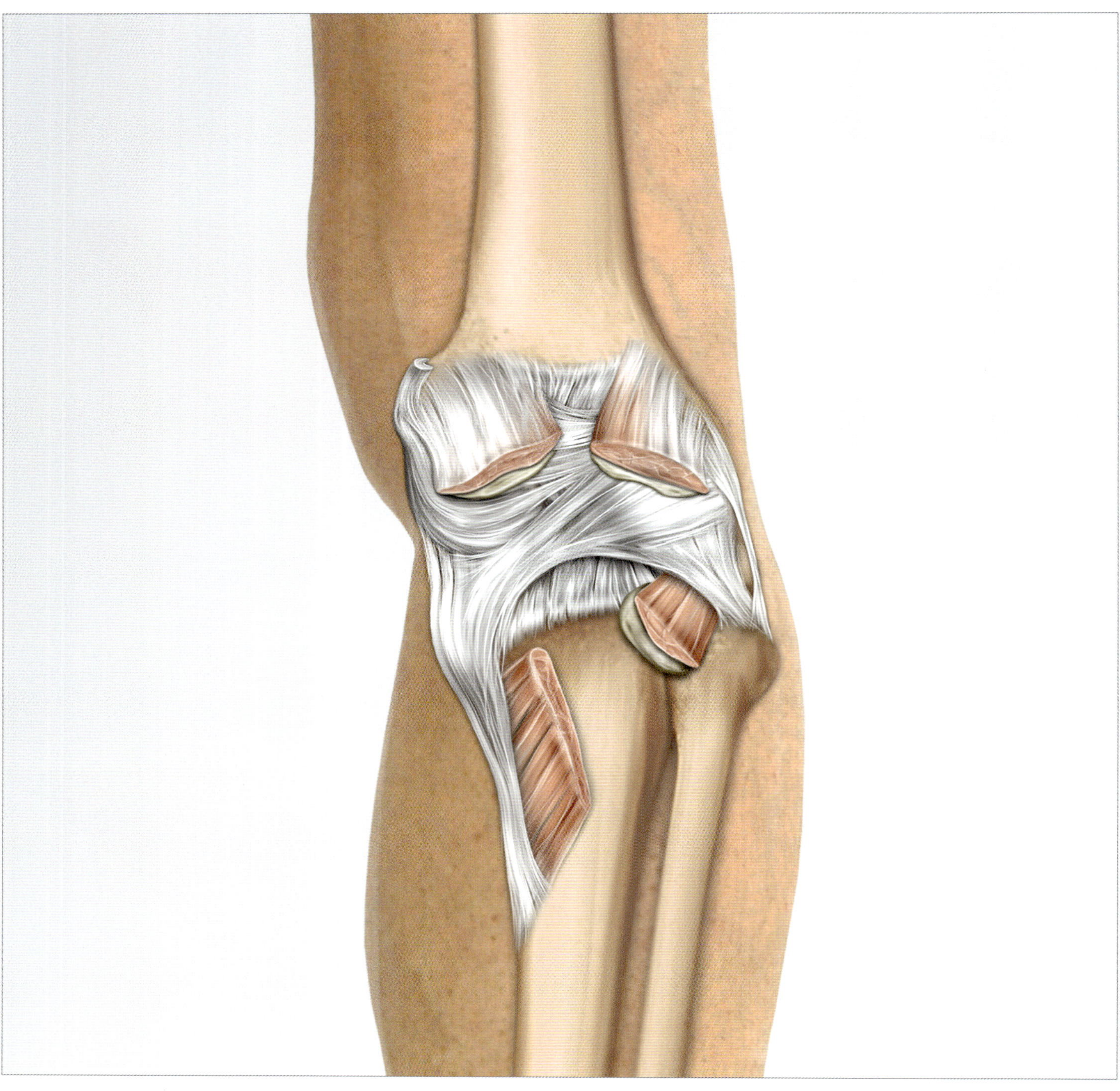

Die Regio genu posterior entspricht der Kniekehle (Fossa poplitea). Sie ist rautenförmig und in der Mitte durch die Flexionsfalte in die Regio poplitea superior (M. biceps femoris, M. semitendinosus) und inferior (Mm. gastrocnemii, M. popliteus) geteilt.

Die Ligg. popliteum arcuatum und obliquum bilden dorsale Kapselverstärkungen. Das Lig. popliteum arcuatum entspringt dem Apex capitis fibulae und verläuft nach kranial und kranial-medial, um in die Gelenkkapsel einzustrahlen. Auf seinem Weg wird das Band von der Sehne des M. popliteus unterkreuzt.

Das Lig. popliteum obliquum wird von lateralen Ausstrahlungen der Ansatzsehne des M. semimembranosus gebildet und verläuft, von medial kommend, nach lateral und leicht nach kranial.

Posteriore Gelenkkapsel: Lig. popliteum obliquum und arcuatum – Ligament- (Abb. 1–4) und Spaceanlage (Abb. 4)

Wirkung: Schmerz-, Schwellungs- und Ödemreduktion (Akutphase); Entlastung und Verstärkung der dorsalen Gelenkkapsel bzw. des Bandapparats; Stabilisation des dorsalen Kapsel-Band-Apparats eines überstreckten Knies

Indikationen für die Sensotape-Anlage
- Hyperextension und Kapsel- und Bandschwäche
- Meniskusvorderhorn-Reizung bzw. Läsionen
- Baker-Zyste, Genu recurvatum
- Baker-Zyste und Schmerzen in der Kniekehle
- Überdehnung oder Riss des vorderen Kreuzbands
- Retropatellarschmerz, Chondropathia patellae

Material
2 rote X-Tapes

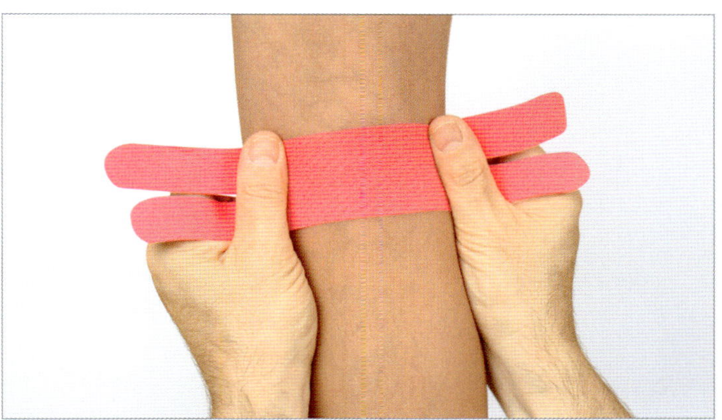

Anlage des queren X-Ankers
ASTE: Im Stand, das Kniegelenk befindet sich in Extension.
Schritt 1: Mit einer Ligamentanlage wird die Mitte des X-Tapes als Anker mit starkem Zug direkt über die Kniekehle in der Fossa poplitea angelegt. Der Anker liegt auf der schmerzhaftesten Stelle, z. B. auf der posterioren Gelenkkapsel über dem Lig. popliteum obliquum und teilweise über dem Lig. popliteum arcuatum.

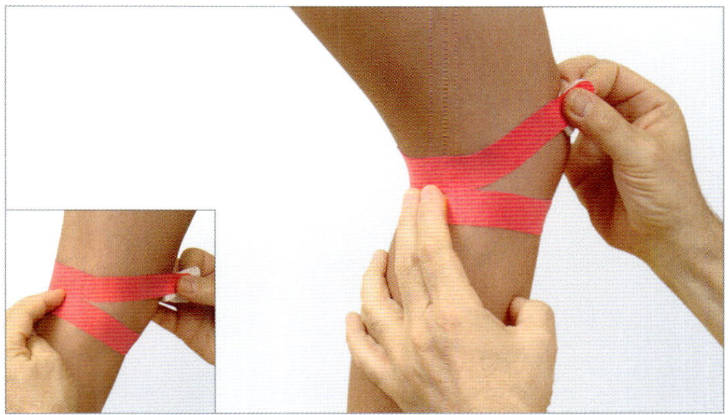

Anlage der X-Zügel
ASTE: Im Stand, das Kniegelenk befindet sich in leichter Knieflexion.
Schritt 2: Den Anker fixieren, während lateralseitig die beiden X-Zügel nach anterior hin angebracht werden. Der kraniale X-Zügel verläuft schräg nach kranial über den Ursprung des M. gastrocnemius lateralis zur Patellabasis, während der kaudale X-Zügel über das Ligamentum arcuatum zum Apex patellae zieht. Der Anker wird fixiert und die X-Zügel nach anterior angebracht (s. kl. Abb.).

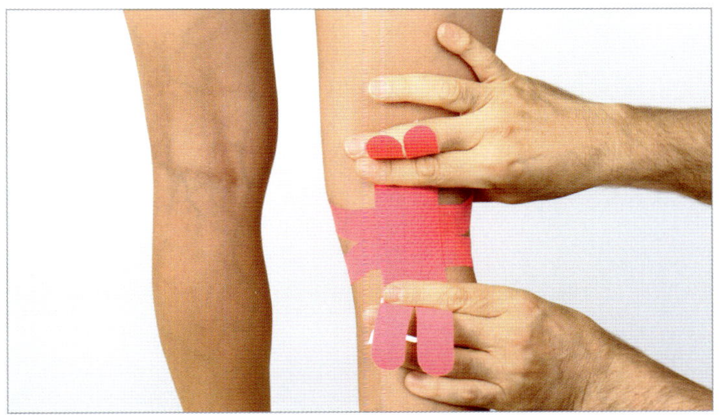

Anlage des Längs-X-Ankers
ASTE: Im Stand, das Kniegelenk befindet sich in Extension.
Schritt 3: Zur Erlangung einer größtmöglichen Entlastung und Stabilität der posterioren Gelenkkapsel wird ein X-Tape als Spaceanlage in Längsrichtung zum ersten angelegt. Die Mitte des X-Tapes wird als Anker mit leichtem Zug direkt über die schmerzhafteste Stelle der Fossa poplitea angelegt.

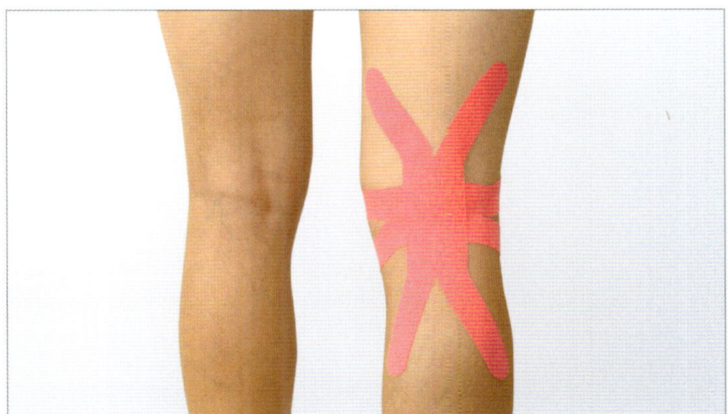

Komplette Anlage zweier X-Tapes
ESTE: Im Stand, das Kniegelenk befindet sich in 20°–30°-Flexion.
Schritt 4: Mit Fixierung des Ankers werden alle vier Zügel des X-Tapes in kraniale bzw. kaudale Richtung über dem Oberschenkel und dem Unterschenkel angelegt. Die Zügelenden dehnungsfrei auslaufen lassen. Die komplette Anlage wird durch leichtes Reiben anmodelliert, aktiviert und fixiert.

▸ **Um die Bewegungsfreiheit zu gewährleisten und zu sehen, ob die Tapeanlage in der Fossa poplitea zu straff oder zu eng ist, führt man mehrmals den Hocke-Test durch.**

Proximales Tibiofibulargelenk (Art. tibiofibularis proximalis)

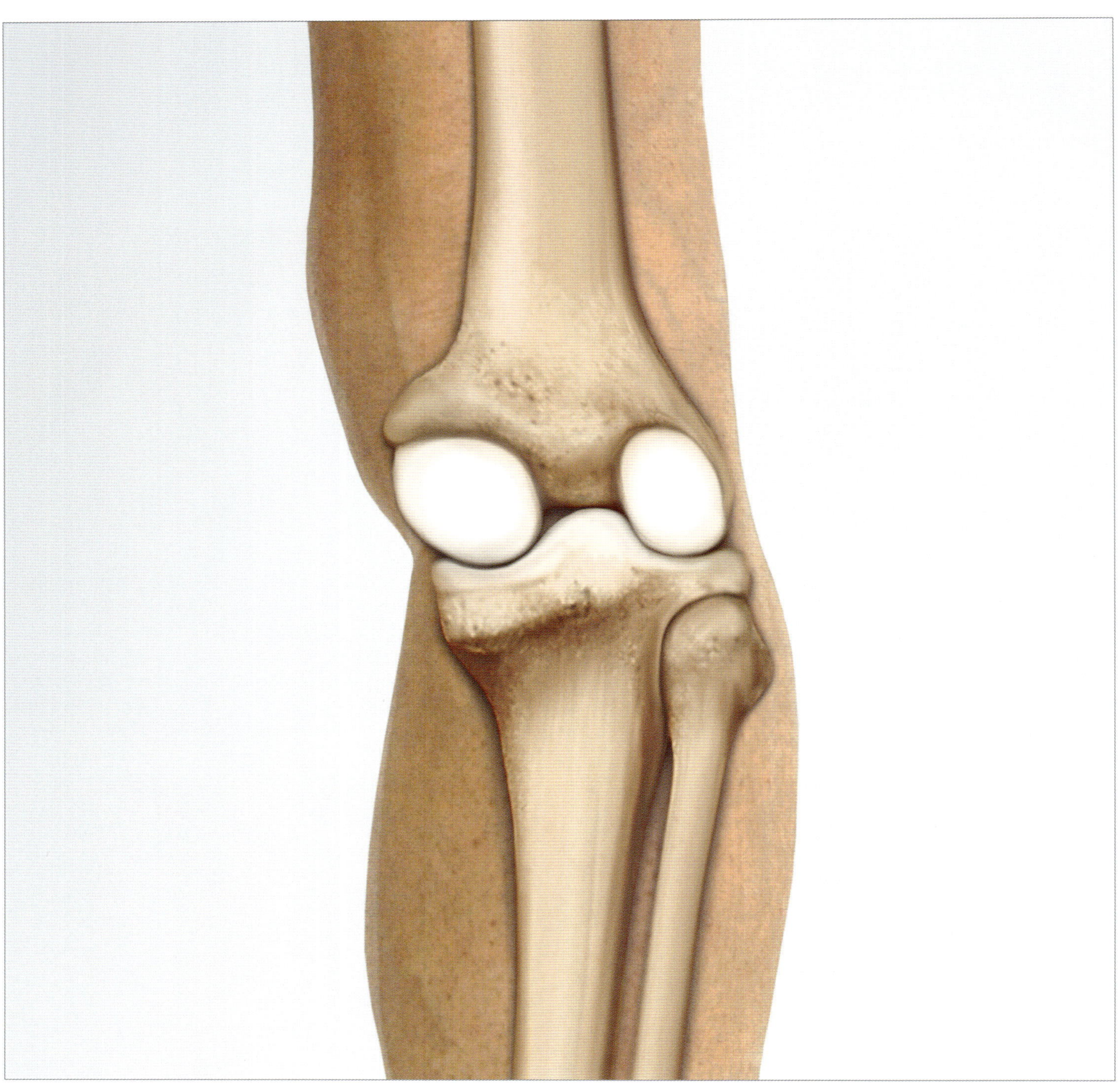

Das Caput fibulae bildet das proximale Ende der Fibula. Zur Tibia gerichtet besitzt es die Facies articularis capitis, die mit der Gelenkfläche an der lateralen Tibia artikuliert und die Art. tibiofibularis bildet. Das Gelenk besitzt eine dünne Gelenkkapsel. Das Lig. capitis fibulae anterius bildet eine Kapselverstärkung der Capsula art. tibiofibularis und hat einen nahezu horizontalen Verlauf vom ventralen Rand des Caput fibulae zur Tibia.

Proximales Tibiofibulargelenk (Art. tibiofibularis proximalis) – Gelenkanlage und manuelle Korrektur-Anlage

Wirkung: Schmerzreduktion; Korrektur der Fibula nach posterior bzw. anterior; Funktionsverbesserung

Indikationen für die Sensotape-Anlage
- Blockierungen des Caput fibulae
- Inversions-Trauma
- Fehlstellung des inferioren Tibiafibulargelenks
- chronische Kapsel-Band-Läsionen
- Distorsionen

Material
Abb. 1 bis 3: rotes I-Tape
Abb. 4: rotes I-Tape

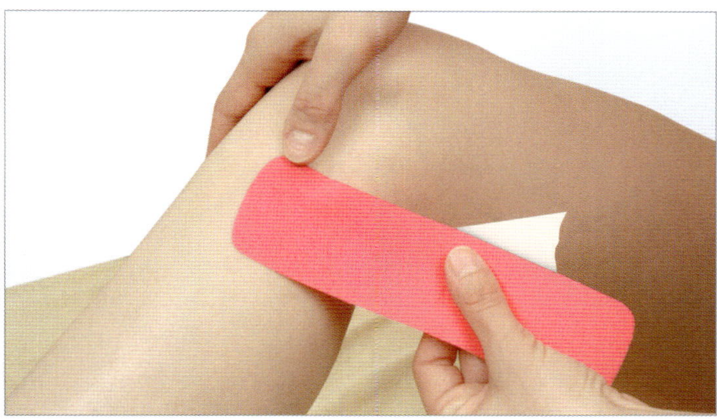

Anlage des I-Ankers
ASTE: In Rückenlage, das Knie befindet sich in 45°-Flexion und Außenrotation.
Schritt 1: Mit einer mechanischen Korrekturanlage in einer Längs-Applikationsform wird der Anker des I-Tapes ohne Zug vor dem Caput fibulae angelegt.

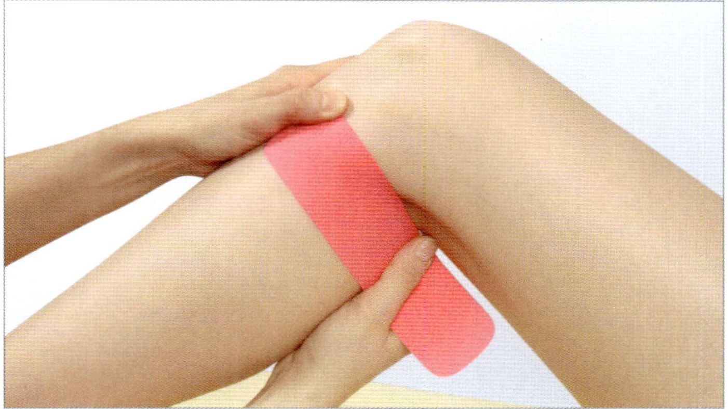

Anlage des I-Tapes
ASTE: In Rückenlage, das Knie befindet sich in 45°-Flexion in Außenrotation, der Fuß in Plantarflexion.
Schritt 2: Fixation des Ankers durch einen Haut-Gleitschub mit dem Daumen bzw. Thenar, der gleichzeitig den Fibulakopf gleitend nach posterior und leicht nach medial schiebt. Die andere Hand zieht das I-Tape unter maximalem Zug mitsamt dem Fibulakopf nach posterior und legt es auf der Haut mit leichtem Innendruck lateralseitig fest an.

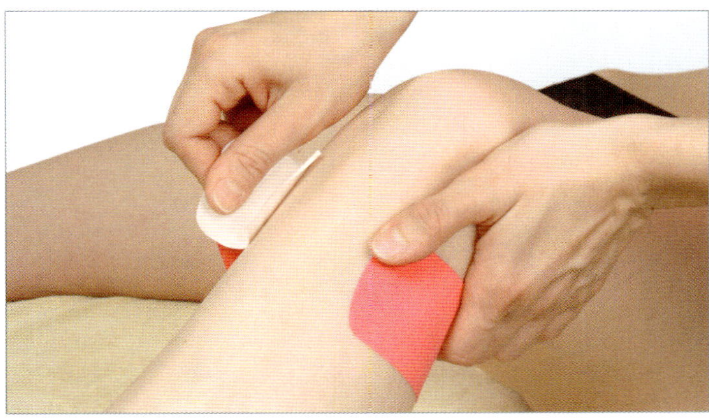

Anlage des restlichen I-Tapes
ESTE: In Rückenlage, das Knie befindet sich in 45°-Flexion in Außenrotation, der Fuß in Plantarflexion.
Schritt 3: Das restliche I-Tape verläuft hinten mit leichtem Zug um die Regio genus posterior zur Unterschenkelinnenseite. Das I-Tapeende dehnungsfrei nach medial auslaufen lassen. Die komplette Anlage wird durch leichtes Reiben anmodelliert, aktiviert und fixiert.

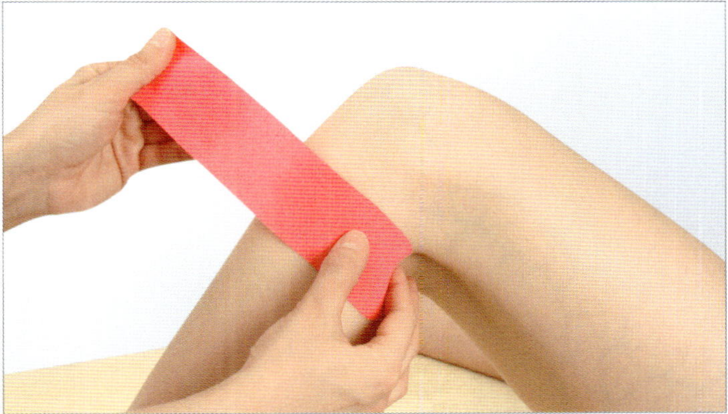

Alternative Anlage des I-Tapes
ASTE: In Rückenlage, das Knie befindet sich in 45°-Flexion und Innenrotation, der Fuß in Plantarflexion.
Schritt 1: Die alternative I-Tapeanlage zeigt die mechanische Korrektur des Caput fibulae nach anterior und etwas lateral, parallel dazu die manuelle gleichseitige Gleit-Mobilisationsrichtung des Fibulakopfs.

Distales Tibiofibulargelenk: Bänder der Syndesmosis: Ligg. tibiofibularia anterius und posterius

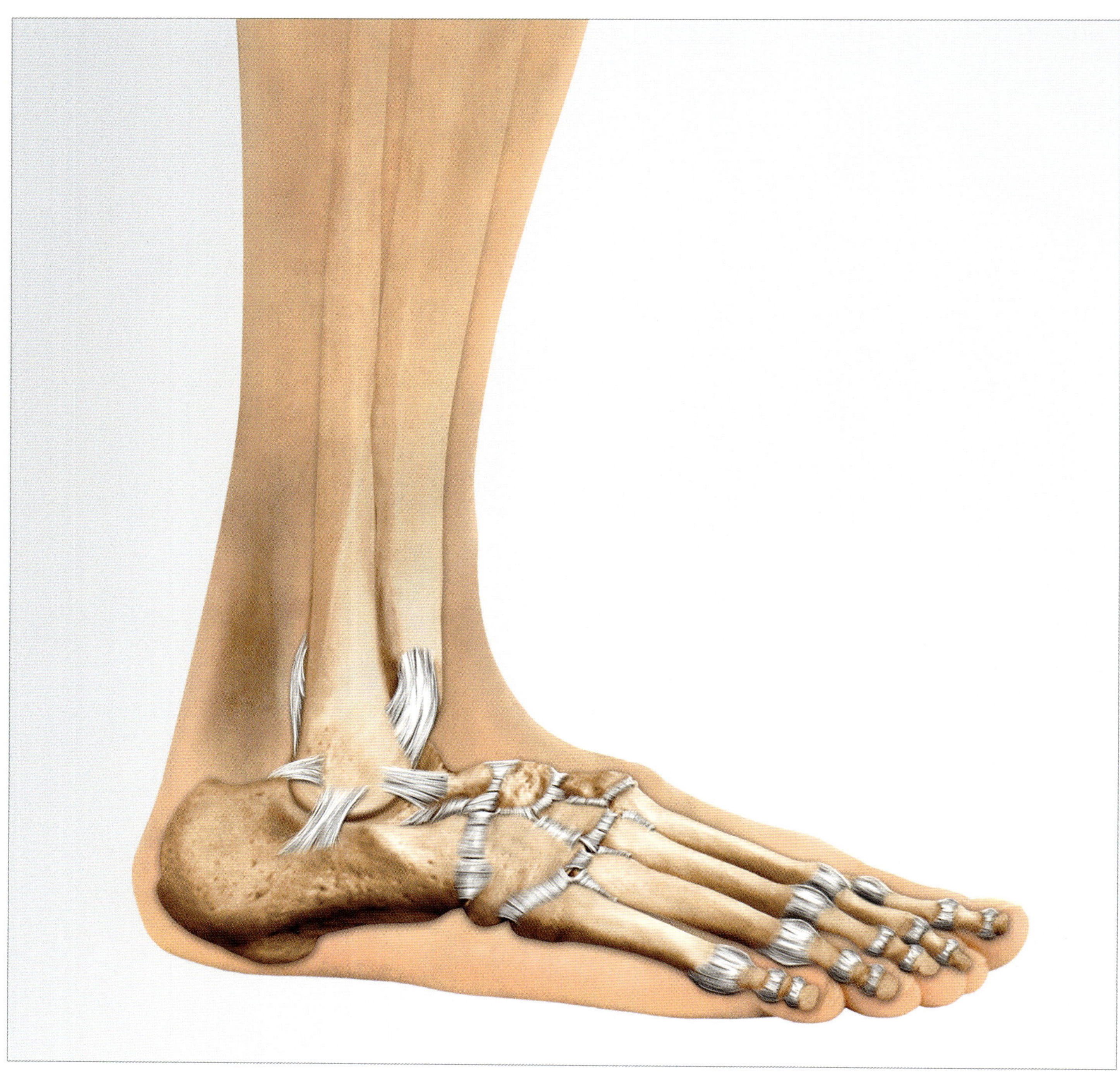

Die Art. tibiofibularis distalis wird von den distalen Anteilen der Tibia und der Fibula gebildet. Die Ligg. tibiofibularia anterius und posterius verbinden Tibia und Fibula im Bereich des Malleolus lateralis. Sie haben den gleichen Verlauf wie die Membrana interossea und werden auch als hintere und vordere Syndesmose bezeichnet. Sie entspringen dorsal bzw. ventral am distalen Malleolus lateralis und verlaufen nach kranial-medial zur Tibia.

Distales Tibiofibulargelenk (Art. tibiofibularis distalis)

– Gelenkanlage und manuelle Korrektur-Anlage (Abb. 1–3), Ligamentanlage (Abb. 4)

Wirkung: Schmerzreduktion; Funktionsverbesserung; Korrektur der Fibula nach vorne bzw. nach hinten

Indikationen für die Sensotape-Anlage
- Mobilisation bei verminderter Elastizität der distalen Syndesmosis
- Inversions-Trauma
- Fehlstellung des inferioren Tibiafibulargelenks
- Hypomobilität der Syndesmosis
- chronische Kapsel-Band-Läsionen
- Distorsionen, posttraumatische Immobilisationen

Material
Abb. 1 bis 3: rotes I-Tape
Abb. 4: blaues I-Tape

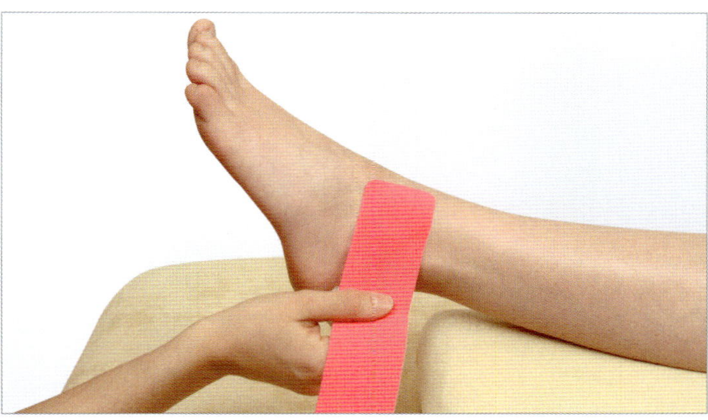

Anlage des I-Ankers
ASTE: In Rückenlage, das linke Bein ist unterlagert in Neutralstellung, der Fuß in Plantarflexion.
Schritt 1: Das I-Tape startet anterior-lateral mit dem Anker ohne Zug über dem distalen Ende der Tibia vor der Fibulabasis bzw. vor dem Malleolus lateralis.

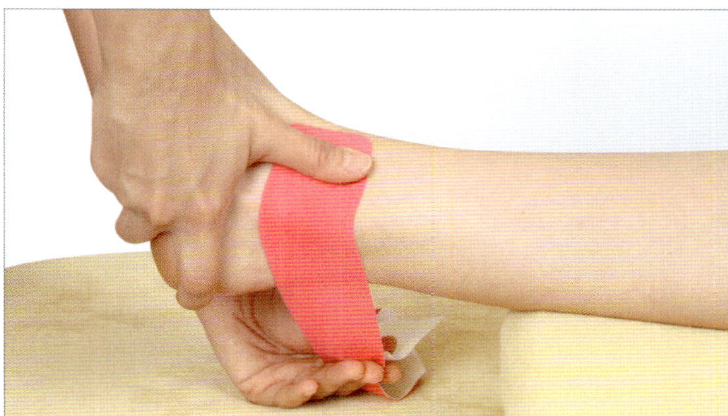

Anlage des I-Tapes
ASTE: In Rückenlage, das linke Bein ist unterlagert, der Fuß in Dorsalflexion.
Schritt 2: Mit einer mechanischen Korrekturanlage in einer Längs-I-Applikationsform wird der Anker durch einen Haut-Gleitschub mit dem Daumen fixiert, der gleichzeitig mit dem Thenar den Malleolus fibulae manuell gleitend nach posterior schiebt. Die andere Hand zieht das I-Tape mitsamt der distalen Fibula unter maximaler Spannung nach posterior. Mit leichtem Innendruck wird es nach medial angelegt.

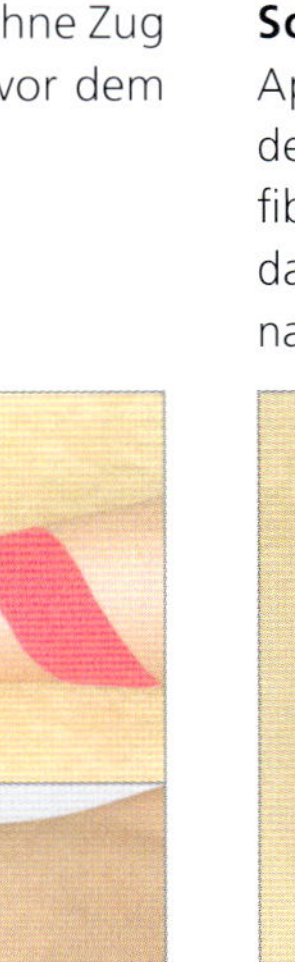

Komplette I-Tapeanlage
ASTE: In Rückenlage, das linke Bein ist unterlagert, der Fuß in Dorsalflexion.
Schritt 3: Der Zug des I-Tapes wird spiralig um den Unterschenkel gewickelt und endet medialseitig an der Tibia. Das I-Tapeende dehnungsfrei auslaufen lassen. Die komplette Anlage wird durch leichtes Reiben anmodelliert, aktiviert und fixiert (s. kl. Abb.).

▸ **Cave: Nicht indiziert bei einer Fibulafraktur!**

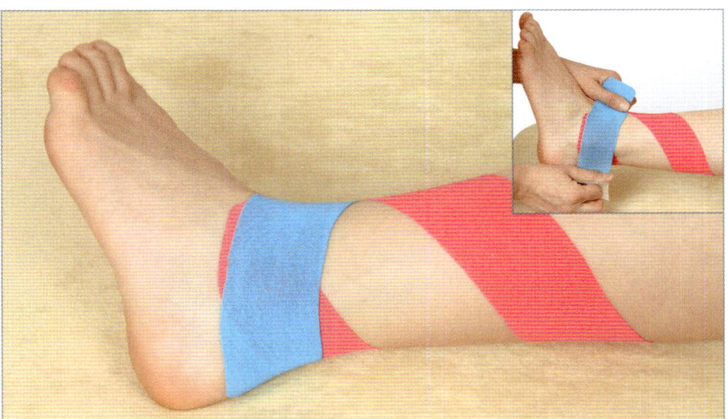

Komplette Kombinations-I-Tapeanlage
ESTE: In Rückenlage, das linke Bein ist unterlagert in Ruhestellung, der Fuß in Plantarflexion.
Schritt 4: Zusätzlich zum ersten Längs- I-Tape ist das Anlegen eines Quer-I-Tapes direkt über den Ligg. tibiofibularia anterius und posterius in ligamentärer Insertionstechnik möglich. In zentraler Applikationsform wird der Anker des I-Tapes mit starkem Zug schräg von medial-kranial nach lateral-kaudal über das vordere bzw. hintere Syndesmosenband angelegt (s. kl. Abb.). Das I-Tapeende dehnungsfrei auslaufen lassen. Die komplette Anlage wird durch leichtes Reiben anmodelliert, aktiviert und fixiert.

Oberes Sprunggelenk (OSG), Unteres Sprunggelenk (USG) und Achillessehne

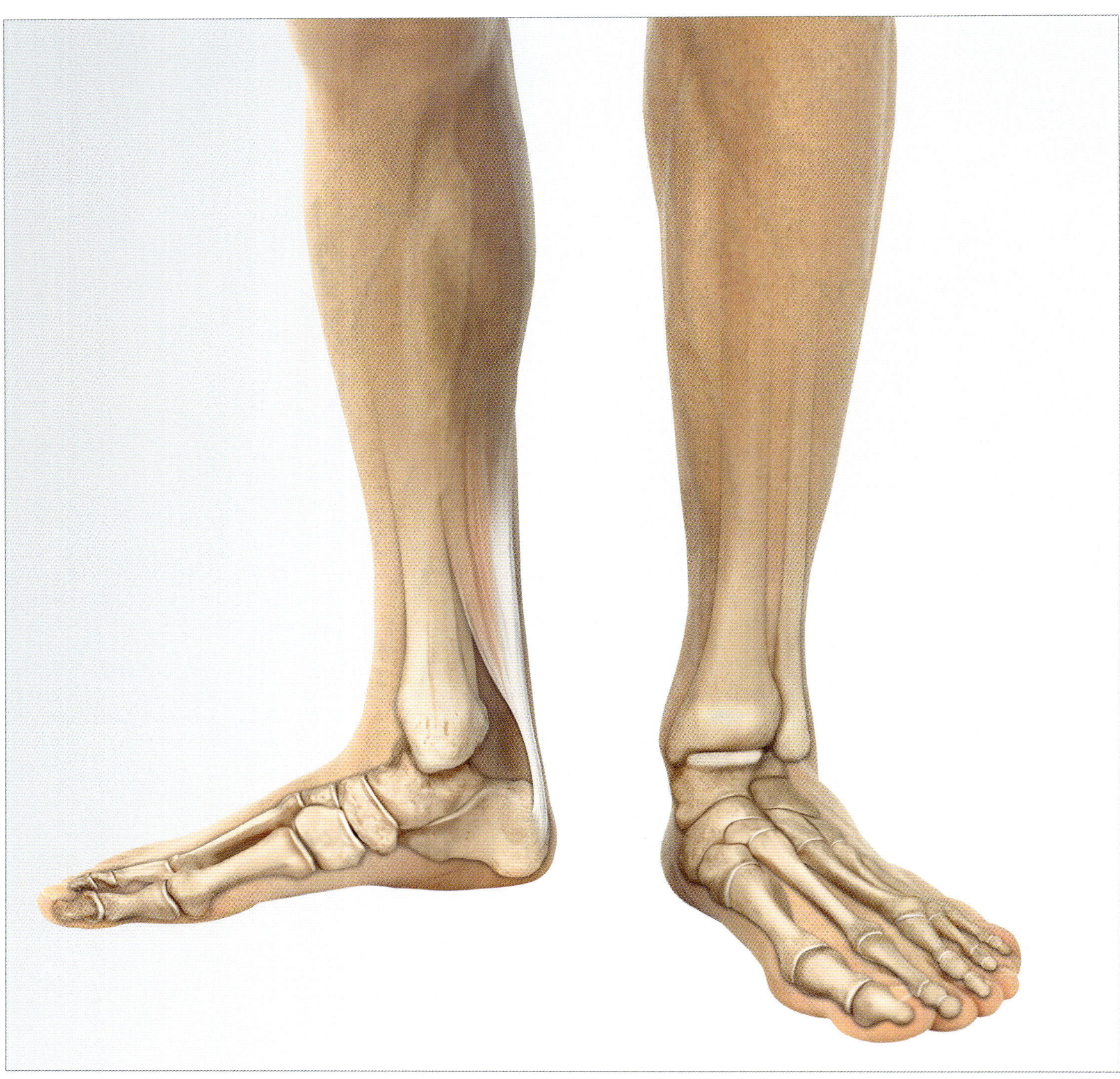

Die Art. talocruralis (OSG) wird von den distalen Enden der Tibia und Fibula einerseits und der Talusrolle andererseits gebildet. Tibia und Fibula bilden die Malleolengabel, die den Talus wie eine Klammer umgreift und eine hohe Stabilität des Gelenks gewährleistet. Es artikulieren die Facies superior der Trochlea tali mit den Facies articulares medialis und lateralis. Das Gelenk wird durch eine dünne Kapsel umgeben und durch massive Bandstrukturen geschützt. Das untere Sprunggelenk besteht aus zwei voneinander getrennten Gelenken, der Art. subtalaris und der Art. talocalcaneonavicularis. Die Gelenkflächen der Art. subtalaris werden vom kaudalen Anteil des Talus und kranialen Anteil des Calcaneus gebildet. Ihre Gelenkkapsel ist dünn und wird durch die Ligg. talocalcanea mediale und laterale verstärkt. Die Art. talocalcaneonavicularis besitzt mehrere Gelenkkomponenten zur Artikulation. Die ventrale Unterseite des Talus artikuliert mit der Oberseite des Calcaneus, nach ventral mit dem Os naviculare und nach ventromedial mit dem Pfannenband. Auch ihre Gelenkkapsel ist dünn und wird durch Bandstrukturen verstärkt.

Oberes Sprunggelenk (OSG) und unteres Sprunggelenk (USG) – Gelenkanlage

Wirkung: Schmerz- und Ödemreduktion; Stabilisierung des OSG/USG und der Syndesmose; Fazilitierung der Syndesmose; Limitierung der Inversion und Plantarflexion

Indikationen für die Sensotape-Anlage
- OSG-/USG-Distorsionen
- Fußgelenk: Instabilitäten
- Überdehnungen bzw. partielle Rupturen des Kapsel-Band-Apparats
- Klappfuß

Material
Abb. 1 bis 2: rotes und blaues I-Tape
Abb. 3 bis 4: blaues I-Tape

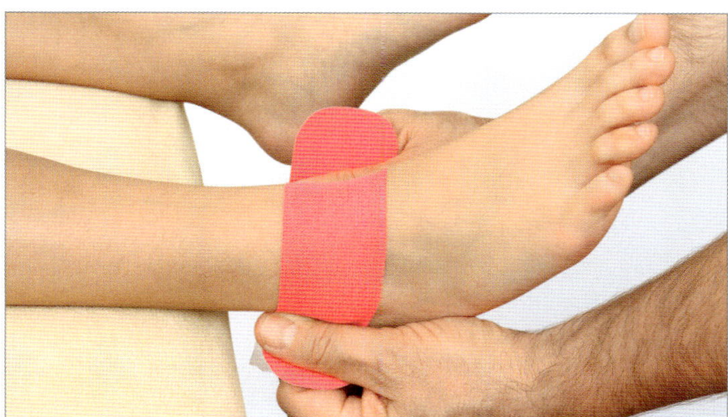

Anlage des Quer-I-Tapes
ASTE: In Rückenlage, der Fuß befindet sich zuerst in Dorsalextension und dann in Plantarflexion.
Schritt 1: Mit einer zentralen mechanischen Korrektur wird das I-Tape mit seinem Anker direkt über die knöchernen Strukturen und Gelenkflächen der Art. talocruralis angelegt. Das Zentrum als Anker des I-Tapes wird beidhändig unter starken Zug gebracht und mit Innendruck querverlaufend über die anteriore Gelenkkapsel angelegt. Die I-Tapeenden laufen dehnungsfrei aus.

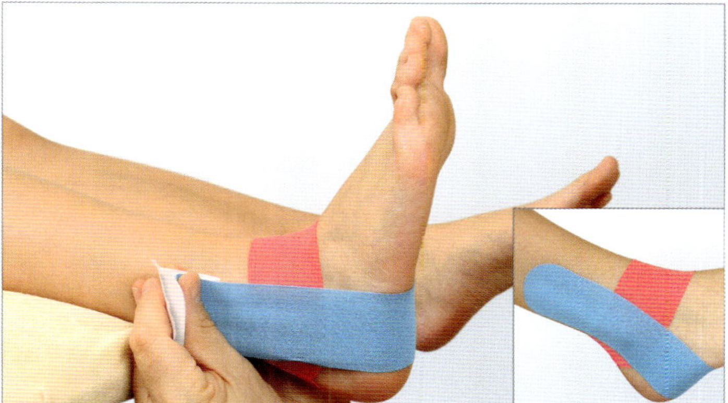

Anlage eines U-Tapes
ASTE: In Rückenlage, der Fuß befindet sich in Dorsalextension.
Schritt 2: Das I-Tape wird mittig mit seinem Anker plantar über die Ferse angelegt. Das Tape wird mit maximalem Zug und Innendruck beidhändig bis zu den Malleolen angelegt. Die U-Zügel korrigieren je nach Fehlstellungslage das USG bzw. OSG. Während der Fuß sich aktiv in Plantarflexion bewegt, werden die beiden U-Zügelenden medial bzw. lateral am Unterschenkel dehnungsfrei angelegt. Die Anlage anmodellieren und aktivieren (s. kl. Abb.).

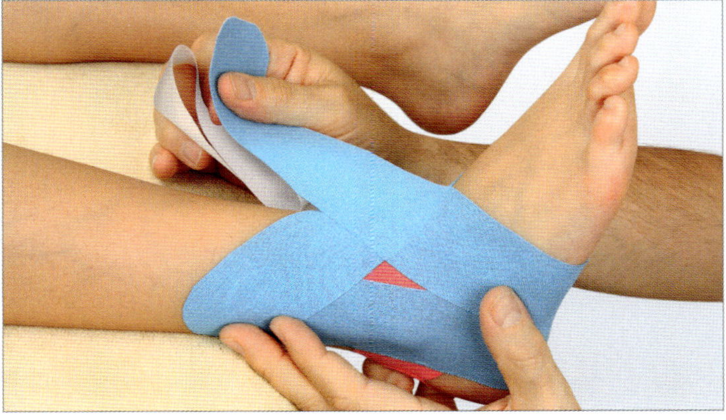

Alternative I-Tapeanlage
ASTE: In Rückenlage, der Fuß befindet sich in Dorsalextension.
Schritt 3: Der Anker wird ohne Zug oberhalb des lateralen Malleolus mit einer mechanischen Korrekturtechnik angelegt. Mit den linken Fingern fixieren, während das I-Tape unter maximalem Zug über die ventrale OSG-Kapsel und mit Innendruck über die Fußsohle zum lateralen Fußrand zieht. Es besteht die Möglichkeit, mit dem Daumen das I-Tape erneut zu fixieren und als Korrekturzügel zu verwenden.

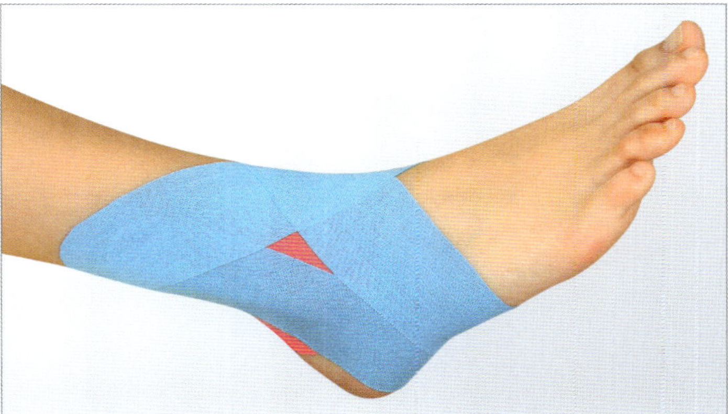

Alternative komplette I-Tapeanlage
ESTE: In Rückenlage, der Fuß befindet sich in Dorsalextension.
Schritt 4: Wenn der laterale Korrekturzügel richtig angelegt ist, korrigiert er die Pronation und endet medial in Höhe des Gelenkspalts des OSG. Das I-Tapeende dehnungsfrei medial oberhalb des Innenknöchels auslaufen lassen. Die komplette stabilisierende Anlage wird durch leichtes Reiben anmodelliert, aktiviert und fixiert.

- **Es ist erforderlich, die Stabilität der kompletten Anlage über die Syndesmosis zu vergrößern. Dazu wird ein zweites I-Tape angelegt, welches nach distal halb überlappend geklebt wird.**

Oberes Sprunggelenk (OSG)

– Anteriore funktionelle Gelenkanlage

Wirkung: Schmerz- und Ödemreduktion; Limitierung der Plantarflexionsfähigkeit im OSG; Stimulieren und Stabilisieren des Kapsel-Band-Apparats

Indikationen für die Sensotape-Anlage
- rheumatoide und traumatische Arthritis
- Achillodynie
- Tibiakantensyndrom (Shin splints)
- Fasciitis plantaris

Material
rotes I-Tape

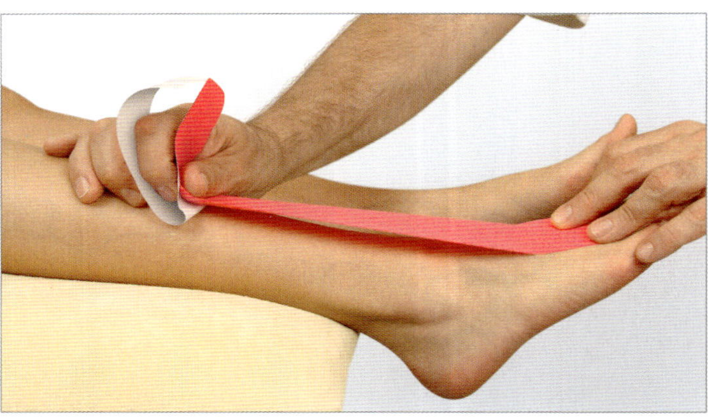

Anlage des distalen I-Ankers
ASTE: In Rückenlage, das Bein befindet sich gestreckt in Neutralstellug.
Schritt 1: Zuerst erfolgt das Anmessen und Zurechtschneiden einer geeigneten I-Tapelänge für das obere Sprunggelenk (OSG). Der Anker wird ohne Zug distal an den Metatarsalen angelegt. Das I-Tape hat dieselbe Ausrichtung wie die Axis longitudinalis des Fußes, d. h. es zieht über das Metatarsale 2 und über den Talus zum Unterschenkel.

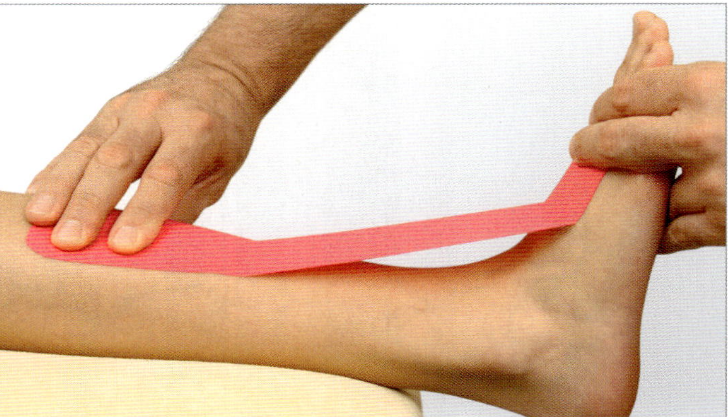

Anlage des proximalen Ankers
ASTE: In Rückenlage, das Bein befindet sich im OSG in Dorsalflexion.
Schritt 2: Der distale Anker wird mit den linken Fingern durch einen Haut-Gleitschub fest fixiert, um die Mitte vom I-Tape unter den gewünschten starken Zug zu bringen. Danach legt man den proximalen I-Anker ohne Zug am mittleren anterioren Unterschenkel an. Dabei entsteht ein Spalt zwischen Haut und Tape.

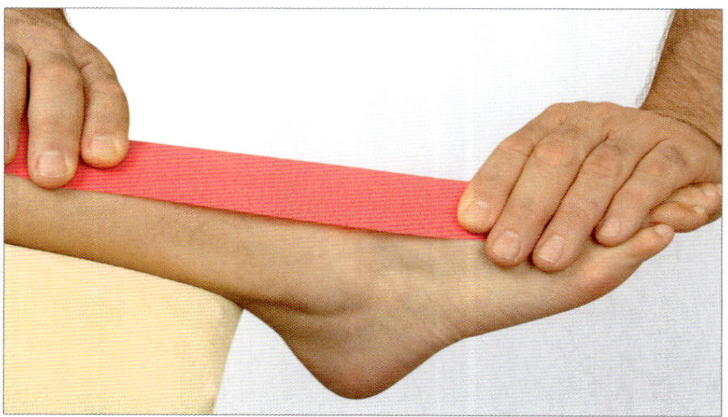

Anlage des restlichen I-Tapes
ASTE: In Rückenlage, das Bein befindet sich im OSG in Dorsalflexion und bewegt sich nach Aufforderung aktiv in Plantarflexion.
Schritt 3: Mit beiden Händen wird das I-Tape an seinen beiden Ankern festgehalten, damit sich keine zusätzliche Spannung an den Enden entwickeln kann. Während man eine aktive Plantarflexion ausführen lässt, kommt es über dem OSG zu einer Anhaftung des restlichen Tapes auf der Haut.

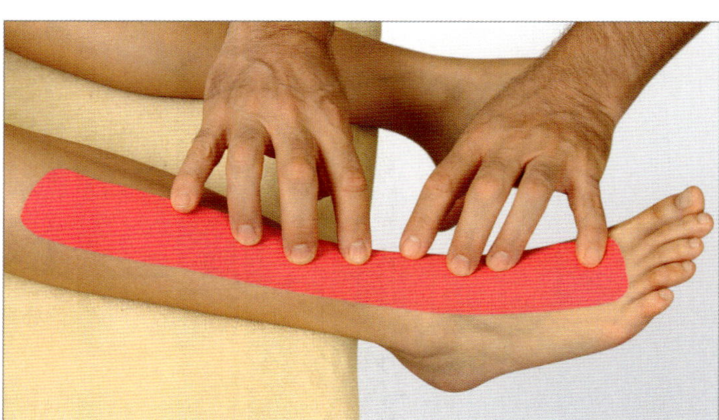

Komplette I-Tape-Anlage
ESTE: In Rückenlage, der Fuß befindet sich gestreckt in Plantarflexion.
Schritt 4: Die komplette I-Tapeanlage zeigt die funktionelle Gelenkkorrektur mit einer Applikationsform unter Bewegung. Während sich beide Hände in die Mitte des I-Tapes bewegen, erfolgt in Vordehnung das Anmodellieren, Aktivieren und Fixieren durch Anreiben auf der Haut.

Oberes Sprunggelenk (OSG) – Posteriore funktionelle Gelenkanlage (Abb. 1–4), Muskelanlage (Abb. 4)

Wirkung: Schmerz- und Ödemreduktion; Fazilitierung der Plantarflexion; Limitierung der Dorsalflexionsfähigkeit im OSG; Stimulieren und Stabilisieren des Kapsel-Band-Apparats

Indikationen für die Sensotape-Anlage
- rheumatoide und traumatische Arthritis
- Achillodynie
- Tibiakantensyndrom (Shin splints)
- Fasciitis plantaris

Material
rotes I-Tape und blaues Y-Tape

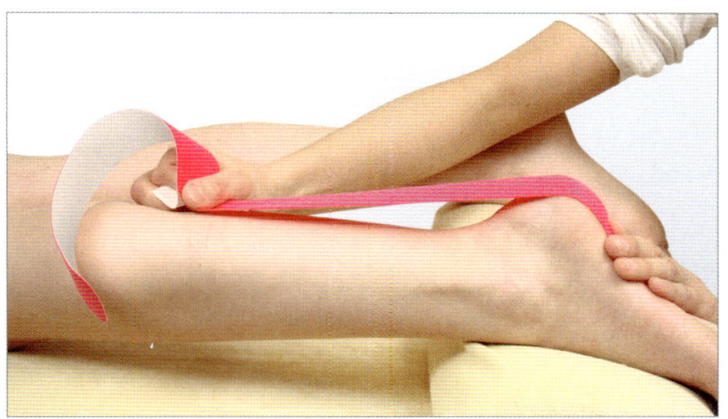

Anlage des distalen I-Ankers
ASTE: In Bauchlage, das Bein ist gestreckt, der Fuß unterlagert in Plantarflexion.
Schritt 1: Der Anker wird ohne Zug distal an der Plantarseite vor dem Tuber calcanei mittig zwischen den gut palpierbaren Procc. medialis und lateralis angebracht.

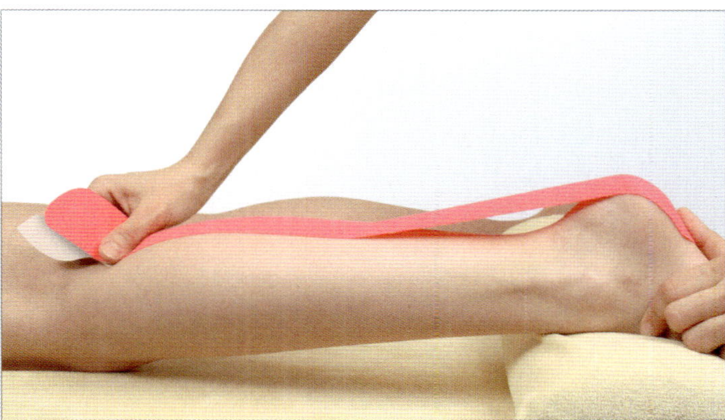

Anlage des proximalen I-Ankers
ASTE: In Bauchlage, das Bein ist gestreckt, der Fuß unterlagert in Plantarflexion.
Schritt 2: Der distale Anker wird mit den linken Fingern durch einen Haut-Gleitschub fest fixiert, um die Mitte vom I-Tape unter gewünschten starken, nötigen Zug zu bringen. Danach legt man den proximalen I-Anker ohne Zug am mittleren posterioren Unterschenkel an. Dabei entsteht ein Spalt zwischen Haut und Tape.

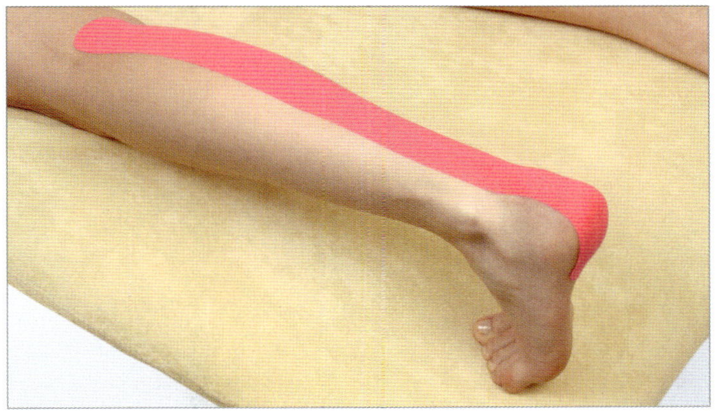

Komplette I-Tapeanlage
ASTE: In Bauchlage, das Bein ist gestreckt, der Fuß in Dorsalflexion.
Schritt 3: Mit beiden Händen wird das I-Tape an seinen beiden Ankern durch einen Haut-Gleitschub fixiert, damit sich keine zusätzliche Spannung an den Enden entwickeln kann. Während man eine aktive Dorsalflexion ausführen lässt, kommt es über der Achillessehne zu einer Anhaftung des restlichen Tapes auf der Haut. Während sich beide Hände in die Mitte des I-Tapes bewegen, erfolgt das Anmodellieren und Aktivieren durch Anreiben des I-Tapes auf der Haut.

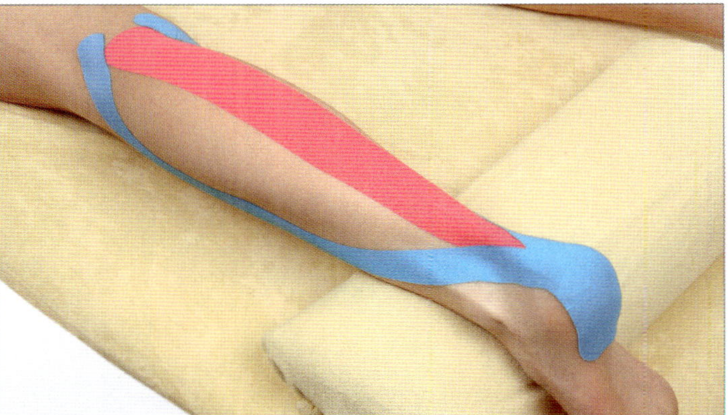

Komplette Kombinations-I-Tapeanlage
ESTE: In Bauchlage, das Bein ist gestreckt, der Fuß unterlagert in Neutralstellung.
Schritt 4: Zusätzlich zur funktionellen Gelenkkorrektur wird eine detonisierende Y-Muskeltapeanlage über den Mm. gastrocnemius medialis bzw. lateralis angebracht. Die komplette Kombinationsanlage wird in Vordehnung durch leichtes Reiben anmodelliert, aktiviert und fixiert.

Oberes Sprunggelenk (OSG): Lig. collaterale mediale bzw. laterale – Ligamentanlage

Wirkung: Schmerz- und Ergussreduktion; Stabilisierung des medialen bzw. lateralen Kapsel-Band-Apparats; Fazilitierung der Ligamente und des Kapsel-Band-Apparats

Indikationen für die Sensotape-Anlage
- Eversions-/Inversionstrauma
- Überdehnung der med./lat. Ligamente
- OSG-Distorsion
- Verletzungen des medialen und lateralen Kapsel-Band-Apparats
- Instabilitäten
- akute/chronische Läsionen des OSG/USG

Material
blaues I-Tape

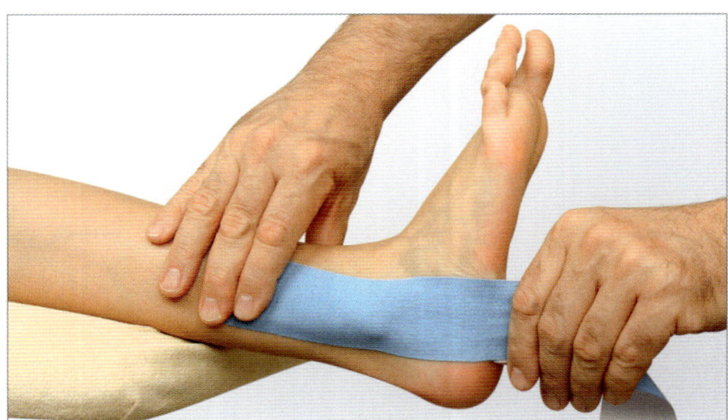

Anlage des I-Ankers
ASTE: In Rückenlage, das Bein ist gestreckt und der Fuß im OSG in Dorsalextension.
Schritt 1: Der Anker des I-Tapes wird ohne Zug oberhalb des lateralen Malleolus angelegt. Der Anker wird fixiert und das I-Tape verläuft mit starkem Zug an der Außenseite in der Längsachse des Unterschenkels distal zum Fußaußenrand.

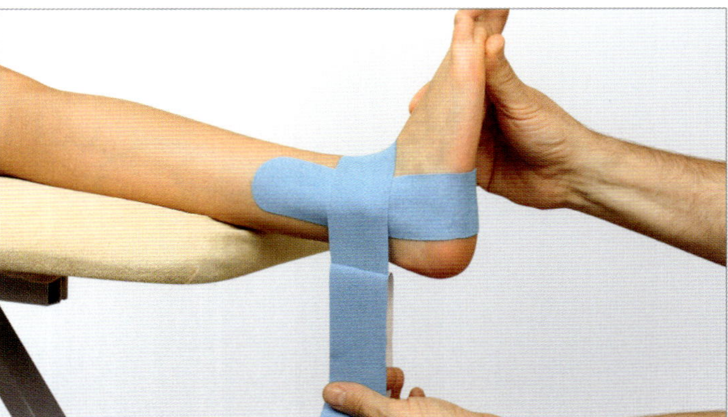

Anlage des I-Tapes
ASTE: In Rückenlage, das Bein ist gestreckt und der Fuß im OSG in Dorsalextension.
Schritt 2: Das I-Tape überkreuzt die Fußsohle und verläuft nach medial schräg proximalwärts über den medialen Malleolus, am proximalen Fußrücken über das OSG nach lateral und posterior um die hintere Gelenkkapsel.

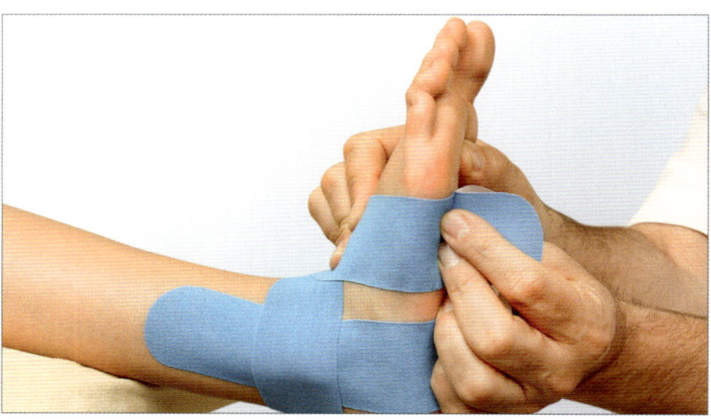

Komplette I-Tapeanlage in lateraler Ansicht
ESTE: In Rückenlage, das Bein ist gestreckt und der Fuß im OSG in Dorsalextension.
Schritt 3: Das I-Tape verläuft das zweite Mal über den medialen Malleolus und distal über den Fußrücken zum lateralen Fußaußenrand. Das I-Tapeende ohne Zug unter der Fußsohle auslaufen lassen.

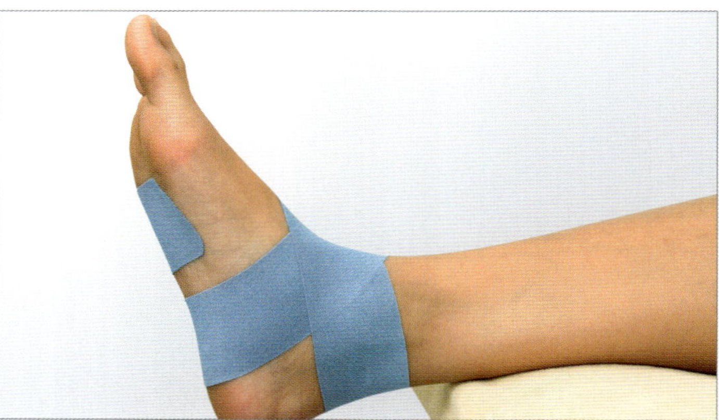

Komplette I-Tapeanlage von medialer Ansicht
ESTE: In Rückenlage, das Bein ist gestreckt und der Fuß in Neutralstellung.
Schritt 4: Die komplette Anlage wird durch leichtes Reiben anmodelliert, aktiviert und fixiert. Aus der medialen Ansicht erkennt man, wie das I-Tape über den medialen Innenknöchel und Kapsel-Band-Apparat verläuft.

- **a) Um eine noch größere Stabilisation zu bewirken, appliziert man in gleicher Technik ein zweites I-Tape, leicht versetzt zum ersten. Verläuft das Tape über Kapsel und Band, maximalen Zug ansetzen.**
- **b) Diese Tape-Technik wird auch bei lateralen Läsionen angewendet; man beginnt dabei entsprechend auf medialer Seite.**

Oberes u. unteres Sprunggelenk u. Kapsel-Band-Apparat

– Muskel-, Lymph- (Abb. 1–4), Gelenk- und Ligamentanlage (Abb. 2–4)

Wirkung: Schmerz- und Ödemreduktion; Limitierung der Sprunggelenksbeweglichkeit; Stimulieren und Stabilisieren des Kapsel-Band-Apparats

Indikationen für die Sensotape-Anlage

- rheumatoide u. traumatische Arthritis i. USG
- Achillodynie
- Tibiakantensyndrom (Shin splints)
- Fasciitis plantaris
- subtotale Gelenkfehlstellung
- Inversionstrauma
- Sinus-tarsi-Schmerz
- Achillessehnenschmerz
- schwache Peronealmuskeln

Material

Abb. 1–3: blaues Y-Tape, blaues und rotes Fächertape, blaues I-Tape
Abb. 4: blaues Y-Tape, blaues und rotes Fächertape, blaues I-Tape

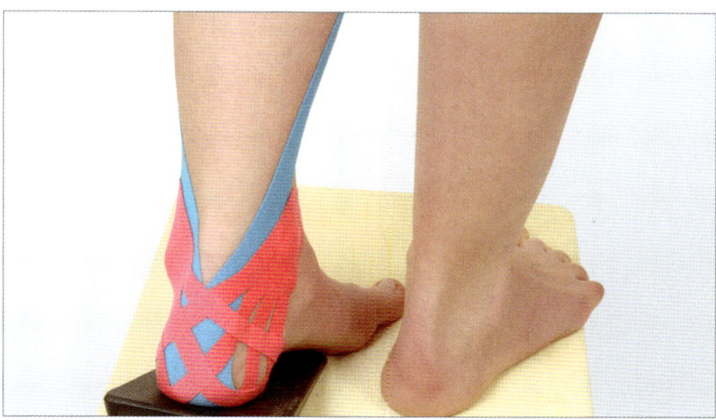

Komplette Kombinationsanlage mit Muskel- und Lymphanlage
ASTE: Im Stand, die Ferse ist unterlagert.
Schritt 1: Die Kombinationsanlage setzt sich aus einem detonisierenden Y-Tape über den Mm. gastrocnemius mediale und laterale und einem bilateralen Lymph-Fächertape zusammen.

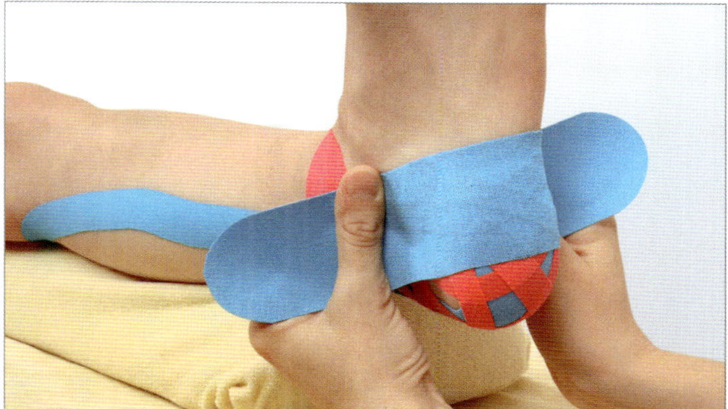

Kombinationsanlage: Anlage des I-Ankers
ASTE: In Rückenlage, der Fuß befindet sich unterlagert in Dorsalflexion.
Schritt 2: Zusätzlich wird an der Fußsohle ein I-Tape mit einer zentralen mechanischen Korrektur angelegt. Der Anker wird senkrecht zur Inversions-/Eversionsachse des USG mit starkem Zug und Innendruck plantarseitig distal vom Tuber calcanei angelegt.

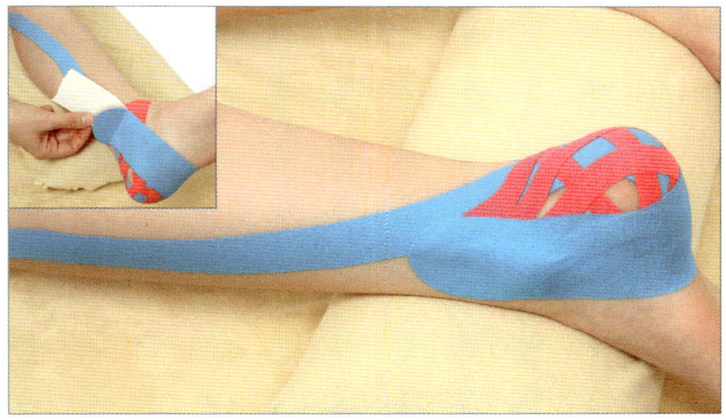

Komplette mediolaterale Kombinationsanlage mit I-Tape
ASTE: In Rückenlage, der Fuß befindet sich in Dorsalflexion.
Schritt 3: Die beiden I-Tapeenden laufen zuerst lateral, dann medial dehnungsfrei und etwas nach posterior kranial über den Malleoli aus (s. kl. Abb.). Die komplette Kombinationsanlage wird in Vordehnung durch leichtes Reiben anmodelliert, aktiviert und fixiert.

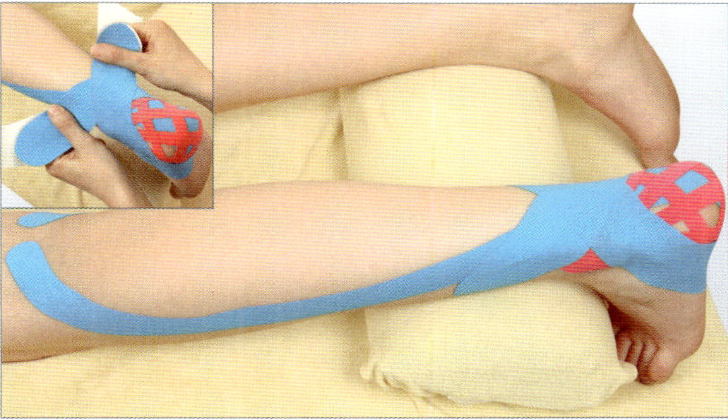

Alternative posteriore Kombinationsanlage mit I-Tape
ESTE: In Bauchlage, der Fuß ist gestreckt und unterlagert in Dorsalflexion.
Schritt 4: Die Muskel-Lymph-Kombinationsanlage wird mit einem posterioren I-Tape um den Calcaneus herum durch eine zentrale Ligamentanlage ergänzt. Das I-Tape wird mit seinem Anker U-förmig plantarseitig angebracht. Mit starkem Zug überkreuzen diagonal die beiden Zügel posterior direkt über dem USG (s. kl. Abb.). Die beiden Zügelenden laufen kontralateral dehnungsfrei aus. Die komplette Kombinationsanlage wird durch leichtes Reiben anmodelliert, aktiviert und fixiert.

Unteres Sprunggelenk (Art. talotarsalis)

– Gelenk- und Ligamentanlage

Wirkung: Schmerz- und Ödemreduktion; Limitierung und Kontrolle der subtalaren Beweglichkeit; Optimierung und Stabilisierung des Kapsel-Band-Apparats

Indikationen für die Sensotape-Anlage
- Inversions-/Eversionstrauma
- chronische Kapselbandinsuffizienzen
- Instabilitäten und Hypermobilitäten im USG
- Arthrosen

Material
Abb. 1 und 2: blaues und rotes I-Tape
Abb. 3 und 4: blaues und rotes I-Tape

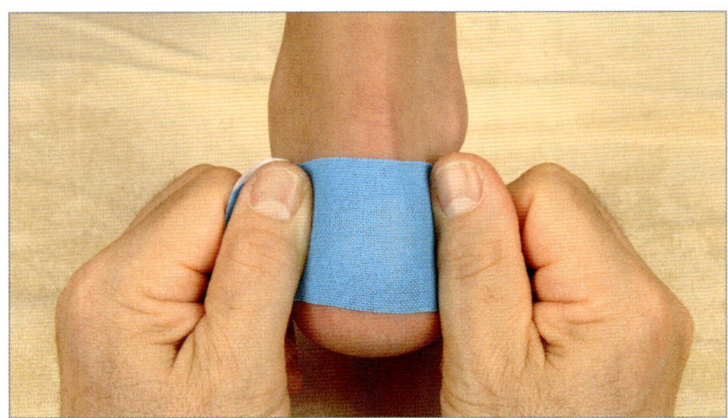

Anlage des I-Ankers
ASTE: In Schrittstellung, das Gewicht wird auf das linke Bein verlagert. Das rechte Bein ist in Neutralstellung.
Schritt 1: Mit einer zentralen mechanischen Korrektur wird das erste I-Tape mit seinem Anker posterior direkt über dem USG angelegt. Man benutzt das mittig eingerissene I-Tape als Anker, welcher mit starkem Zug und Innendruck von posterior bis schräg über den medialen und lateralen USG-Spalt appliziert wird. Die beiden I-Tapeenden dehnungsfrei über die Malleolen hinaus auslaufen lassen.

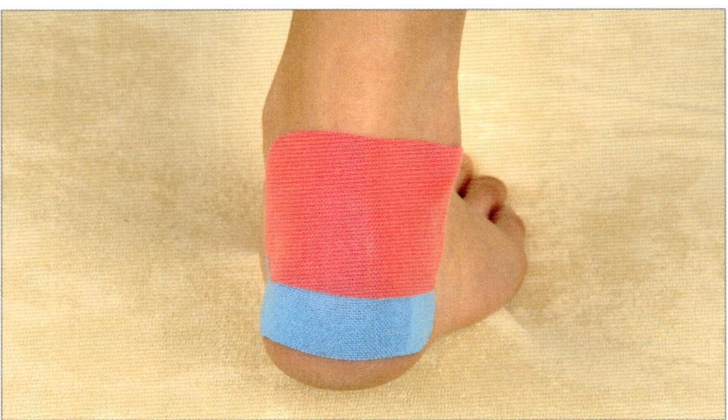

Komplette I-Tapeanlage
ESTE: In Schrittstellung, das Gewicht wird auf das linke Bein verlagert. Das rechte Bein ist gestreckt, der Fuß in Dorsalextension.
Schritt 2: Ein zweites I-Tape wird mit seinem Anker proximal halb überlappend über dem ersten in gleicher Weise und mit der gleichen Technik bis zum medialen bzw. lateralen Malleolus hinaus angelegt. Die beiden I-Tapeenden dehnungsfrei auslaufen lassen. Die gesamte Anlage wird durch leichtes Reiben anmodelliert, aktiviert und fixiert.

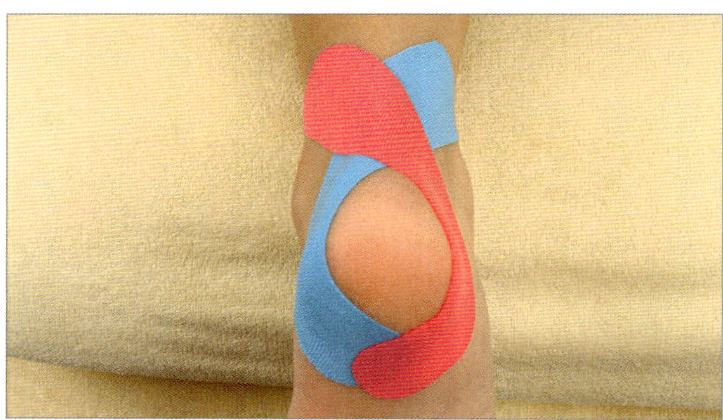

Alternative Anlage zweier I-Tapes
ESTE: In Bauchlage, mit Knieextension, der Fuß in Dorsalextension.
Schritt 3: Es werden zwei I-Tapes mit medial bzw. lateral über dem USG angelegt. Das laterale I-Tape wird mit seinem Anker mit starkem Zug und Innendruck angelegt und verläuft schräg über den Gelenkspalt. Die beiden Enden dehnungsfrei proximal/medial oberhalb des Malleolus bzw. distal/plantar über der Fußsohle auslaufen lassen. Das mediale I-Tape wird analog dazu mit dem Anker medial angelegt.

▸ **Man kann auch eine zentrale Ligamentanlage applizieren, um eine geringere Kompression zu erreichen.**

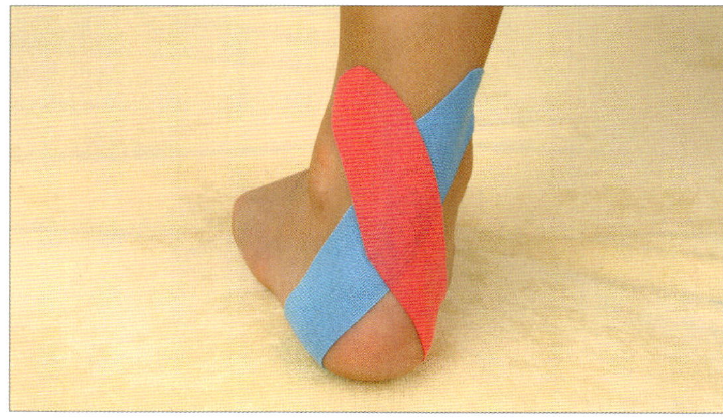

Komplette I-Tape-Anlage
ESTE: Im Stand, Ansicht von dorsal.
Schritt 4: Die beiden die Ferse umschließenden I-Tapes stabilisieren den Kapsel-Band-Apparat und kontrollieren die subtalaren Bewegungen in Neutralposition durch Limitieren exzessiver Calcaneusexkursionen.

▸ **Diese I-Tapeanlage ist bei einer akuten Achillessehnenentzündung kontraindiziert. Beachte die regelmäßige Funktionskontrolle, um eine Irritation der Achillessehne zu vermeiden.**

Art. subtalaris (USG)

– Gelenkanlage

Wirkung: Limitierung von übermäßigen Calcaneusbewegungen; Optimierung und Stabilisierung des USG in Neutralstellung

Indikationen für die Sensotape-Anlage
- Inversionstrauma
- Sinus-tarsi-Schmerzsyndrom
- Achillodynie

Material
blaues und rotes I-Tape

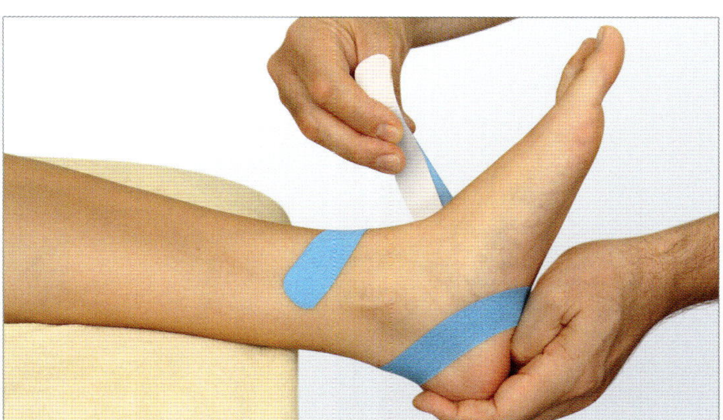

Anlage des I-Tapes
ASTE: In Rückenlage, der Fuß befindet sich in Neutralstellung mit einer passiven Korrektur des Calcaneus im USG (mit linker Hand).
Schritt 1: Um eine exzessive Varusbewegung des Calcaneus zu vermeiden, erfolgt zuerst seine passive Korrektur in die gewünschte Stellung. Dann wird das I-Tape mit dem Anker oberhalb des medialen Malleolus angelegt. Das I-Tape zieht nach lateral über den Außenknöchel. Es umrundet medial die Ferse und verläuft lateral über den Fußaußenrand und -rücken und endet neben dem Anker.

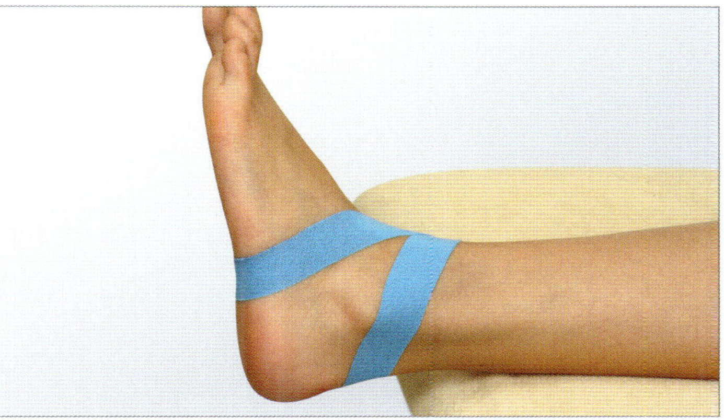

Komplette I-Tapeanlage
ASTE: In Rückenlage, der Fuß befindet sich in Neutralstellung.
Schritt 2: Die I-Tapeanlage zeigt die Ansicht von lateral einer mechanischen Korrektur des USG mit seinem Verlauf um den Calcaneus in Form einer halben Acht. Die Anlage wird durch leichtes Reiben anmodelliert, aktiviert und fixiert.

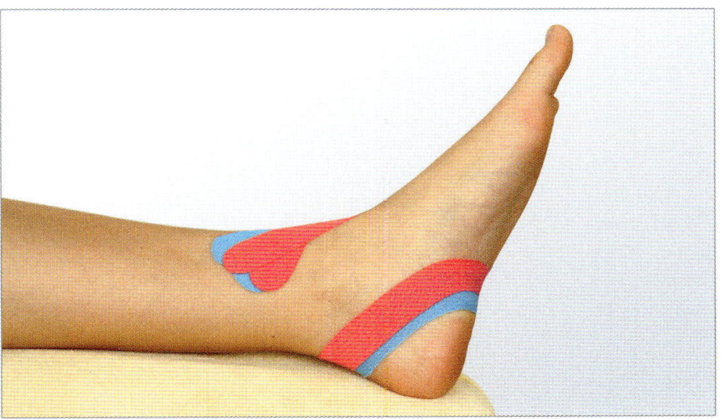

Anlage des zweiten I-Tapes
ASTE: In Rückenlage, der Fuß befindet sich in Neutralstellung mit einer passiven Korrektur des Calcaneus im USG.
Schritt 3: Um eine ausreichende Stabilität im USG zu erreichen, wird zuerst die Varusstellung des USG passiv korrigiert und dann in gleicher Weise und mit der gleichen Technik ein zweites I-Tape halb überlappend distal des ersten angebracht.

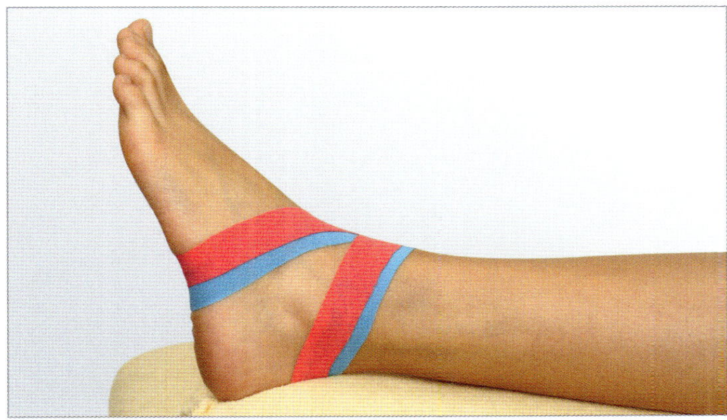

Komplette ipsilaterale I-Tapeanlage
ESTE: In Rückenlage, der Fuß befindet sich in Neutralstellung.
Schritt 4: Die komplette Anlage wird durch leichtes Reiben anmodelliert, aktiviert und fixiert. Das Bild zeigt die laterale Ansicht zweier I-Tapes in Form einer halben Acht.

▸ **Bei exzessiver Valgusbewegung des Calcaneus soll das I-Tape an der Lateralseite über dem USG starten und die Ferse lateral umrunden.**

Syndesmose, Außenbänder des Sprunggelenks und Innenbänder

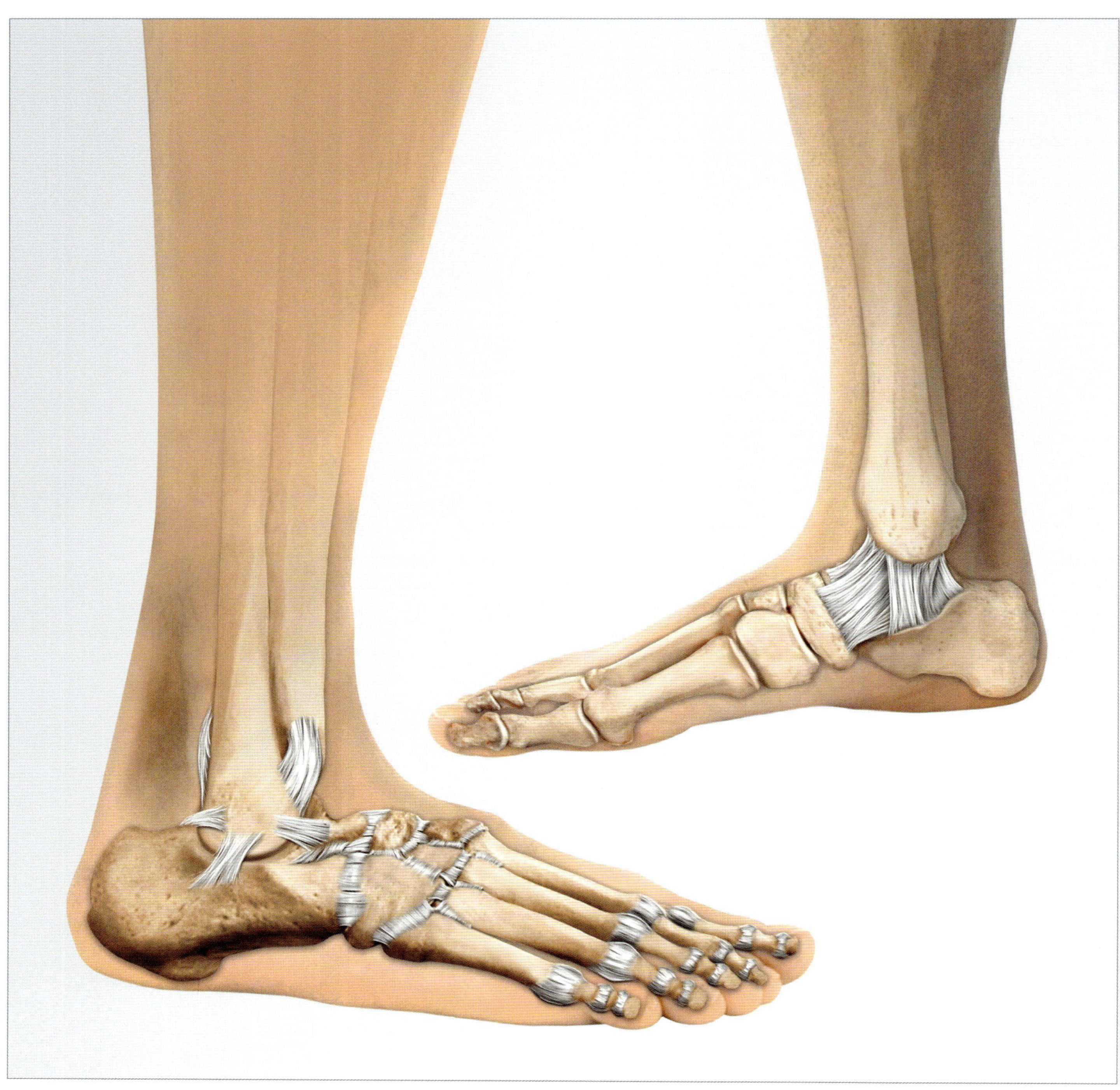

Die Ligg. tibiofibularia anterius und posterius verbinden Tibia und Fibula im Bereich des Malleolus lateralis. Sie folgen in ihrem Verlauf der Membrana interossea und werden auch als hintere und vordere Syndesmose bezeichnet. Sie entspringen dorsal bzw. ventral am distalen Malleolus lateralis und verlaufen nach kranial-medial zur Tibia.

Das laterale Seitenband des Sprunggelenks gliedert sich in drei Faserstränge auf. Sie entspringen an der Spitze des Malleolus lateralis. Das Lig. talofibulare anterius zieht nach distal-ventral zum Talus und das Lig. talofibulare posterius nach distal-dorsal zum Talus. In der Mitte verläuft das Lig. calcaneofibulare abwärts zum Calcaneus.

Das mediale Seitenband wird aufgrund seines Verlaufs als Lig. deltoideum bezeichnet. Die Fasern entspringen von der Spitze des Malleolus medialis und verlaufen fächerförmig nach distal. Dort inserieren sie am Talus und am Kalkaneus.

Durch den fächerförmigen Verlauf des Bands wird das Lig. deltoideum in eine Pars tibiotalaris anterior und eine Pars tibiotalaris posterior unterteilt. Einige Faserzüge verlaufen nach medial-ventral zum Os naviculare und werden als Pars tibionavicularis bezeichnet.

Syndesmosenbänder: Ligg. tibiofibularia anterius und posterius – Ligament- (Abb. 1–4) und Gelenkanlage (Abb. 2–4)

Wirkung: Schmerz- und Ödemreduktion; Stimulation der Propriozeption; Optimierung und Stabilisierung des Kapsel-Band-Apparats im OSG

Indikationen für die Sensotape-Anlage
- Inversions-/Eversionstrauma
- chronische Kapselbandinsuffizienzen
- Distorsionen des OSG

Material
blaues I-Tape und rotes I-Tape (U-förmig)

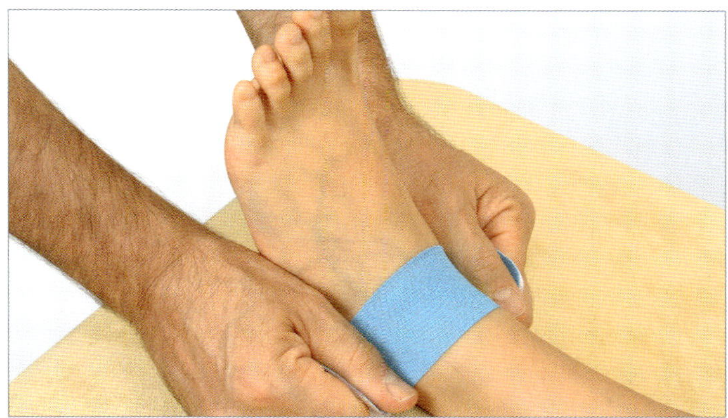

Anlage des Quer-I-Tapes
ASTE: In Rückenlage, das Bein ist gestreckt und der Fuß befindet sich in Dorsalextension.
Schritt 1: Mit einer zentralen Ligamentanlage wird ein I-Tape quer über die ventrale Gelenkkapsel und Syndesmose zur Entlastung angelegt. Der Anker des I-Tapes wird mittig mit starkem Zug direkt über dem OSG angelegt, während die beiden I-Tapeenden dehnungsfrei über die beiden Malleolen auslaufen.

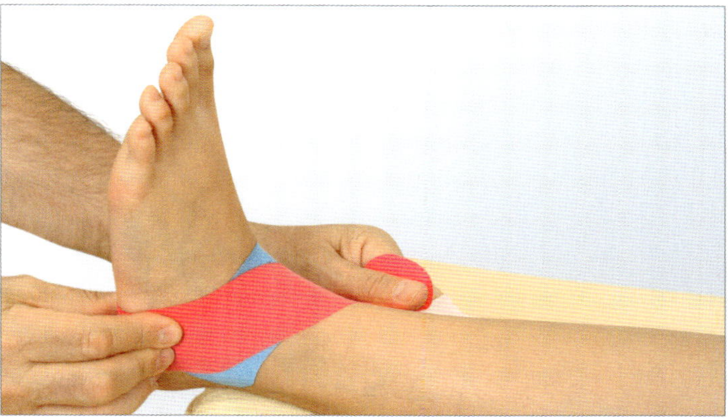

Anlage des lateralen U-Tape-Zügels
ASTE: In Rückenlage, das Bein ist gestreckt und der Fuß befindet sich in Dorsalextension mit einer passiven Korrektur im OSG.
Schritt 2: Das I-Tape wird in mechanischer Korrekturtechnik mit seiner Mitte unter der Fußsohle angelegt. Den lateralen I-Zügel in passiver Pronation und Dorsalextension des Vorfußes am Fußaußenrand anlegen und mit maximalem Zug und Innendruck schräg zur medialen Unterschenkelseite ziehen. Das Tape läuft oberhalb des Innenknöchels dehnungsfrei aus.

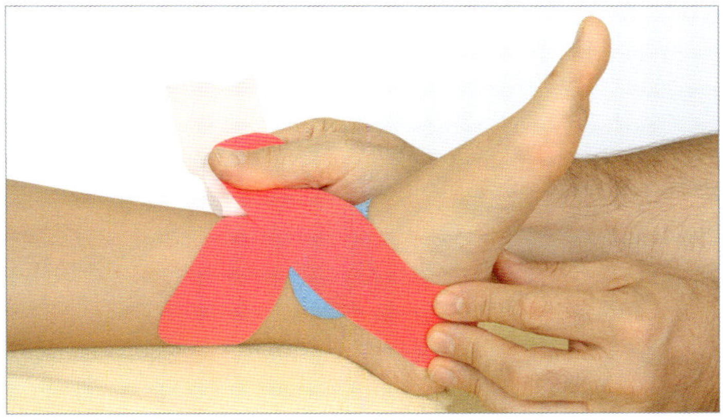

Anlage des medialen U-Tape-Zügels
ASTE: In Rückenlage, das Bein ist gestreckt und der Fuß befindet sich in Dorsalextension mit einer passiven Korrektur im OSG.
Schritt 3: Es folgt das Anlegen des medialen I-Zügels bei Beibehaltung der Korrekturstellung im OSG. Der mediale I-Zügel führt mit maximalem Zug und Innendruck schräg hoch zum OSG, anterior das laterale I-Tape überkreuzend. Das I-Tapeende dehnungsfrei oberhalb des Außenknöchels auslaufen lassen.

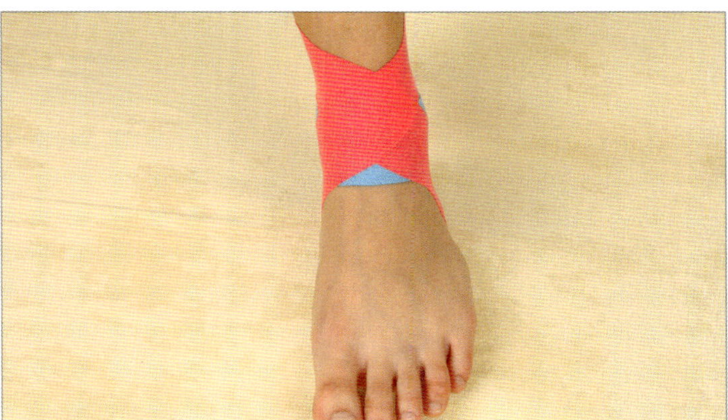

Komplette Kombinationsanlage: I- und U-Tape
ESTE: Im Stand, das Bein befindet sich in einer entlastenden Stellung.
Schritt 4: Die Abbildung zeigt die entlastende, stabilisierende und korrigierende I-Tapeanlage von ventral mit einer mechanischen Längs-Applikationsform.Die komplette Anlage wird durch leichtes Reiben anmodelliert, aktiviert und fixiert.

▸ **Die kombinierte Tapeanlage ist bei Inversionstrauma und Distorsionen des OSG indiziert.**

Außenbänder: Ligg. talofibularia anterius und posterius, calcaneofibulare und Retinaculum extensorum

– Ligament- (Abb. 1–4), Gelenk- (Abb. 2–4) und Faszienanlage (Abb. 4)

Wirkung: Schmerz- und Ödemreduktion; Optimierung und Stabilisierung des Kapsel-Band-Apparats des OSG; propriozeptive Stimulation

Indikationen für die Sensotape-Anlage
- Sprunggelenk: Distorsion, Inversionstrauma
- Fuß: Instabilitäten

Material
Abb. 1 bis 3: blaues I-Tape, rotes I-Tape, blaues I-Tape (U-förmig)
Abb. 4: blaues I-Tape, rotes Y-Tape

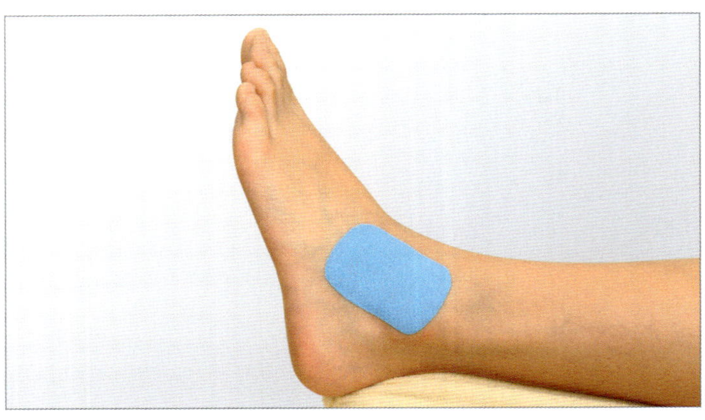

Anlage des diagonalen I-Tapes
ASTE: In Rückenlage, der Fuß befindet sich in Neutralstellung, eventuell in leichter Eversion.
Schritt 1: Mit einer zentralen ligamentären Insertionstechik wird das stark gedehnte I-Tape mit seinem Anker direkt über das vordere Außenband angelegt. Das I-Tape hat eine schräge Ausrichtung von kranio-latero-posterior nach kaudo-medio-anterior, in Plantarflexion. Die I-Tapeenden dehnungsfrei auslaufen lassen. Die komplette Anlage wird durch leichtes Reiben anmodelliert, aktiviert und fixiert.

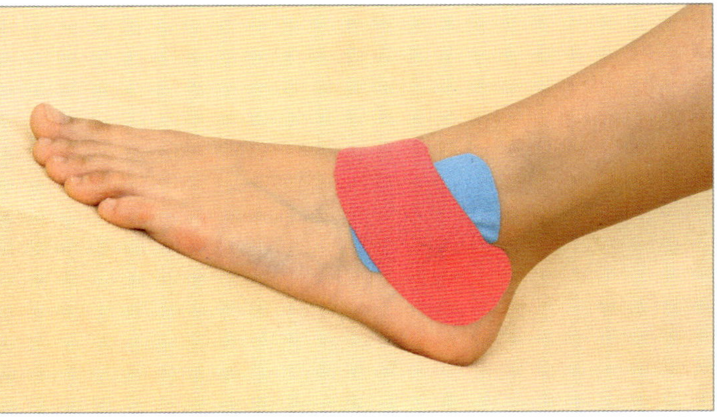

Anlage des queren I-Tapes
ASTE: In Rückenlage, der Fuß befindet sich in Neutralstellung, eventuell in leichter Eversion.
Schritt 2: Mit der gleichen zentralen Ligamentanlage wird das stark gedehnte I-Tape mit seinem Anker quer über das vordere und mittlere Außenband angelegt. Die I-Tapeenden dehnungsfrei auslaufen lassen. Die komplette Anlage wird durch leichtes Reiben anmodelliert, aktiviert und fixiert.

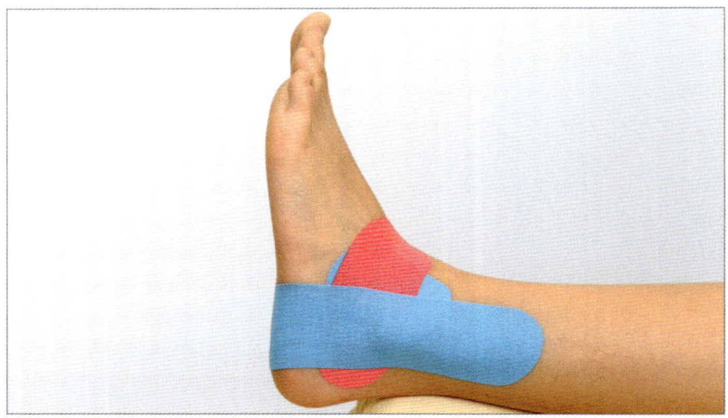

Komplette Kombination: Anlage eines U-Tapes
ESTE: In Rückenlage, der Fuß befindet sich in Dorsalextension, eventuell in leichter Eversion.
Schritt 3: Die Mitte des angemessenen I-Tapes (von Malleolus zu Malleolus) wird mit einer mechanischen Längs-Korrekturtechnik unter der Fußsohle angelegt. Die beiden U-Zügel werden gleichzeitig mit maximalem Zug und Innendruck bis zu den beiden Malleoli in Längsachse des Unterschenkels nach kranial hin angelegt. Die beiden I-Tapeenden dehnungsfrei oberhalb der Malleolen auslaufen lassen.

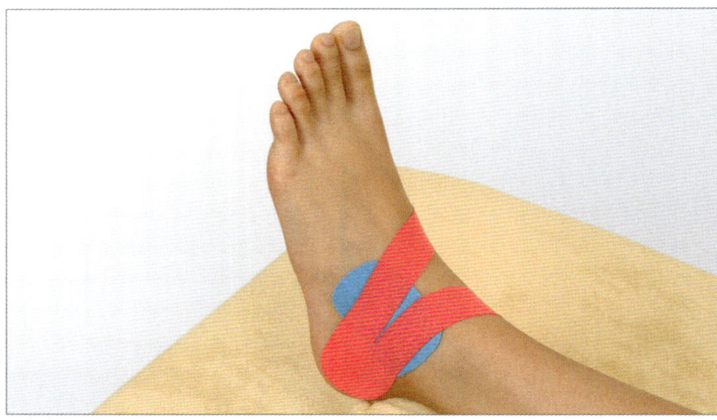

Alternative Kombinationsanlage mit I- und Y-Tape
ESTE: In Rückenlage, der Fuß befindet sich in Neutralstellung, eventuell in leichter Eversion.
Schritt: I-Tape wie in Schritt 1 anlegen. Danach wird mit einer Faszienanlage ein Y-Tape längs über das Retinacula mm. peroneorum inferius und mm. extensorum inferius angelegt. Der Anker des Y-Tapes wird ohne Zug vor die verletzte Schmerzstelle angelegt. Die beiden Y-Zügel werden oszilierend mit mäßigem bis starkem Zug schräg aufwärts über den Fußrücken angelegt.

▸ **Man kann ein längeres I-Tape abmessen und so das hintere Außenband in die Anlage einbeziehen.**

Innenbänder: Lig. deltoideum, Ligg. tibiotalaria anterius und posterius, Lig. tibionaviculare – Ligamentanlage

Wirkung: Schmerz- und Ödemreduktion; Stimulation der Propriozeption

Indikationen für die Sensotape-Anlage
- Verletzungen der Innenbänder und des Kapsel-Band-Apparats
- Inversions-/Eversionstraumen

Material
Abb. 1 und 2: rotes und blaues I-Tape
Abb. 3 und 4: rotes und blaues I-Tape, rotes I-Tape, blaues I-Tape

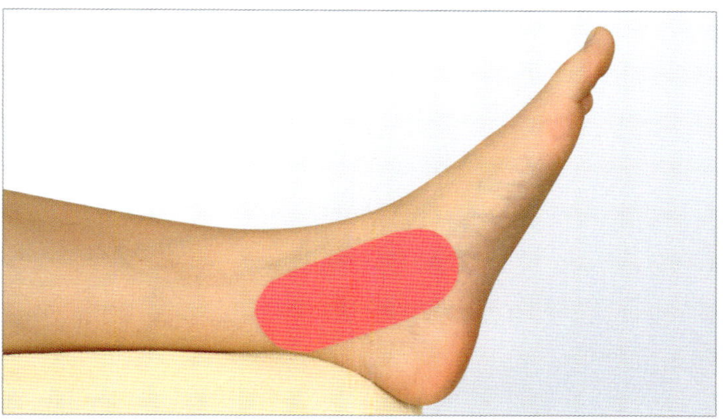

Anlage des diagonalen schrägen I-Tapes
ASTE: In Rückenlage, der Fuß befindet sich in Neutralstellung.
Schritt 1: Mit einer ligamentären Insertionstechnik wird der Anker des I-Tapes mit starkem Zug direkt über dem Ligamentum tibionaviculare und dem tiefer gelegenen Lig. tibiotalare angebracht. Seine schräge Ausrichtung verläuft vom Innenknöchel über das Os naviculare. Die beiden I-Tapeenden dehnungsfrei proximal bzw. distal auslaufen lassen.

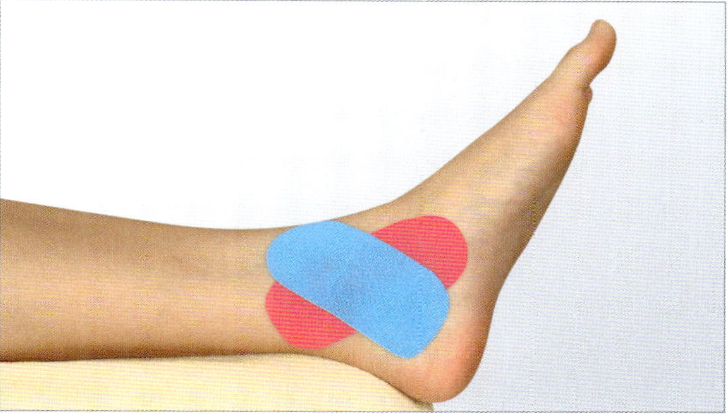

Komplette ipsilaterale I-Tapeanlage
ASTE: In Rückenlage, der Fuß befindet sich in Neutralstellung.
Schritt 2: Mit der gleichen zentralen Ligamentanlage wird ein zweites I-Tape spiegelbildlich angebracht, sodass beide I-Tapes sich einander über dem Ligamentum deltoideum überkreuzen. Die schräge Ausrichtung verläuft vom Innenknöchel zum Sustentaculum tali, dem Verlauf des Lig. tibiocalcaneare folgend. Nach dem dehnungsfreien Anlegen der I-Tapeenden folgt das Anmodellieren und Aktivieren durch Anreiben der gesamten Anlage auf der Haut.

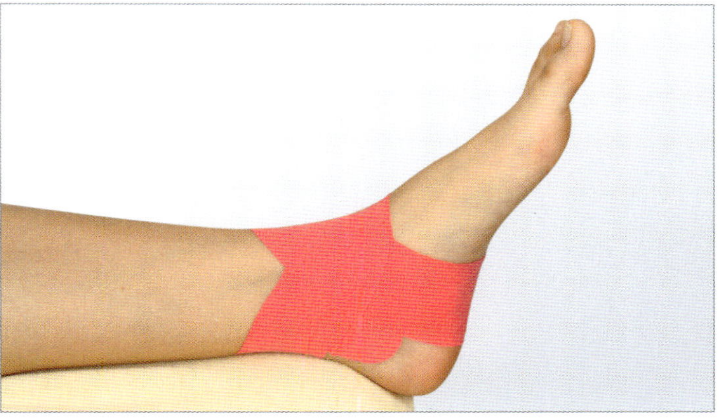

Alternative Kombinationsanlage: Variante in einer »halben Acht«
ASTE: In Rückenlage, der Fuß befindet sich in Neutralstellung.
Schritt 3: Zusätzlich zu der vorherigen I-Tapeanlage wird ein I-Tape als stabilisierende Anlage mit einer ligamento-muskulären Korrekturtechnik angewandt. Der Anker wird ohne Zug oberhalb des medialen Malleolus am Unterschenkel angelegt. Das I-Tape verläuft unter starkem Zug über die vordere OSG-Kapsel und zieht weiter lateralseitig über die Fußsohle zum medialen Fußrand. Der mediale Korrekturzügel überkreuzt zuerst das Lig. deltoideum, dann in Höhe des Gelenkspalts das OSG und endet oberhalb des Außenknöchels. Das I-Tapeende dehnungsfrei lateralseitig auslaufen lassen.

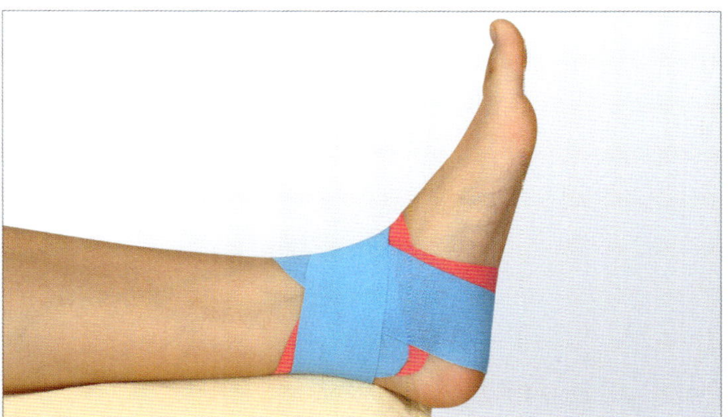

Komplette alternative Variante mit zwei I-Tapes in einer »halben Acht«
ESTE: In Rückenlage, der Fuß befindet sich in Neutralstellung.
Schritt 4: Schließlich erfolgt zur Verstärkung eine stabilisierende Ligamentanlage eines zweiten I-Tapes in einer halben Acht. Das zweite I-Tape wird das erste zu ¾ überlappend angelegt. Die komplette Anlage wird durch leichtes Reiben anmodelliert, aktiviert und fixiert.

▸ **Bei Distorsionstraumen ist meistens das Lig. tibiocalcaneare betroffen, trotzdem ist auf eine Schwäche des medialen longitudinalen Fußgewölbes zu achten.**

Mittelfußgelenke und ihre Bandstrukturen

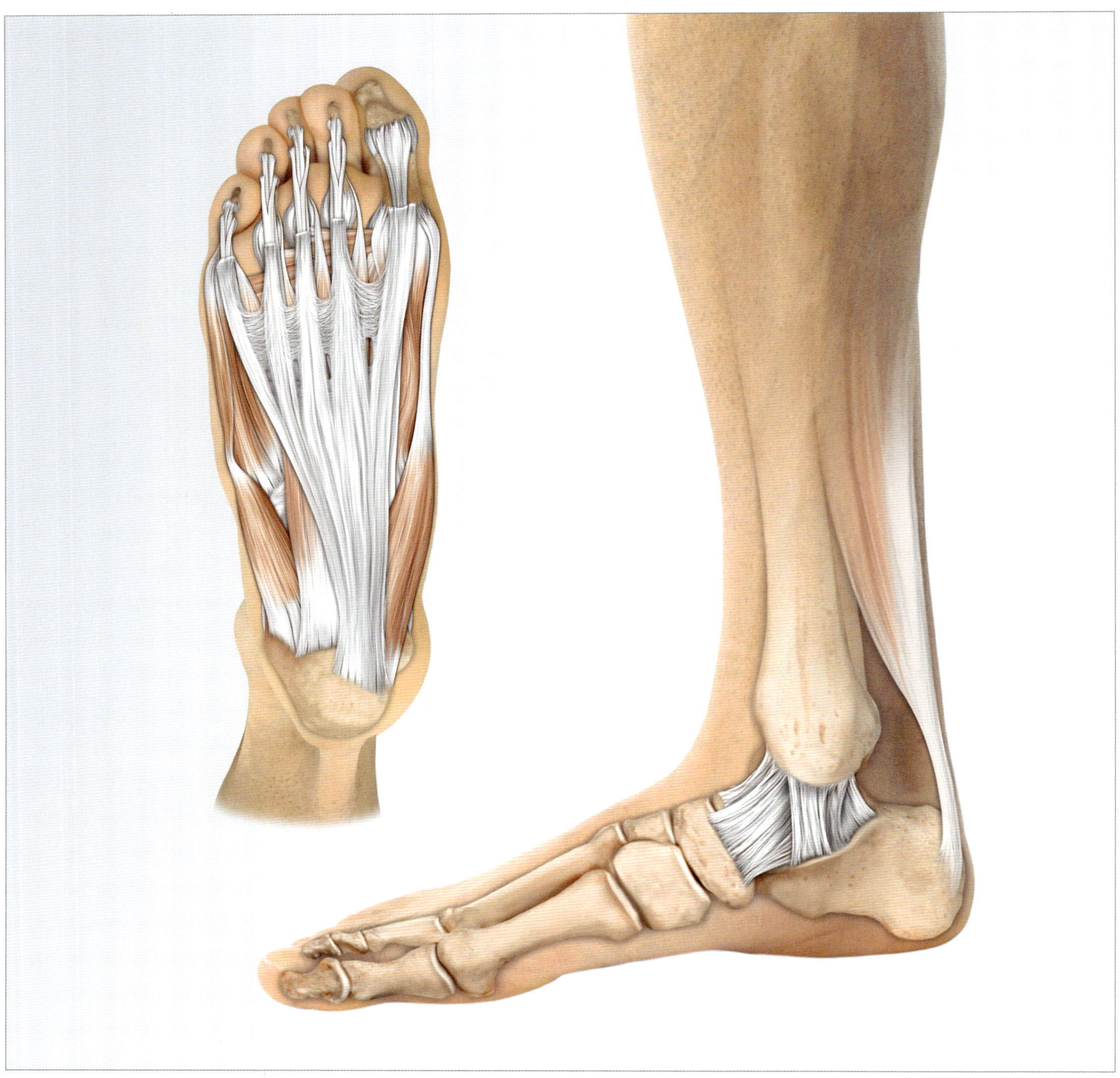

Das Os cuboideum befindet sich am lateralen Fußrand und artikuliert nach proximal über den Proc. calcaneus mit dem distalen Anteil des Calcaneus. Diese Art. calcaneocuboidea bildet gleichzeitig den lateralen Teil der Chopart'schen Gelenklinie. Nach distal artikuliert das Os cuboideum mit den Ossa metatarsi IV und V und bildet somit die Artt. tarsometatarsales. Nach medial befindet sich die Gelenkfläche zur Artikulation mit dem Os cuneiforme laterale und gelegentlich dahinter eine kleine Gelenkfläche zur Artikulation mit dem Os naviculare. Alle genannten Gelenke bilden Amphiarthrosen und sind über starke Bandstrukturen miteinander verbunden. An der Unterseite des Os cuboideum befindet sich der Sulcus tendinis m. peronei longi zur Aufnahme der Sehne des gleichnamigen Muskels.

Die Aponeurosis plantaris bildet die plantarste Schicht des longitudinalen Bandsystems. Sie entspringt am Tuber calcanei, verläuft entlang der Fußsohle und gliedert sich in fünf Endzipfel auf, die in die Bandstrukturen im Bereich der Zehengrundgelenke einstrahlen. Durch ihren Verlauf verspannen sie das Längsgewölbe des Fußes im Sinne einer Zuggurtung.

Das Lig. calcaneonaviculare plantare verläuft als kurzes Band medial vom Calcaneus zum Os naviculare und bildet die tiefste Schicht des Bandapparats. Durch seinen Verlauf vergrößert es die Pfanne für den Taluskopf. Dafür ist das Band auf seiner Innenseite mit Faserknorpel überzogen. Das Ligament stabilisiert das mediale Längsgewölbe und kann bis zu 5 mm dick werden.

Mittelfußgelenke/Längs-/Quergewölbe des Fußes

– Muskel- (Abb. 1–4) und Gelenkanlage (Abb. 2–4)

Wirkung: Schmerz- und Ödemreduktion; Unterstützung des Längs- und Quergewölbes des Fußes; Stimulierung der Plantaraponeurose und der plantaren Bänder

Indikationen für die Sensotape-Anlage

- Fußdeformitäten: Pes cavus, Pes planus, Pes excavatus, Pes varus, Pes valgus
- Überlastungen/Verletzungen des Mittelfußgelenks
- schmerzhafte Plantarfasziitis

Material

Abb. 1 und 2: 2 rote schmale I-Tapes (Breite 2,5 cm), 1 blaues I-Tape
Abb. 3 und 4: blaues I-Tape

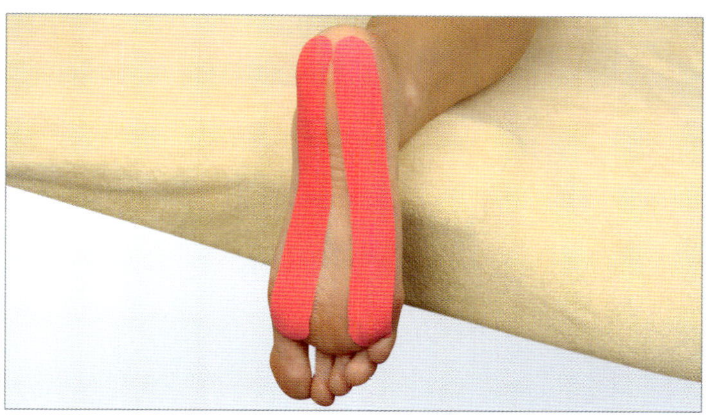

Anlage zweier bilateraler I-Tapes an der Plantaraponeurose
ASTE: In Bauchlage, der Fuß ist unterlagert und in Plantarflexion.
Schritt 1: Zuerst erfolgt das Anmessen zweier schmaler I-Tapes vom Metatarsalköpfchen zum Calcaneus. Danach wird das mediale bzw. laterale I-Tape tonisierend über den M. abductor hallucis und den M. abductor digiti minimi angelegt. Den Anker ohne Zug am Calcaneus anbringen und fixieren, während man das I-Tape mit leichtem Zug über den Fußaußen- bzw. Innenranrand zur Basis der Grundphalanx V bzw. I hin anlegt. Die I-Tapeenden beidseitig dehnungsfrei applizieren.

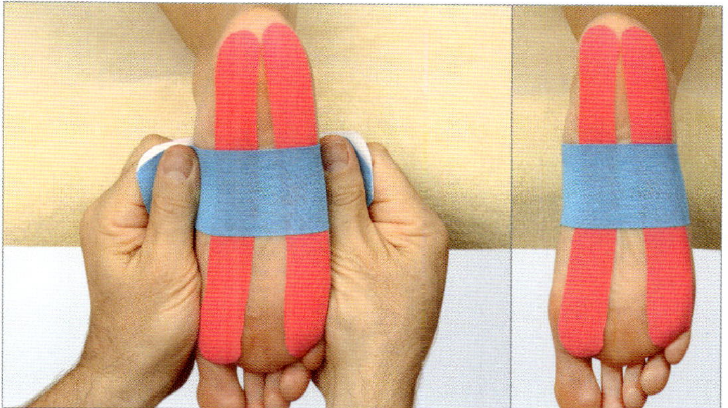

Komplette Kombinationsanlage: Anlage eines plantaren I-Ankers
ESTE: In Bauchlage, der Fuß ist unterlagert und in Plantarflexion.
Schritt 2: Bei einem Pes planus wird ein I-Tape mit einer mechanischen Korrektur plantar angelegt. Das I-Tape mittig einreißen und mit seinem zentralen Anker mit mäßigem Zug und Innendruck über die Mitte der Fußsohle anlegen. Die I-Tapeenden dehnungsfrei medial und lateral über die Fußränder nach dorsal auslaufen lassen (s. kl. Abb.).

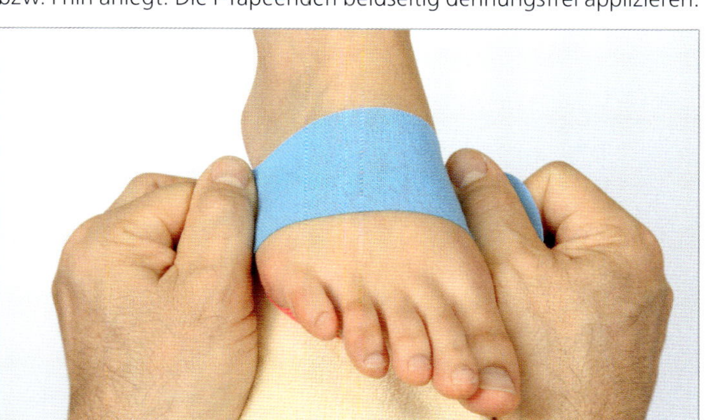

Anlage eines dorsalen I-Ankers
ASTE: In Rückenlage, der Fuß ist mit der Ferse aufgestützt und befindet sich in Neutralstellung.
Schritt 1: Bei einem Pes cavus wird ein I-Tape in zentraler mechanischer Korrektur dorsal angelegt. Das I-Tape wird mittig mit seinem Anker mit mäßigem Zug und Innendruck über den Fußrückens zwischen der Lisfranc'schen- und Chopart'schen Gelenklinie angelegt.

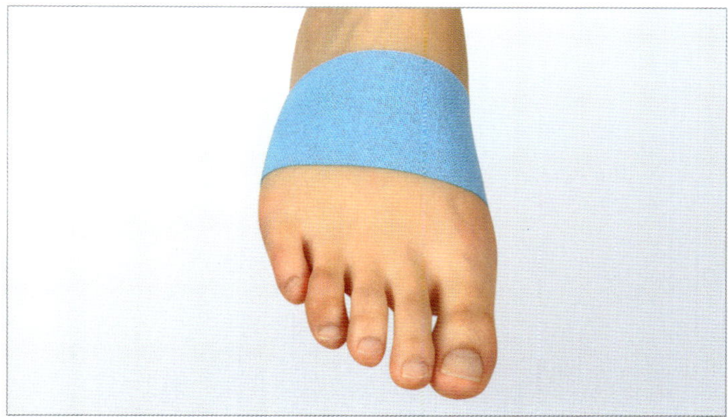

Komplette I-Tapeanlage über Fußrücken
ESTE: In Rückenlage, der Fuß ist mit der Ferse aufgestützt und befindet sich in Neutralstellung.
Schritt 2: Die I-Tapeenden dehnungsfrei über die beiden Fußränder plantar auslaufen lassen. Die komplette Anlage wird durch leichtes Reiben anmodelliert, aktiviert und fixiert.

- **a) Bei einer Plantarfasziitis/Pes cavus ist eine Kombinationsanlage plantar wie auch dorsal indiziert (s. Abb. 1/Abb. 4).**
- **b) Bei einer mechanischen Korrektur sollte kein zu starker Zug angewendet werden, da dieser Kompressionen auf die Mittelfußknochen verursachen kann.**

Mittelfußgelenke und ihre Bänder: Kapsel-Band-Faszien-Apparat – Ligament- (Abb. 1–4) und Gelenkanlage (Abb. 2–4)

Wirkung: Schmerz- und Ödemreduktion des Kapsel-Band-Faszien-Apparats; Stabilisierung der Kapsel und Bänder; Unterstützung des Mittelfußgewölbes

Indikationen für die Sensotape-Anlage
- Plantarfasziitis
- Insertionstendopathie der Aponeurose
- chronischer Calcaneussporn
- akute Mittelfußverletzungen
- Weichteilschwellungen der Fußsohle
- Ermüdungsfraktur des Calcaneus
- chronische Überbelastungen des Mittelfußes
- Senk- und Spreizfuß

Material
blaues Y-Tape, rotes I-Tape

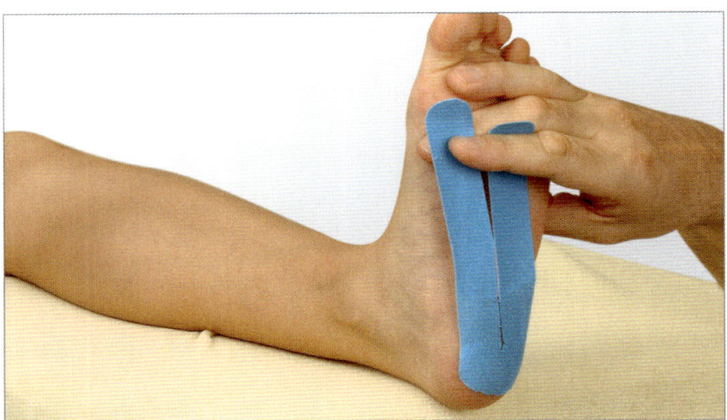

Anlage des plantaren Y-Ankers
ASTE: In Rückenlage, der Fuß befindet sich in Neutralstellung.
Schritt 1: Der Anker wird ohne Zug über dem Tuber calcanei proximal/plantar der Ansatzstelle der straffen Plantaraponeurose, die sich V-förmig zu den Zehen hin ausbreitet, mit einer Ligamentanlage angelegt.

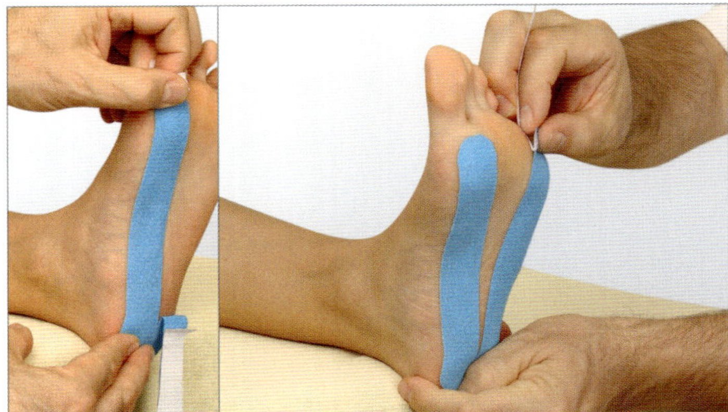

Anlage der beiden Y-Zügel
ASTE: In Rückenlage, der Fuß befindet sich in Dorsalextension.
Schritt 2: Der Anker wird an der Ferse fixiert, während man mit starkem Zug zuerst den medialen Y-Zügel bis zu dem Metatarsalköpfchen I anlegt (s. kl. Abb.). Dann folgt der laterale Y-Zügel bis zum Metatarsalköpfchen V. Die Y-Zügelenden dehnungsfrei über die Metatarsalgelenke I und V auslaufen lassen. Die komplette Anlage wird durch leichtes Reiben anmodelliert, aktiviert und fixiert.

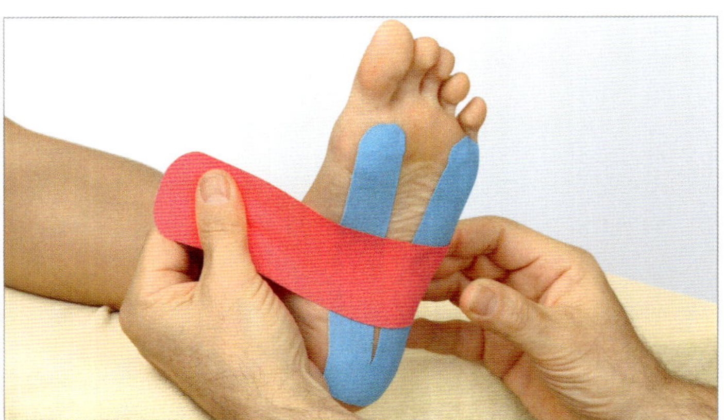

Anlage des queren I-Ankers
ASTE: In Rückenlage, der Fuß befindet sich in Neutralstellung.
Schritt 3: Der I-Tapeanker wird ohne Zug vom dorsal-lateralen Fußrand über der Tuberositas ossis metatarsalis V angelegt.

- **a) Eine genaue Palpation des schrägen Gelenklinienverlaufs des queren Fußgewölbes ist nötig.**
- **b) Bei einem manualtherapeutischen Eingriff kann man den Bogen des abgeflachten Längsgewölbes des Fußes passiv haltend korrigieren und gleichzeitig das I-Tape applizieren.**

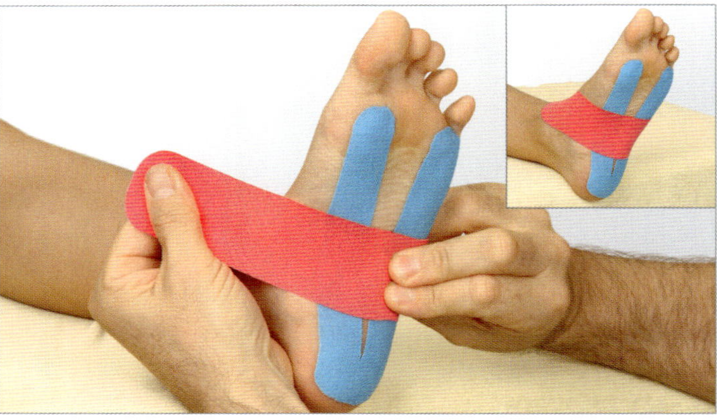

Komplette Kombinationsanlage: Anlage des I-Tapes
ESTE: In Rückenlage, der Fuß befindet sich in Dorsalflexion und kann entweder vom Mittelfußbogen her manualtherapeutisch oder mit Hilfe des Tapes korrigiert werden.
Schritt 4: Der Anker wird plantar mit den rechten Fingern fixiert, während man das I-Tape mit einer mechanischen Korrektur quer über die Lisfranc'sche Linie zieht und das Mittelfußgewölbe korrigiert. Beachte den mäßig bis starken Zug und Innendruck des Korrekturtapes. Das I-Tapeende dehnungsfrei mediodorsal über dem Os naviculare auslaufen lassen. Die komplette Anlage wird durch leichtes Reiben anmodelliert, aktiviert und fixiert (s. kl. Abb.).

Mittelfußgelenke und ihre Bänder – Ligamentanlage

Wirkung: Schmerz- und Ödemreduktion der posterior-medialen Gelenkkapsel; Schmerz- u. Spannungsreduktion des Lig. bifurcatum u. hauptsächlich des Lig. tibiotalare posterius; Optimierung u. Stabilisierung des Kapsel-Band-Apparats des OSG/USG; Kompression auf den verletzten Kapsel-Band-Apparat; sofortiges Stoppen von Einblutungen ins Gelenk

Indikationen für die Sensotape-Anlage
- Inversionstraumen

Material
Abb. 1 und 2: blaues und rotes I-Tape
Abb. 3 und 4: blaues I-Tape

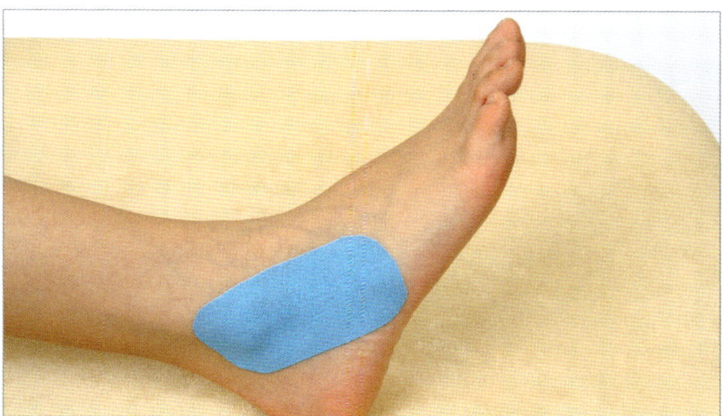

Anlage des diagonalen I-Tapes
ASTE: In Rückenlage, der Fuß befindet sich in einer Neutralstellung. Beachte, dass die Fußstellung vom Grad der Verletzung abhängig ist.
Schritt 1: Mit einer zentralen Ligamentanlage wird der Anker des I-Tapes mit starkem Zug direkt über dem lateralen Schenkel des Lig. bifurcatum (Lig. calcaneocuboideum) angelegt. Die beiden I-Tapeenden dehnungsfrei proximal bzw. distal auslaufen lassen.

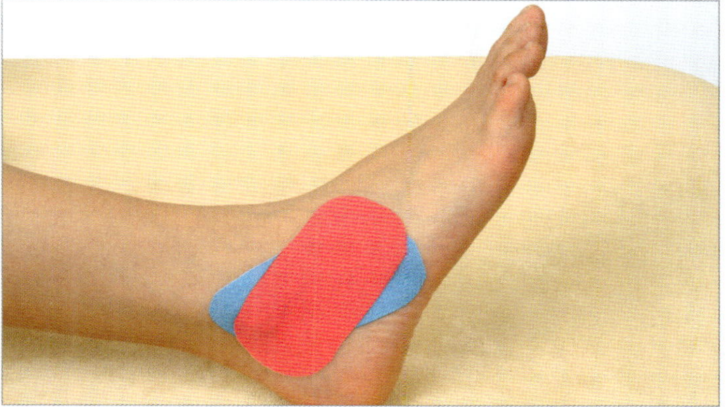

Komplette Kombinationsanlage mit I-Tape
ESTE: In Rückenlage, der Fuß befindet sich in Neutralstellung.
Schritt 2: Mit der gleichen zentralen Ligamentanlage wird ein zweites I-Tape spiegelbildlich über dem medialen Schenkel des Lig. bifurcatum (Ligamentum calcaneonaviculare) angebracht. Die beiden I-Tapes überkreuzen über der »V«-Spitze des Lig. bifurcatum. Nach dem dehnungsfreien Anlegen der I-Tapeenden folgt das Anmodellieren und Anreiben der gesamten Anlage auf der Haut.

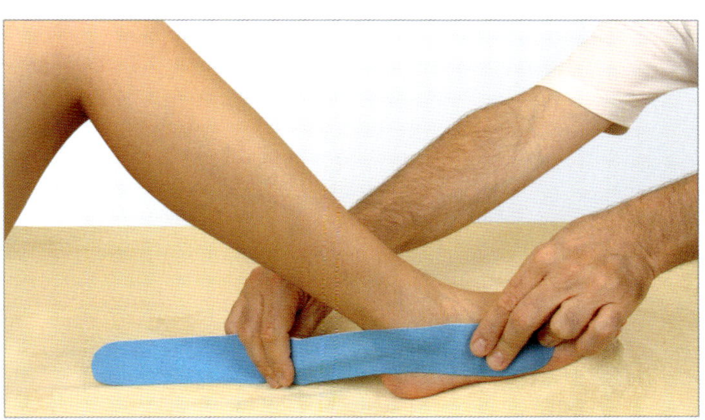

Alternative Variante mit einem I-Tape
ASTE: In Rückenlage, das Bein ist angewinkelt und der Fuß befindet sich in Neutralstellung.
Schritt 1: Mit einer ligamento-muskulären Technik in einer Längs-Applikationsform wird das I-Tape mit dem Anker ohne Zug vor dem Lig. bifurcatum ab der Lisfranc-Linie angelegt. Mit den linken Fingern fixiert man den Anker, während man das I-Tape mit starkem Zug über die Außenbänder bis zur Achillessehne lateral anlegt.

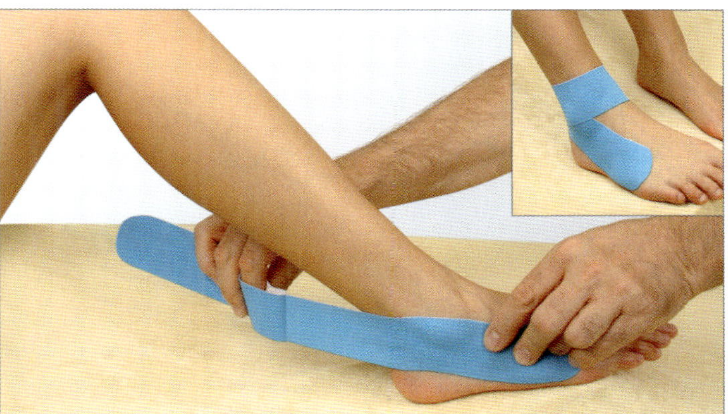

Komplette alternative Variante mit einem I-Tape
ESTE: In Rückenlage, das Bein ist angewinkelt und der Fuß befindet sich in Neutralstellung.
Schritt 2: Das I-Tape wird posterior um die Achillessehne ohne Zug angelegt, um Irritationen zu vermeiden. Danach verläuft das I-Tape über die medialen Seitenbänder und über die anteriore Kapsel und Syndesmose nach lateral. Das I-Tapeende dehnungsfrei über den Außenknöchel auslaufen lassen (s. kl. Abb.).

► **In Akutphase: ohne Banddehnung applizieren; in Subakutphase: unter Teildehnung applizieren; in chronischer Phase: unter starker Banddehnung applizieren**

Plantaraponeurose und Lig. calcaneonaviculare plantare (Pfannenband) – Ligamentanlage

Wirkung: Schmerz- und Ödemreduktion; Unterstützung des Fußquergewölbes

Indikationen für die Sensotape-Anlage
- Achillestendonitis
- Achillestenosynovitis
- Plantarfasziitis

Material
rotes Fächertape (5 Zügel)

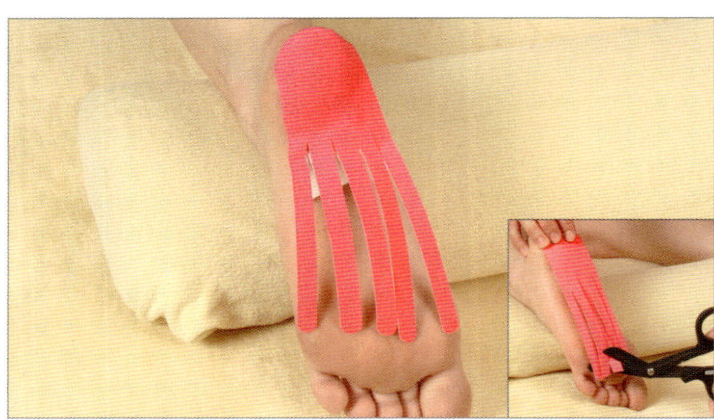

Anlage eines Fächerankers
ASTE: In Bauchlage, das linke Bein ist gestreckt und der Fuß befindet sich unterlagert in einer Neutralstellung.
Schritt 1: Zuerst wird ein I-Tape von der Ferse bis zu den Metatarsalköpfchen angemessen und als Fächertape zurechtgeschnitten (s. kl. Abb.). Der Anker des Fächertapes wird ohne Zug am Tuber calcanei angelegt.

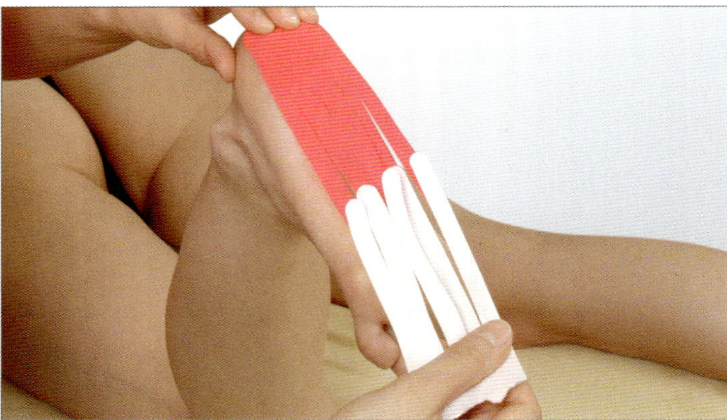

Anlage der Fächerzügel
ASTE: In Bauchlage, das linke Bein ist im Knie angewinkelt und der Fuß befindet sich in Dorsalextension.
Schritt 2: Der Anker des Fächertapes wird mit den Fingern durch einen posterioren Haut-Gleitschub an der Ferse fixiert, während man die Rückfolie der Fächerzügel von proximal nach distal zu den Tarsometatarsalgelenken hin verlaufend abzieht.

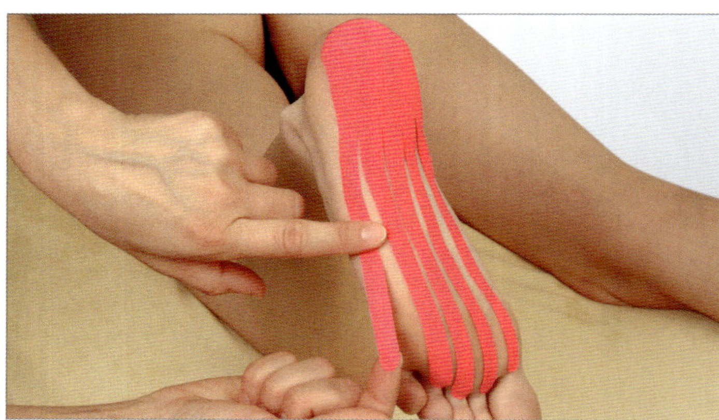

Anlage einzelner Fächerzügel
ASTE: Die ASTE wird beibehalten.
Schritt 3: Die Fächerzügel werden einzeln mit mittlerem Zug von der Fußinnenseite nach außen angelegt. Die Zügelenden dehnungsfrei nach distal auslaufen lassen.

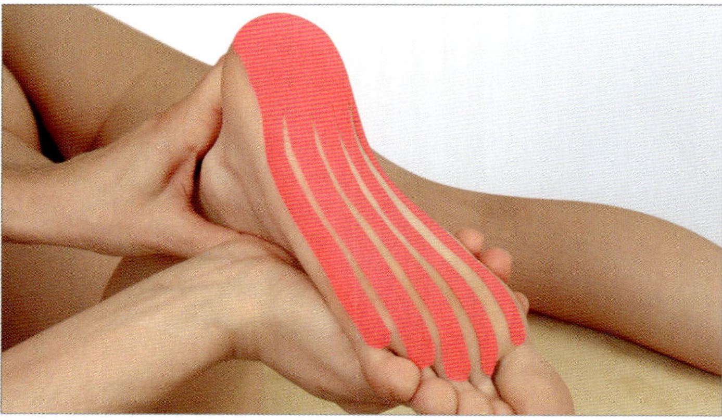

Komplette Fächer-Anlage
ESTE: Die ASTE wird beibehalten.
Schritt 4: Die komplette Anlage als eine Ligamentanlage unterstützt stabilisierend den plantaren Kapsel-Band-Apparat und wird durch leichtes Reiben anmodelliert, aktiviert und fixiert.

Plantaraponeurose und Lig. calcaneonaviculare plantare (Pfannenband) – manuelle Korrektur und Gelenkanlage

Wirkung: Schmerz- und Ödemreduktion; Unterstützung des Fußlängs- und -quergewölbes

Indikationen für die Sensotape-Anlage
- Plantarfasziitis
- Pes planus
- Senk-, Plattfuß

Material
rotes Fächertape (5 Zügel)
2 blaue I-Tapes

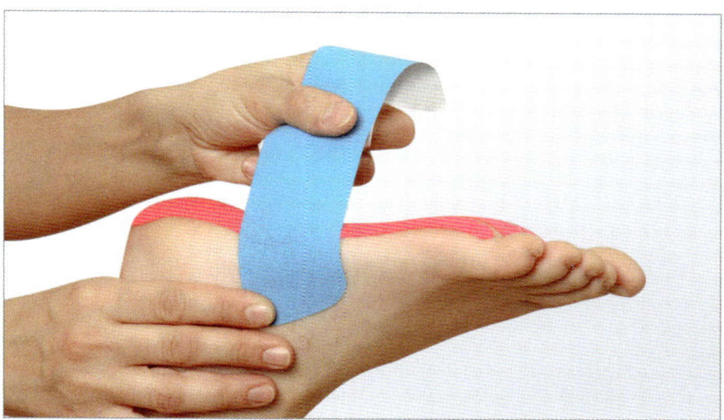

Kombinationsanlage: Anlage des I-Ankers
ASTE: In Bauchlage, das linke Bein ist flektiert und der Fuß befindet sich in Neutralstellung.
Schritt 1: Der Kombinationsanlage geht eine komplette Fächertape-Anlage voraus. Der Anker des blauen I-Tapes wird ohne Zug an der Fußaußenseite dorsolateral, am Dorsum pedis angelegt.

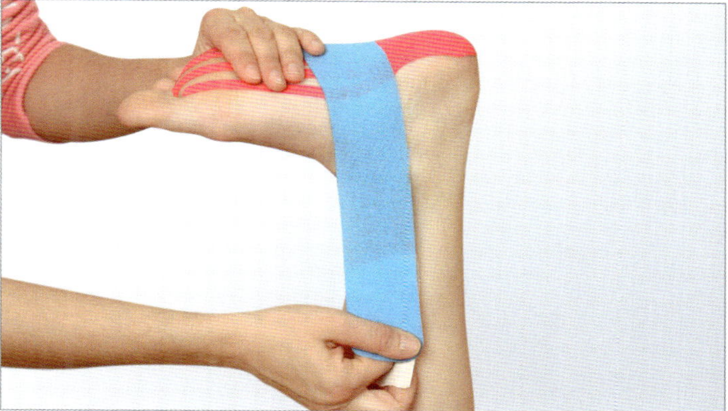

Kombinationsanlage: Anlage des I-Tapes
ASTE: In Bauchlage, das linke Bein ist flektiert und der Fuß befindet sich in Dorsalflexion.
Schritt 2: Nachdem man manualtherapeutisch den medialen Bogen des Linksgewölbes in Inversion geformt hat, wird der Anker mit den linken Fingern an der Fußaußenseite fixiert. Das I-Tape wird mit einer mechanischen Korrektur mit maximalem Zug und Innendruck bis über die Medialseite des Fußbogens nach kranial über den Malleolus medialis angelegt.

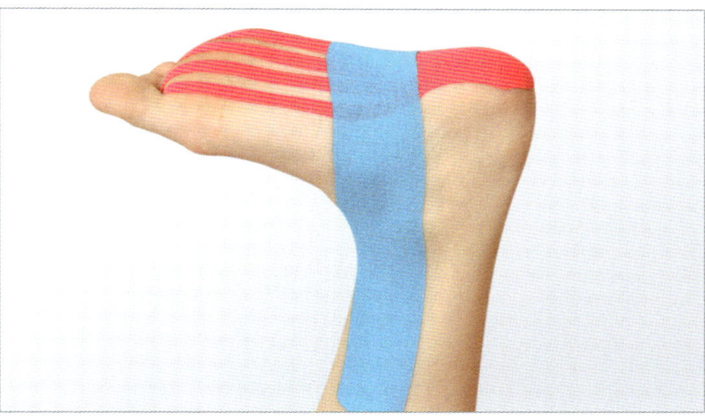

Komplette Kombinationsanlage: Fächer- und I-Tape
ESTE: Die Ausgangsstellung wird beibehalten.
Schritt 3: Die Zügelenden dehnungsfrei nach proximal an der Unterschenkelinnenseite auslaufen lassen. Die komplette Anlage wird durch leichtes Reiben anmodelliert, aktiviert und fixiert.

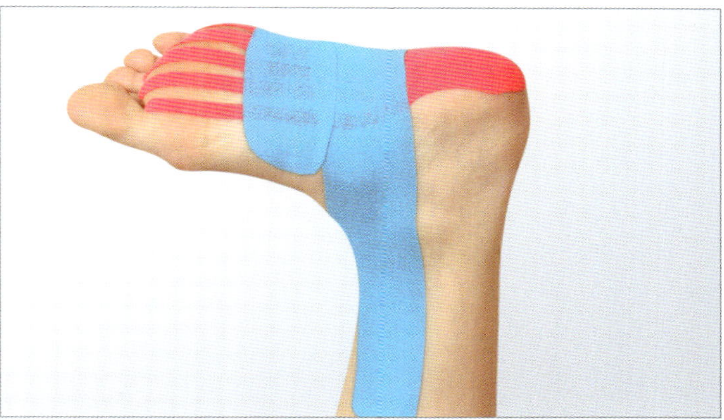

Alternative komplette Kombinationsanlage: Fächer- und 2 I-Tapes
ESTE: In Bauchlage, das linke Bein ist gebeugt und der Fuß befindet sich in Dorsalflexion.
Schritt 4: Bei einem Pes planus mit einem flachen Bogen des Fußes wird zusätzlich ein I-Tape mit seinem zentralen Anker mit starkem Zug und Innendruck über der Fußsohle angelegt. Die Zügelenden dehnungsfrei an den Fußseiten nach dorsal auslaufen lassen. Die komplette Anlage, angelegt mit einer mechanischen Korrektur, wird durch leichtes Reiben anmodelliert, aktiviert und fixiert.

Achillessehne und Lig. plantare longum

– Ligamentanlage

Wirkung: Schmerz- und Ödemreduktion; Entlastung und Detonisierung; Stabilitätssicherung Sehne/Band

Indikationen für die Sensotape-Anlage
- Achillodynie
- Tendinitis
- Bursitis
- Fersensporn
- Fußinstabilität
- Insertionstendopathie der Plantaraponeurose

Material
blaues X-Tape

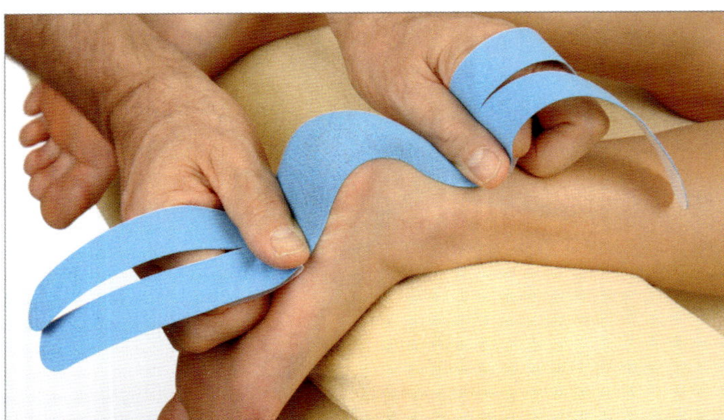

Anlage des X-Ankers
ASTE: In Bauchlage, der Fuß soll in Neutralstellung gehalten werden.
Schritt 1: Das X-Tape mittig einreißen und mit seinem Anker über die Fersenmitte mit starkem Zug anlegen. In seinem weiteren Verlauf wird das X-Tape mit mäßigem Zug proximal direkt über die Achillessehne zum tendino-muskulären Übergang und distal über die Ansatzstelle der Plantaraponeurose, teils über dem Lig. plantare longum, angelegt.

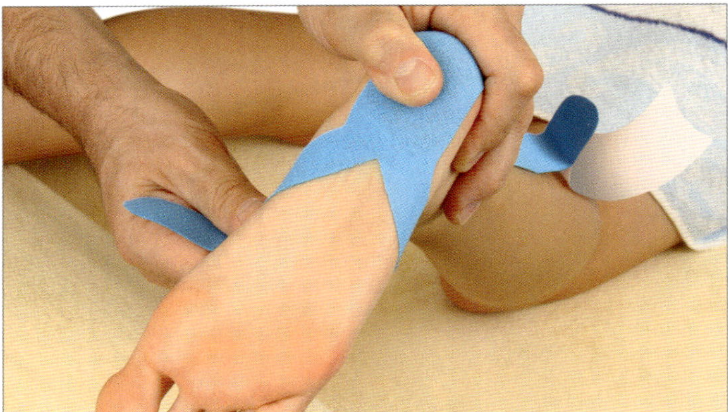

Anlage der distalen X-Zügel
ASTE: In Bauchlage, der Fuß befindet sich in Dorsalextension.
Schritt 2: Den Anker plantar am Tuber fixieren, während man eine manuelle Korrektur des Calcaneus im USG durchführt und aktiv eine Dorsalextension ausführen lässt. Dabei umwickeln die beiden X-Zügel mit leichtem Zug medial bzw. lateral den Vorfuß, sodass sie sich über dem Dorsum pedis überkreuzen. Die Zügelenden dehnungsfrei auslaufen lassen.

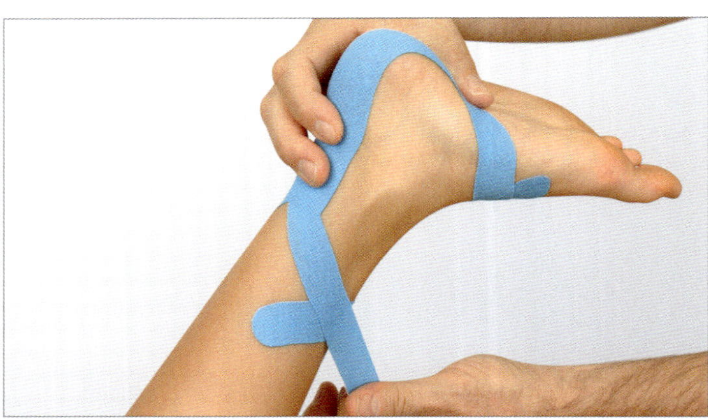

Anlage der proximalen X-Zügel
ASTE: In Bauchlage, der Fuß befindet sich in Dorsalextension.
Schritt 3: Während man eine aktive Dorsalflexion ausführen lässt, wird die gemeinsame Endsehne des M. triceps surae (Tendo calcaneus) vor dem Muskel-Sehnen-Übergang mit den Fingern fixiert. Zuerst wird der laterale, dann der mediale X-Zügel mit leichtem Zug den Unterschenkel spiralförmig umwickelnd angelegt. Die Zügelenden dehnungsfrei auslaufen lassen.

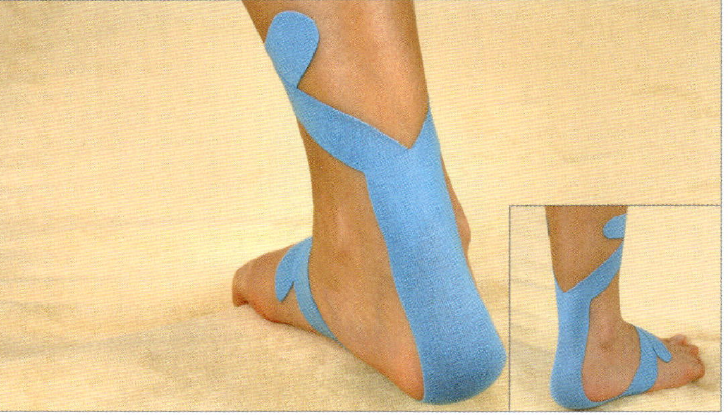

Komplette X-Tapeanlage
ESTE: Im Stand. Schrittstellung.
Schritt 4: Posterior-mediale Ansicht und posterior-laterale Ansicht (s. kl. Abb.) der gesamten X-Tapeanlage, angelegt in ligamento-muskulärer Technik. Die komplette Anlage wird durch leichtes Reiben anmodelliert, aktiviert und fixiert.

▸ **Eine Tendonitis wird immer mit einer Plantarfaszien-Anlage kombiniert. Die meistens durch Überlastung entstehende Entzündung ist im allgemeinen im distalen Drittel der Achillessehne nahe des Ursprungs lokalisiert.**

Achillessehne und Plantaraponeurose

– Sehnen-, Muskel- und Ligamentanlage

Wirkung: Schmerz- und Ödemreduktion; Korrektur der Achillessehne und der Plantaraponeurose; **detonisierende/tonisierende** Wirkung auf die Wadenmuskeln

Indikationen für die Sensotape-Anlage
- Achillodynie
- Tendinitis
- Fasciitis plantaris
- Kalkaneodynie
- Valgus- oder Varusfehlstellung des Calcaneus
- Tendinitis des M. flexor hallucis longus
- Tendosynovitis der Mm. peronei

Material
blaues und rotes I-Tape

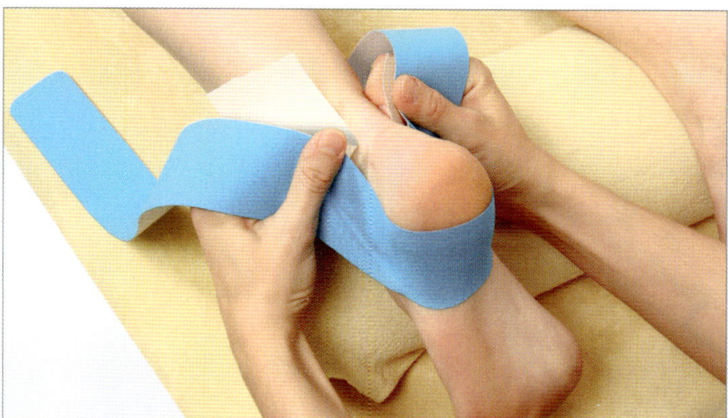

Anlage des U-Ankers
ASTE: In Bauchlage, das Bein ist gestreckt, der Fuß befindet sich unterlagert in Neutralstellung.
Schritt 1: Das lange I-Tape wird mittig geteilt und mit seinem Zentrum plantar vor dem Tuber calcanei ohne Zug angelegt. Dabei entstehen zwei gleich lange U-Zügel.

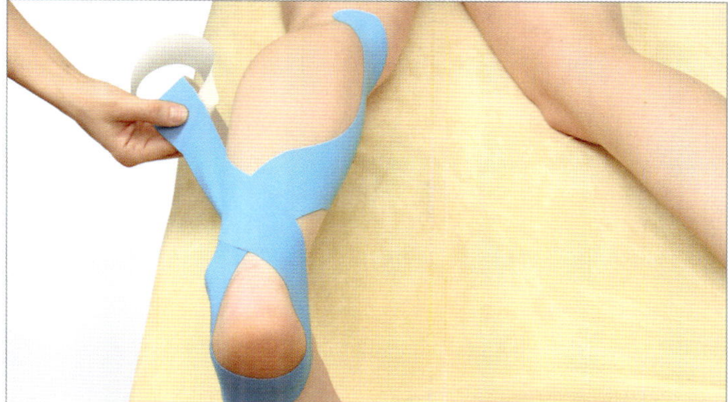

Anlage der U-Zügel
ASTE: In Bauchlage, das Bein ist gestreckt, der Fuß befindet sich unterlagert in Dorsalextension.
Schritt 2: Der laterale U-Zügel wird in tendino-muskulärer Technik in Längs-Applikationsform angelegt. Der U-Zügel umrundet die Ferse und wird diagonal mit mittlerem Zug posterior über die Achillessehne, dem medialen Gastroknemiusbauch in die Kniekehle folgend, angelegt. Der mediale U-Zügel folgt analog. Sie kreuzen über der Achillessehne und verlaufen spiegelbildlich in die Kniekehle.

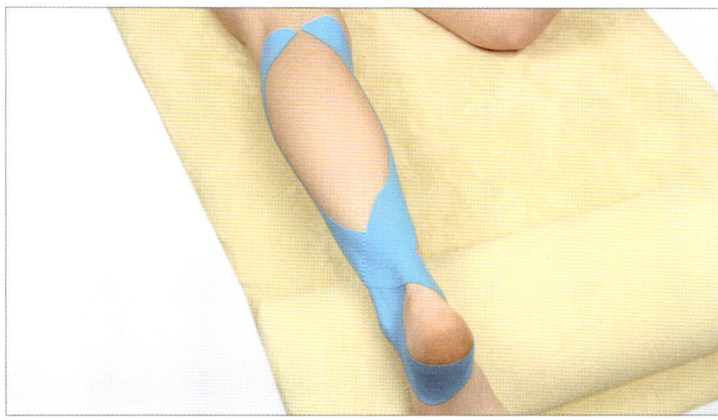

Komplette U-Tapeanlage
ASTE: In Bauchlage, das Bein ist gestreckt, der Fuß befindet sich unterlagert in Neutralstellung.
Schritt 3: Die U-Tapeenden laufen in der Fossa poplitea dehnungsfrei aus. Die komplette U-Tapeanlage in posteriorer Ansicht wird durch leichtes Reiben anmodelliert, aktiviert und fixiert.

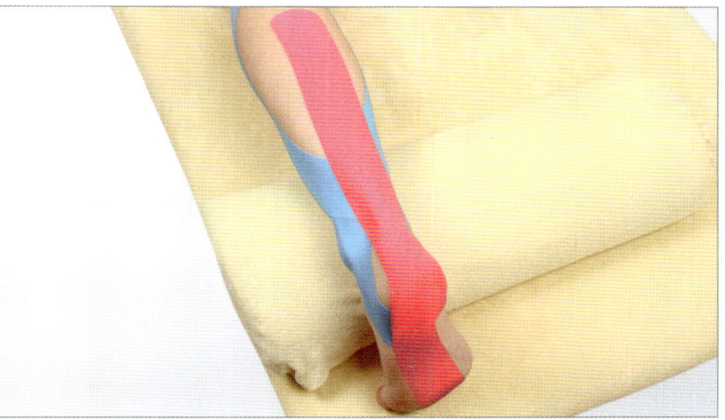

Komplette Kombinationsanlage: Anlage des I-Tapes
ESTE: In Bauchlage, das Bein ist gestreckt, der Fuß befindet sich unterlagert in Dorsalextension.
Schritt 4: Zusätzlich wird ein I-Tape mit einer ligamento-tendino-muskulären Technik angelegt. Das I-Tape wird mit seinem Anker an den Basen der Metatarsalen ohne Zug angelegt. Das I-Tape verläuft mit mittlerem Zug über das Lig. plantare longum, über dem Tuber calcanei und der Achillessehne zum Sehnen-Muskel-Übergang des Triceps surae aus.

▸ **Die beiden I-Zügel können um die Ferse herum, über das USG verlaufend, mit vermehrter Spannung, je nach Befund durch eine Pronation bzw. Supination des Fußes, angelegt werden.**

Lig. plantare longum und Achillessehne

– Sehnen- und Ligamentanlage

Wirkung: Schmerz- und Ödemreduktion; Entlastung und Detonisierung; verstärkte Stimulation der Mechanozeption

Indikationen für die Sensotape-Anlage
- Achillodynie
- Tendinitis
- Fasciitis plantaris
- Kalkaneodynie
- Valgus- oder Varusfehlstellung des Calcaneus
- Tendinits des M. flexor hallucis longus
- Tendosynovitis der Mm. peronei

Material
blaues und rotes I-Tape (U-förmig)

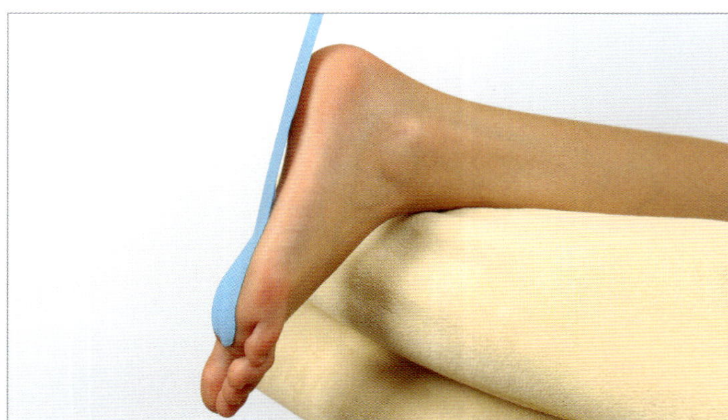

Anlage des I-Ankers
ASTE: In Bauchlage, der Fuß ist unterlagert und befindet sich in Neutralstellung.
Schritt 1: Der Anker wird ohne Zug distal/plantar an den Basen der Metatarsalen II-V angelegt. Das Tape ist nach plantar-posterior ausgerichtet.

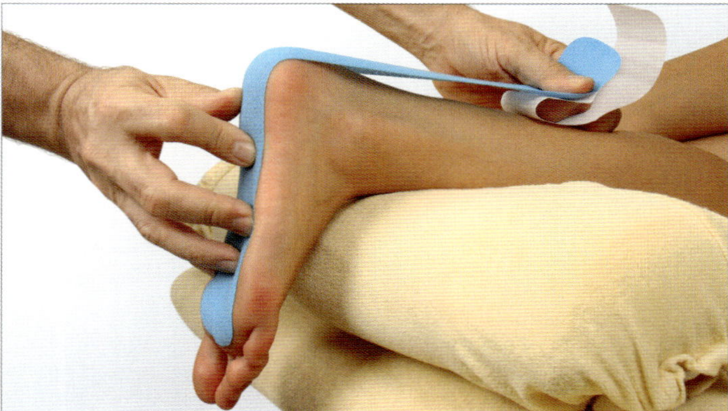

Anlage des plantaren I-Tapes
ASTE: In Bauchlage, der Fuß ist unterlagert in Dorsalextension.
Schritt 2: Während man eine aktive Dorsalextension ausführen lässt, wird plantar das I-Tape mit mittlerem Zug über die Fersenmitte angelegt. Der Zug des kranialen I-Tapes wird entlang der Achillessehne beibehalten, während man plantar das I-Tape anmodelliert und fixierend festhält.

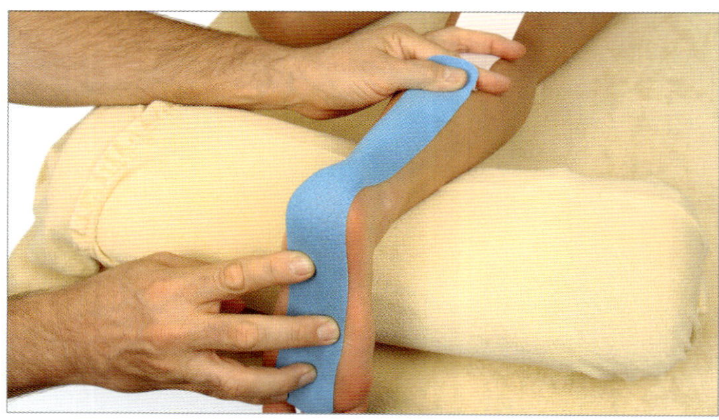

Anlage des kranialen I-Tapes
ASTE: In Bauchlage, der Fuß ist unterlagert in Dorsalextension.
Schritt 3: Mit einer ligamento-tendino-muskulären Technik in Längs-Applikationsform wird das kraniale restliche I-Tape mit mittlerem Zug direkt über die Achillessehne bis zum Muskel-Sehnen-Übergang des M. gastrocnemius angelegt. Das I-Tapeende proximal dehnungsfrei mittig über den Wadenmuskel auslaufen lassen.

▸ **Bei einer Achillodynie wäre alternativ zur Korrektur des OSG / USG ein U-Tape mit einer mechanischen Korrektur indiziert.**

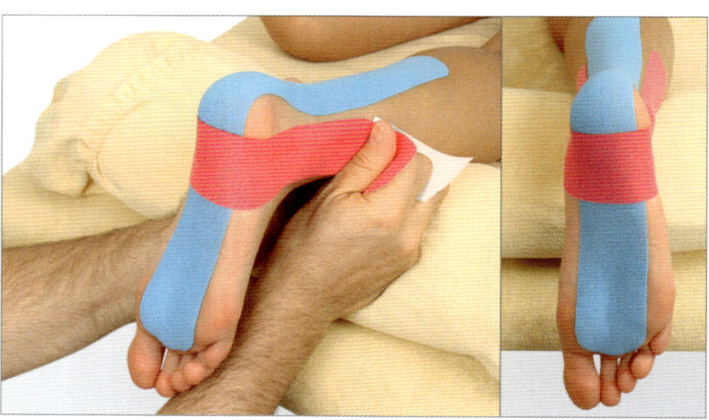

Kombinationsanlage: Anlage eines U-Tapes
ESTE: In Bauchlage, der Fuß ist unterlagert und befindet sich in Dorsalextension.
Schritt 4: Der zentrale Anker des roten I-Tapes wird unterhalb der Ferse mit einer Ligamentanlage angelegt. Der mediale und der laterale Zügel werden U-förmig mit starkem Zug entlang der Längsachse des Unterschenkels bis über die Malleolen angelegt. Die beiden Zügelenden dehnungsfrei oberhalb der Malleolen auslaufen lassen. Die komplette Kombinatonsanlage mit der Ansicht von posterior/plantar (s. kl. Abb.) wird durch leichtes Reiben anmodelliert, aktiviert und fixiert.

Plantaraponeurose und Achillessehne

– Sehnenanlage

Wirkung: Schmerz- und Ödemreduktion; Korrektur der Achillessehne und der Plantaraponeurose

Indikationen für die Sensotape-Anlage
- Achillodynie
- Tendinitis
- Fasciitis plantaris
- Kalkaneodynie
- Valgus- oder Varusfehlstellung des Calcaneus
- Tendinitis des M. flexor hallucis longus
- Tendosynovitis der Mm. peronei

Material
blaues Fächertape (4 Zügel mit je 1,25 cm)

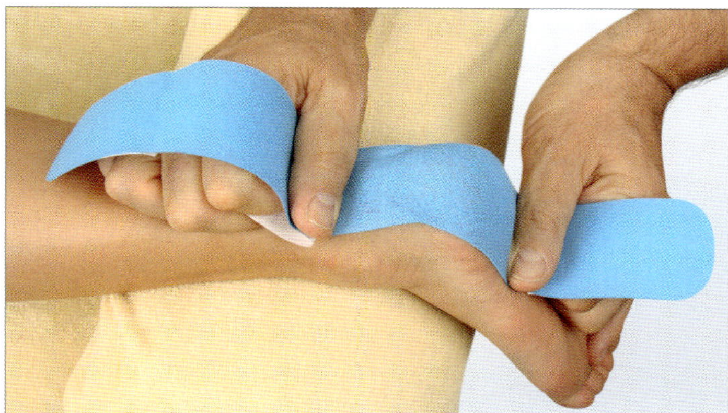

Anlage des I-Ankers
ASTE: In Bauchlage, das Bein ist gestreckt, der Fuß ist unterlagert und befindet sich in Neutralstellung.
Schritt 1: Es folgt zuerst das Anmessen des I-Tapes von den Metatarsalköpfchen über die Ferse zum Muskel-Sehnen-Übergang des M. gastrocnemius. Man beginnt mit dem Anlegen des Ankers ohne Zug an der Ferse, von der Fersenmitte ausgehend nach proximal und distal.

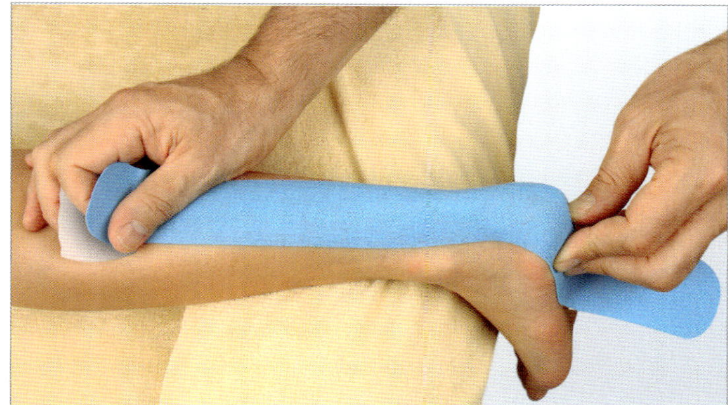

Anlage des detonisierenden I-Zügels
ASTE: In Bauchlage, das Bein ist gestreckt, der Fuß befindet sich in Dorsalextension.
Schritt 2: Der Anker wird mit den Fingern plantar am Tuber calcanei fixiert und das I-Tape wird proximal mit einer tendino-muskulären Technik angelegt. Während man eine aktive Dorsalextension ausführen lässt, wird der I-Zügel mit mäßigem Zug posterior/kranialwärts über die Achillessehne und den M. soleus angelegt. Das I-Tapeende dehnungsfrei proximal über die Wade auslaufen lassen.

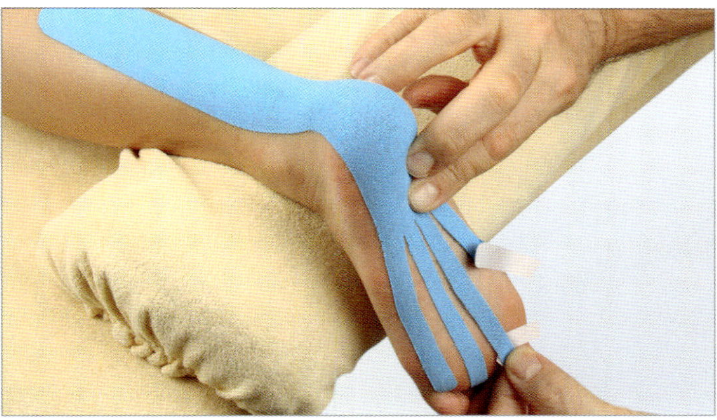

Anlage der Fächerzügel
ASTE: In Bauchlage, das Bein ist gestreckt, der Fuß befindet sich in leichter Dorsalextension.
Schritt 3: Zunächst wird das plantare I-Tape bis zu den Metatarsalköpfchen angemessen (falls zu lang distal gekürzt) und in vier Zügel zurechtgeschnitten (Fächertape). Der Anker wird an der Ferse fixiert, während man die einzelnen Zügel mit mittlerem bis starkem Zug in Richtung Metatarsalköpfchen anlegt. Die Fächertapeenden dehnungsfrei nach distal auslaufen lassen.

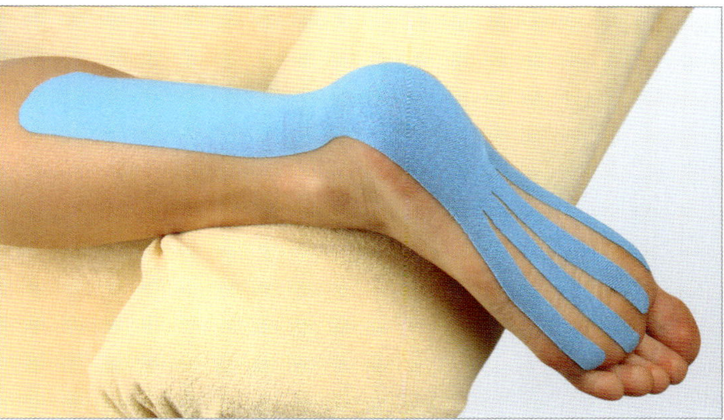

Komplette Kombinationsanlage über Plantaraponeurose und Achillessehne
ESTE: In Bauchlage, das Bein ist gestreckt, der Fuß befindet sich in Neutralstellung.
Schritt 4: Die komplette Anlage wird durch leichtes Reiben anmodelliert, aktiviert und fixiert.

Zehengelenke und ihre Bandstrukturen

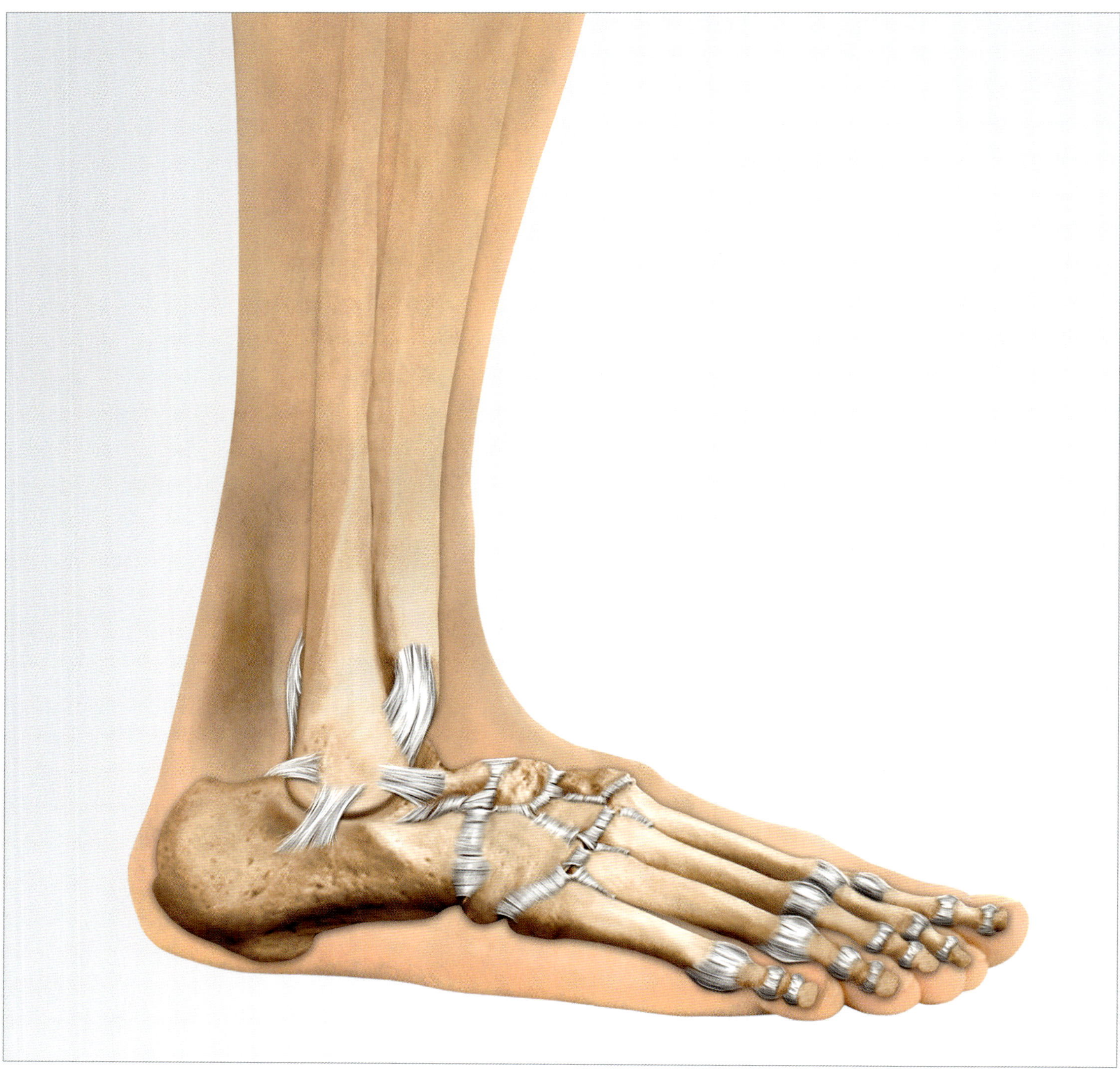

Die Artt. metatarsophalangeales **(Grundgelenke, MTP-Gelenke)** werden von den Köpfen der Ossa metatarsi und den Basen der Grundphalangen der Zehen I bis V gebildet. Hierbei handelt es sich funktionell um Kugelgelenke.

Die Basen der Grundphalangen artikulieren mit den ventrodorsalen Flächen der Metatarsalköpfchen.

Das Grundgelenk des Hallux besitzt i. d. R. zwei Sesambeine. Neben der Gelenkkapsel besitzen die Gelenke **Seitenbänder,** die die Mobilität limitieren und das Gelenk stabilisieren.

Zehengelenke – funktionelle Gelenkanlage

Wirkung: Schmerz- und Ödemreduktion; Optimierung und Stabilisierung des Kapsel-Band-Apparats; Limitierung der distalen Phalanx-Flexion

Indikationen für die Sensotape-Anlage
- Hammerzehe
- Spreiz-/Senk-/Plattfuß
- neurologische Fußerkrankungen

Material
rotes schmales I-Tape (Breite 1,6 cm)
blaues I-Tape

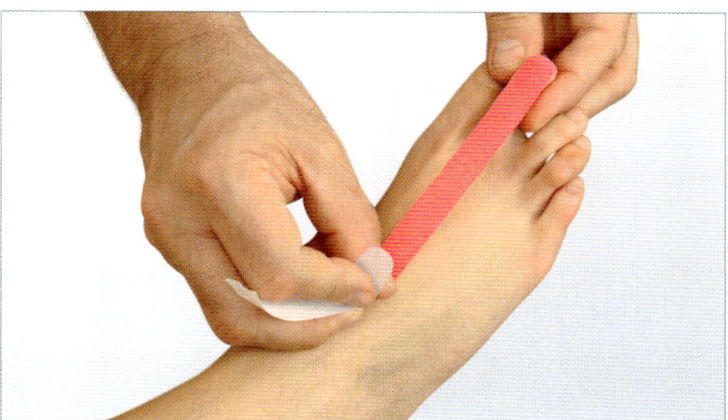

Anlage des distalen I-Ankers
ASTE: In Rückenlage, der Fuß und die Zehen befinden sich in Neutralstellung.
Schritt 1: Den Anker des I-Tapes ohne Zug plantar an der Mittelphalanx II anlegen. Das I-Tape verläuft über die Zehenspitze zur Dorsalseite der zweiten Zehe und wird nach proximal unter leichten Zug gebracht.

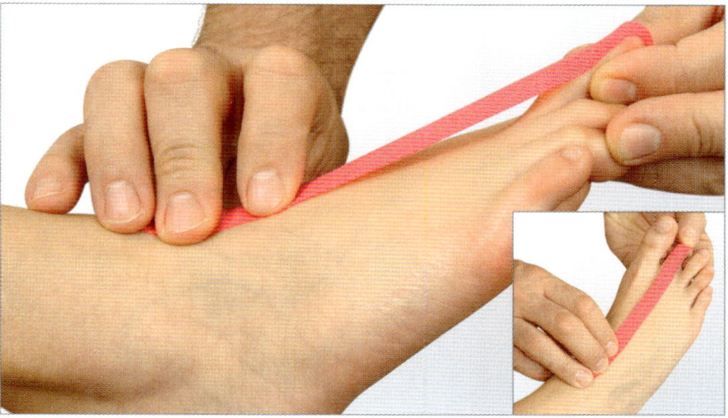

Anlage des proximalen I-Ankers
ASTE: In Rückenlage, der Fuß befindet sich in Plantarflexion und die zweite Zehe in Flexion.
Schritt 2: Mit einer funktionellen Korrekturtechnik wird das I-Tape mit dem proximalen Anker auf dem Fußrücken in Höhe des zweiten MTP-Gelenks und des OSG angelegt. Dabei entsteht ein Spalt zwischen Vorfußrücken und Tape. Damit distal keine Spannung entsteht, wird das Tape und die zweite Zehe mit den linken Fingern fixiert (s. kl. Abb.).

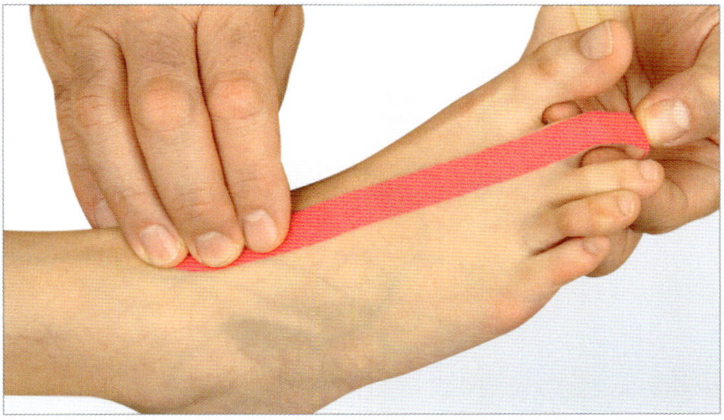

Anlage des restlichen I-Tapes
ASTE: In Rückenlage, der Fuß befindet sich in Plantarflexion und die Zehen in Flexion.
Schritt 3: Während man mit der zweiten Zehe eine maximale passive Flexion ausführt, behält man die Fixierung der beiden Anker durch einen Haut-Gleitschub bei. Somit wird sich das restliche I-Tape dorsalseitig auf der Haut anhaften. Es folgt das Anmodellieren und Anreiben des I-Tapes auf der Haut. Die komplette Anlage wird durch leichtes Reiben anmodelliert, aktiviert und fixiert.

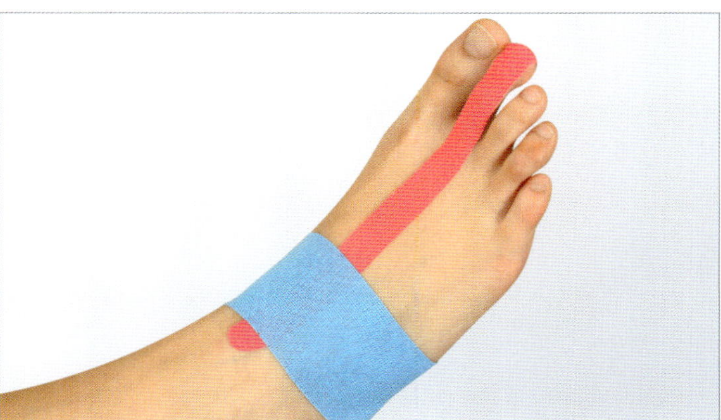

Komplette I-Tapeanlage
ESTE: In Rückenlage, der Fuß und die Zehen befinden sich in Ruhestellung.
Schritt 4: Der proximale I-Anker wird mit einem semizirkulären Fixationstape ohne Zug zur Sicherung der Anlage verstärkt. Die Anwendung eines distalen Fixationstapes über die zweite Zehe, das das Ablösen verhindert, ist auch möglich. Die komplette Anlage wird durch leichtes Reiben anmodelliert, aktiviert und fixiert.

Hallux I – Gelenk- (Abb. 2–4) und Ligamentanlage (Abb. 1–4)

Wirkung: Schmerz- und Ödemreduktion; Stabilitätssicherung des Kapsel-Band-Apparats; Limitierung der Flexion oder der Extension

Indikationen für die Sensotape-Anlage
- Dislokation der Zehen
- Großzehe MTP (Metatarsophalangeal)-Gelenksverstauchung
- Turf-Zeh (Hyperextension I. MTP)
- Extensionstrauma

Material
blaues schmales I-Tape (Breite 1,6 cm)
rotes schmales I-Tape (Breite 1,6 cm)

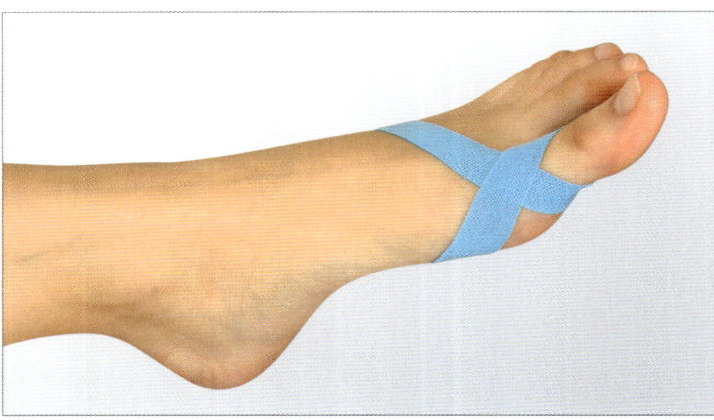

Anlage eines I-Tapes in »halber Acht«
ASTE: In Rückenlage, der Fuß und die Zehen befinden sich in Neutralstellung.
Schritt 1: Mit einer Ligamentanlage wird ein I-Tape mit seinem Anker mittig von plantar her um die Basis des Hallux angelegt. Die beiden I-Zügel, mit starkem Zug angelegt, überkreuzen sich einander über dem Großzehengrundgelenk. Die I-Tapeenden laufen dorsal und plantar aus.

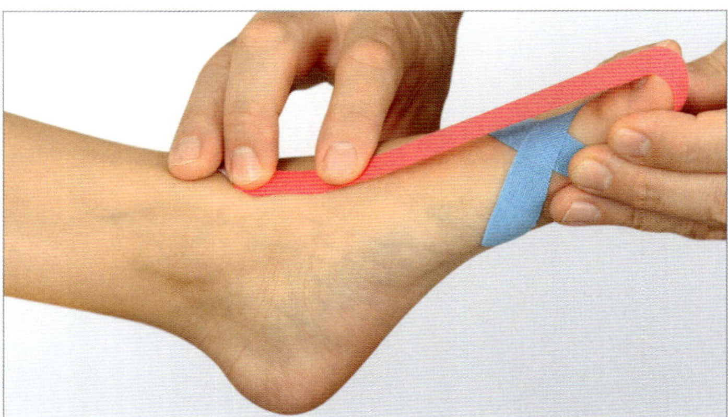

Anlage des distalen und proximalen I-Ankers
ASTE: In Rückenlage, der Fuß und die Zehen befinden sich in Neutralstellung.
Schritt 2: Mit einer funktionellen Gelenkkorrektur wird das I-Tape mit einem distalen bzw. proximalen Anker plantar am I. MTP-Gelenk und dorsal über dem Fußrücken angelegt. Dabei entsteht ein Spalt zwischen Haut und mittlerem Tape.

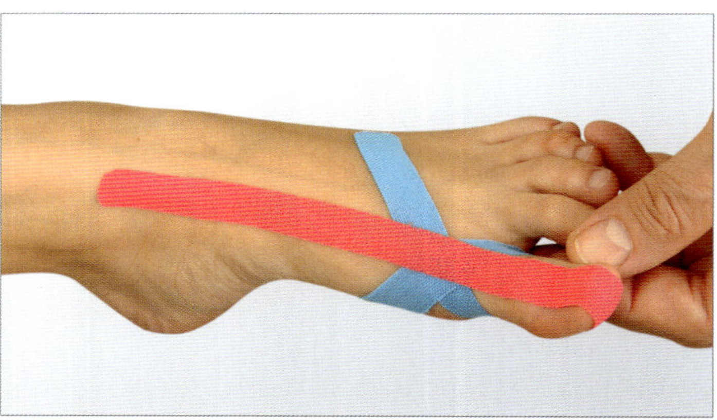

Anlage des restlichen dorsalen I-Tapes
ASTE: In Rückenlage, der Fuß befindet sich in Plantarflexion und die Großzehe in Extension.
Schritt 3: Während einer assistierten Flexion der Großzehe wird die Fixation beider Anker beibehalten, um eine Anhaftung des restlichen I-Tapes zu ermöglichen.

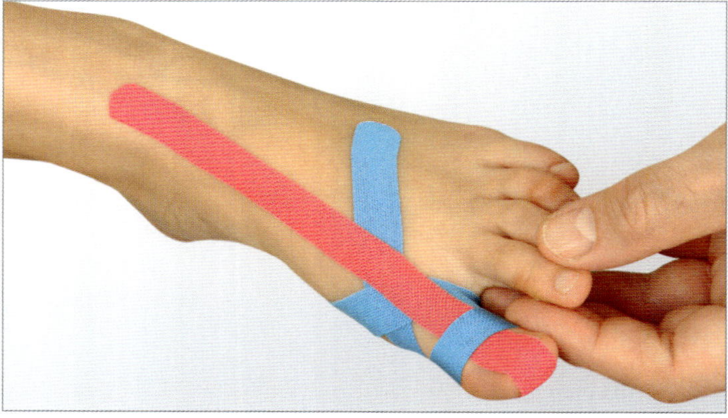

Komplette Kombinationsanlage mit 2 I-Tapes
ESTE: In Rückenlage, der Fuß und die Zehen befinden sich in entspannter Lage.
Schritt 4: Zur Sicherung der Anlage wäre die Anwendung zweier Fixationstapes über dem proximalen und über dem distalen Anker möglich. Die komplette Anlage wird durch leichtes Reiben anmodelliert, aktiviert und fixiert.

- **Liegt die Läsion des Hallux lateral oder medial an den Kollateralligamenten, überkreuzt sich das I-Tape in dieser Region.**
- **Zur genaueren Untersuchung einer Großzehen- bzw. Zehendislokation ist die Konsultation eines Arztes erforderlich.**

Hallux II – Gelenk- (Abb. 1–4) und Ligamentanlage (Abb. 3–4)

Wirkung: Schmerz- und Ödemreduktion (Akutphase); Stabilitätssicherung und Unterstützung des Kapsel-Band-Apparats; Limitierung exzessiver Extensionsbewegung im I. MTP-Gelenk

Indikationen für die Sensotape-Anlage

- Hyperextension im I. MTP-Gelenk
- Turf-Zehe
- Verstauchung bzw. direktes Trauma

Material

blaues schmales I-Tape (Breite 1,6 cm)
rotes schmales I-Tape (Breite 1,6 cm)

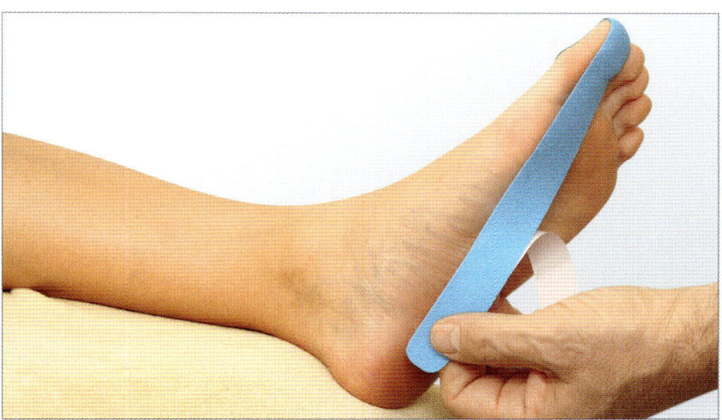

Anlage eines distalen I-Ankers
ASTE: In Rückenlage, der Fuß und die Zehen befinden sich in Neutralstellung.
Schritt 1: Mit einer funktionellen Gelenkkorrektur wird das I-Tape mit seinem Anker ohne Zug dorsal/distal an der Großzehe angelegt. Während man die Großzehe passiv schmerzfrei positioniert und korrigiert, zieht das I-Tape über die Großzehspitze plantar/proximal in Richtung Ferse.

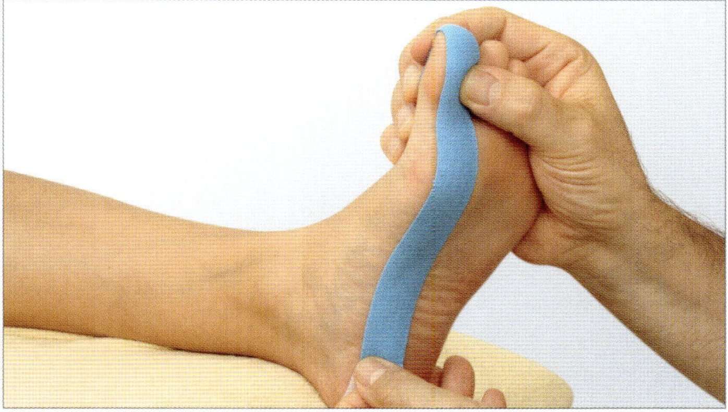

Anlage des I-Tapes
ASTE: In Rückenlage, der Fuß befindet sich in Dorsalextension und die Großzehe in Extension.
Schritt 2: Unter Beibehaltung der Korrekturstellung wird das I-Tape mit starkem Zug mit seinem proximalen Anker über der Ferse angelegt. Mit der Fixation beider Anker und einer schmerzfreien Dorsalextension des Fußes und der Großzehe kommt es zu einer Anhaftung des restlichen I-Tapes. Die komplette Anlage wird durch leichtes Reiben entlang der Fußsohle anmodelliert, aktiviert und fixiert.

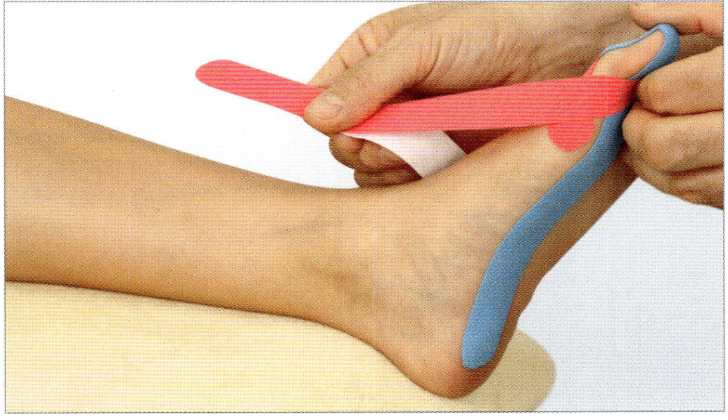

Anlage des I-Tapes in »halber Acht«
ASTE: In Rückenlage, der Fuß und die Zehen befinden sich in Neutralstellung.
Schritt 3: Mit einer Ligamentanlage in einer Längs-Applikation wird ein I-Tape in halber Acht um das Großzehengrundgelenk angelegt. Der Anker wird ohne Zug am Fußinnenrand inferior des Großzehengrundgelenks angelegt. Das I-Tape verläuft mit mittlerem Zug dorsal-lateral die Großzehe umrundend nach plantar-medial, um sich über dem Großzehengrundgelenk dorsal mit dem Anfangsstreifen zu überkreuzen. Es endet über dem Fußrücken lateral an der Basis des V. Metatarsale. Beachte das vorsichtige Anlegen des I-Tapes bei der Umwickelung der Großzehe wegen der Gefahr einer Varisierung.

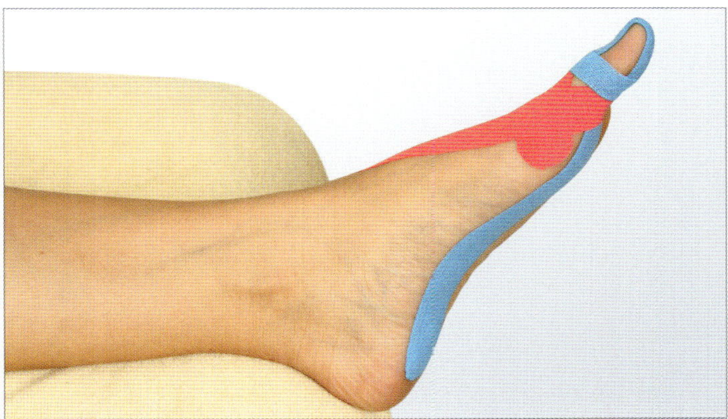

Komplette Kombinationsanlage um Hallux
ESTE: In Rückenlage, der Fuß und die Zehen befinden sich in entspannter Lage.
Schritt 4: Es folgt das Anmodellieren und Aktivieren durch Anreiben der gesamten Anlage auf der Haut. Zur Sicherung und Vermeidung des vorzeitigen Ablösens der Anlage ist es angebracht, proximal bzw. distal Fixiertapes anzubringen.

Hallux III – manuelle Korrektur und Gelenkanlage

Wirkung: Schmerz- und Ödemreduktion (Akutphase); Stabilitätssicherung und Entlastung des Kapsel-Band-Apparats; passive Korrektur des I. MTP-Gelenks nach medial (Varisierung)

Indikationen für die Sensotape-Anlage
- Hallux valgus
- Spreizfuß
- Dysfunktion von Milz/Pankreas

Material
blaues X-Tape
rotes Y-Tape

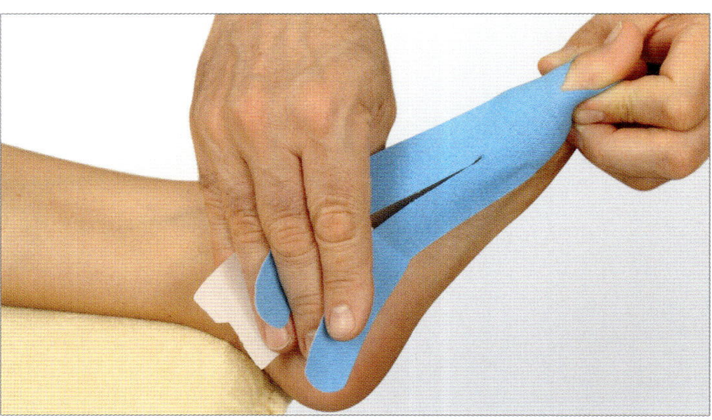

Anlage des X-Ankers und der distalen X- Zügel
ASTE: In Rückenlage, der Fuß und die Zehen sind in Neutralstellung.
Schritt 1: Zuerst wird ein X-Tape mit kurzen und langen Züglen von der Großzehe zur Ferse angemessen und zurechtgeschnitten. Der Anker wird medialseitig ohne Zug direkt über dem Großzehengrundgelenk angelegt. Die kurzen X-Zügel dehnungsfrei distal die Großzehe umrundend anlegen. Während man mit den linken Fingern die Großzehe fixiert, positioniert und korrigiert, werden die proximalen langen X-Zügel unter Spannung gebracht.

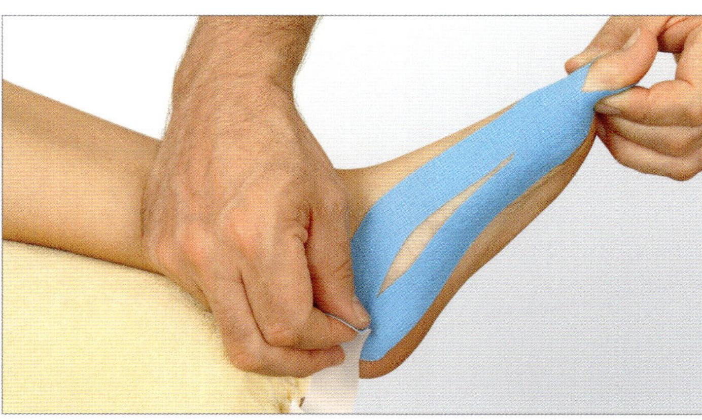

Anlage der proximalen X-Tapezügel
ASTE: In Rückenlage, der Fuß befindet sich in Neutralstellung und die Großzehe in Extension und leichter Varusstellung.
Schritt 2: Unter Beibehaltung der distalen Korrekturstellung werden die beiden proximalen X-Zügel nacheinander mit leichtem bis mäßigem Zug entlang des Fußinnenrands vor der Ferse angelegt. Die beiden Zügelenden dehnungsfrei über die Ferse auslaufen lassen.

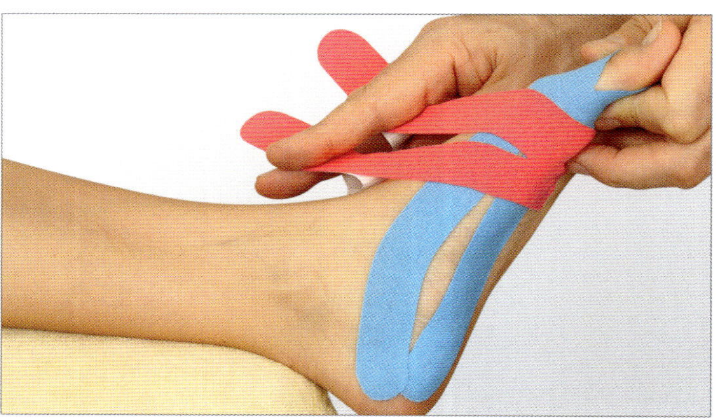

Kombinationanlage: Anlage des Y-Ankers
ASTE: In Rückenlage, der Fuß befindet sich in Neutralstellung und die Großzehe korrigiert in Extension und leichter Varusstellung.
Schritt 3: Der Anker des Y-Tapes wird ohne Zug plantar/inferior des Fußballens an dem Metatarsalköpfchen so angelegt, dass die schmerzhafteste Stelle zwischen dem Y-Spalt liegt. Danach den Anker mit den Fingern fixieren, während man die beiden Y-Zügel einzeln mit einer mechanischen Korrektur unter maximalem Zug über den Fußrücken nach lateral anlegt. Die beiden Zügelenden dehnungsfrei über den Fußaußenrand auslaufen lassen.

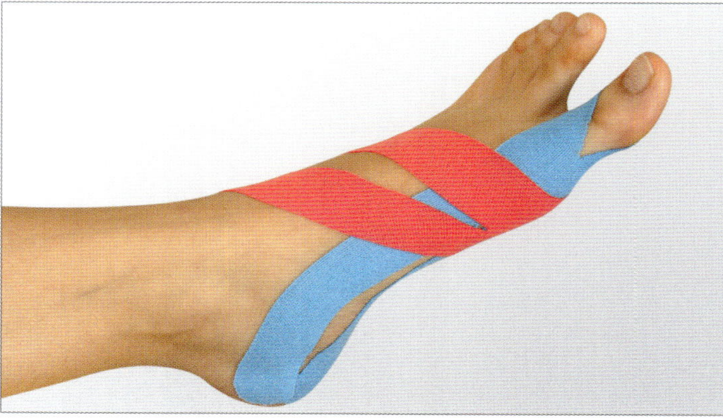

Komplette Kombinationsanlage mit X- und Y-Tape
ESTE: In Rückenlage, der Fuß und die Zehen befinden sich in entspannter Lage.
Schritt 4: Beide Tapes sollen das I. MTP-Gelenk in eine Varusstellung ziehen. Den Spannungsgrad der Tapes unter Berücksichtigung der größtmöglichen Schmerzfreiheit bei der ausgeführten Korrektur bestimmt der Therapeut.

▸ **Diese Kombinationstechnik ist bei einer Hallux-valgus-Fehlstellung indiziert (Großzehengrundvalgität > 20°).**

Hallux IV – Muskel- (Abb. 1–4) und Faszienanlage (Abb. 3–4)

Wirkung: Schmerz- und Ödemreduktion (Akutphase); Stabilitätssicherung und Entlastung des Kapsel-Band-Apparats; passive Korrektur des I. MTP-Gelenks nach medial (Varisierung)

Indikationen für die Sensotape-Anlage
- Hallux-Arthritis
- Hallux valgus
- Pes abductus
- Pes planus

Material
blaues und rotes Y-Tape

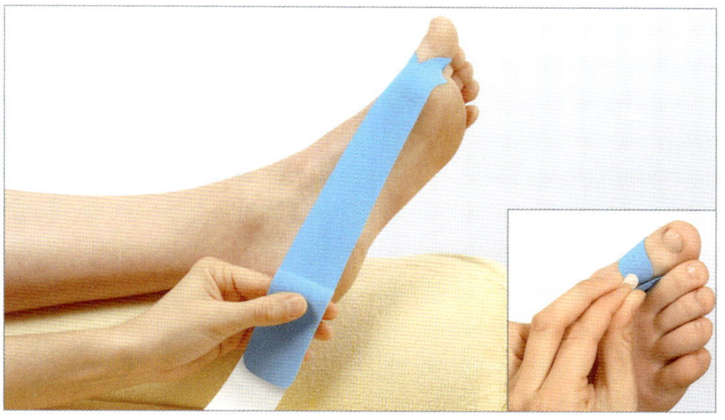

Anlage des distalen Y-Tapes
ASTE: In Rückenlage, der Unterschenkel ist unterlagert und der Fuß und die Zehen befinden sich in Neutralstellung.
Schritt 1: In detonisierender Muskeltechnik über dem M. abductor hallucis wird der Anker des Y-Tapes medialseitig ohne Zug direkt über dem Großzehengrundgelenk angelegt. Die kurzen Y-Zügel dehnungsfrei distal die Großzehe umrundend anlegen (s. kl. Abb.).

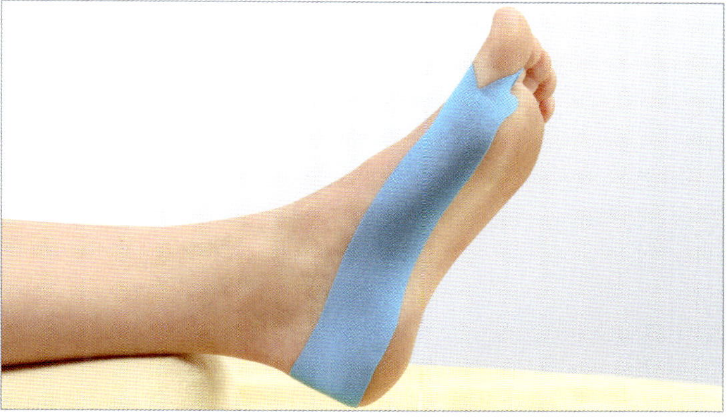

Anlage des Y-Tapes
ASTE: In Rückenlage, der Unterschenkel ist unterlagert und die Großzehe befindet sich in Varusstellung.
Schritt 2: Den Anker mit den Fingern durch einen Haut-Gleitschub fixieren und das Y-Tape mit gleichzeitiger sachter Großzeh-Korrektur und mit mäßigem Zug proximal-medial um die Ferse anlegen. Das I-Tapeende läuft dehnungsfrei aus.

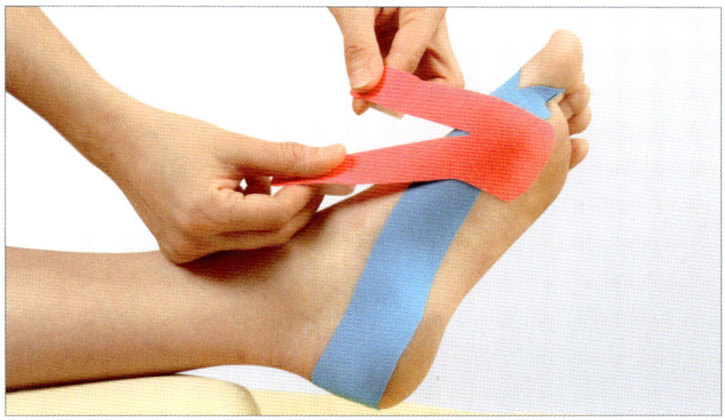

Kombinationsanlage: Anlage des Y-Ankers
ASTE: In Rückenlage, der Unterschenkel ist unterlagert und die Großzehe befindet sich in einer Neutralstellung.
Schritt 3: Mit einer Faszienanlage wird ein Y-Tape mit dem Anker medioplantar unter dem Großzehballen ohne Zug angebracht. Während man die beiden Y-Zügel unter sanftem Zug oszilliert, werden sie in kleinen Phasen über das Dorsum pedis angelegt.

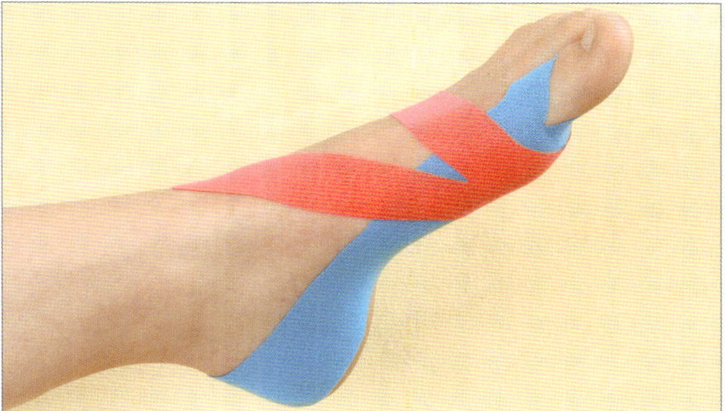

Komplette Kombinationsanlage zweier Y-Tapes
ESTE: In Rückenlage, der Fuß und die Zehen befinden sich in Neutralstellung.
Schritt 4: Die beiden Y-Zügel-Tapeenden laufen dehnungsfrei lateralseitig am Fußaußenrand aus. Es folgt das Anmodellieren und Aktivieren durch Anreiben der gesamten Anlage auf der Haut.

Hallux und Lig. collaterale I

– manuelle Korrektur und Ligamentanlage

Wirkung: Schmerz- und Ödemreduktion (Akutphase); Stabilitätssicherung und Entlastung des Kapsel-Band-Apparats; passive Korrektur und Limitierung des I. MTP-Gelenks

Indikationen für die Sensotape-Anlage
- Hallux valgus
- Hallux rigidus
- Fußdeformitäten
- Schmerzen am Kapsel-Band-Apparat
- Spreiz-/Senk-/Plattfuß

Material
2 rote Y-Tapes
1 blaues I-Tape

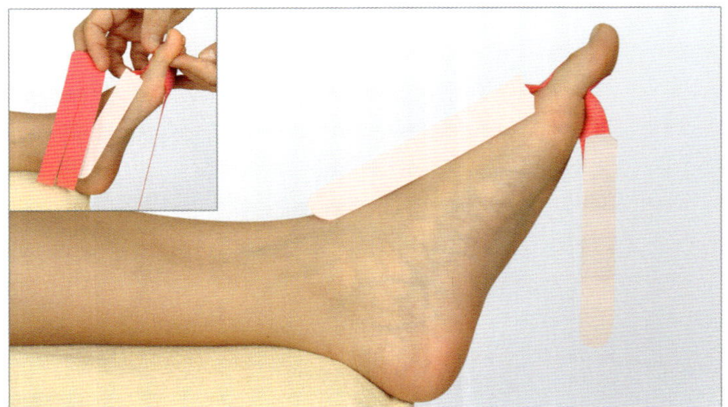

Anlage des Y-Ankers
ASTE: In Rückenlage, der Fuß und die Zehen befinden sich in Neutralstellung.
Schritt 1: Zuerst erfolgt das Anmessen eines I-Tapes von der Großzehe medialseitig bis vor die Ferse. Dann wird das Y-Tape zurechtgeschnitten und die Papierrückseite des Ankers abgelöst (s. kl. Abb.). Der Anker wird ohne Zug mit der Klebeseite medial an der Großzehe so angelegt, dass die beiden Y-Zügel sich beim Anlegen über dem Lig. collaterale mediale überkreuzen.

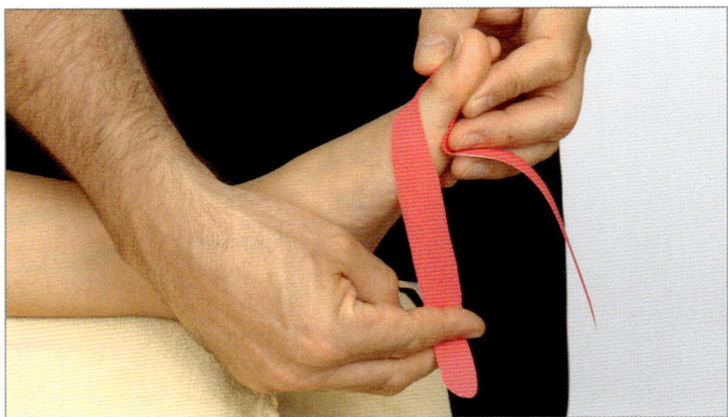

Anlage des superioren Y-Zügels
ASTE: In Rückenlage, der Fuß befindet sich in Neutralstellung und die Zehe passiv manuell korrigiert in Extension und Varusposition.
Schritt 2: Der Anker wird unter Beibehaltung der passiven Korrekturstellung mit den Fingern fixiert, während man den superioren Zügel unter leichtem bis mäßigem Zug über den kollateralen Kapsel-Band-Apparat plantar anlegt. Das Zügelende dehnungfrei zum Fußaußenrand auslaufen lassen.

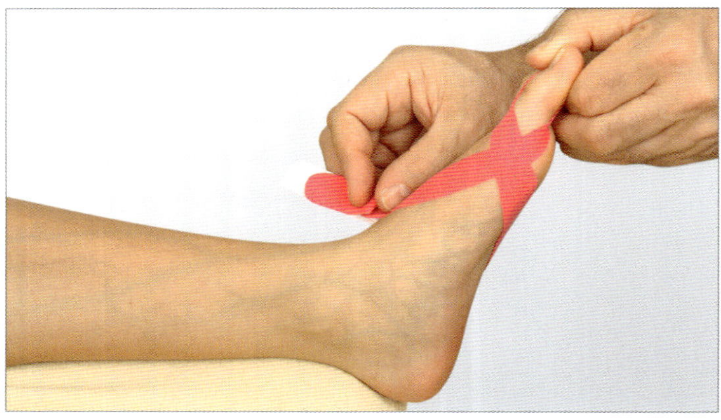

Anlage des inferioren Y-Zügels
ASTE: In Rückenlage, der Fuß befindet sich in Neutralstellung und die Zehe passiv manuell korrigiert in Extension und Varusposition.
Schritt 3: Mit der gleichen Ligamenttechnik in Längs-Applikationsform wird der inferiore Y-Zügel so angebracht, dass er den superioren über dem Großzehengrundgelenk medialseitig überkreuzt. Der superiore Zügel zieht dann über den Fußrücken, während das Zügelende dehnungsfrei nach lateral angelegt wird.

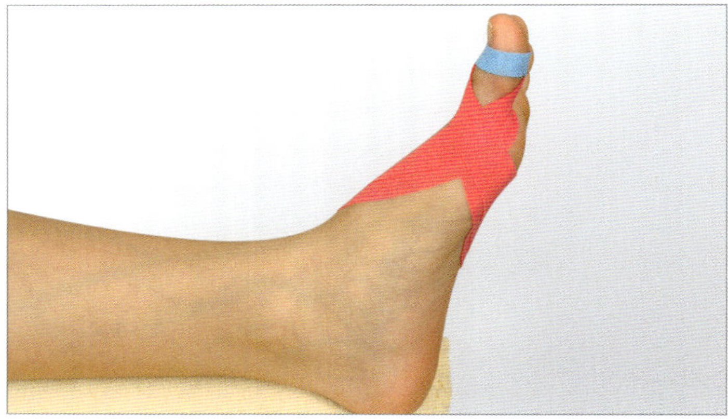

Komplette Kombinationsanlage
ESTE: In Rückenlage, der Fuß und die Zehen befinden sich in entspannter Lage.
Schritt 4: Optional wird ein zweites Y-Tape in gleicher Weise und mit der gleichen Technik wie das erste nach distal halb überlappend angelegt. Es empfiehlt sich zusätzlich die Anlage eines oder zweier Fixationstapes, um die distalen Anker zu sichern. Die komplette Anlage wird durch leichtes Reiben anmodelliert, aktiviert und fixiert.

Hallux und Lig. collaterale II

– manuelle Korrektur mit Ligament- (Abb. 1–4) und Gelenkanlage (Abb. 4)

Wirkung: Schmerz- und Ödemreduktion (Akutphase); Stabilitätssicherung und Entlastung des Kapsel-Band-Apparats; passive Korrektur und Limitierung des I. MTP-Gelenks

Indikationen für die Sensotape-Anlage
- Schmerz bei Hallux-Arthrose
- Hallux valgus
- Hallux rigidus
- Fußdeformitäten
- Schmerzen am Kapsel-Band-Apparat
- Spreiz-/Senk-/Plattfuß
- chronische Kapselbandinsuffizienz

Material
blaues Y-Tape
rotes I-Tape

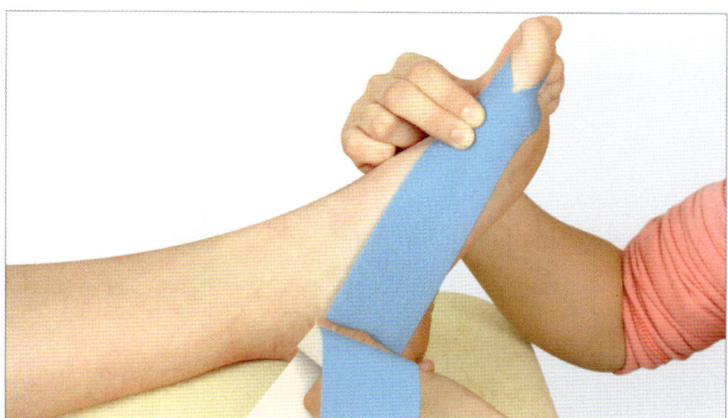

Anlage des Y-Ankers
ASTE: In Rückenlage, der Unterschenkel ist unterlagert und der Fuß und die Zehen befinden sich in Neutralstellung.
Schritt 1: Der Anker des Y-Tapes wird ohne Zug medialseitig über dem Großzehengrundgelenk angelegt. Die beiden distalen Y-Zügel umrunden lateralseitig die Großzehe.

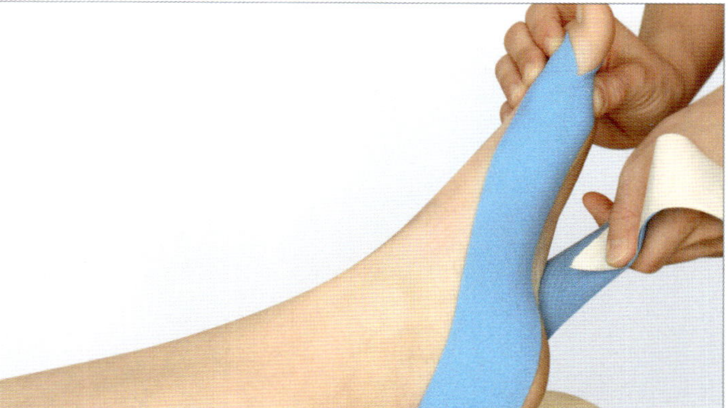

Anlage des Y-Tapes
ASTE: In Rückenlage, der Fuß und die Zehen befinden sich in Extension und Abduktion mit manueller Korrektur.
Schritt 2: Die Großzehe wird plantar manuell mit dem Daumen nach medial korrigiert und der Anker mit beiden Fingern dorsal fixiert. Die andere Hand bringt das Y-Tape unter starken Zug und legt es am Fußinnenrand mit einer Ligamentanlage zur Ferse hin an. Das Y-Tape umrundet die Ferse nach lateral und verläuft unter Beibehaltung der Tapespannung über die Fußsohle.

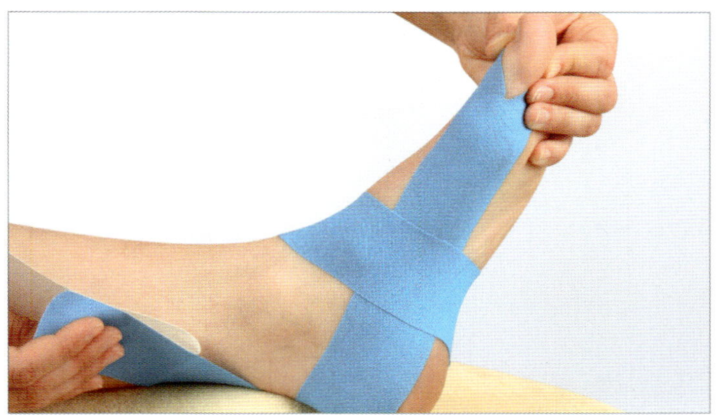

Anlage des restlichen Y-Tapes
ASTE: In Rückenlage, der Fuß und die Zehen befinden sich in Extension und Abduktion mit manueller Korrektur.
Schritt 3: Das restliche Y-Tape verläuft vom Fußinnenrand über den Fußrücken (Dorsum pedis) und endet spiralförmig an der Unterschenkelinnenseite.

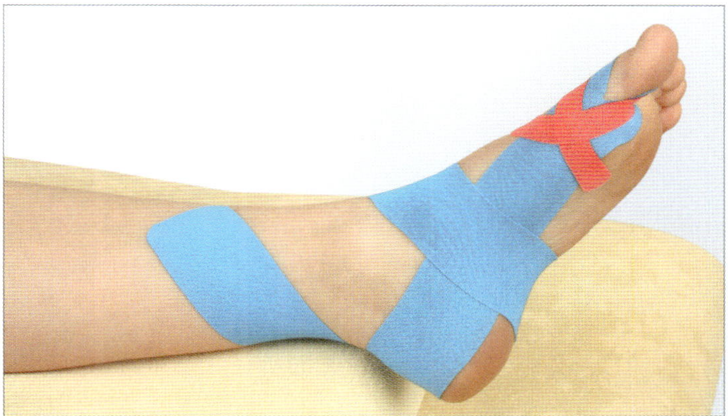

Komplette Kombinationsanlage mit Y- und I-Tape
ESTE: In Rückenlage, der Unterschenkel ist unterlagert und der Fuß und die Zehen befinden sich in Neutralstellung.
Schritt 4: Das Y-Tapeende wird dehnungsfrei medialseitig auslaufen. Zur besseren Sicherung und Stabilität wird zusätzlich ein I-Tape mit einer mechanischen Korrektur unter maximalem Zug der I-Zügel, die sich direkt über dem Großzehengrundgelenk überkreuzen, angelegt. Die gesamte Kombinationsanlage wird durch leichtes Reiben anmodelliert, aktiviert und fixiert.

Sensotape®-Techniken für die untere Extremität

VII. Bursen und Faszien der unteren Extremität

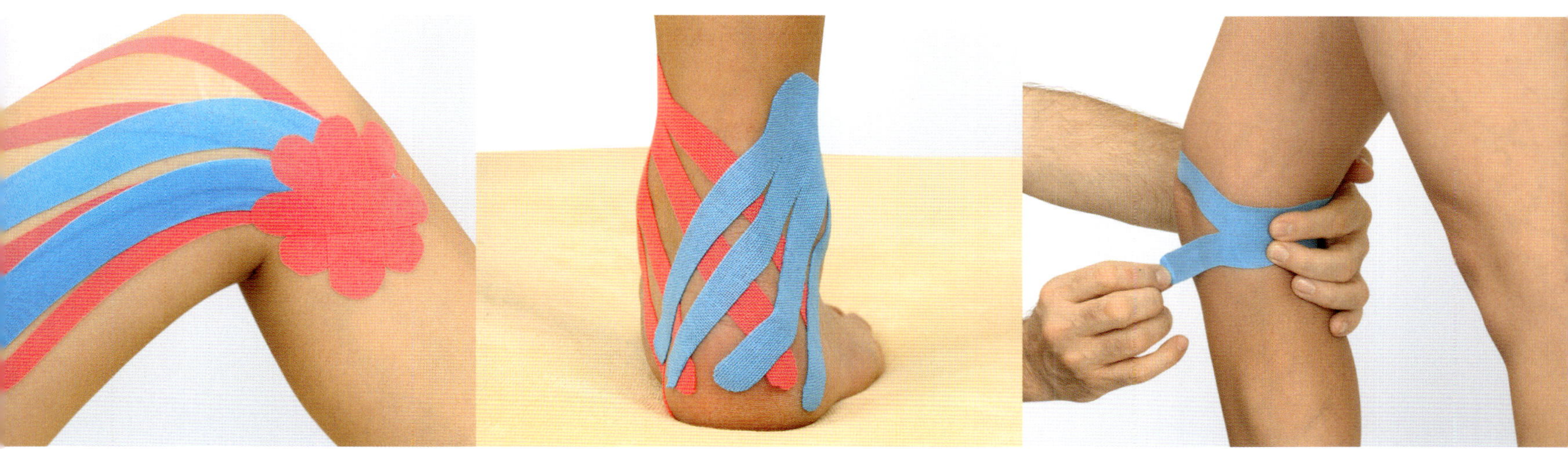

Bursa trochanterica musculi glutei maximi, Bursa piriformis u. Bursa trochanterica musculi glutei medii

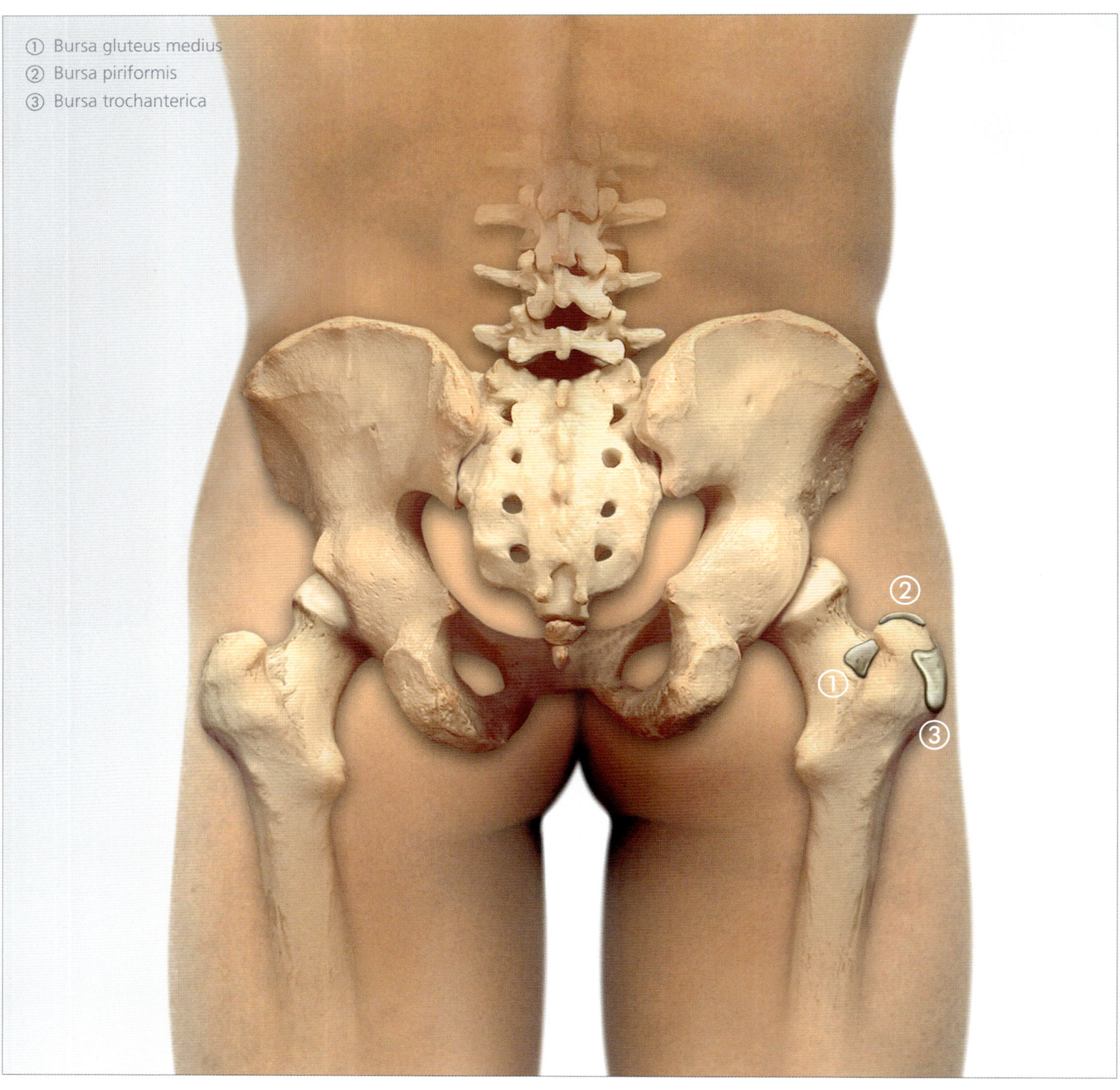

Die Bursa trochanterica m. glutei maximi befindet sich seitlich über dem Trochanter major und unter dem Tractus iliotibialis, die Bursa piriformis liegt zwischen den Ansatzsehnen der Mm. piriformis und gemellus superior und dem Trochanter major.

Die Bursa trochanterica musculi glutei medii befindet sich zwischen dem kranialen Teil des Trochanter major und der Sehne des M. gluteus medius. Alle Bursen vermeiden eine Reibung der Ansatzsehnen gegen den Knochen.

- **Schmerzen in der Regio trochanterica werden häufig durch eine Reizung der Wurzel L4–L5 verursacht und sind daher nicht immer durch eine Pathologie der Bursen bedingt. Eine radikuläre Symptomatik ist immer abklärungsbedürftig.**

Bursa trochanterica, Bursa piriformis und Bursa glutei medii – Lymph- (Abb. 1+4), Space- (Abb. 2–4) und Muskelanlage (Abb. 4)

Wirkung: Entzündungs- und Ödemreduzierung; Stimulierung des Lymphabflusses; Entlastung der Bursa; Schmerzlinderung und Durchblutungsförderung

Indikationen für die Sensotape-Anlage
- akute Traumen und chronische Mikrotraumen
- Überlastungen der Bursitis trochanterica, Bursitis piriformis, Bursitis glutei medii
- schmerzhafter M. gluteus medius, minimus am Ansatz (Langstreckenläufer, hypermobile Athleten)
- iliotibiales Friktionssyndrom

Material
Abb. 1: blaues und rotes Fächertape
Abb. 2 u. 3: rotes Sterntape
Abb. 4: rotes und blaues Fächertape, blaues Y-Tape, rotes X-Tape

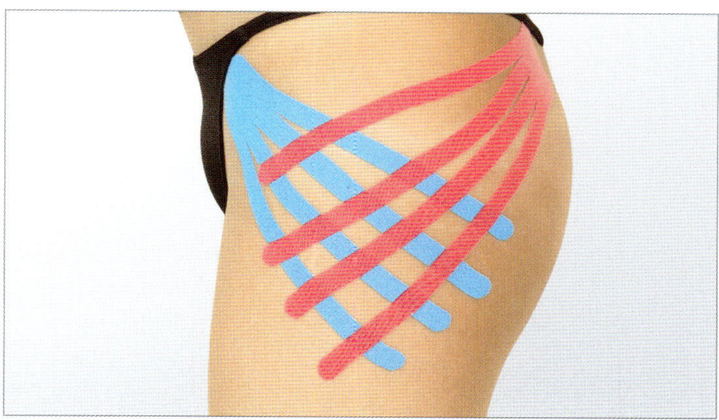

Komplette Anlage zweier Fächertapes
ESTE: Rückenlage, das Bein befindet sich in Neutralstellung.
Schritt: Mit einer Lymphtechnik werden zwei Fächertapes angelegt, deren Zügel sich in 45° über der Bursa verlaufend überkreuzen. Der ventrale bzw. dorsale Anker werden ohne Zug an der SIAS bzw. SIPS angelegt. Die einzelnen Zügel verlaufen mit leichtem Zug in passiver Vordehnung der Haut nacheinander in posterior-inferiore bzw. anterior-inferiore Richtung. Alle Zügelenden dehnungsfrei auslaufen lassen.

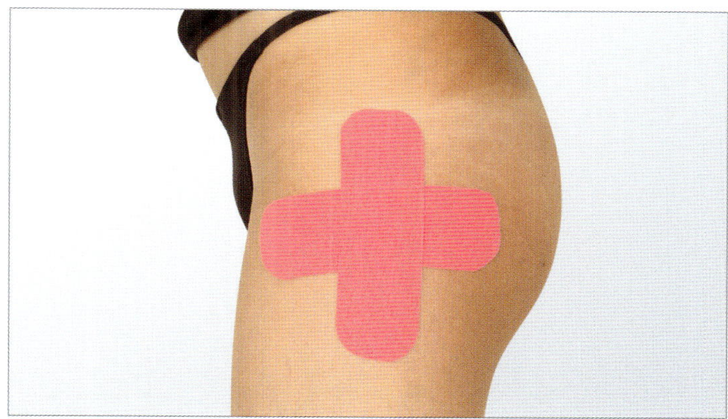

Anlage zweier I-Tapes
ASTE: In Rückenlage, das Bein befindet sich in Neutralstellung.
Schritt 1: Es werden ein Längs- bzw. ein Quer-I-Tape über die belastete Bursa-Region mit einer Spaceanlage unter einer zentralen Liftingtechnik angelegt. Mit dem Zentrum des I-Tapes als Anker direkt über Trochanter major formt man mit leichtem Zug ein Kreuztape. Die I-Tapeenden dehnungsfrei auslaufen lassen.

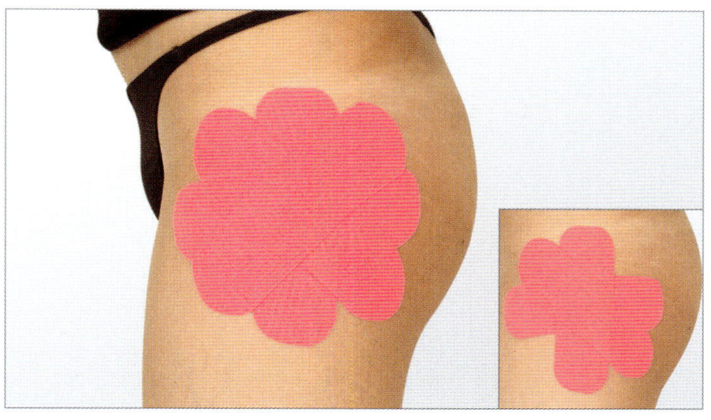

Komplette Kombinationsanlage mit Sterntape
ESTE: In Rückenlage, das Bein befindet sich in Neutralstellung.
Schritt 2: In gleicher Weise und mit der gleichen Liftingtechnik wird ein drittes und viertes diagonales I-Tape mit dem zentralen Anker mit leichtem Zug direkt über dem Trochanter major angelegt. Damit komplettiert und formt man das Sterntape. Die I-Tapeenden dehnungsfrei auslaufen lassen.

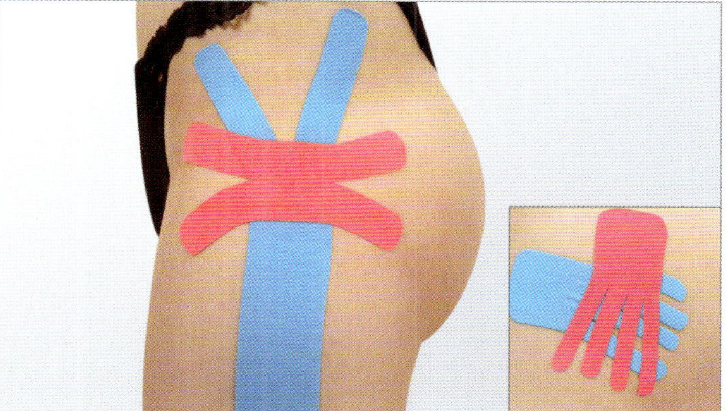

Komplette Kombinationsanlage mit Y- und X-Tape
ESTE: Im aufrechten Stand.
Schritt: In der akuten Phase werden zwei Lymph-Fächertapes über die betroffene Bursa des M. piriformis und M. gluteus medius überkreuzend angelegt (s. kl. Abb.). In der chronischen Phase besteht die Anlage aus einem detonisierenden Y-Tape über dem M. tensor fasciae latae und dem M. gluteus medius mit einem X-Tape in zentraler Liftingtechnik über den Bursae und die Bursa.

▸ **a) Da mehrere I-Tapes benutzt werden, sollte man den Zug der einzelnen Tapes mindern, um die Akkumulation der einzelnen Spannungen einzuschränken.**

Bursa suprapatellaris, Bursa praepatellaris und Bursa infrapatellaris

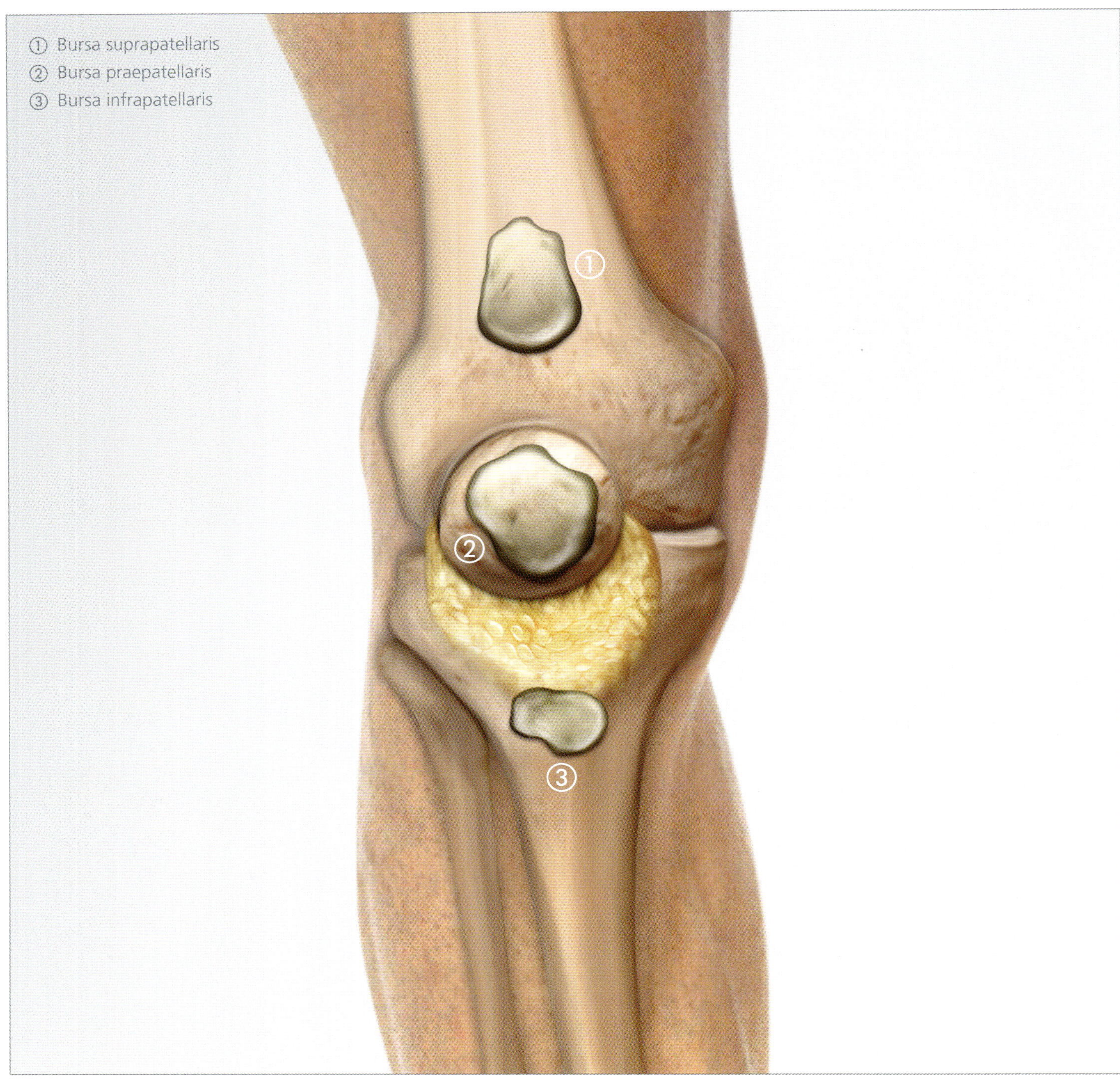

Die Bursa suprapatellaris befindet sich zwischen dem distalen Femur und der Sehne des M. quadriceps femoris. Die Bursa praepatellaris befindet sich subkutan unmittelbar vor der Patella und kann unterschiedlich groß sein. Sie sorgt für Polsterung und Verschieblichkeit der Kniescheibe gegenüber der Haut.

Kurz vor dem Ansatz des Lig. patellae an der Tuberositas tibiae befindet sich dorsalseitig die Bursa infrapatellaris. Sie bildet eine Gleitebene zwischen der Sehne und den knöchernen Strukturen der Tibia und verhindert somit eine mechanische Reizung unter den Kniegelenksbewegungen.

Bursa suprapatellaris – Spaceanlage

Wirkung: Entzündungs- und Ödemreduktion; Schmerzlinderung; Durchblutungsförderung; Stimulierung des Lymphabflusses; Entlastung der Bursa; Wiederherstellen u. Optimieren der Mechanik im Kniegelenk; Vermeidung von pathologischen Bewegungen

Indikationen für die Sensotape-Anlage
- akute/chronische Bursitis
- akutes/chronisches Trauma
- chronische Überbelastung
- Entzündung

Material
2 blaue und 1 rotes Netztape

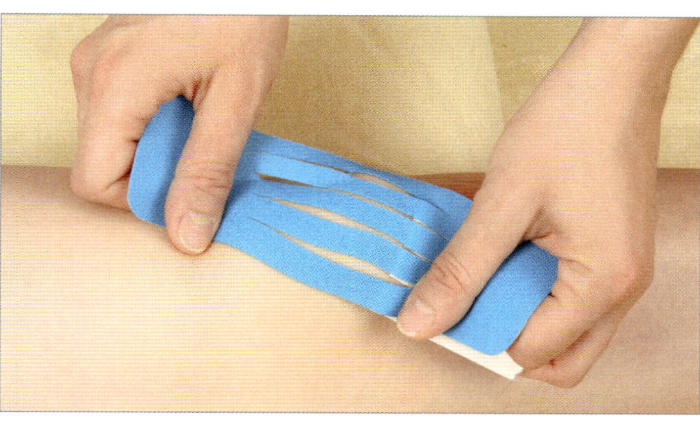

Anlage des Netz-Ankers
ASTE: Rückenlage, das Bein befindet sich unterlagert in Neutralstellung.
Schritt 1: Mit einer zentralen Spaceanlage wird ein Netztape oberhalb der Patellabasis über der Bursa suprapatellaris angelegt. Man zieht die Trägerfolie von der Mitte nach außen ab und zeiht dabei die Tapestreifen mit mäßigem Zug auseinander. Breitflächig oberhalb der Patella anhaftend platziert man den mittleren Anker diagonal über der Quadrizepssehne.

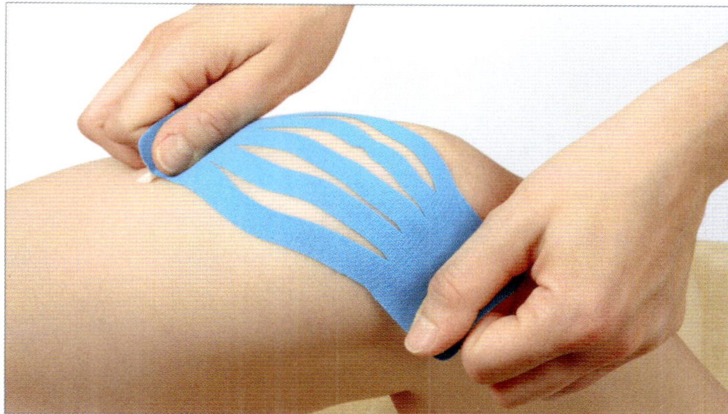

Anlage des ersten Netztapes
ASTE: In Rückenlage, das Bein befindet sich in einer Mittelstellung, in Flexion.
Schritt 2: Während man das Bein aktiv mit schleifender Ferse anbeugen lässt, kommt es zu einer Anhaftung des mittleren Netztapes über die belastete Bursa-Region. Die beiden Tapeenden dehnungsfrei lateral- bzw. medialseitig einzeln auslaufen lassen.

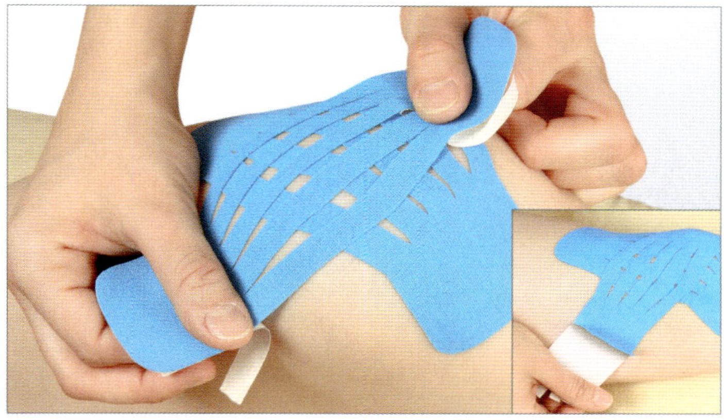

Anlage eines zweiten Netztapes
ASTE: In Rückenlage, die Gelenkstellung wird beibehalten.
Schritt 3: Ein zweites Netztape wird mit der gleichen Spaceanlage auch diagonal um 45° gedreht über dem ersten angebracht. Das Zentrum des Netztapes als Wirkungsteil platziert man mit mäßigem Zug direkt über der Bursa-Region, wo die Entlastung erfolgen soll. Die beiden Tapeenden dehnungsfrei lateral- bzw. medialseitig auslaufen lassen (s. kl. Abb.).

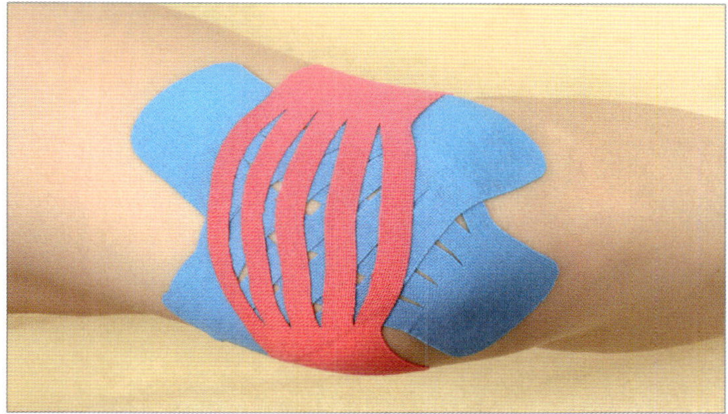

Komplette Kombinationsanlage mit Netztapes
ESTE: In Rückenlage, das Bein befindet sich in Flexion.
Schritt 4: Analog zu den ersten beiden wird ein drittes Netztape quer zum ersten direkt über die Quadrizepssehne bzw. Bursa suprapatellaris angelegt. Damit komplettiert und formt man das Releasetape. Die beiden Tapeenden dehnungsfrei auslaufen lassen. Die komplette Kombinationsanlage mit Netztapes wird in Vordehnung durch leichtes Reiben anmodelliert, aktiviert und auf der Haut fixiert.

Bursa praepatellaris superficialis – Spaceanlage

Wirkung: Entzündungs- und Ödemreduktion; Schmerzlinderung; Durchblutungsförderung; Stimulierung des Lymphabflusses; Wiederherstellen und Optimieren der Mechanik im Kniegelenk; Vermeidung von pathologischen Bewegungen

Indikationen für die Sensotape-Anlage

- akutes, direktes Trauma und chronische mechanische Irritation und Überlastungen (Putzfrauenknie, Fliesenlegerknie)
- Chondropathia patellae
- Bursitis praepatellaris superficialis

Material
rotes Netztape

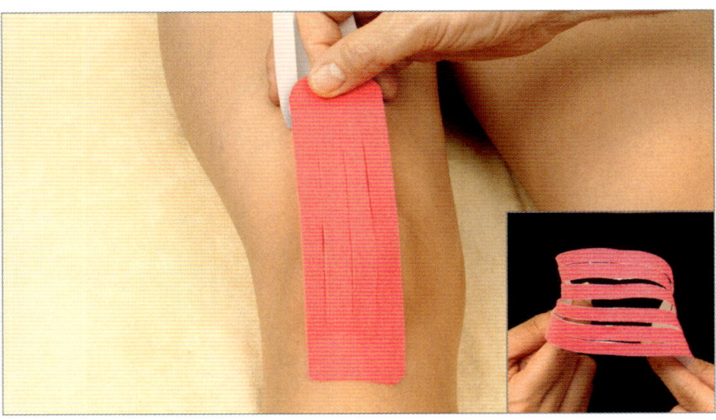

Vorbereiten eines Netztapes: Anlage des distalen Ankers
ASTE: In Rückenlage, das Bein befindet sich in Ruhestellung.
Schritt 1: Es folgt zuerst das Zurechtschneiden eines I-Tapes als Netztape. Man faltet das I-Tape in der Mitte und schneidet an der Faltlinie vier bis acht gleiche Streifen in das Tape hinein (s. kl. Abb.). Der Anker des Netztapes wird ohne Zug über der Tuberositas tibiae angelegt. Es folgt das Entfernen der Netzstreifen auf der Rückseite des Tapes und eine leichte Anhaftung auf der Haut.

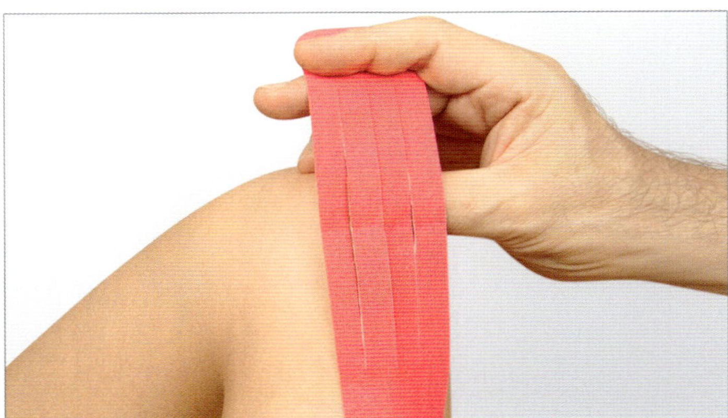

Anlage des Netztapes
ASTE: In Rückenlage, das Bein befindet sich in Knieflexion.
Schritt 2: Während man das Bein aktiv beugen lässt, kommt es zu einer Anhaftung des mittleren Netztapes von distal über das Lig. patellae, über die Patella und nach proximal über den Muskel-Sehnen-Übergang des M. rectus femoris.

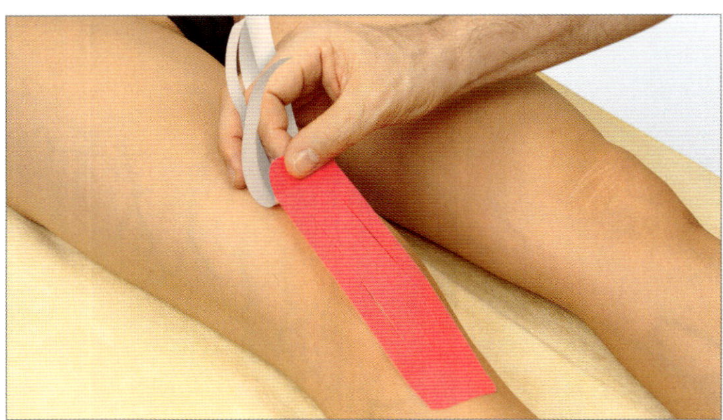

Anlage des proximalen Ankers
ASTE: In Rückenlage, das Bein befindet sich in Knieextension.
Schritt 3: Während man das Bein aktiv strecken lässt, wird der proximale Anker des Netztapes ohne Zug oberhalb der Patella angelegt.

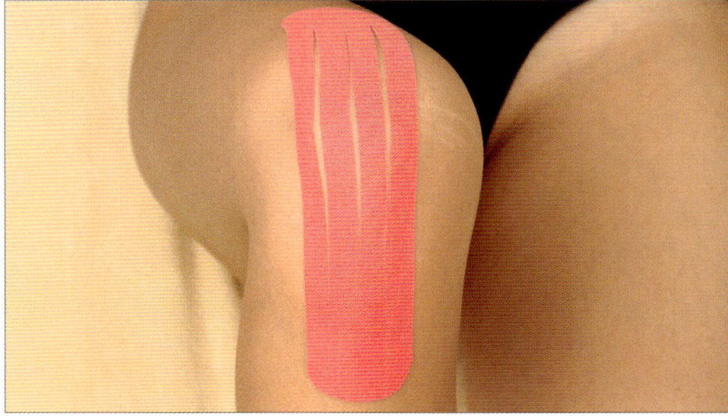

Komplette Netztape-Anlage
ESTE: In Rückenlage, das Bein befindet sich in Knieflexion.
Schritt 4: In einer Knieflexion werden die einzelnen Netzstreifen in gleichem Abstand besser sichtbar gemacht.
Beachte: Es besteht die Möglichkeit, die Netzstreifen einzeln abzuheben und in gleichen Abständen neu anzulegen. Die gesamte Anlage wird in Vordehnung durch leichtes Reiben anmodelliert, aktiviert und auf der Haut fixiert.

▸ **Die Außenenden des I-Tapes, die man als Anker benutzt, bleiben ungeschnitten.**

Bursa prae. subcutanea, subfascialis, profunda – Spaceanlage

Wirkung: Entzündungs- und Ödemreduktion; Schmerzlinderung; Durchblutungsförderung; Stimulierung des Lymphabflusses; Entlastung der Bursa; Wiederherstellen und Optimieren der Mechanik im Kniegelenk; Vermeidung von pathologischen Bewegungen

Indikationen für die Sensotape-Anlage
- akute Traumen und chronische Überlastungen
- Bursitis praepatellaris subcutanea, subfascialis und profunda

Material
Abb. 1: rotes I-Tape
Abb. 2: 2 blaue Netztapes
Abb. 3 und 4:
2 blaue X-Tapes mit Knopfloch

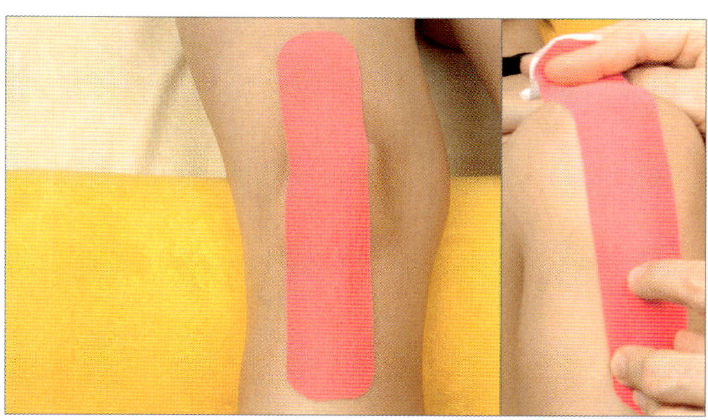

Komplette Kombinationsanlage mit I-Tape
ESTE: In Rückenlage, das Bein befindet sich in Neutralstellung.
Schritt: Während einer Knieflexion wird ein Längs-I-Tape mit seinem zentralen Wirkungsteil mit mäßigem Zug direkt über der Patella angelegt (s. kl. Abb.). Die beiden Anker des I-Tapes werden ohne Zug distal und proximal in Knieextension mit einer Spaceanlage angebracht. Die gesamte Anlage über die Bursa praepatellaris subcutanea wird in Vordehnung durch leichtes Reiben anmodelliert, aktiviert und auf der Haut fixiert.

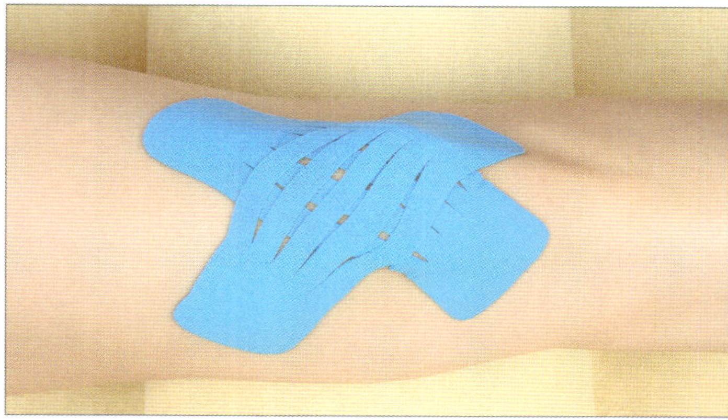

Komplette Kombinationsanlage mit Netztapes
ESTE: In Rückenlage, das Bein befindet sich in Neutralstellung.
Schritt: Mit einer Spaceanlage werden zwei Netztapes angelegt, deren Zügel sich in 45° über der Bursa praepatellaris subfascialis verlaufend überkreuzen. Das laterale erste Netztape verläuft schräg von kranial/lateral vor und über die Patella nach medial/kaudal. Das mediale, zweite Netztape zieht schräg von kranial/medial vor und über die Patella nach lateral/kaudal. Alle Anker des Netztapes dehnungsfrei auslaufen lassen.

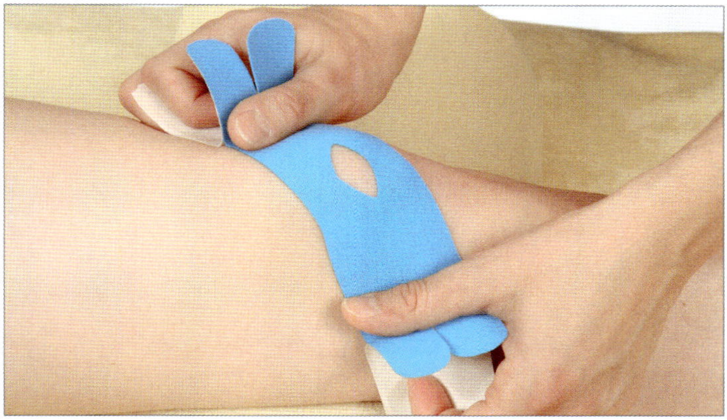

Anlage des X-Tapes mit Knopfloch
ASTE: In Rückenlage, das Bein befindet sich im Kniegelenk in Neutralstellung.
Schritt 1: Zuerst wird eine rautenförmige Öffnung (Knopfloch) mittig aus dem X-Tape ausgeschnitten. Das X-Tape wird mit seiner mittleren Sektion als Anker mit leichtem Zug und mit dem Knopfloch direkt über die Patella in Diagonalrichtung angelegt. Die X-Zügel werden dehnungsfrei auf der Haut verteilt angebracht. Die gesamte Anlage wird in Vordehnung durch leichtes Reiben anmodelliert, aktiviert und auf der Haut fixiert.

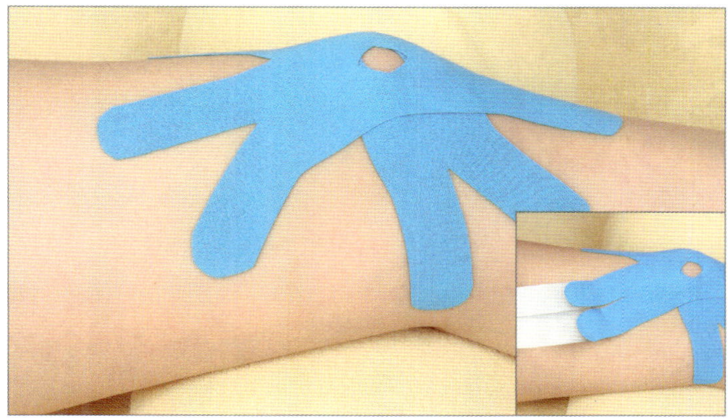

Komplette X-Tapeanlage mit Knopfloch
ESTE: In Rückenlage, das Bein befindet sich in Neutralstellung.
Schritt 2: In gleicher Weise und mit der gleichen Spaceanlage wird ein zweites X-Tape diagonal zum ersten angebracht. Das Zentrum des I-Tapes als Anker platziert man mit leichtem Zug direkt über der Bursa-Region, wo die Korrektur erfolgen soll. Beide X-Tapes überkreuzen einander über der Patella, ein gemeinsames Knopfloch über der Bursa prepatellaris profunda formend.

Bursa infrapatellaris superficialis und profunda – Spaceanlage

Wirkung: Entzündungs- und Ödemreduktion; Schmerzlinderung; Durchblutungsförderung; Stimulierung des Lymphabflusses; Entlastung der Bursa; Wiederherstellen und Optimieren der Mechanik im Kniegelenk; Vermeidung von pathologischen Bewegungen

Indikationen für die Sensotape-Anlage
- Akute Traumen und chronische mechanische Irritation und Überlastungen (Nonnenknie – langes Knien)
- infrapatellare Insertiontendopathien
- Chondropathia patellae
- Mb. Osgood-Schlatter
- Bursitis infrapatellaris superficialis und profunda

Material
2 blaue und ein rotes Netztape

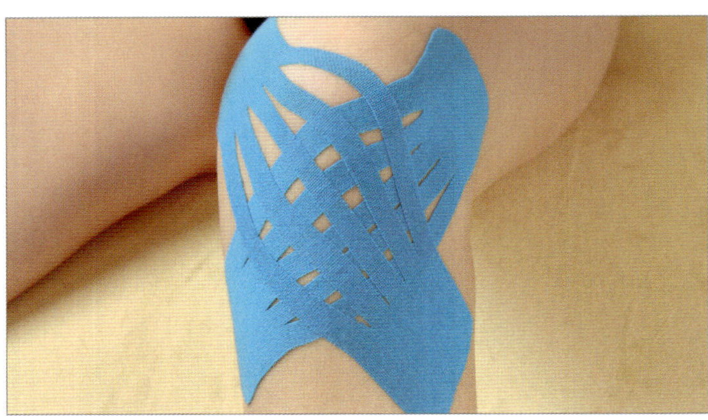

Komplette Kombinationsanlage mit Netztapes
ASTE: In Rückenlage, das Bein befindet sich in Knieflexion.
Schritt 1: Mit einer Spaceanlage werden zwei Netztapes angelegt, deren Zügel sich unterhalb der Patellaspitze in 45° über dem Lig. patellae verlaufend überkreuzen. Das laterale Netztape verläuft schräg von kranial/lateral über die Patellasehne nach medial/kaudal. Das mediale Netztape um ca. 90° versetzt zum ersten. Die mittleren Zügel werden mit mäßigem Zug in Knieflexion appliziert, während alle Anker des Netztapes dehnungsfrei auslaufen.

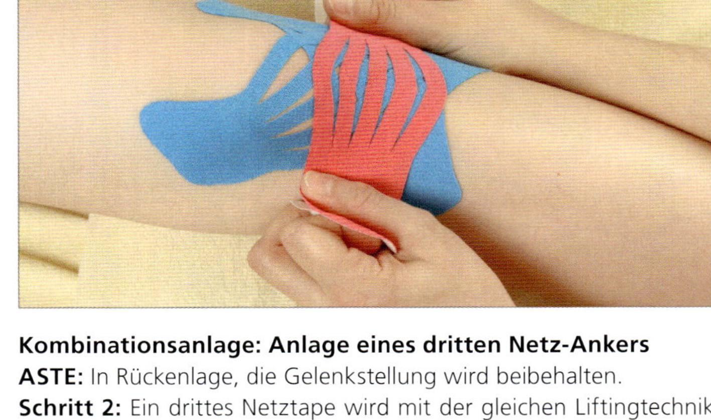

Kombinationsanlage: Anlage eines dritten Netz-Ankers
ASTE: In Rückenlage, die Gelenkstellung wird beibehalten.
Schritt 2: Ein drittes Netztape wird mit der gleichen Liftingtechnik einer Spaceanlage quer über die ersten beiden zwischen dem Lig. patellae und dem Caput tibiae angebracht. In aktiver Knieflexion platziert man das Zentrum des Netztapes als Anker mit mäßigem Zug direkt über der Bursa-Region, wo die Anhaftung und die Entlastung erfolgen soll.

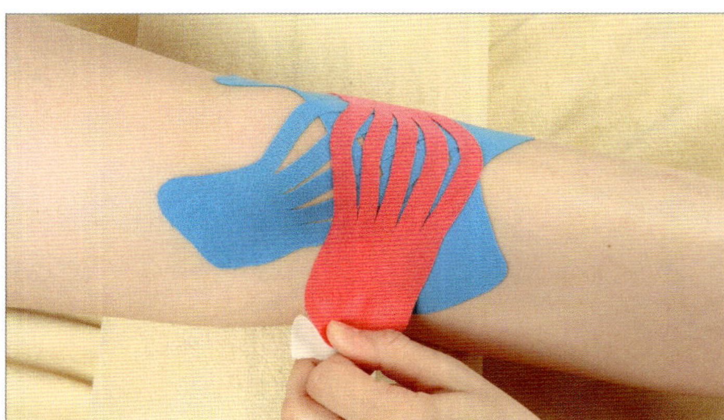

Kombinationsanlage: Anlage des dritten Netztapes
ASTE: In Rückenlage, das Bein befindet sich in leichter Knieflexion.
Schritt 3: Während man das Bein aktiv mit schleifender Ferse streckt lässt man die beiden Netztapeenden dehnungsfrei, zuerst lateralseitig, dann medialseitig auslaufen.

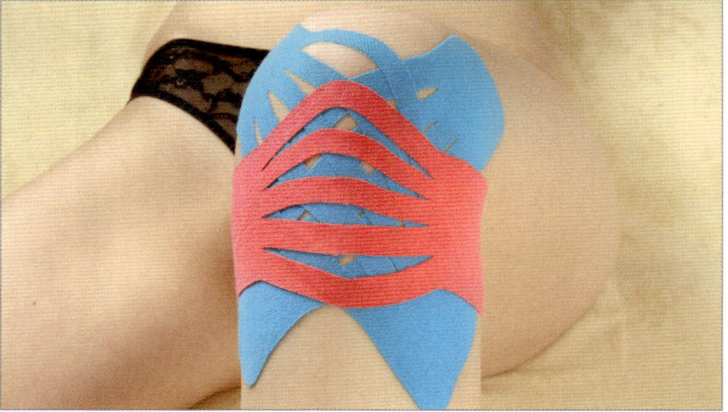

Komplette Kombinationsanlage mit Netztapes
ESTE: In Rückenlage, das Bein befindet sich in Knieflexion.
Schritt 4: Die komplette Kombinationsanlage mit Netztapes über der Bursa infrapatellaris profunda wird in Vordehnung durch leichtes Reiben anmodelliert, aktiviert und auf der Haut fixiert.

Hoffa-Fettkörper (Corpus adiposum infrapatellare)

– Spaceanlage (Fortsetzung)

Wirkung: Entzündungs- und Ödemreduktion; Schmerzlinderung; Durchblutungsförderung; Stimulierung des Lymphabflusses; Entlastung der Bursa

Indikationen für die Sensotape-Anlage
- Schmerzen, Schwellung, Hypertrophie des Hoffa-Fettkörpers
- entzündliche und degenerative Knie- und Meniskusläsionen
- anteroposteriorer Tilt der Patella mit Hoffa-Irritationen
- Plica-Syndrome mit Hypertrophie der Synovialfalten

Material
2 blaue und 1 rotes Netztape
2 blaue und zwei rote I-Tapes

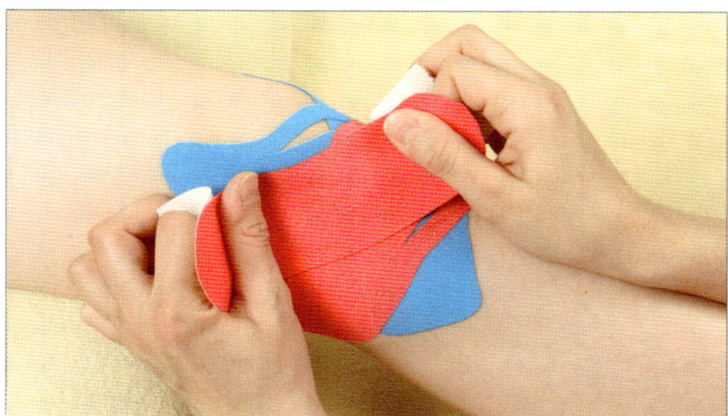

Mediale Kombinationsanlage mit Netztapes und I-Anker
ASTE: In Rückenlage, das Bein befindet sich in Knieextension.
Schritt 1: Die Kombinationsanlage mit Netztapes über der Bursa infrapatellaris benutzt man zusammen mit einer Spaceanlage mit I-Tapes über dem anterokaudalen Raum, der sich zwischen den Interkondylen und dem Lig. patellae befindet. Das mediale, erste I-Tape zieht mit dem Anker schräg von kranial/medial über den Hoffaraum und die Patellasehne nach lateral/kaudal.

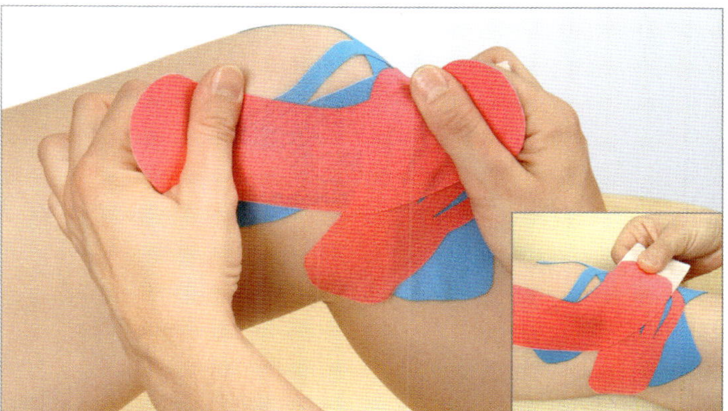

Mediale Kombinationsanlage mit Netztapes und I-Tape
ASTE: In Rückenlage, das Bein befindet sich in Knieflexion, dann in Knieextension.
Schritt 2: Während einer langsamen aktiven Knieflexion platziert man das Zentrum des I-Tapes als Anker mit leichtem Zug direkt über die Hoffa-Region, wo die Anhaftung und die Entlastung erfolgen soll. Die I-Tapeenden werden dehnungsfrei in Knieextension medial und lateral auf der Haut verteilt angebracht (s. kl. Abb.).

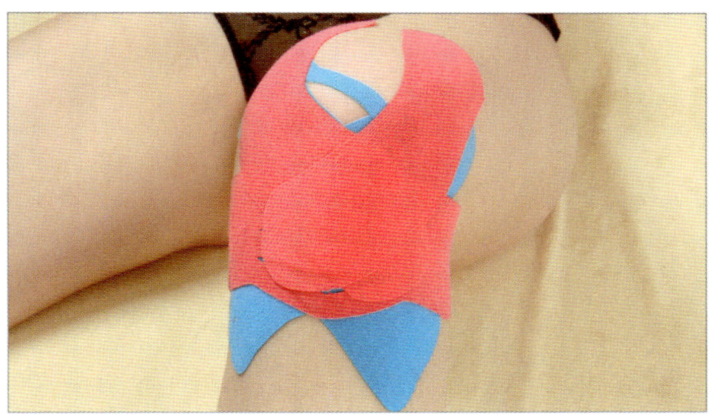

Laterale Kombinationsanlage mit Netztapes und I-Tape
ASTE: In Rückenlage, das Bein befindet sich in Knieflexion.
Schritt 3: Das laterale zweite I-Tape verläuft schräg von kranial/lateral über die Hoffa-Region und Patellasehne nach medial/kaudal. Der mittlere Anker wird auch hier nur mit leichtem Zug in einer Knieflexion appliziert, während die Tapeenden dehnungsfrei auslaufen. Die gesamte Anlage wird in Vordehnung durch leichtes Reiben anmodelliert, aktiviert und auf der Haut fixiert.

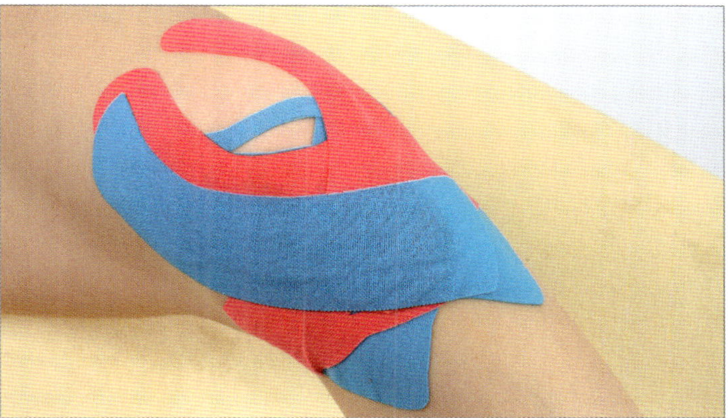

Komplette mediale und laterale Kombinationsanlage
ESTE: In Rückenlage, das Bein befindet sich in Ruhestellung.
Schritt 4: In gleicher Weise und mit der gleichen Liftingtechnik werden ein dritter medialer und vierter lateraler I-Tapestreifen halb überlappend angelegt. Dadurch wird eine höhere Stabilität und Entlastung der Anlage erreicht. Die gesamte Anlage wird in Vordehnung durch leichtes Reiben anmodelliert, aktiviert und auf der Haut fixiert.

► **Bei dieser Applikation der Kombinationsanlage mit Netztape benutzt man im Wirkungsteil bei der Anlage des Ankers anstatt mittleren Zug nur leichten Zug.**

Bursa anserina

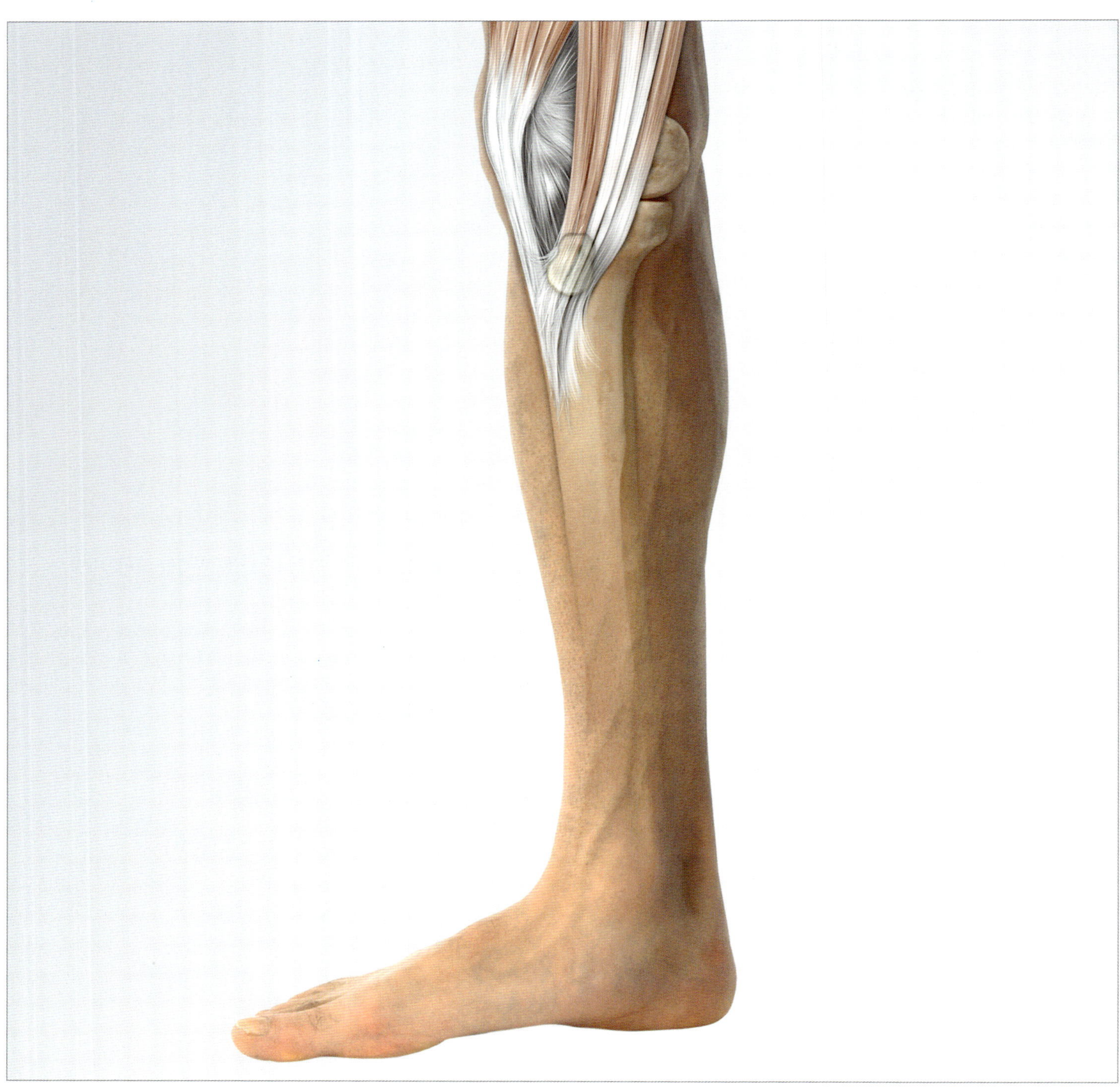

Die Bursa anserina befindet sich zwischen der Tibia und den Ansatzsehnen der Pes-anserinus-Muskulatur. Sie bildet die Gleitebene zwischen diesen Strukturen und verhindert somit eine mechanische Reizung unter den Bewegungen des Kniegelenks.

Bursa anserina – Spaceanlage

Wirkung: Schmerzlinderung (Druckschmerz); Entzündungs- und Ödemreduktion; Entlastung der Bursa; Durchblutungsförderung; Stimulierung des Lymphabflusses

Indikationen für die Sensotape-Anlage
- Bursitis anserina
- Tendinitis der Pes-anserinus-Gruppe
- Überbelastungen beim Sport (Läufer, Schwimmer)
- Gonarthrosen, Genu valgum
- schwache medialseitige Kniemuskulatur

Material
Abb. 1 und 2: ein blaues und rotes Netztape
Abb. 3 und 4: rotes Fächertape, blaues Y-Tape, rotes Sterntape

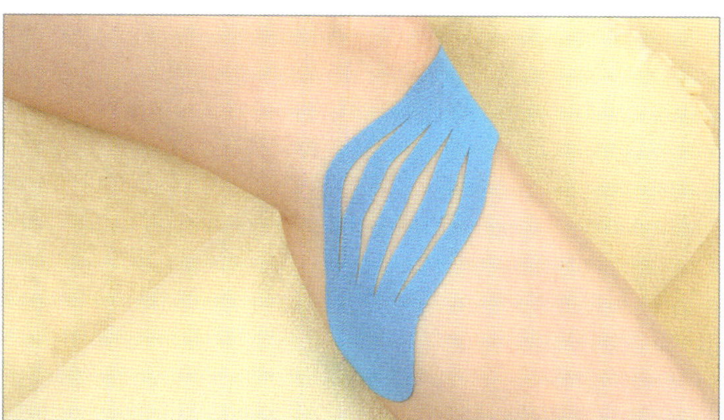

Komplette Anlage mit einem Netztape
ASTE: In Rückenlage, das Bein befindet sich in Neutralstellung.
Schritt 1: In Höhe des Pes anserinus superficialis zwischen dem Lig. collaterale mediale und den Muskeln (M. sartorius, M. gracilis und M. semitendinosus) wird mit einer zentralen Liftingtechnik ein Netztape appliziert.

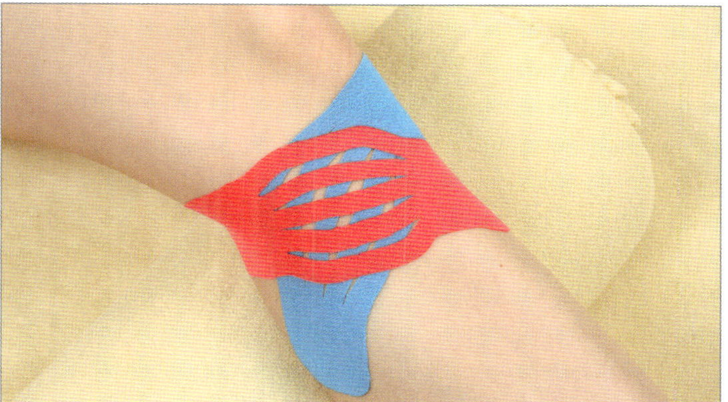

Komplette Kombinationsanlage zweier Netztapes
ESTE: In Rückenlage, das Bein befindet sich in Neutralstellung
Schritt 2: Ein zweites Netztape wird mit der gleichen Spaceanlage diagonal um 45° gedreht gegenüber dem ersten angebracht. Das Zentrum als Wirkungsteil des Netztapes platziert man mit mäßigem Zug direkt über der Bursa-Region, wo die Entlastung erfolgen soll. Die beiden Tapeenden dehnungsfrei lateral- bzw. medialseitig auslaufen lassen. Die gesamte Anlage wird in Vordehnung durch leichtes Reiben anmodelliert, aktiviert und auf der Haut fixiert.

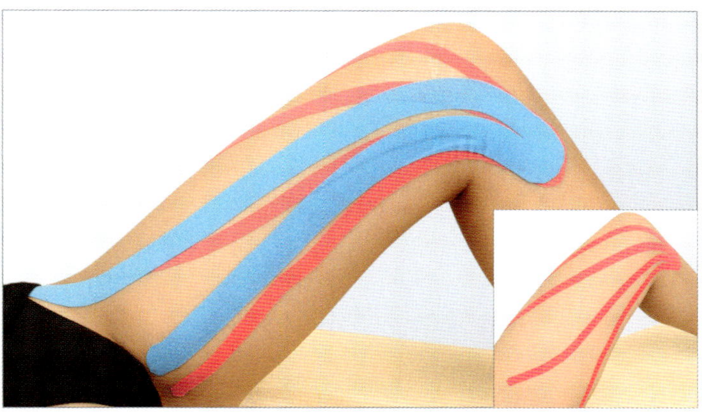

Alternative komplette Kombinationsanlage mit Fächer- und Y-Tapes
ASTE: In Rückenlage, das Bein befindet sich in 45°-Knieflexion.
Schritt 1: Die Kombinationsanlage setzt sich aus einer Lymphanlage mit einem Fächertape und aus einem detonisierenden Y-Tape zusammen. Der Anker des Fächertapes wird ohne Zug kaudal/medial von der Tuberositas tibiae unterhalb des Pes anserinus angebracht. Die einzelnen Zügel werden in Beinvordehnung nacheinander von medial nach lateral angelegt (s. kl. Abb.). Zusätzlich folgt die Applikation des Ankers eines detonisierenden Y-Tapes, der sich mit dem Anker des Fächertapes überlappt. Die Y-Zügel werden mit leichtem Zug über den M. gracilis und den M. sartorius zu deren Ursprung angelegt.

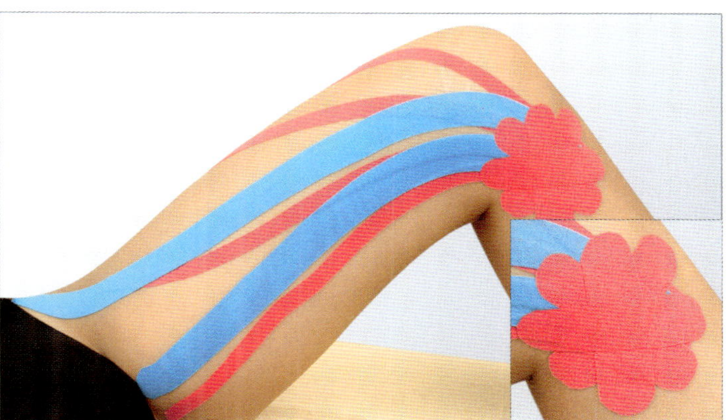

Alternative komplette Kombinationsanlage mit Fächer-, Y- und Sterntapes
ESTE: In Rückenlage, das Bein befindet sich in Knieflexion.
Schritt 2: Zusätzlich zu den anderen zwei Tapeanlagen wird, mit dem Ziel der Zwischenraum-Korrektur der betroffenen Bursa-Region, mit einer Spaceanlage ein Sterntape angelegt. Es werden vier schmale kurze I-Tapes zurechtgeschnitten, welche mit ihrem Zentrum sich mit leichtem Zug und einander überkreuzend direkt über der Bursa anserina angelegt werden. Alle I-Tapeenden dehnungsfrei auslaufen lassen (s. kl. Abb.). Die gesamte Anlage wird in Vordehnung durch leichtes Reiben anmodelliert, aktiviert und auf der Haut fixiert.

Bursa gastrocnemiosemimembranosa

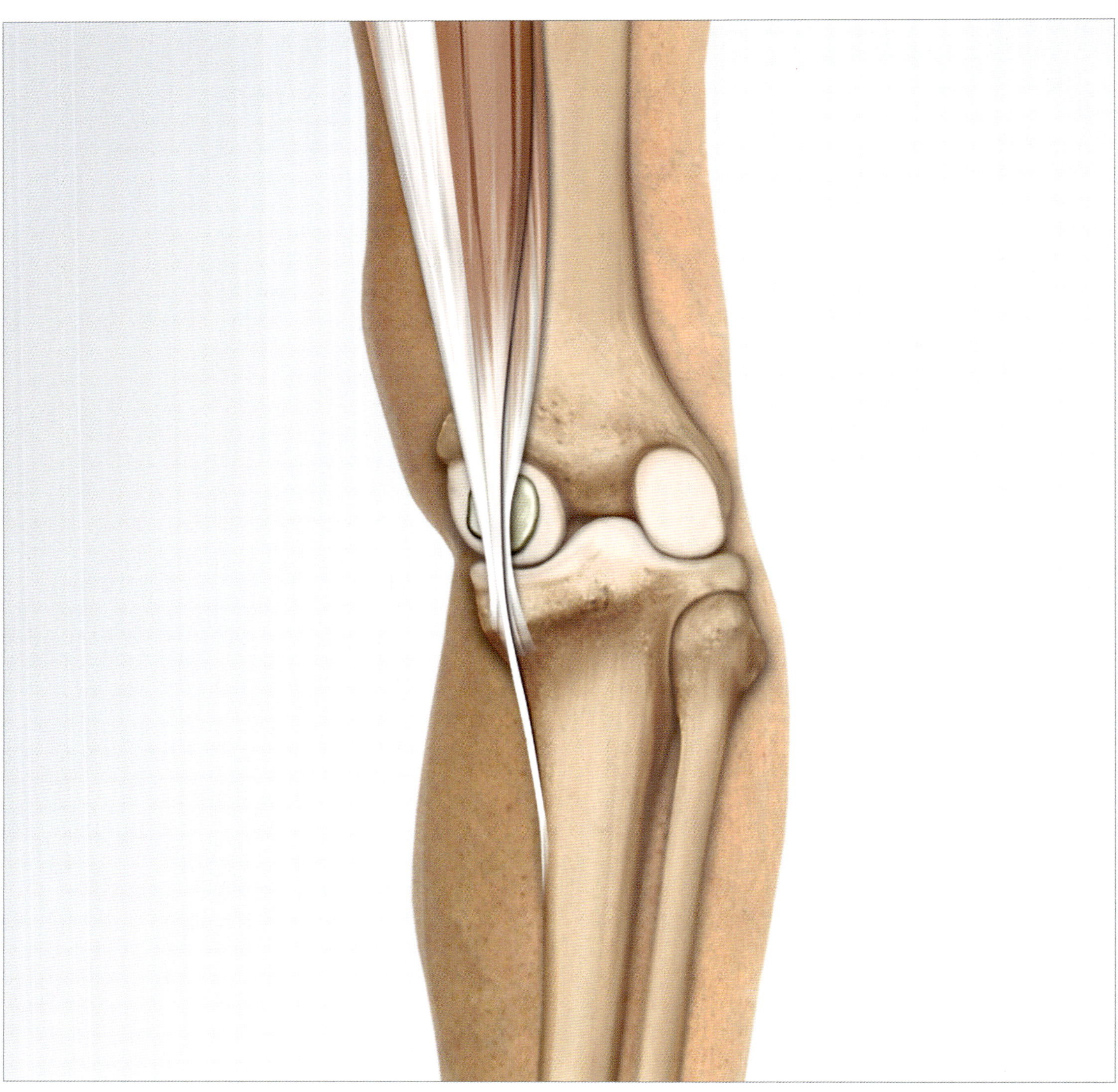

Die Bursa gastrocnemio-semimembranosa entsteht aus der Kommunikation der Bursa subtendinea m. gastrocnemii medialis mit der Bursa semimembranosa. Eine zystische Aussackung dieses Schleimbeutels wird als »Baker-Zyste« bezeichnet.

Bursa gastrocnemiosemimembranosa – Spaceanlage

Wirkung: Entzündungs- und Ödemreduktion; Schmerzlinderung; Entlastung der Bursa; Durchblutungsförderung; Stimulierung des Lymphabflusses

Indikationen für die Sensotape-Anlage
- Bursitis, Baker-Zyste
- Chondromalacia patellae
- Schmerzen am Retinaculum patellae

Material
blaues X-Tape

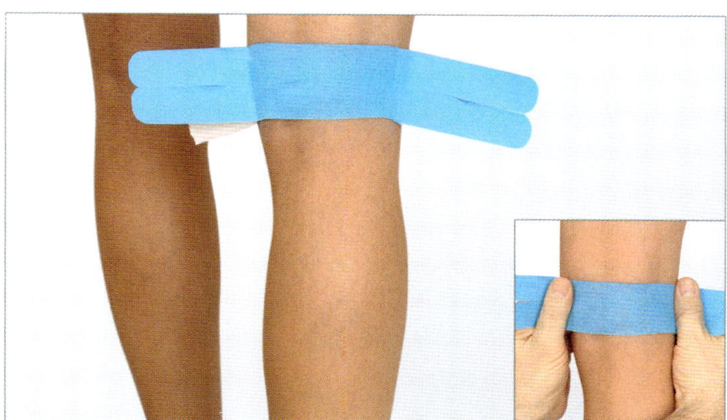

Anlage des X-Ankers
ASTE: In Schrittstellung, das Bein befindet sich in leichter Knieflexion.
Schritt 1: Mit einer Spaceanlage über die Fossa poplitea wird ein X-Tape zurechtgeschnitten und angelegt. Der zentrale Anker des X-Tapes wird quer mit mäßigem Zug beidhändig direkt über die Kniekehle, über dem Recessus subpopliteus und über die Bursa gastrocnemiosemimembranosa bis über den seitlichen Kniegelenkspalt hinaus angelegt.

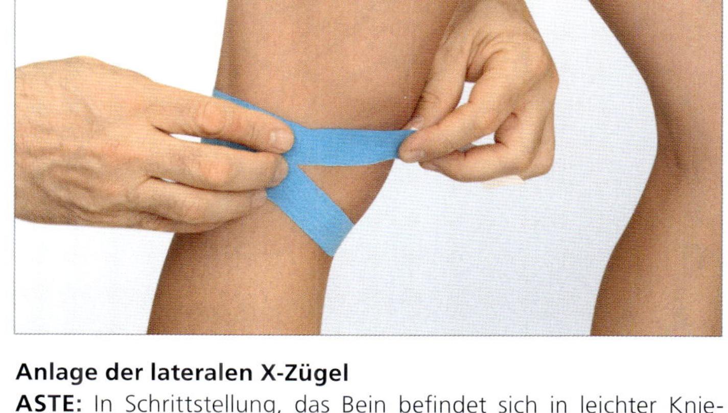

Anlage der lateralen X-Zügel
ASTE: In Schrittstellung, das Bein befindet sich in leichter Knieflexion.
Schritt 2: Den Anker mit den Fingern am lateralen Kniegelenkspalt fixieren, während man den inferioren bzw. den superioren Zügel mit leichtem Zug die Patella kaudal bzw. kranial umrundend anlegt. Die Zügelenden dehnungsfrei auslaufen lassen.

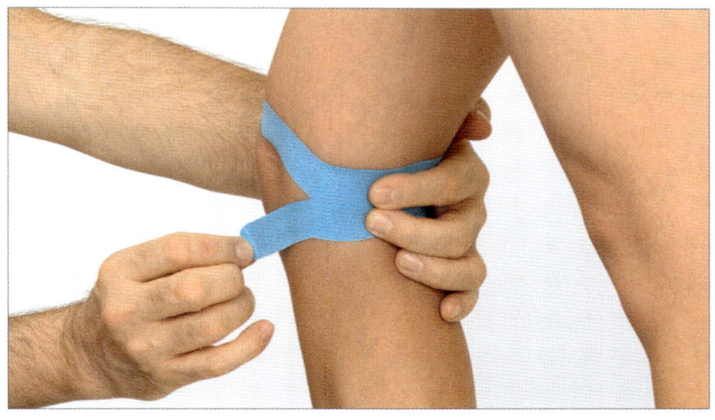

Anlage der medialen X-Zügel
ASTE: In Schrittstellung, das Bein befindet sich in leichter Knieflexion.
Schritt 3: In gleicher Vorgehensweise wird der Anker mit den Fingern am medialen Kniegelenkspalt fixiert. Man legt zuerst den superioren X-Zügel und dann den inferioren X-Zügel mit leichtem Zug die Patella umschließend an. Die Zügelenden dehnungsfrei auslaufen lassen.

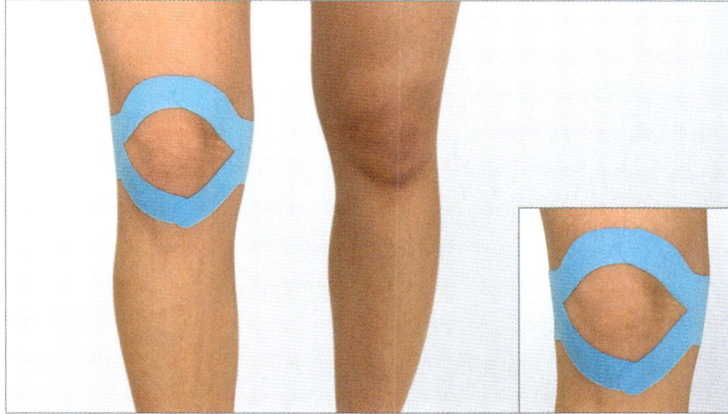

Komplette X-Tapeanlage
ESTE: Im Stand, Ansicht von anterior.
Schritt 4: Die medialen bzw. lateralen X-Zügel überlappen sich anterior mit ihren Tapeenden oberhalb und unterhalb des Patellapols (s. kl. Abb.). Die gesamte Anlage wird in Vordehnung durch leichtes Reiben anmodelliert, aktiviert und auf der Haut fixiert.

▸ **Keine zusätzliche Kompression um die anteriore Region der Patella.**

Bursa subcutanea calcanea, Bursa tendinis calcanei

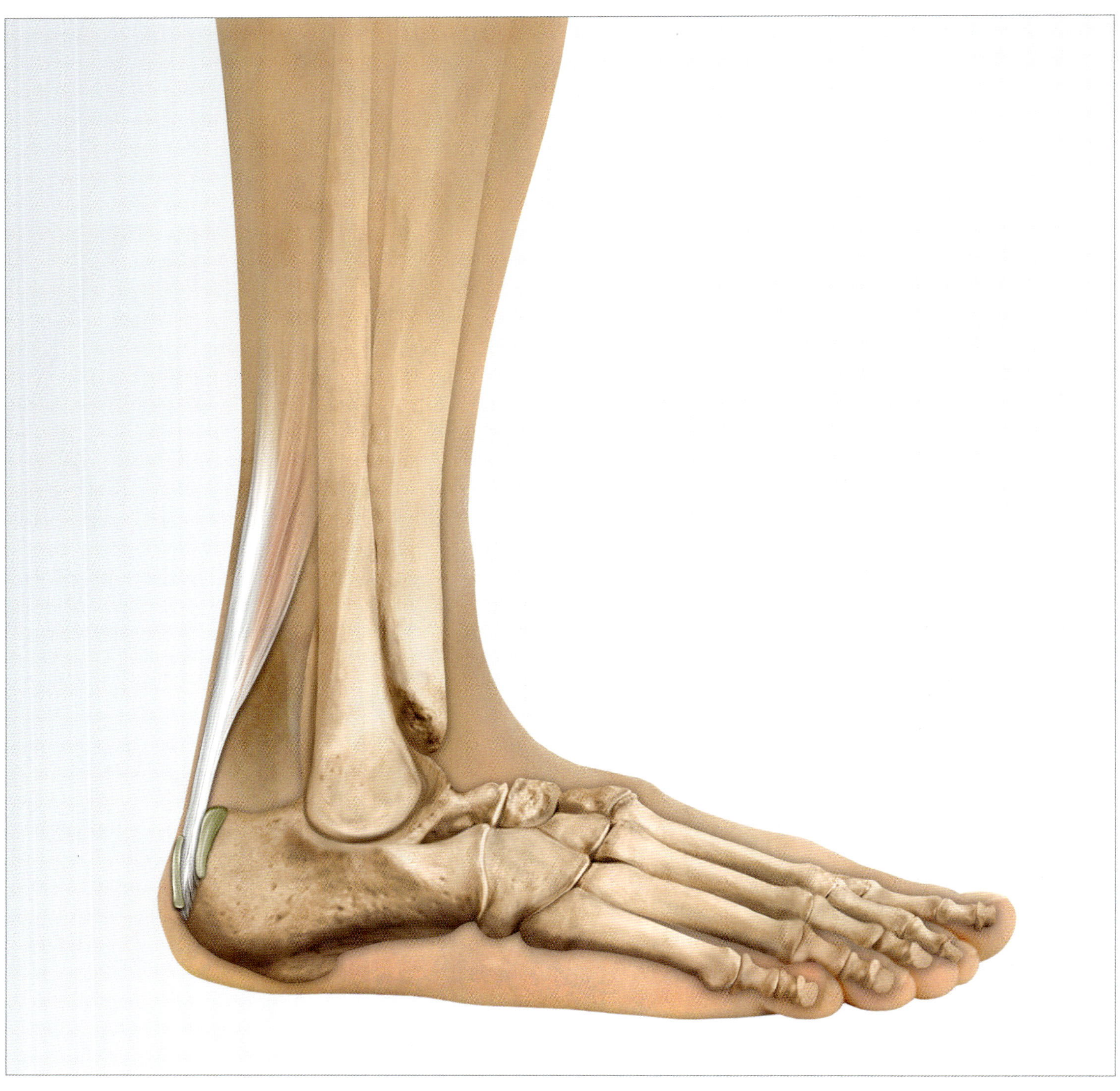

Zwischen der proximalen Fläche des Calcaneus und der Achillessehne befindet sich die Bursa tendinis calcanei. In einigen Fällen befindet sich zusätzlich eine Bursa subcutanea calcanea dorsal der Achillessehneninsertion.

Bursa subcutanea calcanea, tendinis calcanei – Lymph-Spaceanlage

Wirkung: Entzündungs- und Ödemreduktion; Schmerzlinderung; Durchblutungsförderung; Stimulierung des Lymphabflusses; Entlastung der Bursa; Wiederherstellen und Optimieren der Mechanik im Kniegelenk; Vermeidung von pathologischen Bewegungen

Indikationen für die Sensotape-Anlage
- Bursitis
- Achillodynie
- enges, hartes Schuhwerk
- Trauma/Trittverletzungen

Material
Abb. 1 und 2: rotes und blaues Fächertape, 2 blaue I-Tapes
Abb. 3 und 4: blaues I-Tape, 2 rote Netztapes

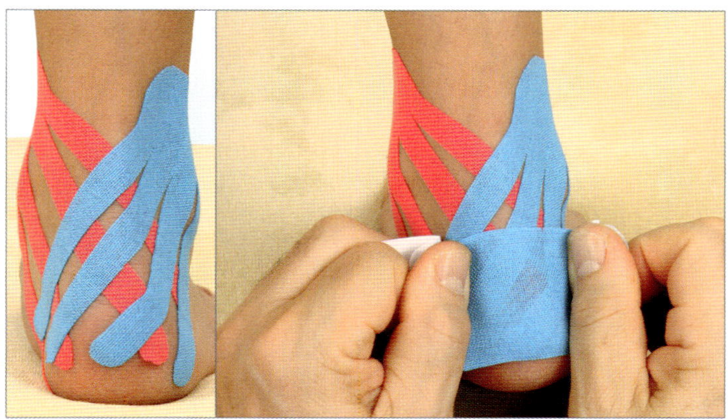

Kombinationsanlage: Anlage eines I-Ankers
ASTE: Im aufrechten Stand und in Schrittstellung.
Schritt 1: Die Kombinationsanlage besteht aus einer Lymph- und einer Spaceanlage. In der Akutphase ist es angebracht, zwei Fächertapes mit einer Lymphanlage um die Ferse herum in der Regio calcanea anzulegen. Das mediale und das laterale Fächertape beginnen oberhalb der beiden Fußknöchel und überkreuzen sich mit ihren Zügeln (s. kl. Abb.). Das I-Tape wird mit seinem zentralen Anker mit mäßigem Zug quer über den Achillessehnenansatz um die Ferse angelegt.

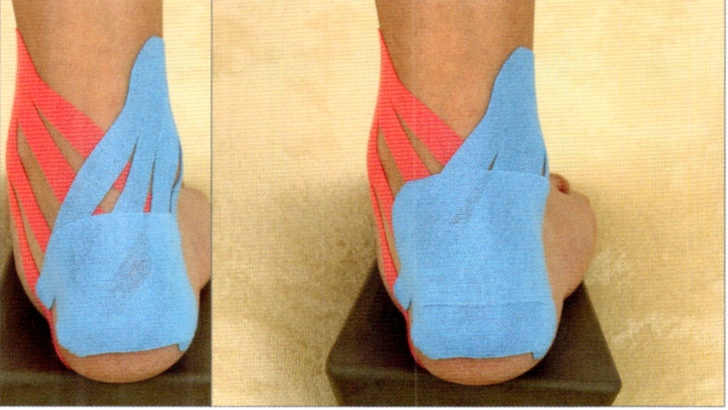

Komplette Kombinationsanlage mit Fächer- und zwei I-Tapes
ESTE: Im Stand, der Fuß ist unterlagert in Dorsalextension.
Schritt 2: Zusätzlich zur Lymphanlage und dem ersten I-Tape direkt über der betroffenen Bursa (s. kl. Abb.) wird ein zweites I-Tape in gleicher Vorgehensweise und mit der gleichen Spaceanlage angelegt. Das I-Tape wird sich halb mit dem ersten überlappend über der Bursa praetendinea zwischen der Achillessehne und dem Calcaneus angebracht. Die I-Tapeenden dehnungsfrei auslaufen lassen.

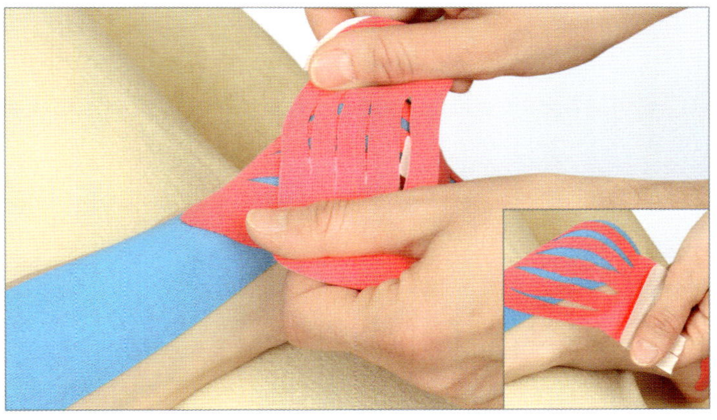

Alternative Kombinationsanlage: Anlage eines Netz-Ankers
ASTE: In Bauchlage, der Fuß befindet sich in leichter Dorsalextension.
Schritt 1: Die Kombinationsanlage besteht aus einer detonisierenden Muskelanlage über dem M. soleus und über der Plantaraponeurose und aus zwei diagonalen, in 45° überkreuzenden Netztapes. Mit der gleichen Spaceanlage wie das laterale Netztape (s. kl. Abb.) wird auch das mediale Netztape mit seinem Anker unter mittlerem Zug direkt über die Bursaregion angelegt.

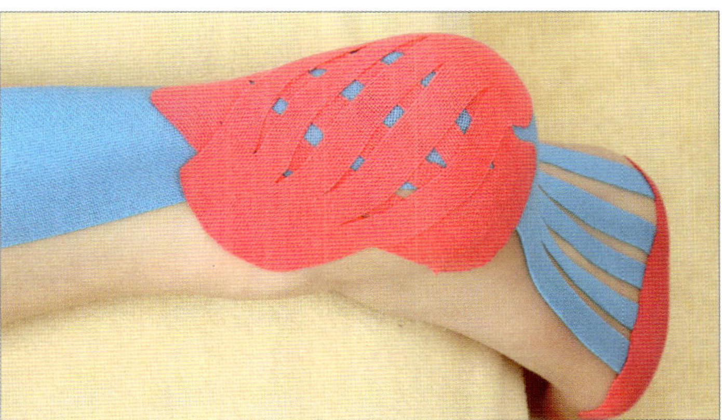

Alternative komplette Kombinationsanlage
ESTE: In Bauchlage, der Fuß ist unterlagert in leichter Plantarflexion.
Schritt 2: Alle I-Tapeenden dehnungsfrei medial bzw. lateralseitig auslaufen lassen. Die gesamte Anlage wird in Vordehnung durch leichtes Reiben anmodelliert, aktiviert und auf der Haut fixiert.

Faszien des Beins

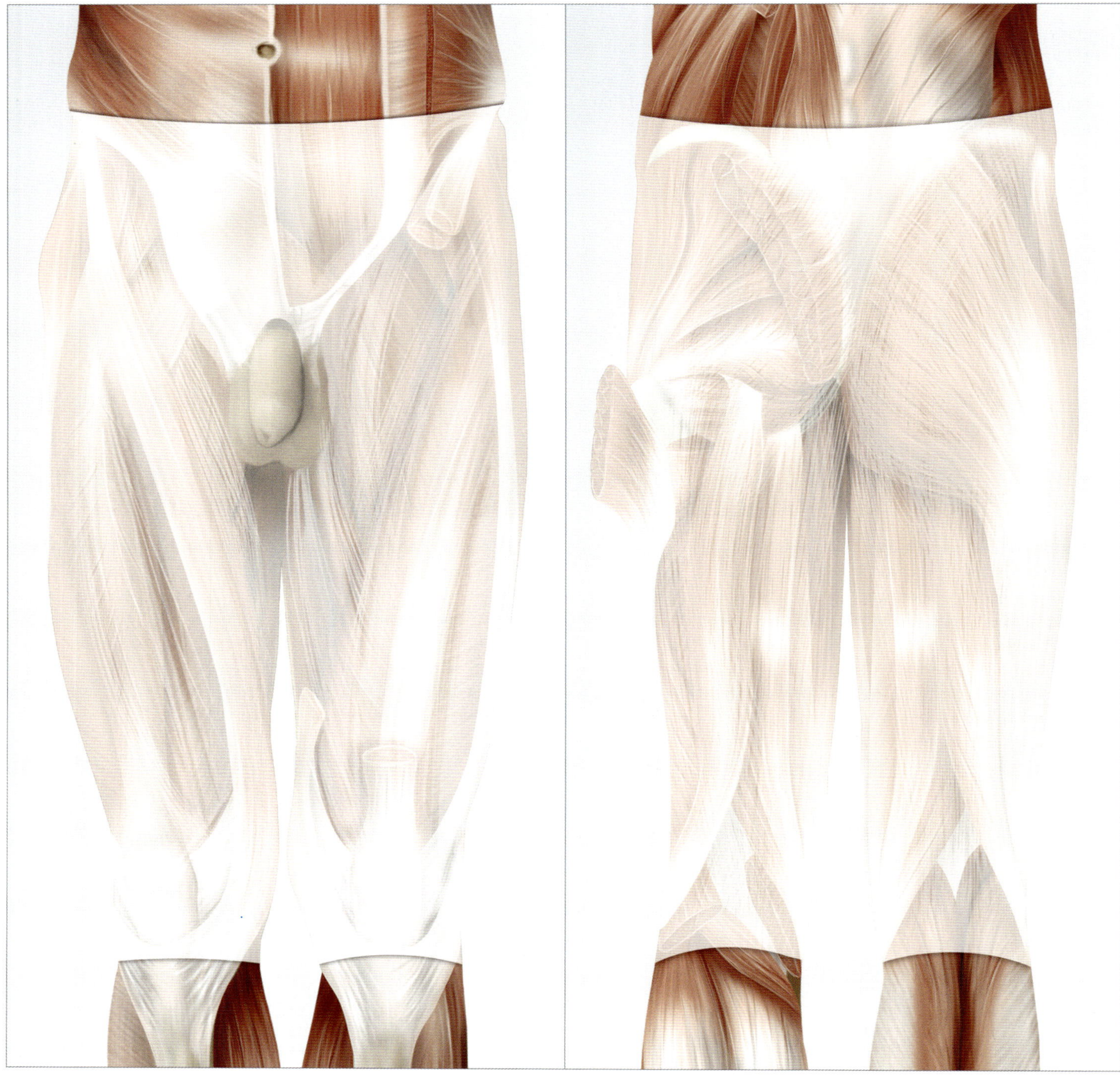

Die **Faszia glutea** bedeckt großflächig den M. gluteus medius und teilt sich am M. gluteus maximus in ihre drei Blätter, die Septae intermusculares. Durch die Faszien ist die Mobilität und das Gleiten der Glutealmuskulatur gegeneinander bestmöglich gewährleistet.

Die **Fascia femoralis** umfasst den Oberschenkel. Die Fascia cribrosa gehört zum proximalen Drittel der Fascia femoralis. Sie liegt in Höhe des Trigonum femorale mediale und wird von der Vena saphena magna und von Lymphgefäßen durchdrungen. Die Fascia cribrosa umhüllt den M. sartorius und verhindert Kompressionen der Gefäße und Nerven in dieser Region.

Die **Fascia lata** ist eine derbe Bindegewebsschicht, die sich lateral am Oberschenkel befindet. Über den M. gluteus maximus und den M. tensor fasciae latae kann der **Tractus iliotibialis** und die Fascia lata gespannt werden.

Die Fascia ischiadica befindet sich dorsal am Oberschenkel und umgibt den N. ischiadicus über seine gesamte Länge am Oberschenkel.

Fascia glutea (Aponeurosis glutealis) – Lymph- und Faszienanlage

Wirkung: Schmerz- und Ödemreduktion; Auflockerung und Lösen von Verklebungen; Harmonisierung und Verbesserung der faszialen Motilität; Entlastung der Faszienknoten und Faszienstränge

Indikationen für die Sensotape-Anlage
- fasziale Dysfunktionen (Faszienknoten, Faszienstränge, Hypertrophie)
- Stimulation und Verbesserung der Beweglichkeit der Beckenregion
- Läsionen der LSÜ und ISG = gestörte Mechanik
- Bursitis trochanterica
- Coxarthrose

Material
blaues und rotes Fächer-Tape, rotes und blaues Y-Tape

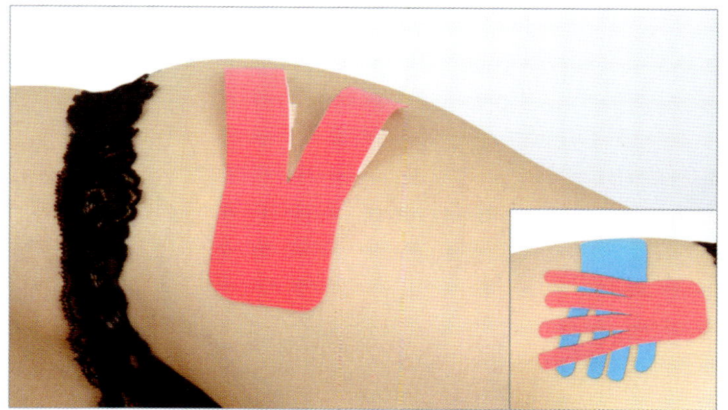

Anlage des Y-Ankers und Anlage zweier Fächertapes
ASTE: In Seitenlage, das Bein befindet sich in Neutralstellung.
Schritt 1: Mit einer Lymphanlage werden in der akuten Phase zwei Fächertapes über das schmerzhafte Hüftareal angebracht. Sie werden mit ihren Zügeln ein Überkreuzmuster formend im 90°-Winkel angelegt (s. kl. Abb.). Es folgt die Anwendung eines Y-Tapes mit einer Faszienanlage über dem Hüftgelenk mit Schmerzlinderung und Lösen der faszialen Adhäsionen. Der Anker des Y-Tapes wird ohne Zug vor dem Schmerzpunkt anterior vom Trochanter major femoris angelegt.

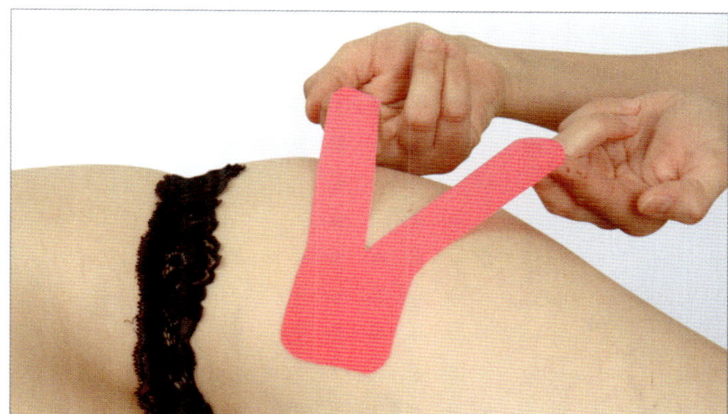

Anlage eines Y-Tapezügels
ASTE: In Seitenlage, das Bein ist gestreckt und befindet sich in Vordehnung, in Hüftextension.
Schritt 2: Die beiden Y-Zügel werden gleichzeitig mit einer Oszillations-Technik in Längs-Applikationsform in kleinen hintereinander folgenden Phasen mit mittlerem Zug angespannt und auf den Gesäßmuskeln angelegt. Dabei bilden die beiden Y-Zügel die Form eines weiten, nach hinten offenen V. Der Schmerzpunkt liegt zwischen den Y-Tapespalten. Die Zügelenden laufen dehnungsfrei aus.

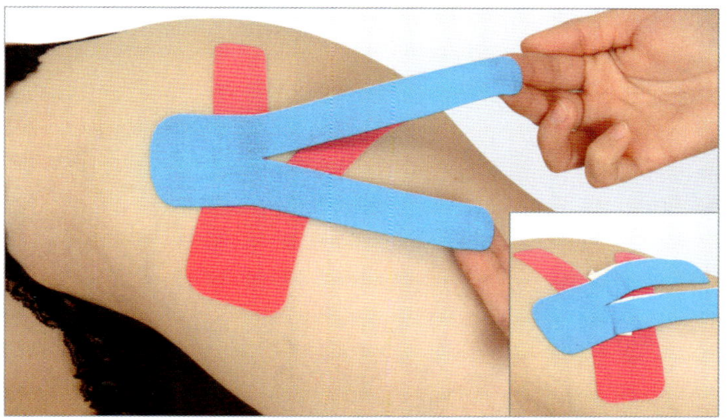

Kombinationsanlage des zweiten Y-Ankers und des Y-Zügels
ASTE: In Seitenlage, das Bein ist gestreckt und befindet sich in Vordehnung, in leichter Hüftflexion.
Schritt 3: Ein zweites Y-Tape wird senkrecht zum ersten auch mit einer Faszienanlage angebracht. Das Y-Tape wird mit seinem Anker ohne Zug unterhalb des Trochanter major angelegt, während man die beiden Y-Zügel gleichzeitig oszillierend mit mittlerem Zug nach kaudal hin anlegt. Der Schmerzpunkt liegt zwischen den Y-Tape-Spalten. Dabei bilden die beiden Y-Zügel die Form eines weiten V nach distal. Die Y-Zügelenden dehnungsfrei auslaufen lassen.

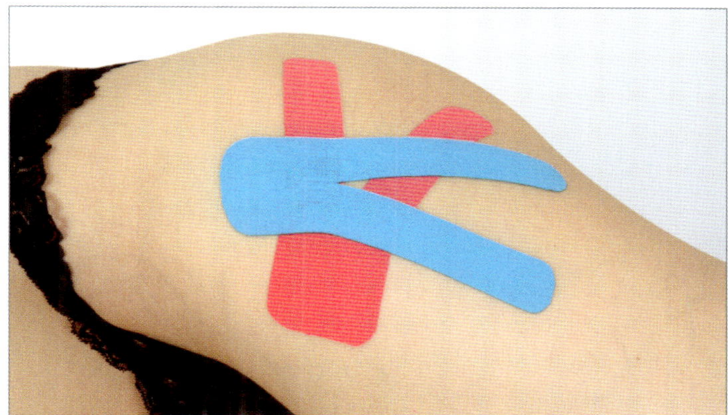

Komplette Kombinationsanlage mit Y-Tape
ESTE: In Seitenlage, das Bein befindet sich in Neutralstellung.
Schritt 4: Der Ansatz der Fascia glutea entlang der Crista iliaca besitzt starke Verspannungszonen und häufige Faszienstränge. Deswegen sind hier ein oder zwei Y-Tapes mit der gleichen Faszienanlage indiziert. Die Korrektur und Zugrichtung der Y-Tapes erfolgt immer zur leichteren verschiebbaren Seite der Faszie. Die gesamte Anlage wird in Vordehnung durch leichtes Reiben anmodelliert, aktiviert und auf der Haut fixiert.

Fascia femoris mit Fascia cribrosa/ventrale Korrektur der Strukturen im Trigonum femorale mediale – Faszienanlage

Wirkung: Schmerz- und Ödemreduktion; Auflockerung und Lösen von Adhäsionen; Verbesserung der Elastizität der Faszie; Entlastung der Faszienknoten und Faszienstränge; Stimulation und Harmonisierung der Faszienmotilität; Limitieren und Verhindern von Kompressionen der Gefäß- und Nervenstrukturen

Indikationen für die Sensotape-Anlage
- Zerrungen des M. sartorius oder M. quadriceps femoris
- Muskelfaserriss, Muskelkontusion
- Muskelüberlastungen, Hämatome
- Trauma (direkter Schlag, Pferdekuss)

Material
rotes und blaues Y-Tape

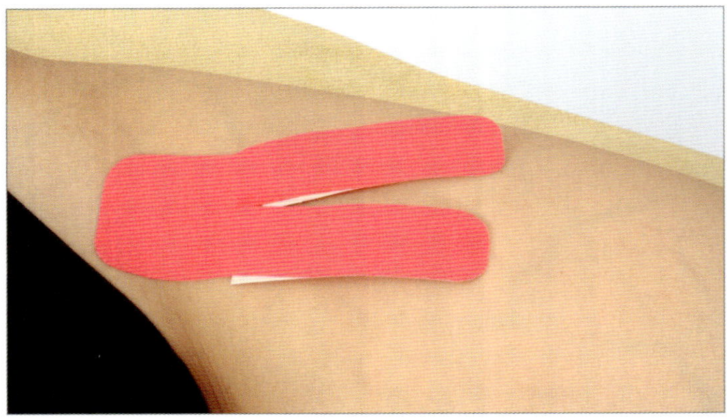

Anlage des Y-Ankers
ASTE: In Rückenlage, das Bein befindet sich in Neutralstellung.
Schritt 1: Mit einer Faszienanlage wird ein Y-Tape über die schmerzhafte Stelle an der Innenseite des Oberschenkels angebracht, die vorher mit den Fingerkuppen beider Hände in einer Vertiefung unmittelbar unterhalb der Leistenbeuge im Adduktorenareal palpiert wurde. Der Anker wird ohne Zug am proximalen Oberschenkeldrittel vor und medial des Schmerzpunkts über dem Trigonum femorale mediale (Scarpa-Dreieck) angelegt.

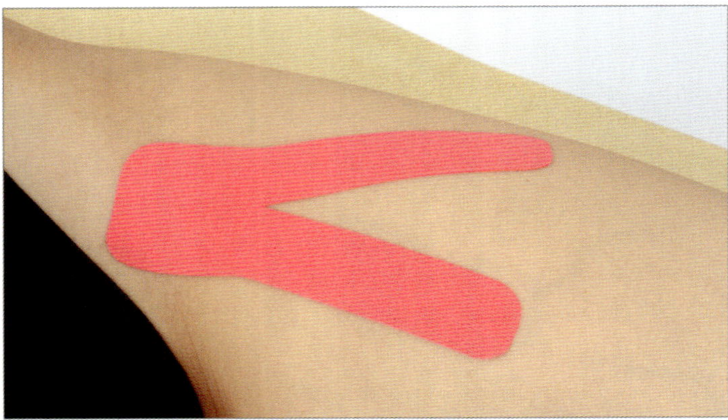

Anlage des ersten Y-Tape
ASTE: In Rückenlage, das Bein ist leicht gebeugt in Abduktion und Außenrotation.
Schritt 2: Die beiden Y-Zügel werden gleichzeitig in kleinen oszillierenden Phasen unter mittleren Zug gebracht und in Korrekturrichtung angelegt. Dabei bilden die beiden Y-Zügel die Form eines weiten V. Die Zügelenden dehnungsfrei nach kaudal lateral bzw. -medial auslaufen lassen.

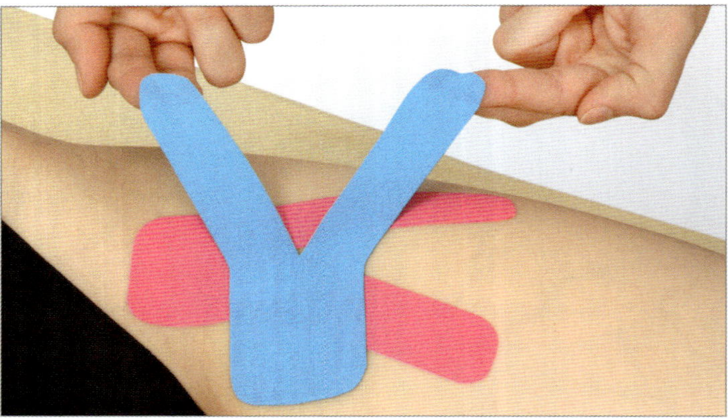

Kombinationsanlage: Anlage des zweiten Y-Tapes
ASTE: In Rückenlage, das Bein befindet sich in Neutralstellung.
Schritt 3: Analog dazu wird in Faszientechnik ein zweites Y-Tape entgegengesetzt zum ersten angelegt. Der Anker wird ohne Zug quer zum Faserverlauf des M. sartorius angelegt. Das Schmerzareal liegt in der Mitte der Y-Tapespalten.

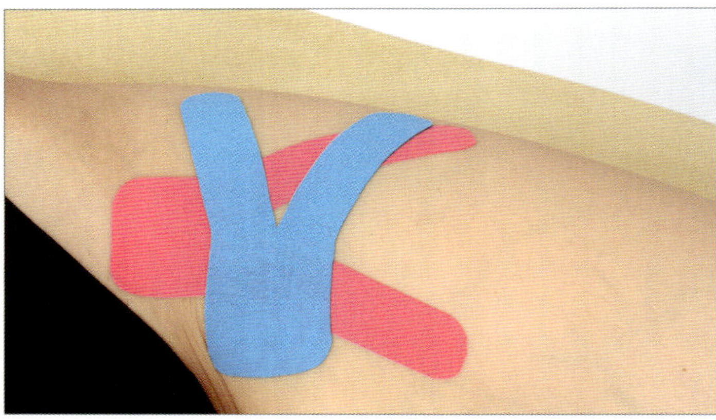

Komplette Kombinationsanlage zweier Y-Tapes
ESTE: In Rückenlage, das Bein befindet sich in Neutralstellung.
Schritt 4: Die Kombinationsanlage setzt sich aus zwei Y-Tapes zusammen, die mit ihren Zügeln ein Überkreuzmuster im 90°-Winkel formend mit einer Oszillations-Technik angelegt werden. Die gesamte Anlage wird in Vordehnung durch leichtes Reiben anmodelliert, aktiviert und auf der Haut fixiert.

Fascia femoris medio-distalis – Manuelle Positionierung der Faszie (Abb. 1), Faszien- (Abb. 1–4) und Spaceanlage (Abb. 4)

Wirkung: Schmerz- und Ödemreduktion; Auflockerung und Lösen von Adhäsionen; Verbesserung der Elastizität der Faszie; Entlastung der Faszienknoten und Faszienstränge; Stimulation und Harmonisierung der Faszienmotilität; Freiwinden des Gewebes und dessen Funktionsverbesserung

Indikationen für die Sensotape-Anlage

- tiefsitzende Faszienadhäsionen und stärkere Faszienrestriktionen
- Überlastungen, Kontusionen des M. quadriceps, Muskelzerrungen, -faserrisse, Verhärtungen, chronische Muskelläsionen, chronische Verhärtungen und Restriktionen der Faszien
- mediale »Position Release«-Technik der Oberschenkelfaszie

Material

rotes Y-Tape und blaues I-Tape

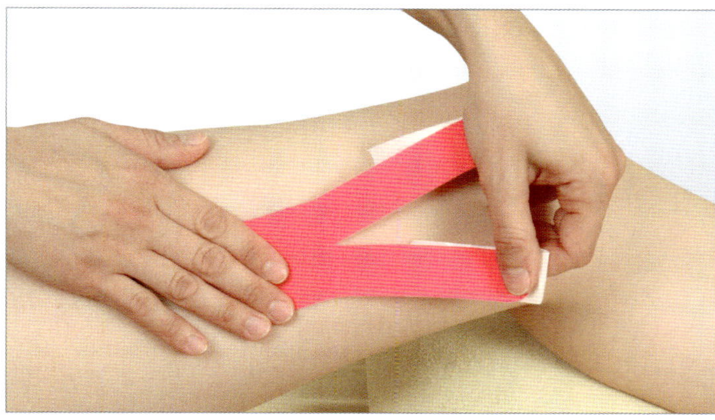

Manuelle myofasziale Release-Technik u. Anlage des Y-Ankers
ASTE: In Rückenlage, das Bein ist leicht gebeugt in Abduktion und Innenrotation.
Schritt 1: Tiefsitzende Faszienadhäsionen werden mittels manueller myofaszialer Release-Technik identifiziert. Man legt den Daumen an die Oberschenkelaußenseite und führt mit den Fingerkuppen die Faszie an den Adduktorenrändern in eine entspannte Position. Der Anker des Y-Tapes wird oberhalb und über der starken faszialen Fixierungsstelle ohne Zug im distalen Adduktorenkanal angelegt.

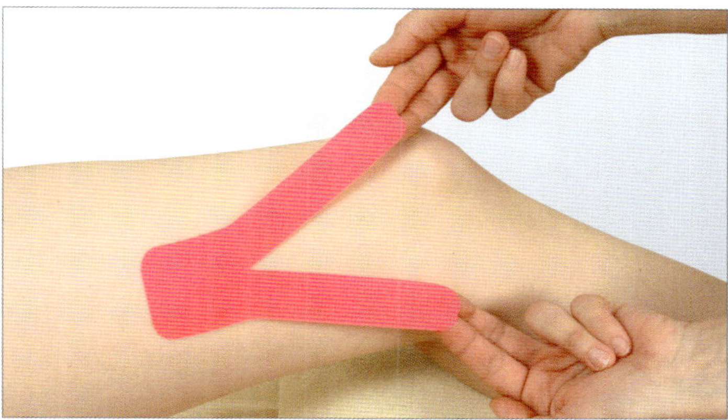

Anlage der beiden Y-Zügel
ASTE: In Rückenlage, das Bein ist leicht gebeugt in Abduktion und Innenrotation.
Schritt 2: Bei der isolierten Technik handelt es sich um eine Variante, bei der man die beiden Y-Zügel in Oszillations-Technik mit beiden Händen unter mittlerem Korrektur-Positions-Zug am Oberschenkel anlegt. Dabei bilden die beiden Y-Zügel die Form eines weiten V nach distal.

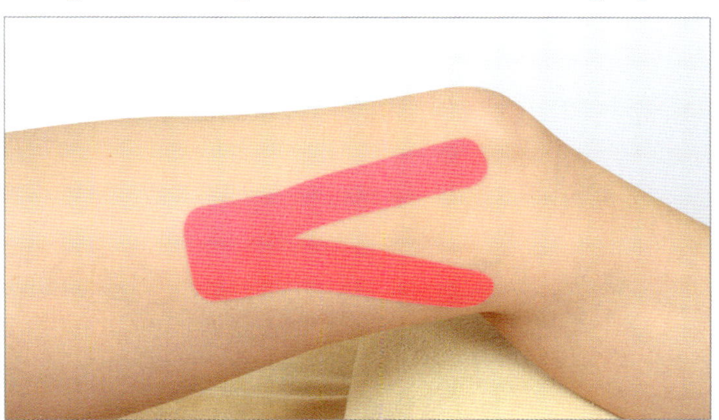

Komplette Anlage des Y-Tapes
ASTE: In Rückenlage, das Bein ist gestreckt in Abduktion und Außenrotation.
Schritt 3: Um keine Spannung aufkommen zu lassen, wird bei dieser Anlage der Anker zunächst mit den Fingern fixiert. Danach sorgt man für mäßig bis starken Zug am Übergang vom Anker zu den Zügeln, welche mit leichtem Innendruck auf die Schmerzstelle angelegt wird. Die beiden Y-Zügelenden werden dehnungsfrei in Korrektur-Richtung nach kaudal-medial und -lateral am distalen Oberschenkel angelegt. Die gesamte Anlage wird in Vordehnung durch leichtes Reiben anmodelliert, aktiviert und auf der Haut fixiert.

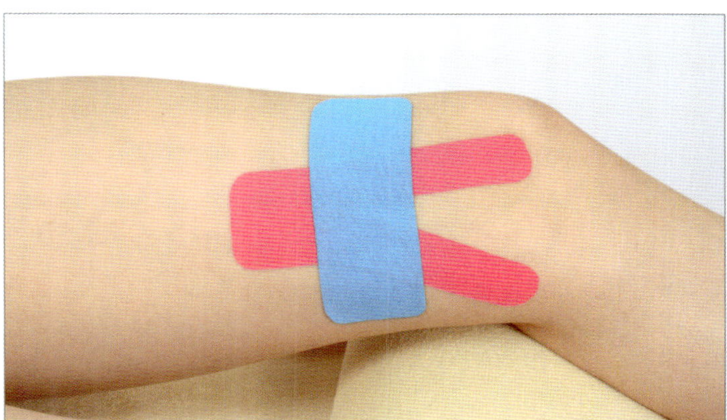

Komplette Kombinationsanlage des Y- und I-Tapes
ESTE: In Rückenlage, das Bein ist in entspannter Stellung gestreckt.
Schritt 4: Die Kombinationsanlage setzt sich aus einer Faszienanlage mit Y-Tape und einer Spaceanlage mit I-Tape zusammen. Die Spaceanlage appliziert man mit einer Lifting-Technik quer zum Y-Spalt. Dadurch erhält man die Korrektur-Position der inadhärenten Faszie. Die gesamte Anlage wird in Vordehnung durch leichtes Reiben anmodelliert, aktiviert und auf der Haut fixiert.

Fascia lata und Tractus iliotibialis – Faszienanlage

Wirkung: Schmerz- und Ödemreduktion; Auflockerung und Lösen von Adhäsionen; Verbesserung der Elastizität der Faszie; Entlastung der Faszienknoten und Faszienstränge; Stimulation und Harmonisierung der Faszienmotilität

Indikationen für die Sensotape-Anlage
- laterale Korrektur der Oberschenkelfaszie

Material
rotes Y-Tape

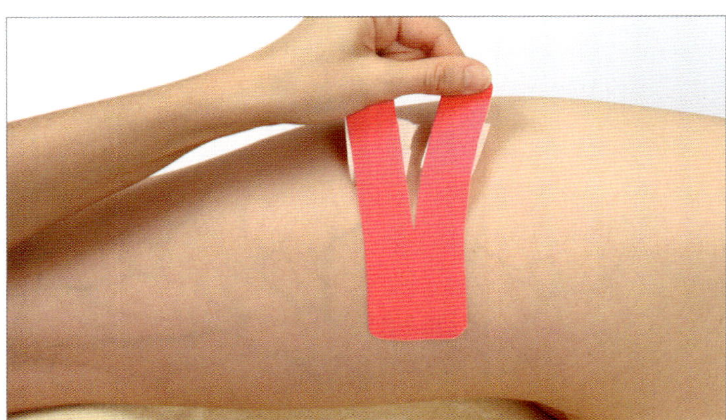

Test und Anlage des Y-Ankers
ASTE: In Rückenlage, das Bein ist gestreckt.
Schritt 1: Zuerst wird die Fascia lata mit einer Druck- und Dehnungstechnik mit den Fingerkuppen entlang des Tractus iliotibialis gleitend auf Verschiebbarkeit und auf Verhärtungen getestet. Man korrigiert dahin, wo die Faszie leichter verschiebbar ist. Man platziert den Anker des Y-Tapes ohne Zug an der Oberschenkelaußenseite unterhalb der markierten betroffenen Faszienstelle im oberen Drittel des Oberschenkels.

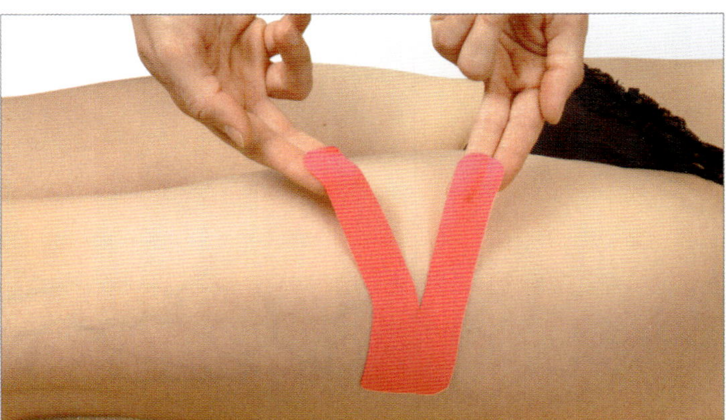

Anlage der proximalen Y-Zügel
ASTE: In Rückenlage, das Bein ist gestreckt.
Schritt 2: Mit einer Faszienanlage werden die beiden Y-Zügel mit dem gewünschten mittleren Zug in kleinen Phasen oszillierend lateral an der Oberschenkelseite zur Vorderseite angelegt. Dabei bilden die beiden Y-Zügel die Form eines weiten V. Um die Wirkungskräfte über ein größeres Areal zu verteilen, sind die beiden Y-Zügel möglichst gespreizt zur Oberschenkelvorderseite hin anzulegen.

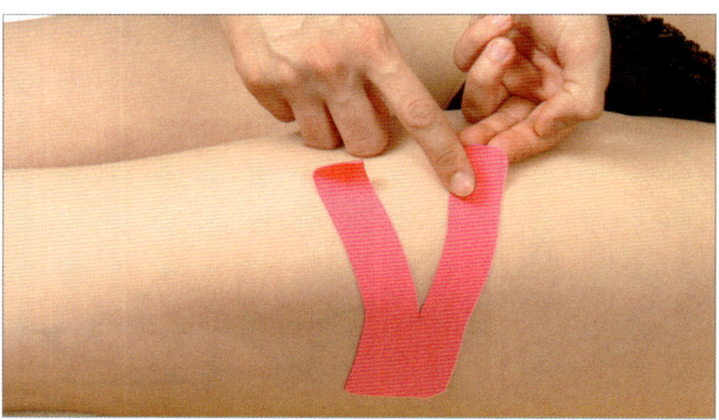

Anlage des kranio-proximalen Y-Zügelendes
ASTE: In Rückenlage, das Bein ist gestreckt.
Schritt 3: Die schmerzhaften, wellenförmig palpierten Faszienstellen liegen im Spalt des Y-Tapes. Das kraniale Tape-Zügelende dehnungsfrei einzeln nach anterior auslaufen lassen.

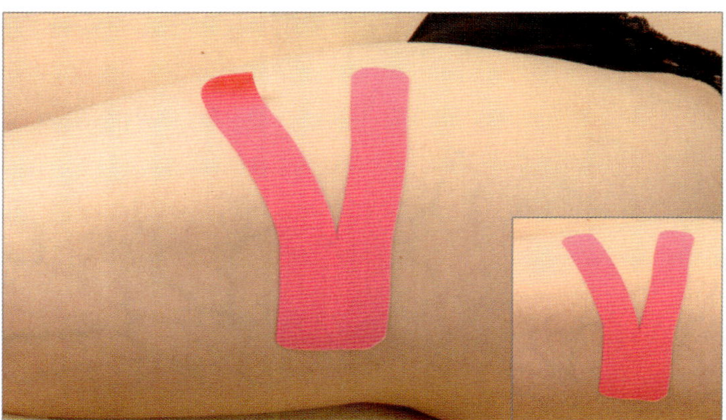

Anlage des kaudo-proximalen Y-Zügelendes
ESTE: In Rückenlage, das Bein befindet sich gestreckt in Neutralstellung.
Schritt 4: Das kaudale Tape-Zügelende dehnungsfrei nach anterior auslaufen lassen. Die gesamte Anlage wird in Vordehnung durch leichtes Reiben anmodelliert, aktiviert und auf der Haut fixiert (s. kl. Abb.).

Fascia lata des Tractus iliotibialis – Faszienanlage

Wirkung: Schmerz- und Ödemreduktion; Auflockerung und Lösen von Adhäsionen; Verbesserung der Elastizität der Faszie; Entlastung der Faszienknoten und Faszienstränge; Stimulation und Harmonisierung der Faszienmotilität

Indikationen für die Sensotape-Anlage

- Medialisierung der Patella

Material

zwei blaue und zwei rote Y-Tapes

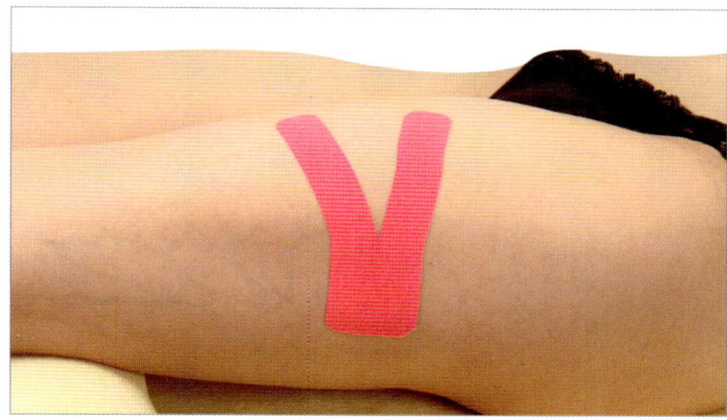

Komplette Anlage des proximalen Y-Tapes
ASTE: In Seitenlage, das Bein ist gestreckt und unterlagert, um eine Adduktion zu vermeiden.
Schritt 1: Das proximale Y-Tape wird mit seinem Anker quer zum Tractus iliotibialis ohne Zug vor der schmerzhaften Läsionsstelle der Aponeurose des M. vastus lateralis angebracht. Die gesamte Anlage wird in Vordehnung durch leichtes Reiben anmodelliert, aktiviert und auf der Haut fixiert.

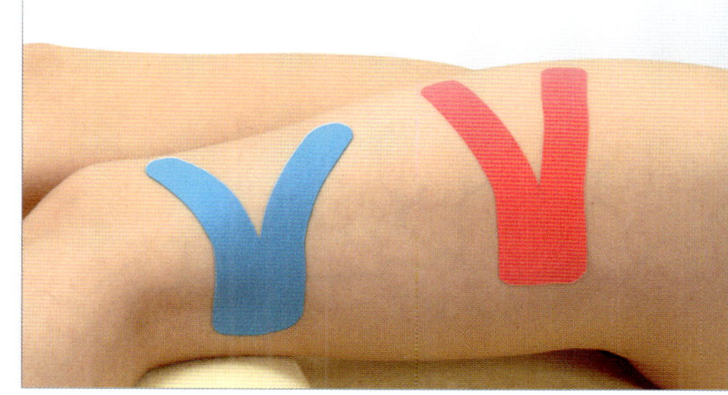

Komplette Anlage des distalen Y-Tapes
ASTE: In Seitenlage, das Bein ist gestreckt und unterlagert, um eine Adduktion zu vermeiden.
Schritt 2: Da die Fascia lata den gesamten lateralen Oberschenkel umhüllt und den Tractus iliotibialis bildet, wird eine großflächige Y-Tapeanlage angelegt. Diese distale Y-Tapeanlage wird, wie die proximale, in Oszillations-Technik angebracht, um eine Verminderung der Spannung der Fascia lata des Tractus iliotibialis zu erreichen.

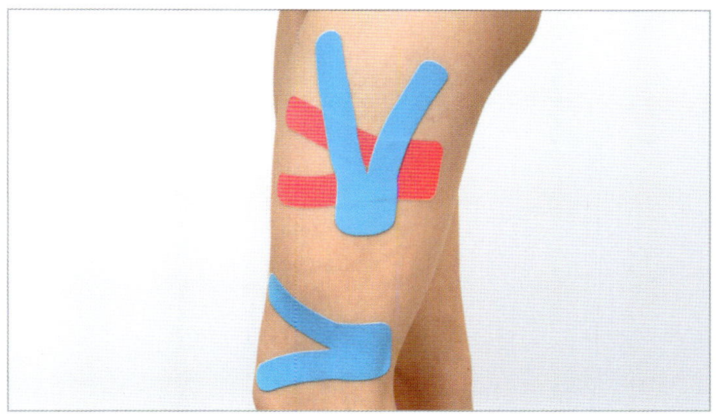

Unilaterale Kombinationsanlage zweier proximaler Y-Tapes
ASTE: Im Stand, das Bein ist gestreckt und in Neutralstellung.
Schritt 3: Da die lateral lokalisierten Verbindungen des Tractus iliotibialis distalis mit der Aponeurose des M. vastus lateralis und dem Retinaculum longitudinale patellae zu vermehrter Spannung bzw. Restriktionen neigen, kommt es zu einer Lateralisation der Patella. Daher wird eine unilaterale doppelte Y-Tapeanlage angewandt, um die Patella in ihrer Gleitbahn zu entlasten und den retropatellaren Druck zu verlagern und zu reduzieren. Die beiden Y-Zügel werden mit starkem Zug in die Korrekturrichtung oszillierend angelegt, der Schmerzpunkt wird dabei umrundet. Die Zügelenden dehnungsfrei auslaufen lassen. Das Y-Tape wird auf der Haut anmodelliert und angerieben.

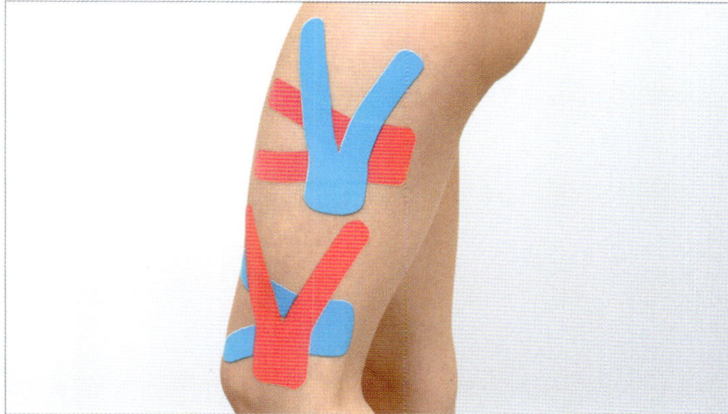

Komplette unilaterale proximale und distale Kombinationsanlage
ESTE: Im Stand.
Schritt 4: Das distale Y-Tape wird analog zum proximalen Tape angelegt. Der Anker des Y-Tapes liegt an der Knieaußenseite, posterior des Retinaculum extensorum longitudinale patellae. Der Schmerzpunkt des Retinaculum longitudinale laterale liegt im Spalt zwischen den Y-Zügeln. Die gesamte Anlage wird in Vordehnung durch leichtes Reiben anmodelliert, aktiviert und auf der Haut fixiert.

Fascia ischiadica am dorsalen Oberschenkel

– Manuelle Überprüfung der Faszie (Abb. 1) und Faszienanlage (Abb. 2–4)

Wirkung: Schmerz- und Ödemreduktion; Auflockerung und Lösen von Adhäsionen bzw. Fixierungsstellen der Faszie; Verbesserung der Elastizität der Faszie; Entlastung der Faszienknoten und Faszienstränge; Stimulation und Harmonisierung der Faszienmotilität; Funktionsverbesserung und Erleichterung bei Ischiasschmerzen

Indikationen für die Sensotape-Anlage

- Lumboischialgie, radikulär in Hüft-, Bein- und Fußregion
- schmerzhafte Fixierungszonen der Fascia ischiadica

Material

rotes und blaues Y-Tape

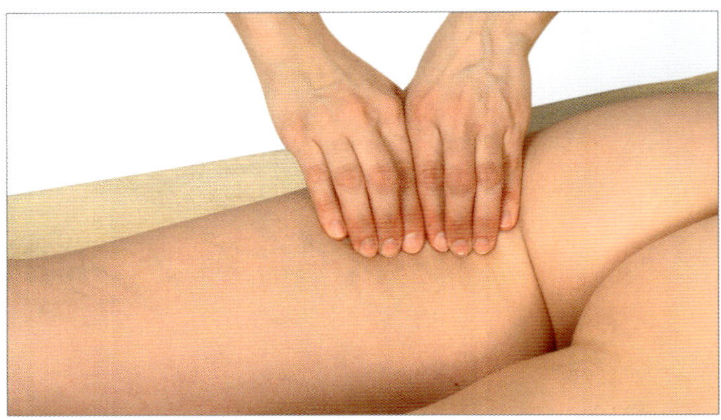

Test und Behandlung der Fascia ischiadica am Oberschenkel

ASTE: In Bauchlage, das Bein ist gestreckt und vom Fuß her unterlagert. Eine Knieflexion kann hilfreich sein.

Schritt 1: Der N. ischiadicus wird in seiner gesamten Länge von einer Faszie umhüllt. Ist die Fascia ischiadica verspannt schmerzhaft verändert, so wird der Nerv irritiert und in seiner Funktion gestört. Mit den Fingerkuppen palpiert und markiert man die pathologischen Veränderungen beginnend am Tuber ischiadicum bis zur Fossa poplitea.

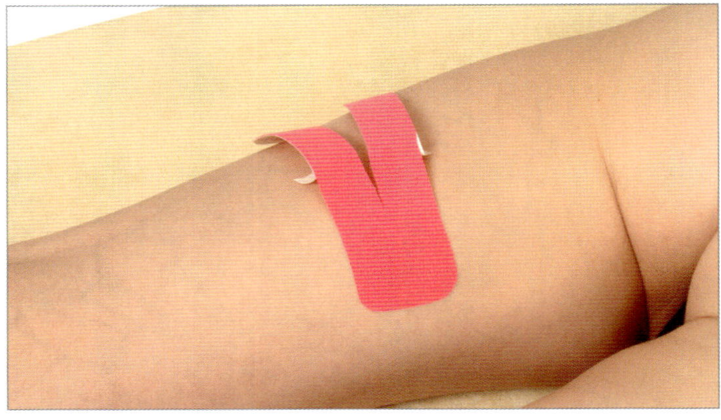

Anlage des Y-Ankers

ASTE: In Bauchlage, das Bein ist gestreckt und vom Fuß her unterlagert.

Schritt 2: Der Anker des Y-Tapes wird ohne Zug von medial vor der Schmerzstelle, meist am Übergang zwischen dem oberen und mittleren Oberschenkeldrittel bzw. quer zum Nervenverlauf, angelegt. Dabei bilden die beiden Y-Zügel die Form eines weiten V.

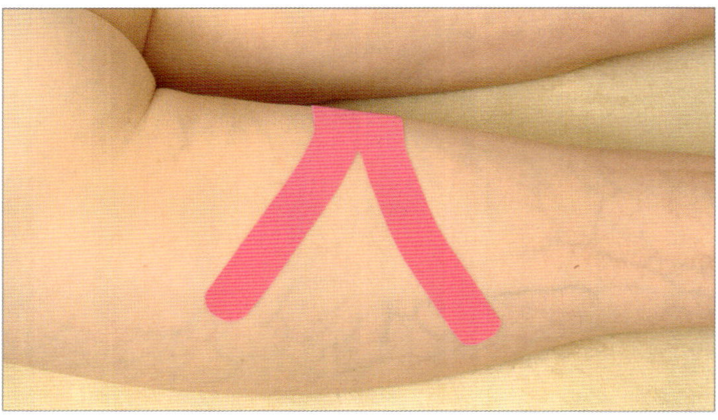

Komplette Anlage des Y-Tapes

ASTE: In Bauchlage, das Bein ist gestreckt u. vom Fuß her unterlagert.

Schritt 3: Mit einer Faszienanlage folgen die beiden Y-Zügel, die mit mittlerem Zug in kleinen Phasen über die Oberschenkelrückseite angehaftet werden, sodass die Schmerzstelle im Spalt zwischen den Zügeln von diesen umfasst wird. Die Zügelenden dehnungsfrei nach lateral auslaufen lassen. Die gesamte Anlage wird in Vordehnung durch leichtes Reiben anmodelliert, aktiviert und auf der Haut fixiert.

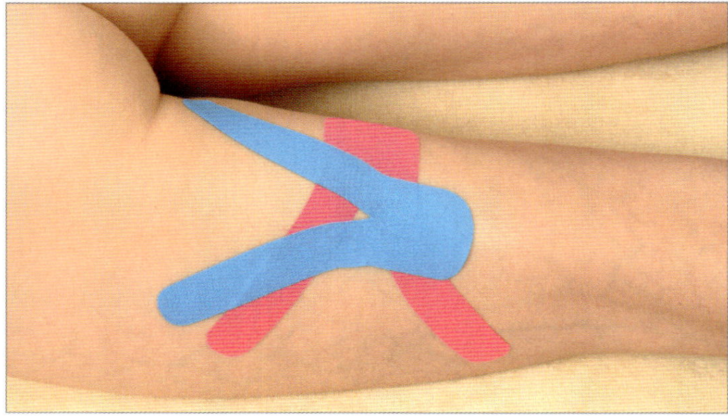

Komplette Kombinationsanlage mit zwei Y-Tapes

ESTE: In Bauchlage, das Bein befindet sich in Neutralstellung.

Schritt 4: Analog dazu werden in Oszillations-Technik und Längs-Applikationsform zwei Y-Tapes im 90°-Winkel übereinander angebracht, um das gesamte fasziale Schmerzareal mit ihren Zügeln zu umschließen. Die gesamte Anlage wird in Vordehnung durch leichtes Reiben anmodelliert, aktiviert und auf der Haut fixiert.

► **Ist die Fascia ischiadica verspannt, kann sie den darunterliegenden N. ischiadicus irritieren. Dies kann eine Ursache für Ischiasschmerzen sein. Der N. ischiadicus ist deutlicher palpierbar und schmerzempfindlicher bei Berührung und Bewegung.**

Fascia ischiadica cruris

– Manuelle Überprüfung der Faszie (Abb. 1) und Faszienanlage (Abb. 2–4)

Wirkung: Schmerz- und Ödemreduktion; Auflockerung und Lösen von Adhäsionen bzw. Fixierungsstellen der Faszie; Verbesserung der Elastizität der Faszie; Entlastung der Faszienknoten und Faszienstränge; Stimulation und Harmonisierung der Faszienmotilität; Funktionsverbesserung und Erleichterung bei Ischiasschmerzen

Indikationen für die Sensotape-Anlage
- Lumboischialgie, radikulär in Hüft-, Bein- und Fußregion
- schmerzhafte Fixierungszonen der Fascia ischiadica

Material
rotes und blaues Y-Tape

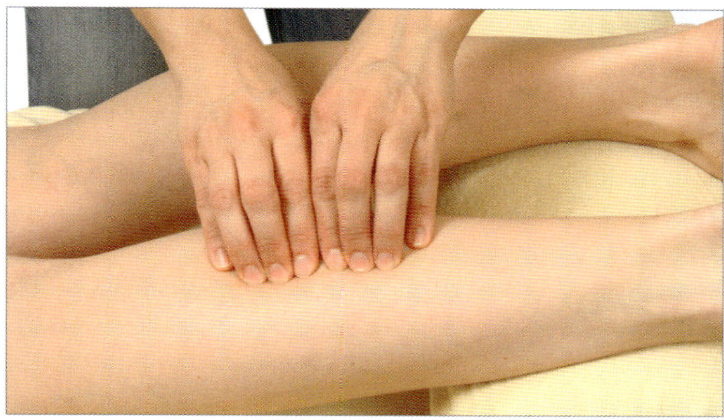

Test der Fascia ischiadica am Unterschenkel
ASTE: In Bauchlage, das Bein ist gestreckt und der Fuß ist unterlagert. Eine Knieflexion kann hilfreich sein.
Schritt 1: Um Ischialgien zu differenzieren wird die Fascia ischiadica, wie am Oberschenkel auch, im Nervenverlauf am Unterschenkel getestet. Man palpiert von der Fossa poplitea, dann in der Loge zwischen den Mm. gastrocnemii hindurch bis zur Achillessehne und markiert die pathologischen Läsionsstellen.

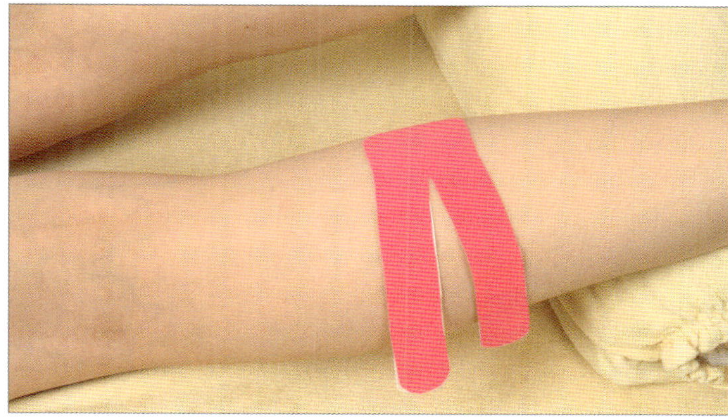

Anlage des Y-Ankers
ASTE: In Bauchlage, das Bein ist gestreckt und der Fuß ist unterlagert.
Schritt 2: Der Anker des Y-Tapes wird ohne Zug in der Mitte der Wade, von medial vor der faszialen Fixierung und quer zum Nervenlängsverlauf angelegt.

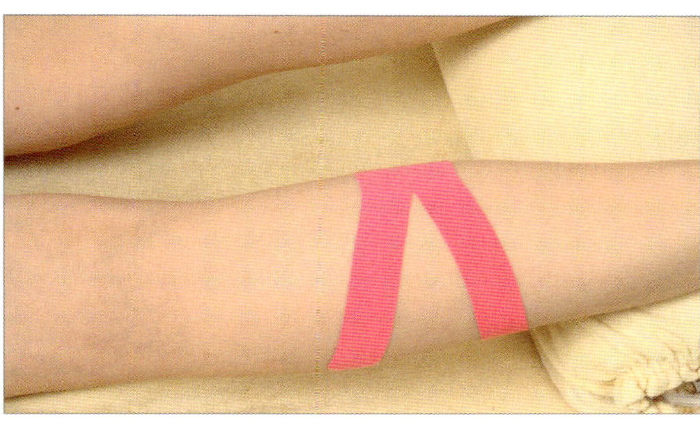

Komplette Anlage des Y-Tapes
ASTE: In Bauchlage, das Bein ist gestreckt und der Fuß ist unterlagert.
Schritt 3: Die beiden Y-Zügel werden mit einer Faszienanlage mit mittlerem Zug oszillierend und in kleinen Phasen an der Unterschenkelrückseite divergierend angelegt. Der Spalt der Y-Zügel umfasst die fasziale Schmerzstelle. Die beiden Zügelenden dehnungsfrei nach lateral auslaufen lassen. Die gesamte Anlage wird in Vordehnung durch leichtes Reiben anmodelliert, aktiviert und auf der Haut fixiert.

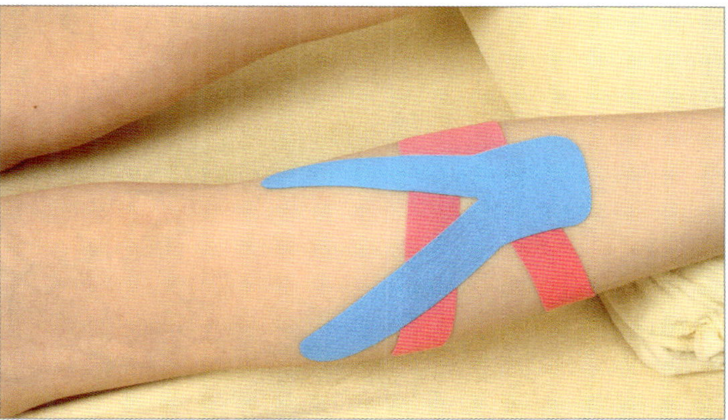

Komplette Kombinationsanlage zweier Y-Tapes
ESTE: In Bauchlage, das Bein befindet sich in Neutralstellung.
Schritt 4: Es können zwei Y-Tapes mit der gleichen Oszillations-Technik in Längs-Applikationsform und zueinander senkrecht stehend angebracht werden. Das Längs-Y-Tape liegt inferior der Schmerzstelle und zieht nach proximal, während das Quer-Y-Tape medial vor der Schmerzstelle angelegt wird und sich nach lateral ausrichtet. Die gesamte Anlage wird in Vordehnung durch leichtes Reiben anmodelliert, aktiviert und auf der Haut fixiert.

Fascia cruris

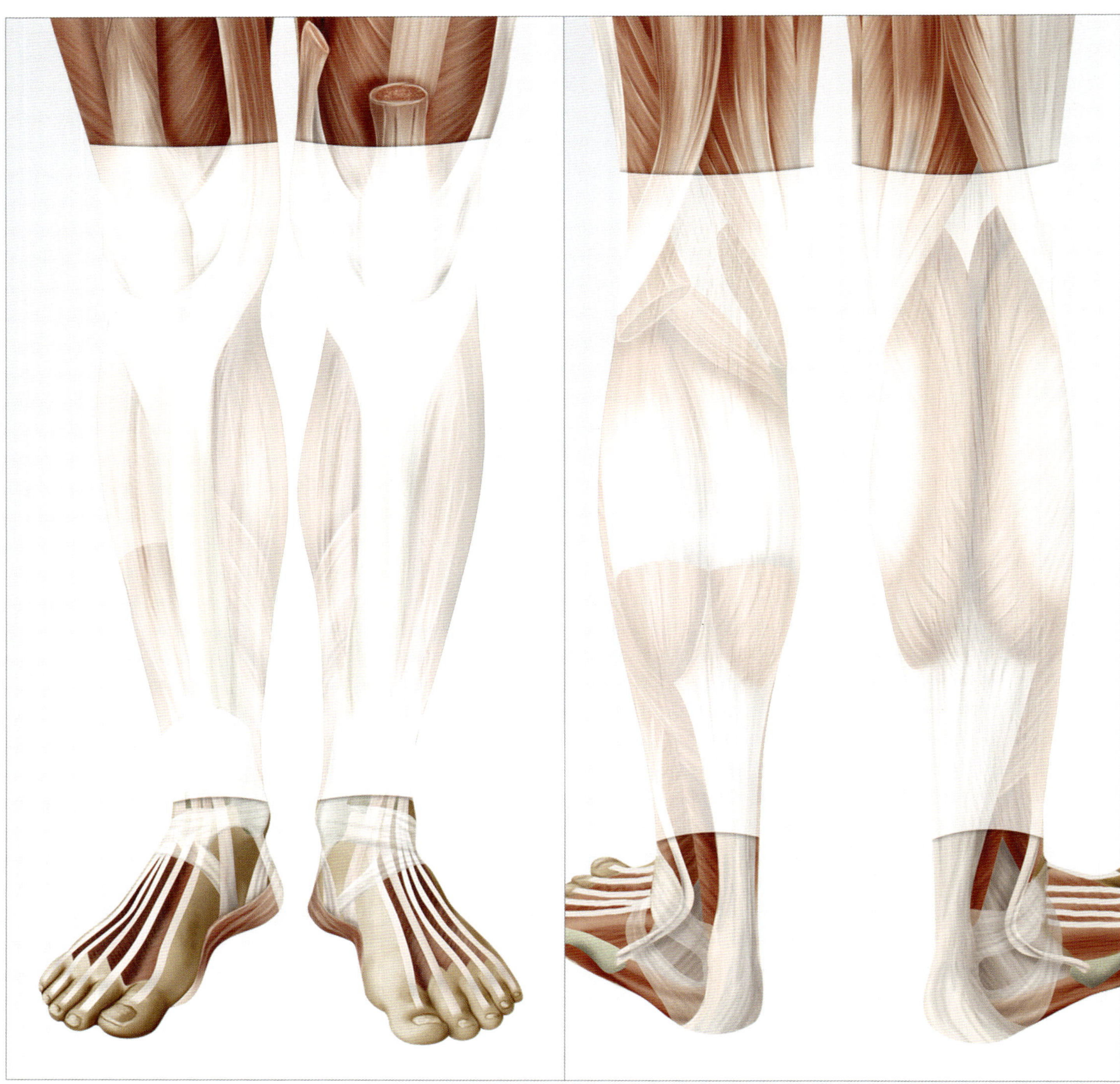

Die Fascia cruris umhüllt die Unterschenkelmuskulatur. Sie besteht aus 2 Blättern, die sich nach proximal in die Oberschenkelfaszie (Fascia lata), und nach distal in die Fußfaszie (Fascia pedis) fortsetzen. Das oberflächliche Blatt der Fascia cruris steht durch bindegewebige Septierungen mit dem Vorder- und Hinterrand der Fibula in Verbindung. Das tiefe Blatt der Unterschenkelfaszie trennt die oberflächliche Flexorenloge von der tiefen Flexorenloge.

F. cruris medio-proximalis – Faszien- (Abb. 1–4) u. Muskelanlage (Abb. 3–4)

Wirkung: Schmerz- und Ödemreduktion; Auflockerung und Lösen von Adhäsionen bzw. Fixierungsstellen der Faszie; Verbesserung der Elastizität der Faszie; Entlastung der Faszienknoten und Faszienstränge; Stimulation und Harmonisierung der Faszienmotilität

Indikationen für die Sensotape-Anlage
- Überdehnungen des Kapsel-Band-Apparats des KG
- Tibiakantensyndrom (Shin splints)
- Periostitis tibiae

Material
Abb. 1 und 2: rotes Y-Tape
Abb. 3 und 4: blaues Fächertape, rotes Y-Tape

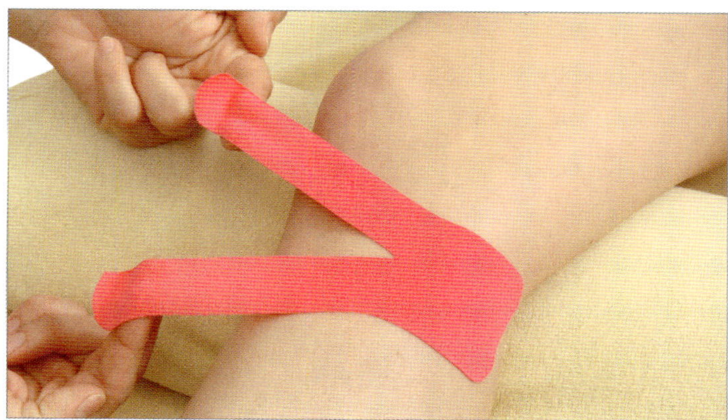

Anlage des Y-Ankers
ASTE: In Rückenlage, das Bein ist unterlagert und in leichter Flexion.
Schritt 1: Der Anker des Y-Tapes wird ohne Zug unterhalb des medialen Kniegelenkspalts, medial-anterior am Condylus medialis tibiae und vor dem Schmerzpunkt am Pes anserinus (mit den Insertionen der Mm. sartorius, gracilis und semitendinosus), angelegt …

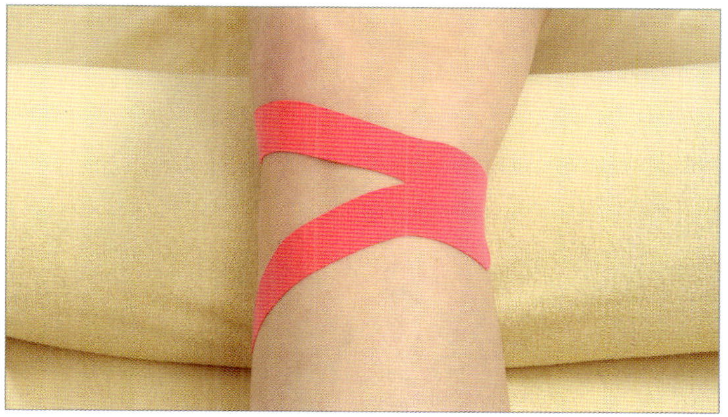

Komplette Anlage des Y-Tapes
ESTE: In Rückenlage, das Bein ist unterlagert in leichter Flexion.
Schritt 2: … dabei bilden die beiden Y-Zügel die Form eines weiten anterioren V. In Oszillations-Technik in Längs-Applikationsform werden die Y-Zügel nach anterior angelegt. Die Zügelenden dehnungsfrei nach lateral auslaufen lassen. Die gesamte Anlage wird in Vordehnung durch leichtes Reiben anmodelliert, aktiviert und auf der Haut fixiert.

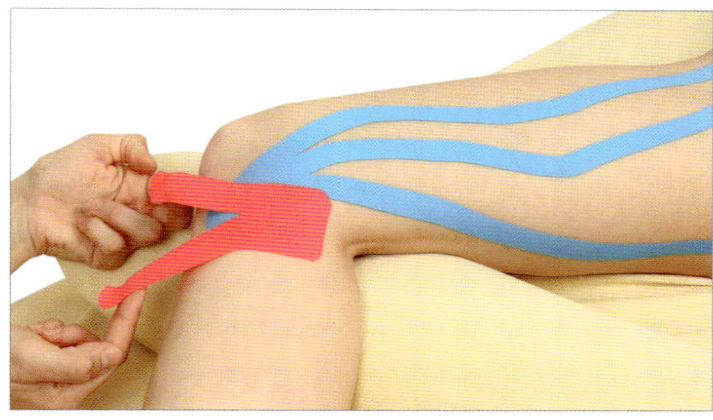

Alternative Kombinationsanlage: Anlage eines Fächer- u. Y-Tapes
ASTE: In Rückenlage, das Bein ist unterlagert und in leichter Flexion.
Schritt 1: Es kann hilfreich sein, eine detonisierende Muskelanlage über den am Pes anserinus ansetzenden Muskeln durchzuführen, bevor man eine Faszienanlage der Fascia cruris medialis anbringt. Die Zügel des Y-Tapes werden mit mittlerem Zug, mit den Fingern oszillierend in kleinen Phasen so angelegt, dass der Schmerzpunkt im Y-Spalt liegt.

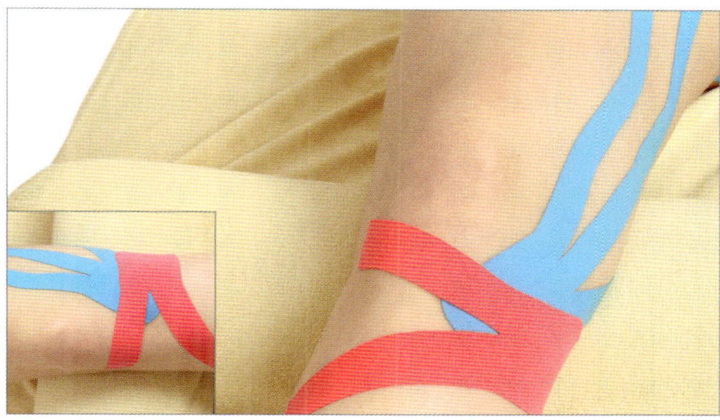

Alternative komplette Kombinationsanlage
ESTE: In Rückenlage, das Bein befindet sich in Neutralstellung.
Schritt 2: Die beiden Zügelenden laufen dehnungsfrei nach lateral aus. Die gesamte Anlage wird in Vordehnung durch leichtes Reiben anmodelliert, aktiviert und auf der Haut fixiert.

▸ **Wenn an der Verbindung der Fascia cruris mit dem medialen Bandapparat häufig schmerzhafte Überdehnungen bzw. Extensionseinschränkungen vorherrschen, werden zwei Y-Tapes mit einer Faszienanlage die mediale Schmerzstelle im 90°-Winkel umfassend angebracht.**

Fascia cruris antero-medialis – Faszien- und Muskelanlage (Abb. 1–4)

Wirkung: Schmerz- und Ödemreduktion; Auflockerung und Lösen von Adhäsionen bzw. Fixierungsstellen der Faszie; Verbesserung der Elastizität der Faszie; Entlastung der Faszienknoten und Faszienstränge; Stimulation und Harmonisierung der Faszienmotilität; Funktionsverbesserung und Erleichterung in der tiefen Flexorenloge

Indikationen für die Sensotape-Anlage
- Dysfunktion des Retinaculum musculorum extensorum superius
- Flexorenlogensyndrom (Compartimentum cruris posterius profundum)
- Tibiakantensyndrom (Shin splints)

Material
blaues I-Tape
2 rote Y-Tapes

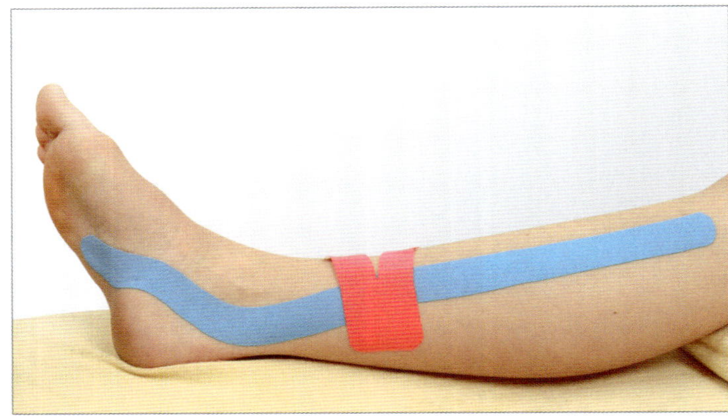

Kombinationsanlage: Anlage des Y-Ankers
ASTE: In Rückenlage, das Bein ist gestreckt und liegt in Ruhestellung mit dem Unterschenkel außerhalb der Bank.
Schritt 1: Die schmerzhafte Beziehung zwischen Faszie, Muskel und Periost wird zunächst identifiziert. Es wird ein detonisierendes Tape über dem M. tibialis posterior angebracht. Hat man den schmerzhaften Faszienstrang palpiert und markiert, so wird der Anker des Y-Tapes ohne Zug vor der Schmerzlokalisation direkt medialseitig an der Schienbeinkante angelegt.

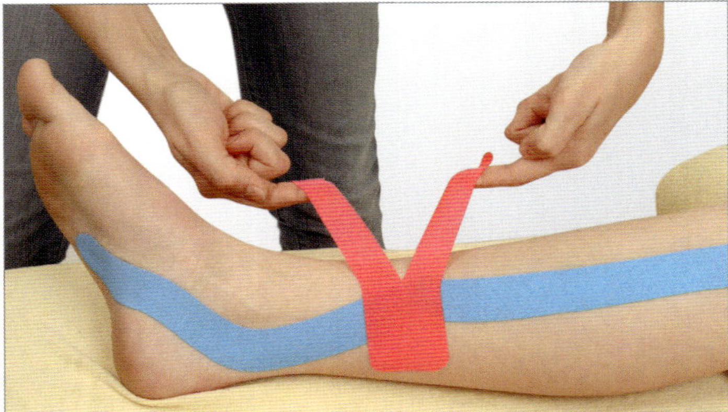

Kombinationsanlage: Anlage des Y-Zügels
ASTE: In Rückenlage, das Bein ist gestreckt, der Fuß ist in Dorsalextension.
Schritt 2: Mit einer Faszienanlage wird das Y-Tape medial am häufig schmerzhaften, teils ödematösen Unterschenkel angebracht. Die beiden Y-Zügel werden unter mittlerem Zug und in kleinen Phasen zum Tibiarand hin angelegt. Dabei bilden die beiden Y-Zügel die Form eines weiten V.

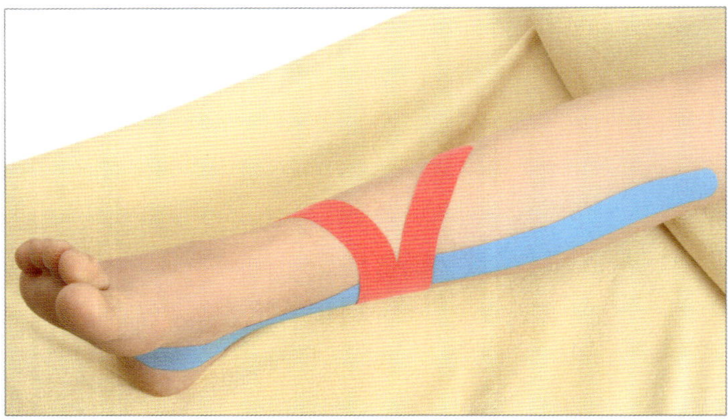

Komplette Kombinationsanlage des distalen Y-Tapes
ESTE: In Rückenlage, das Bein ist gestreckt in entspannter Stellung.
Schritt 3: Das Schmerzareal liegt bei der Faszienanlage im Spalt zwischen den beiden Y-Zügeln, die zur Wirkungsverstärkung und Harmonisierung in einem auseinander gespreizten Muster liegen. Die beiden Zügelenden dehnungsfrei medial dorsal auslaufen lassen.

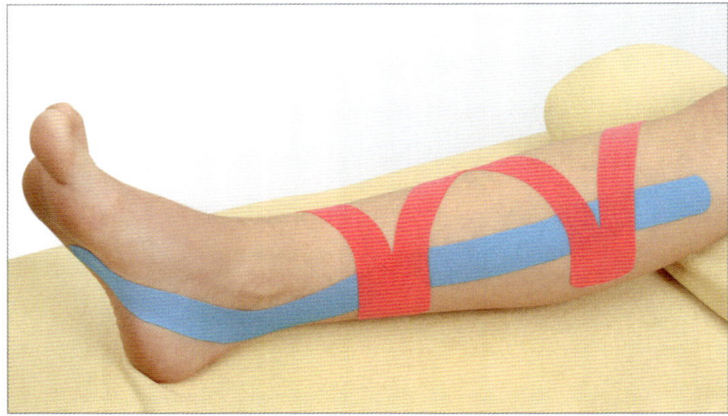

Alternative Kombinationsanlage zweier unilateraler Y-Tapes
ESTE: In Rückenlage, das Bein ist gestreckt in Neutralstellung.
Schritt 4: Im Allgemeinen befindet sich die schmerzhafte Faszienverklebung in der Mitte bzw. im distalen, medialen Unterschenkeldrittel. Dies indiziert eine unilaterale doppelte Kombinations-Y-Tapeanlage. Das proximale Y-Tape wird analog zum distalen appliziert. Die gesamte Anlage wird in Vordehnung durch leichtes Reiben anmodelliert, aktiviert und auf der Haut fixiert.

▸ **Das distale Y-Tape liegt über dem Retinaculum musculorum extensorum superius, welches eine querverlaufende Verstärkung der Fascia cruris darstellt.**

F. cruris antero-lateralis – Faszien- (Abb. 2–4) u. Muskelanlage (Abb. 1–4)

Wirkung: Schmerz- und Ödemreduktion; Auflockerung und Lösen von Adhäsionen bzw. Fixierungsstellen der Faszie; Verbesserung der Elastizität der Faszie; Entlastung der Faszienknoten und Faszienstränge; Stimulation und Harmonisierung der Faszienmotilität

Indikationen für die Sensotape-Anlage
- Tibialis-anterior-Kompressions-Syndrom
- laterales tibiales Stress-Syndrom
- Tibiakantensyndrom (Shin splints)
- eingeschränkte Plantarflexion des Fußes
- Fußdistorsionen

Material
blaues Y-Tape, zwei rote Y-Tapes

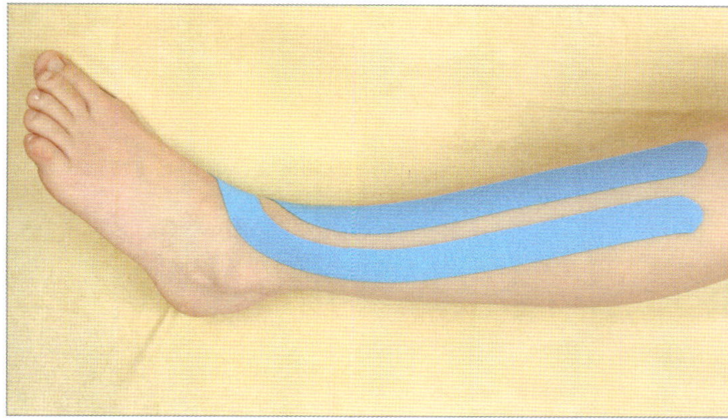

Anlage des Y-Tapes
ASTE: In Rückenlage, das Bein ist gestreckt in Neutralstellung.
Schritt 1: In der Extensorenloge des Unterschenkels sind wegen seines dichten, engen Abschlusses und ihrer Unnachgiebigkeit isolierte Kompressionssyndrome möglich. Man testet, palpiert und markiert in der antero-lateralen Lage von distal nach proximal die schmerzhaften Restriktionen der Faszienstränge. Es ist hier hilfreich, die Kombinationsanlage mit einer detonisierenden Muskeltechnik auf dem M. tibialis anterior anzulegen

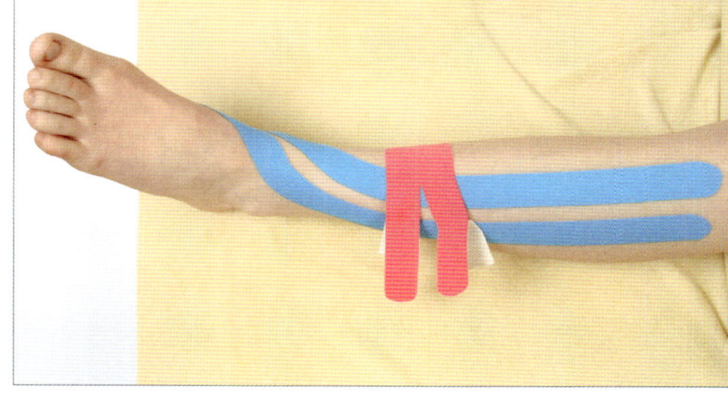

Kombinationsanlage: Anlage des distalen Y-Ankers
ASTE: In Rückenlage, das Bein befindet sich gestreckt in leichter Inversion.
Schritt 2: Zusätzlich zur Muskelanlage appliziert man eine Faszienanlage mit Y-Tape. Der Anker des Y-Tapes wird ohne Zug vor und oberhalb der Schmerzlokalisation an der Tibiakante angelegt.

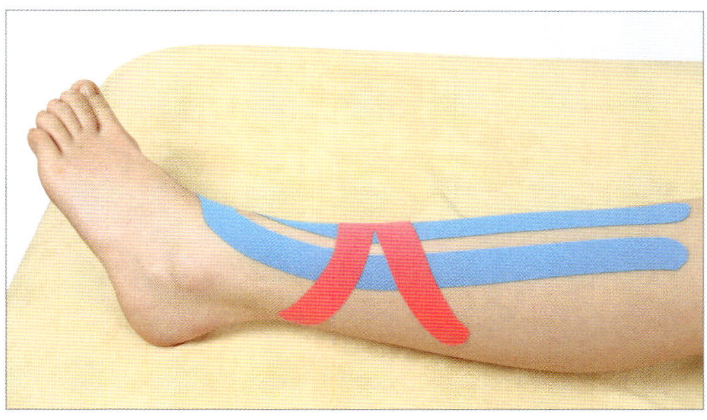

Kombinationsanlage: Anlage des distalen Y-Tapes
ESTE: In Rückenlage, das Bein befindet sich gestreckt in leichter Inversion.
Schritt 3: Die beiden Y-Zügel werden oszillierend mit mittlerem Zug und in kleinen Phasen in einem gespreizten Muster am Mittelteil zur Tibiaaußenseite angelegt. Die Zugrichtung führt vom Tibiarand weg und das schmerzhafte ödematöse Areal liegt im Y-Spalt. Die Y-Zügelenden nach lateral dorsal dehnungsfrei auslaufen lassen. Die gesamte Anlage wird in Vordehnung durch leichtes Reiben anmodelliert, aktiviert und auf der Haut fixiert.

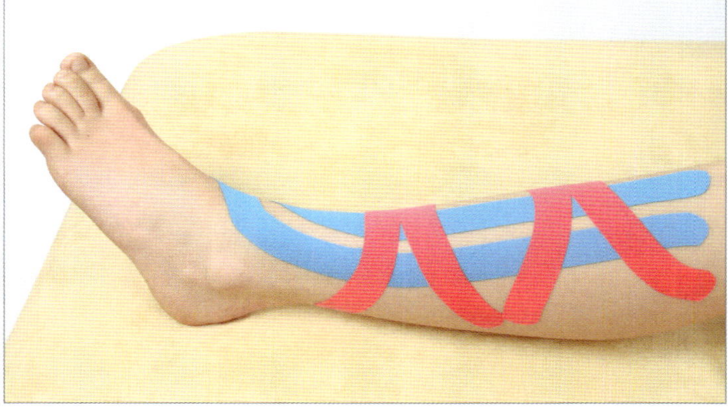

Alternative Kombinationsanlage zweier unilateraler Y-Tapes
ESTE: In Rückenlage, das Bein befindet sich in Neutralstellung.
Schritt 4: Zusätzlich zum distalen Tape appliziert man ein doppelt proximales Y-Tape mit der gleichen Faszienanlage. Die beiden Y-Zügel umfassen das Schmerzareal und die Zugrichtung ist vom Tibiarand weg. Die gesamte Anlage wird in Vordehnung durch leichtes Reiben anmodelliert, aktiviert und auf der Haut fixiert.

Fascia plantaris und dorsalis pedis

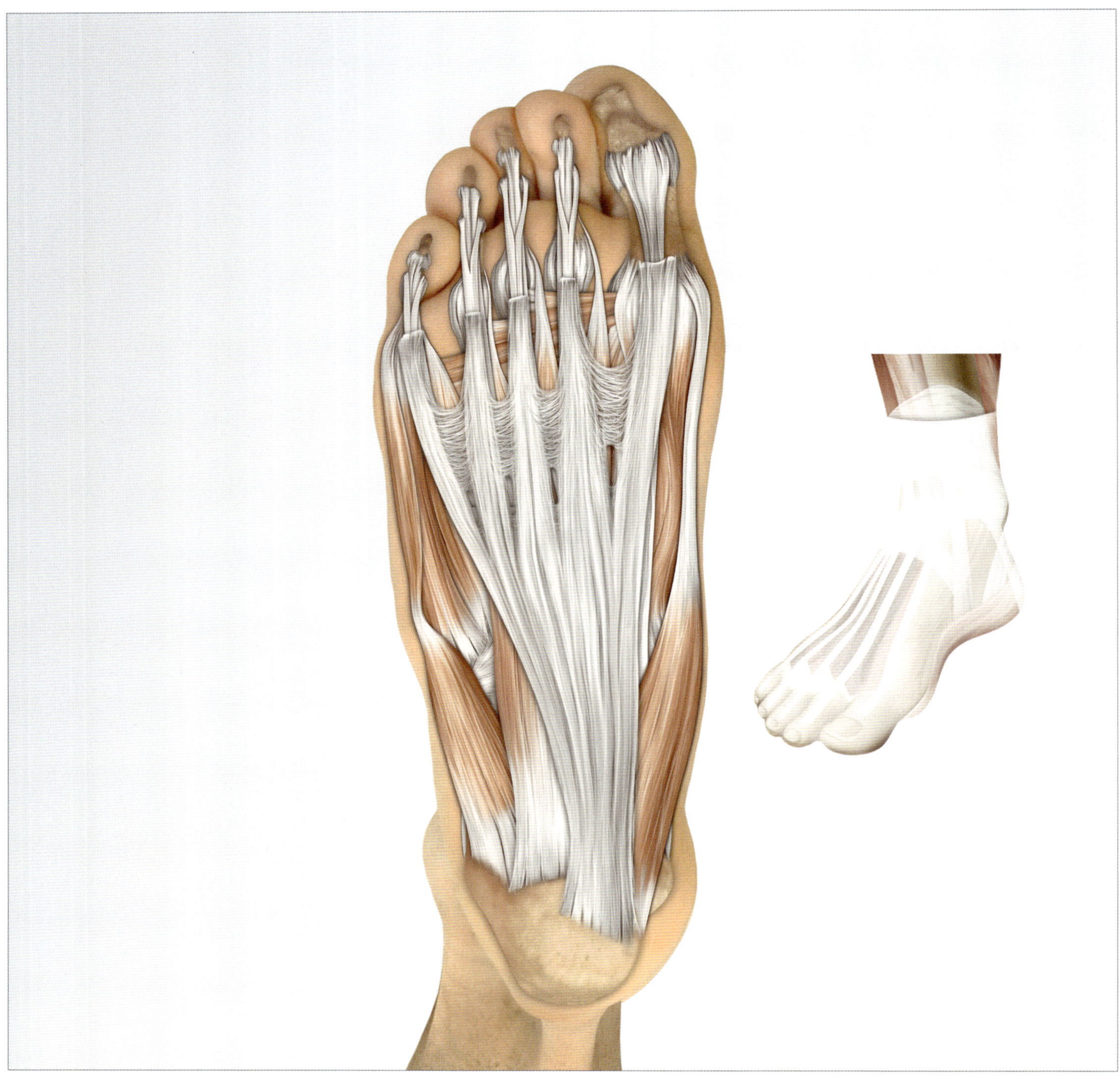

Die Fascia dorsalis pedis ist die Fortsetzung der Fascia cruris und verbindet sich am Fußrücken mit quer verlaufenden Verstärkungszügeln der Retinacula extensorum und endet mit der Dorsalaponeurose an den Zehen.

Die Fascia dorsalis pedis bedeckt somit die Sehnen der Extensoren. Sie ist an den medialen bzw. lateralen Fußrändern befestigt und wird nach Umrundung der Fußkanten zur Fascia plantaris pedis.

Fascia plantaris pedis und Plantaraponeurose

– Faszien- (Abb. 1–4), Ligament- (Abb. 1–3) und Muskelanlage (Abb. 4)

Wirkung: Schmerz- u. Ödemreduktion; Auflockerung u. Lösen von Adhäsionen bzw. Fixierungsstellen der Faszie in den plantaren Flexorenlogen; Entlastung der Faszienknoten und Faszien-stränge der Aponeurosis plantaris; Funktionsverbesserung u. Erleichterung der Fascia plantaris, Stabilisierung u. Straffung der Septen u. Logen im Fußsohlenbereich

Indikationen für die Sensotape-Anlage
- Traumata: Fußdistorsionen/-zerrungen
- Plantarfasziitis
- Fersensporn
- blockierte Fußmechanik

Material
Abb. 1–3: rotes Fächer-Tape, blaues Y-Tape
Abb. 4: 2 schmale blaue I-Tapes, 1 rotes Y-Tape

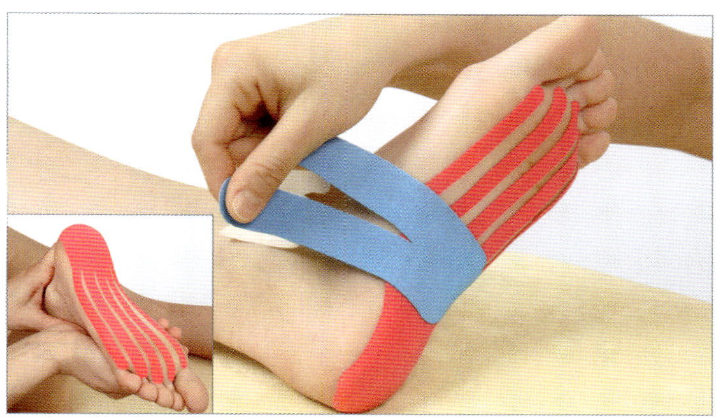

Kombinationsanlage: Anlage des Fächer- und Y-Ankers
ASTE: In Bauchlage und in Rückenlage, das Bein ist gestreckt und der Fuß befindet sich in Neutralstellung.
Schritt 1: Zuerst wird ein I-Tape in Fächer-Form mit fünf Zügeln angemessen. Die Zügel werden mit mäßigem bis starkem Zug distal am Ansatzgebiet der Plantaraponeurose mit ihren lateralen, zentralen und medialen Aufteilungsanteilen für die Zehen I-V angelegt (s. kl. Abb.). Zusätzlich wird der Anker des Y-Tapes ohne Zug unter dem Fußgewölbe vor dem Schmerzpunkt und quer zur Aponeurose angelegt.

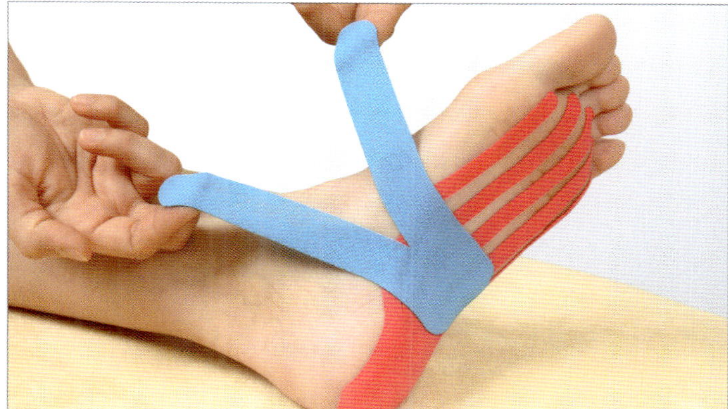

Kombinationsanlage: Anlage der Y-Zügel
ASTE: In Rückenlage, das Bein ist gestreckt und der Fuß befindet sich in Neutralstellung oder in leichter Dorsalextension.
Schritt 2: Mit einer Faszientechnik werden die beiden Y-Zügel mit mittlerem Zug über den Fußinnenrand oszillierend und in kleinen Phasen so angelegt, dass der Schmerzpunkt im Y-Spalt liegt. Dabei bilden die beiden Y-Zügel die Form eines weiten V.

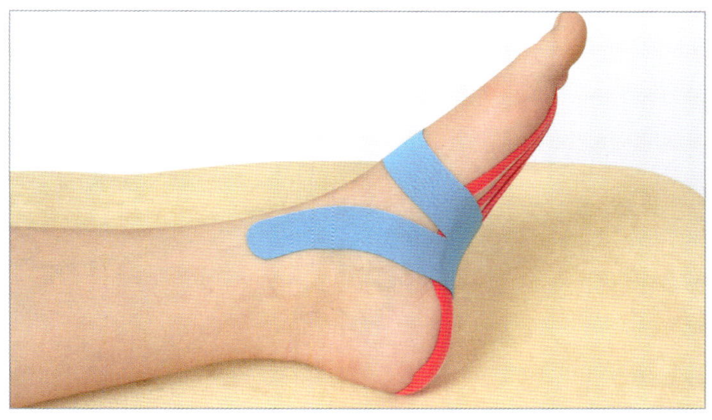

Komplette Kombinationsanlage mit Fächer- und Y-Tape
ESTE: In Rückenlage, das Bein ist gestreckt und der Fuß befindet sich in Neutralstellung oder in leichter Dorsalextension.
Schritt 3: Die Zügelenden dehnungsfrei über den Fußrücken auslaufen lassen. Die Faszie der Fußsohle, die Fascia plantaris, ist die seitliche Fortsetzung der Fascia dorsalis pedis, welche sich medial bzw. lateral am Periost anheftet und mit der derben Plantaraponeurose verbunden ist. Der mediale Teil der Plantaraponeurose bildet die überdeckende Faszie für den M. abductor hallucis und M. flexor hallucis brevis, in welcher schmerzhafte Faszienknoten spürbar sind. Die Anwendung eines Fächertapes und eines zusätzlichen Y-Tapes kann hilfreich sein.

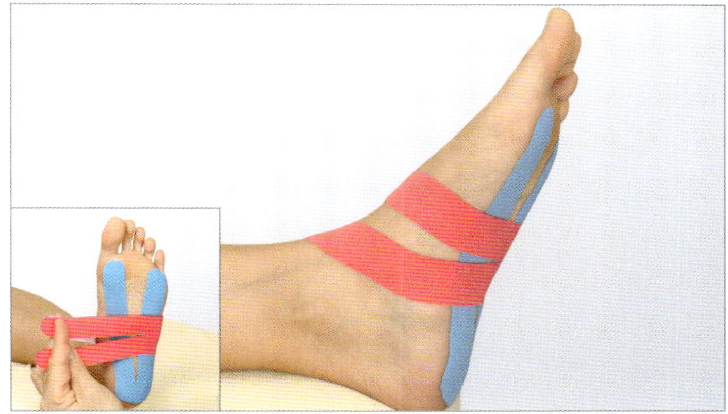

Alternative Kombinationsanlage mit I- und Y-Tape
ESTE: In Rückenlage, das Bein ist in Neutralstellung.
Schritt: Die Kombinationsanlage setzt sich aus zwei detonisierenden I-Tapes über die straffen medialen bzw. lateralen Faszienplattenränder der Aponeurosis plantaris und aus einem Y-Tape mit einer Faszienanlage über die oft schmerzhaften Fußflexorenlogen zusammen. Bei der Palpation in der Fußsohlenmitte sind starke Spannungen am Lig. plantare longum zur Fascia plantaris anzufühlen. Das Y-Tape umfasst im Spalt der beiden Y-Zügel die fasziale Schmerzlokalisation unter dem Fußgewölbe und läuft medial über den Fußrücken aus. Die gesamte Anlage wird in Vordehnung durch leichtes Reiben anmodelliert, aktiviert und auf der Haut fixiert.

Fascia dorsalis pedis und Dorsalaponeurose des Os metatarsale I – Faszien- (Abb. 2–8), Muskel- (Abb. 1–8) u. Spaceanlage (Abb. 8)

Wirkung: Schmerz- und Ödemreduktion; Auflockerung und Lösen von Adhäsionen bzw. Fixierungsstellen der Faszie; Verbesserung der Elastizität der Faszie; Entlastung der Faszienknoten und Faszienstränge; Stimulation und Harmonisierung der Faszienmotilität; Funktionsverbesserung und Erleichterung der Fascia dorsalis pedis

Indikationen für die Sensotape-Anlage
- Hallux valgus-Instabilität
- Hallux-Korrektur nach medial und nach dorsal
- Tarsaltunnel-Syndrom
- laterales Kompartmentsyndrom

Material
Abb. 1–4: blaues und rotes Y-Tape
Abb. 5: blaues und rotes Y-Tape
Abb. 6: blaues und rotes Y-Tape
Abb. 7–8: blaues und rotes I-Tape, rotes Y-Tape

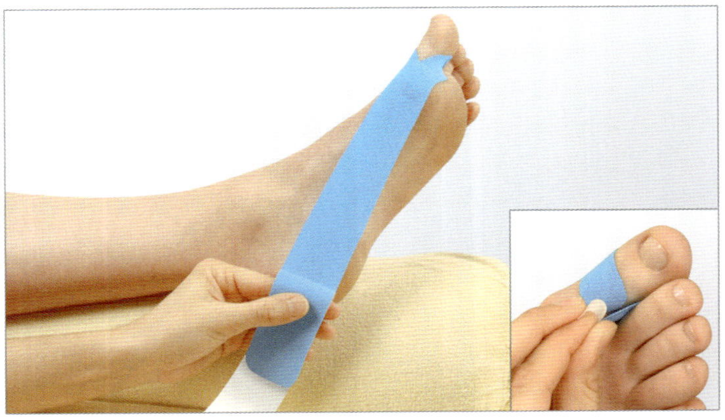

Faszienanlage für den Hallux – Anlage des Y-Ankers
ASTE: In Rückenlage, das Bein ist gestreckt, der Unterschenkel ist unterlagert.
Schritt 1: Für eine funktionelle Hallux-Korrektur nach medial in eine Abduktion appliziert man ein Y-Tape mit einer detonisierenden Muskel-Technik. Der Anker des Y-Tapes wird medialseitig über dem Großzehengrundgelenk angelegt. Die distalen Y-Zügelenden legt man mit leichtem Zug mit einer gleichzeitigen manuellen Korrektur um das Großzehen-Mittelgelenk an (s. kl. Abb.).

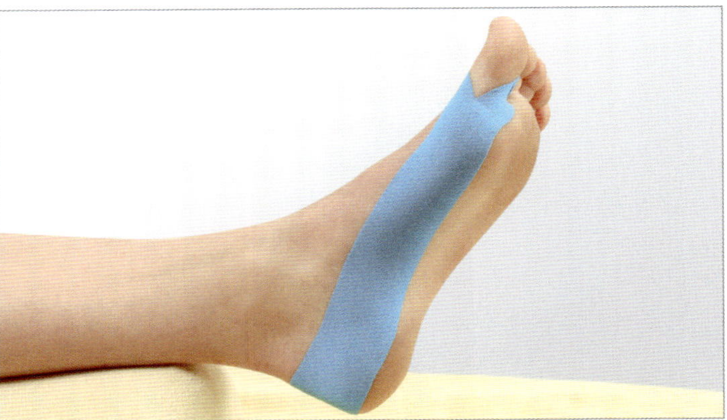

Komplette Anlage des Y-Tapes
ASTE: In Rückenlage, das Bein ist gestreckt, der Unterschenkel ist unterlagert.
Schritt 2: Das restliche Y-Tape wird entlang des Fußinnenrands, dem Verlauf des M. abductor hallucis folgend, um die Ferse herum angelegt.

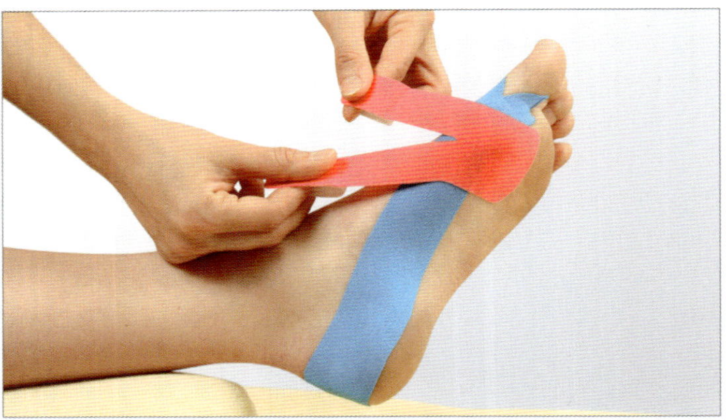

Kombinationsanlage: Anlage des Y-Ankers
ASTE: Der Unterschenkel ist unterlagert, der Fuß befindet sich in Plantarflexion.
Schritt 3: Der Anker des Y-Tapes wird mit einer Faszienanlage unterhalb des Fußballens der Großzehe ohne Zug angebracht. Dabei bilden die beiden Y-Zügel die Form eines weiten V. Der Y-Spalt sollte vor dem Metatarsalkopf des Hallux liegen.

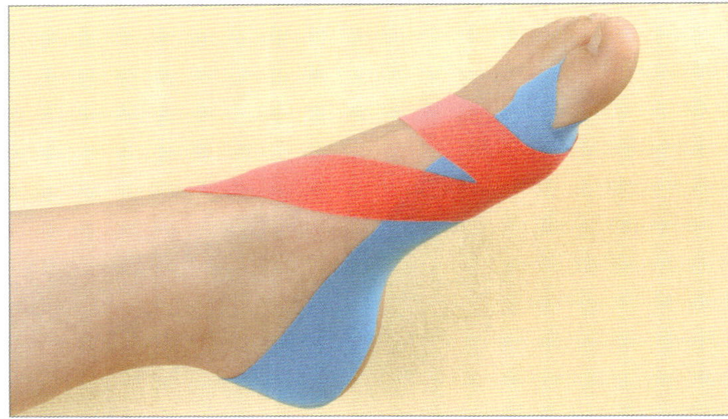

Komplette Kombinationsanlage mit zwei Y-Tapes
ESTE: In Rückenlage, der Fuß ist in Neutralstellung.
Schritt 4: Die Kombinationsanlage setzt sich aus einem detonisierenden Y-Tape auf dem M. abductor hallucis und aus einem Y-Tape mit einer Oszillations-Technik zusammen. Die beiden Y-Zügel werden mit mittlerer Spannung über den Fußrücken bis zum Fußaußenrand angelegt, sie korrigieren den Hallux von plantar nach dorsal. Die Y-Tapeenden dehnungsfrei auslaufen lassen.

▸ **Das Y-Tape sollte mit seinem plantaren Drittel so angelegt werden, dass es den Rand der Plantaraponeurose noch überdeckt.**

Hüfte – Lymphanlage

Wirkung: Schmerz-, Schwellungs- und Ödemreduktion; Aktivierung des Lymphsystems mit Lymphfluss-Richtung vom Hüftgelenk zu den Lnn. inguinales; Stimulierung der Lymphmenge u. des -flusses; Reduktion des interstitiellen Drucks

Indikationen für die Sensotape-Anlage
- akute lokale Schwellung im Bereich der Hüfte bei intakten Lymphknoten

Material
rotes und blaues Fächertape
(4 Zügel mit je 1,25 cm)

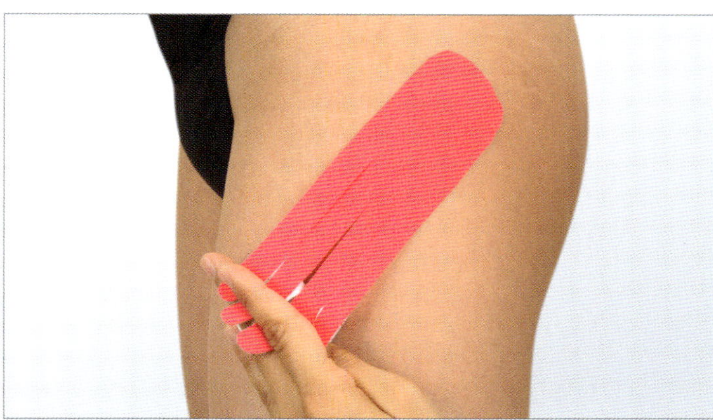

Anlage des ersten Ankers
ASTE: Im Stand, das Bein befindet sich in Neutralstellung.
Schritt 1: Der Anker des ersten Fächertapes wird ohne Zug an dem posterior/superioren Hüftareal, in der Regio glutealis angelegt. Es folgt das Entfernen der Trägerfolie auf der Rückseite des Fächertapes und das Ablegen der Zügel auf der Haut.

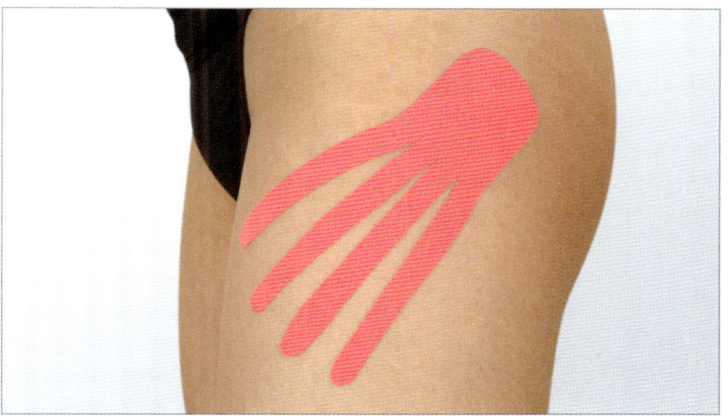

Anlage des ersten Fächertapes
ASTE: Im Stand, das Bein befindet sich in Neutralstellung und zuerst in Hüftgelenks-Vordehnung.
Schritt 2: Mit einer Lymphtechnik werden die einzelnen Zügel gelöst und in Vordehnung (Flexion/Adduktion) mit sehr leichtem Zug über das geschwollene Hüftgelenk angelegt. Die Zügelenden dehnungsfrei nach anterior und distalwärts auslaufen lassen.

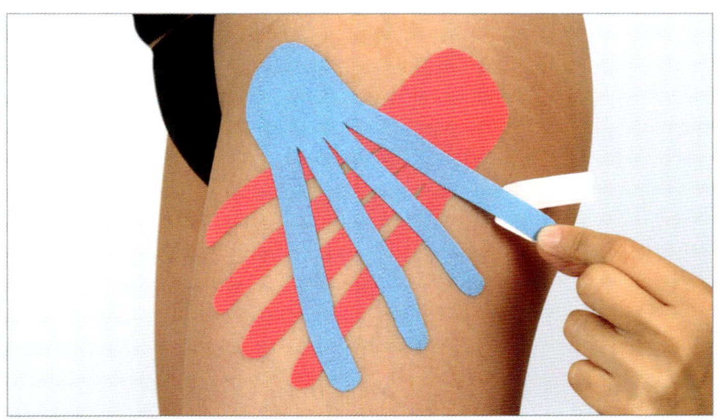

Anlage des zweiten Fächertapes
ASTE: Im Stand, das Bein befindet sich in Neutralstellung.
Schritt 3: Das zweite Fächertape wird mit seinem Anker ohne Zug anterior/superior vom Trochanter her angelegt. Danach werden die einzelnen Zügel in Gelenkvordehnung mit sehr leichtem Zug nach lateral und distalwärts angelegt. Die Zügelenden dehnungsfrei auslaufen lassen.

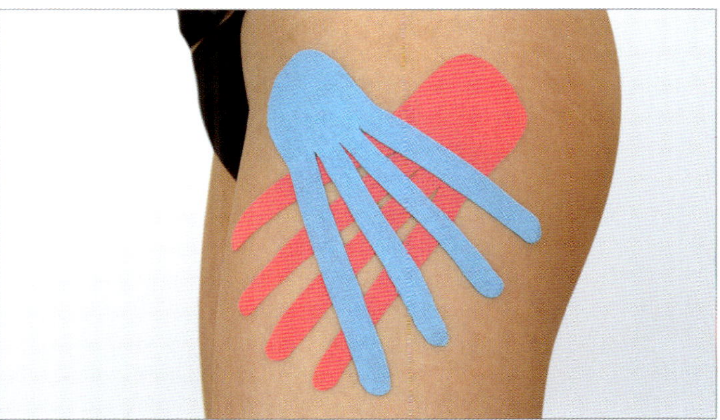

Komplette Anlage zweier Fächertapes
ESTE: Im Stand, das Bein befindet sich in Neutralstellung.
Schritt 4: Das zweite Fächertape formt mit den Zügeln des ersten Fächertapes ein Überkreuzmuster. Die gesamte Anlage wird in Vordehnung durch leichtes Reiben anmodelliert, aktiviert und auf der Haut fixiert.

Oberschenkel und Kniegelenk – Lymphanlage

Wirkung: Schmerz-, Schwellungs- und Ödemreduktion; Aktivierung des Lymphsystems mit Lymphfluss-Richtung vom Kniegelenk zu den Lnn. poplitei; Stimulierung der Lymphmenge und des Lymphflusses; Reduktion des interstitiellen Drucks

Indikationen für die Sensotape-Anlage
- Lokale Entstauung des KG: bei intakten Lymphknoten
- akute lokale Schwellung im Bereich des Knies bei intakten Lymphknoten

Material
rotes und blaues Fächertape
(4 Zügel mit je 1,25 cm)

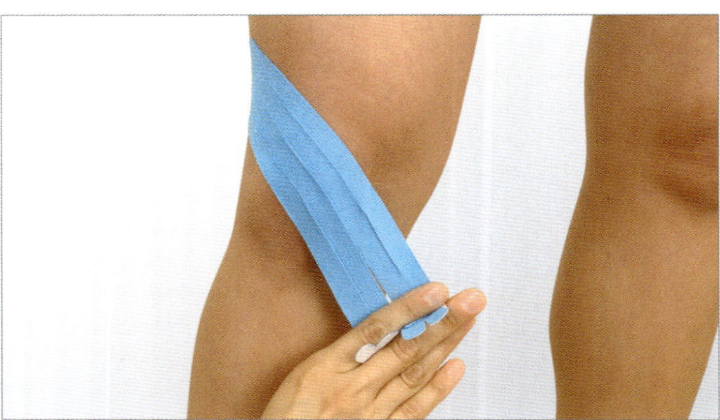

Anlage des ersten Ankers
ASTE: In leichter Schrittstellung, das Bein befindet sich im Knie in Neutralstellung.
Schritt 1: Der Anker des ersten Fächertapes wird ohne Zug lateral und superior der Patella am unteren Oberschenkeldrittel, in der Regio femoralis lateralis angelegt. Es folgt das Entfernen der Trägerfolie auf der Rückseite des Fächertapes und das Ablegen der Zügel diagonal über der Patella.

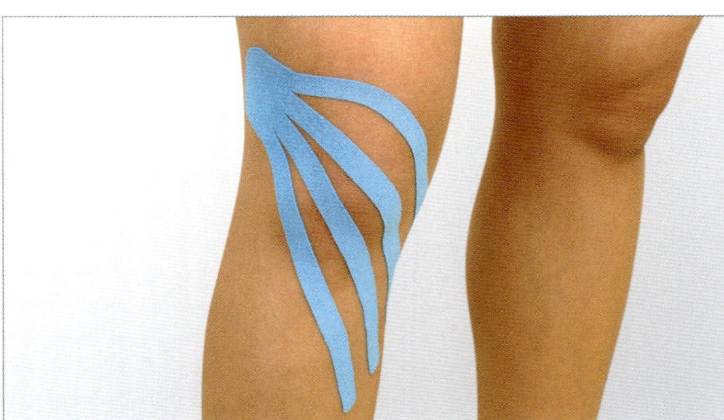

Anlage des ersten Fächertapes
ASTE: In leichter Schrittstellung, das Bein befindet sich im Knie in Flexionsstellung.
Schritt 2: Mit einer Lymphtechnik werden die einzelnen Zügel des Fächertapes gelöst und mit sehr leichtem Zug quer über das geschwollene Knieareal in der Regio genus anterior angelegt. Alle Zügelenden dehnungsfrei medial und dorsalwärts auslaufen lassen.

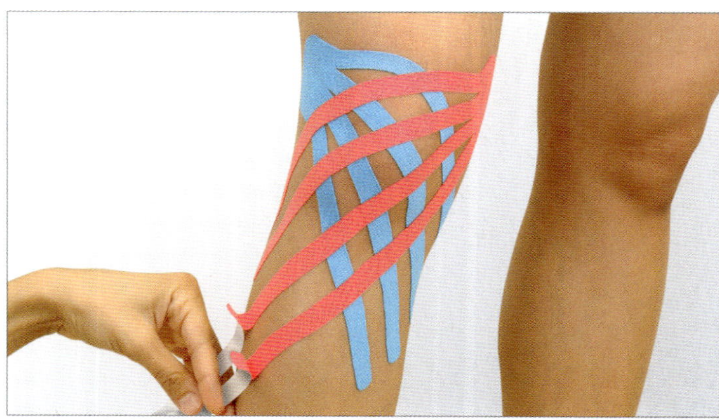

Anlage des zweiten Fächertapes
ASTE: In leichter Schrittstellung, das Bein befindet sich im Knie in Flexionsstellung.
Schritt 3: Das zweite Fächertape wird mit seinem Anker ohne Zug medial und superior der Patella am unteren Drittel des Oberschenkels angelegt. Die Zügel des Fächertapes werden einzeln mit sehr leichtem Zug quer nach lateral angelegt, während die Zügelenden dehnungsfrei nach posterior auslaufen.

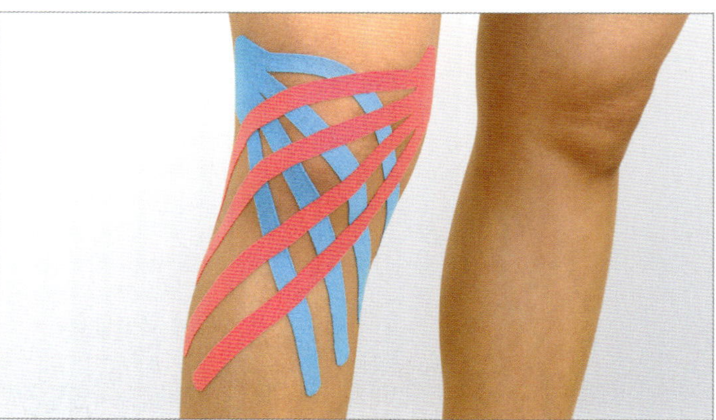

Komplette Anlage zweier Fächertapes
ESTE: In leichter Schrittstellung, das Bein befindet sich im Knie in Neutralstellung.
Schritt 4: Die einzelnen Zügel beider Fächertapes überschneiden einander über dem Knie und formen ein Überkreuzmuster. Die gesamte Anlage wird in Vordehnung durch leichtes Reiben anmodelliert, aktiviert und auf der Haut fixiert.

Kniegelenk/Patella – Lymphanlage

Wirkung: Schmerz-, Schwellungs- und Ödemreduktion; Aktivierung des Lymphsystems mit Lymphfluss-Richtung vom Kniegelenk zu den Lnn. poplitei; Stimulierung der Lymphmenge und des Lymphflusses; Reduktion des interstitiellen Drucks

Indikationen für die Sensotape-Anlage
- Akute lokale Schwellung und starke Ergüsse
- Lokale Entstauung bei intakten Lymphknoten

Material
rotes und blaues Fächertape (4 Zügel mit je 1,25 cm)

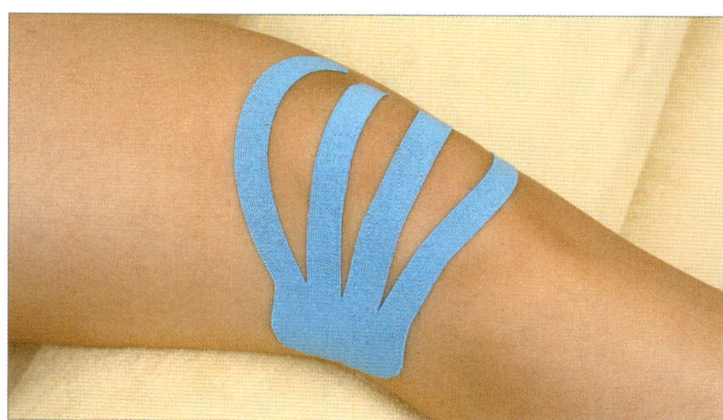

Anlage des lateralen Fächertapes
ASTE: In Rückenlage, das Knie ist unterlagert und befindet sich in Flexion.
Schritt 1: Zuerst erfolgt das Anmessen der Tapelänge in Gelenkvordehnung vom medialen bzw. lateralen Rand der Kniekehle bis zur Patellamitte und das Zurechtschneiden in zwei Fächertapes. Der Anker des ersten Fächertapes wird ohne Zug lateral leicht posterior angebracht, während man die einzelnen Zügel mit sehr leichtem Zug seitlich hoch über die Patellaregion verteilt anlegt.

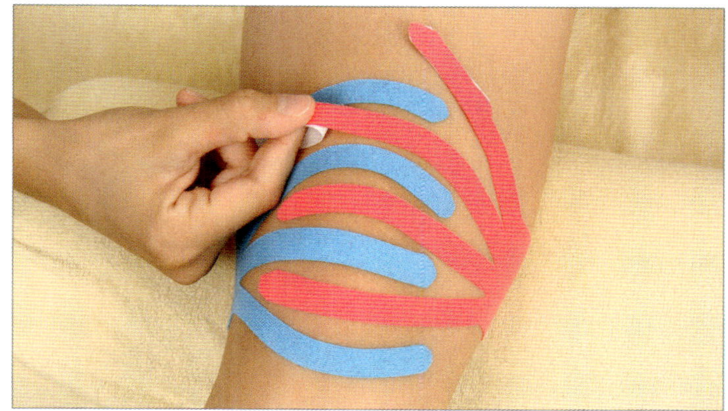

Anlage des medialen Fächertapes
ASTE: In Rückenlage, das Knie ist unterlagert und befindet sich in Flexion.
Schritt 2: Das mediale Fächertape wird mit seinem Anker ohne Zug medial, leicht posterior angelegt. Die einzelnen Zügel werden mit sehr leichtem Zug nacheinander über die Patella in die Zwischenräume der lateralen Zügel angelegt. Die Zügelenden dehnungsfrei lateralwärts auslaufen lassen.

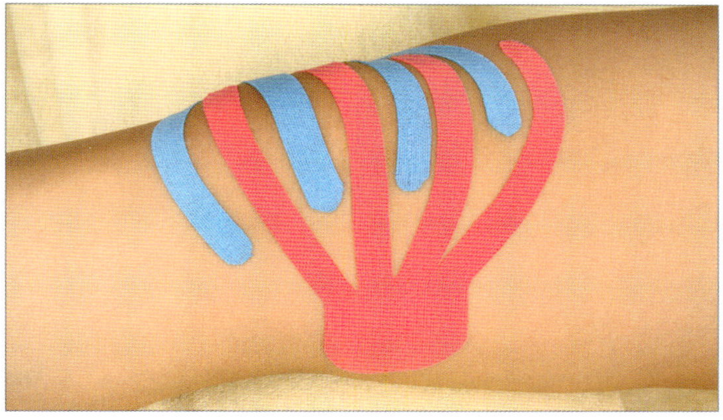

Komplette Anlage zweier Fächertapes – mediale Ansicht
ESTE: In Rückenlage, das Knie ist unterlagert und befindet sich in leichter Flexion bis ca. 30°.
Schritt 3: Die gesamte Anlage wird in Vordehnung durch leichtes Reiben anmodelliert, aktiviert und auf der Haut fixiert. Die beiden Fächertapes, hier aus medialer Ansicht, erzeugen eine Entzündungs- und Schmerzreduktion über der geschwollenen Patellaregion.

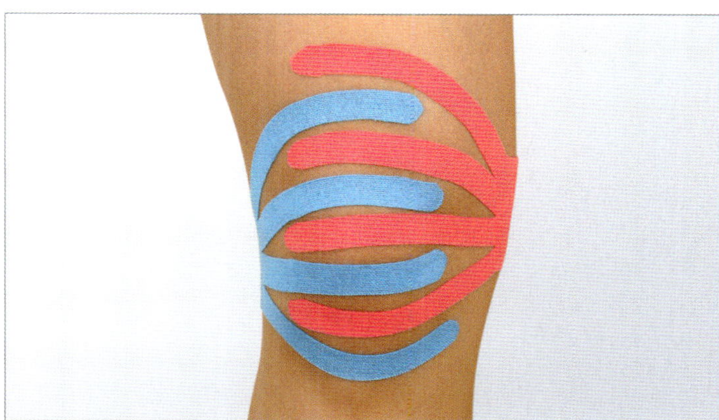

Komplette Anlage zweier Fächertapes – ventrale Ansicht
ESTE: In Schrittstellung, das Bein befindet sich in leichter entspannter Stellung.

▸ **Die Anker beider Fächertapes dürfen sich in der Fossa poplitea nicht überlappen.**

Fußgelenk und Fuß – Lymphanlage

Wirkung: Schmerz-, Schwellungs- und Ödemreduktion; Aktivierung des Lymphsystems mit Lymphfluss-Richtung von den Kollektoren des Dorsum pedis über das ventromediale Bündel und dorsolaterale Bündel zur Regio poplitea; Stimulierung der Lymphmenge und des Lymphflusses; Reduktion des interstitiellen Drucks

Indikationen für die Sensotape-Anlage
- akute lokale Schwellung, lokale Entstauung des Fußes bei intakten Lymphknoten
- akute lokale Schwellung im Bereich des Fußes bei intakten Lymphknoten

Material
rotes und blaues Fächertape (4 Zügel mit je 1,25 cm)

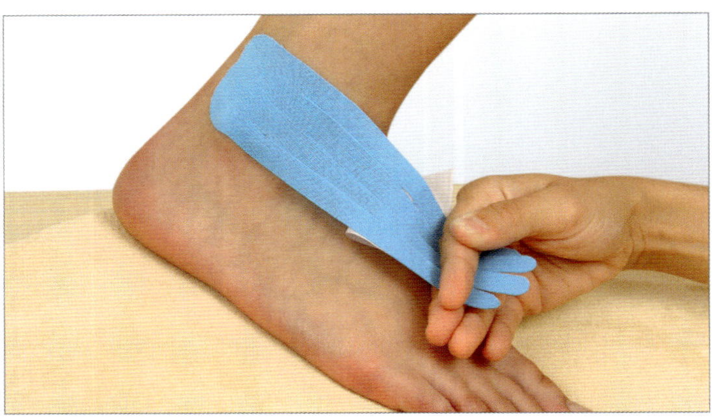

Anlage des ersten Ankers
ASTE: In Schrittstellung, der Fuß ist unterlagert in Mittelstellung.
Schritt 1: Den Anker des ersten Fächertapes ohne Zug am lateralen/distalen Unterschenkel oberhalb des Malleolus lateralis anlegen. Es folgt das Entfernen der Trägerfolie auf der Rückseite des Fächertapes und das Ablegen aller Zügel über den Fußrücken zu den Zehen hin.

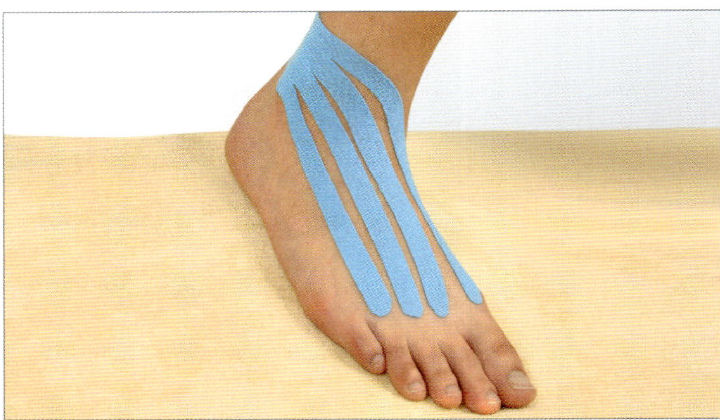

Anlage des ersten Fächertapes
ASTE: In Schrittstellung, der Fuß befindet sich in Plantarflexion.
Schritt 2: Mit einer Lymphtechnik in Vordehnung des Gelenks werden die einzelnen Zügel des Fächertapes gelöst und mit sehr leichtem Zug über Dorsum pedis zu den Zehen hin ausgerichtet und angelegt. Die Zügelenden dehnungsfrei auslaufen lassen.

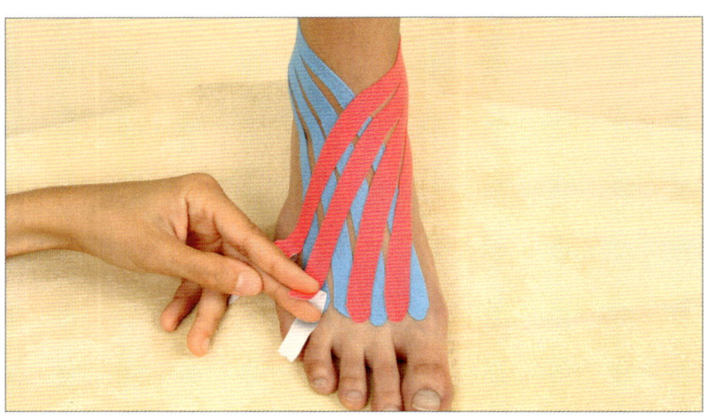

Anlage des zweiten Fächertapes
ASTE: In Schrittstellung, der Fuß befindet sich in Plantarflexion.
Schritt 3: Das zweite Fächertape wird mit seinem Anker ohne Zug an der medialen/distalen Unterschenkelseite oberhalb des Maleollus medialis angelegt. Die einzelnen Zügel des Fächertapes werden in Längsrichtung des Vorfußes ausgerichtet und überkreuzen mit sehr leichtem Zug die Zügel des ersten Tapes. Die Zügelenden dehnungsfrei distalwärts auslaufen lassen.

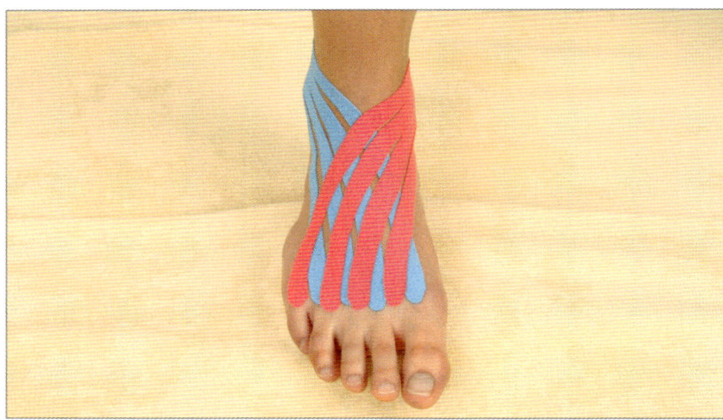

Komplette Anlage zweier Fächertapes
ESTE: In Schrittstellung, der Fuß befindet sich in Neutralstellung.
Schritt 4: Die beiden Fächertapes, das laterale und das mediale, verlaufen mit all ihren Zügeln über das geschwollene dorsale Fußareal und bilden über dem Dorsum pedis ein Überkreuzmuster. Die gesamte Anlage wird in Vordehnung durch leichtes Reiben anmodelliert, aktiviert und auf der Haut fixiert.

Fuß: USG, Mittelfuß und Hallux

– Lymph- (Abb. 1–2) und Spaceanlage (Abb. 3–4)

Wirkung: Schmerz-, Schwellungs- und Ödemreduktion; Stimulierung der Lymphmenge und des Lymphflusses; Reduktion des interstitiellen Drucks

Indikationen für die Sensotape-Anlage
- Schwellung über dem Dorsum pedis
- traumatische Ödeme (Distorsionen, Traumen)
- Subluxation MTP I
- Ödeme bei chronischen venösen Stauungen

Material
Abb. 1 und 2: rotes und blaues Fächertape (4 Zügel mit je 1,25 cm)
Abb. 3 und 4: blaues I-Tape

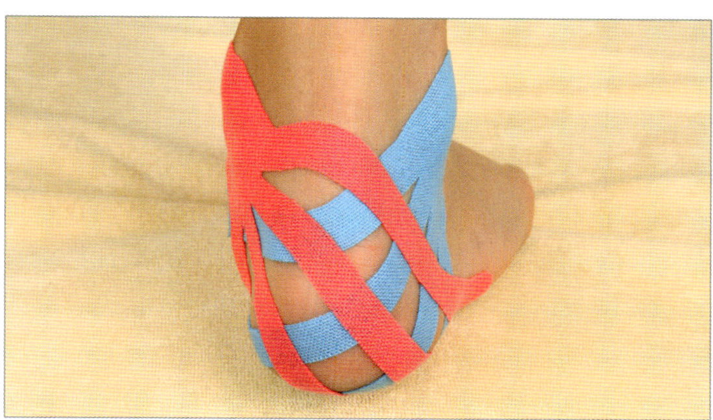

Komplette Anlage zweier Fächertapes
ESTE: Im Stand, der Fuß befindet sich in Neutralstellung.
Schritt: Mit einer Lymphtechnik werden zwei Fächertapes mit ihrem Anker ohne Zug lateral bzw. medial über beide Malleolen angelegt. Die lateralen bzw. medialen Fächerzügel werden mit sehr leichtem Zug einzeln nacheinander beidseits über die dorsal/kaudal geschwollene Regio calcanea angelegt. Alle Zügel überkreuzen einander über der Bursa tendinis calcanei und über dem Calcaneus. Die Zügelenden dehnungsfrei plantar/medial bzw. plantar/lateral auslaufen lassen.

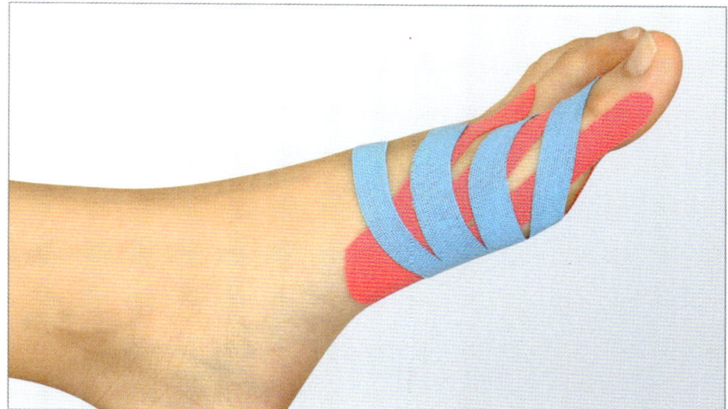

Komplette Anlage zweier Fächertapes
ESTE: In Rückenlage, der Fuß befindet sich in Neutralstellung.
Schritt: Es werden plantar lateral und dorsal zwei Fächertapes mit einer Lymphtechnik angelegt. Das mediale Fächertape wird mit seinem Anker ohne Zug an der Fußinnenseite so angelegt, dass es die Großzehe mit all seinen Zügeln nach distal umschließt. Das plantare Fächertape wird mit seinem Anker ohne Zug an der Fußsohle angelegt, während sich all seine Zügel mit sehr leichtem Zug mit dem ersteren überkreuzen. Die Zügelenden dehnungsfrei auslaufen lassen.

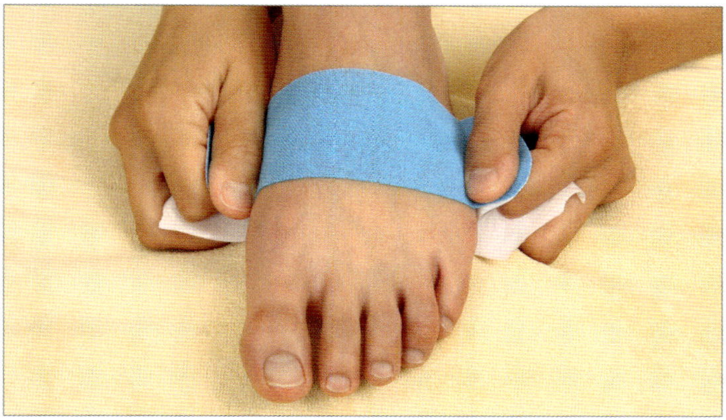

Anlage des I-Ankers
ASTE: Im Stand, der Fuß befindet sich unterlagert in Plantarflexion.
Schritt 1: Das I-Tape wird mittig eingerissen und mit seinem zentralen Anker mit mäßigem Zug mit einer Spaceanlage über dem Dorsum pedis angelegt.

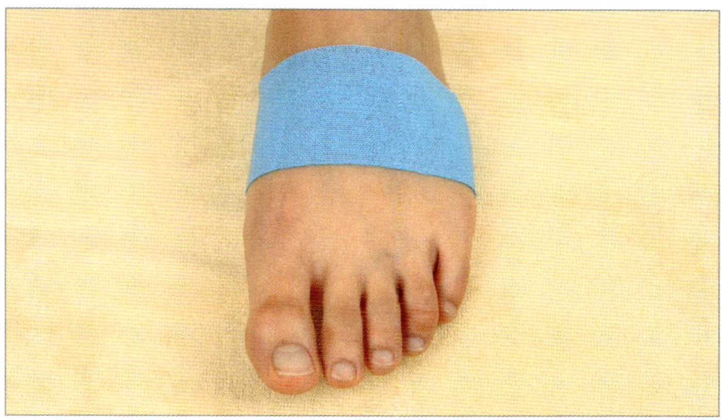

Komplette Lymph-Korrektur mit I-Tape
ESTE: Der Fuß befindet sich in Neutralstellung.
Schritt 2: Die beiden medialen bzw. lateralen I-Tapeenden lässt man dehnungsfrei plantar auslaufen. Die gesamte Anlage wird in Vordehnung durch leichtes Reiben anmodelliert, aktiviert und auf der Haut fixiert.

▸ **Lymphfluss-Richtung von den Kollektoren des Dorsum pedis über das ventromediale Bündel und dorsolaterale Bündel zur Regio poplitea.**

Oberschenkel anterior – Lymphanlage

Wirkung: Schmerz-, Schwellungs- und Ödemreduktion; Aktivierung des Lymphsystems mit einer Lymphfluss-Richtung vom Oberschenkel zu den Lnn. inguinales; Stimulierung der Lymphmenge und des Lymphflusses; Reduktion des interstitiellen Drucks

Indikationen für die Sensotape-Anlage

- akute lokale Schwellung im Bereich des Oberschenkels und des Knies bei intakten Lymphknoten
- Ödeme bei chronischen venösen Stauungen

Material

rotes und blaues Fächertape (4 Zügel mit je 1,25 cm)

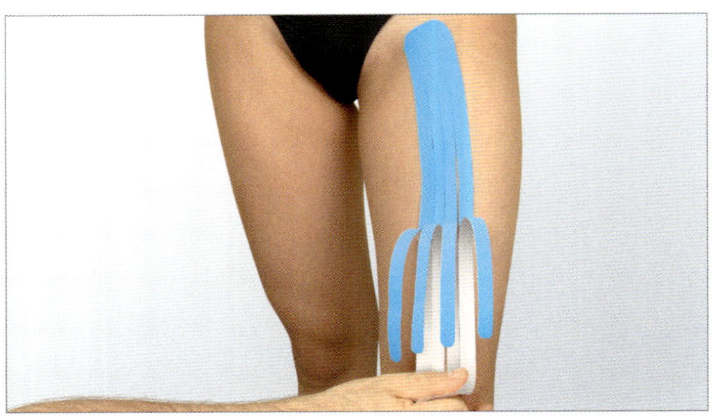

Anlage des ersten Ankers

ASTE: In Schrittstellung, das Bein befindet sich in Extension.

Schritt 1: Der Anker des ersten Fächertapes wird ohne Zug inferior der Hüfte am Oberschenkel kaudal über dem Trigonum femorale angelegt. Es folgt das Entfernen der Trägerfolie auf der Rückseite des Fächertapes und das Ablegen anterior über dem Oberschenkel.

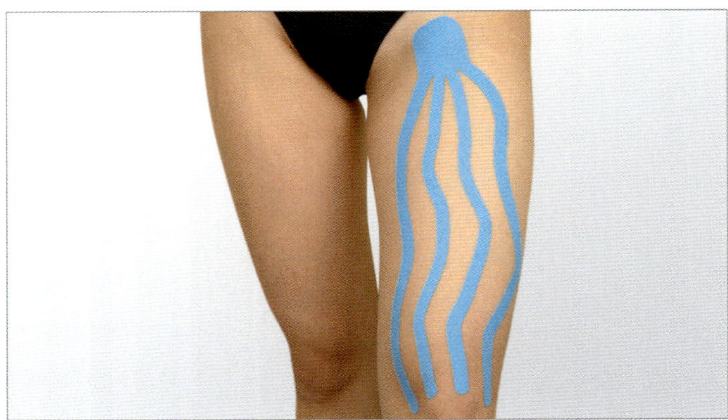

Anlage des ersten Fächertapes

ASTE: In Schrittstellung, das Bein befindet sich in Vordehnung, in Flexion.

Schritt 2: Mit einer Lymphtechnik werden die einzelnen Zügel gelöst und mit sehr leichtem Zug nacheinander anterior am Oberschenkel in der Regio femoralis anterior in geschlängeltem Verlauf angelegt. Die Zügelenden dehnungsfrei distal bis zur Patella auslaufen lassen.

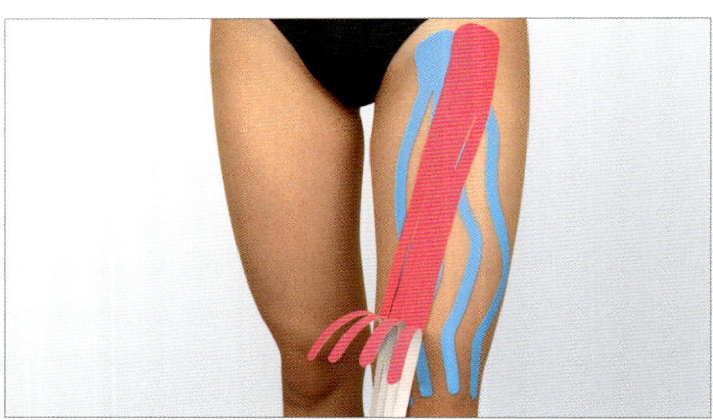

Anlage des zweiten Ankers

ASTE: In Schrittstellung, das Bein befindet sich in Extension.

Schritt 3: Der Anker des zweiten Fächertapes wird ohne Zug direkt neben dem ersten Anker über dem Trigonum femorale angelegt. Nach dem Ablösen der Trägerfolie auf der Rückseite werden die Zügel vorerst am Oberschenkel leicht angehaftet.

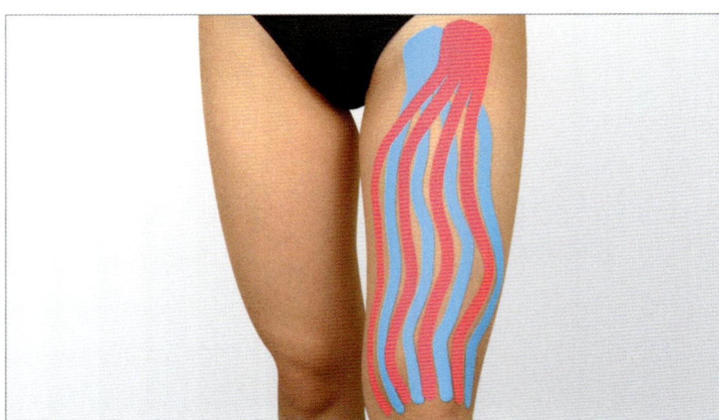

Komplette Anlage zweier Fächertapes

ESTE: In Schrittstellung, das Bein befindet sich in Vordehnung und leichter Flexion.

Schritt 4: Die einzelnen Zügel des zweiten Fächertapes werden mit sehr leichtem Zug in den Zwischenräumen der ersten Zügel wellenförmig am Oberschenkel verteilt und angelegt. Die Zügelenden dehnungsfrei nach distal bis zur Patella auslaufen lassen. Die gesamte Fächertapeanlage wird durch leichtes Reiben anmodelliert, aktiviert und fixiert.

Oberschenkel lateral – Lymphanlage

Wirkung: Schmerz-, Schwellungs- und Ödemreduktion; Aktivierung des Lymphsystems mit einer Lymphfluss-Richtung vom Oberschenkel zu den Lnn. inguinales; Reduktion des interstitiellen Drucks

Indikationen für die Sensotape-Anlage

- Schwellungen/Ödeme im Bereich des Oberschenkels bei insuffizienten Lymphknoten
- traumatische Ödeme im Fuß/im Knie- und Hüftbereich (Distorsionen, Traumen)
- Ödeme bei chronischen venösen Stauungen

Material

rotes und blaues Fächertape (4 Zügel mit je 1,25 cm)

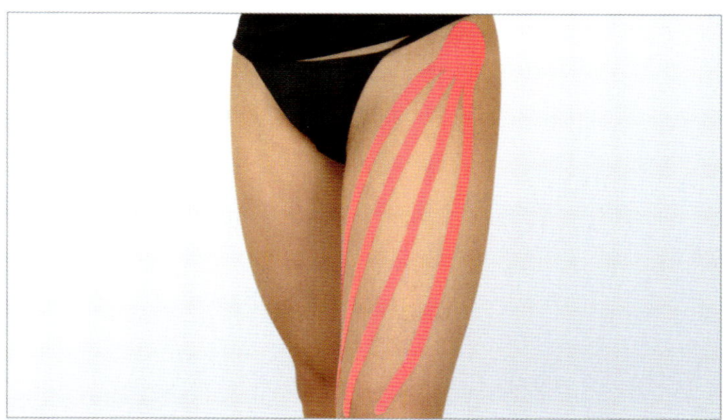

Anlage des ersten Fächertapes

ASTE: In Schrittstellung, das Bein befindet sich in Knieflexion.

Schritt 1: Der Anker des ersten Fächertapes wird ohne Zug an der lateralen Hüftregion zwischen Trochanter und Crista iliaca angelegt. Die einzelnen Zügel des Fächertapes werden mit sehr leichtem Zug über den Oberschenkel in der Regio femoralis anterior-medial und anterior angelegt. Die Zügelenden dehnungsfrei nach distal bis zum Knie auslaufen lassen.

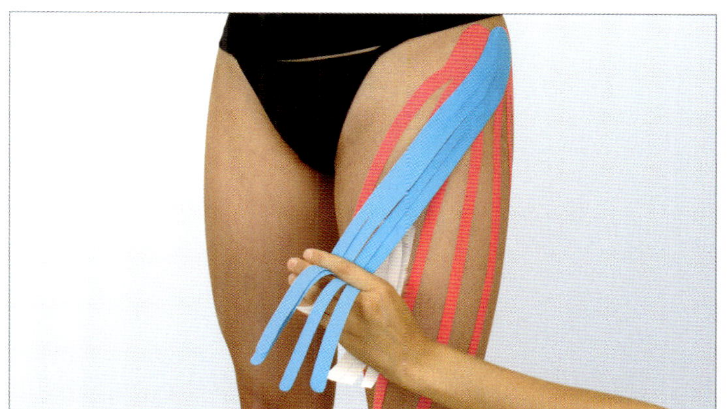

Anlage des zweiten Ankers des Fächertapes

ASTE: In Schrittstellung, das Bein befindet sich in Neutralstellung.

Schritt 2: Der Anker des zweiten Fächertapes wird ohne Zug in gleicher Höhe postero-lateral zum ersten angelegt. Nach dem Entfernen der Trägerfolie auf der Rückseite des Fächertapes werden vorerst alle Zügel auf der Haut angehaftet.

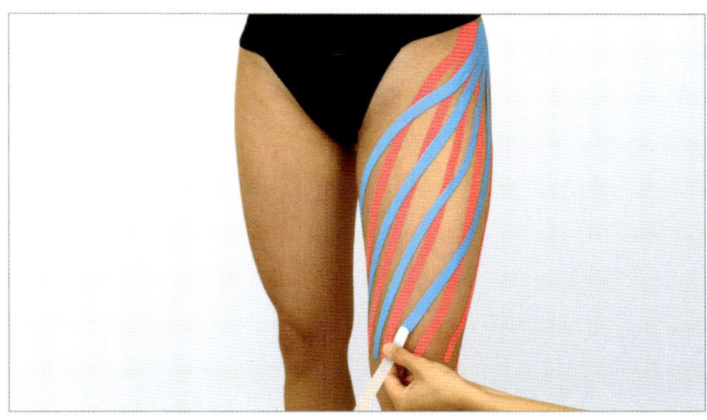

Anlage des zweiten Fächertapes

ASTE: In Schrittstellung, das Bein befindet sich im Knie in Flexion.

Schritt 3: Die einzelnen Zügel des Fächertapes werden mit sehr leichtem Zug überlappend mit den bereits angelegten Zügeln in einem Überkreuzmuster verteilt angebracht. Alle Zügel des Fächertapes umrunden die Oberschenkelvorderseite und verlaufen schräg nach innen, hinten und unten. Die Zügelenden dehnungsfrei auf der Haut auslaufen lassen.

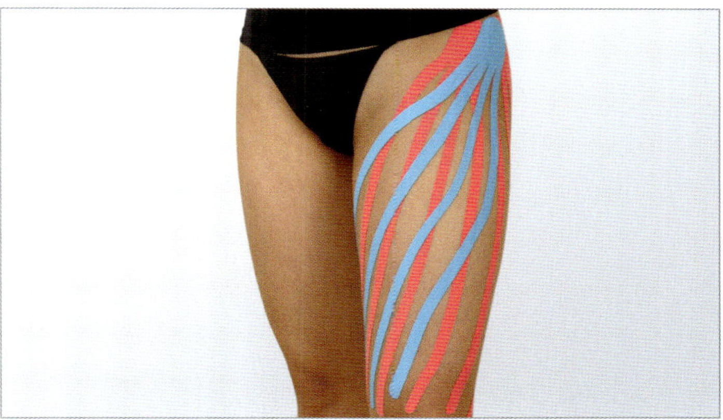

Komplette Anlage zweier Fächertapes

ESTE: In Schrittstellung, das Bein befindet sich in Neutralstellung

Schritt 4: Die gesamte Fächertapeanlage in der Regio femoralis anterior wird durch leichtes Reiben anmodelliert, aktiviert und fixiert.

Unterschenkel anterior – Lymphanlage

Wirkung: Schmerz-, Schwellungs- u. Ödemreduktion; Aktivierung des Lymphsystems mit Lymphfluss-Richtung: vom Unterschenkel zum medialen Knie (Abb. 1–3); Aktivierung d. Lymphsystems m. Lymphfluss-Richtung: vom Unterschenkel zu den Lnn. poplitei (Abb. 4); Stimulierung der Lymphmenge u. des Lymphflusses; Reduktion des interstitiellen Drucks

Indikationen für die Sensotape-Anlage
- Schwellungen/Ödeme im Bereich des Unterschenkels bei intakten Lymphknoten
- traumatische Ödeme (Distorsionen, Traumen)
- Ödeme bei chronischen venösen Stauungen

Material
Abb. 1–3: rotes und blaues Fächertape (4 Zügel mit je 1,25 cm)
Abb. 4: rotes Fächertape (4 Zügel mit je 1,25 cm)

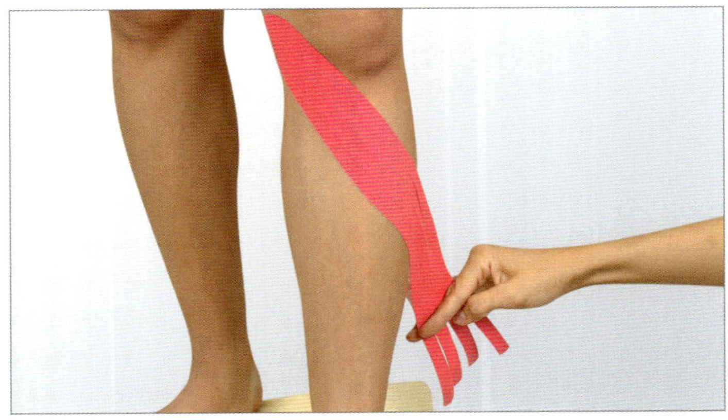

Anlage des ersten Ankers
ASTE: In Schrittstellung, das Knie befindet sich in Extension.
Schritt 1: Der Anker des ersten Fächertapes wird ohne Zug am medialen Gelenkspalt des Knies angelegt. Nach dem Ablösen der rückseitigen Trägerfolie des Tapes werden die Zügel vorerst schräg am Unterschenkel angehaftet.

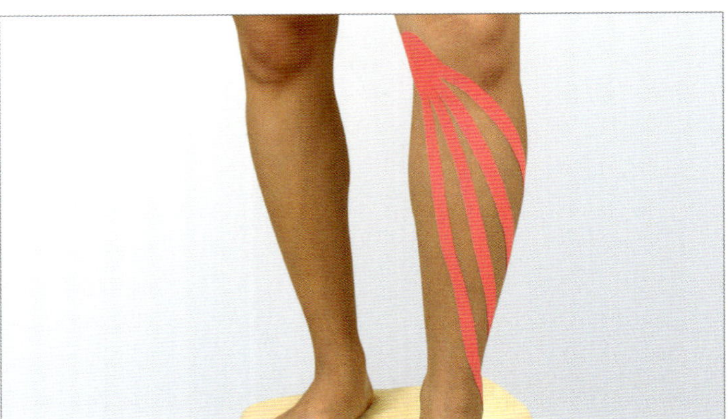

Anlage des ersten Fächertapes
ASTE: In Schrittstellung, das Knie befindet sich in Flexion.
Schritt 2: Mit einer Lymphtechnik werden die einzelnen Zügel des Fächertapes unter sehr leichtem Zug am Unterschenkel verteilt und angelegt. Die Zügel verlaufen anterior schräg über den Unterschenkel nach lateral, während man die Zügelenden dehnungsfrei distalwärts auslaufen lässt.

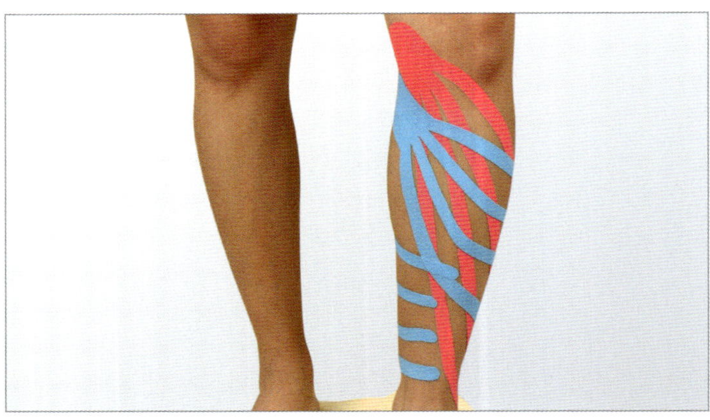

Anlage des zweiten Fächertapes
ASTE: In Schrittstellung, das Knie befindet sich in Extension und der Fuß in Plantarflexion.
Schritt 3: Man beginnt mit dem Anker des zweiten Fächertapes ohne Zug direkt neben und unterhalb des ersten Ankers. Die einzelnen Zügel des Fächertapes werden mit sehr leichtem Zug die ersten Zügel überkreuzend nach lateral und posterior um den Unterschenkel herum angelegt. Die Zügelenden dehnungsfrei auf der Haut auslaufen lassen.

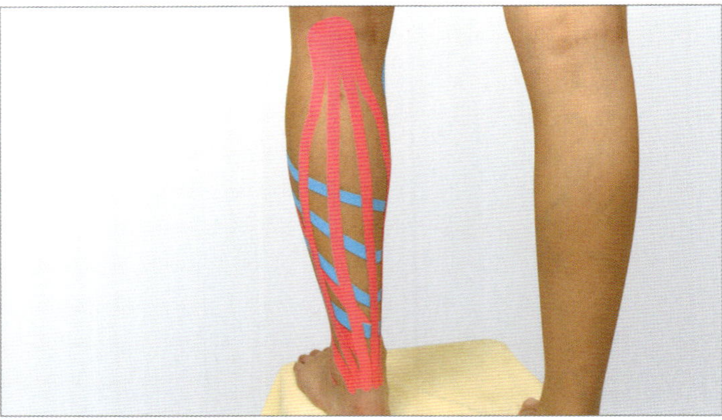

Alternative posteriore Fächertapeanlage
ESTE: In Schrittstellung, das Knie befindet sich in Flexion und der Fuß in Dorsalextension.
Schritt 4: Zusätzlich zu Schritt 1–3 kann man ein Fächertape mit einer Lymphanlage auch posterior am Unterschenkel anbringen. Man beginnt mit dem Anker des Fächertapes ohne Zug direkt über der Regio genus posterior in der Fossa poplitea. Alle Zügel des Fächertapes werden mit sehr leichtem Zug nacheinander einzeln nach distal über die Wade angelegt.

▸ **Bei einer muskulären Wadenläsion ist eine detonisierende Y-Tapeanlage des M. gastrocnemius und M. soleus vorzuziehen.**

Unterschenkel lateral – Lymphanlage

Wirkung: Schmerz-, Schwellungs- und Ödemreduktion; Aktivierung des Lymphsystems; Stimulierung der Lymphmenge und des Lymphflusses; Reduktion des interstitiellen Drucks

Indikationen für die Sensotape-Anlage
- insuffiziente Lymphknoten
- traumatische Ödeme im Fuß/im Knie- und Hüftbereich (Distorsionen, Traumen)
- Ödeme bei chronischen venösen Stauungen

Material
rotes und blaues Fächertape (4 Zügel mit je 1,25 cm)

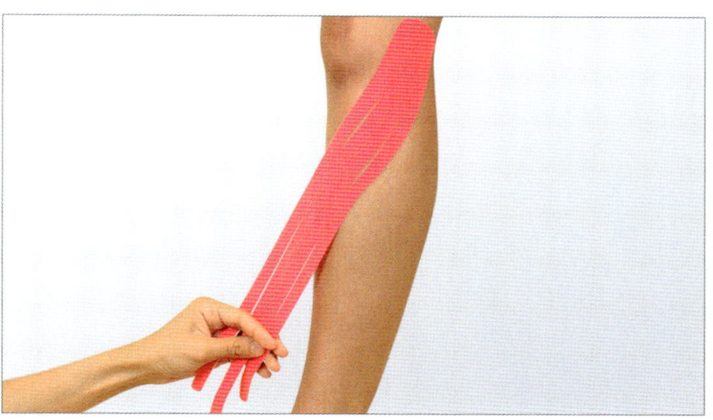

Anlage des ersten Ankers
ASTE: In Schrittstellung, das Bein befindet sich in Neutralstellung.
Schritt 1: Man beginnt mit dem Anker des ersten Fächertapes, welcher ohne Zug an der Lateralseite des Knies über dem Gelenkspalt angelegt wird. Nach dem Entfernen der Trägerfolie auf der Rückseite des Fächertapes werden vorerst alle Zügel auf der Haut angehaftet.

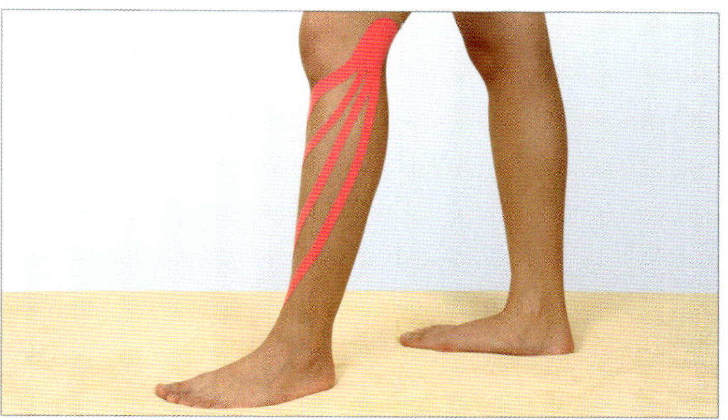

Anlage des ersten Fächertapes
ASTE: In Schrittstellung, das Bein befindet sich im Kniegelenk in einer Flexion.
Schritt 2: Mit einer Lymphtechnik werden alle einzelnen Zügel gelöst und mit sehr leichtem Zug, die Unterschenkelvorderseite umrundend, in der Regio cruralis anterior schräg nach innen und unten angelegt. Die Zügelenden dehnungsfrei distal auf der Haut auslaufen lassen.

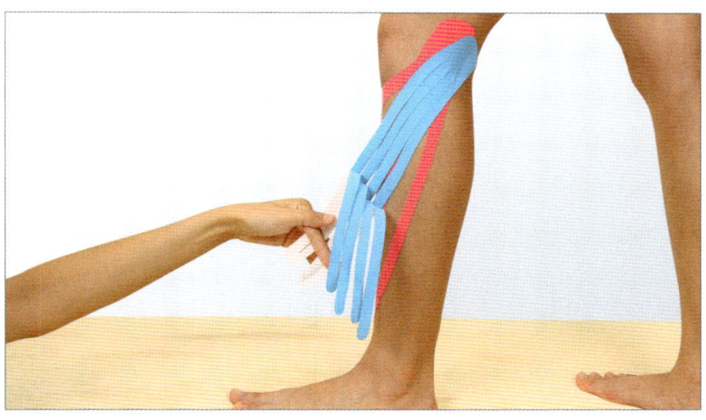

Anlage des zweiten Ankers
ASTE: In Schrittstellung, das Bein befindet sich in Neutralstellung.
Schritt 3: Analog zum ersten Anker, postero-lateral von diesem, wird der Anker des zweiten Fächertapes angelegt. Die einzelnen Zügel werden nacheinander mit sehr leichtem Zug und sich überkreuzend mit den ersten über den Unterschenkel verteilt.

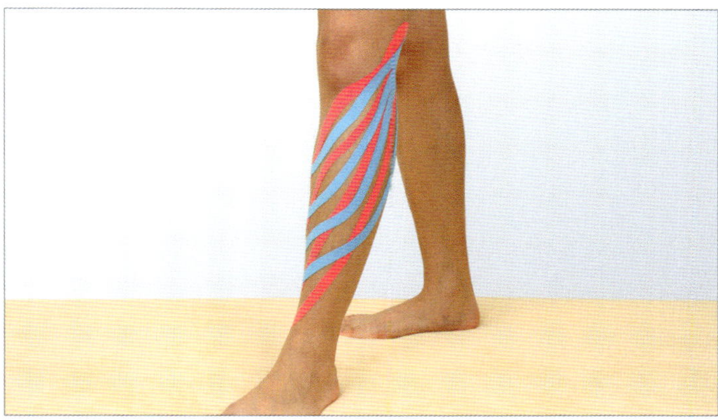

Komplette Anlage zweier Fächertapes
ESTE: In Schrittstellung, das Bein befindet sich in einer Neutralstellung.
Schritt 4: Die beiden Fächertapes bilden ein Überkreuzmuster über der geschwollenen Unterschenkelregion. Die Zügelenden dehnungsfrei distal auf der Haut auslaufen lassen. Es folgt das Anmodellieren und Anreiben der gesamten Anlage auf der Haut.

Fuß – Lymphanlage

Wirkung: Schmerz-, Schwellungs- und Ödemreduktion; Aktivierung des Lymphsystems und des Lymphflusses zur Kniekehle; Stimulierung der Lymphmenge und des Lymphflusses; Reduktion des interstitiellen Drucks

Indikationen für die Sensotape-Anlage
- chronische Schwellungen des plantaren und dorsalen Fußes
- traumatische Ödeme im Fuß/im Knie- und Hüftbereich (Distorsionen, Traumen)
- Ödeme bei chronischen venösen Stauungen

Material
rotes und blaues Fächertape
(4 Zügel mit je 1,25 cm)

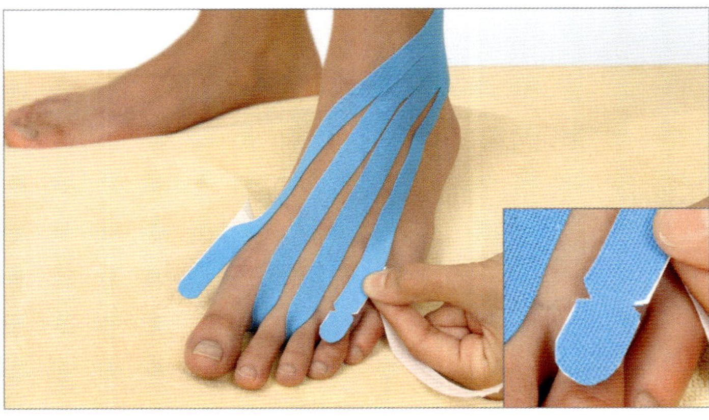

Anlage des lateralen Fächertapes
ASTE: In Schrittstellung, der Fuß befindet sich in Plantarflexion.
Schritt 1: Man beginnt mit dem Zurechtschneiden des Fächertapes und dessen Zügelenden. An den äußeren drei Zügelenden werden beidseitig Kerben eingeschnitten (V-förmig – s. Abb. 2). Der Anker des ersten Fächertapes wird ohne Zug posterior und oberhalb vom Malleolus lateralis angelegt. Die einzelnen Zügel des Fächertapes werden mit sehr leichtem Zug nacheinander über den Fußrücken zu den Zehen hin angelegt.

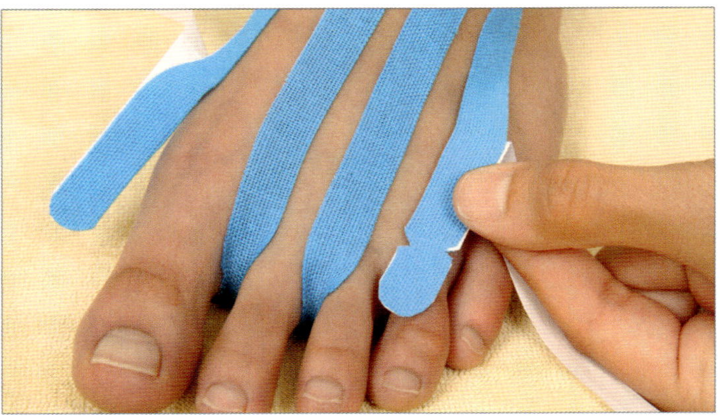

Anlage der Zügelenden des Fächertapes
ASTE: In Schrittstellung, der Fuß befindet sich in Plantarflexion.
Schritt 2: Die einzelnen Zügelenden des Fächertapes werden nacheinander zwischen den Zehen D1, D2 und D3 hindurch gezogen und laufen dehnungsfrei nach plantar zu den MTP-Köpfchen aus. Der vierte innere Fächerzügel wird medialseitig über der Großzehe in der gleichen Lymphtechnik angelegt.

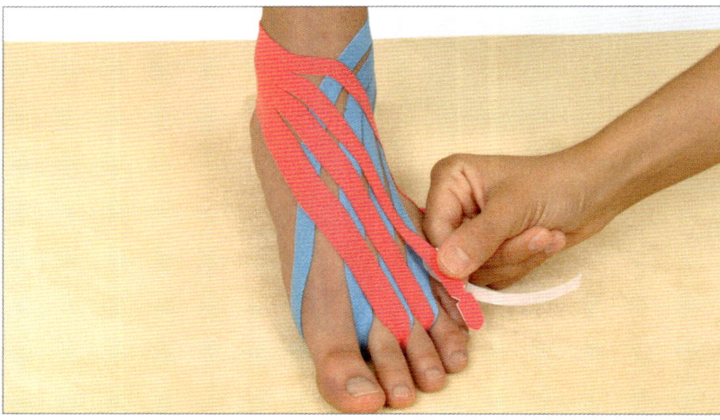

Anlage des medialen Fächertapes
ASTE: In Schrittstellung, der Fuß befindet sich in Plantarflexion.
Schritt 3: Bei dem zweiten Fächertape werden die Kerben an den inneren drei Zügelenden zurechtgeschnitten. Der Anker des zweiten Fächertapes wird ohne Zug posterior und oberhalb vom Malleolus medialis angelegt. Die einzelnen Zügel werden mit sehr leichtem Zug über dem Dorsum pedis bis zu den Zehen hin nacheinander angelegt. Die Zügelenden werden nacheinander von medial nach lateral durch D2, D3 und D4 hindurchgezogen und plantar dehnungsfrei an den MTP-Köpfchen angebracht. Der vierte äußere Fächerzügel wird lateralseitig über den Digiti minimi in der gleichen Lymphtechnik angelegt.

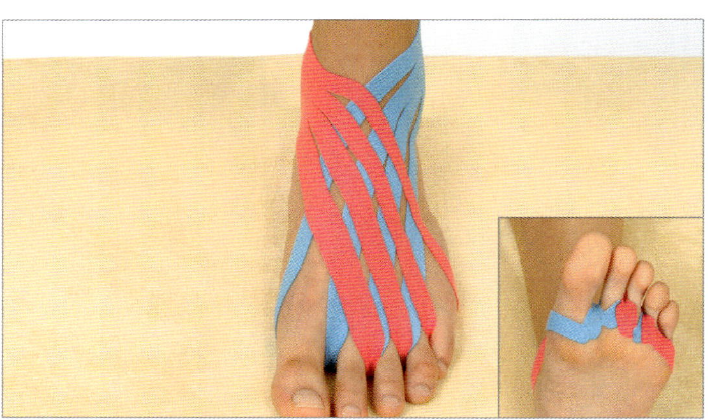

Komplette Lymphtape-Anlage des Fußes – posteriore Ansicht
ESTE: In Schrittstellung, der Fuß befindet sich in Neutralstellung.
Schritt 4: Die komplette Lymphtapeanlage von plantar (s. kl. Abb.). Es folgt das Anmodellieren und Anreiben der gesamten Fächertape-Anlage über der dorsal geschwollenen Fußregion auf der Haut.

Zehen – Lymphanlage

Wirkung: Schmerz-, Schwellungs- und Ödemreduktion; Stimulierung der Lymphmenge und des Lymphflusses; Reduktion des interstitiellen Drucks

Indikationen für die Sensotape-Anlage
- bei insuffizienten Lymphknoten
- traumatische Ödeme (Distorsionen, Traumen)
- Ödeme bei chronischen venösen Stauungen

Material
3 rote »Knopfloch-Tapes«

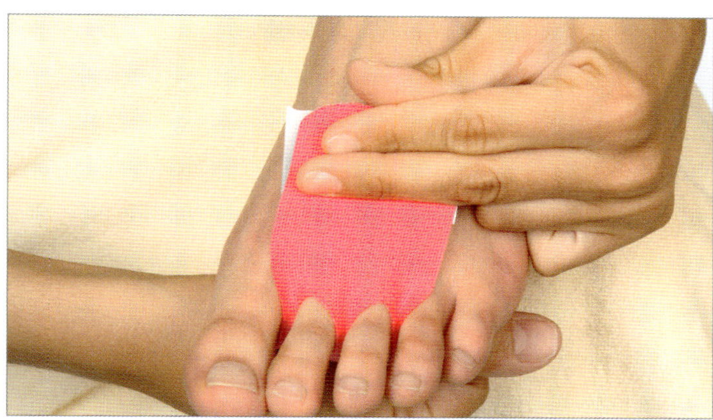

Anlage des ersten »Knopfloch-Tapes«
ASTE: In Rückenlage, das Bein ist angewinkelt und aufgestellt mit Fuß und Zehen in Neutralstellung.
Schritt 1: Zuerst werden zwei I-Tapes mit je zwei rautenförmigen Löchern, so genannten »Knopflöchern«, für D2 und D3 bzw. D4 und D5 zurechtgeschnitten. In das erste »Knopfloch-Tape« lässt man die gespreizten Zehen D2 und D3 reinschlüpfen bis zur Zwischen-Zeh-Falte. Es folgt das Anlegen der beiden dorsalen und plantaren Zügel mit leichtem bis mäßigem Zug über dem Vorfuß.

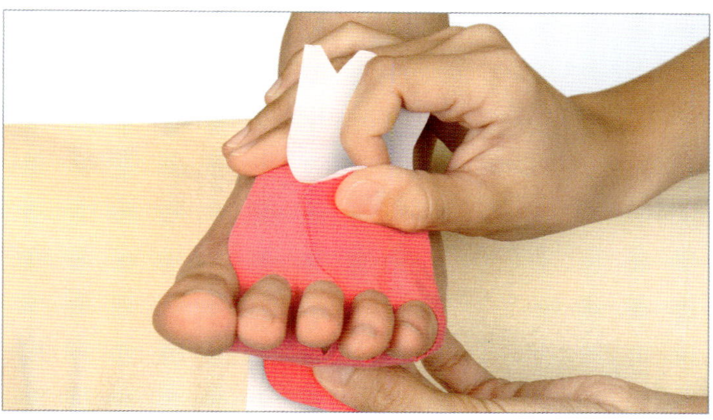

Anlage des zweiten »Knopfloch-Tapes«
ASTE: In Rückenlage, das Bein ist angewinkelt und aufgestellt, mit Fuß und Zehen in Neutralstellung.
Schritt 2: In gleicher Weise und mit der gleichen Technik wird das »Knopfloch-Tape« für die Zehen D4 und D5 dorsal bzw. plantar über den Vorfuß angelegt. Die Zügelenden dehnungsfrei über dem Fuß auslaufen lassen.

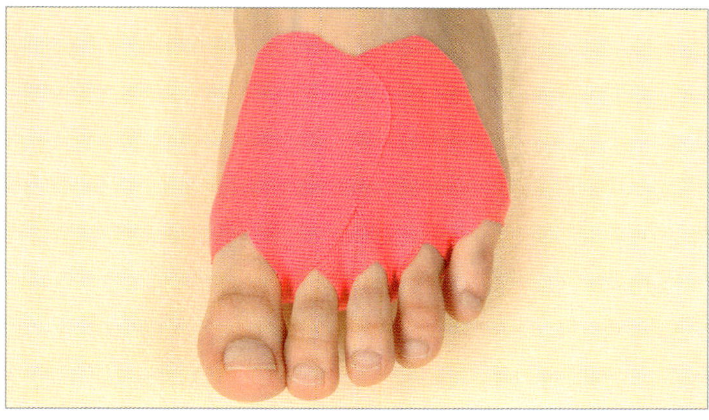

Anlage des dritten »Knopfloch-Tapes«
ASTE: In Rückenlage, das Bein ist angewinkelt und aufgestellt mit Fuß und Zehen in Neutralstellung.
Schritt 3: Die Ausnahme ist die Großzehe, für welche ein zwei Drittel breites I-Tape mit einem rautenförmigen Knopfloch zurechtgeschnitten wird. Es folgt die Anwendung der gleichen Lymphtechnik für die Großzehe.

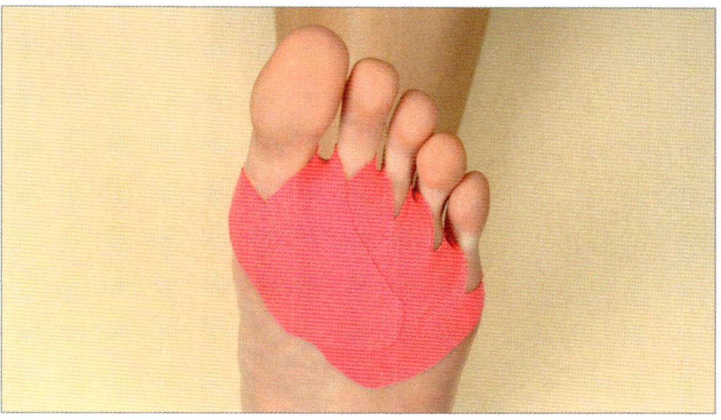

Komplette Lymphtape-Anlage – plantare Ansicht
ESTE: In Rückenlage, das Bein befindet sich in Neutralstellung.
Schritt 4: Die gesamte Anlage wird durch leichtes Reiben anmodelliert, aktiviert und fixiert.

Gesamtes Bein anterior – Lymphanlage

Wirkung: Schmerz-, Schwellungs- und Ödemreduktion; Stimulierung der Lymphmenge und des Lymphflusses; Reduktion des interstitiellen Drucks

Indikationen für die Sensotape-Anlage

- Schwellungen/Ödeme im Bereich des gesamten Beins bei intakten Lymphknoten

Material

Abb. 1–4: 3 blaue Fächertapes (4 Zügel mit je 1,25 cm)
Abb. 4: 1 blaues I-Tapes (Breite 2,5 cm)

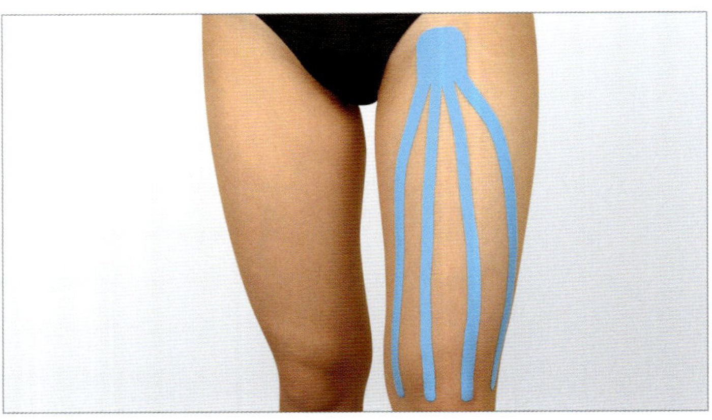

Anlage des anterioren Fächertapes am Oberschenkel
ASTE: In Schrittstellung, das Bein befindet sich in Neutralstellung und dann in Vordehnung im Knie in Flexion.
Schritt 1: Der Anker des ersten Fächertapes wird ohne Zug anterior in der Nähe der Leiste in der Region des Trigonum femorale angelegt. Man beginnt mit den äußeren Zügeln und legt dann einzeln die anderen Zügel mit sehr leichtem Zug über den Oberschenkel an. Die Zügelenden dehnungsfrei bis zur Patella hin auf der Haut auslaufen lassen.

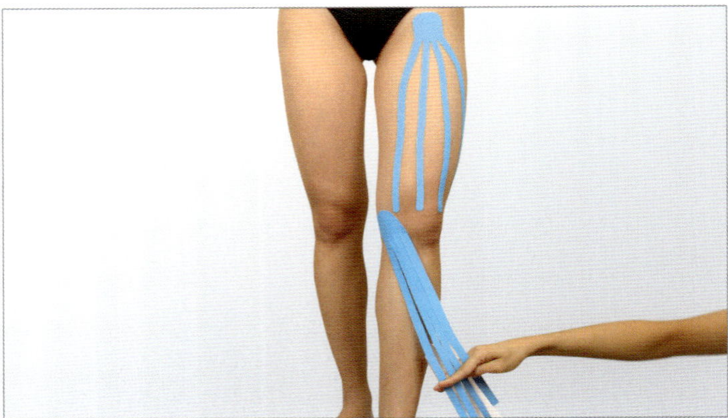

Anlage des medialen Ankers am Unterschenkel
ASTE: In Schrittstellung, das Bein befindet sich in Neutralstellung.
Schritt 2: Der Anker des Fächertapes wird ohne Zug medialseitig am Gelenkspalt des Knies angelegt. Nach dem Entfernen der rückseitigen Trägerfolie des Fächertapes werden alle Zügel vorerst auf der Haut angehaftet.

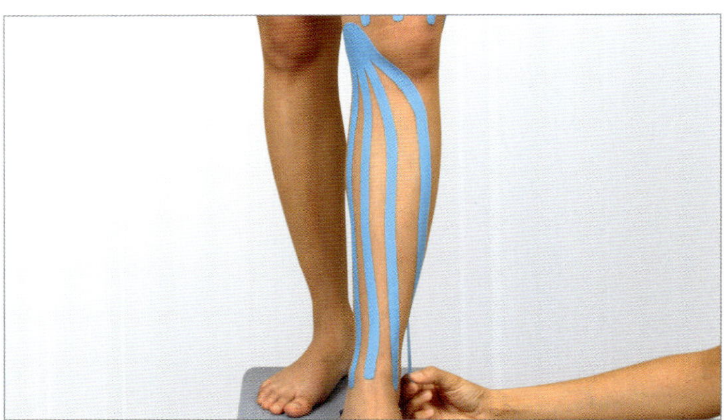

Anlage des medialen Fächertapes am Unterschenkel
ASTE: In Schrittstellung, das Bein befindet sich in Vordehnung mit dem Fuß in Plantarflexion.
Schritt 3: Den Anker fixieren. Die einzelnen Zügel des Fächertapes werden mit sehr leichtem Zug einzeln und nacheinander von medial beginnend nach lateral über die anteriore Seite des Unterschenkels angelegt. Die Zügelenden dehnungsfrei distal auslaufen lassen.

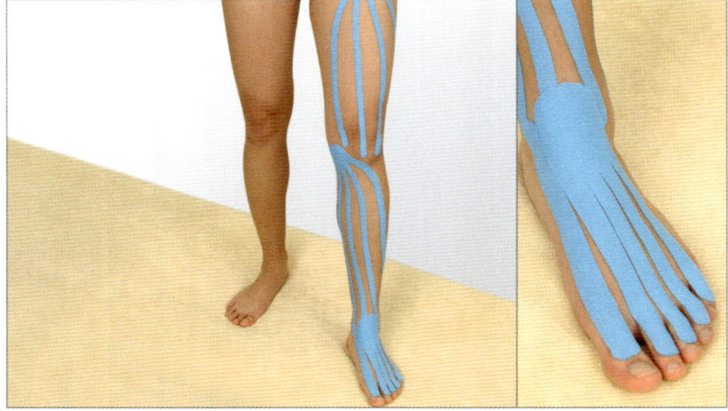

Komplette Lymphtape-Anlage des gesamten Beins
ESTE: In Schrittstellung, das Bein befindet sich in Neutralstellung.
Schritt 4: Das dorsale Fächertape analog in Lymphtechnik in Vordehnung (Plantarflexion) über den Fußrücken anglegen. Zusätzlich erfolgt das Anlegen eines schmalen I-Tapes medialseitig über der Großzehe (s. kl. Abb.). Es folgt das Anmodellieren und Anreiben der gesamten Fächertapeanlage am Bein auf der Haut.

▸ **Es ist angebracht, ein zweites mediales Fächertape mit dem Anker neben dem ersten Tape am Oberschenkel anzulegen. Alle Zügel beider Fächertapes verlaufen dann posterior lateral bzw. posterior medial, den Oberschenkel umrundend. Man berücksichtigt somit die so genannte »mediane Wasserscheide« auf der Posteriorseite des Oberschenkels.**

Gesamtes Bein lateral/posterior – Lymphanlage

Wirkung: Schmerz-, Schwellungs- und Ödemreduktion; Stimulierung der Lymphmenge und des Lymphflusses; Reduktion des interstitiellen Drucks

Indikationen für die Sensotape-Anlage
- Entstauung des gesamten Beins bei insuffizienten Lymphknoten

Material
4 rote Fächertapes
(4 Zügel mit je 1,25 cm)

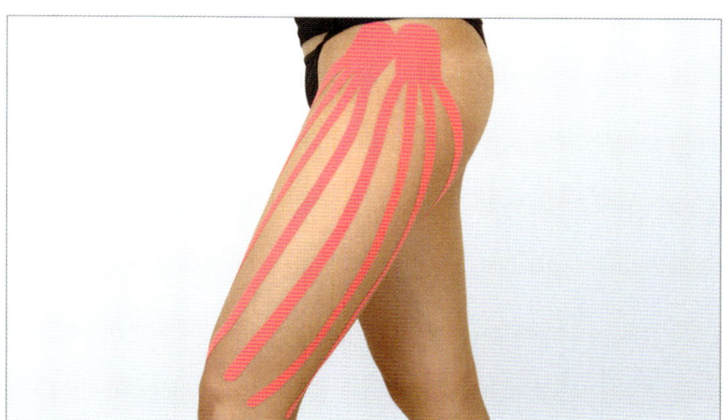

Entstauung des lateralen Oberschenkels: Anlage zweier Fächertapes
ASTE: In Schrittstellung, das Bein befindet sich in Knieflexion.
Schritt 1: Die beiden lateralen Fächertapes werden mit ihrem Anker ohne Zug in gleicher Höhe nebeneinander und oberhalb des Trochanter major in der Regio glutealis angelegt. In Vordehnung werden alle Zügel der beiden Fächertapes mit sehr leichtem Zug einzeln und nacheinander den Oberschenkel umrundend angelegt. Alle Zügelenden dehnungsfrei nach distal auf der Haut auslaufen lassen.

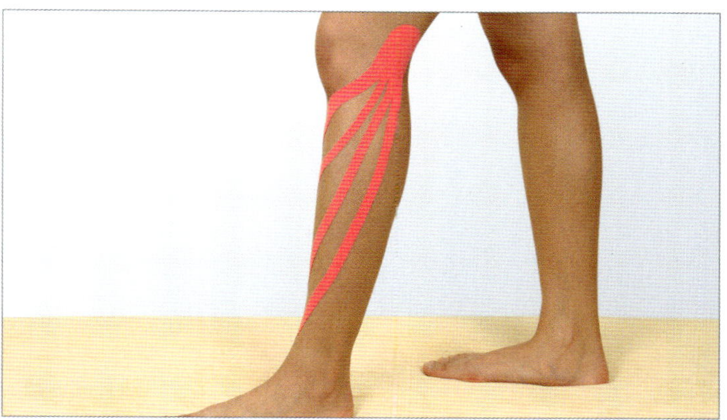

Entstauung des lateralen Unterschenkels: Anlage des dritten Fächertapes
ASTE: In Schrittstellung, das Bein befindet sich in Knieflexion.
Schritt 2: Mit einer Lymphtechnik wird das laterale Fächertape oberhalb des Kniegelenkspalts mit dem Anker ohne Zug in der Regio genus posterior angebracht. Man legt die einzelnen Zügel mit sehr leichtem Zug den Unterschenkel lateral und anterior umrundend an. Die Zügelenden dehnungsfrei auslaufen lassen.

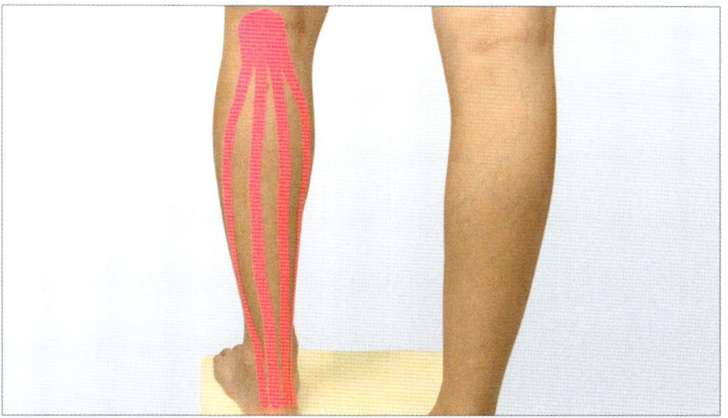

Entstauung des posterioren Unterschenkels: Anlage des vierten Fächertapes
ASTE: In Schrittstellung, das Bein befindet sich in Knieflexion und der Fuß in Dorsalextension.
Schritt 3: Der Anker und die Zügel des Fächertapes werden analog an der posterioren Seite des Unterschenkels angebracht. Der Anker liegt über der Kniekehle und die Zügel ziehen distalwärts zur Ferse.

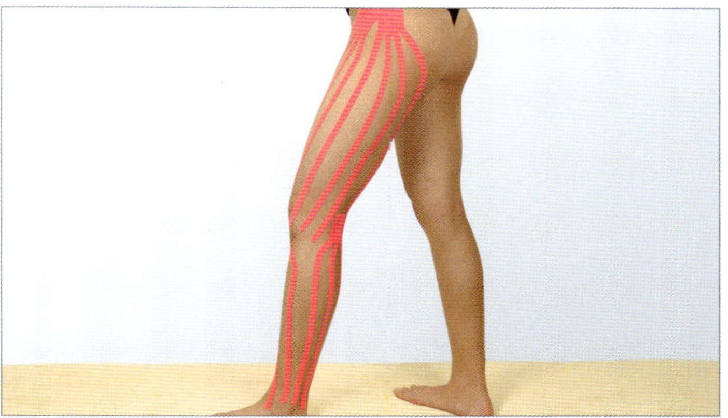

Komplette Lymphtape-Anlage am gesamten Bein
ESTE: In Schrittstellung, das Bein befindet sich in Neutralstellung.
Schritt 4: Die Ansicht zeigt die komplette Lymphanlage zur Entstauung des Beins bei insuffizienten Lymphknoten der Leiste. Die gesamte Beinanlage wird durch leichtes Reiben anmodelliert, aktiviert und fixiert.

▸ **Bei einer Schwellung im posterioren Unterschenkel wird der Lymphfluss vom Unterschenkel zu den poplitealen Lymphknoten (Lnn. poplitei) abgeleitet.**

▸ **Die Komplettierung der Lymphanlage am gesamten Bein geschieht am Fuß mit einem Fächertape oder Lochtape.**

Gesamtes Bein – Lymphanlage

Wirkung: Schmerz-, Schwellungs- und Ödemreduktion; Stimulierung der Lymphmenge und des Lymphflusses; Reduktion des interstitiellen Drucks

Indikationen für die Sensotape-Anlage
- bei insuffizienten Lymphknoten
- Entstauung des gesamten Beins

Material
4 blaue I-Tapes (Spiral-Tape, Breite 1,5 cm)

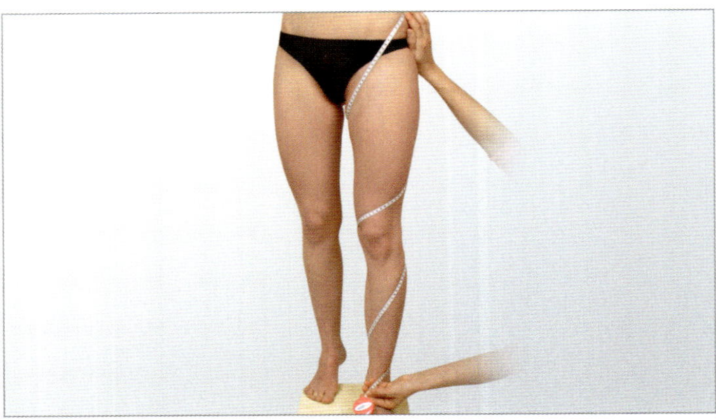

Abmessen und Zuschneiden der I-Tapes
ASTE: In Schrittstellung, das Bein befindet sich in Neutralstellung.
Schritt 1: Zuerst erfolgt das Abmessen des I-Tapes von oberhalb der Crista iliaca mit drei bis vier Umdrehungen um das Bein nach distal bis zum Fußgewölbe. Es werden vier bis sechs schmale I-Tapes in der angemessenen Länge zugeschnitten.

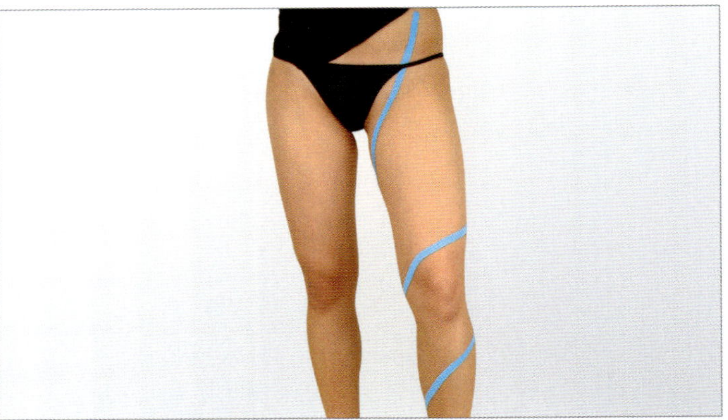

Anlage des Ankers des ersten Spiraltapes
ASTE: In Schrittstellung, das Bein befindet sich in Neutralstellung und dann in Vordehnung, Knieflexion.
Schritt 2: Der Anker des I-Tapes wird ohne Zug oberhalb der intakten transversalen lymphatischen Wasserscheiden bzw. superior/medial von der Crista iliaca beginnend in der Regio lumbalis sinistra angelegt. Nach dem Entfernen der Trägerfolie im oberen Drittel des I-Tapes nur den Papierstreifen anfassen und so das Tape ohne Zug spiralförmig um den Oberschenkel nach distal führend anlegen.

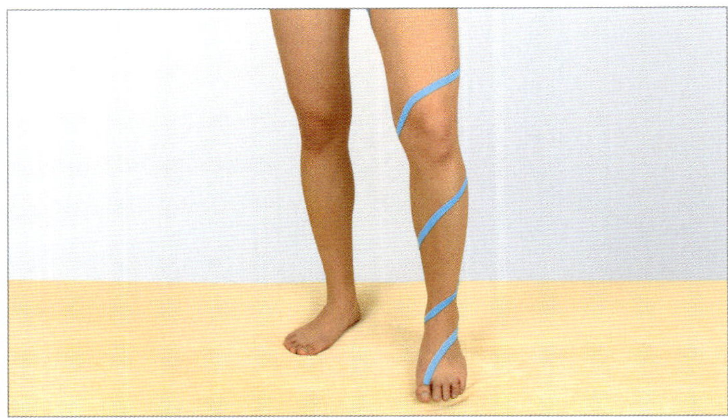

Anlage des ersten Spiraltapes
ASTE: In Schrittstellung, das Bein befindet sich in Knieflexion.
Schritt 3: Mit der gleichen Lymphtechnikt läuft das I-Tape ohne Zug spiralförmig um den Unterschenkel nach distal zum dorsalen Fußrücken und endet an den Zehen.

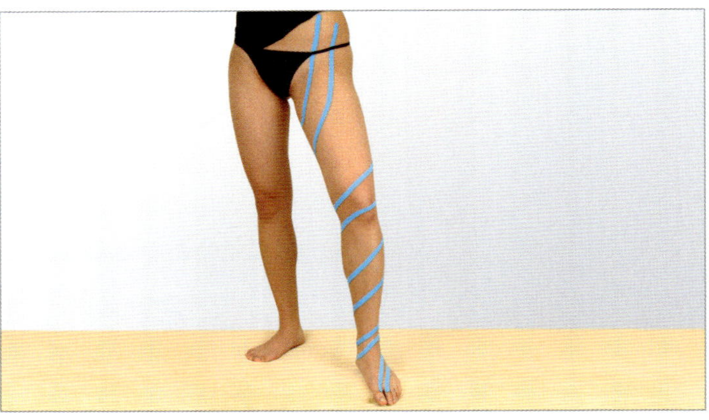

Anlage des zweiten I-Tapes
ASTE: In Schrittstellung, das Bein befindet sich in Neutralstellung und dann in Vordehnung, Knieflexion.
Schritt 4: Der Anker des zweiten I-Tapes liegt lateraler und in gleicher Höhe neben dem ersten Anker und wird ohne Zug angelegt. Mit der fixierten Trägerfolie verläuft das I-Tape ohne Zug parallel zum ersten spiralförmig um den Oberschenkel, um den Unterschenkel nach distal und endet neben dem ersten.

Gesamtes Bein
(Fortsetzung)

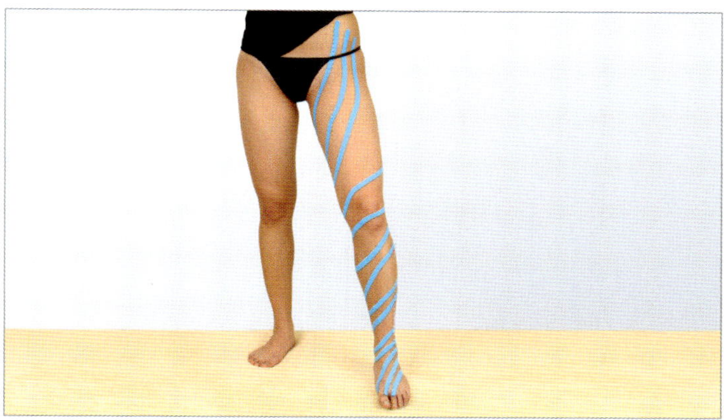

Anlage des dritten Spiraltapes
ASTE: In Schrittstellung, das Bein befindet sich in Neutralstellung und dann in Vordehnung, Knieflexion.
Schritt 5: Analog zu den ersten beiden wird der dritte Anker ohne Zug auf gleicher Höhe – nur mehr lateral/dorsal – am Rumpf angelegt. Das I-Tape verläuft spiralförmig und parallel ohne Zug nach distal um das Bein herum.

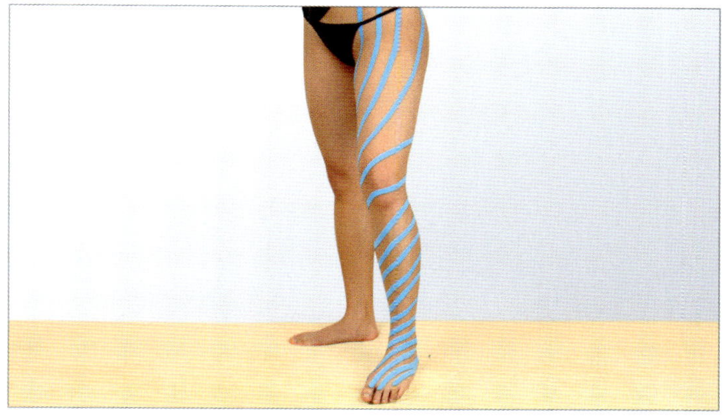

Anlage des vierten I-Tapes
ASTE: In Schrittstellung, das Bein befindet sich in Neutralstellung und dann in Vordehnung, Knieflexion.
Schritt 6: In gleicher Weise und mit der gleichen Lymphtechnik wird ein viertes I-Tape proximal angebracht, welches distalwärts spiralförmig ohne Zug das Bein umwickelt und zu den Zehen hin ausläuft. Bei Bedarf kann ein weiteres I-Tape angewandt werden.

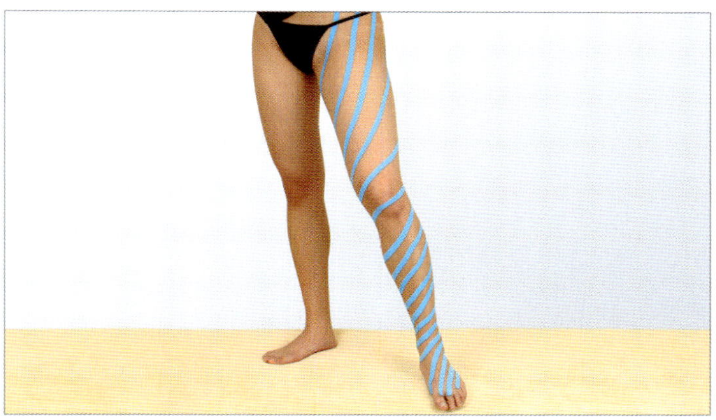

Komplette Spiral-Tape-Anlage
ESTE: Das Bein befindet sich in Neutralstellung.
Schritt 7: Die Ansicht von ventral zeigt die Lymph-Bein-Anlage mit Spiral-Tape mit der intensiven Wirkung einer zirkulären Entstauung bei insuffizienten Lymphknoten in der Leistenregion. Die Lymphströmung der Beinlymphgefäße führt an den Lnn. inguinales vorbei und endet oberhalb der transversalen unteren Wasserscheide im lateralen ventralen Rumpfterritorium.

▸ **Die Lymphanlage mit Spiral-Tape ist indiziert, wenn die Lymphe die Wasserscheiden überqueren und über einen anderen intakten Lymphknoten, den insuffizienten Lymphknoten umgehend, abtransportiert werden soll.**

Sensotape®-Techniken für die untere Extremität

IX. Nerven der unteren Extremität

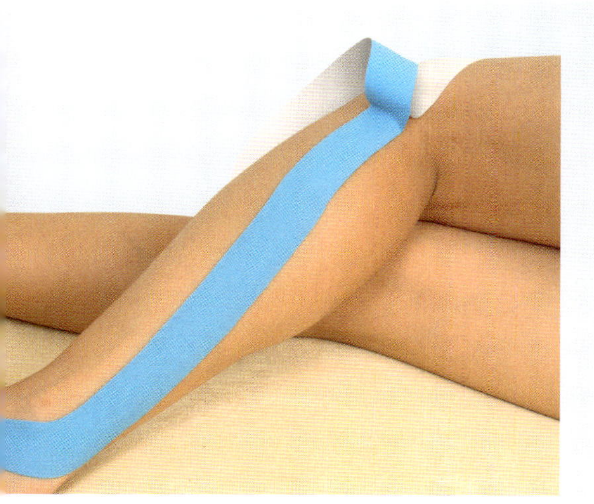

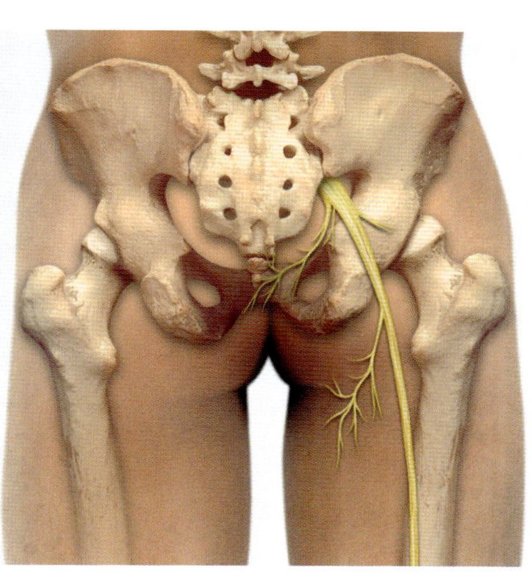

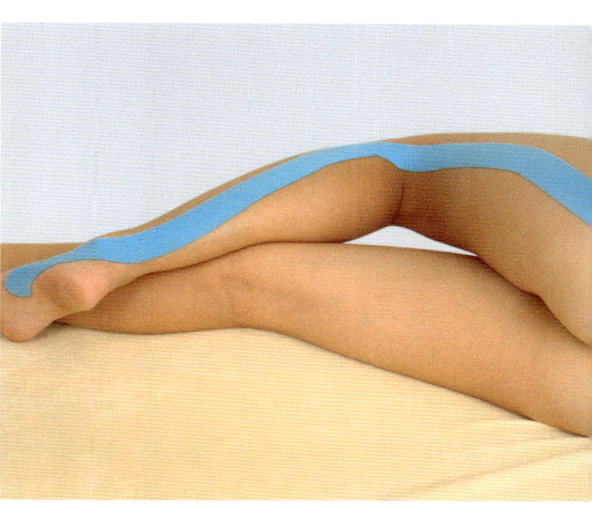

Nervus ischiadicus

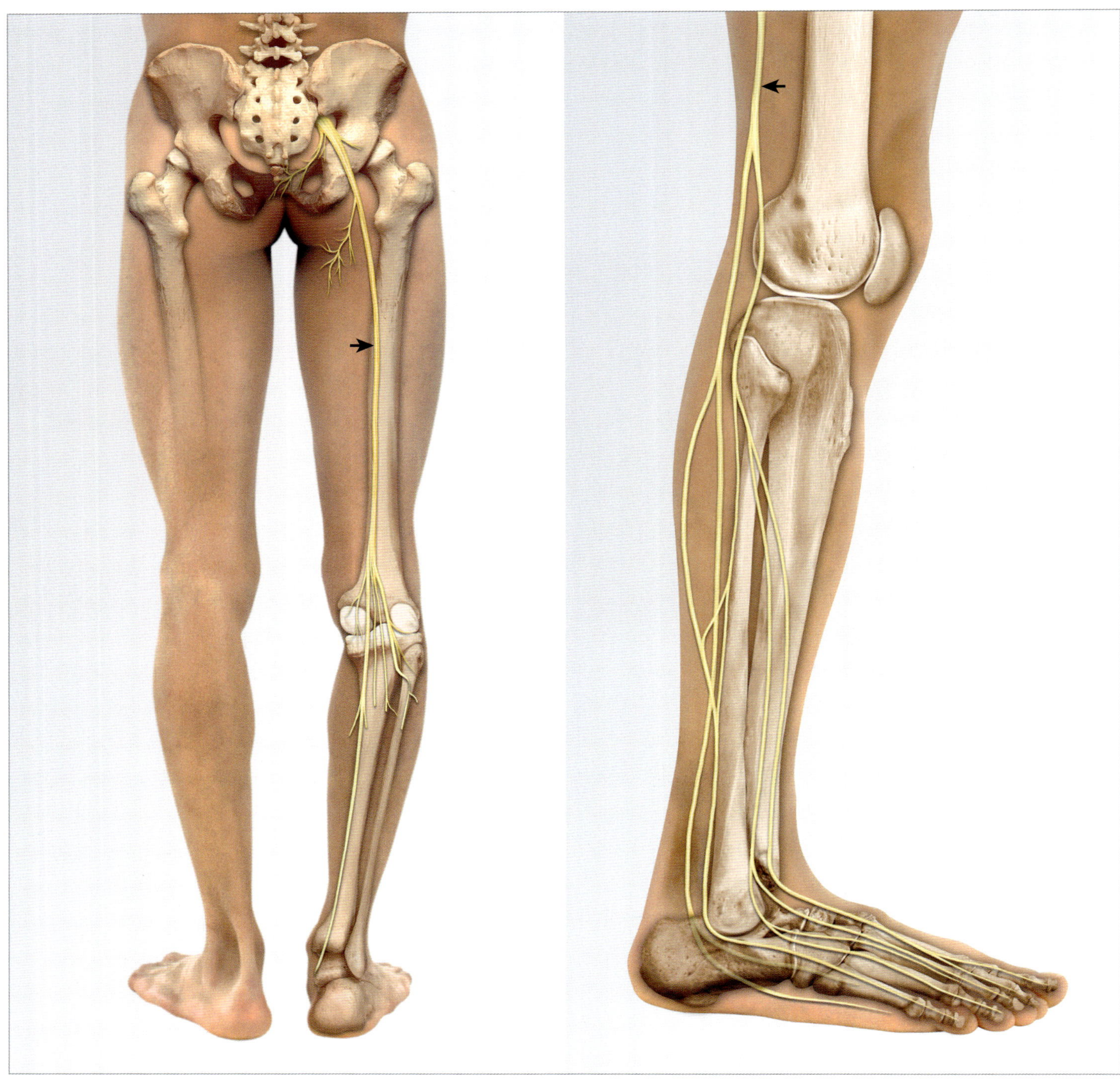

Der N. ischiadicus entspringt aus den Segmenten L4–S3 des Plexus sacralis. Er ist der längste Nerv des menschlichen Körpers und verlässt das Becken durch das Foramen infrapiriforme. Er verläuft unter dem M. gluteus maximus nach distal auf die Rückseite des Oberschenkels.

Der N. ischiadicus teilt sich proximal der Kniekehle in den N. fibularis (peroneus) communis und den N. tibialis. Auf diesem Weg gibt der N. ischiadicus motorische Äste zur Innervation der Mm. semitendinosus, semimembranosus, biceps femoris und adductor magnus (medialer Anteil) ab.

Nervus ischiadicus – Nervenanlage

Wirkung: Schmerz- und Ödemreduktion; Limitierung und Reduzierung des Drucks auf das Nervengewebe an den Prädilektionsstellen; Entlasten und Faszilitieren der Nervenbahn; Stimulieren der Sensibilität und der Motorik

Indikationen für die Sensotape-Anlage
- ausstrahlende Schmerzen im Bereich des N. ischiadicus
- Ischialgie, Bandscheibenvorfall (LWS)
- bei Lähmungen nach Apoplexie
- verkürzter oder hypertoner M. piriformis

Material
blaues Y-Tape

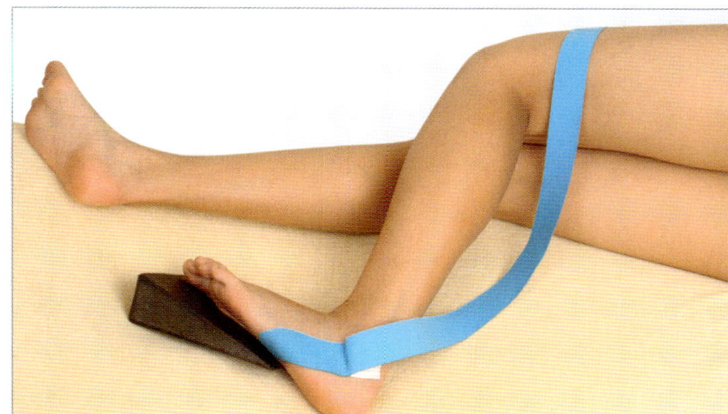

Anlage des Y-Ankers
ASTE: In Seitenlage rechts, der Fuß befindet sich unterlagert in Dorsalextension und leichter Inversion (mit einem Keil in Dehnstellung).
Schritt 1: Zuerst wird das Y-Tape in einer Dehnstellung des Beins vom distalen lateralen Fuß bis zur LWS hin abgemessen. Danach erfolgt das Zurechtschneiden der proximalen Y-Zügel. Der Anker des Y-Tapes wird ohne Zug plantar unter der Fußsohle (N. tibialis) und am lateralen Fußrand (N. suralis) angelegt.

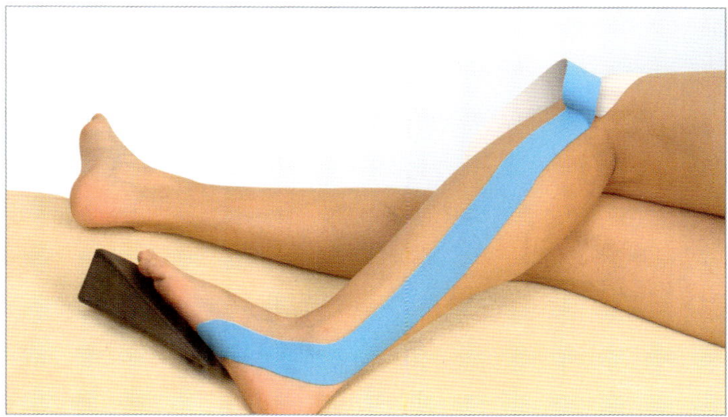

Anlage des distalen Y-Tapes
ASTE: In Seitenlage rechts, der Fuß befindet sich unterlagert in Dorsalextension und leichter Inversion (mit einem Keil in Dehnstellung).
Schritt 2: Mit einer Neuraltechnik wird das distale Tape im Verlauf des N.ischiadicus mit leichtem Zug angelegt, wobei jeder Nerventeil beim Anlegen des Tapes in Vordehnung gebracht werden muss. Das Y-Tape verläuft hinter dem lateralen Malleolus proximalwärts, parallel zur Achillessehne entlang der Fibularis-Loge am Unterschenkel bis zur posterioren Seite des Fibulaköpfchens.

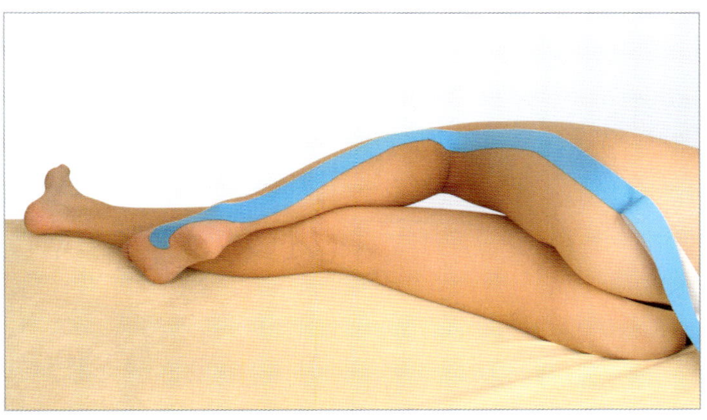

Anlage des proximalen Y-Tapes
ASTE: In Seitenlage rechts, das Bein befindet sich in Hüft- und Knieflexion. Der Fuß befindet sich in Dorsalextension mit leichter Inversion.
Schritt 3: Das Y-Tape zieht mit leichtem Zug über die Kniekehle zwischen den Mm. semimembranosus und biceps zum posterioren lateralen Drittel des Oberschenkels und kranialwärts unterhalb des Gluteus maximus und M. piriformis nach lateral über die Gesäßbacke.

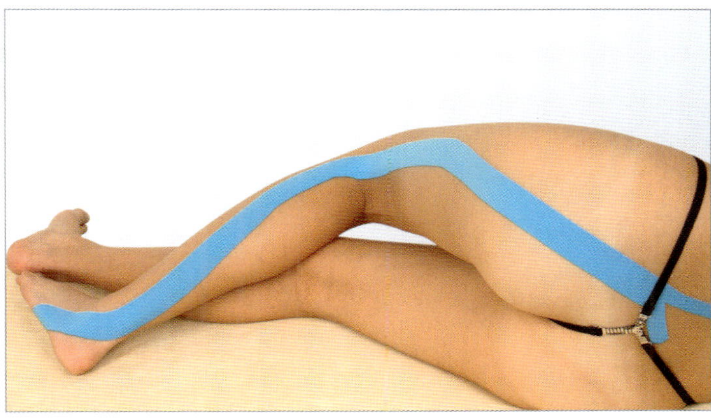

Komplette Y-Tape-Anlage
ESTE: In Seitenlage rechts, das Bein befindet sich in Hüft- und Knieflexion, Fußdorsalextension und leichter Inversion.
Schritt 4: Das proximale Y-Tape zieht über das Becken weiter bis zur Regio lumbosacralis (Plexus lumbosacralis: L1–S3). Die Y-Tapeenden dehnungsfrei an der LWS zu den DF L4–S3 auslaufen lassen.

▸ **Um bessere Nervendehnung zu erreichen, sollte zuerst das Bein gestreckt werden und dann eine Knie- und Hüftflexion ausgeführt werden. Vor den spezifischen Nerven-Dehnungstests müssen Gelenkeinschränkungen und Muskelverkürzungen ausgeschlossen werden.**

Sensotape®-Techniken bei spezifischen Krankheitsbildern

X. Spezifische Krankheitsbilder des Rumpfs

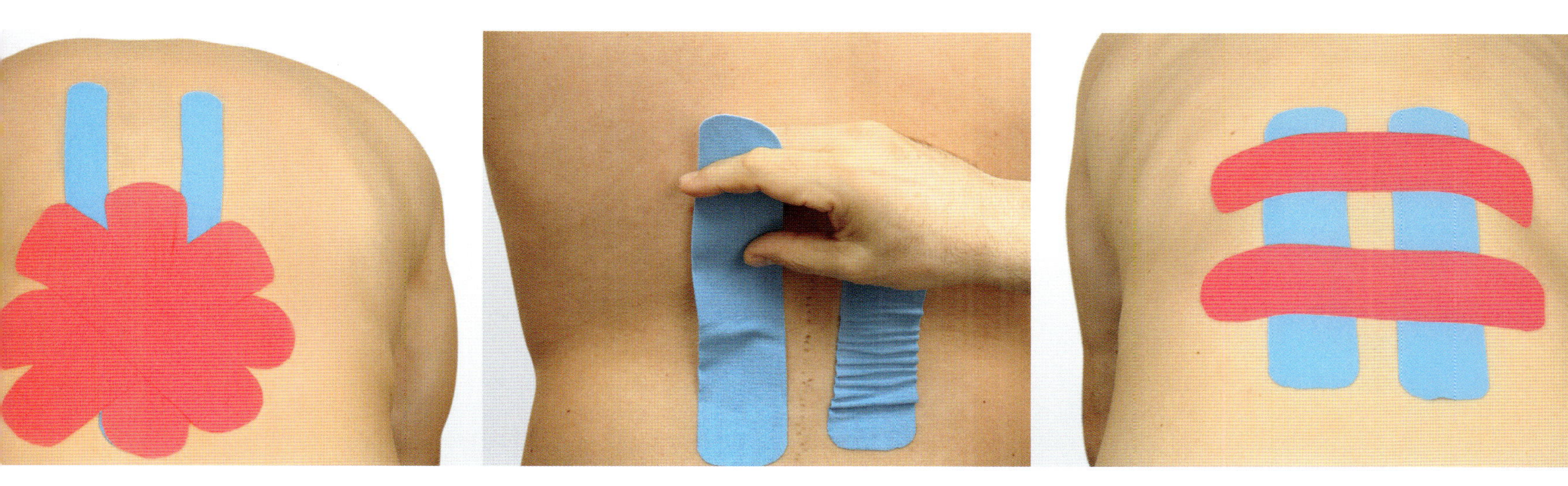

Schmerzen im Bereich der Bauchmuskulatur – Muskelanlage

Wirkung: Schmerz- und Ödemreduktion; Detonisierung/Tonisierung der Bauchmuskulatur; Entlastung der Faszienstränge/Harmonisierung der Faszienmotilität; Detonisierung/Tonisierung der WS-Muskulatur und WS-Stabilisation; Fazilitieren und Stimulieren der WS-Aufrichtung; Schulung der Propriozeption und Sensomotorik

Material:
Abb. 1–4: blaues und rotes Y-Tape

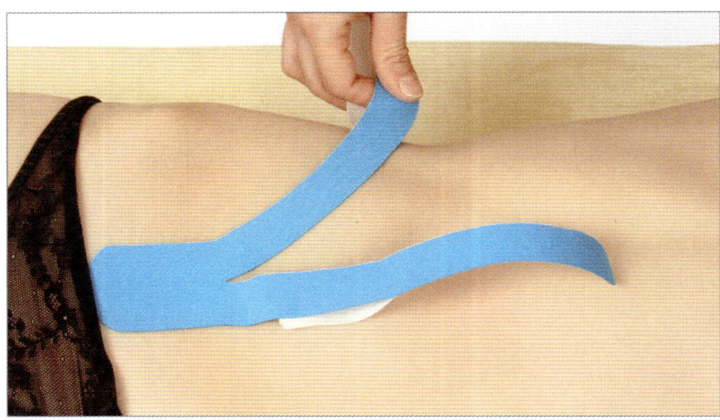

Anlage des inferioren Y- Ankers
ASTE: In Rückenlage, der Rumpf befindet sich in Neutralstellung.
Schritt 1: Das Y-Tape wird in detonisierender Muskeltechnik über dem M. obliquus externus abdominis appliziert. Der Anker des Y-Tapes wird ohne Zug an der Symphyse, auf der Linea mediana anterior angelegt. Die I-Tapeenden sollen dehnungsfrei auslaufen.

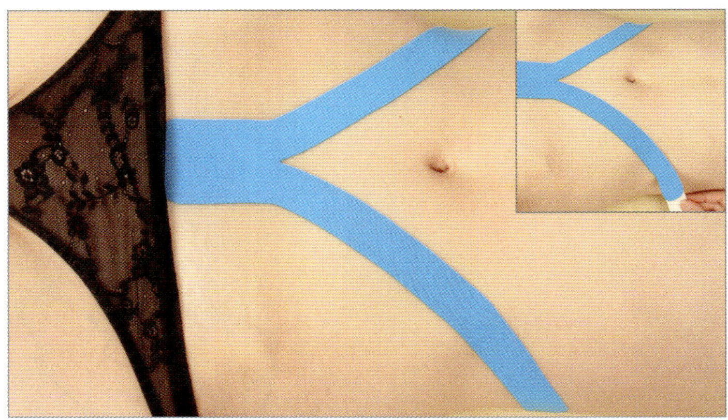

Anlage des inferioren Y-Tapes
ASTE: Die Ausgangsstellung wird beibehalten.
Schritt 2: Der Anker wird bei vorgedehntem Oberköper fixiert. Der rechte Y-Zügel wird zuerst mit leichtem Zug von kaudal-medial nach kranial-lateral zu den unteren Rippen angelegt. Der linke Y-Zügel wird analog dazu angelegt (s. kl. Abb.).
Die Tapeenden sollen dehnungsfrei auslaufen. Die komplette Anlage wird durch leichtes Reiben anmodelliert, aktiviert und fixiert.

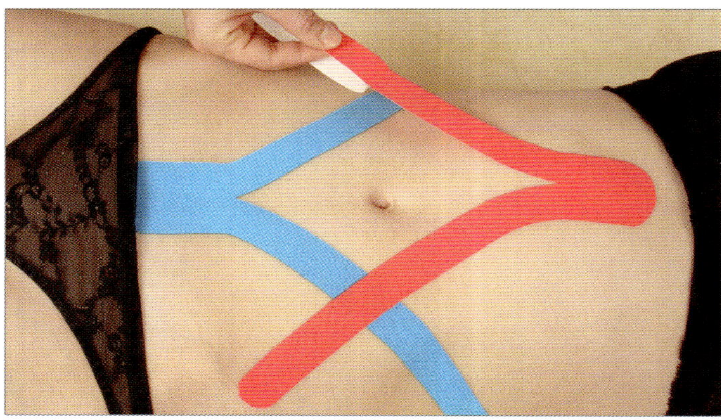

Kombinationsanlage: Anlage des superioren Y-Tapes
ASTE: Die Ausgangsstellung wird beibehalten.
Schritt 3: Das zweite Y-Tape wird mit einer tonisierenden Muskeltechnik über den M.obliquus internus abdominis und spiegelbildlich zum ersten Tape angelegt. Der Anker wird ohne Zug am Processus xiphoideus auf der Linea alba in der Regio epigastrica angebracht. Der Rumpf wird in Vordehnung gebracht, die beiden Y-Zügel werden bei fixiertem Anker von kranial-medial nach kaudal-lateral zur Crista iliaca hin angelegt. Die Zügelenden dehnungsfrei auslaufen lassen.

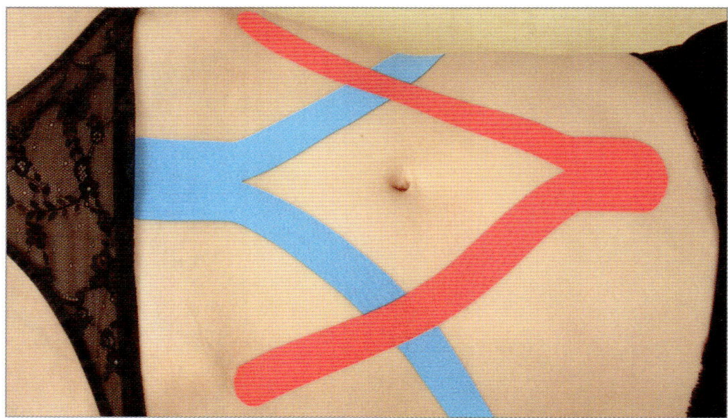

Komplette Kombinationsanlage der inferioren und superioren Y-Tapes
ASTE: Im Stand, Neutralstellung.
Schritt 4: Bei dieser Tapekonstruktion zweier Y-Tapes verbinden sich die Zügel über dem M. obliquus externus mit den Zügeln über dem Faserverlauf des M. obliquus internus der Gegenseite. Diese entgegengesetzten diagonalen Zugrichtungen der Bauchmuskulatur lassen eine Schräggurtung der Bauchwand entstehen. Die komplette Anlage wird durch leichtes Reiben anmodelliert, aktiviert und fixiert.

Schmerzen im Bereich der Bauchmuskulatur – Muskelanlage (Fortsetzung)

Material:
Abb. 5–7: 1 rotes I-Tape, 2 blaue I-Tapes
Abb. 8: blaues und rotes Y-Tape

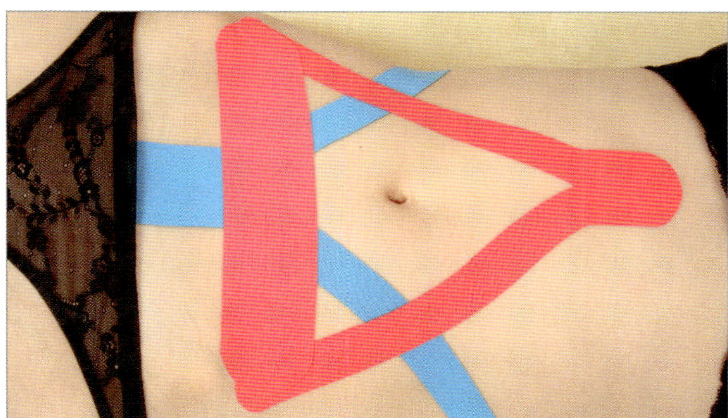

Alternative Kombinationsanlage: Anlage des Quer-I-Tapes
ASTE: Die Ausgangsstellung wird beibehalten.
Schritt 5: Zur Kombinationsanlage ergänzt man ein horizontales, tonisierendes I-Tape über dem M. transversus abdominis. Die Sehnenanteile der transversen Bauchmuskeln beider Seiten sind über die Rektusscheide fest miteinander verbunden, es bestehen aber auch Synergien mit horizontalen Fasern der Mm. obliqui. Zusammen bewirken sie die Quergurtung der Bauchwand.

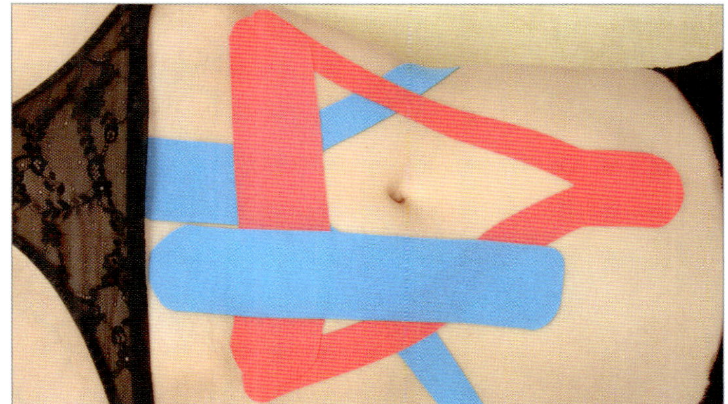

Alternative Kombinationsanlage: Anlage des unilateralen Längs-I-Tapes
ASTE: Die Ausgangsstellung wird beibehalten.
Schritt 6: Über dem M. rectus abdominis wird ein detonisierendes Längs-I-Tape angelegt. Der Anker des I-Tapes wird ohne Zug oberhalb des Schambeins am Tuberculum pubicum angebracht. Den Anker fixieren, während das I-Tape mit leichtem Zug parallel zur Linea alba nach kranial über die 5.–7. Rippenknorpel angelegt wird. Das Tapeende dehnungsfrei in der Regio epigastrica auslaufen lassen.

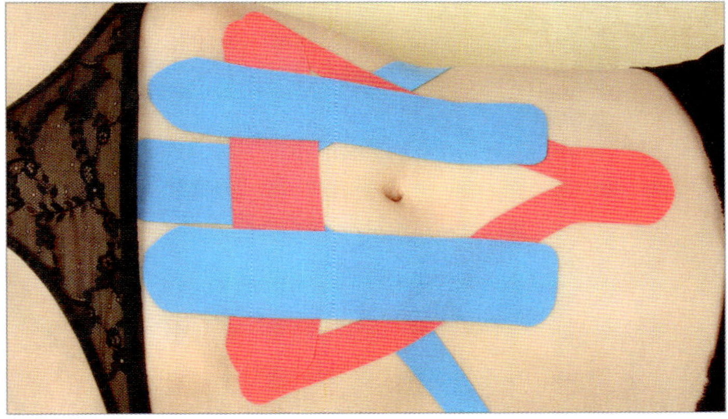

Alternative komplette Kombinationsanlage: Anlage der bilateralen Längs-I-Tapes der Bauchmuskelschlingen
ESTE: Die Ausgangsstellung wird beibehalten.
Schritt 7: Kontralateral wird das zweite I-Tape in gleicher Weise angelegt. Die Tapekonstruktion wird damit nach der Schräg- und Quergurtung durch die Längsgurtung komplettiert. Die komplette Anlage wird durch leichtes Reiben anmodelliert, aktiviert und fixiert.

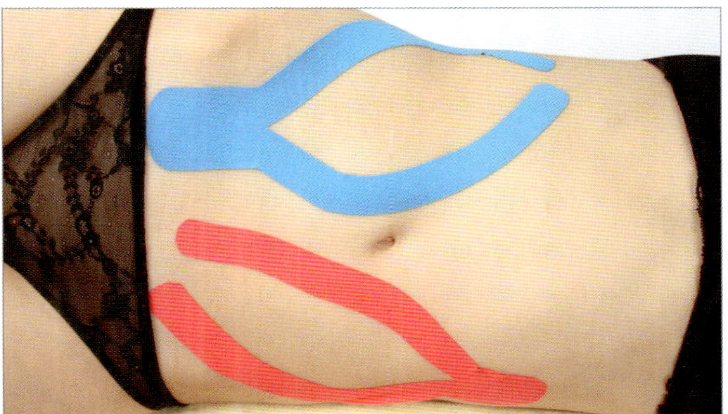

Alternative Kombinationsvariante: Anlage zweier Y-Tapes
ESTE: Die Ausgangsstellung wird beibehalten.
Schritt: Zur Behandlung einer einseitigen Läsion der Bauchmuskeln besteht die Möglichkeit einer asymmetrischen Kombinationsanlage. Hierbei wird das rechte Y-Tape detonisierend, das linke hingegen tonisierend, über dem M. obliquus externus abdominis angelegt. Die komplette Anlage wird durch leichtes Reiben anmodelliert, aktiviert und fixiert.

Bandscheibenvorfall im Bereich der LWS

– Muskel- (Abb. 1–4), Space- (Abb. 1–3) und Gelenkanlage (Abb. 3–4)

Wirkung: Schmerz- und Ödemreduktion; Entlastung der LWS-Region; Detonisierung der WS-Muskulatur; Fazilitieren und Stimulieren der WS-Aufrichtung

Material
Abb. 1 und 2: blaues Y-Tape,
rotes Stern-Tape
Abb. 3 und 4: vier rote I-Tapes,
2 schmale blaue I-Tapes, blaues Y-Tape

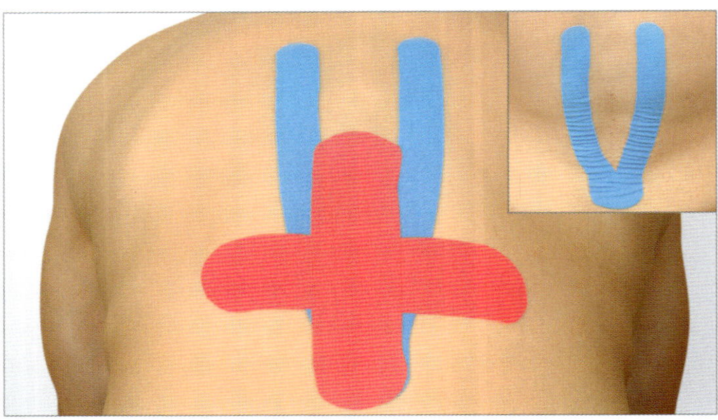

Kombinationsanlage: Anlage des horizontalen und vertikalen I-Tapes
ASTE: Im Stand, der Oberkörper befindet sich in Ventralflexion.
Schritt 1: Die Kombinationsanlage setzt sich aus einem paravertebralen Y-Tape mit einer detonisierenden Muskeltechnik über dem M. erector spinae (s. kl. Abb.) und aus einem Kreuztape als Spaceanlage zusammen. Die beiden horizontalen und vertikalen I-Tapes werden mit ihrem zentralen Anker mit einer Liftingtechnik unter mittlerem Zug direkt über der schmerzhaften LWS-Region angelegt.

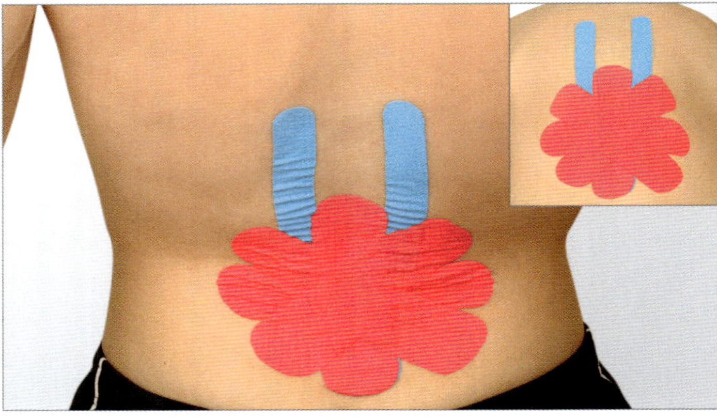

Komplette Kombinationsanlage mit Y- und Sterntape
ESTE: Im Stand, der Oberkörper befindet sich in Neutralstellung.
Schritt 2: Die Kombinationsanlage wird mit zwei diagonalen I-Tapes mit der gleichen Liftingtechnik komplettiert. Die Anker der beiden diagonalen I-Tapes überkreuzen einander über der schmerzhaften LWS-Region und formen ein Stern-Tape (s. kl. Abb.). Die I-Tapeenden dehnungsfrei auslaufen lassen. Die komplette Anlage wird durch leichtes Reiben anmodelliert, aktiviert und fixiert.

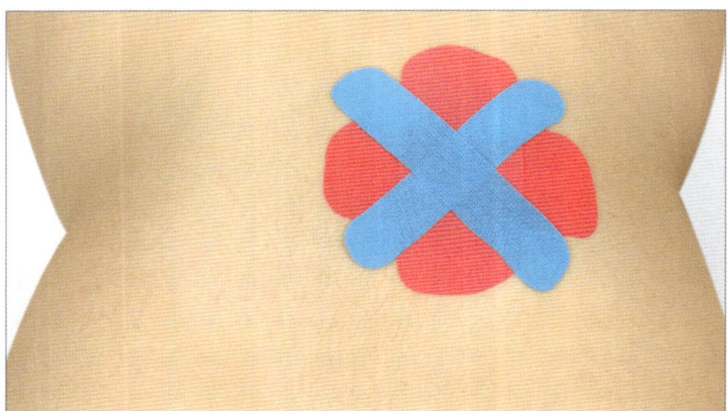

Alternative komplette Anlage mit Stern-Tape
ASTE: Im Stand, der Oberkörper leicht abgestützt.
Schritt 1: Abhängig von Größe und Lokalisation der Protrusion/des Prolapses besteht eine antalgische Deviation der LWS. Alle I-Tapes werden unilateral mit ihrem zentralen Anker mit starkem Zug und Innendruck direkt über dieser antalgischen LWS-Region appliziert. Es wird ein rotes Kreuztape mit einer mechanischen Korrektur mit zwei blauen diagonalen I-Tapes, die einander überkreuzen, zu einem Sterntape geformt. Die I-Tapeenden dehnungsfrei auslaufen lassen. Die komplette Anlage wird durch leichtes Reiben anmodelliert, aktiviert und fixiert.

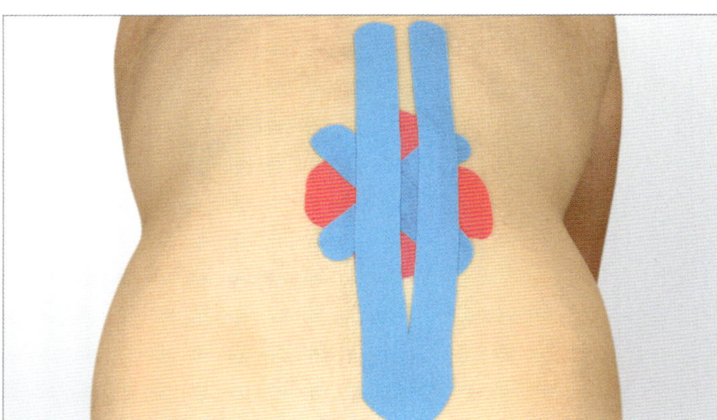

Alternative komplette Kombinationsanlage mit Y- und Stern-Tape
ESTE: Im Stand, der Oberkörper befindet sich in Neutralstellung.
Schritt 2: Zusätzlich wird als detonisierende Muskelanlage ein Y-Tape zur Unterstützung der rechtslastigen hypertonen, paraspinalen Muskulatur angelegt. Die komplette Anlage wird durch leichtes Reiben anmodelliert, aktiviert und fixiert.

LWS-Syndrom, Lumbale Diskushernie – Muskel- (Abb. 1–4), Ligament- (Abb. 1), Space- (Abb. 2), Faszien- (Abb. 3) und Gelenkanlage (Abb. 4)

Wirkung: Schmerz- und Ödemreduktion; Entlastung und Limitierung der LWS-Region; Detonisierung der WS-Muskulatur; Fazilitieren und Stimulieren der WS-Aufrichtung

Material:
Abb. 1 und 2: blaues Y-Tape,
rotes Stern-Tape
Abb. 3: blaues und rotes Y-Tape
Abb. 4: 4 blaue Y-Tapes, 2 rote I-Tapes

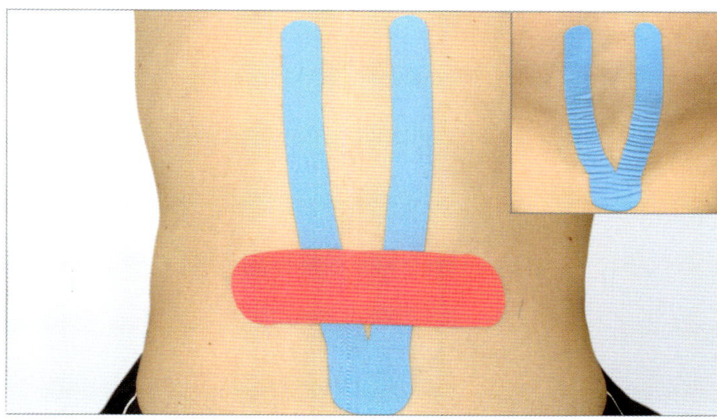

Kombinationsanlage: Anlage des Y- und des I-Tapes
ASTE: Im Stand, die Rückenmuskulatur und die dorsalen Bandstrukturen befinden sich durch Ventralflexion des Oberkörpers in Vordehnung.
Schritt 1: In der Kombinationsanlage wird ein Y-Tape in Muskel- und ein I-Tape in Ligamenttechnik appliziert. Das Y-Tape wird detonisierend paravertebral angelegt, um die WS-Muskulatur zu unterstützen. Der zentrale Anker des I-Tapes wird unter starkem Zug über den lumbalen Bändern zwischen den DF bis zu den Gelenkfacetten angelegt, sodass es direkt über der Gabelung des Y-Tapes positioniert ist.

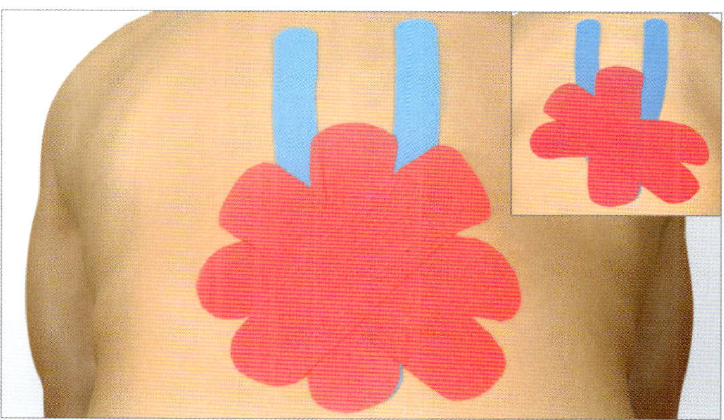

Komplette Kombinationsanlage: Anlage des Y- und des Sterntapes
ASTE: Die Ausgangsstellung wird beibehalten.
Schritt 2: Bei starken ischialgieformen Schmerzen werden zusätzlich zu Schritt 1 noch drei weitere I-Tapes mit einer Spaceanlage angebracht. Ein Längs- und zwei Diagonale-I-Tapes (s. kl. Abb). Die sich überlappenden I-Tapes werden mit mittlerem Zug in einer Lifting-Technik über dem Schmerzfokus angelegt, sodass am Ende ein Stern-Tape gebildet wird. Die Tapeenden sollen dehnungsfrei auslaufen.

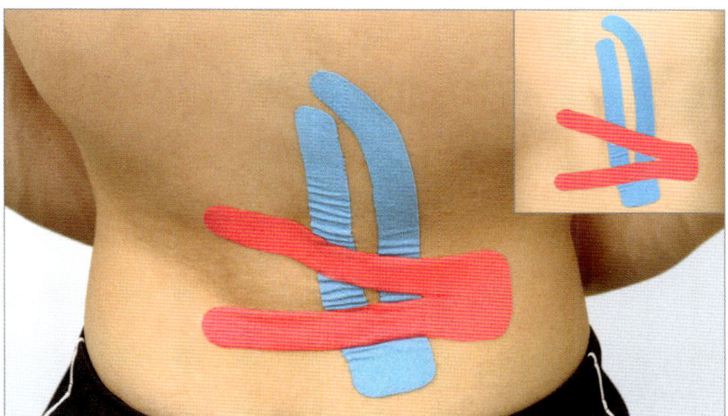

Alternative komplette Kombinationsanlage mit zwei Y-Tapes
ESTE: Im Stand, der Rumpf befindet sich zunächst in Lateralflexion zur Gegenseite der Anlage.
Schritt: Bei unilateralen lumbalen Schmerzen appliziert man rechtsseitig ein detonisierendes Längs-Y-Tape über dem lateralen Trakt des M. erector spinae bzw. M. quadratus lumborum. Je nach Schmerzlokalisation wird ein Quer-Y-Tape mit einer Oszillations-Technik so angebracht, dass die Schmerzstelle im Y-Spalt von den Zügeln umfasst wird. Die Tapeenden sollen dehnungsfrei auslaufen.

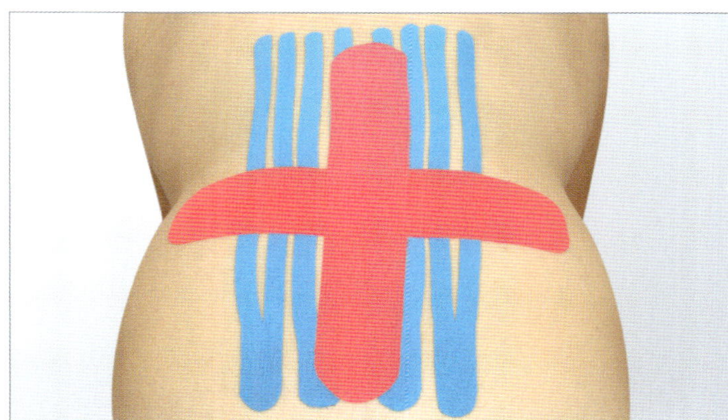

Alternative komplette Kombinationsvariante: mit Y- und Kreuz-Tape
ESTE: Im Stand, der Rumpf befindet sich in Ventralflexion.
Schritt: Vier bilaterale und symmetrische Y-Tapes werden detonisierend über den medialen bzw. lateralen Trakten des M. erector spinae angebracht. Zusätzlich ergänzt man zwei I-Tapes in mechanischer Korrektur-Technik über der lumbalen Läsionsstelle für eine bessere LWS-Stabilisation. Die beiden roten I-Tapes überkreuzen einander im rechten Winkel, direkt über der LWS.

▸ **Diese Anlage für größtmögliche Rumpfstabilisation mit einer Bauchmuskelanlage kombinieren!**

LWS-Syndrom, Ischialgie – Muskel- (Abb. 1–4), Ligament- (Abb. 2), Space- (Abb. 3) und Gelenkanlage (Abb. 4)

Wirkung: Schmerz- und Ödemreduktion; Durchblutungsförderung; Detonisierung der dorsalen Muskulatur; Stabilisierung des lumbalen Kapsel-Band-Apparats; Limitierung der LWS-Beweglichkeit; Schulung der Propriozeption und Sensomotorik; Entlastung der Faszienstränge/Harmonisierung der Faszienmotilität

Material:
2 blaue und 2 rote I-Tapes

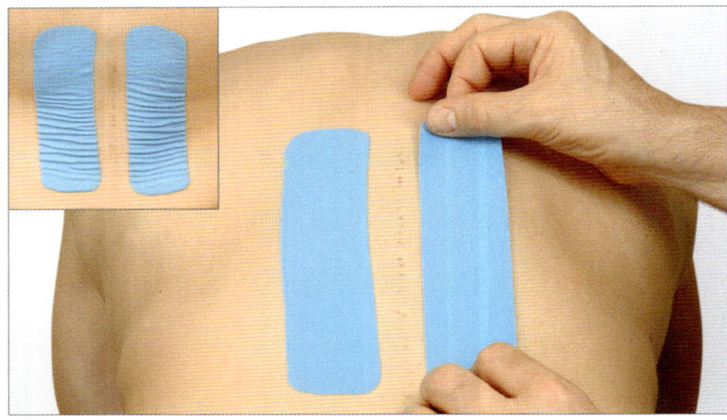

Anlage bilateraler analoger I-Tapes
ASTE: Im Stand, der Rumpf befindet sich in Ventralflexion und geht bei der Tapeanlage zunächst in Rotation zur Gegenseite, dann in Neutralstellung.
Schritt 1: Über dem M. erector spinae werden zwei detonisierende I-Tapes angebracht. Der Anker beider I-Tapes liegt auf gleicher Höhe in der Regio lumbalis, oberhalb des ISG. In WS-Vordehnung wird der Anker fixiert und das linke I-Tape mit leichtem Zug nach kranial hin angelegt. Ein zweites rechtes I-Tape wird spiegelbildlich angebracht.

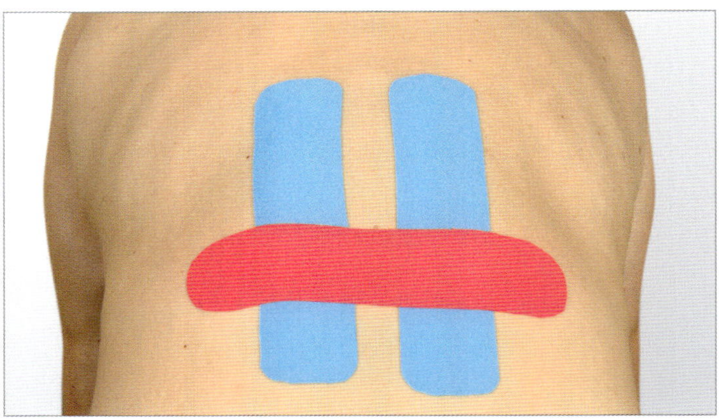

Komplette Kombinationsanlage mit bilateraler H-Ligamenttechnik
ESTE: Im Stand, der Rumpf befindet sich in Ventralflexion.
Schritt 2: Unter der bilateralen H-Technik an der WS versteht man die Zusammensetzung zweier detonisierender I-Tapes in Längs-Applikationsform mit einem senkrecht dazu verlaufenden Quer-I-Tape. Das Quer-I-Tape wird als Ligamentanlage angebracht. Die Anlage erfolgt unter starkem Zug, mittig über die Ligg. interspinalia bis zu den Gelenkkapseln der Wirbelbogengelenke.

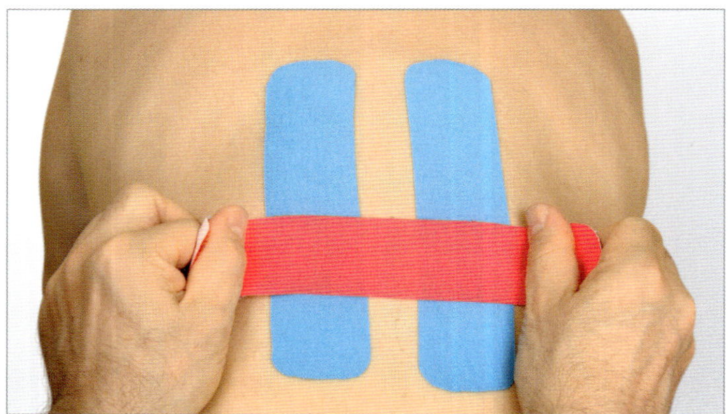

Alternative Kombinationsanlage mit bilateraler H-Spacetechnik
ESTE: Im Stand, der Rumpf befindet sich in Ventralflexion.
Schritt: Zusätzlich zu den bilateralen, detonisierenden Längs-I-Tapes wird in gleicher Vorgehensweise ein Quer-I-Tape, nur diesmal mit einer Spaceanlage, angebracht. Der zentrale Anker des I-Tapes wird mit mittlerem Zug durch eine Lifting-Technik direkt über dem schmerzhaft lädierten Lumbalsegment angelegt. Die I-Tapeenden sollen dehnungsfrei auslaufen. Die komplette Anlage wird durch leichtes Reiben anmodelliert, aktiviert und fixiert.

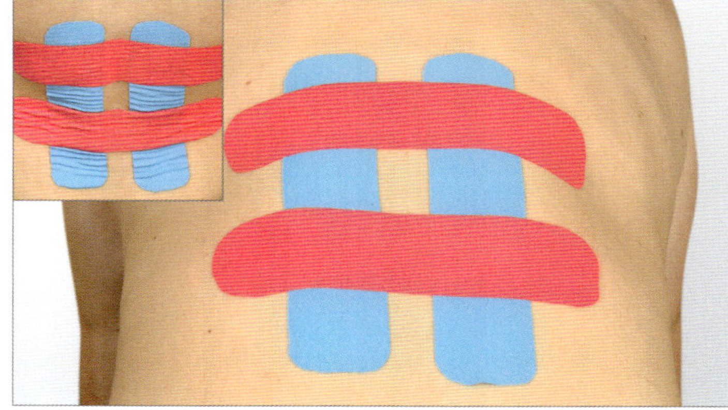

Alternative Kombinationsvariante: doppelte bilaterale H-Gelenktechnik
ESTE: Im Stand, der Rumpf befindet sich in Ventralflexion und geht je nach Tapeanlage in Rotation zur Gegenseite.
Schritt: Diese Tapekonstruktion aus zwei bilateralen Längs- bzw. zwei Quer-I-Tapes wird zaunartig so angelegt, dass das betroffene lumbale Areal durch die Tapes begrenzt ist. Mit einer zentralen, mechanischen Korrektur-Technik ergänzt man die parallelen Längs-I-Tapes um parallel verlaufende inferiore bzw. superiore Quer-I-Tapes. Alle I-Tapeenden sollen dehnungsfrei auslaufen. Die komplette Anlage wird durch leichtes Reiben anmodelliert, aktiviert und fixiert (s. kl. Abb.).

LWS-Syndrom, Linkskonvexe LWS-Skoliose – Muskel- (Abb. 1–4), Space- (Abb. 2), Ligament- (Abb. 3), Gelenk- und Faszienanlage (Abb. 4)

Wirkung: Schmerz- u. Ödemreduktion; Durchblutungsförderung; **detonisierend** auf d. konkaven LWS-Seite, **tonisierend** auf d. konvexen LWS-Seite; Stabilisierung d. lumbalen Kapsel-Band-Apparats; Limitierung d. LWS-Beweglichkeit; Schulung d. Propriozeption u. Sensomotorik; Entlastung d. Faszienstränge/Harmonisierung d. Faszienmotilität

Material:
Abb. 1 und 2: 1 rotes und blaues I-Tape, 4 rote I-Tapes
Abb. 3: 2 rote und 1 blaues I-Tape
Abb. 4: 1 rotes, 1 blaues I-Tape, 1 rotes Y-Tape

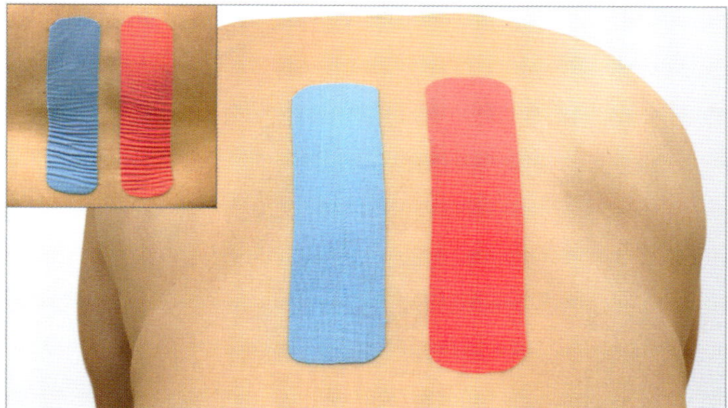

Anlage bilateraler variierender I-Tapes
ASTE: Im Stand, der Rumpf befindet sich in Ventralflexion und geht je nach Tapeanlage in Rotation zur Gegenseite, dann in Neutralstellung.
Schritt 1: Die bilateralen I-Tapes werden in asymmetrischer Muskeltechnik in der Regio lumbalis angebracht. Auf der hypotonen/konvexen Seite wird das linke I-Tape tonisierend mit dem Anker von kaudal nach kranial ziehend angelegt. Auf der hypertonen/konkaven Seite wird das I-Tape detonisierend mit dem Anker kranial angelegt und zieht kaudalwärts.

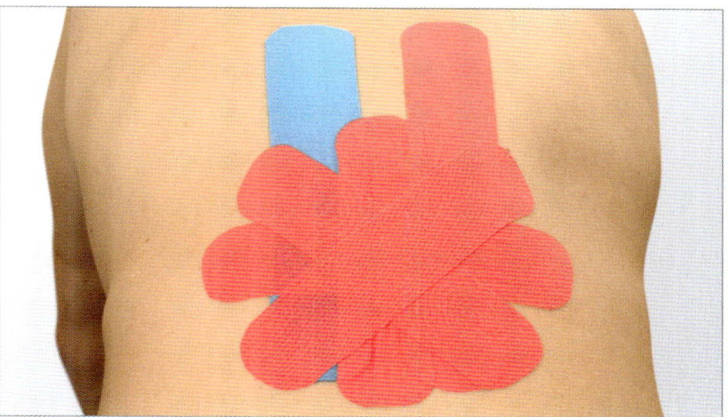

Komplette Kombinationsanlage mit I- und Stern-Tapes
ESTE: Im Stand, der Rumpf befindet sich in Ventralflexion, der Patient sollte sich mit den Armen abstützen.
Schritt 2: Zusätzlich werden vier I-Tapes mit einer Spaceanlage über die bilateralen Muskel I-Tapes appliziert. Die sich überlappenden Tapes werden mit ihrem Anker mit mittlerem Zug über die lumbale Schmerzstelle angelegt, sodass ein Stern geformt wird. Die I-Tapeenden sollen dehnungsfrei auslaufen. Die komplette Anlage wird durch leichtes Reiben anmodelliert, aktiviert und fixiert.

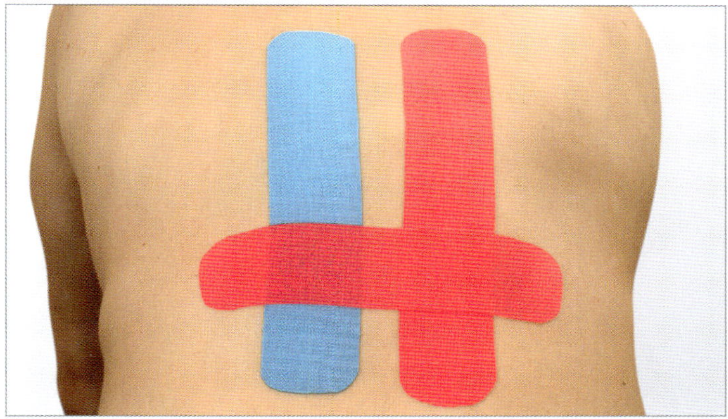

Alternative komplette Kombinationsanlage: mit bilateraler H-Ligamenttechnik
ESTE: Im Stand, der Rumpf befindet sich in Ventralflexion.
Schritt: Das I-Tape wird mit einer Ligamenttechnik appliziert. Das Zentrum des I-Tapes wird als Anker unter starkem Zug mittig über den Dornfortsatz der schmerzhaften LWS-Region angelegt. Die beiden I-Tapeenden sollen dehnungsfrei auslaufen. Die komplette Anlage wird durch leichtes Reiben anmodelliert, aktiviert und fixiert.

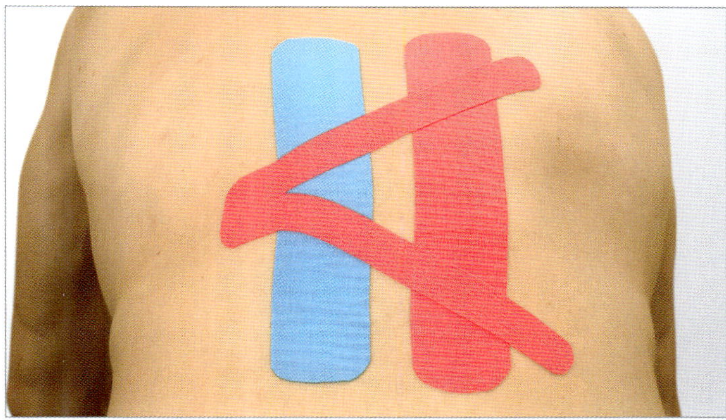

Alternative komplette Kombinationsvariante: Anlage des Y-Tapes auf der konkaven LWS-Seite
ESTE: Im Stand, der Rumpf befindet sich in Ventralflexion.
Schritt: In der Kombinationsanlage wird ein Y-Tape mit einer mechanischen Korrektur-Technik quer über den beiden bilateralen ungleichartigen Längs-I-Tapes angebracht. Der Anker liegt auf der konkaven Lumbalseite und wird fixiert, während man die Y-Zügel mit starkem Zug und Innendruck zur Gegenseite anlegt. Die beiden I-Tapeenden sollen dehnungsfrei auslaufen.

▸ **Das Y-Tape kann man bei starken Schmerzläsionen auch mit einer Faszienanlage anbringen.**

Thorakolumbale und lumbosakrale Schmerzen, ISG

– Muskel- (Abb. 1–2), Faszien- (Abb. 1 + 4), Gelenk- und Spaceanlage (Abb. 2–3)

Wirkung: Schmerz- und Ödemreduktion; Entlastung der Faszienstränge/Harmonisierung der Faszienmotilität; Detonisierung/Tonisierung der WS-Muskulatur und WS-Stabilisation; Fazilitieren und Stimulieren der WS-Aufrichtung; Schulung der Propriozeption und Sensomotorik

Material:
Abb. 1: 2 blaue I-Tapes, 1 rotes Y-Tape
Abb. 2: 4 blaue Y-Tapes und 2 rote I-Tapes
Abb. 3: 2 blaue I-Tapes, ein rotes I-Tape
Abb. 4: rotes und blaues Y-Tape, 4 blaue I-Tapes

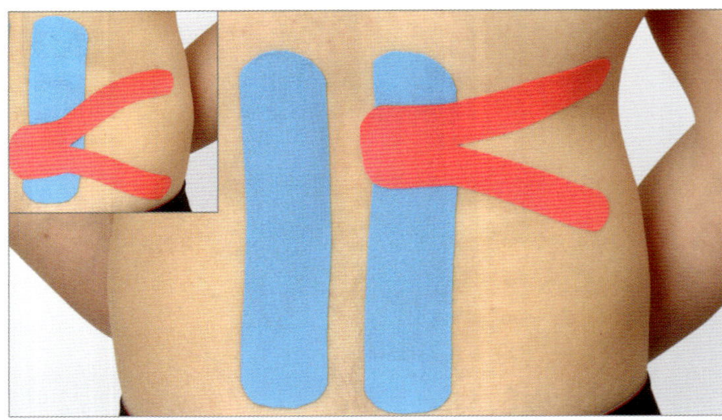

a) Thorakolumbale und lumbosakrale Dysfunktionen – Komplette Kombinationsanlage mit bilateralen I- und Y-Tapes
ESTE: Im Stand, der Oberkörper befindet sich in aufrechter Haltung.
Schritt: Die zwei bilateralen I-Tapes werden mit ihrem Anker neben dem Sakrum und mit ihren Zügeln detonisierend nach kranial über die paraspinale WS-Muskulatur angelegt. Das Y-Tape wird in Oszillations-Technik über die jeweils schmerzhafte thorako-lumbale bzw. lumbosakrale Übergangszone angelegt (s. kl. Abb.), wobei die Schmerzstelle im Spalt der Y-Zügel liegt.

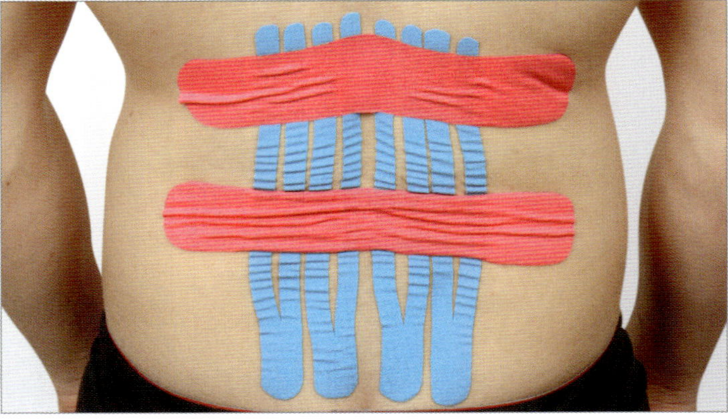

Alternative komplette Kombinationsvariante mit bilateralen Y- und I-Tapes
ESTE: Im Stand, der Oberkörper befindet sich in aufrechter Haltung.
Schritt: Die Kombinationsanlage setzt sich aus vier langen bilateralen I-Tapes zusammen, die symmetrisch paraspinal durch eine detonisierende Muskeltechnik über dem M. erector spinae angebracht werden. Zusätzlich werden zwei I-Tapes durch eine zentrale mechanische Korrektur-Technik quer über die thorako-lumbale bzw. lumbosakrale Übergangszone angelegt.

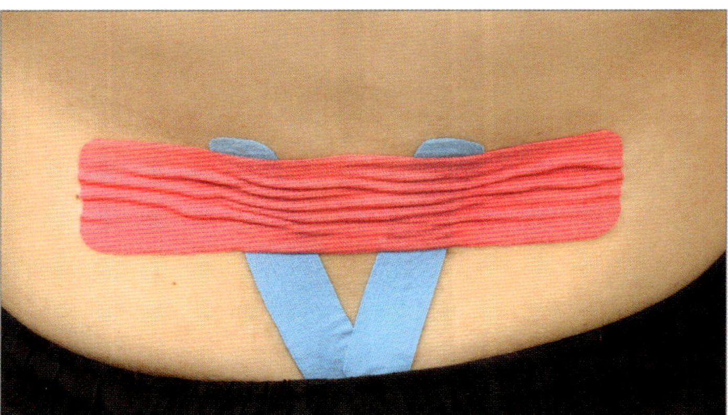

b) ISG-Läsionen – Komplette Kombinationsanlage mit V-förmigen I- und Quer-I-Tapes
ESTE: Im Stand, der Oberkörper befindet sich in aufrechter Haltung.
Schritt: Die Kombinationsanlage setzt sich aus zwei schmerzlindernden V-förmig angelegten I-Tapes über den Ligg. sacroiliacalia und dem ISG-Sulkus sowie aus einem Quer-I-Tape zusammen. Das Quer-I-Tape verläuft parallel mit der frontalen Bewegungsachse, um welche die Nutations- und Gegennutationsbewegungen stattfinden, um somit die auftretenden Fehlstellungen bzw. Funktionsstörungen des ISG auszugleichen. Die komplette Anlage wird durch leichtes Reiben anmodelliert, aktiviert und fixiert.

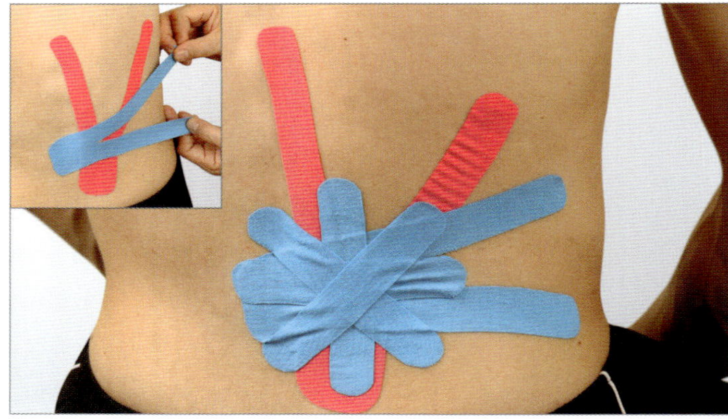

Alternative komplette Kombinationsanlage über dem ISG-Areal
ESTE: Im Sitz, der Oberkörper ist in Vordehnung; Ventralflexion und Lateralflexion links.
Schritt: Die dargestellte Kombination zeigt zwei übereinander liegende Y-Tapes, die mit einer Faszienanlage durch eine Oszillationstechnik angelegt wurden, und vier weitere I-Tapes in Stern-Form, angelegt mit einer Spaceanlage durch eine Lifting-Technik. Das schmerzhafte ISG-Areal wird von den Y-Zügeln umgrenzt und vom Stern-Tape überdeckt. Die komplette Anlage wird durch leichtes Reiben anmodelliert, aktiviert und fixiert.

Sensotape®-Techniken bei spezifischen Krankheitsbildern

XI. Krankheitsbilder der unteren Extremität

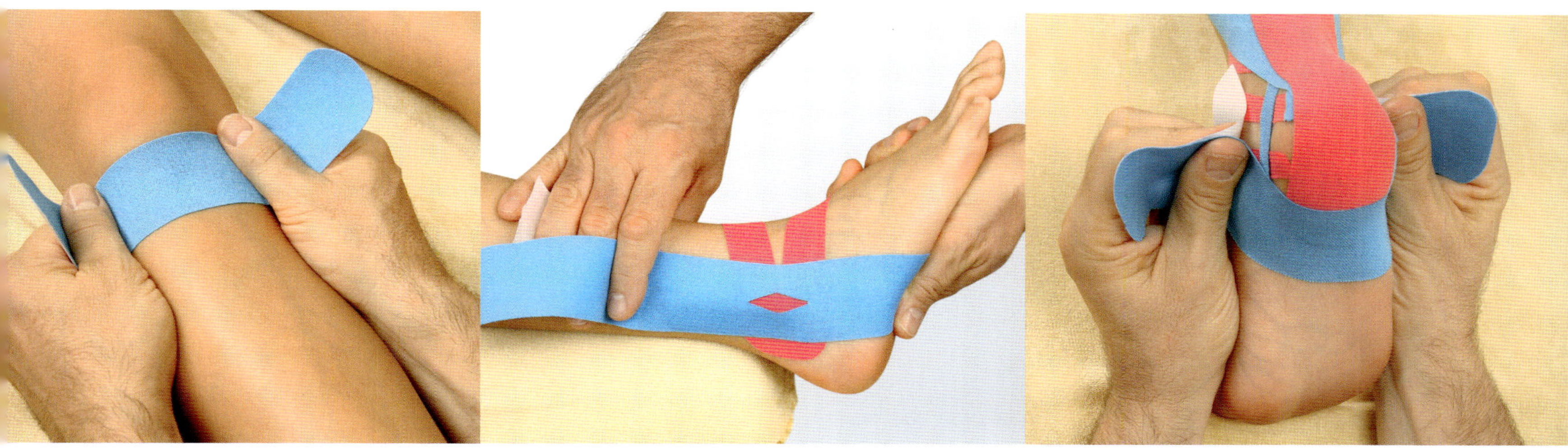

Coxarthrose – Lymph- (Abb. 1), Space- (Abb. 2–4), Muskel- (Abb. 3–4) und Gelenkanlage (Abb. 4)

Wirkung: Schmerz-, Entzündungs- und Ödemreduktion; Stabilisierung des Kapsel-Band-Apparats; Entlastung des Hauptschmerzpunkts an der Hüftregion; verbesserte Faszienmotilität und Stimulation der Propriozeption; Detonisierung der Muskelfunktion

Material:
Abb. 1: blaues und rotes Fächer-Tape
Abb. 2: 4 blaue I-Tapes
Abb. 3 und 4: blaues Y-Tape,
4 rote X-Tapes

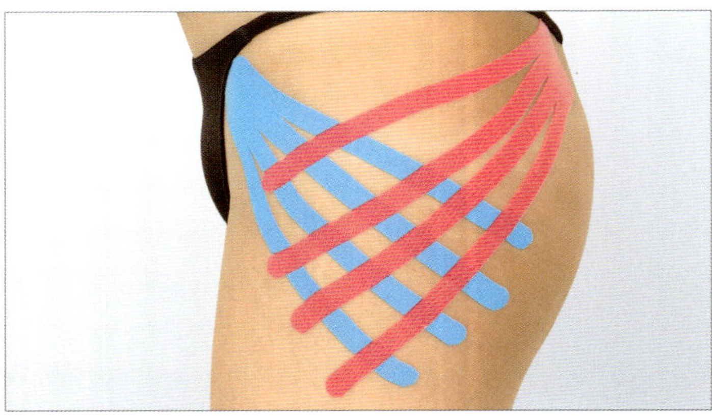

Komplette Anlage zweier Fächertapes
ESTE: Im Stand, das Bein befindet sich in Neutralstellung.
Schritt: Zuerst werden in der akuten Phase zwei Fächertapes spiegelbildlich mit einer Lymphtechnik angebracht, deren Zügel sich in 45° direkt über der Hüfte überkreuzen. Der ventrale Anker bzw. der dorsale Anker werden ohne Zug an der SIAS bzw. SIPS angelegt. Die einzelnen Zügel verlaufen mit leichtem Zug in passiver Vordehnung der Haut nacheinander in posterior/inferiore bzw. anterior/inferiore Richtung. Alle Zügelenden dehnungsfrei auslaufen lassen.

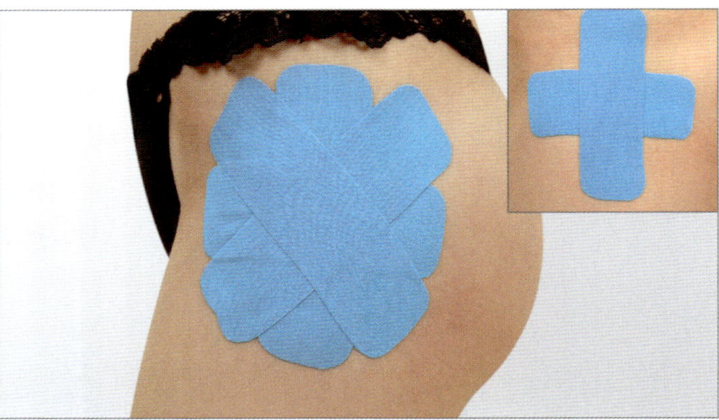

Komplette Anlage mit Sterntape
ESTE: Im Stand, das Bein befindet sich in Neutralstellung.
Schritt: In der subakuten Phase appliziert man zwei detonisierende I-Tapes, die sich senkrecht zueinander stehend direkt über dem Hüftgelenk überkreuzen (s. kl. Abb.). Mit der gleichen Lifting-Technik werden zwei weitere I-Tapes mit dem gleichen zentralen Anker diagonal zu den ersten beiden angebracht.

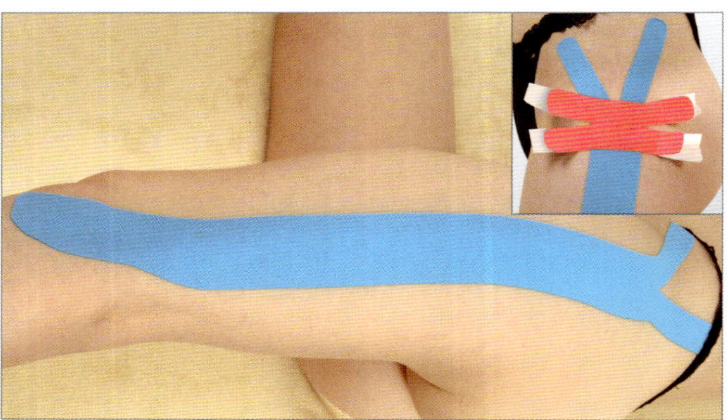

Komplette Anlage mit Y- und X-Tape
ASTE: Im Stand, das Bein befindet sich in Neutralstellung.
Schritt 1 + 2: In der chronischen Phase appliziert man eine detonisierende Y-Muskeltapeanlage über dem Tractus iliotibialis. Zusätzlich wird ein X-Tape mit einer Spaceanlage oder mit einer mechanischen Korrektur-Technik über dem Schmerzareal bzw. Hüftgelenk angelegt. Der zentrale Anker wird mit starkem Zug appliziert, während man die X-Zügel dehnungsfrei auslaufen lässt (s. kl. Abb.).

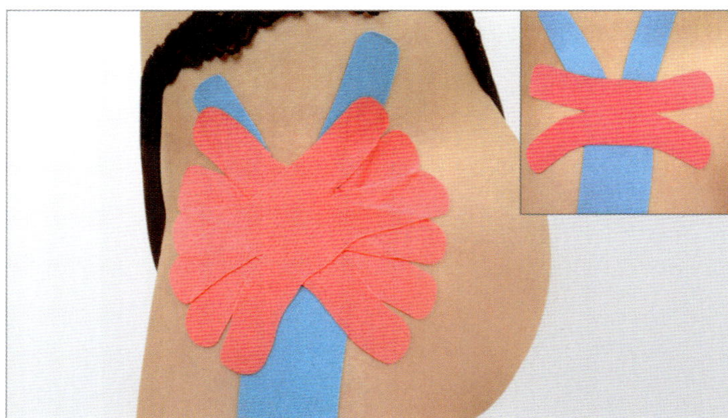

Komplette Kombinationsanlage mit Y- und drei X-Tapes
ESTE: Im Stand, das Bein befindet sich in Neutralstellung.
Schritt 3: Die Kombinationsanlage setzt sich aus einem detonisierenden Y-Muskeltape über dem Tractus iliotibialis und aus drei X-Tapes direkt über dem Hüftgelenk zusammen. Ein erstes X-Tape wird horizontal mit einer Space- oder Gelenkanlage angebracht (s. kl. Abb.). Die beiden zusätzlichen X-Tapes überkreuzen einander an ihrem zentralen Ankerpunkt direkt über der Hüfte, während man die X-Zügel dehnungsfrei auslaufen lässt. Die gesamte Anlage wird durch leichtes Reiben anmodelliert, aktiviert und fixiert.

Coxarthrose – Lymph-, Muskel- (Abb. 5–8), Gelenk- (Abb. 6), Space- (Abb. 7) und Faszienanlage (Abb. 8) (Fortsetzung)

Material:
Abb. 5–7: rotes und blaues Fächertape, blaues Y-Tape, rotes Stern-Tape

Abb. 8: rotes und blaues Fächertape, blaues und rotes Y-Tape

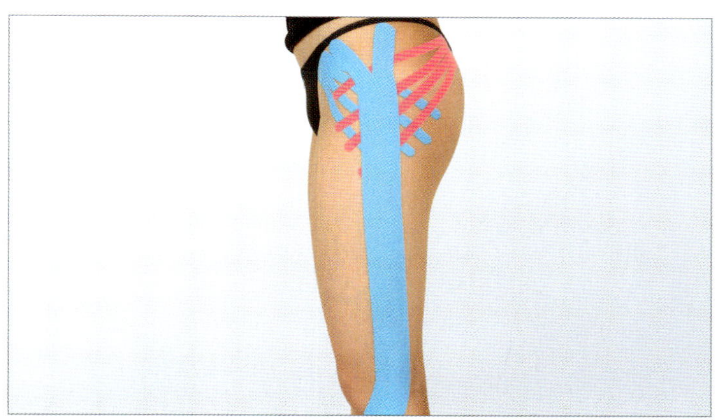

Alternative Kombinationsanlage zweier Fächertapes u. I-Tape
ASTE: Im Stand, das Bein befindet sich in Neutralstellung.
Schritt 1 + 2: Bei der Kombinationsanlage werden zuerst in Lymphtechnik zwei Fächertapes angebracht, deren Zügel sich in 45° direkt über der Hüfte kreuzen. Der ventrale/dorsale Anker wird ohne Zug an der SIAS/SIPS angelegt. Die einzelnen Zügel verlaufen, mit leichtem Zug in passiver Vordehnung der Haut, nacheinander in posterior-inferiore/anterior-inferiore Richtung. Zusätzlich wird ein detonisierendes Y-Tape über dem Tractus iliotibialis appliziert.

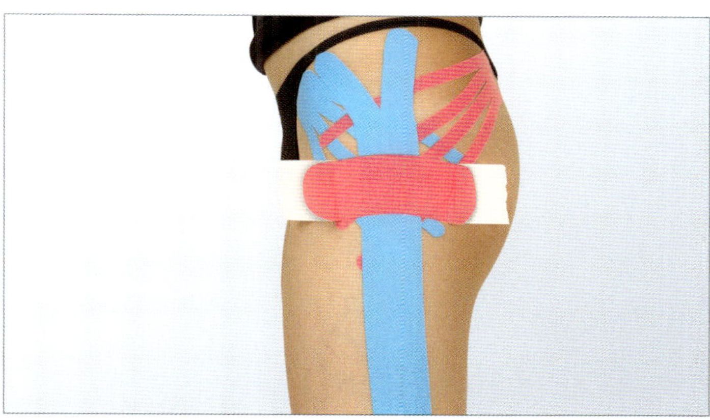

Alternative Kombinationsanlage: Anlage eines Quer I-Tapes
ASTE: Im Stand, das Bein befindet sich in Neutralstellung.
Schritt 3: Für eine verbesserte Propriozeption wird bei der Kombinationsanlage ein zusätzliches I-Tape mit einer mechanischen Korrektur-Technik direkt über dem Hüftgelenk angelegt. Der Anker des I-Tapes wird beidhändig mit seinem Zentrum mit starkem Zug und Innendruck horizontal über der Hüfte angelegt. Die I-Tapeenden dehnungsfrei anterior bzw. posterior auslaufen lassen. Die gesamte Anlage wird durch leichtes Reiben anmodelliert, aktiviert und fixiert.

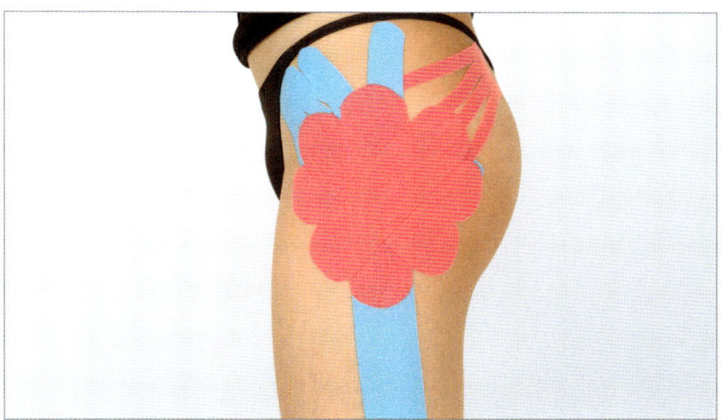

Alternative Kombinationsvariante: Anlage mit zwei Fächertapes, Y-Tape und Sterntape
ESTE: Im Stand, das Bein befindet sich in Neutralstellung.
Schritt 4: Zusätzlich zu Schritt 1–2 kann auch ein Stern-Tape mit einer Spaceanlage in Lifting-Technik angewandt werden. Dabei werden vier einzelne I-Tapes mit ihrem zentralen Anker mit leichtem bis mittlerem Zug direkt über der Hüfte angelegt. Die I-Tapeenden dehnungsfrei auf der Haut auslaufen lassen. Die gesamte Anlage wird durch leichtes Reiben anmodelliert, aktiviert und fixiert.

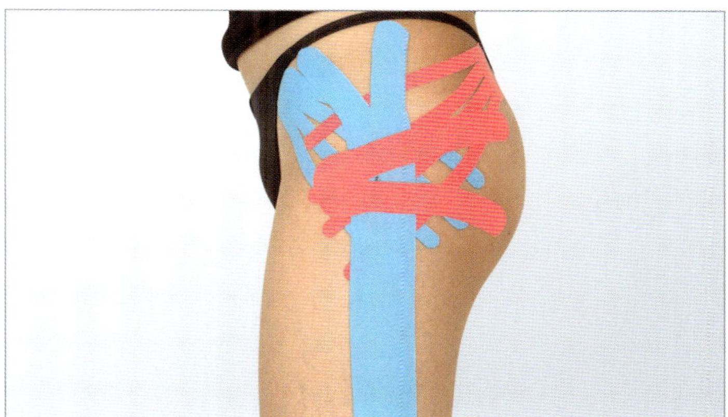

Alternative Kombinationsvariante: Anlage mit Fächer- und zwei Y-Tapes
ESTE: Im Stand, das Bein befindet sich in Neutralstellung.
Schritt 5: Zusätzlich zu Schritt 1 wird ein Y-Tape mit einer Faszienanlage in Oszillations-Technik angelegt. Die schmerzhafteste Stelle um die Trochanter-major-Region sollte zwischen dem Spalt des Y-Tapes liegen. Folglich wird der Anker ohne Zug vor der Schmerzstelle angelegt, während man die beiden Y-Zügel oszillierend mit mäßigem bis maximalem Zug nach posterior hin anlegt. Die beiden Zügelenden dehnungsfrei auf der Haut auslaufen lassen. Die gesamte Anlage wird durch leichtes Reiben anmodelliert, aktiviert und fixiert.

Muskelfaserriss / -zerrung des M. rectus femoris

– Lymph- (Abb. 1–4), Muskel- (Abb. 2–4), Gelenk- (Abb. 3) und Spaceanlage (Abb. 4)

Wirkung: Schmerz-, Entzündungs- und Ödemreduktion; **tonisierend** bei chronischer Muskelschwäche; Kompression und Entlastung der betroffenen Schmerzstelle; verbesserte Faszienmotilität und Stimulation der Propriozeption

Material:
Abb. 1: blaues und rotes Fächer-Tape, rotes und blaues Punkt-Tape
Abb. 2 und 4: blaues und rotes Fächer-Tape, rotes I-Tape

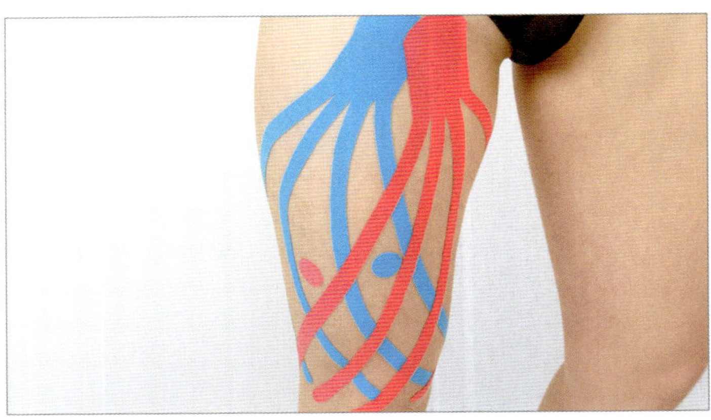

a) Akute Phase: Anlage zweier Fächer-Tapes
ASTE: Im Stand, das Bein befindet sich im Kniegelenk in Extension.
Schritt 1: Mit einer Lymphtechnik werden zwei Fächertapes spiegelbildlich in der Nähe der Leistenlymphknoten (Lnn. inguinales) angelegt. Die beiden Anker werden ohne Zug in gleicher Höhe und nebeneinander über dem Trigonum femorale mediale angelegt. Die Zügel beider Fächertapes werden ohne Zug überkreuzend zum Knie hin angelegt. Die Zügelenden dehnungsfrei nach distal auslaufen lassen.

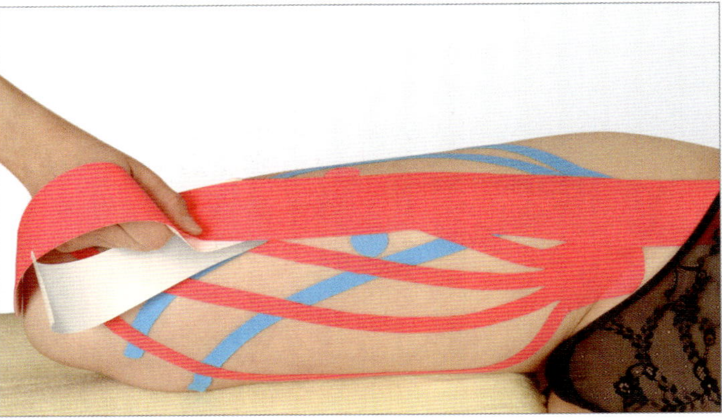

b) Subakute Phase: Kombinationsanlage: Anlage des I-Tape-Ankers
ASTE: In Seitenlage, das Bein befindet sich im Hüftgelenk in Extension und im Kniegelenk in Flexion.
Schritt 2: Mit einer tonisierenden Muskelanlage wird ein I-Tape mit seinem Anker ohne Zug an der SIAS über den M. rectus femoris angelegt. Den Anker fixieren und in Muskelvordehnung das I-Tape mit leichtem Zug bis vor die Lokalisation des Muskelfaserrisses anlegen.

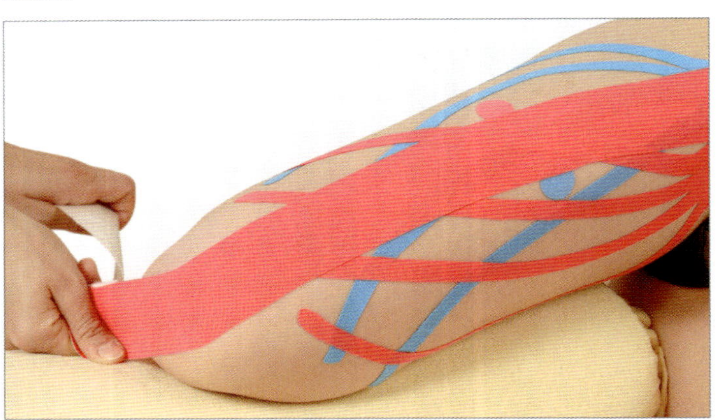

Kombinationsanlage: Anlage des mittleren I-Tapeverlaufs
ASTE: In Seitenlage, das Bein befindet sich im Hüftgelenk in Extension und im Kniegelenk in Flexion.
Schritt 3: Während man mit den Fingern weiter nach distal gleitend das I-Tape vor der markierten Läsionsstelle fixiert, wird das I-Tape mit verstärktem Zug über der Stelle des Muskelfaserrisses angelegt. Danach wird das I-Tape mit leichtem Zug über den Muskel-Sehnen-Übergang bis zur Patellabasis angelegt.

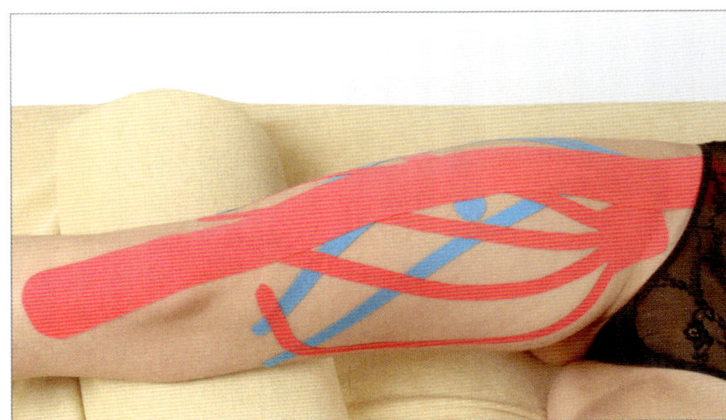

Kombinationsanlage: Anlage des I-Tapes
ASTE: In Rückenlage, das Bein befindet sich im Hüftgelenk in Extension und im Kniegelenk in Neutralstellung.
Schritt 4: Das restliche I-Tape wird mit leichtem Zug über die Patella verlaufend bis zum Lig. patellae komplettiert. Die I-Tapeenden dehnungsfrei nach distal über die Tuberositas tibiae auslaufen lassen. Die gesamte Anlage wird durch leichtes Reiben anmodelliert, aktiviert und fixiert.

Muskelfaserriss / -zerrung des M. rectus femoris

– Lymph-, Muskel- (Abb. 5–8), Gelenk- (Abb. 3 + 5), Space- (Abb. 6) und Faszienanlage (Abb. 7–8) (Fortsetzung)

Material:
Abb. 5: blaues und rotes Fächer-Tape, 2 rote I-Tapes
Abb. 6: blaues und rotes Fächertape, rotes Sterntape
Abb. 7 und 8: blaues und rotes Fächertape, rotes und blaues Y-Tape, Punkt-Tapes

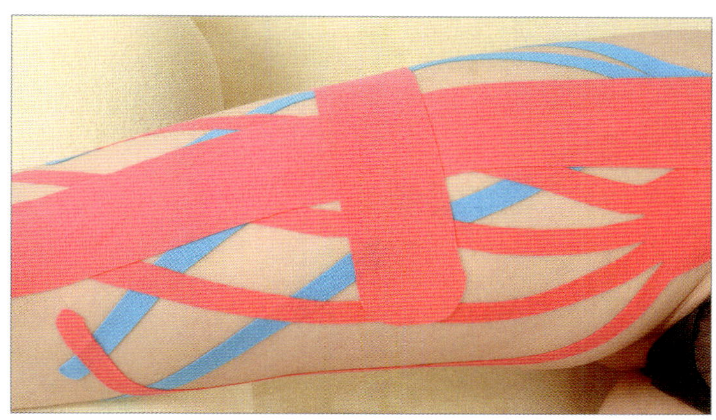

Komplette Kombinationsanlage: Anlage zweier Fächer- und zweier I-Tapes
ASTE: In Rückenlage, das Bein befindet sich in Extension.
Schritt 5: Zusätzlich zur Lymph-Fächer-Anlage und den tonisierenden Längs-I-Tapes folgt die Anlage eines Quer-I-Tapes in zentraler mechanischer Korrekturtechnik. Das Quer-I-Tape wird mit seinem zentralen Anker mit starkem Zug und Innendruck direkt über die verletzte Muskelstelle im mittleren Oberschenkelbereich angelegt.

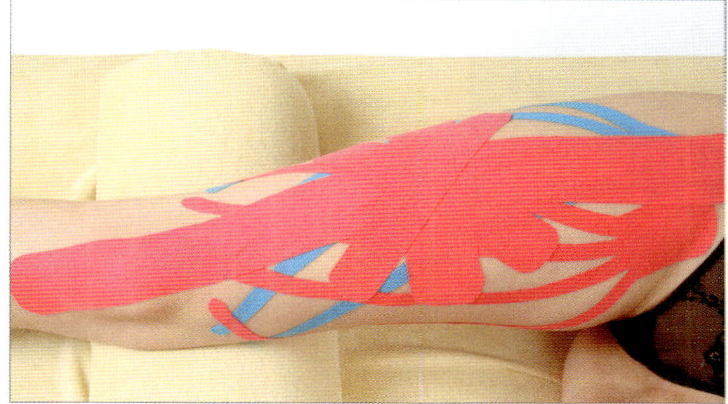

c) Chronische Phase: Alternative Kombinationsanlage: Anlage mit Sterntape
ESTE: In Rückenlage, das Bein befindet sich in leichter Knieflexion.
Schritt 6: Für eine optimierte Hämatom- und Ödemreduktion werden mit einer Spaceanlage vier I-Tapes über die verletzte Oberschenkelregion angelegt. Mehrere I-Tapes werden abhängig von der Größe der verletzten Region mit ihrem zentralen Anker unter leichtem Zug sich einander überlappend angelegt. Die I-Tapeenden dehnungsfrei auslaufen lassen.

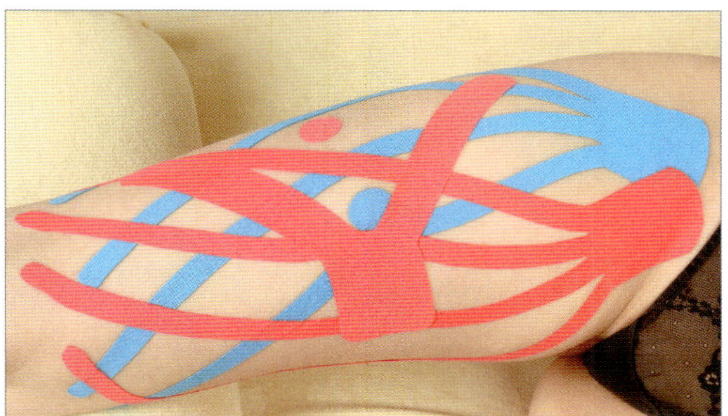

Alternative Kombinationsanlage: Anlage des medialen Y-Tapes
ASTE: In Rückenlage, das Bein befindet sich in leichter Knieflexion.
Schritt 1: Zusätzlich zur Lymph-Fächer-Anlage folgt die Anlage eines medialen Y-Tapes in Oszillations-Technik. Das Y-Tape wird mit seinem Anker ohne Zug seitlich des markierten blauen Tapepunkts an der Oberschenkel-Innenseite angelegt, während man die beiden Y-Zügel gleichzeitig oszillierend mit mittlerem Zug nach lateral hin anlegt, in Form eines weiten V. Der Schmerzpunkt liegt zwischen dem roten Y-Tape-Spalt.

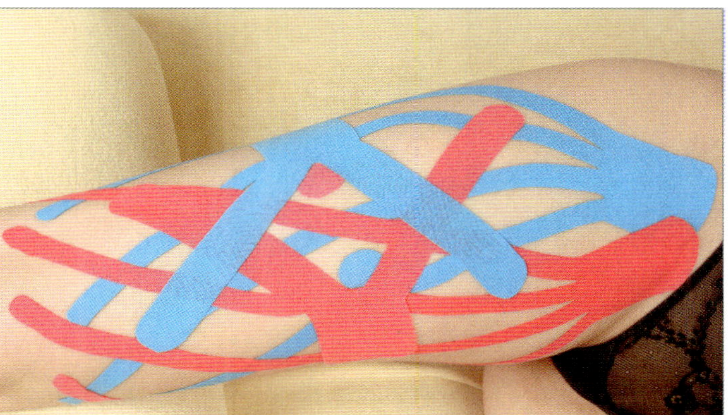

Alternative komplette Kombinationsanlage: Anlage des lateralen Y-Tapes.
ESTE: In Rückenlage, das Bein befindet sich in leichter Knieflexion.
Schritt 2: In gleicher Vorgehensweise und mit der gleichen Faszienanlage appliziert man ein laterales Y-Tape an der Oberschenkelaußenseite. Dabei bilden die Y-Zügel die Form eines weiten, nach medial offenen V. Der rote Schmerzpunkt liegt zwischen dem blauen Y-Tape-Spalt. Die Y-Zügelenden dehnungsfrei nach posterior auslaufen lassen.

▸ **c) Aufgrund der Gefahr des Auftretens einer Myositis ossificans soll eine ärztliche Abklärung erfolgen.**

Muskelfaserriss / -zerrung der ischiokruralen Muskulatur

– Muskel- (Abb. 1–4), Gelenk- (Abb. 1–2), Space- (Abb. 3) und Faszienanlage (Abb. 4)

Wirkung: Schmerz-, Entzündungs- und Ödemreduktion; **detonisierend** bei akuter entzündlicher Muskelläsion; Kompression und Entlastung der betroffenen Schmerzlokalisation; verbesserte Faszienmotilität und Stimulation der Propriozeption

Material:
Abb. 1–3: 2 blaue und 4 rote I-Tapes
Abb. 4: 2 blaue I-Tapes, blaues und rotes Y-Tape, blaue bzw. rote Punkt-Tapes

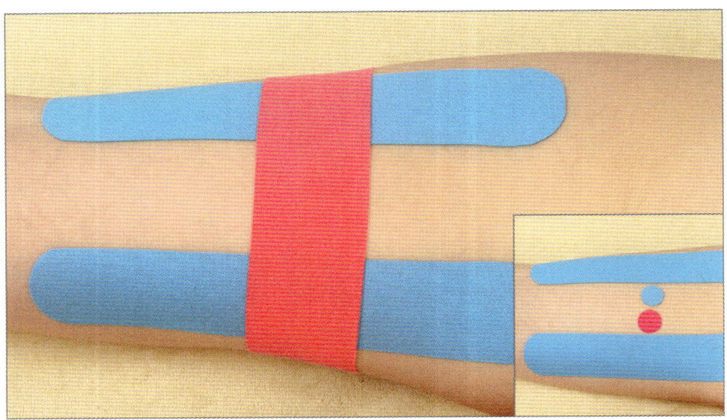

a) Akute Phase: Bilaterale Längs- und Quer-I-Tapeanlage
ASTE: In Bauchlage, das Bein befindet sich in Hüft- und Knieextension in Vordehnung.
Schritt 1: Es werden zwei detonsierende I-Tapes über die Hamstrings angelegt. Das laterale I-Tape wird über dem Caput laterale des M. biceps femoris, während das mediale I-Tape über den Mm. semit und semimembranosus angelegt wird. Zusätzlich legt man mit zentraler mechanischer Korrektur ein I-Tape mit starkem Zug und Innendruck direkt über die gezerrte Stelle, senkrecht zu den Längs-Tapes (s. kl. Abb.).

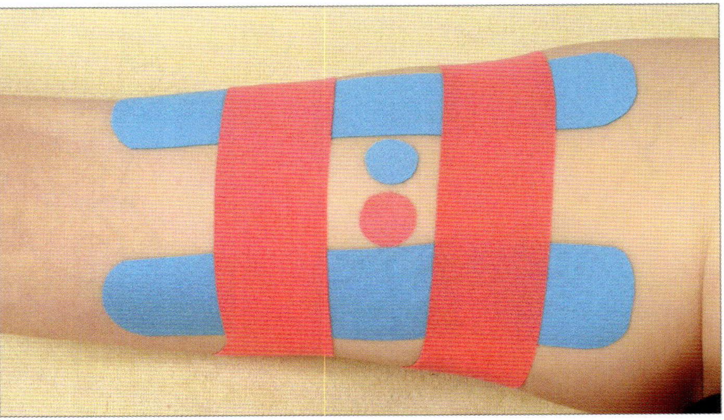

Kombinationsanlage mit vier I-Tapes (zwei längs und zwei quer)
ASTE: In Bauchlage, das Bein befindet sich in Neutralstellung.
Schritt 2: Zu den detonisierenden bilateralen Muskel I-Tapes werden zwei Quer-I-Tapes, die die verletzte Muskelläsion kranial bzw. kaudal begrenzen, mit einer mechanischen Korrektur angelegt. Dabei wird das mittig eingerissene I-Tape mit seinem zentralen Anker mit mittlerem bis starkem Zug und Innendruck angelegt und die I-Tapeenden laufen dehnungsfrei aus.

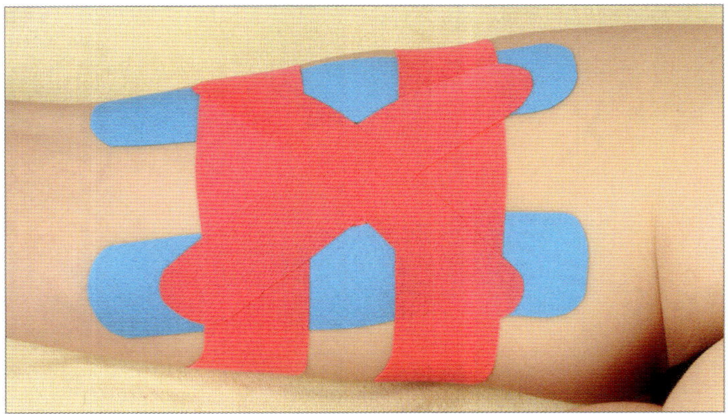

Komplette Kombinationsanlage: Anlage diagonaler I-Tapes
ESTE: In Bauchlage, das Bein befindet sich in Neutralstellung.
Schritt 3: Zusätzlich zu den vier übereinander angelegten I-Tapes wird ein Diagonal-I-Tape mit einer Spaceanlage unmittelbar über der Schmerzstelle angelegt. Dabei wird das mittig eingerissene I-Tape mit seinem zentralen Anker mit mäßigem Zug angelegt und die I-Tapeenden laufen dehnungsfrei aus. Mit der gleichen Lifing-Technik wird ein zweites diagonales I-Tape angebracht.

▸ Alternativ kann auch ein Stern-Tape mit einer Space-Korrektur über der verletzten Stelle angewandt werden.

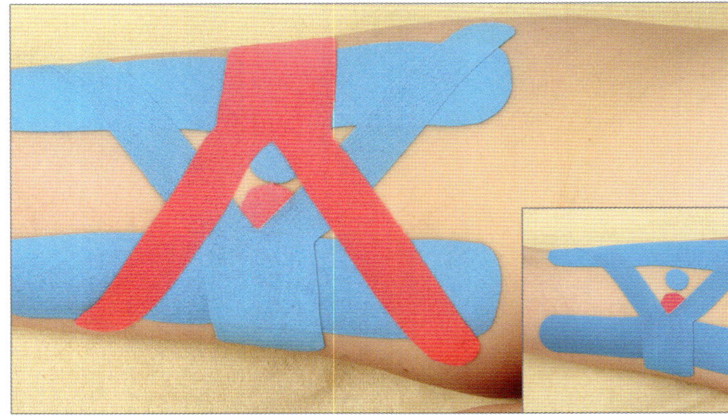

b) Subakute Phase: Alternative Kombinationsanlage: Anlage zweier Y-Tapes
ESTE: In Bauchlage, das Bein ist gestreckt in Neutralstellung.
Schritt: Es werden zwei Y-Tapes mit einer Faszienanlage über die Schmerzstelle der Hamstrings angelegt. Der Anker des medialen Y-Tapes wird ohne Zug vor dem schmerzhaftesten Punkt so angelegt, dass der Schmerzpunkt zwischen den Y-Zügeln liegt. Die beiden Y-Zügel werden mit mäßigem Zug lateralwärts am Oberschenkel angelegt. Mit der gleichen Oszillations-Technik und in gleicher Weise wird auch das laterale Y-Tape entgegengesetzt zum medialen so angelegt, dass die Y-Zügel beider I-Tapes die schmerzhafte Stelle umrunden. Die Zügelenden beider Y-Tapes dehnungsfrei auslaufen lassen.

Kompressionsneuropathien – Muskel- (Abb. 1–3), Faszien- (Abb. 1–4) und Spaceanlage (Abb. 4)

Wirkung: Entzündungs- und Ödemreduktion; Schmerzreduktion an der medialen Knieseite, unterhalb der Patella (Neuropathia patellae) sowie an der medialen Unterschenkelseite; **detonisierend** bei akuter entzündlicher Muskelläsion; Entlastung der betroffenen Schmerzlokalisation im Hunterkanal; verbesserte Faszienmotilität und Stimulation der Propriozeption

Material:
Abb. 1–2: rotes und blaues Y-Tape
Abb. 3: blaues und rotes Y-Tape
Abb. 4: blaues I-Tape, rotes Y-Tape, rotes I-Tape

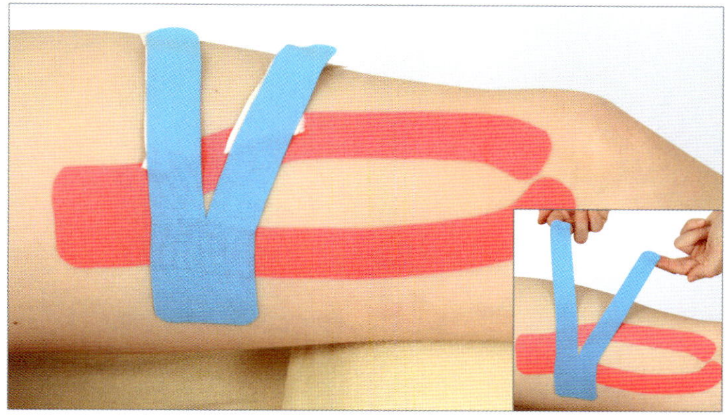

a) N. saphenus (Hunterkanal-Syndrom) – Kombinations-Muskelanlage: Anlage des Y-Ankers
ASTE: Das Kniegelenk befindet sich in leichter Knieflexion.
Schritt 1: Es wird zuerst ein tonisierendes Y-Tape über dem M. vastus medialis angebracht. Danach ergänzt man die Muskelanlage mit einem Quer-Y-Tape mit einer Faszienanlage über die schmerzhafte bindegewebige Membrana vastoadductoria. Der Anker liegt medial vor dem Schmerzareal und die beiden Y-Zügel werden in Oszillations-Technik nach anterior-lateral angelegt.

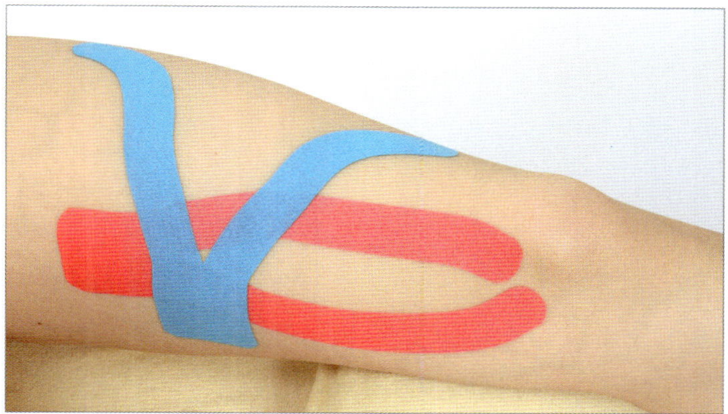

Komplette Kombinationsanlage: Anlage zweier Y-Tapes
ESTE: Das Kniegelenk befindet sich in leichter Knieflexion.
Schritt 2: Die Kombinationsanlage setzt sich aus einem Y-Muskeltape in Längs-Applikationsform über dem M.vastus medialis und aus einem Faszien-Y-Tape über die mediale Oberschenkelfaszie zusammen, die den N. saphenus des N. femoralis komprimiert. Die schmerzhaften palpierten Faszienstellen liegen im Spalt des Y-Tapes. Die gesamte Anlage wird durch leichtes Reiben anmodelliert, aktiviert und fixiert.

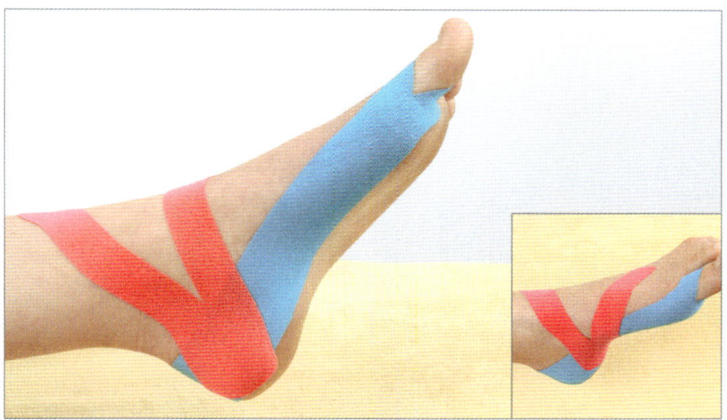

b) N. tibialis (Posteriores Tarsaltunnelsyndrom) – Komplette Kombinationsanlage: Anlage zweier medialer Y-Tapes
ESTE: In Rückenlage, das Bein ist unterlagert in Neutralstellung.
Schritt: Bei Schmerzen und Gefühlsstörungen am Innenknöchel sowie an der Fußsohle, verursacht durch ein Engpasssyndrom des N. tibialis, appliziert man ein detonisierendes Y-Tape über der Faszie des M. abductor hallucis und ein Y-Tape mit einer Faszienanlage. Das rote Y-Tape überbrückt das Spatium zwischen Malleolus medialis und Kalkaneus, führt zur Dekompression des durch den Tarsaltunnel verlaufenden N. tibialis und zur Entlastung des Retinaculum flexorum. Treten die Schmerzen distal des Retinaculum flexorum auf, wird dort in gleicher Oszillationstechnik ein Y-Tape angelegt.

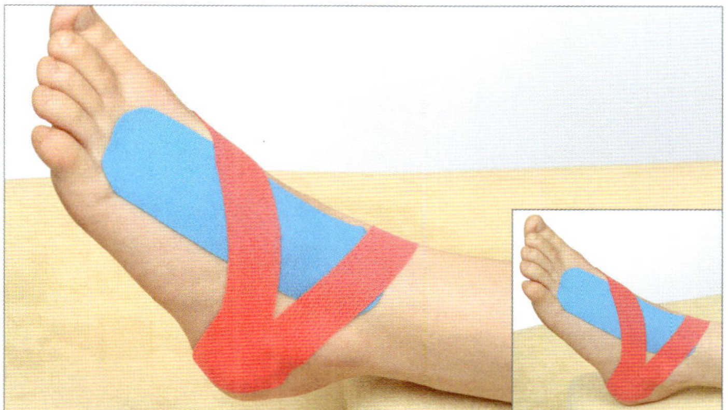

c) N. peroneus profundus (Anteriores Tarsaltunnelsyndrom) – Komplette Kombinationsanlage: Anlage des I- und des lateralen Y-Tapes
ESTE: In Rückenlage, das Bein ist unterlagert in Neutralstellung.
Schritt: Die Kombinationsanlage eines I-Tapes durch eine zentrale Spaceanlage über der bindegewebig verklebten Fußrückenaponeurose und über dem M. extensor digitorum ergänzt man mit dem Anlegen eines Y-Tapes über dem Retinaculum extensorum inferius. Bei auftretendem Engpasssyndrom wird somit das laterale distale YTape mit einer Oszillations-Technik angebracht, während über dem Retinaculum extensorum superius ein proximal anteriores I-Tape mit einer Spaceanlage angelegt wird (s. kl. Abb.).

Bursitis des Kniegelenks – Lymph- (Abb. 1) und Spaceanlage (Abb. 2–4)

Wirkung: Schmerz-, Schwellungs- und Ödemreduktion; Durchblutungsförderung und Entzündungsreduktion (akute Phase); Stimulierung des Lymphabflusses; Wiederherstellen und Optimieren der Mechanik im Kniegelenk; Vermeidung von pathologischen Bewegungen

Material:
Abb. 1: rotes und blaues Fächer-Tape
Abb. 2: 3 rote Netz-Tapes
Abb. 3: 2 rote Netz-Tapes, 1 rotes I-Tape
Abb. 4: 2 blaue, 1 rotes Netz-Tape

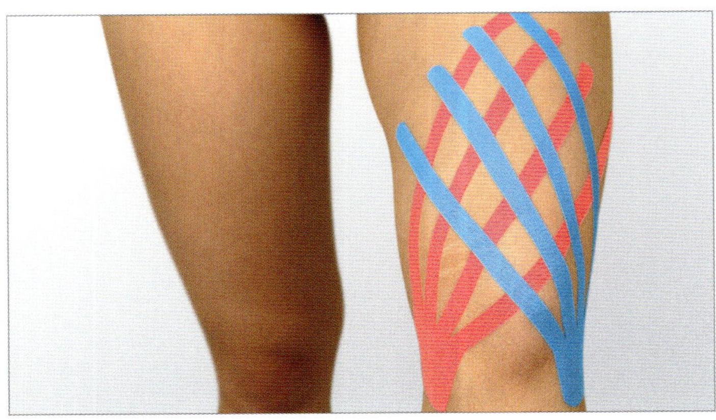

a) Akute Phase: Komplette Anlage zweier Fächertapes
ESTE: Das Kniegelenk befindet sich in leichter Flexion.
Schritt: Mit einer Lymphtechnik wird ein mediales und laterales Fächertape angelegt. Der mediale bzw. laterale Anker der Fächer-Tapes liegen an den ipsilateralen Tibiakondylen. Die medialen Zügel verlaufen nach lateral-kranial, die lateralen Zügel nach medial-kranial. Mit ihren Zügeln überkreuzen sie sich anterior im 45°-Winkel. Die gesamte Kombinationsanlage wird durch leichtes Reiben anmodelliert, aktiviert und fixiert.

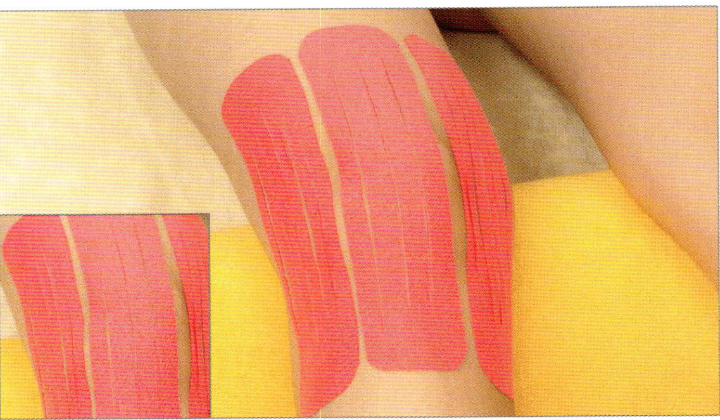

Komplette Netz-Tapeanlage
ESTE: Das Kniegelenk befindet sich in leichter Knieflexion.
Schritt: Es werden drei Netz-Tapes (ein mediales, medianes und laterales) in Längsrichtung mit einer Spaceanlage angebracht. Das mediane Netz-Tape legt man in seiner Länge über die Bursae supra-, prae- und infrapatellaris, die beiden anderen Netz-Tapes bilateral über den Kniegelenksspalt, um einer Kapselschwellung und Ergüssen vorzubeugen. Alle drei Netz-Tapes werden in Mittelstellung vorsichtig voneinander getrennt appliziert (s. kl. Abb.).

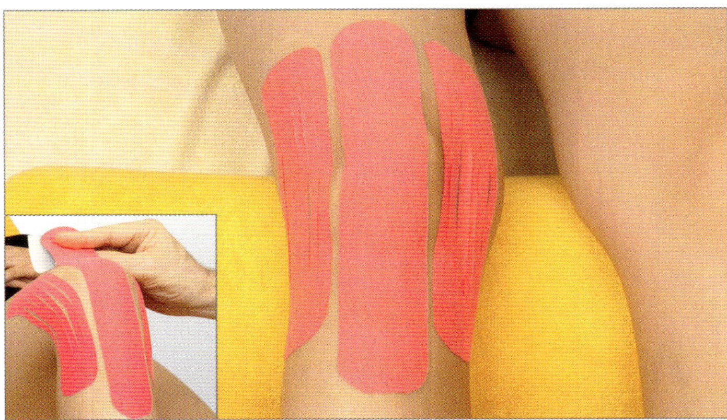

b) Subakute Phase: Alternative Kombinationsanlage mit bilateralem Netz- und I-Tape
ESTE: In Rückenlage, das Bein befindet sich in leichter Knieflexion.
Schritt: Zur Ödemreduktion wird zusätzlich zu den bilateralen Netztapes ein I-Tape in Spaceanlage appliziert. In Knieextension legt man den zentralen Anker mit leichtem Zug über der Patella an. Während man das Knie in Flexion bringt, kommt der zentrale Anker unter Spannung, welcher über dem Ligamentum patellae bzw. über der Quadrizepssehne ausgelegt wird. Die I-Tapeenden laufen dehnungsfrei kaudal bzw. kranial aus (s. kl. Abb.). Die gesamte Kombinationsanlage wird durch leichtes Reiben anmodelliert, aktiviert und fixiert.

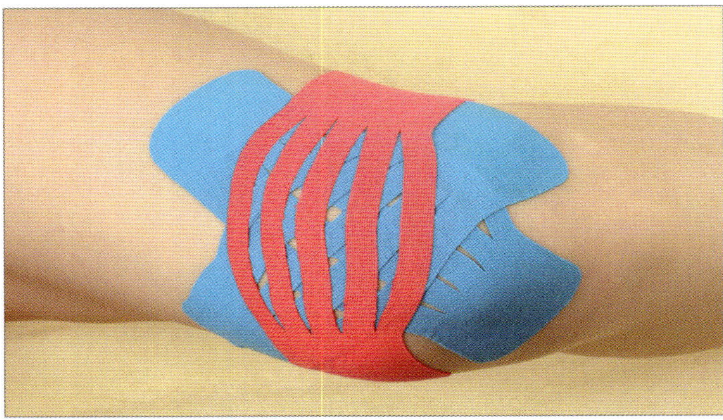

Komplette Anlage mit drei Netz-Tapes über Bursa suprapatellaris
ESTE: Das Kniegelenk befindet sich in leichter Knieflexion.
Schritt: Zur Anlage des Netz-Tapes wird die Rückfolie mittig eingerissen und zu den Enden entfernt. Durch leichten Zug werden die mittleren Netzstreifen voneinander getrennt und unter der Flexion des Knies wird der zentrale Netzteil über der Patella appliziert. Die Tapeenden dehnungsfrei auslaufen lassen. Die gesamte Kombinationsanlage wird durch leichtes Reiben anmodelliert, aktiviert und fixiert.

Bursitis des Kniegelenks – Lymph- (Abb. 1) und Spaceanlage (Abb. 2–4) (Fortsetzung)

Material:
Abb. 1: 2 blaue, 1 rotes Netz-Tape
Abb. 2: 2 blaue X-Lochtapes
Abb. 3–4: blaues und rotes Netz-Tape,
4 schmale rote und blaue I-Tapes

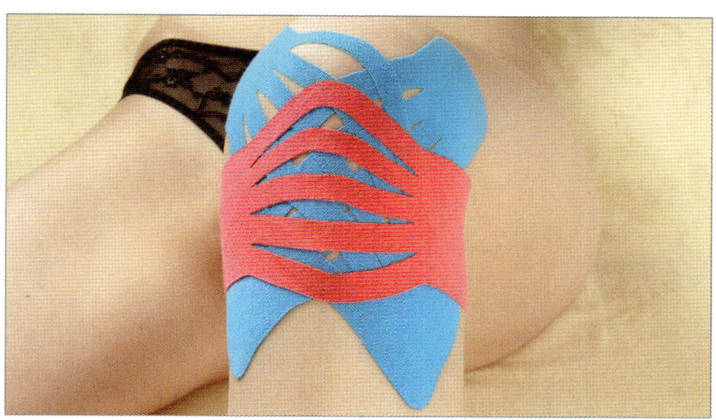

Komplette Netztapeanlage über der Bursa infrapatellaris
ESTE: Das Kniegelenk befindet sich in Flexion.
Schritt 5: Mit einer Spaceanlage werden zuerst zwei Netztapes sich diagonal über und unter der Patella kreuzend angelegt. Ein drittes, identisches, quer über der Bursa-Region angelegtes Netztape ergänzt die anderen beiden. Hierdurch wird eine Druckentlastung der Bursa infrapatellaris erreicht. Die gesamte Kombinationsanlage wird durch leichtes Reiben anmodelliert, aktiviert und fixiert.

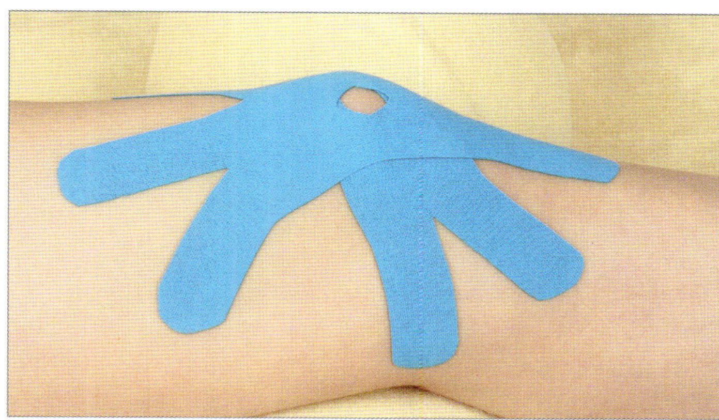

Komplette Anlage mit X-Lochtape über der Bursa praepatellaris
ESTE: Das Kniegelenk befindet sich in leichter Flexion.
Schritt 6: Bei einer Bursitis praepatellaris profunda werden zwei diagonale X-Lochtapes über der Patella in Spaceanlage angebracht. Man bringt ein X-Tape (Lochtape) unter mittlerem Zug mit dem zentralen Loch diagonal und direkt mittig über der Patella an. Das zweite X-Lochtape wird in gleicher Lifting-Technik angebracht. Alle vier Zügelenden laufen dehnungsfrei aus.

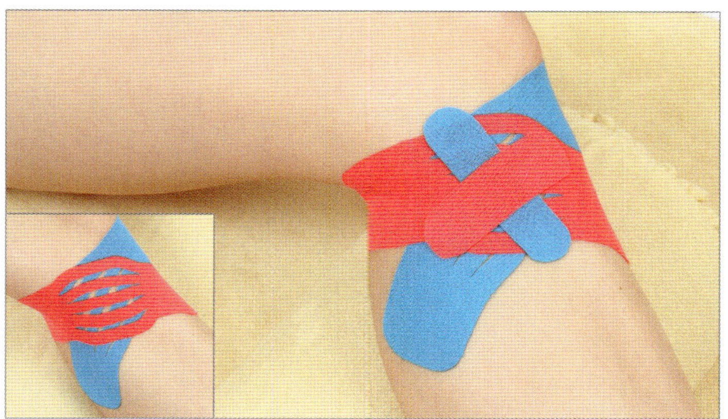

Kombinationsanlage: Netztape und Kreuztape über der Bursa anserina
ASTE: In Rückenlage, das Bein befindet sich in Neutralstellung, in leichter Knieflexion.
Schritt 7: Zwei Netztapes werden mit ihrem zentralen Anker und der gleichen Lifting-Technik diagonal über der Bursa anserina angebracht (s. kl. Abb.). Zusätzlich zu den Netztapes werden zwei kleinere I-Tapes direkt über der geschwollenen Bursa-Region mit einer Spaceanlage angebracht. Beide I-Tapes bilden ein Kreuz.

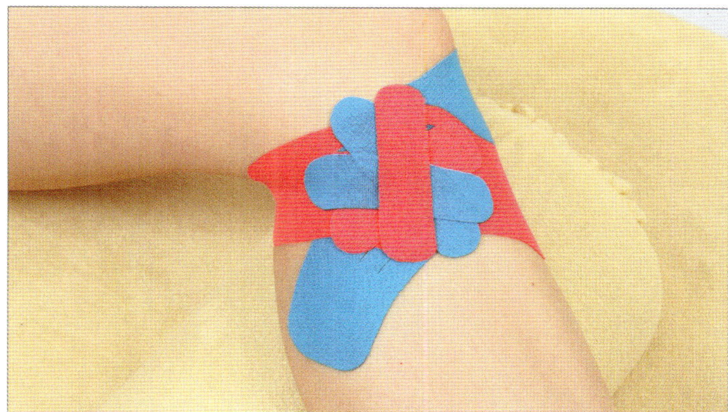

Komplette Kombinationsanlage: Netztape und Sterntape über der Bursa anserina
ESTE: In Rückenlage, das Bein befindet sich in Neutralstellung, in leichter Knieflexion.
Schritt 8: Die Kombinationsanlage mit einer Spaceanlage in zentraler Lifting-Technik setzt sich mit zwei identischen, kleineren I-Tapes, die sich diagonal angelegt zu einem Sterntape ergänzen, fort. Die gesamte Kombinationsanlage wird durch leichtes Reiben anmodelliert, aktiviert und fixiert.

Patellaspitzensyndrom – Gelenk- (Abb 1), Muskel- (Abb. 1–3), Space- (Abb. 2 + 4), Ligament- (Abb. 3) und Sehnenanlage (Abb. 4)

Wirkung: Schmerz-, Entzündungs- und Ödemreduktion; Durchblutungsförderung und Entlastung der Schmerzstellen; Limitierung des Drucks im Patello-Femoral-Gelenk; Optimieren und Stimulieren des patello-femoralen Gleitens; Stimulation der Propriozeption und des Muskeltonus; Stabilisierung des Kapsel-Band-Apparats

Material:
Abb. 1–2: blaues und rotes Y-Tape, blaues I-Tape
Abb. 3: blaues und rotes Y-Tape, blaues U-Tape
Abb. 4: rotes und blaues I-Tape

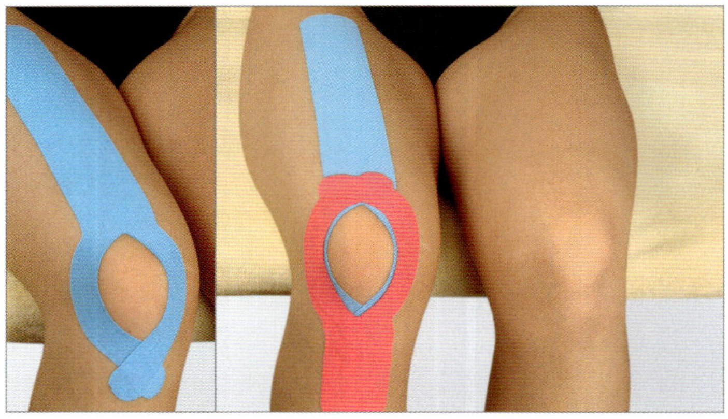

Komplette Anlage zweier Y-Tapes
ASTE: Im Sitz, das Knie befindet sich in schmerzfreier Flexion.
Schritt 1: Der superiore Y-Anker wird ohne Zug im unteren Oberschenkelbereich detonisierend angebracht, indem er in Muskel-Vordehnung kranial über den M. rectus femoris angelegt und vor der Gabelung fixiert wird. Die Zügel die Patella umgrenzend anlegen (s. kl. Abb.). Der inferiore Anker wird komplementär dazu, ohne Zug und mit dem Ankerpunkt über der Tuberositas tibiae angelegt, die Zügel in mechanischer Korrekturtechnik um die Patella zur Patellabasis.

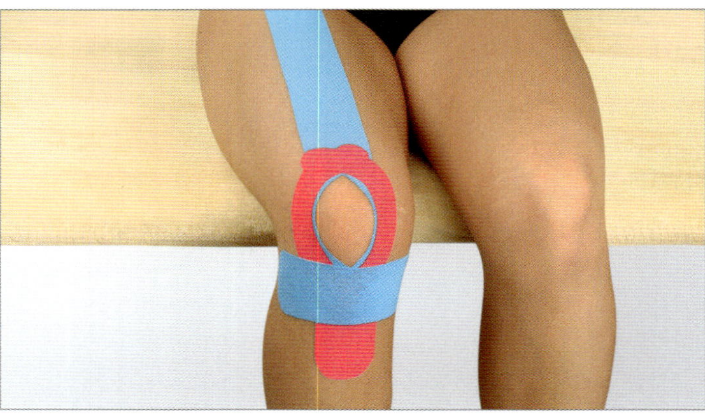

Komplette Kombinationsanlage zweier Y-Tapes und eines Quer-I-Tapes
ESTE: Im Sitz, das Knie befindet sich in Flexion.
Schritt 2: Zusätzlich wird bei sich verstärkendem Schmerz an der Patellaspitze ein Quer-I-Tape mit einer zentralen Spaceanlage über dem Ansatzbereich des Lig. patellae angewandt. Der zentrale I-Anker wird mit starkem Zug über der Tuberositas tibiae angelegt. Die I-Tapeenden dehnungsfrei in Knieextension auslaufen lassen.

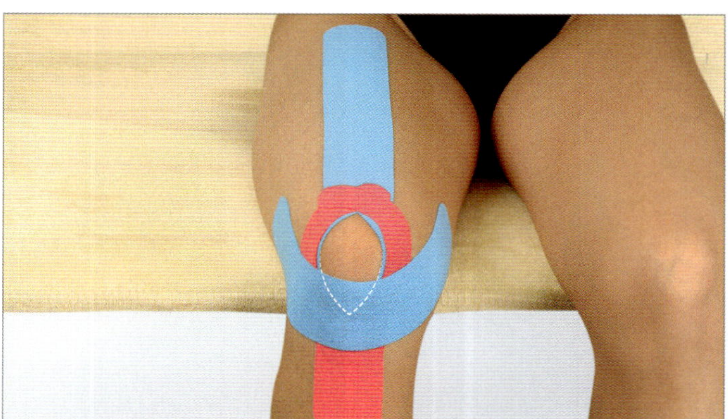

Alternative Kombinationsanlage zweier Y-Tapes und eines U-Tapes
ESTE: Im Sitz, das Knie befindet sich in Flexion.
Schritt: Zu den superioren und inferioren Y-Tapes (Schritt 1), wird zusätzlich ein U-förmiges I-Tape mit einer zentralen Ligamentanlage angewandt. Das Zentrum des I-Tapes wird mit starkem Zug ⅓ über dem Apex patellae angelegt. Bei zunehmend aktiver Knieflexion ziehen die beiden U-Zügel medial und lateral entlang der Patellaränder zum distalen Oberschenkeldrittel, innen über den M. vastus medialis und außen über den M. vastus lateralis. Die Zügelenden dehnungsfrei auslaufen lassen.

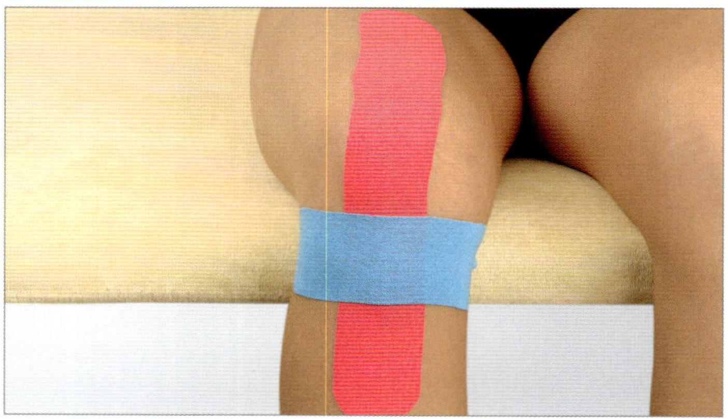

Alternative Kombinationsanlage mit Längs- und Quer-I-Tape
ESTE: Im Sitz, das Knie befindet sich in Flexion.
Schritt: Mit einer tendino-muskulären Technik wird der Anker eines I-Tapes ohne Zug unterhalb der Tuberositas tibiae angelegt. Den Anker fixieren, während man das I-Tape in Knie-Vordehnung mit mäßig bis starkem Zug in longitudinaler Richtung über die Patellasehne bis zum Apex patellae anlegt. Der Weg des I-Tapes über die Patellamitte wird mit leichtem Zug bis zum Muskel-Sehnen-Übergang fortgesetzt. Danach läuft das I-Tape dehnungsfrei über den Muskelbauch des M. rectus femoris aus. Zusätzlich wird in zentraler Spaceanlage ein Quer-I-Tape über die schmerzhafte Region des Lig. patellae angelegt.

Chondropathia patellae, Patellar Tracking Disorder

– Gelenk- (Abb. 1–4), Muskel- (Abb. 2–4) und Spaceanlage (Abb. 3–4)

Wirkung: Schmerz- und Ödemreduktion; Limitierung der lateralisierten Patellaspur; mechanische Korrektur der Patella nach medial; Stimulation des Kapsel-Band-Apparats und der Propriozeption; Optimieren des Muskeltonus und der Gelenkbeweglichkeit

Material
rotes I-Tape, rotes Y-Tape, blaues I-Tape

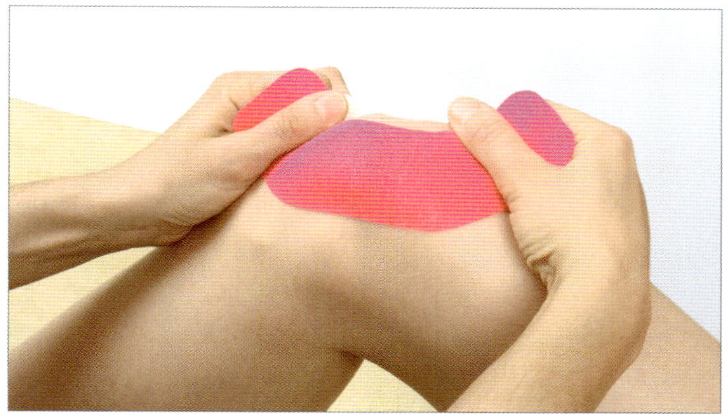

Anlage eines I-Tapes
ASTE: In Rückenlage, das Knie befindet sich in 30°-Flexion.
Schritt 1: Bei lateralisierter Patella wird eine mechanische Korrekturtechnik mittels I-Tape nach medial angewandt. Während man das Knie aktiv flektieren lässt, wird der zentrale Anker des I-Tapes mit starkem Zug und Innendruck über dem lateralen Patellarand angebracht und um die beiden Patellapole angelegt. Die I-Tapeenden superior und inferior der Patella dehnungsfrei auslaufen lassen.

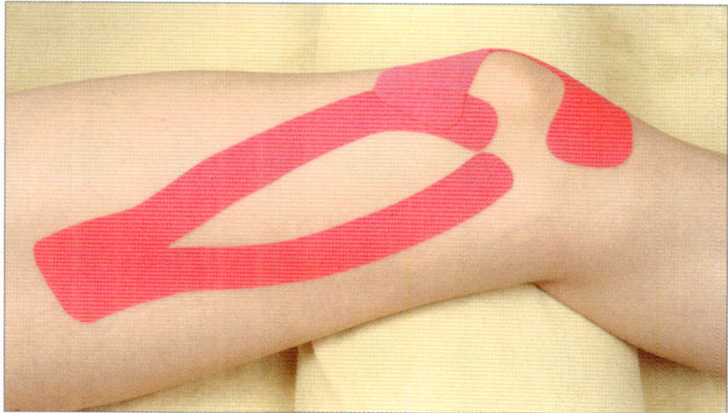

Kombinationsanlage mit I- und Y-Tape
ASTE: In Rückenlage, das Knie befindet sich in Neutralstellung.
Schritt 2: Zusätzlich zu Schritt 1 wird ein Y-Tape mit tonisierender Muskelanlage über dem M. vastus medialis angelegt. Der Anker des Y-Tapes wird ohne Zug im mittleren Bereich des Oberschenkels, wo der M. sartorius den M. vastus medialis überkreuzt, angelegt. Den Anker fixieren, während man die Y-Zügel mit leichtem Zug superior und inferior distal zur Patella über das Retinaculum patellae anlegt. Die Zügelenden dehnungsfrei auslaufen lassen.

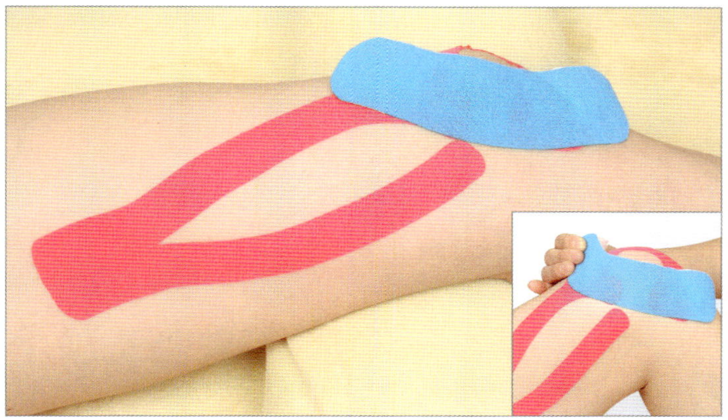

Kombinationsanlage mit Y- und zwei I-Tapes
ESTE: In Rückenlage, das Knie befindet sich in Neutralstellung.
Schritt 3: Zusätzlich zu Schritt 1 und 2 wird ein blaues I-Tape mit einer Lifting-Technik angelegt. Das I-Tape wird mit seinem zentralen Anker mit mittlerem Zug über dem medialen Rand der Patella bis zum superioren bzw. inferioren Patellapol angelegt. Die I-Tapeenden ab dort dehnungsfrei auslaufen lassen (s. kl. Abb.).

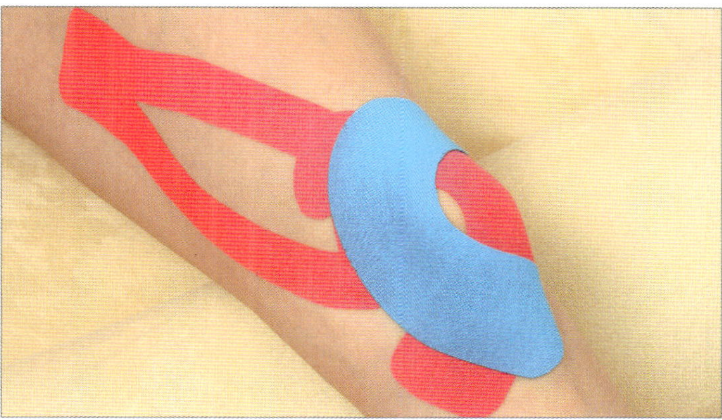

Komplette Kombinationsanlage mit Y- und zwei I-Tapes
ESTE: In Rückenlage, das Knie befindet sich in Neutralstellung.
Schritt 4: Die Anlage besteht aus einer tonisierenden Y-Tapeanlage des M. vastus medialis und aus zwei I-Tapes und damit einer mechanischen Korrektur nach medial, um die Lateralisation der Patella zu korrigieren und sie in ihre »Spur« zu leiten. Das mediale I-Tape in Lifting-Technik reduziert die Schmerzen über dem Retinaculum patellae.

- **Während der Anlage des medialen I-Tapes lässt man das Knie aktiv beugen.**

- **Zusätzlich können noch zwei weitere I-Tapes um die Patella angelegt werden.**

Läsionen des Lig. collaterale mediale und / oder laterale

– Gelenk- (Abb. 1–2), Ligament- (Abb. 1–4), Muskel- und Faszienanlage (Abb. 4)

Wirkung: Schmerz-, Entzündungs- und Ödemreduktion; **tonisierend** bei chronischer Muskelschwäche; Entlastung der betroffenen Bandstrukturen; verbesserte Faszienmotilität und Stimulation der Propriozeption; Optimieren und Fazilitieren der Kniegelenksstabilität

Material
Abb. 1–2: rotes I-Tape, rotes Y-Tape
Abb. 3: blaues und rotes I-Tape
Abb. 4: rotes und blaues Y-Tape, rotes I-Tape

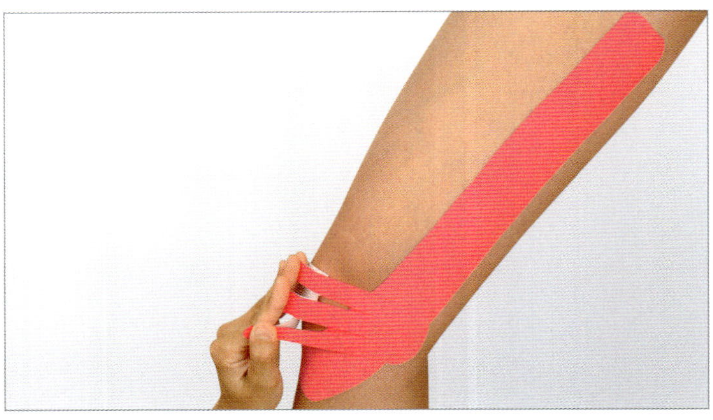

Kombinationsanlage mit I-Tape und Fächer-Anker
ASTE: Im Stand, das Knie befindet sich in Schrittstellung und 30°-Flexion.
Schritt 1: Die Kombinationsanlage für eine mediale Instabilität des Kniegelenks besteht zunächst aus einem mit einer ligamento-muskulären Technik über dem MCL angelegten I-Tape. Zusätzlich wird ein Fächertape in Längs-Applikationsform, quer über das MCL appliziert. Der Anker des Fächer-Tapes liegt hinter dem MCL bzw. vor der schmerzhaftesten Läsionsstelle.

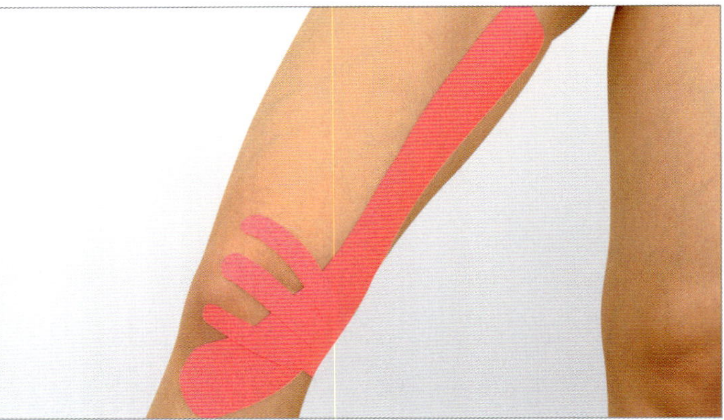

Komplette Kombinationsanlage mit I- und Fächer-Tape
ESTE: Im Stand, das Knie befindet sich in Extension.
Schritt 2: Das Fächer-Tape wird komplettiert mit einer mechanischen Korrektur durch eine longitudinale Applikationsform. Den Anker fixieren und alle drei Fächer-Zügel mit mittlerem Zug und Innendruck über dem Innenband und dem Retinaculum mediale anlegen. Die Zügelenden dehnungsfrei nach medial auslaufen lassen.

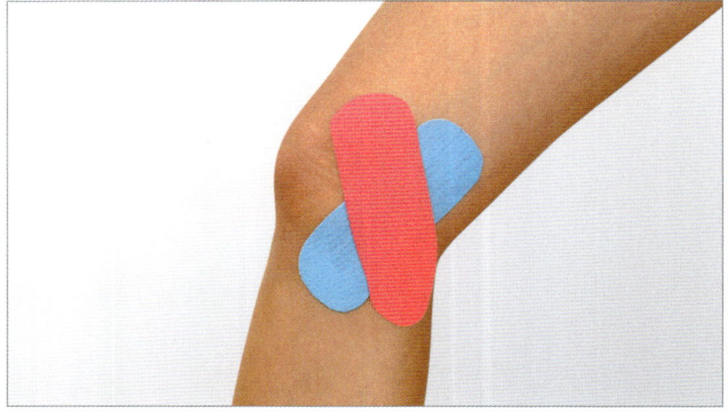

Alternative komplette Kombinationsanlage: Anlage zweier I-Tapes
ESTE: Im Stand, das Kniegelenk befindet sich in Schrittstellung, in 20–30°-Flexion.
Schritt: Mit einer zentralen Ligamentanlage werden zwei I-Tapes angelegt, die sich direkt über dem schmerzhaften Ligament kreuzen. Die zentralen Anker beider I-Tapes werden mit starkem Zug über die schmerzhafteste Stelle des Innenbands über dem Gelenkspalt angelegt.

▸ **Analog kann auch das laterale Seitenband (LCL) so versorgt werden.**

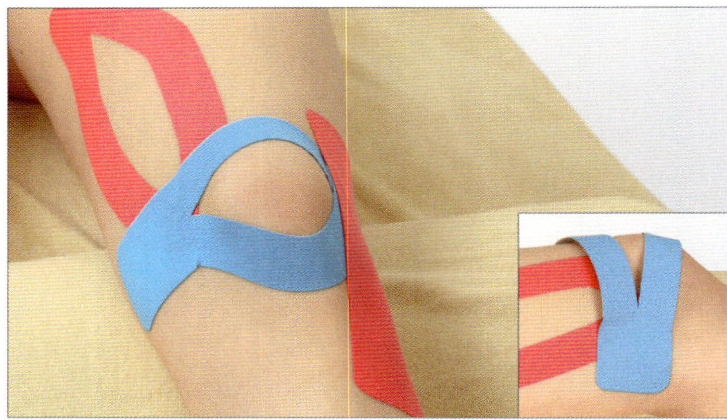

Alternative komplette Kombinationsanlage mit zwei Y-Tapes und I-Tape
ESTE: In Rückenlage, das Bein ist unterlagert und befindet sich in leichter Flexion.
Schritt: Zuerst wird ein tonisierendes Y-Tape über den M. vastus medialis angelegt. Danach folgt die Anwendung eines Y-Tapes mit einer Faszienanlage mit dem Anker vor dem MCL, während die beiden Zügel den Schmerzpunkt umgrenzend über der Patella nach lateral angelegt werden (s. kl. Abb.). Zuletzt wird ein I-Tape mit seinem zentralen Anker mit einer Ligamentanlage direkt über und entlang des Lig. collaterale fibulare (LCL) angelegt.

Ruptur des vorderen Kreuzbands (Lig. cruciatum anterior / ACL) – Lymph- (Abb. 1), Gelenk- und Ligamentanlage (Abb. 2–4)

Wirkung: Schmerz-, Entzündungs- und Ödemreduktion; Entlastung des ACL, des MCL und der Menisken; Limitierung der anterioren Translation der Tibia auf dem Femur; Optimieren und Stimulieren der Roll-Gleit-Bewegung im Knie; Stimulation der Propriozeption

Material
Abb. 1: rotes und blaues Fächer-Tape
Abb. 2–4: blaues U-Tape

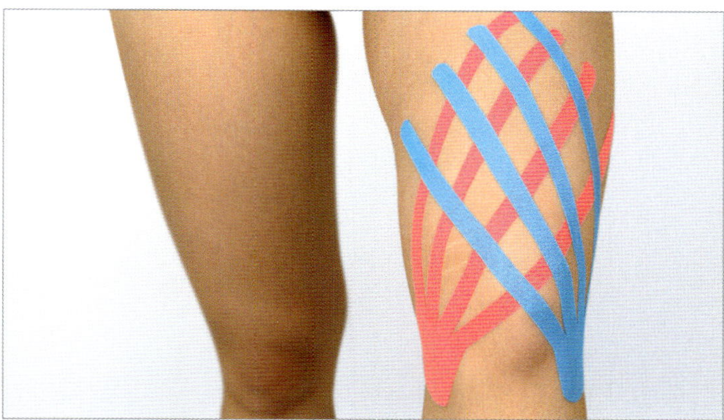

Anlage zweier Fächer-Tapes
ESTE: In Schrittstellung, das linke Knie befindet sich in leichter Flexion.
Schritt 1: Wegen des Gelenkergusses in der akuten und subakuten Phase werden zwei Fächertapes mit einer Lymphtechnik angelegt. Das mediale und das laterale Fächertape beginnen mit ihrem Anker unterhalb der medialen bzw. lateralen Tibiakondylen und überkreuzen sich mit all ihren Fächerzügeln über der Patella und Oberschenkelvorderseite.

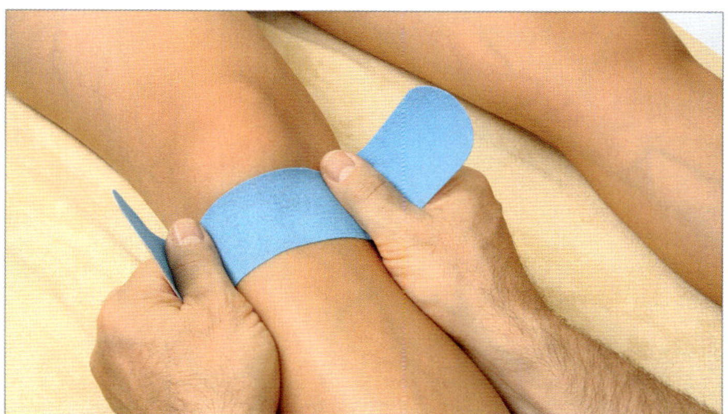

Anlage eines I-Ankers
ASTE: In Rückenlage, das Knie befindet sich in Extension.
Schritt 2: Um eine physiologische Roll-Gleit-Bewegung im Kniegelenk bei einer Verletzung des ACL zu unterstützen und eine anteriore Translation der Tibia zum Femur hin zu limitieren, wird ein I-Tape U-förmig mit einer mechanischen Korrekturtechnik angewandt. Der zentrale Anker wird mit starker Spannung über der Tuberositas tibiae und bei gleichzeitigem Innendruck, der mit dem Daumen auf das lädierte Gelenk ausgeübt wird, angebracht.

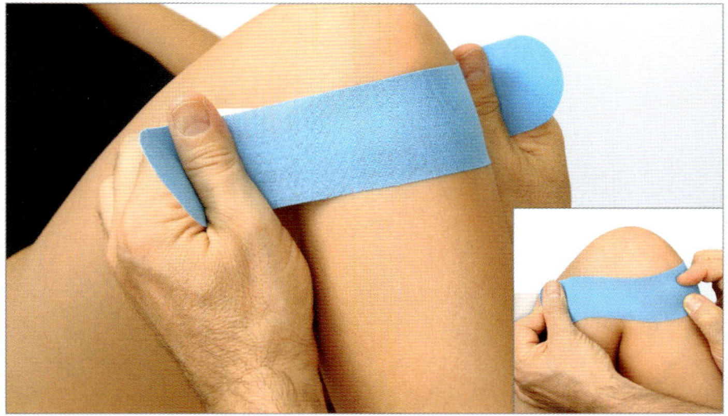

Anlage der U-Zügel
ASTE: In Rückenlage, das Knie befindet sich in 30°-Flexion.
Schritt 3: Während das Knie sich aktiv in Flexion bewegt, werden die beidhändig gehaltenen U-Zügel gleichmäßig mit starkem Zug das Tibiaplateau nach posterior drückend seitlich angelegt. Die U-Zügel verlaufen über die Seitenbänder und über den Gelenkspalt kranialwärts in Längsachse des Oberschenkels (s. kl. Abb.).

- **Mit der gleichen Technik und in gleicher Weise kann ein zweites U-Tape sich halb überlappend mit dem ersten angebracht werden.**

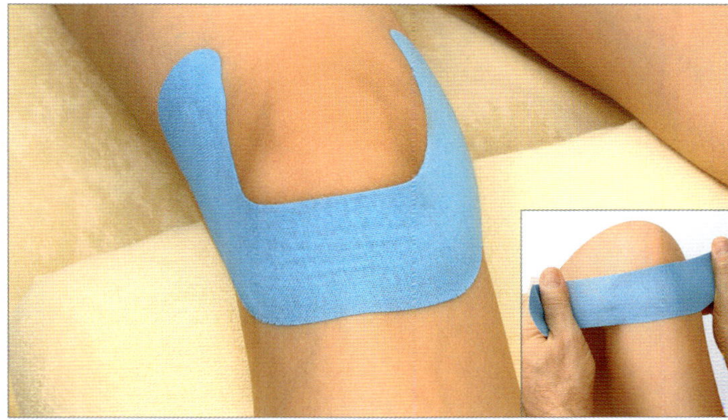

Komplette U-Tape-Anlage
ESTE: In Rückenlage, das Knie befindet sich in Neutralstellung.
Schritt 4: Die gesamte Kombinationsanlage wird durch leichtes Reiben anmodelliert, aktiviert und fixiert.

- **Es kann auch eine zentrale Ligamentanlage appliziert werden (s. kl. Abb.). Das I-Tape wird mittig eingerissen und mit seinem zentralen Anker ohne Zug auf die Tuberositas tibiae angelegt. Während der Flexion werden die beiden U-Zügel mit starkem Zug, die Tibia posteriorisierend, seitlich innen bzw. außen angelegt.**

Tractus-iliotibialis-Syndrom: Tendinitis und Bursitis

– Ligament- (Abb. 1–4), Faszien- (Abb. 2–4) und Spaceanlage (Abb. 4)

Wirkung: Schmerz-, Entzündungs- und Ödemreduktion; Entlastung des ACL, des MCL und der Menisken; Limitierung der anterioren Translation der Tibia auf dem Femur; Optimieren und Stimulieren der Roll-Gleit-Bewegung im Knie; Stimulation der Propriozeption

Material
rotes I-Tape, blaues Y-Tape,
2 rote Lochtapes
blaues Punkt-Tape

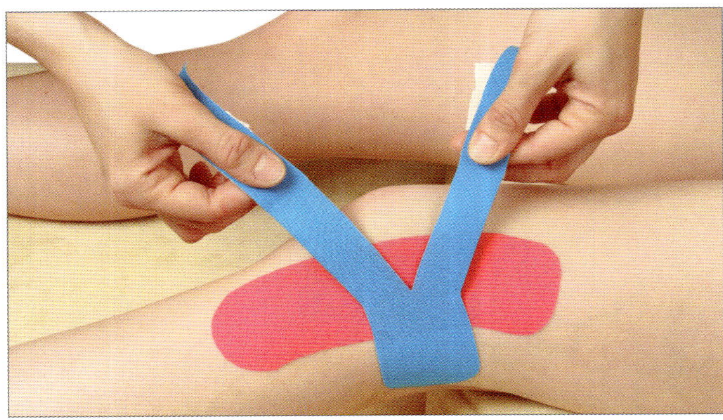

Kombinationsanlage mit I- und Y-Anker
ASTE: In Rückenlage, das Knie befindet sich in Neutralstellung.
Schritt 1: Mit einer ligamentären Insertionstechnik wird zuerst ein I-Tape mit seinem zentralen Anker unter mittlerem Zug über das Lig. fibulare angelegt. Die Tapeenden dehnungsfrei kaudal und kranial auslaufen lassen. Zusätzlich bringt man den Anker eines Y-Tapes ohne Zug unterhalb des lateralen Femurepikondylus, an der schmerzhaften Reibungsstelle des Tractus iliotibialis an.

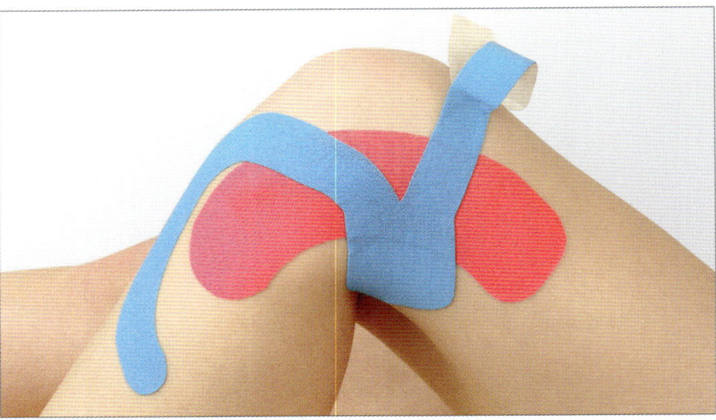

Kombinationsanlage: Anlage des inferioren Y-Zügels
ASTE: In Rückenlage, das Knie befindet sich in Flexion.
Schritt 2: Die beiden Y-Zügel werden oszillierend mit mittlerem Zug und in kleinen Phasen in einem gespreizten Muster das rote I-Tape überquerend an der Beinaußenseite angelegt. Zuerst legt man den inferioren Y-Zügel bogenförmig um das distale I-Tapeende am Unterschenkel an. Das Zügelende dehnungsfrei auslaufen lassen.

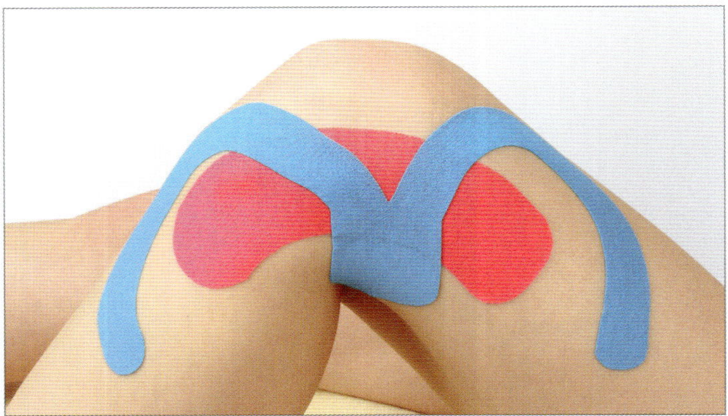

Komplette Kombinationsanlage: mit I- und Y-Tape
ESTE: In Rückenlage, das Knie befindet sich in Flexion.
Schritt 3: Der superiore Y-Zügel wird bogenförmig um das proximale I-Tapeende am Oberschenkel angelegt. Das Zügelende dehnungsfrei auslaufen lassen. Die gesamte Kombinationsanlage wird durch leichtes Reiben anmodelliert, aktiviert und fixiert.

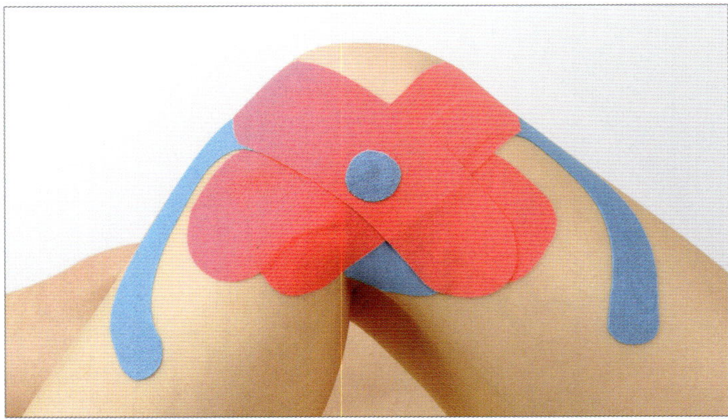

Alternative komplette Kombinationsanlage mit I-, Y- und Lochtapes
ESTE: In Rückenlage, das Knie befindet sich in Flexion.
Schritt 4: Die Kombinationsanlage von Schritt 1–3 wird mit zwei Lochtapes in Lifting-Technik ergänzt. Das Loch im zentralen Anker des I-Tapes wird mit mittlerem Zug direkt über das Schmerz- und/oder Schwellungsareal diagonal angelegt (blauer Punkt). Ein zweites Lochtape wird, ebenfalls als Spaceanlage, das erste überkreuzend angelegt. Die Tapeenden dehnungsfrei auslaufen lassen. Die gesamte Kombinationsanlage wird durch leichtes Reiben anmodelliert, aktiviert und fixiert.

Tibialis-anterior-Syndrom (Ansatzperiostitis)

– Muskel- (Abb. 1–4) und Faszienanlage (Abb. 2–4)

Wirkung: Schmerz- und Ödemreduktion; Limitierung des Drucks entlang der lateralen Tibiakante; Entlastung des Hauptschmerzpunkts; Optimieren des Muskeltonus in den Unterschenkel-Kompartments; Durchblutungsförderung und Wiederherstellung normaler Funktionen; Optimieren und Harmonisieren der Faszienmotilität

Material
blaues Y-Tape und 2 rote Y-Tapes

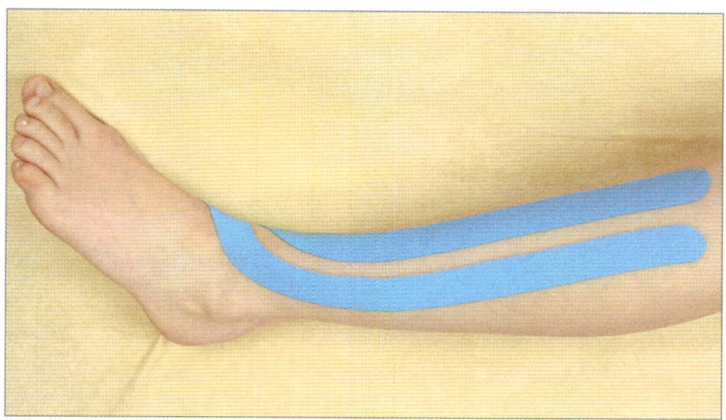

Anlage des Y-Tapes über dem M. tibialis anterior
ASTE: In Rückenlage, das Bein befindet sich in Neutralstellung.
Schritt 1: Das Y-Tape wird mit einer detonisierenden Muskeltechnik über dem M. tibialis anterior angebracht. Der Anker wird ohne Zug an der medialen Fußkante und plantar des Gelenkspalts der Art. tarsometatarsea 1 breitflächig angelegt. Das Y-Tape wird in Muskelvordehnung (Eversion und Plantarflexion) medialseitig und anteromalleolär mit leichtem Zug über den Retinacula mm. extensorum entlang des Schienbeins angelegt.

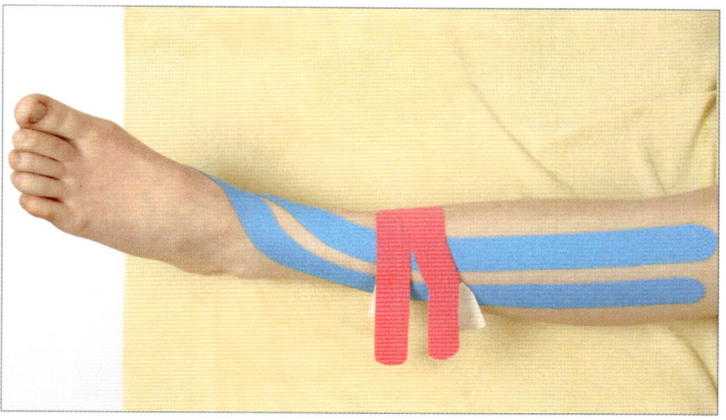

Kombinationsanlage: Anlage des distalen Y-Anker
ASTE: In Rückenlage, das Bein befindet sich in Neutralstellung.
Schritt 2: Zusätzlich zum detonisierenden Y-Muskeltape wird ein Y-Tape über das schmerzhafte Areal mit einer Faszienanlage angelegt, die Korrektur zieht dabei von der Tibiakante weg. Der Anker des Y-Tapes liegt oberhalb vor dem Schmerzareal, d. h. direkt an der medialen Schienbeinkante, der Facies medialis tibiae.

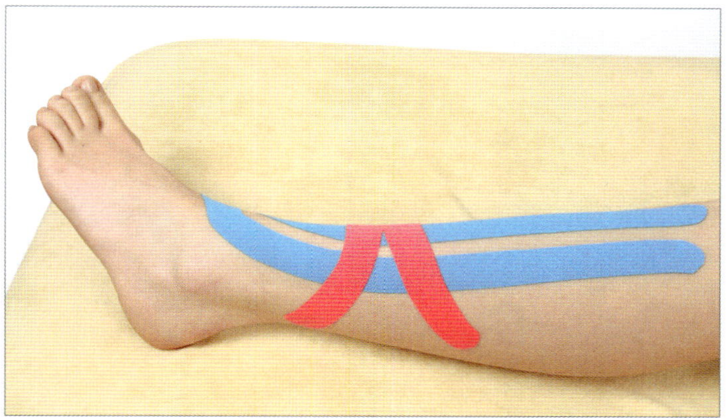

Komplette Kombinationsanlage: Anlage des distalen Y-Tapes
ESTE: In Rückenlage, das Bein befindet sich in Neutralstellung.
Schritt 3: Bei einem anterioren Tibiakantensyndrom ist der distale Schmerz meistens entlang der lateralen Schienbeinkante lokalisiert (Langstreckenläufer). Die beiden Zügel des distalen Y-Tapes werden oszillierend mit mäßigem Zug den Schmerzpunkt umschließend nach lateral hin angelegt. Die beiden Zügelenden latero-posterior dehnungsfrei auslaufen lassen. Die gesamte Kombinationsanlage wird durch leichtes Reiben anmodelliert, aktiviert und fixiert.

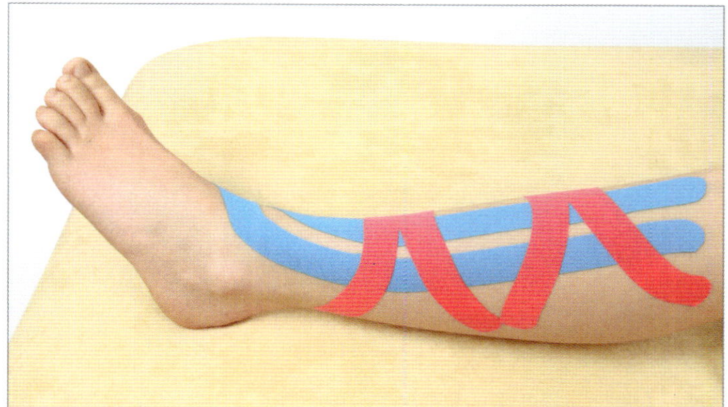

Alternative Kombinationsanlage: Anlage mit zwei Y-Tapes
ESTE: In Rückenlage, das Bein befindet sich in Neutralstellung.
Schritt 4: Falls sich der Schmerz entlang der lateralen Schienbeinkante (in der Tibialis anterior-Loge) auf ein größeres Areal ausdehnt, können mehrere Y-Tapes angewandt werden. Je nach Schmerzlokalisation entlang der Tibiakante wird ein zweites proximaleres Y-Tape in Oszillations-Technik angelegt. Der Anker des Y-Tapes wird ohne Zug vor dem Schmerzpunkt angelegt, sodass dieser zwischen den beiden Y-Zügeln liegt. Die beiden Zügelenden dehnungsfrei latero-posterior auslaufen lassen. Die gesamte Kombinationsanlage wird durch leichtes Reiben anmodelliert, aktiviert und fixiert.

Tibialis-posterior-Syndrom (Ansatzperiostitis)

– Muskel- (Abb. 1–4) und Faszienanlage (Abb. 2–4)

Wirkung: Schmerz- und Ödemreduktion; Limitierung des Drucks entlang der medialen Tibiakante; Entlastung des Hauptschmerzpunkts; Optimieren des Muskeltonus in den Unterschenkel-Kompartments; Durchblutungsförderung und Wiederherstellung normaler Funktionen; Optimieren und Harmonisieren der Faszienmotilität

Material
blaues I- und 2 rote Y-Tapes

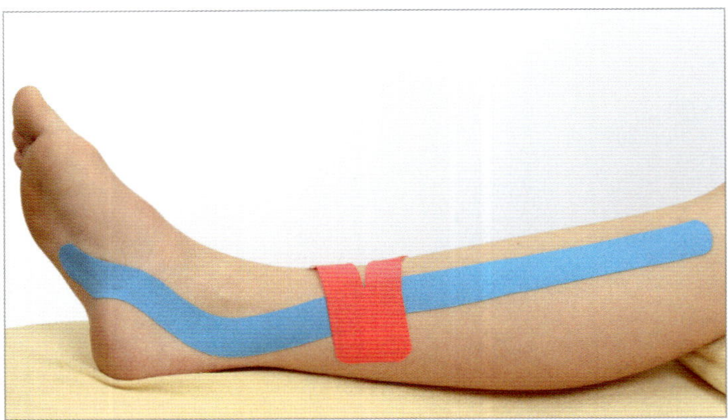

Kombinationsanlage: Anlage des Y-Ankers
ASTE: In Rückenlage, das Bein befindet sich in Neutralstellung.
Schritt 1: Gegen die übermäßige pronatorische Belastung (häufig bei Sportlern) appliziert man zuerst eine detonisierende Y-Muskel-Tapeanlage über dem M. tibialis posterior. Der Anker wird ohne Zug plantar am Os naviculare und den Ossa tarsalia angebracht. Das Y-Tape wird in Eversion und Dorsalflexion medialseitig und retromalleolar mit leichtem Zug über den Retinacula mm. flexorum entlang der medialen Schienbeinkante angelegt.

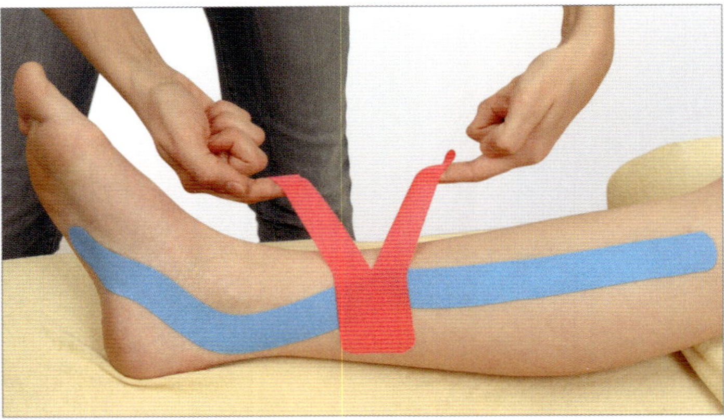

Kombinationsanlage: Anlage des Y-Tapes
ASTE: In Rückenlage, das Bein befindet sich in Neutralstellung.
Schritt 2: Ein Y-Tape in Faszientechnik im Bereich des Schmerzpunktes angelegt. Die Korrektur erfolgt dabei auf die Tibiakante zu. Die beiden Y-Zügel werden oszillierend unter mittlerem Zug und in kleinen Phasen zum Tibiarand hin angelegt. Dabei bilden die beiden Y-Zügel die Form eines weiten V und begrenzen das Schmerzareal an der medialen Schienbeinkante.

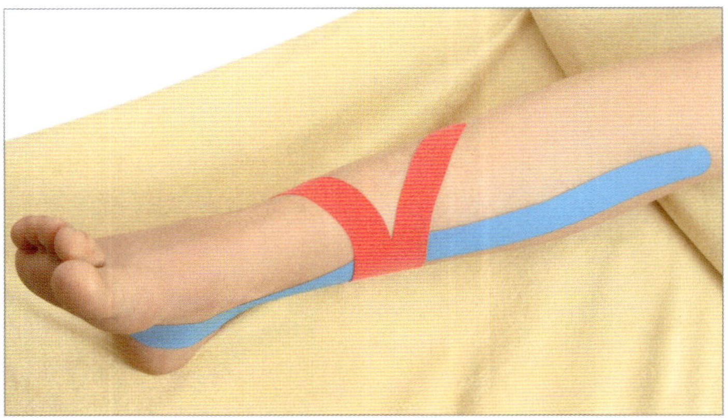

Komplette Kombinationsanlage mit zwei Y-Tapes
ESTE: In Rückenlage, das Bein befindet sich in Neutralstellung.
Schritt 3: Bei einem posterioren Tibiakantensyndrom ist der distale Schmerz meistens entlang der medialen Schienbeinkante lokalisiert, die Ursache liegt aber oft am Fuß. Bei der Kombinationsanlage hat das Y-Muskeltape über dem M. tibialis posterior eine wichtige Funktion, da es den Schlussstein des Bogens des medialen Fußlängsgewölbes aktiv unterstützt. Die beiden Zügelenden dehnungsfrei lateral auslaufen lassen. Die gesamte Kombinationsanlage wird durch leichtes Reiben anmodelliert, aktiviert und fixiert.

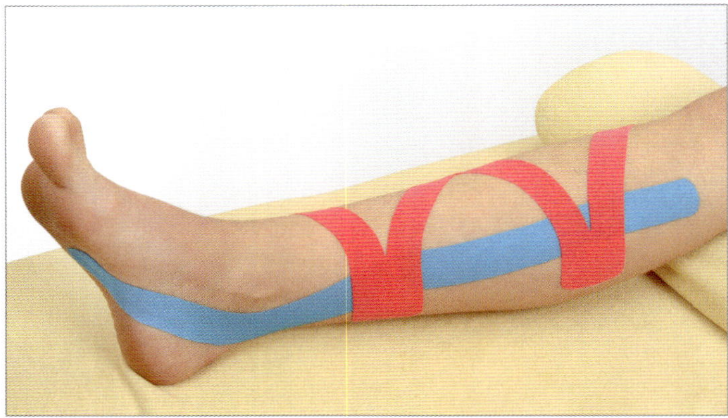

Alternative Kombinationsanlage: Anlage mit zwei Y-Tapes
ESTE: In Rückenlage, das Bein befindet sich in Neutralstellung.
Schritt 4: Falls sich der Schmerz entlang der medialen Schienbeinkante auf ein größeres Areal ausdehnt, können mehrere Y-Tapes angewandt werden. Je nach Schmerzlokalisation entlang der Tibiakante wird ein zweites proximaleres Y-Tape mit einer Oszillations-Technik angelegt. Die gesamte Kombinationsanlage wird durch leichtes Reiben anmodelliert, aktiviert und fixiert.

Muskelfaserriss des M. triceps surae – Muskel- (Abb. 1–4), Gelenk- (Abb. 1–3), Sehnen- (Abb. 1–2) und Spaceanlage (Abb. 2 + 4)

Wirkung: Schmerz-, Entzündungs- und Ödemreduktion; **detonisierend** bei akuter entzündlicher Muskelläsion; Kompression und Entlastung der betroffenen Schmerzlokalisation; verbesserte Faszienmotilität und Stimulation der Propriozeption

Material
Abb. 1: blaues Y-Tape, rotes I-Tape, blaues I-Tape
Abb. 2: blaues Y-Tape, rotes I-Tape, 4 schmale blaue I-Tapes
Abb. 3: 2 blaue Y-Tapes, 1 rotes I-Tape
Abb. 4: 2 blaue Y-Tapes, rotes Sterntape

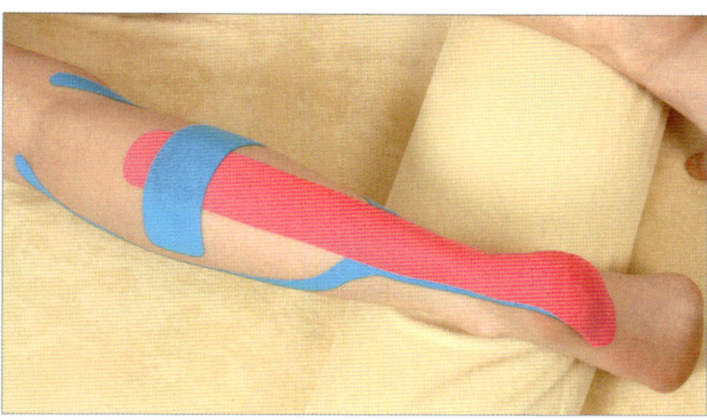

Komplette Kombinationsanlage: Anlage eines Y- u. zwei I-Tapes
ASTE: In Bauchlage, Bein und Fuß unterlagert in Neutralstellung.
Schritt: Ein detonisierendes Y-Tape und ein tendino-muskuläres I-Tape werden über der Wade angebracht. Beide Anker werden plantar am Tuber calcanei angelegt. Das erste Tape verläuft seitlich der Achillessehne und um den des Gastrocnemius bis zum Ursprung. Das rote I-Tape verläuft über die Achillessehne zum tendo-muskulären Übergangsbereich. Zusätzlich appliziert man ein Quer-I-Tape in zentraler mechanischer Korrekturtechnik direkt über der lädierten Muskelstelle.

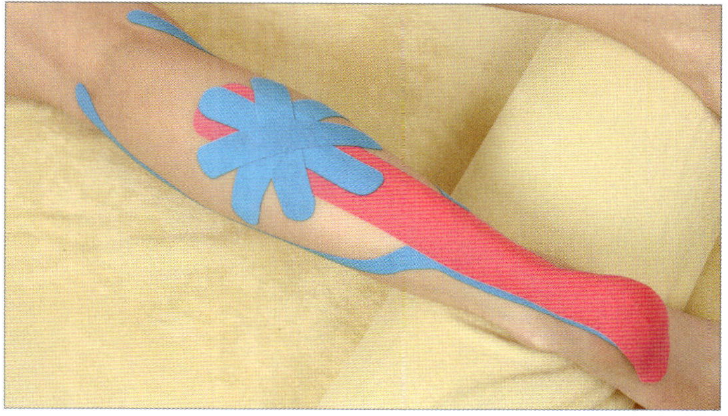

Alternative komplette Kombinationsanlage: Anlage des Stern-Tapes
ESTE: In Bauchlage, das Knie befindet sich in Extension und der Fuß in Dorsalextension.
Schritt: Die Kombinationsanlage setzt sich aus einem detonisierenden Y-Muskeltape, einem tendino-muskulären I-Wadentape und einem Sterntape zusammen. Das Sterntape appliziert man mit einer Lifting-Technik direkt über der gezerrten Muskelstelle, wo es durch den vergrößerten Zwischenraum für eine Druckentlastung sorgt.

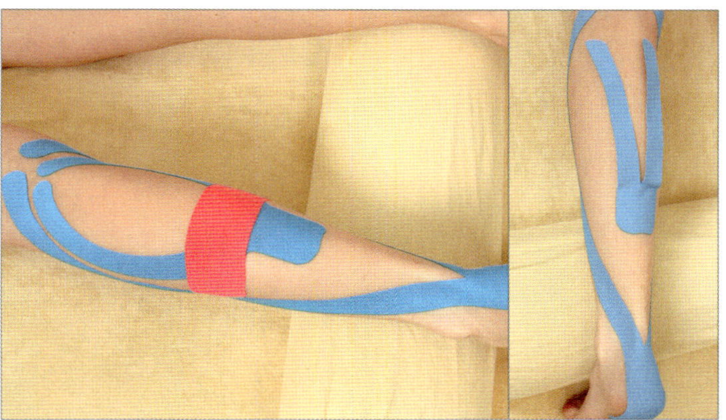

Alternative komplette Kombinationsanlage: Anlage mit zwei Y- und I-Tapes
ESTE: In Bauchlage, das Knie befindet sich in Extension und der Fuß in Dorsalextension.
Schritt: Zusätzlich zu einer detonisierenden Y-Tapeanlage über dem M. triceps surae wird ein zweites kürzeres Y-Tape detonisierend über den tendo-muskulären Übergang angebracht (s. kl. Abb.). Alternativ kann in der akuten Phase ein Quer-I-Tape in mechanischer Korrekturtechnik mit dem zentralen Anker direkt über der muskulären Läsionsstelle angelegt werden. Der Druck des I-Tapes, angelegt in mechanischer Korrekturtechnik, führt zu einer Schmerzreduktion wie auch zu einer Stimulation der Propriozeption.

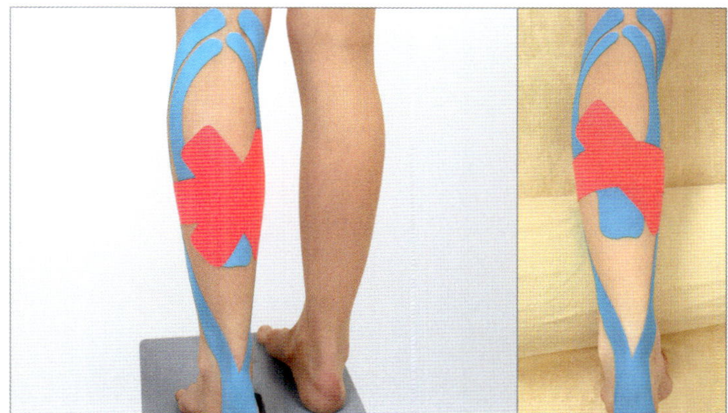

Alternative komplette Kombinationsanlage: Anlage mit zwei Y-Tapes und einem Stern-Tape
ESTE: In Bauchlage, das Bein befindet sich in Neutralstellung.
Schritt: In der subakuten Phase appliziert man zu Schritt 3 zwei diagonale und ein horizontales I-Tape direkt über das schmerzhafte Muskelareal (s. kl. Abb.). Die mit einer Spaceanlage in Lifting-Technik angelegten I-Tapes beugen einem Hämatom vor und reduzieren das Ödem. Die gesamte Kombinationsanlage wird durch leichtes Reiben anmodelliert, aktiviert und fixiert.

M. soleus-Syndrom: Kompressionssyndrom des Arcus tendineus – Muskel-, Sehnen- (Abb. 1–3) und Faszienanlage (Abb. 2–4)

Wirkung: Schmerz-, Entzündungs- und Ödemreduktion; **detonisierend** bei akuter entzündlicher Muskelläsion; Kompression und Entlastung der betroffenen Schmerzlokalisation; verbesserte Faszienmotilität und Stimulation der Propriozeption

Material
Abb. 1–3: blaues Fächertape,
2 rote Y-Tapes
Abb. 4: rotes und blaues Y-Tape

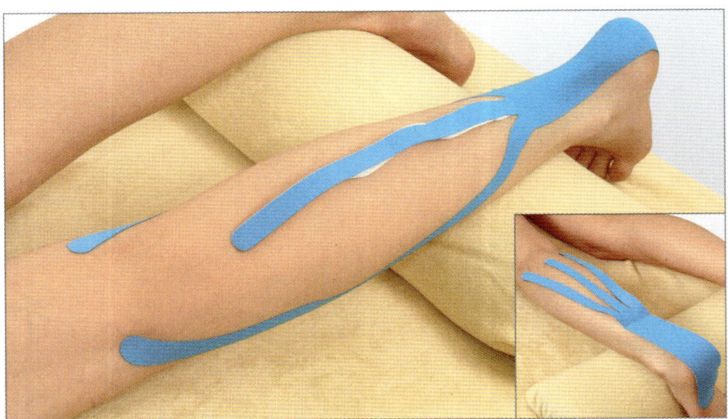

Anlage des Fächertapes
ASTE: In Bauchlage, das Bein und der Fuß unterlagert in Dorsalextension.
Schritt 1: Zur Entlastung des hypertonen M. triceps surae wird ein Fächertape mit 3 Zügeln in einer detonisierenden, tendino-muskulären Technik über der Wade angebracht. Der Anker wird ohne Zug plantar an der Ferse angebracht (s. kl. Abb.). Die äußeren beiden Zügel über den Mm. gastrocnemii anlegen, den medialen uber dem M. soleus.

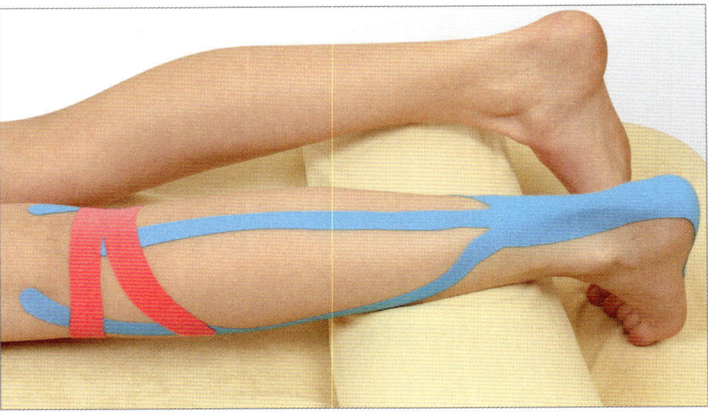

Kombinationsanlage: Anlage des Y-Tapes
ASTE: In Bauchlage, das Knie befindet sich in Extension und der Fuß in Dorsalextension.
Schritt 2: Bei einem tiefen kranialen Wadenschmerz wird zusätzlich ein Y-Tape in Faszientechnik angelegt. Der Anker des Y-Tapes wird ohne Zug medial vor dem Schmerzareal angebracht. Die beiden Y-Zügel werden oszillierend mit mittlerem Zug und in kleinen Phasen zur Fibulaaußenseite hin angelegt. Sie ziehen dabei vom Tibiarand weg und das schmerzhafte und odematose Areal liegt im Y-Spalt.

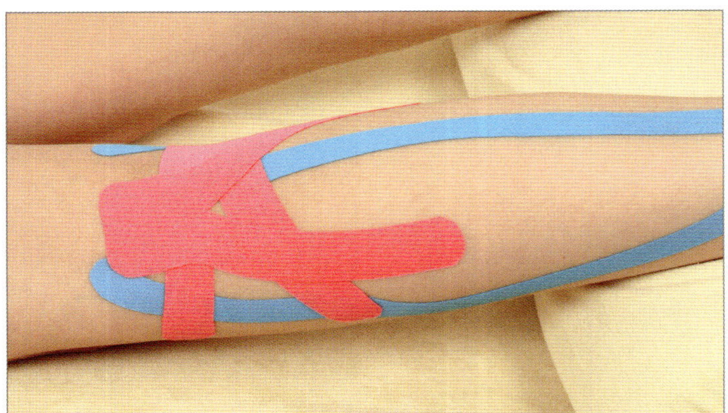

Komplette Kombinationsanlage: Anlage mit zwei Y-Tapes
ESTE: In Bauchlage, das Bein befindet sich in Neutralstellung.
Schritt 3: Mit der gleichen Oszillations-Technik wird ein zweites Y-Tape senkrecht zum ersten über die vom Arcus tendineus m. solei komprimierte schmerzhafte Läsionsstelle angelegt. Der Sehnenbogen des Soleus kann die Leitungsbahnen in der tiefen Flexorenloge (z. B. den N. tibialis) irritieren. Daher wird mit der Oszillations-Technik ein zweites Y-Tape senkrecht zum ersten über die komprimierte schmerzhafte Läsionsstelle angelegt. Die gesamte Kombinationsanlage wird durch leichtes Reiben anmodelliert, aktiviert und fixiert.

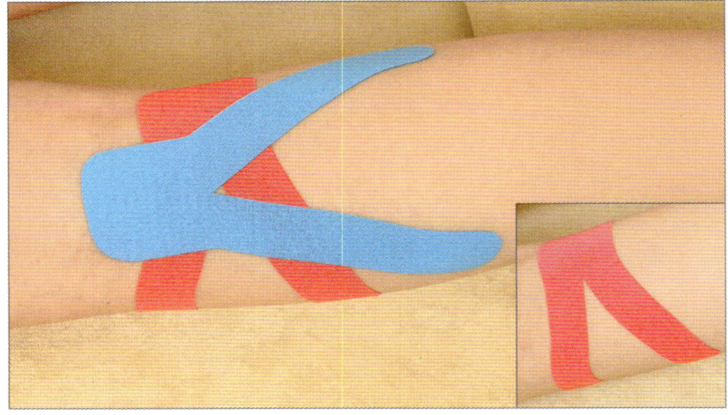

Alternative komplette Anlage mit zwei Y-Tapes
ESTE: In Bauchlage, das Bein befindet sich in Neutralstellung.
Schritt 4: Die Kombinationsanlage zeigt zwei im 90°-Winkel übereinanderliegende Y-Tapes, angewandt als Faszienanlage. Das Quer- und Längs-Y-Tape werden mit der gleichen Oszillations-Technik an der hypertonen Durchtrittsstelle durch den Arcus tendineus m. solei angelegt. Die Schmerzstelle liegt in der Gabelung zwischen den Y-Zügeln. Die Y-Zügelenden nach lateral dehnungsfrei auslaufen lassen. Die gesamte Kombinationsanlage wird durch leichtes Reiben anmodelliert, aktiviert und fixiert.

Subluxation der Peroneussehnen

– Gelenk- (Abb. 1–4) und Spaceanlage (Abb. 3–4)

Wirkung: Schmerzreduktion in der akuten Phase; Ödemreduktion in der chronischen Phase; Stimulierung und Stabilisierung des Kapsel-Band-Apparats; Limitieren extremer Inversionsbewegungen; Stimulation und Wiederherstellung der Faszienmotilität

Material
rotes Y- und blaues I- Loch-Tape

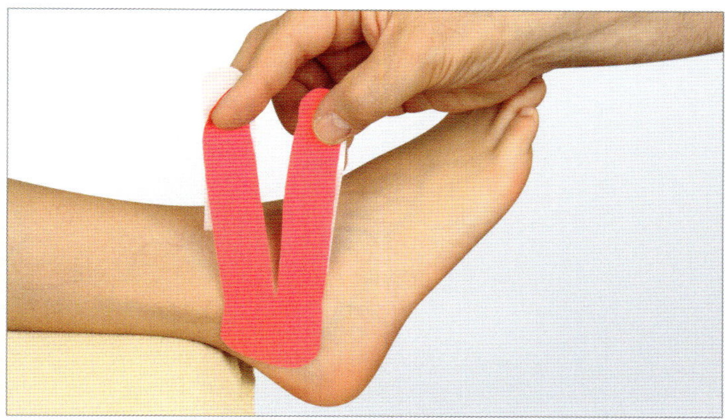

Anlage eines Y-Ankers
ASTE: In Rückenlage, der Fuß befindet sich in Neutralstellung.
Schritt 1: Zuerst differenziert man mit einer Palpation die Schmerz- bzw. Subluxationsstelle der Peroneussehne in der meist zu flach angelegten Malleolusrinne. Die anteriore Verlagerung der Sehne kann sowohl bei Plantarflexion und Inversion als auch bei Dorsalextension und Pronation geschehen. Der Anker des Y-Tapes wird ohne Zug posterior und retromalleolär der betroffenen Peronealsehne, meistens in Höhe des Malleolus lateralis, angelegt.

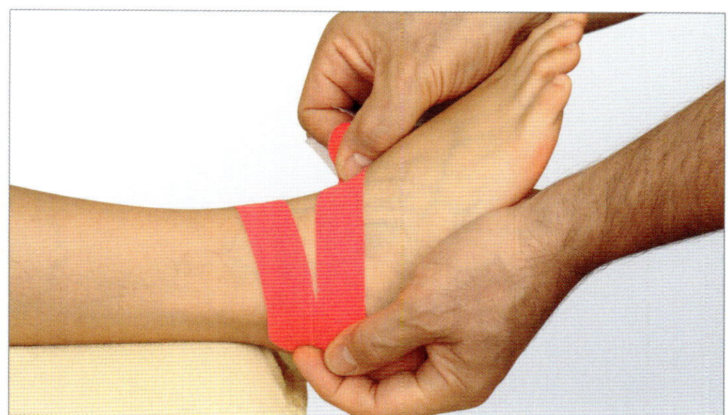

Anlage des Y-Tapes
ASTE: In Rückenlage, der Fuß befindet sich in leichter Plantarflexion.
Schritt 2: Mit einer mechanischen Korrektur-Technik in Längsapplikationsform werden die beiden Y-Zügel mit ihrem Spalt die Schmerzstelle bzw. die Subluxationsstelle umschließend angelegt. Die superioren bzw. inferioren Y-Zügel werden mit starkem Zug und Innendruck oberhalb bzw. unterhalb der subluxierenden Peroneussehne über dem Fußrücken angelegt. Die Zügelenden dehnungsfrei medialseitig über der Haut auslaufen lassen.

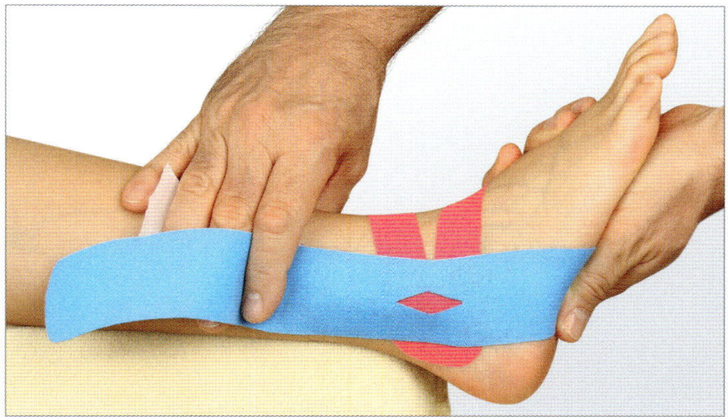

Kombinationsanlage eines Y- und I-Lochtapes
ASTE: In Rückenlage, der Fuß befindet sich in Plantarflexion und Inversion.
Schritt 3: Es wird ein I-Tape mit einer rautenförmigen Öffnung (»Knopfloch«) für den prominenten Malleolus lateralis zurechtgeschnitten. Das I-Lochtape wird mit einer Spaceanlage mit mittlerem Zug so angelegt, dass der Anker mit dem »Knopfloch« direkt über dem Malleolus lateralis platziert ist. Das distale Tapeende wird ohne Zug lateral und plantar an der Basis ossis metatarsalis V angelegt.

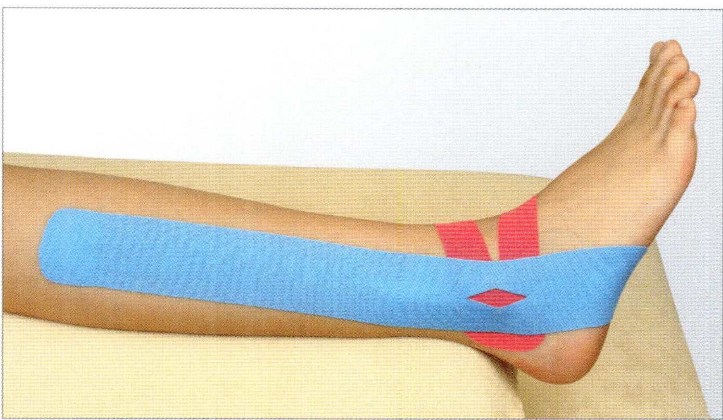

Komplette Kombinationsanlage
ESTE: In Rückenlage, der Unterschenkel ist unterlagert und der Fuß befindet sich in Neutralstellung.
Schritt 4: Nach der Platzierung des I-Tapes über der geschwollenen und schmerzhaften Außenknöchelregion wird das verbliebene I-Tape mit leichtem Zug an dem kaudalen Drittel des lateralen Unterschenkels angelegt. Das proximale I-Tapeende dehnungsfrei auf der Haut nach kranial auslaufen lassen. Die gesamte Kombinationsanlage wird durch leichtes Reiben anmodelliert, aktiviert und fixiert.

Achillessehnen-Ansatzreizung – Lymph-, Muskel- (Abb. 1–4), Sehnen- und Gelenkanlage (Abb. 3–4)

Wirkung: Schmerz-, Entzündungs- und Ödemreduktion; **detonisierend** bei akuten oder chronischen Reizzuständen; Entlastung der betroffenen Schmerzlokalisation an der Achillessehne; Optimieren und Fazilitieren der USG-/OSG-Mobilität

Material
Abb. 1: blaues Y-Tape, blaues und rotes Fächertape
Abb. 2: blaues Y-Tape, 2 rote Fächertapes
Abb. 3–4: blaues Y-Tape, rotes u. blaues Fächertape, rotes I-Tape, blaues U-Tape

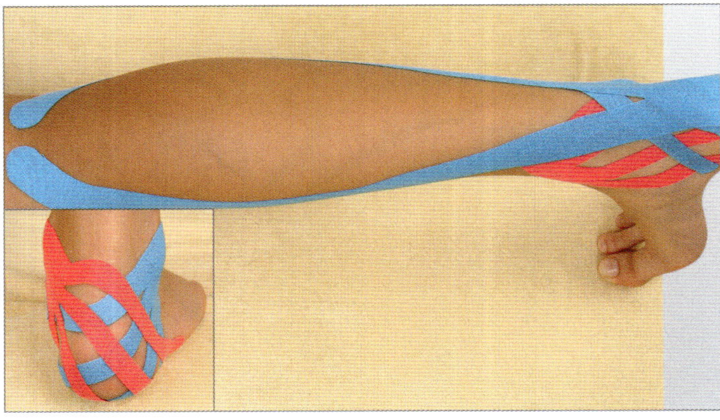

a) Akute Phase: Kombinationsanlage mit zwei Fächer- u. Y-Tapes
ESTE: In Bauchlage, das Bein befindet sich in Extension und der Fuß in Dorsalextension.
Schritt: Die Achillessehnen-Kombinationsanlage besteht aus einer Lymphanlage und einer detonisierenden Muskelkorrektur. Das Y-Tape über dem M. gastrocnemius wird mit seinem Anker unter dem Processus tuberis calcanei plantar angelegt und die Y-Zügel laufen entlang der Gastroknemiusbäuche bis zu deren Ursprung. In der akuten Phasen werden zusätzlich 2 Fächertapes angelegt (s. kl. Abb.).

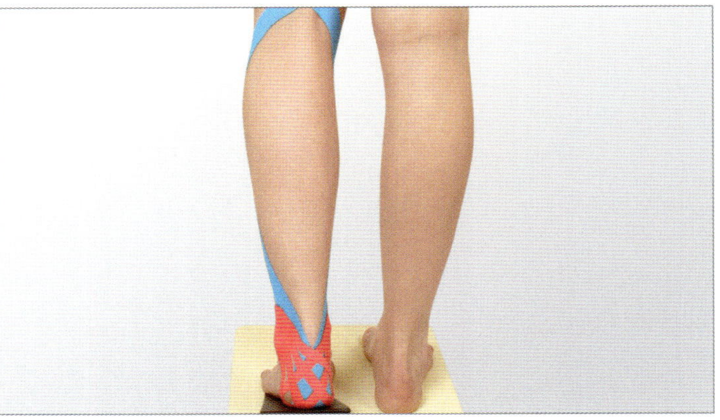

Alternative Kombinationsanlage mit Y- und zwei Fächertapes
ESTE: Im Stand, Neutralstellung.
Schritt: Die alternative Variante wird im akuten Stadium angewandt, wenn die Muskelläsion vor einer Schwellung prädominiert. Es wird ein detonisierendes Y-Tape über den muskulären Komplex des M. triceps surae (gastrocnemius, soleus, plantaris) und eine mediale bzw. laterale Lymph-Fächer-Tapeanlage angebracht. Die gesamte Kombinationsanlage wird durch leichtes Reiben anmodelliert, aktiviert und fixiert.

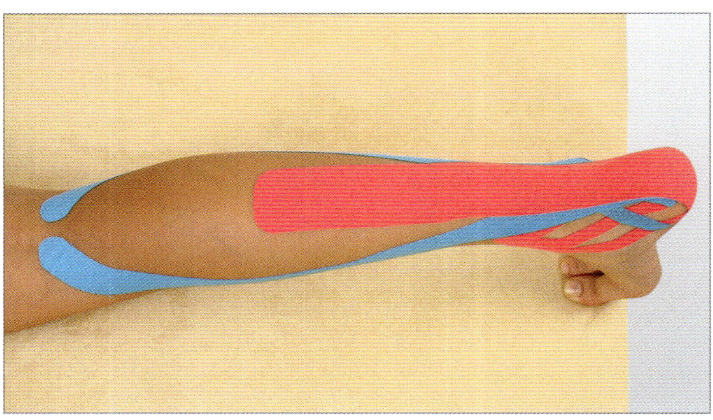

b) Subakute Phase: Kombinationsanlage mit zwei Fächertapes, Y- und I-Tape
ASTE: In Bauchlage, das Bein befindet sich in Extension und der Fuß in Vordehnung, in Dorsalextension.
Schritt 3: Zusätzlich zu der Anlage aus Bild 1 wird ein I-Tape mit einer tendino-muskulären Technik über der Achillessehne angelegt. Der Anker des I-Tapes wird ohne Zug distal/plantar, teils auf das Lig. plantare longum und den ersten Muskelanker überlappend, angelegt. Während man den Anker des I-Tapes fixiert, wird das I-Tape mit mäßigem bis starkem Zug über die Ferse entlang der Achillessehne am Muskel-Sehnen-Übergang des M. gastrocnemius angelegt.

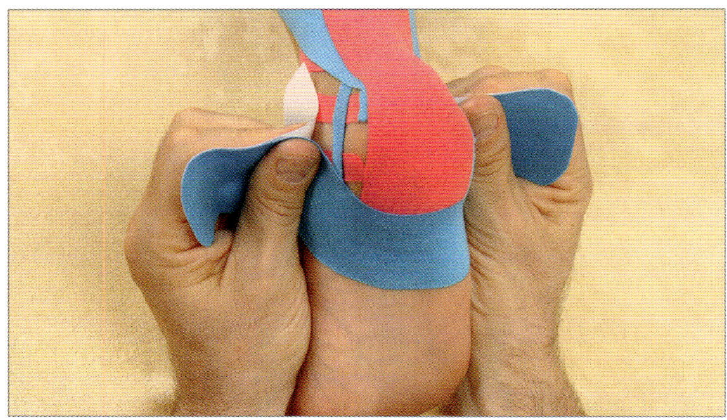

Kombinationsanlage mit zwei Fächertapes, Y-, I- und U-Tape
ASTE: In Bauchlage, das Bein befindet sich in Extension und der Fuß in Vordehnung, in Dorsalextension.
Schritt 4: Ein weiteres I-Tape wird U-förmig mit einer mechanischen Korrektur in einer zentralen Applikationsform über die auftretenden Reizzustände im USG/OSG angelegt. Das U-Tape wird beidhändig mit seinem zentralen Anker über dem Tuber calcanei angelegt.

Achillessehnen-Ansatzreizung – Lymph- (Abb. 5), Muskel-, Sehnen- (Abb. 5–8), Gelenk- (Abb. 5) und Spaceanlage (Abb. 6–8) (Fortsetzung)

Material
Abb. 5: blaues Y-Tape, rotes und blaues Fächertape, rotes I-Tape und blaues U-Tape
Abb. 6: blaues Y-Tape, rotes I-Tape, blaues I-Tape
Abb. 7: blaues Y-Tape, rotes I-Tape, blaues I-Tape
Abb. 8: blaues Y-Tape, rotes I-Tape, blaues I-Tape

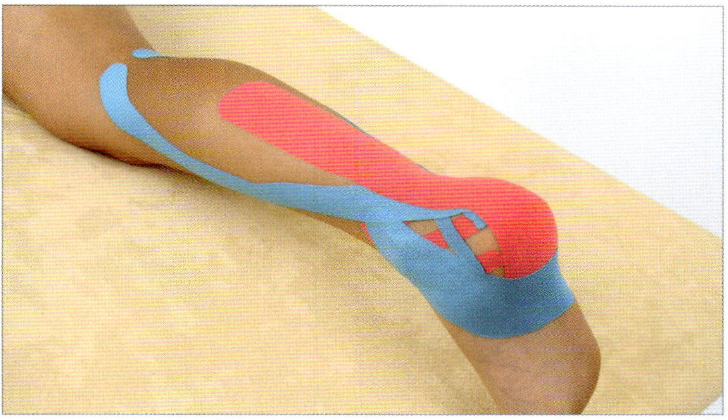

Komplette Kombinationsanlage mit zwei Fächertapes, Y-Tape, I-Tape und U-Tape
ESTE: In Bauchlage, das Bein befindet sich in Extension und der Fuß in Dorsalextension.
Schritt 5: Während der Patient den Fuß aktiv in Plantarflexion bewegt, werden die beiden U-Zügel unter Spannung medial bzw. lateral in Längsachse des Unterschenkels mit Innendruck am Sprunggelenk angelegt. Die Zügelenden dehnungsfrei kranial über die Malleolen auslaufen lassen.

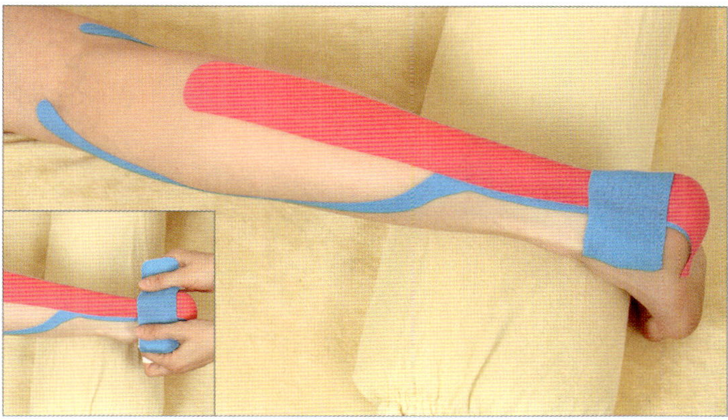

Alternative komplette Kombinationsanlage bei einer ITP (Insertionstendopathie) der Achillessehne
ESTE: In Bauchlage, das Bein befindet sich in Extension und der Fuß in Dorsalextension.
Schritt 6: Man legt zunächst ein detonisierendes Y-Tape, dann ein tendo-muskuläres I-Tape über der Achillessehne und Wade an, ergänzt durch ein tendo-ossales Quer-I-Tape über dem Knochenansatz. Letzteres bringt man mit seinem zentralen Anker direkt proximal des Tuber calcanei mit einer Spaceanlage an (s. kl. Abb.).

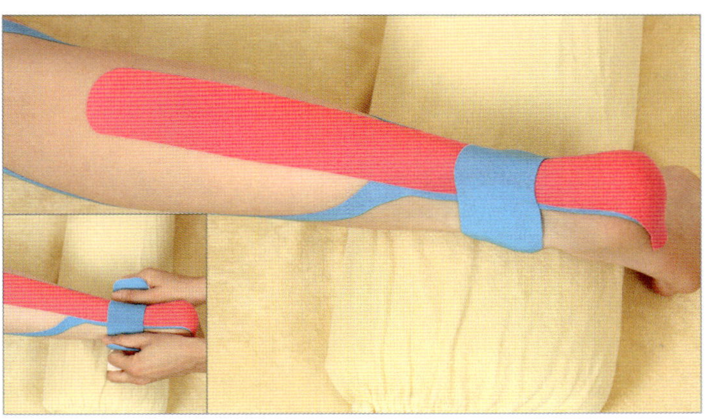

Alternative komplette Kombinationsanlage bei einer Tendinitis der Achillessehne
ESTE: In Bauchlage, das Bein befindet sich in Extension und der Fuß in Vordehnung, in Dorsalextension.
Schritt 7: Die Kombinationsanlage bei einer mid-portion Tendinitis der Achillessehne besteht aus einem detonisierenden Y-Tape und einem tendo-muskulären I-Tape, appliziert wie in Schritt 6. Ergänzt wird durch ein Quer-I-Tape, welches mit einer Lifting-Technik mit dem zentralen Anker unter mittlerem Zug über dem mittleren Drittel der Achillessehne angelegt wird (s. kl. Abb.). Die beiden Tapeenden medial bzw. lateral dehnungsfrei auslaufen lassen. Die gesamte Anlage wird durch leichtes Reiben anmodelliert, aktiviert und fixiert.

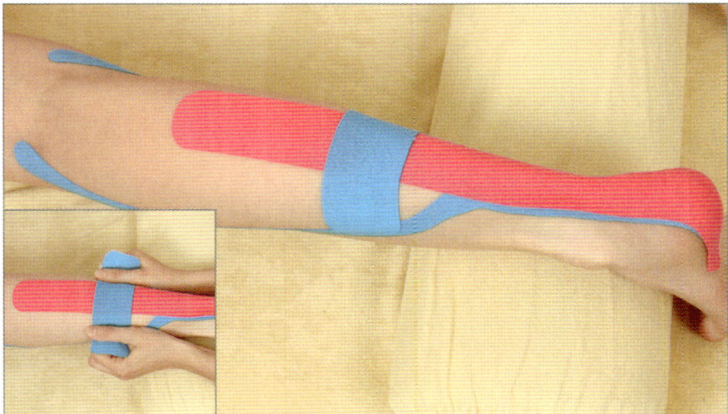

Alternative komplette Kombinationsanlage bei einer tendo-muskulären Läsion
ESTE: In Bauchlage, das Bein befindet sich in Extension und der Fuß in Vordehnung, in Dorsalextension.
Schritt 8: Zusätzlich zu den Y-Tape- und Längs-I-Tape-Anlagen wird ein Quer-I-Tape mit einer Spaceanlage über die schmerzhafteste Stelle des tendo-muskulären Übergangs der Achillessehne angelegt. Mit mittlerem Zug wird der zentrale Anker des I-Tapes in Lifting-Technik angelegt (s. kl. Abb.). Die beiden Tapeenden medial bzw. lateral dehnungsfrei auslaufen lassen. Die gesamte Kombinationsanlage wird durch leichtes Reiben anmodelliert, aktiviert und fixiert.

Achillodynie

– Muskel- (Abb. 1–4), Sehnen- (Abb. 3–4) und Spaceanlage (Abb. 4)

Wirkung: Schmerz-, Entzündungs- und Ödemreduktion; **detonisierend** bei akuten oder chronischen Reizzuständen; Entlastung der schmerzhaften Achillessehne; Optimieren und Fazilitieren der USG-/OSG-Mobilität

Material
blaues U-, rotes I- und blaues I-Tape

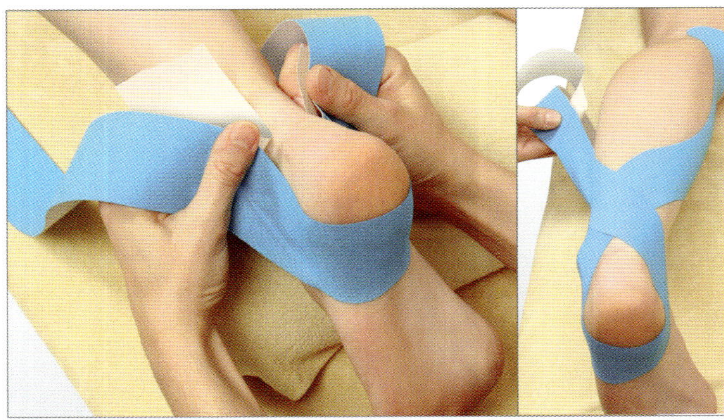

Anlage des U-Tape-Ankers
ASTE: In Bauchlage, das Bein ist unterlagert in Neutralstellung.
Schritt 1: In Vordehung der Wadenmuskulatur wird ein I-Tape von der Kniekehle bis um die Ferse und wieder zurück angemessen. Das mittig gefaltete I-Tape erscheint beim Anlegen des Ankers in »U«-Form. Der Anker des U-Tapes wird ohne Zug plantar distal am Tuber calcanei angebracht.

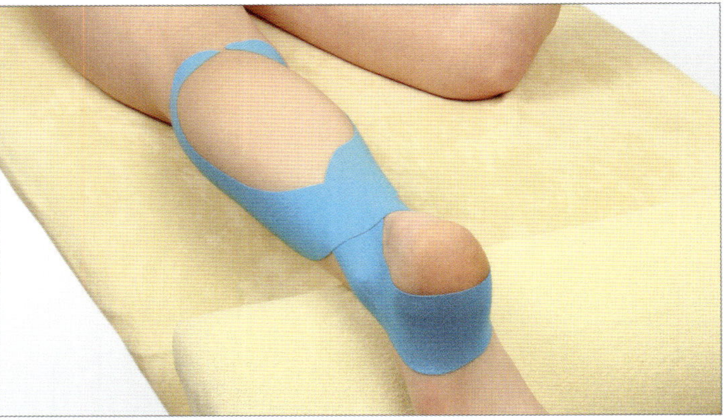

Anlage des lateralen U-Tapezügels
ASTE: In Bauchlage, das Bein ist gestreckt, der Fuß in Dorsalextension.
Schritt 2: Man appliziert mit einer detonisierenden Technik zunächst den medialen, dann den lateralen Zügel des U-Tapes um den äußeren Muskelbauch des M. gastrocnemius. Dabei überkreuzt sich das Tape im Bereich der Achillessehne. Der Anker wird plantar fixiert, während man die beiden U-Zügel mit leichtem Zug zum Ursprung hin in der oberen Fossa poplitea anbringt.

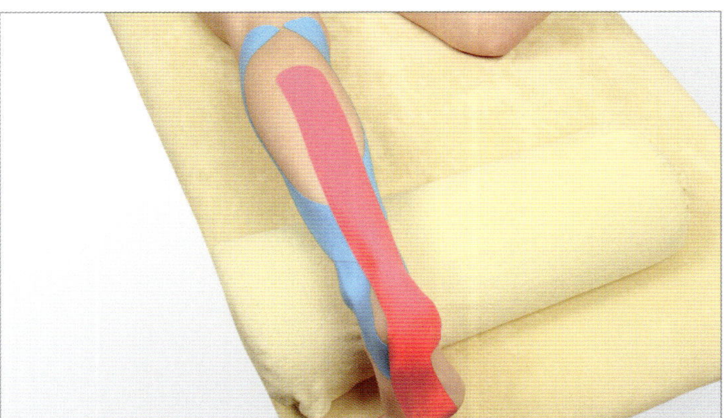

Kombinations-Muskelanlage mit U- und I-Tape
ASTE: In Bauchlage, das Bein ist unterlagert, der Fuß in Dorsalextension.
Schritt 3: Die Kombinations-Muskelanlage setzt sich aus einem detonisierenden U-Tape über dem M. gastrocnemius und aus einem I-Tape über der Achillessehne zusammen, das bis zum tendo-muskulären Übergang zum M. soleus hinaufreicht. Das I-Tape legt man als tendino-muskuläre Sehnenanlage etwas distaler als das U-Tape über dem Lig. plantare longum an. Das I-Tapeende dehnungsfrei über die Wade auslaufen lassen. Die gesamte Kombinationsanlage wird durch leichtes Reiben anmodelliert, aktiviert und fixiert.

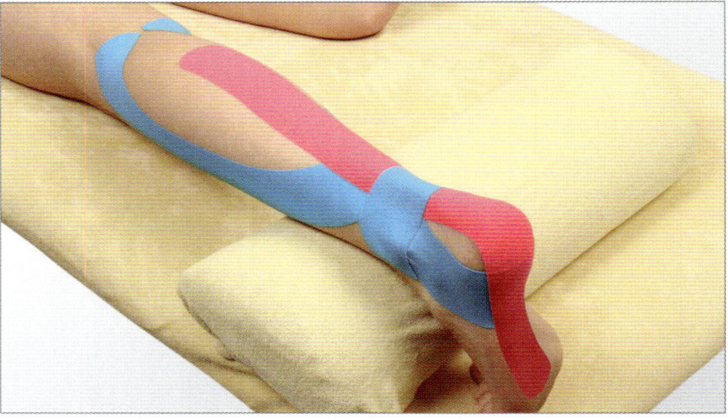

Komplette Kombinations-Muskelanlage: Anlage des Quer-I-Tapes
ESTE: In Bauchlage, das Bein ist unterlagert, der Fuß in Dorsalextension.
Schritt 4: Zusätzlich zu den Muskel-Sehnentapes wird eine Spaceanlage über die schmerzhafte oder entzündete Achillessehne angelegt. Ein Quer-I-Tape wird mit starkem Zug mit seinem zentralen Anker direkt über der schmerzhaften Sehne bzw. Sehnenscheide angelegt, während die beiden I-Tapeenden beidseitig dehnungsfrei auslaufen. Die gesamte Kombinationsanlage wird durch leichtes Reiben anmodelliert, aktiviert und fixiert.

Inversionstrauma

– Muskel- (Abb. 1), Ligament- (Abb. 1–4) und Spaceanlage (Abb. 2–4)

Wirkung: Schmerz-, Hämatom- und Ödemreduktion in der akuten Phase; Tonusregulation der Muskulatur; Entlastung und Stabilisierung des Kapsel-Band-Apparats; Limitieren extremer Inversionsbewegungen; Stimulierung der Propriozeption; Optimieren der Gelenkbeweglichkeit im OSG/USG; Vermeidung von Rezidiven (Prophylaxe)

Material
rotes I-Tape, blaues I-Tape,
rotes U-Tape, blaues I-Tape

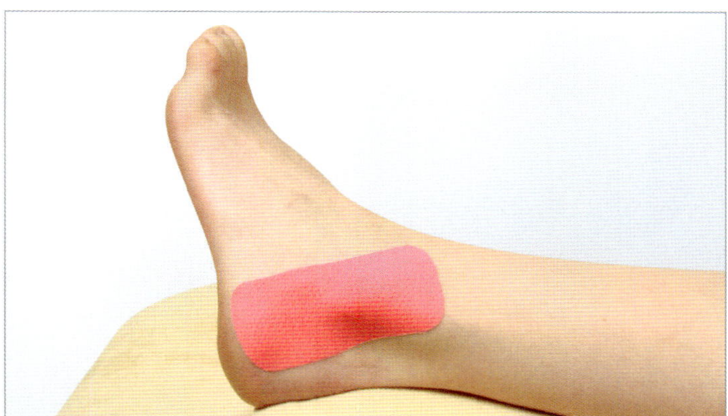

Anlage des Längs-I-Tapes
ASTE: In Rückenlage, das Bein befindet sich in Knieextension und in schmerzfreier Plantarflexion/Supination.
Schritt 1: Der Fuß wird durch tonisierende Muskeltechniken stabilisiert. Für die anteriore muskuläre Stabilität des Fußes über den Dorsalextensoren. Für postero-laterale Stabilität wird ein tonisierendes I-Tape über die Peronealgruppe angelegt. Anschließend wird ein I-Tape mit in zentraler ligamentarer Insertionstechnik, direkt über das am häufigsten verletzte Lig. talofibulare anterius angelegt.

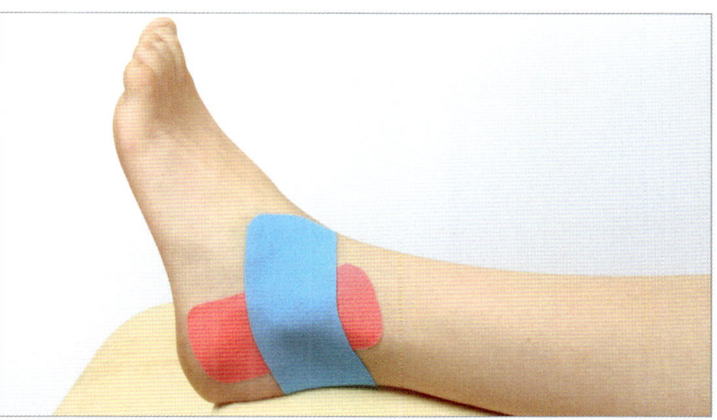

Kombinationsanlage: Anlage mit einem Quer-I-Tape
ASTE: In Rückenlage, das Bein ist gestreckt und der Fuß in Dorsalextension.
Schritt 2: Zusätzlich zum Ligamenttape wird mit einer Spaceanlage direkt über dem lateralen Kapsel-Band-Apparat der Syndesmosis tibiofibularis, über dem Lig. talofibulare anterius und/oder dem Lig. calcaneofibulare ein Quer-I-Tape angelegt. Der zentrale Anker des I-Tapes wird mit starkem Zug direkt über die schmerzhaften Bänder bzw. Kapselareale angelegt.

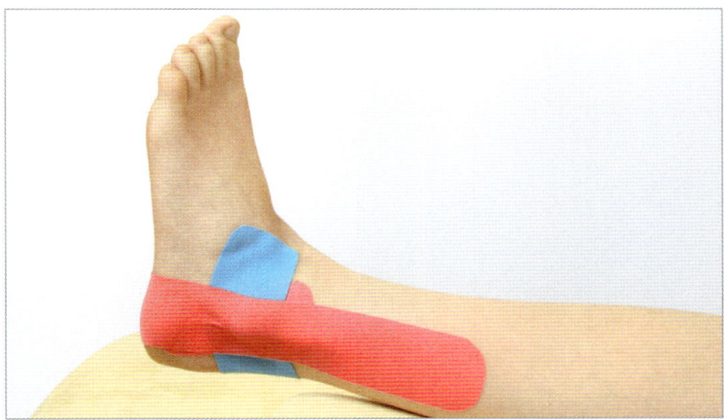

Kombinationsanlage: Anlage mit einem U-förmigen I-Tape
ASTE: In Rückenlage, das Bein befindet sich gestreckt und der Fuß in Dorsalextension.
Schritt 3: Zusätzlich zu Schritt 1 und 2 wird ein I-Tape U-förmig mit einer mechanischen Korrekturtechnik um das USG und OSG angelegt. Der Anker wird ohne Zug unter der Ferse zentral über der Gelenkachse angebracht. Während man den Anker fixiert, appliziert man die lateralen und medialen aufsteigenden U-Zügel über die beiden Malleolen hinaus. Die beiden U-Zügel werden in longitudinaler Zugrichtung mit Innendruck angelegt und übernehmen die Funktion des funktionellen Steigbügels.

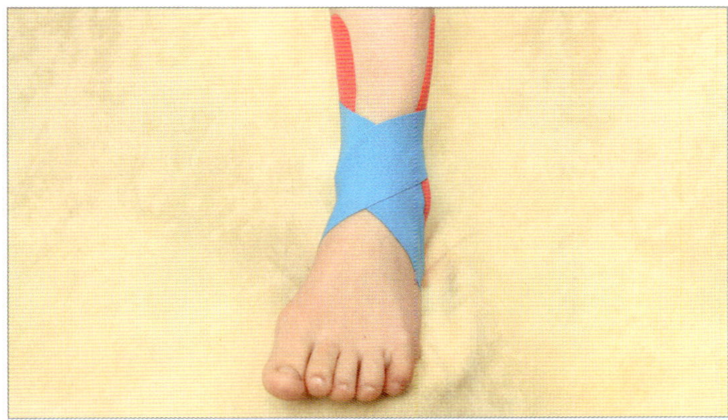

Komplette Kombinationsanlage bei lateraler Sprunggelenksdistorsion
ESTE: Im Stand, das Bein befindet sich gestreckt und der Fuß in Dorsalextension.
Schritt 4: Die Kombinationsanlage besteht aus Schritt 1–3. Zusätzlich bringt man über der Syndesmosis des OSG ein I-Tape in Ligamenttechnik an. Das mittig plantar und vor der Gelenkachse angelegte I-Tape verläuft steigbügelartig, zuerst vom Fußaußenrand, dann vom Fußinnenrand, die Achse des OSG proximalwärts schräg überkreuzend über die Malleolen. Die Tapeenden dehnungsfrei auslaufen lassen.

Eversionstrauma – Ligament- (Abb. 1–4) und Gelenkanlage (Abb. 3–4)

Wirkung: Schmerz-, Hämatom- und Ödemreduktion in der akuten Phase; Tonisierung/Detonisierung der Muskulatur; Entlastung und Stabilisierung des Kapsel-Band-Apparats; Limitieren extremer Eversionsbewegungen; Stimulierung der Propriozeption; Optimieren der Gelenkbeweglichkeit im OSG/USG; Unterstützung des Fuß-Längs- und Quergewölbes; Vermeidung von Rezidiven (Prophylaxe)

Material
Abb. 1: rotes und blaues I-Tape
Abb. 2–4: 2 blaue und 1 rotes I-Tape

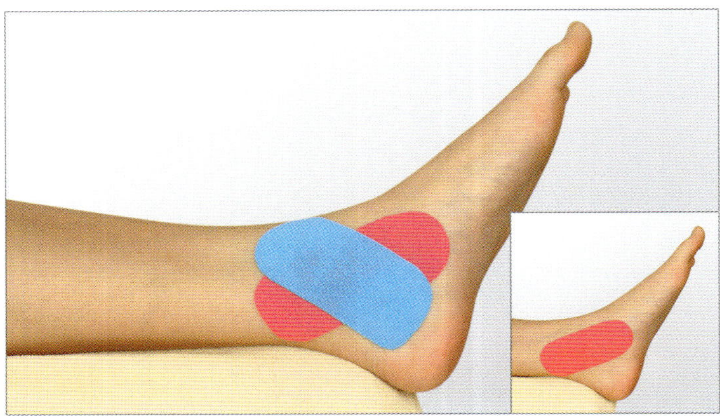

Komplette Anlage zweier I-Tapes
ESTE: In Rückenlage, das Bein befindet sich unterlagert in Neutralstellung.
Schritt: Zwei kleine I-Tapes werden spiegelbildlich in ligamentärer Insertionstechnik angebracht. Das erste wird mit dem zentralen Anker mit mittlerem Zug über dem Lig. tibionaviculare, das zweite vertikal über dem Lig. tibiocalcaneare angelegt. Beide I-Tapes überkreuzen einander über dem Lig. deltoideum, dadurch sowohl über dem OSG als auch dem USG. I-Tapeenden dehnungsfrei auslaufen lassen.

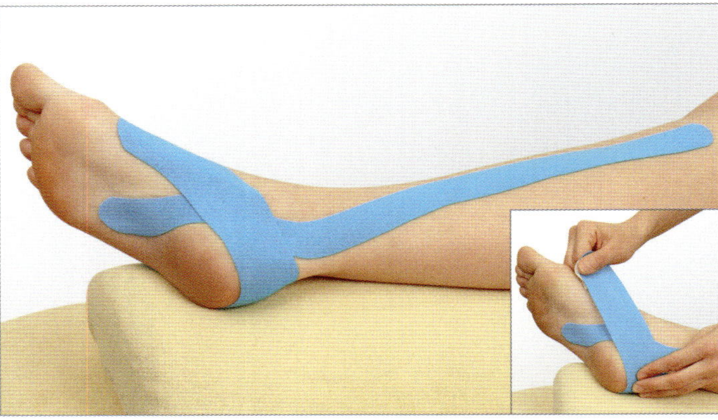

Alternative Kombinationsanlage mit Längs- und Quer-I-Tape
ASTE: In Rückenlage, das Bein ist unterlagert und der Fuß in Neutralstellung.
Schritt 1: Die Kombinationsanlage besteht aus einem detonisierenden I-Tape über dem M. tibialis posterior und einer I-Tapeanlage über dem mediolateralen und posterioren Kapsel-Band-Apparat. Das I-Tape wird posterior am Tuber calcanei, direkt über den schmerzhaften Bändern des Gelenks angebracht, der mediale Zügel über den Innenknöchel und das Sustentaculum tali (s. kl. Abb.).

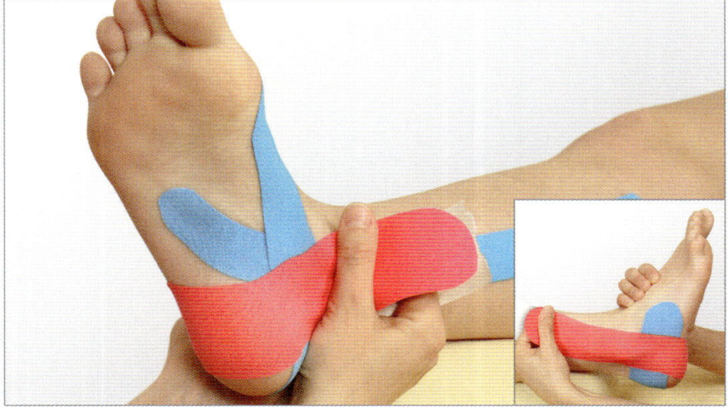

Kombinationsanlage: Anlage mit einem U-förmigen I-Tape
ASTE: In Rückenlage, das Bein ist gestreckt und der Fuß in Dorsalextension.
Schritt 2: Zusätzlich zu Schritt 1 wird ein U-förmiges Längs-I-Tape in mechanischer Korrekturtechnik um das USG und OSG angelegt. Dabei umgreift man mit den Fingern den Vorfuß, fixiert mit dem linken Daumen den plantaren Anker und führt eine manuelle Korrektur nach innen/dorsal aus. Nun erfolgt das laterale Anlegen des U-Zügels über den Außenknöchel (s. kl. Abb.). Das Tapeende dehnungsfrei proximalwärts auslaufen lassen.

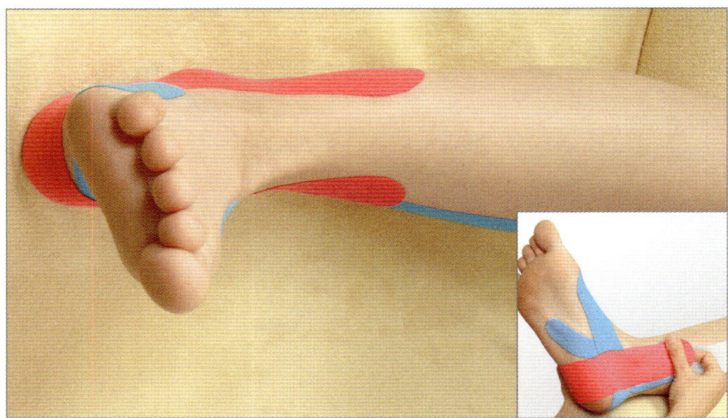

Komplette Kombinationsanlage bei medialer Sprunggelenksdistorsion
ESTE: In Rückenlage, das Bein befindet sich in Neutralstellung.
Schritt 3: Es erfolgt das Anlegen des medialen U-Zügels in gleicher Längs-Applikationsform und mit der gleichen mechanischen Korrekturtechnik an der Fuß-/Knöchelinnenseite (s. kl. Abb.). Die gesamte Kombinationsanlage wird durch leichtes Reiben anmodelliert, aktiviert und fixiert. Für die posteriore Stabilisation des Fußes kann zusätzlich zu Schritt 1 und 2 eine detonisierende Y-Tapeanlage über die Achillessehne und den M. gastrocnemius angewandt werden.

Bursitis calcanei retrotendinea und praetendinea

– Muskel-, Sehnen- (Abb. 1–4) und Spaceanlage (Abb. 2–4)

Wirkung: Schmerz-, Hämatom- und Ödemreduktion in der akuten Phase; Detonisierung der Muskulatur; Entlastung und Stabilisierung des Kapsel-Band-Apparats; Limitieren extremer Inversionsbewegungen; Stimulierung der Propriozeption; Optimieren der Gelenkbeweglichkeit im OSG/USG; Vermeidung von Rezidiven (Prophylaxe)

Material
blaues Fächer- und zwei rote Netztapes

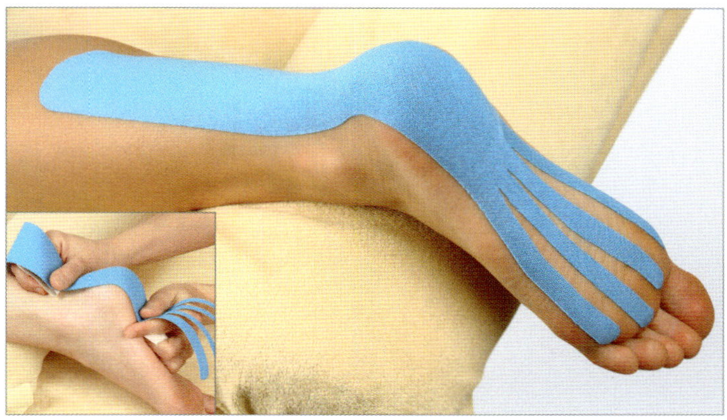

Anlage des I-Fächertapes
ASTE: In Bauchlage, das Bein ist unterlagert in Neutralstellung.
Schritt 1: Es wird ein I-Tape von den Metatarsalköpfchen zum tendomuskulären Übergang des Gastroknemius abgemessen und auf der Länge der Planta als Fächertape zugeschnitten. Der Anker des I-Tapes verläuft posterior über dem Tuber calcanei (s. kl. Abb.). Unter Dorsalextension appliziert man zunächst das proximale I-Tape in tendino-muskulärer Technik zum Gastroknemiusübergang, dann werden die distalen Fächerzügel mit starkem Zug plantar angelegt.

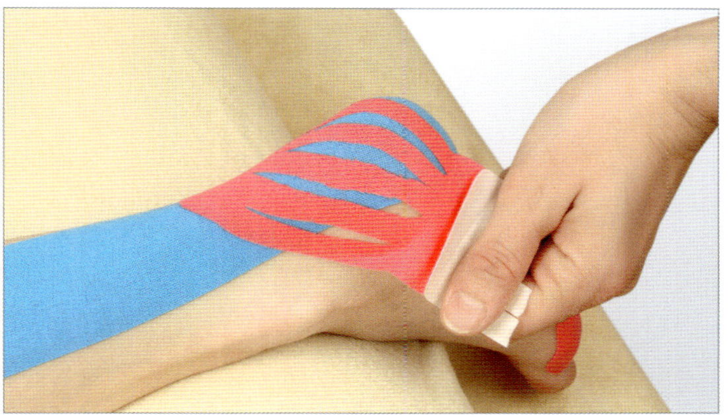

Kombinationsanlage: Anlage des ersten Netztapes
ASTE: In Bauchlage, das Bein ist unterlagert in Neutralstellung.
Schritt 2: Die detonisierende Kombinationsanlage ergänzt man mit einem diagonalen Netztape durch eine Spaceanlage über der geschwollenen Bursa-Region. Das mediale und laterale Tapeende dehnungsfrei auslaufen lassen.

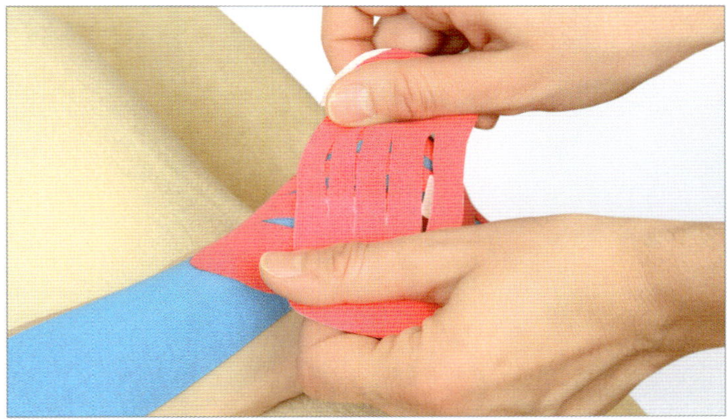

Kombinationsanlage: Anlage des zweiten Netztape-Ankers
ASTE: In Bauchlage, das Bein ist unterlagert mit dem Fuß in Dorsalextension.
Schritt 3: Vor dem Anlegen des zweiten Netztapes entfernt man die Rückfolie der mittleren Tapestreifen. Der Anker des Netztapes wird unter leichten Zug gebracht. Indem der Fuß dorsalextendiert, geraten die mittleren Tapestreifen unter Spannung und haften sich direkt über dem Schmerz- bzw. Schwellungsareal der Bursa-Region an. Das zweite Netztape appliziert man mit einer Spaceanlage. Es überlappt diagonal so das bereits angelegte Tape.

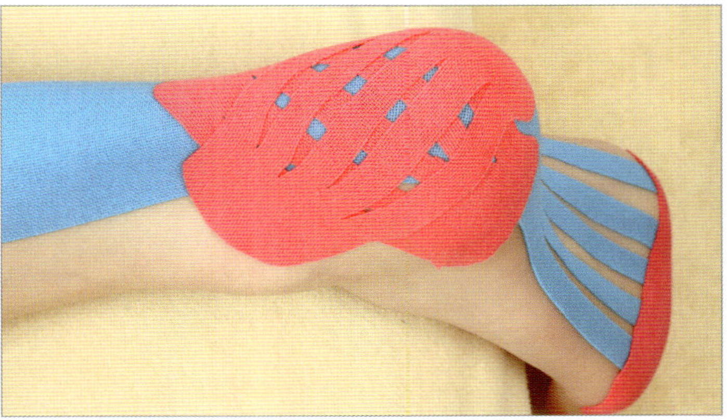

Komplette Kombinationsanlage über der Bursa calcanei
ESTE: In Bauchlage, das Bein ist unterlagert in Neutralstellung.
Schritt 4: Die Kombinationsanlage setzt sich aus einem detonisierenden I-Fächertape über der Achillessehne und Plantaraponeurose zusammen, sowie aus zwei diagonalen Netztapes in einer Spaceanlage. Die Tapeenden dehnungsfrei auslaufen lassen. Die gesamte Anlage wird in Vordehnung durch leichtes Reiben anmodelliert, aktiviert und auf der Haut fixiert.

▸ **Das Fächer-Tape kann an seinen distalen Zügelenden mit einem schmalen Fixiertape gesichert werden.**

Tendinitis des Flexor hallucis longus, tibiotalares Kompressionssyndrom – Muskel- (Abb. 1–4) und Spaceanlage (Abb. 2–4)

Wirkung: Schmerz-, Entzündungs- und Ödemreduktion; **detonisierend** bei akuten oder chronischen Reizzuständen; Entlastung der betroffenen Schmerzlokalisation an der Achillessehne; Optimieren und Fazilitieren der USG-/OSG-Mobilität

Material
blaues Y-Tape, rotes I-Tape

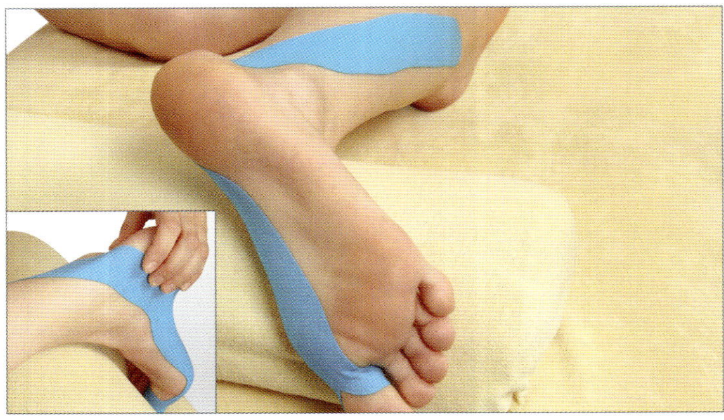

Kombinationsanlage: Anlage des Y-Tapes
ASTE: In Bauchlage, das Bein ist in Neutralstellung unterlagert.
Schritt 1: Der M. flexor hallucis longus besitzt mehrere Prädilektionsstellen für Läsionen: Das Chiasma achillei, wo er die Achillessehne kreuzt und das Chiasma plantare, wo er die Sehne des M. flexor digitorum unterkreuzt. Ein Y-Tape wird detonisierend über den M. flexor hallucis longus von seinem Ansatz an der 1. Zehe über den medialen Tarsaltunnel posterior über die Achillessehne zum Ursprung der Facies posterior fibulae angelegt (s. kl. Abb.).

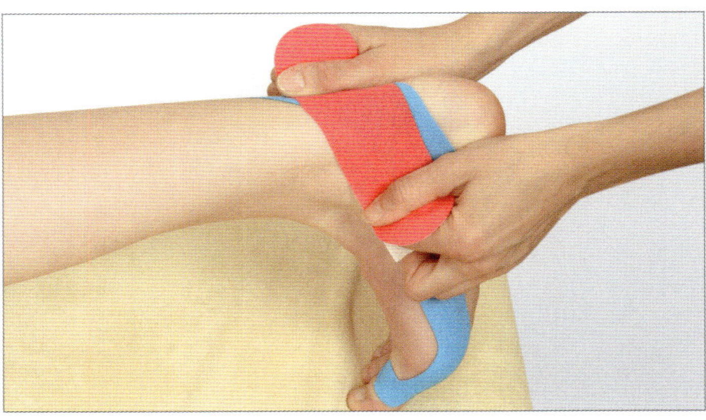

Kombinationsanlage: Anlage des I-Ankers
ASTE: In Bauchlage, das Bein ist unterlagert in Dorsalextension.
Schritt 2: Bei starken Schmerzen (z. B. bei Turnern/Balletttänzern) wird zusätzlich ein Quer I-Tape mit einer Spaceanlage angebracht. Der zentrale Anker des I-Tapes wird mit mittlerem Zug direkt über die Schmerzlokalisation der Sehne und/oder über die Stelle der Stenose posterior und medial angelegt.

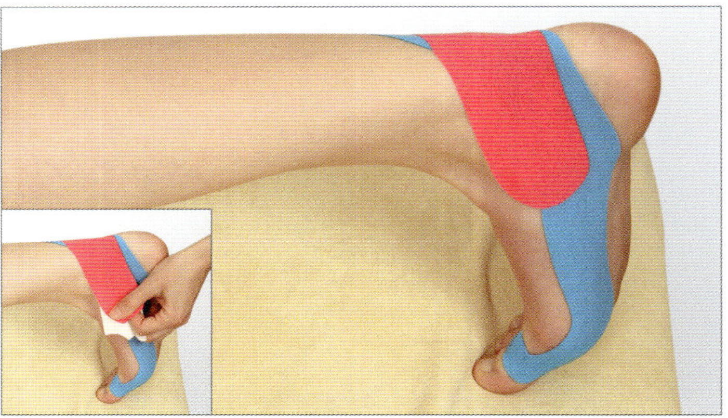

Kombinationsanlage: Anlage des I-Tapes
ASTE: In Bauchlage, das Bein ist gestreckt und der Fuß in Dorsalextension.
Schritt 3: Nachdem man den Anker des I-Tapes auf die betroffene Läsionsstelle positioniert hat, lässt man zuerst das laterale I-Tapeende über den Außenknöchel, dann das mediale über die Fußinnenseite dehnungsfrei auslaufen (s. kl. Abb.).

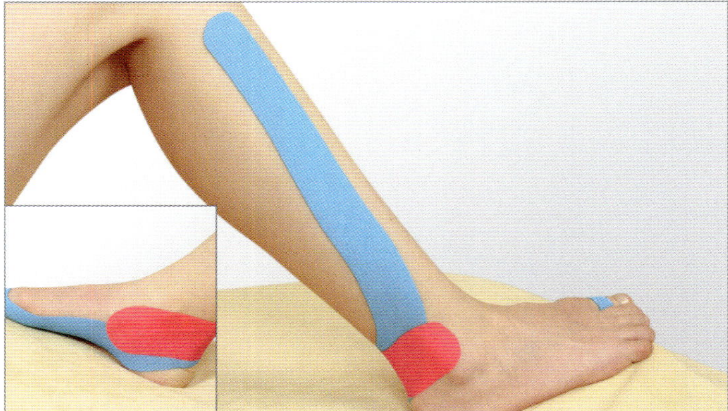

Komplette Kombinationsanlage über einer M. flexor hallucis longus-Läsion
ESTE: In Rückenlage, das Knie ist flektiert und der Fuß unterlagert in Neutralstellung.
Schritt 4: Die komplette Kombinationsanlage zeigt die mediale und laterale Ansicht des detonisierenden Y- und I-Tapes in einer Lifting-Technik. Die gesamte Anlage wird in Vordehnung durch leichtes Reiben anmodelliert, aktiviert und auf der Haut fixiert.

Plantarfasziitis – Muskel-, Sehnen- (Abb. 1–4), Space- (Abb. 2) und Gelenkanlage (Abb. 3–4)

Wirkung: Schmerz-, Entzündungs- und Ödemreduktion; **detonisierend** bei akuter Muskelläsion und bei verkürzter Plantaraponeurose; Entlastung der betroffenen Schmerzlokalisation; verbesserte Faszienmotilität und Stimulation der Propriozeption; Optimieren und Fazilitieren der Dorsalflexion

Material
blaues I-Fächer- und rotes I-Tape

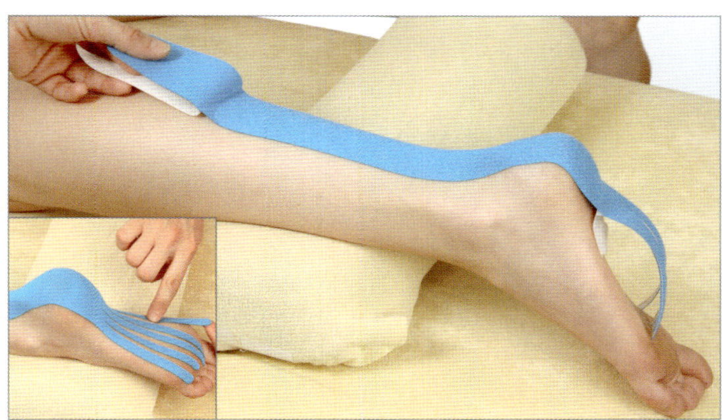

a) Akute Phase: Kombinationsanlage mit Fächer- und I-Tape
ASTE: In Bauchlage, der Unterschenkel ist unterlagert und der Fuß befindet sich in Neutralstellung, dann in Dorsalextension.
Schritt 1: Zuerst wird ein detonisierendes I-Tape über der Achillessehne angebracht, während distal ein Fächertape über der Plantaraponeurose angelegt wird. Das proximale I-Tape liegt über dem Muskel-Sehnen-Übergang des M. gastrocnemius, das distale Fächertape wird in Vordehnung plantar mit seinen Zügeln einzeln zu den Metatarsalköpfchen angebracht (s. kl. Abb.).

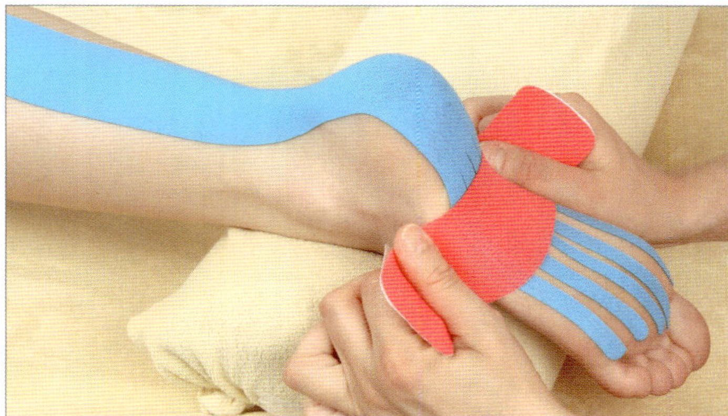

b) Subakute Phase: Kombinationsanlage mit I-Fächer- u. I-Tape
ASTE: In Bauchlage, der Unterschenkel ist unterlagert und der Fuß ist außerhalb der Rolle in Dorsalextension.
Schritt 2: Bei Schmerzen dieses Überlastungssyndroms (bei Sprintern) ergänzt man zu dem I-Fächertape ein Quer-I-Tape mit einer Spaceanlage. Der zentrale Anker wird mit einer Lifting-Technik an der medio-plantaren Seite des Calcaneus angelegt. Die Tapeenden dehnungsfrei auslaufen lassen. Die gesamte Anlage wird in Vordehnung durch leichtes Reiben anmodelliert, aktiviert und auf der Haut fixiert.

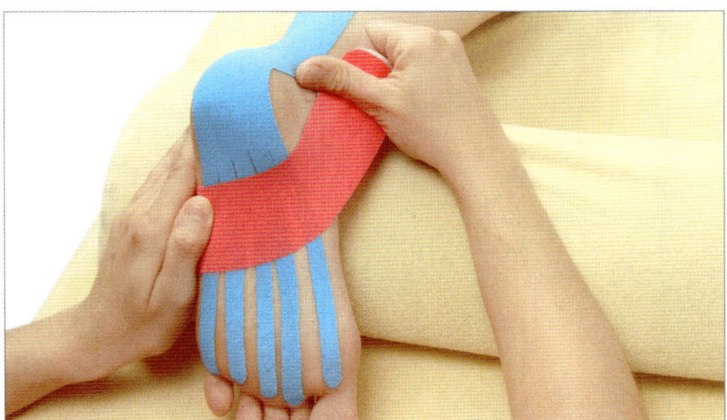

c) Chronische Phase: Alternative Kombinationsanlage mit Anlage des I-Tapes
ASTE: In Bauchlage, der Unterschenkel ist unterlagert und der Fuß ist außerhalb der Rolle in Dorsalextension.
Schritt 3: Trifft man einen »Kalkaneussporn« und einen Plattfuß an, wobei das Längsgewölbe absinkt und die Fascia plantaris gedehnt wird, so appliziert man zusätzlich zu Schritt 1 ein I-Tape in mechanischer Korrekturtechnik. Den Anker am Fußaußenrand, über dem 5. Metatarsale fixieren, während man das I-Tape über die Fußsohle und über die Art. tarsonavicularis zum Fußinnenrand mit maximalem Zug und Innendruck medialseitig anlegt.

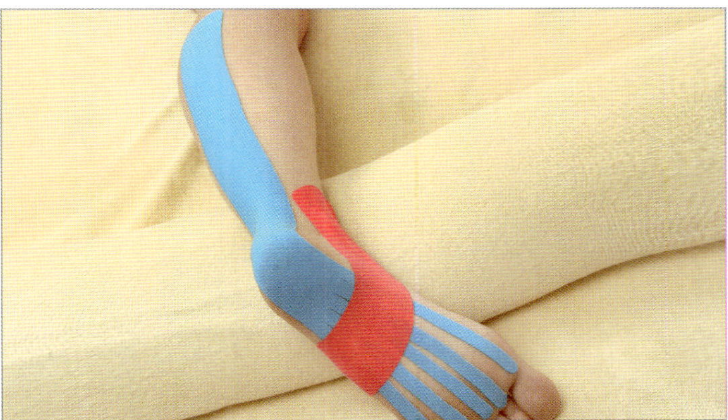

Alternative komplette Kombinationsanlage
ESTE: In Bauchlage, der Unterschenkel ist unterlagert und der Fuß befindet sich in Neutralstellung.
Schritt 4: Die Kombinationsanlage setzt sich aus einem detonisierenden I-Fächertape auf der Achillessehne bzw. Aponeurosis plantaris und aus einem I-Tape in mechanischer Korrekturtechnik in Längsapplikationsform zusammen. Das I-Tape soll das Absinken des Längsgewölbes stabilisieren und das Auseinandertreten des Calcaneus und Metatarsale I verhindern. Die Tapeenden dehnungsfrei auslaufen lassen. Die gesamte Anlage wird in Vordehnung durch leichtes Reiben anmodelliert, aktiviert und auf der Haut fixiert.

Plantarfasziitis: Pes planus/abductus – Ligament- (Abb. 1–4), manuelle Korrektur- (Abb. 3), Gelenk- (Abb. 3–4) und Spaceanlage (Abb. 4)

Wirkung: Schmerz-, Entzündungs- u. Ödemreduktion; **tonisierend** bei akuter Muskelläsion u. bei überdehnter Plantaraponeurose; Entlastung der betroffenen Schmerzlokalisation an der Fußsohle; manuelle Korrektur u. Unterstützung des Fußquergewölbes; verbesserte Faszienmotilität u. Stimulation der Propriozeption

Material
rotes Fächer- und 2 blaue I-Tapes

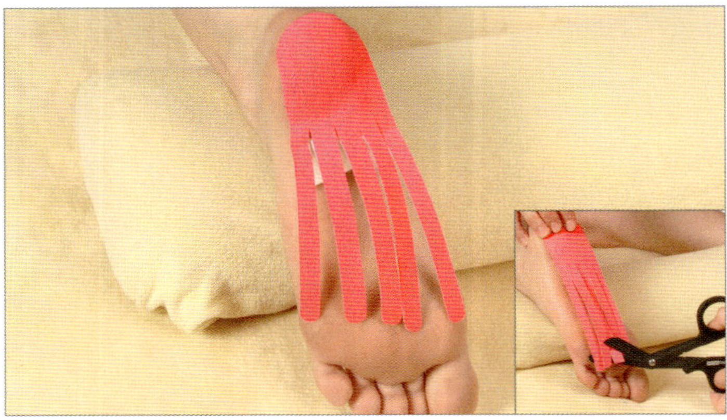

Anlage des Ankers des Fächertapes
ASTE: In Bauchlage, das linke Bein ist gestreckt und der Fuß befindet sich unterlagert in Neutralstellung.
Schritt 1: Zuerst erfolgt in Vordehnung das Anmessen des I-Tapes von der Ferse zu den Metatarsalköpfchen und das Zurechtschneiden über den Fasciculi transversi der Plantaraponeurose in eine Fächer-Form mit fünf Zügeln, divergierend von medial nach lateral (s. kl. Abb.). Dann wird der Anker des Fächer-Tapes ohne Zug posterior/plantar am Tuber calcanei angelegt.

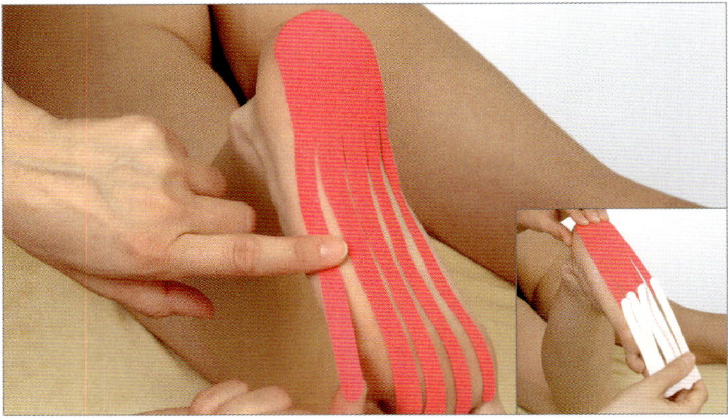

Komplette Anlage der Fächerzügel
ASTE: In Bauchlage, das linke Bein ist gestreckt und der Fuß befindet sich unterlagert in Dorsalextension.
Schritt 2: Die Fächerzügel werden locker auf der Haut abgelegt (s. kl. Abb.). Es folgt eine tonisierende Ligamentanlage über der Plantaraponeurose und dem Lig. calcaneonaviculare plantare (Pfannenband). Den Anker mit dem Fingern an der Ferse durch einen Hautgleitschub fixieren und die einzelnen Zügel mit starkem Zug in Richtung Metatarsalköpfchen des Fußes anlegen.

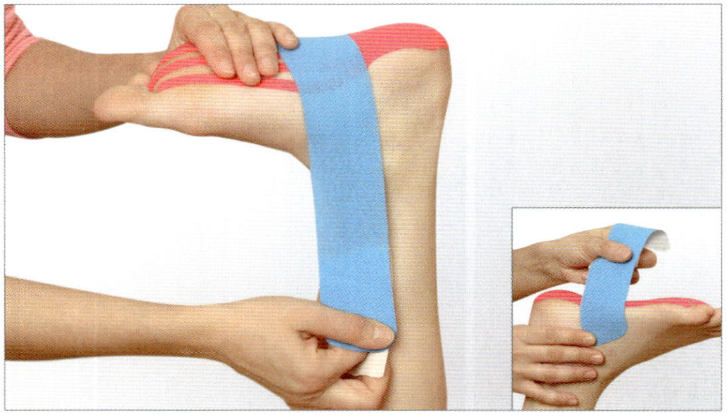

Kombinationsanlage: Fächer- und I-Tape
ASTE: In Bauchlage, das linke Bein ist gestreckt und der Fuß befindet sich in Dorsalextension/Supination.
Schritt 3: Der Anker des I-Tapes wird ohne Zug am lateralen Fußaußenrand, über dem 5. Metatarsale angebracht (s. kl. Abb.). Das plantare Längsgewölbe wird an seinem abgeflachten Metatarsalbogen manuell korrigiert und in Vordehnung von der linken Hand gehalten. Mit Fixation des Ankers legt man das I-Tape korrigierend mit maximalem Zug über die Fußsohle und mit Druck über das mediale Fußgewebe bzw. über das Tarsonavikulargelenk am medialen Malleolus an.

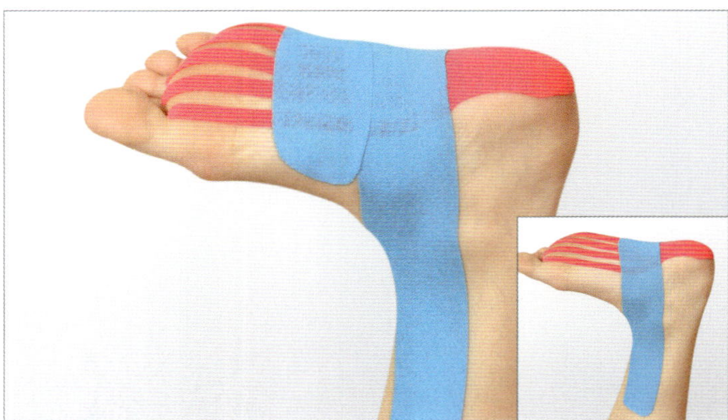

Komplette Kombinationsanlage mit Fächer- und I-Tape
ESTE: In Bauchlage, das linke Bein ist gebeugt und der Fuß befindet sich in Dorsalextension.
Schritt 4: Zuerst wird mit einer mechanischen Korrektur ein I-Tape mit seinem Anker über dem abgeflachten Bogen des Fußgewölbes angelegt. Dann kann zusätzlich mit einer zentralen Spaceanlage ein I-Tape quer mit seinem Anker über das schmerzhafte Os metatarsale oder die Calcaneus-Ansatzstelle der Plantaraponeurose angelegt werden. Alle I-Tapeenden dehnungsfrei auslaufen lassen. Es folgt das Anmodellieren, Aktivieren und Fixieren durch Anreiben der gesamten Anlage auf der Haut.

Hallux valgus – Gelenk- (Abb. 1–4), Ligament- (Abb. 2), Muskel- (Abb. 3–4) und Faszienanlage (Abb. 4)

Wirkung: Schmerz- und Ödemreduktion; Detonisierung und Wiederherstellung des muskulären Gleichgewichts; passive und aktive Korrektur der Großzehe nach medial; Stimulierung und Stabilisierung des Kapselbandapparats; Limitierung und Optimierung der Beweglichkeit der Großzehe

Material
Abb. 1–2: blaues Y-Tape und rotes I-Tape
Abb. 3: blaues X-Tape, rotes Y-Tape
Abb. 4: blaues und rotes Y-Tape

Hinweis für die gesamte Tapeanlage
Den Spannungsgrad der Tapes bestimmt der Therapeut unter Berücksichtigung der größtmöglichen Schmerzfreiheit bei der ausgeführten Korrektur.

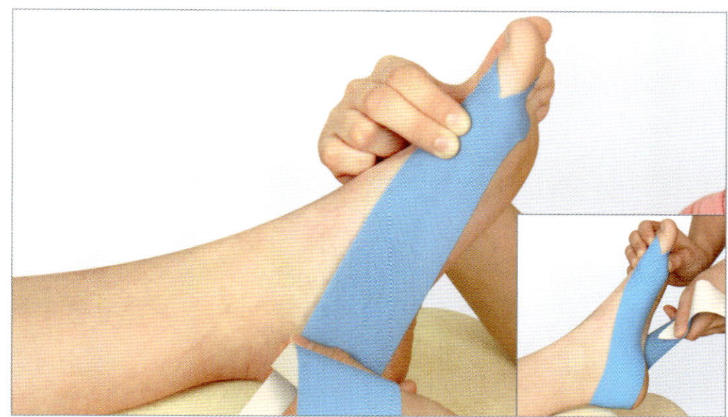

Anlage des Y-Ankers und Y-Tapes
ASTE: In Rückenlage, das Bein ist gestreckt und in Funktionsstellung.
Schritt 1: Nachdem man die beiden distalen Y-Tape-Zügel mit sehr leichtem Zug um die Großzehe herum angebracht hat, erfolgt anschließend das Anlegen des Y-Ankers, medial über dem I. Metatarsalgelenk. Man positioniert die Großzehe mit einer manuellen passiven Korrektur nach medial in eine Abduktion. Den Anker fixieren, während man das weitere Y-Tape mit einer longitudinalen mechanischen Korrektur am Fußinnenrand an der Ferse anbringt (s. kl. Abb.).

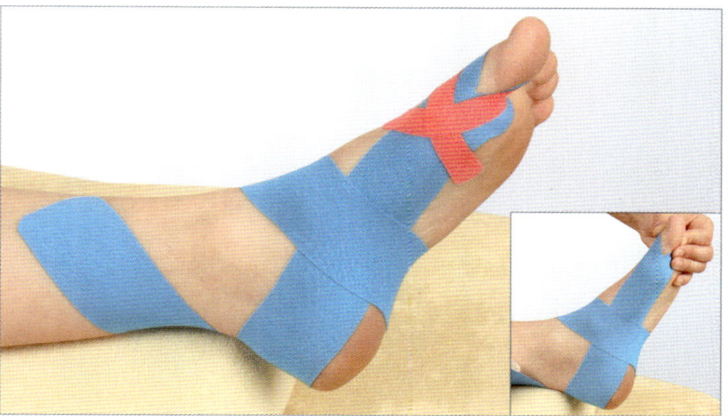

Komplette Anlage des Y- und I-Tapes
ESTE: In Rückenlage, das Bein befindet sich gestreckt und unterlagert in Neutralstellung.
Schritt 2: Das restliche Y-Tape verläuft um die Ferse, wird vom Fußaußenrand weiter über die Plantaraponeurose der Fußsohle und über die tarsonavikulare Gelenkregion zum Fußrücken hin angelegt und endet oberhalb der Malleolen (s. kl. Abb.). Um die Großzehe in schmerzfreier Stellung zu halten appliziert man ein rotes I-Tape in Ligamenttechnik.

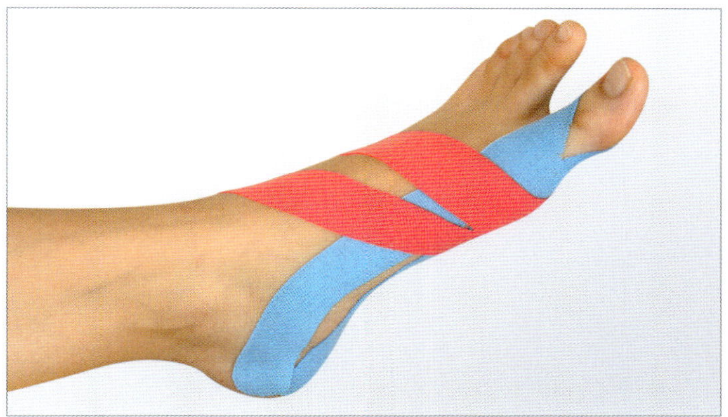

Alternative komplette Kombinationsanlage mit X- und Y-Tape
ESTE: In Rückenlage, der Fuß und die Zehen befinden sich in Neutralstellung.
Schritt: Diese Kombinationsanlage besteht aus einer detonisierenden X-Muskel-Tapeanlage über dem M. abductor hallucis und aus einer mechanischen Y-Korrekturanlage. Den Anker des Y-Tapes fixieren, während die beiden Y-Zügel mit maximalem Zug und Druck einzeln zuerst medial, dann lateral über den Fußrücken angelegt werden. Die Y-Tapeenden dehnungsfrei auf der Haut auslaufen lassen. Beide Tapes sollen das I. MTP-Gelenk in eine Varusstellung ziehen.

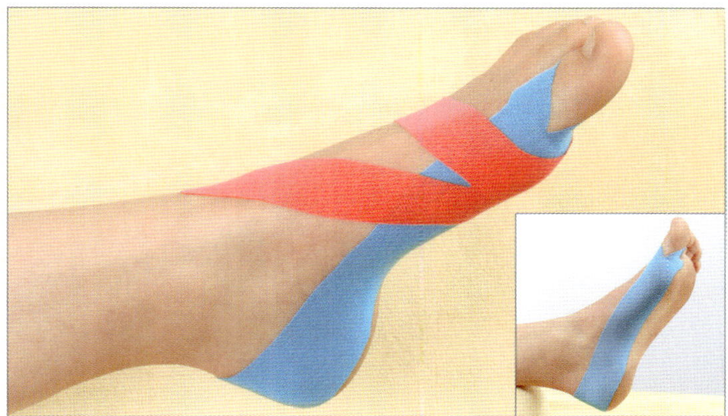

Alternative Kombinationsanlage mit zwei Y-Tapes
ESTE: In Rückenlage, das Bein ist unterlagert in Neutralstellung.
Schritt: Der Anker des Y-Tapes wird ohne Zug medial mit seinen beiden distalen Zügeln um die Großzehe herum mit einer detonisierenden Muskeltechnik angelegt. Zusätzlich ergänzt man die Kombinations-Muskelanlage mit einem Quer-Y-Tape, angelegt als Faszienanlage. Den Anker eines Y-Tapes ohne Zug unterhalb des Großzehgrundgelenks so anbringen, dass der Y-Spalt vor dem I. MT-Kopf liegt. In Oszillations-Technik korrigiert man den Hallux aus der Fehlstellung in eine Abduktion. Die beiden Y-Zügel über den Fußrücken anlegen, die Zügelenden dehnungsfrei lateral auslaufen lassen.

Knick-Senkfuß – Gelenk-, Muskel- (Abb. 1–4), Sehnen- (Abb. 1) und Faszien-Korrektur (Abb. 1–3): Kombinationsanlage

Wirkung: Schmerz- und Ödemreduktion; Unterstützung des Längs- und Quergewölbes; **detonisierende** und **tonisierende** muskuläre Beeinflussung; Reduktion der Eversion des Calcaneus im USG

Material
Abb. 1: blaues Fächer-, rotes und blaues I-Tape
Abb. 2: blaues Y-Tape, rotes I-Tape
Abb. 3: 2 rote I-Tapes, 1 blaues I-Tape
Abb. 4: rotes Fächertape, 4 blaue I-Tapes

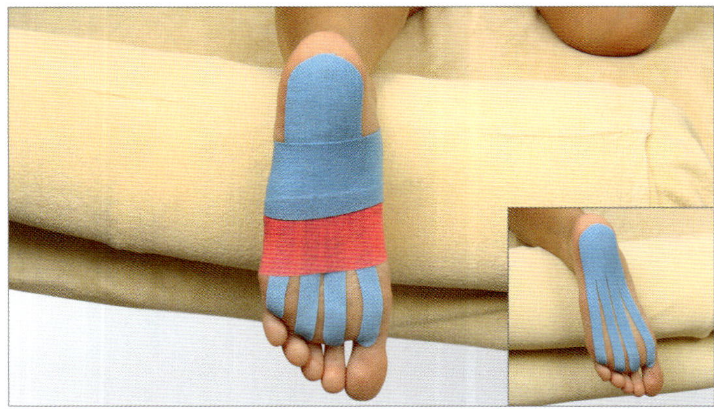

a) Akute Phase: Plantare Kombinationsanlage mit Fächer- und I-Tape
ESTE: In Rückenlage, das Bein ist gestreckt in Neutralstellung.
Schritt: Zusätzlich zur plantaren Muskelanlage werden zwei Quer-I-Tapes angebracht. Das rote I-Tape wird mit mechanischer Korrektur mit seinem Anker unter maximalem Zug und Innendruck über das Mittelfußgewölbe angelegt. Das blaue Quer-I-Tape wird als Spaceanlage mit mittlerem Zug über der empfindlichen Plantaraponeurose, über dem Lig. plantare longum und dem Pfannenband angelegt.

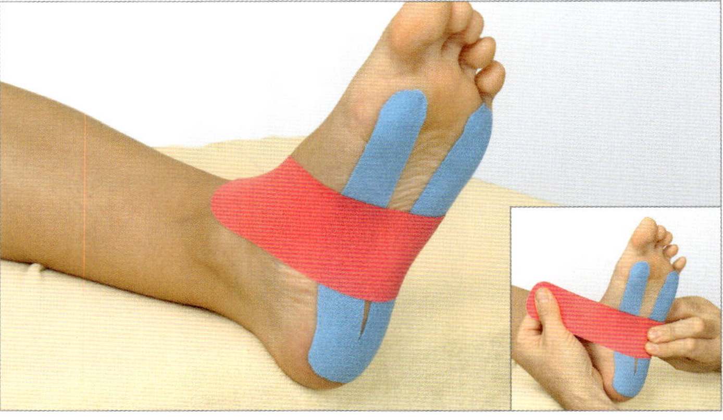

b) Plantare Kombinationsanlage mit Y- und I-Tape
ESTE: In Rückenlage, das Bein ist gestreckt und der Fuß in Inversion.
Schritt: Der Anker des detonisierenden Y-Tapes wird am Tuber calcanei angelegt, die Zügel laufen über die Ränder der Plantaraponeurose nach distal zu den Metatarsalen. Zusätzlich wird ein I-Tape mit dem Anker am lateralen Fußrand angebracht. Er wird fixiert und mit einer mechanischen Korrektur in Längsapplikationsform bringt man das I-Tape mit maximalem Zug und Innendruck über den mittleren abgeflachten Fußbogen zum Innenknöchel hin an (s. kl. Abb.).

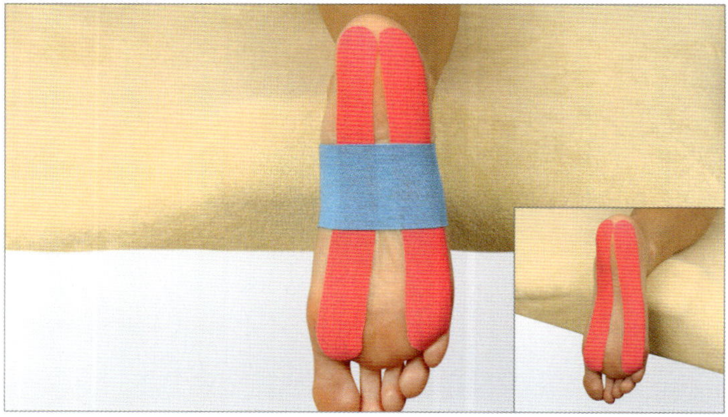

c) Chronische Phase: Plantare Kombinationsanlage mit drei I-Tapes
ESTE: In Bauchlage, das Bein ist gestreckt außerhalb der Bank in Vordehnung.
Schritt: Zusätzlich zu den zwei tonisierenden Längs-I-Tapes über den plantaren kurzen hypotonen Fußmuskeln (Abductor hallucis und Abductor digiti minimi) wird ein Quer-I-Tape über das Schmerz- und/oder Areal der Weichteilschwellung angebracht (s. kl. Abb.). Das Quer-I-Tape appliziert man mit einer Lifting-Technik mit bis zu mittlerem Zug über das Längsgewölbe, direkt über der Läsionsstelle. Die I-Tapeenden dehnungsfrei auslaufen lassen. Es folgt das Anmodellieren, Aktivieren und Fixieren durch Anreiben der gesamten Anlage auf der Haut.

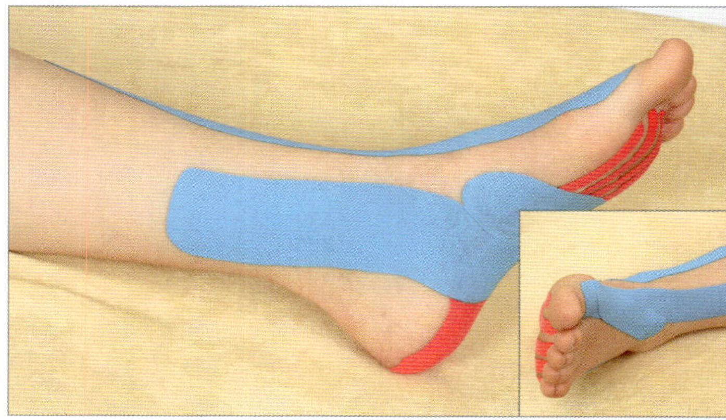

Alternative Kombinationsanlage: Anlage der Muskel-I-Tapes
ESTE: In Rückenlage, das Bein ist gestreckt und entspannt.
Schritt: Die Kombinations-Muskelanlage zeigt ein tonisierendes Fächertape über der Fußsohle, ein mit einer mechanischen Korrektur quer angelegtes I-Tape über dem Fußlängsgewölbe und ein zweites Quer-I-Tape über dem Mittelfußbogen. Zusätzlich werden über die Zehenextensoren (Mm. extensores digitorum, hallucis longus et brevis), die durch ihre dorsale Hyperaktivität die Plantaraponeurose stets reizen, detonisierende I-Tapes vom Ansatz zum Ursprung angelegt (s. kl. Abb.).

Knick-Senkfuß – Muskel- (Abb. 5–7) und Gelenkanlage (Abb. 5–8) (Fortsetzung)

Material
Abb. 5–7: rotes Fächer-, blaues Y-Tape, blaues I-Tape
Abb. 8: rotes und blaues I-Tape

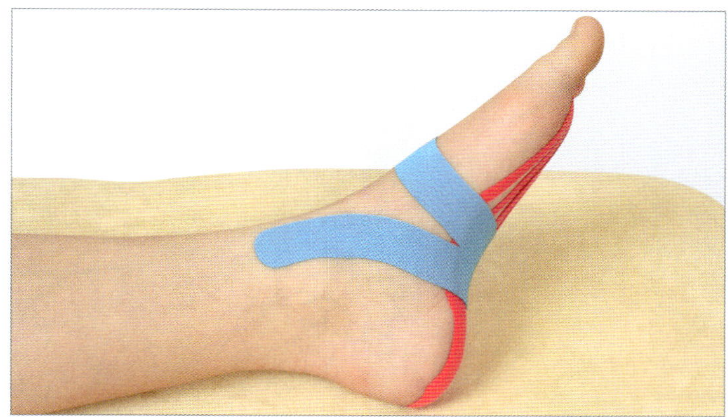

Alternative Kombinationsvariante: Anlage des Fächer- und Y-Tapes
ASTE: In Rückenlage, das Bein ist gestreckt in Neutralstellung.
Schritt 1: Bei einer Fasciitis plantaris mit Senk-Plattfuß als Folge tonisiert man die Plantarfaszie und das Lig. plantare mit einem Fächertape, während man mit einem Y-Tape den Senk-Plattfuß entlastet. Das Y-Tape wird mit einer mechanischen Längs-Applikation mit maximalem Zug und Druck über das talonaviculäre Gelenk von plantar nach medial über den Fußrücken angelegt.

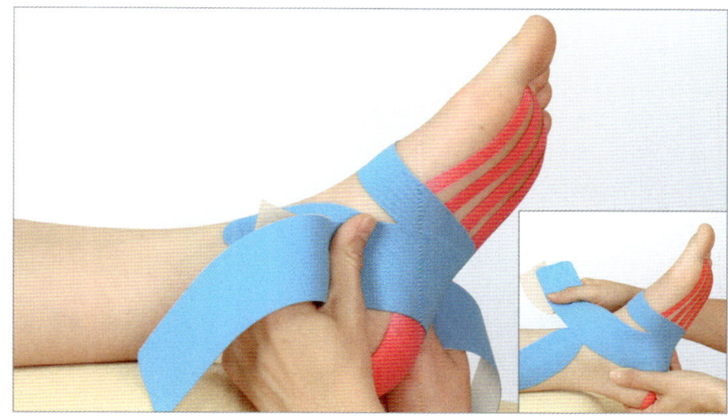

Alternative Kombinationsvariante: Antipronationstape – Anlage des I-Ankers
ASTE: In Rückenlage, das Bein befindet sich unterlagert im Fuß in Dorsalextension.
Schritt 2: Es wird ein I-Tape mit einer mechanischen Korrektur in einer Schlinge angebracht. Man fixiert den Anker an der Basis des Metatarsale V. Unter Supination das I-Tape diagonal vor der Gelenkachse zur medialen Unterschenkelseite anlegen, unter Pronation das mediale Tape über die Gelenkachse diagonal nach lateral hin anlegen.

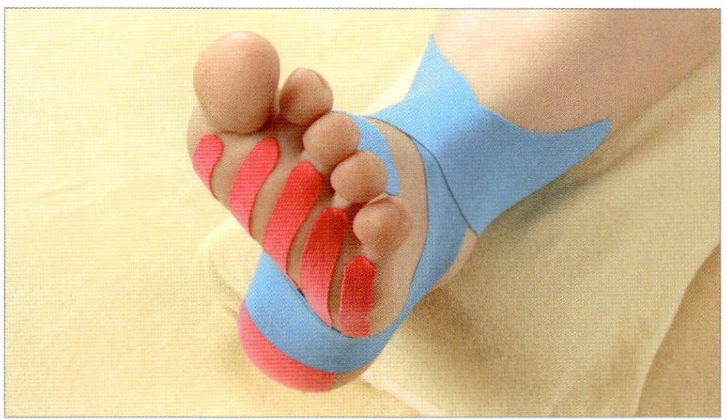

Komplette alternative Kombinationsvariante: Antipronations-I-Tapeanlage
ESTE: In Rückenlage, das Bein befindet sich gestreckt in Neutralstellung.
Schritt 3: Bei dieser Kombinationsanlage (Schritt 1–3) findet entweder mit dem I-Tape oder passiv eine manuelle Korrektur der Knickfußstellung im USG statt. Das I-Tape läuft mit bis zu maximalem Zug und Innendruck unter dem plantar-medialen Längsbogen weiter, um die Plantarflexion der MT-Phalangen unterstützend zu korrigieren. Die Tapeenden dehnungsfrei oberhalb der beiden Knöchel auslaufen lassen. Es folgt das Anmodellieren, Aktivieren und Fixieren durch Anreiben der gesamten Anlage auf der Haut.

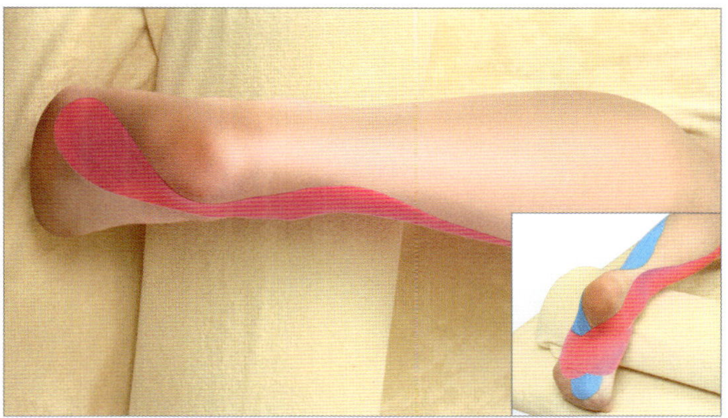

Komplette alternative Kombinationsvariante: mit Steigbügel-Tape
ESTE: In Bauchlage, das Bein ist entspannt, das Sprunggelenk wird in Vordehnung der Wadenmuskulatur unterlagert.
Schritt: Die Kombinationsanlage besteht aus einem medialen, roten I-Tape über dem M. tibialis posterior und einem lateralen, blauen I-Tape über dem M. peroneus longus. Fällt die Steigbügelfunktion dieser Muskeln aus, kommt es zu einem Absinken des Längsgewölbes; dies führt zu einer Rückfußvalgisierung bzw. Knickfußstellung. Gegen eine oftmals auftretende mediale Talusabweichung, wie bei einem Pes abductus, appliziert man zusätzlich ein Quer-I-Tape mit einer mechanischen Korrektur direkt über den Metatarsalen (s. kl. Abb.).

Register

Die Deutsche Nationalbibliothek verzeichnet diese Publikation in der Deutschen Nationalbibliografie; detaillierte bibliografische Daten sind im Internet über *http://dnb.d-nb.de* abrufbar.

Anschrift des Verlags:
KVM – Der Medizinverlag
Dr. Kolster Verlags-GmbH
Ifenpfad 2–4
12107 Berlin

Korrespondenz per E-Mail:
info@kvm-verlag.de

Anschrift des Autors:
OMT-Praxis Reinhold Roth
Frankfurter Straße 24
35392 Gießen

www.kvm-medizinverlag.de

1. Auflage 2018

Projektleitung: Roland Kreutzer, Marburg;
Sabine Poppe, Hannover
Lektorat: Carmen Dollhäubl, www.textgewebe.de;
Renate Mannaa, Berlin
Fotos: Peter Mertin, Köln
Layout und Satz: Lydia Kühn, Aix-en-Provence
Grafiken: David Kühn, Berlin
Cover: David Kühn, Berlin
Gesamtproduktion: KVM – Der Medizinverlag, Berlin
Druck: GZH d.o.o. (www.gzh.hr), Zagreb

Printed in Croatia

ISBN: 978-3-86867-326-5

Wichtige Hinweise:
Wie jede Wissenschaft ist die Medizin ständigen Entwicklungen unterworfen. Forschung und klinische Erfahrung erweitern unsere Erkenntnisse. Soweit in diesem Werk Anwendungsempfehlungen gegeben werden, darf der Leser darauf vertrauen, dass Autoren, Herausgeber und Verlag große Sorgfalt darauf verwandt haben, dass diese Angabe dem Wissensstand bei Fertigstellung des Werkes entspricht. Für Angaben über Anwendungsformen, -techniken und -häufigkeiten kann vom Verlag jedoch keine Gewähr übernommen werden. Jede Behandlung erfolgt auf eigene Verantwortung des Benutzers und kann keine medizinische Untersuchung ersetzen. Bei länger andauernden Beschwerden suchen Sie bitte Ihren Hausarzt auf.

Sämtliche Personenbezeichnungen gelten grundsätzlich für jederlei Geschlecht.